# 歯科衛生学辞典

一般社団法人 **全国歯科衛生士教育協議会** 監修

永末書店

# 序

　歯科衛生士および歯科衛生士養成校の学生のために，日本で初めての本格的な『歯科衛生学辞典』を刊行いたしました．

　日本の歯科医療の高度先進化や社会環境の変化に伴い，保健・医療・福祉など歯科衛生士を取り巻く環境は大きく変わりつつあります．歯科診療の補助はもちろん，歯科疾患の予防処置と保健指導を主な業務とする歯科衛生士は，口腔衛生管理と口腔機能管理を主とした口腔の健康管理の主役となるべき職種です．

　一方，歯科衛生士の教育現場においては，国家資格を得るための教育，すなわち歯科衛生士国家試験出題基準や歯科衛生学教育コア・カリキュラムへの対応はもちろん，臨床実習や臨地実習など医療や介護分野の多職種とのコミュニケーションに基づく連携が求められています．本辞典にはこれまで出版された歯科医学辞典や歯科衛生士向けのポケット用語辞典には掲載されなったかまたは十分に解説されなかった，「歯科衛生過程」に関する用語の解説を充実して，考える歯科衛生士の養成の一助となることを目指しました．より高度な知識や先進的な技術の教育とその習得はもちろん，歯科衛生士国家試験の学習から臨床の歯科衛生士業務までを完全カバーしているので，幅広い知識と確かな技術が必要となる臨床の現場においても十分役立つ一冊となっています．

　本辞典は，歯科衛生士教育ならびに歯科衛生士国家試験に係わってきた歯科衛生士と歯科医師155名の執筆者とそれをまとめていただいた17名の編集者によって，歯科衛生士に必要な6,342語（用語5,296語，同義語1,046語）を収録し，用語と同義語のすべてに外国語を記載しました．さらに，巻末付録として，用語の理解に必要な図表と，略語も含めた充実した欧文索引を掲載しています．

　用語というものは生き物で，時代とともに変化していきます．同じ歯科医学領域においても専門分野によって同じ意味をさす用語が異なったり，同義語が複数ある場合も多いことが事実です．また，同じ用語でもすべての人が同じ意味で使用しているとは限りません．本辞典は，歯科衛生士の臨床業務や研究さらには歯科衛生士教育に

とって必要不可欠な知識を網羅していますので，歯科衛生士と歯科医師による歯科臨床の現場のみならず学生教育においても幅広く活用されることを願っています．

　今後，本辞典をより一層充実したものに育てることができるのは，これを座右に置かれる歯科衛生士，歯科医師および学生の皆様です．歯科医学と歯科衛生学の進歩を追いかけるためには，定期的な改訂が必要であると考えております．そのためにも気が付かれた点のご指摘や，新しい用語の追補などの要望をいただければ幸甚であり改訂版へ反映されることと思います．

　結びに，本辞典の発刊に係わられた編集委員と執筆者，さらに，3年間にわたり編集の実務に当たられた永末書店の平松秀樹様と倉田やよい様に深甚なる感謝の意を表します．

2019年7月

編集者代表<br>
東京歯科大学名誉教授<br>
眞木 吉信

## 監修にあたって

　歯科衛生士は，歯科疾患の予防処置と保健指導および診療の補助を業務とし，生活者の口腔健康管理を推進していく職種です．

　教育現場においては，国家資格を得るための教育，すなわち歯科衛生士国家試験出題基準や歯科衛生学教育コア・カリキュラムへの対応のみならず，より高度な知識や先進的な技術の教育とその習得が必要であり，「歯科衛生学」という体系化された教育を目指しているところです．

　このたび，これらのニーズに応えるべく，日本初となる本格的な『歯科衛生学の辞典』が刊行されました．

　内容的には，歯科衛生士に必要な 6,342 語（用語 5,296 語，同義語 1,046 語）を収録し，用語と同義語のすべてに外国語を記載．さらに，巻末付録として，用語の理解に必要な図表と，略語も含めた充実した欧文索引を掲載しています．

　全国歯科衛生士教育協議会における監修においては，掲載用語の適切性から用語解説の正確性まで，専門分野ごとに監修委員を増やし，約 1 年を要して検討させていただきました．その結果，歯科衛生士国家試験の学習から臨床の歯科衛生士業務までを完全にカバーした，幅広い知識と確かな技術が必要となる臨床の現場においても十分役立つ一冊となっています．

　これからの歯科衛生士教育にとって，必要な知識を網羅していますので，本辞典が衛生士教育において幅広く活用されることを願っています．

2019 年 7 月

　　　　　　　　　　　一般社団法人全国歯科衛生士教育協議会 理事長
　　　　　　　　　　　眞木 吉信

## 凡 例

1. 見出し語ならびに対応する外国語は青のゴシック体で表記し，その読みは黒のゴシック体で記した．

2. 専門用語・使用漢字は「平成29年版歯科衛生士国家試験出題基準」に準拠し，出題基準にない場合は，歯科衛生士教育で一般的に使用されている用語を使用した．
   漢字の例）蝕→蝕，頬→頰，剥→剝，填→塡，嚢→囊 など

3. 見出し語は外国語の略称なども含めて五十音順に掲載した．

4. 長音符号「ー」は，その発音がア・イ・ウ・エ・オのいずれによるかによって，その音を示す仮名と同じ順に記した．

5. 一般用語や補足が必要な用語は，見出し用語の【 】内に説明を追記した．
   例）安全域【薬物の】，計画立案【歯科衛生過程の】 など

6. 外国語の人名は原則として欧文表記とした．

7. 細菌名のアルファベット表記についてはすべてイタリック体とした．

8. 薬品名は原則として一般名で表記した．例外的に商品名に®マークを付けて記した．

9. 同義語は「■」，関連語は「➡」で示した．

10. 見出し語にかかわる外国語表記に関しては，略称も含め，巻末の欧文索引でアルファベット順に引けるようにした．

11. 巻末付録として，解説の参考となる図表を掲載した．図表を参照するものは，解説文の終わりに【巻末図1参照】などと示した．

● 編集主幹

**眞木　吉信**
東京歯科大学名誉教授

● 編集委員 (五十音順)

**池田　利恵**
日本歯科大学東京短期大学歯科衛生学科 教授

**上野　隆治**
日本歯科大学生命歯学部解剖学第1講座 非常勤講師

**倉林　亨**
東京医科歯科大学 名誉教授

**髙阪　利美**
愛知学院大学 特任教授

**小関　健由**
東北大学大学院歯学研究科地域共生社会歯学講座予防歯科学分野 教授

**佐藤　聡**
日本歯科大学新潟生命歯学部歯周病学講座 教授

**白鳥たかみ**
全国歯科衛生士教育協議会 理事

**末石　研二**
東京歯科大学歯科矯正学講座 客員教授

**髙橋　信博**
東北大学大学院歯学研究科エコロジー歯学講座口腔生化学分野 教授

**戸原　玄**
東京医科歯科大学大学院医歯学総合研究科医歯学系専攻老化制御学講座摂食嚥下リハビリテーション学分野 教授

**豊澤　悟**
大阪大学大学院歯学研究科顎口腔病因病態制御学講座口腔病理学教室 教授

**弘中　祥司**
昭和大学歯学部スペシャルニーズ口腔医学講座口腔衛生学部門 教授

**深山　治久**
東京医科歯科大学 名誉教授

**松村　英雄**
日本大学歯学部歯科補綴学第Ⅲ講座 特任教授

**三浦　宏子**
北海道医療大学歯学部保健衛生学分野 教授

**横瀬　敏志**
明海大学歯学部機能保存回復学講座保存治療学分野 教授

## ●執筆者一覧（五十音順）

**合場千佳子**
日本歯科大学東京短期大学歯科衛生学科

**青木　和広**
東京医科歯科大学大学院医歯学総合研究科医歯理工学保健学専攻口腔基礎工学分野

**秋房　住郎**
九州歯科大学歯学部口腔保健学科

**秋本　進**
神奈川歯科大学附属横浜クリニック・横浜研修センター

**秋山　茂久**
大阪大学歯学部附属病院障害者歯科治療部

**麻賀多美代**
千葉県立保健医療大学健康科学部歯科衛生学科

**朝田　芳信**
鶴見大学歯学部小児歯科学講座

**浅里　仁**
神奈川歯科大学歯学部小児歯科学講座

**安彦　友希**
東北大学大学院歯学研究科エコロジー歯学講座口腔生化学分野

**天野　修**
明海大学歯学部形態機能成育学講座組織学分野

**荒川　真一**
東京医科歯科大学大学院医歯学総合研究科医歯理工学保健学専攻生涯口腔保健衛生学分野

**池田　利恵**
日本歯科大学東京短期大学歯科衛生学科

**石井実和子**
東京都歯科医師会

**石川健太郎**
昭和大学歯学部スペシャルニーズ口腔医学講座口腔衛生学部門

**石川　博之**
元福岡歯科大学

**石川　裕子**
千葉県立保健医療大学健康科学部歯科衛生学科

**石田　瞭**
東京歯科大学口腔健康科学講座摂食嚥下リハビリテーション研究室

**石塚　洋一**
東京歯科大学衛生学講座

**石丸　直澄**
徳島大学大学院医歯薬学研究部口腔分子病態学分野

**磯貝由佳子**
大阪大学大学院歯学研究科口腔分化発育情報学講座顎顔面口腔矯正学教室

**井出　良治**
日本歯科大学生命歯学部生理学講座

**伊藤　智加**
日本大学歯学部歯科補綴学第Ⅰ講座

**犬飼　順子**
愛知学院大学短期大学部歯科衛生学科

**井上　吉登**
神奈川歯科大学歯学部小児歯科学講座

**今井　敏夫**
元日本歯科大学

**上田　容子**
元日本歯科大学

**上野　隆治**
日本歯科大学生命歯学部解剖学第１講座

**臼井　通彦**
九州歯科大学口腔機能学講座歯周病学分野

**内海　明美**
昭和大学歯学部スペシャルニーズ口腔医学講座口腔衛生学部門

**江草　正彦**
岡山大学病院スペシャルニーズ歯科センター

**江口　貴子**
東京歯科大学短期大学歯科衛生学科

**大岡　貴史**
明海大学歯学部機能保存回復学講座摂食嚥下リハビリテーション学分野

**大岡　実菜**
日本歯科大学生命歯学部生理学講座

**大神浩一郎**
東京歯科大学千葉歯科医療センター

**大川　由一**
千葉県立保健医療大学健康科学部歯科衛生学科

**小笠原　正**
よこすな歯科

小川　清美
日本歯科大学生命歯学部解剖学第二講座

小川　裕三
梅花女子大学看護保健学部口腔保健学科

小野　卓史
東京医科歯科大学大学院医歯学総合研究科咬合機能矯正学分野

梶井　貴史
恵佑会札幌病院矯正歯科

片岡あい子
神奈川歯科大学短期大学部歯科衛生学科

加藤　一夫
愛知学院大学歯学部口腔衛生学講座

加藤　邑佳
明海大学歯学部機能回復学講座保存治療学分野

金子佳代子
首都医校

金子　忠良
元日本大学

樺沢　勇司
東京医科歯科大学大学院医歯学総合研究科健康支援口腔保健衛生学分野

川上　智史
北海道医療大学歯学部口腔機能修復・再建学系高度先進保存学分野

河之　浩之
広島大学病院歯系総合診療科口腔総合診療科

菅崎　弘幸
鶴見大学歯学部歯科矯正学講座

菊池憲一郎
日本歯科大学生命歯学部解剖学第2講座

木本　茂成
神奈川歯科大学歯学部小児歯科学講座

久保田一政
くぼた歯科クリニック

久山　佳代
日本大学松戸歯学部病理学講座

倉林　亨
元東京医科歯科大学

小池　麻里
日本歯科大学附属病院歯科技工室

高阪　利美
愛知学院大学

小関　健由
東北大学大学院歯学研究科地域共生社会歯学講座予防歯科学分野

後藤加寿子
福岡医療短期大学歯科衛生学科

後藤　君江
愛知学院大学短期大学部歯科衛生学科

小松　知子
神奈川歯科大学歯学部臨床科学系全身管理歯科学講座障害者歯科学分野

五味　一博
鶴見大学歯学部歯周病学講座

佐伯　周子
日本歯科大学生命歯学部生理学講座

佐藤　巌
東京医科大学人体講座構造学分野

佐藤　秀一
日本大学歯学部歯科保存学第Ⅲ講座

佐藤　聡
日本歯科大学新潟生命歯学部歯周病学講座

佐藤　拓一
新潟大学大学院保健学研究科臨床化学研究室

佐藤　嘉晃
北海道大学歯学部咬合系歯科矯正学分野

佐野　拓人
日本歯科大学新潟生命歯学部病理学講座

島田　幸恵
昭和大学歯学部小児成育歯科学講座

島村　和宏
奥羽大学歯学部成長発育歯学講座小児歯科学分野

清水　博史
福岡歯科大学

白川　哲夫
日本大学歯学部小児歯科学講座

白鳥たかみ
全国歯科衛生士教育協議会

申　基喆
明海大学歯学部口腔生物再生医工学講座歯周病学分野

**末石　研二**
東京歯科大学歯科矯正学講座

**菅野　亜紀**
東京歯科大学短期大学歯科衛生学科

**杉戸　博記**
東京歯科大学短期大学歯科衛生学科

**杉原　直樹**
東京歯科大学衛生学講座

**杉山　哲也**
東京歯科大学千葉歯科医療センター摂食嚥下リハビリテーション科

**須田　直人**
明海大学歯学部形態機能成育学講座歯科矯正学分野

**春原　正隆**
日本歯科大学生命歯学部解剖学第一講座

**清田　法子**
鶴見大学短期大学部歯科衛生科

**関野　愉**
日本歯科大学生命歯学部歯周病学講座

**仙波伊知郎**
元鹿児島大学

**髙橋　信博**
東北大学大学院歯学研究科エコロジー歯学講座口腔生化学分野

**武部　純**
愛知学院大学歯学部有床義歯学講座

**田野　ルミ**
国立保健医療科学院生涯健康研究部

**田村　文誉**
日本歯科大学口腔リハビリテーション多摩クリニック

**田村　幸彦**
東京医科歯科大学大学院医歯学総合研究科生体支持組織学講座硬組織薬理学（歯薬理）分野

**千葉　逸朗**
北海道医療大学歯学部口腔構造・機能発育学系健康衛生学分野

**筒井　健夫**
日本歯科大学生命歯学部薬理学講座

**東條真美子**
大宮歯科衛生士専門学校

**利根川幸子**
元小倉学園新宿医療専門学校

**戸原　玄**
東京医科歯科大学大学院医歯学総合研究科医歯学専攻老化制御学講座摂食嚥下リハビリテーション学分野

**豊澤　悟**
大阪大学大学院歯学研究科顎口腔病因病態制御学講座口腔病理学教室

**永井由美子**
東京歯科大学短期大学歯科衛生学科

**中川　量晴**
東京医科歯科大学大学院医歯学総合研究科老化制御学講座摂食嚥下リハビリテーション学分野

**長沢　悠子**
明海大学歯学部機能保存回復学講座歯科生体材料学分野

**中島　啓介**
九州歯科大学口腔機能学講座歯周病学分野

**中嶌　裕**
元明海大学

**長塚　仁**
岡山大学学術研究院医歯薬学域口腔病理学分野

**中納　治久**
昭和大学歯学部歯科矯正学講座

**名和　弘幸**
愛知学院大学歯学部小児歯科学講座

**二川　浩樹**
広島大学大学院医系科学研究科口腔健康科学科口腔生物工学研究室

**西川　啓介**
徳島文理大学保健福祉学部口腔保健学科

**西山　暁**
東京医科歯科大学大学院医歯学総合研究科総合診療歯科学分野

**野川　博史**
日本大学歯学部歯科補綴学第Ⅲ講座

**野田　守**
岩手医科大学歯学部歯科保存学講座う蝕治療学分野

**野本たかと**
日本大学松戸歯学部障害者歯科学講座

**橋爪 那奈**
日本歯科大学生命歯学部生理学講座

**畠中 能子**
関西女子短期大学歯科衛生学科

**馬場有希子**
東京医科歯科大学大学院医歯学総合研究科歯科麻酔・口腔顔面痛制御学分野

**日野出大輔**
徳島大学大学院医歯薬学研究部口腔保健衛生学分野

**日比野 靖**
明海大学歯学部機能保存回復学講座歯科生体材料学分野

**氷室 利彦**
元奥羽大学（歯科矯正学）

**平島 寛司**
日本歯科大学生命歯学部解剖学第二講座

**弘中 祥司**
昭和大学歯学部スペシャルニーズ口腔医学講座口腔衛生学部門

**深山 治久**
元東京医科歯科大学

**福田 理**
元愛知学院大学

**船奥 律子**
四国歯科衛生士学院専門学校

**船津 敬弘**
昭和大学歯学部小児成育歯科学講座

**古市 保志**
北海道医療大学歯学部口腔機能修復・再建学系歯周歯内治療学分野

**古川絵理華**
愛知学院大学短期大学部歯科衛生学科

**古川 敏子**
明海大学病院歯科衛生部

**古地 美佳**
日本大学歯学部総合歯科学分野

**星合 和基**
元愛知学院大学短期大学部

**星野 倫範**
明海大学歯学部形態機能成育学講座口腔小児科学分野

**眞木 吉信**
元東京歯科大学

**升井 一朗**
広仁会広瀬病院歯科口腔外科

**増田 宜子**
松本歯科大学歯学部歯科保存学講座（歯内療法学）

**松島 潔**
日本大学松戸歯学部歯内療法学講座

**松村 英雄**
日本大学歯学部歯科補綴学第Ⅲ講座

**松山 美和**
徳島大学大学院医歯薬学研究部口腔機能管理学分野

**真柳 弦**
東北大学大学院歯学研究科歯学イノベーションリエゾンセンター先端教育開発部門

**満足 愛**
日本大学歯学部附属歯科衛生専門学校

**三浦 宏子**
北海道医療大学歯学部保健衛生学分野

**溝口 到**
東北大学大学院歯学研究科地域共生社会歯学講座顎口腔矯正学分野

**三辺 正人**
文教通り歯科クリニック

**宮内 睦美**
広島大学大学院医系科学研究科口腔顎顔面病理病態学研究室

**宮崎 晶子**
日本歯科大学新潟短期大学歯科衛生学科

**村田 尚道**
湧泉会ひまわり歯科

**森田 学**
岡山大学大学院医歯薬学総合研究科予防歯科学分野

**森山 啓司**
東京医科歯科大学大学院医歯学総合研究科顎顔面頸部機能再建学講座顎顔面矯正学分野

**両角 俊哉**
神奈川歯科大学歯学部臨床科学系歯科保存学講座歯周病学分野

**両角 祐子**
日本歯科大学新潟生命歯学部歯周病学講座

**山崎 涼子**
明海大学病院歯科衛生部

**山城　隆**
大阪大学大学院歯学研究科口腔分化発育情報学講座顎顔面口腔矯正学教室

**山田小枝子**
朝日大学歯科衛生士専門学校

**山根　瞳**
アポロ歯科衛生士専門学校

**山本　秀輝**
新潟大学大学院保健学研究科検査技術科学分野

**八若　保孝**
北海道大学大学院歯学研究院口腔機能学分野小児・障害者歯科学教室

**横瀬　敏志**
明海大学歯学部機能保存回復学講座保存治療学分野

**吉田　直樹**
静岡県立大学短期大学部歯科衛生学科

**吉成　伸夫**
松本歯科大学歯科保存学講座（歯周）

**葭原　明弘**
新潟大学大学院医歯学総合研究科口腔保健学分野

**涌井　杏奈**
新潟医療福祉大学医療技術学部臨床技術学科

**鷲尾　純平**
東北大学大学院歯学研究科エコロジー歯学講座口腔生化学分野

**渡邊　裕**
東京医科歯科大学大学院医歯学総合研究科口腔機能再構築学講座歯科放射線診断・治療学分野

---

本書を無断で複写複製すること（コピー、スキャン、デジタルデータ化等）は、「私的使用のための複写」など著作権法上の限られた例外を除き禁じられています。大学、病院、診療所、企業などにおいて、業務上使用する目的（診療、研究活動を含む）で上記の行為を行うことは、その使用範囲が内部的であっても、私的使用には該当しません。
また、私的使用に該当する場合であっても、代行業者等の第三者に依頼して上記の行為を行うことは違法となります。
なお、いかなる場合においても、スキャン等した複製データの売買、譲渡および共有は違法であり、禁じられています。

**JCOPY** ＜出版者著作権管理機構　委託出版物＞
本書を複製される場合は、そのつど事前に、出版者著作権管理機構
（電話 03-5244-5088、FAX 03-5244-5089、e-mail : info@jcopy.or.jp）の許諾を得てください。

## あ

**アーカンサスストーン** あーかんさすすとーん Arkansas sharpening stone ＝ アーカンソーストーン，アーカンサス砥石

**アーカンサス砥石** あーかんさすといし Arkansas sharpening stone ＝ アーカンソーストーン，アーカンサスストーン

**アーカンソーストーン** あーかんそーすとーん Arkansas sharpening stone　手用スケーラーの仕上げに用いる細かい粒子の天然砥石で，研磨作業時の潤滑にはオイルを使用する．＝ アーカンサスストーン，アーカンサス砥石

**アーチファクト** あーちふぁくと artifact　画像上で，さまざまな原因によって実際には存在しない像が生じること．

**アーチフォーマー** あーちふぉーまー arch former, arch forming turret　角型のワイヤーに前歯部の彎曲をつけ，アーチワイヤーを作製するときに使用する．角線の太さに応じた溝にワイヤーを入れ，金属棒を回転させて屈曲する．トルクを付与できるものと，付与しないものがある．

**アーチレングスディスクレパンシー** あーちれんぐすでぃすくれぱんしー arch length discrepancy　歯の排列に利用する歯列弓長（アベイラブルアーチレングス）から排列に必要な歯列弓長（リクワイヤードアーチレングス）を引いた値で，永久歯を排列するための不ală和量を示す.

**アーチワイヤー** あーちわいやー archwire　エッジワイズ装置の矯正力を発現する前歯部が彎曲した形状のワイヤー．ブラケットやチューブを介し，歯に力を加える．さまざまな大きさの丸線と角線があり，ステンレス，コバルトクロム，ニッケル・チタンなどの材質でできている．→ ユーティリティアーチ

**アーライン** あーらいん Ah-line, vibrating line　「アー」と発音したときに軟口蓋と硬口蓋の境界にできる口蓋振動線．軟口蓋は，安静時には硬口蓋の後縁から下垂しているが，口を大きく開けて発音させると軟口蓋が挙上され，発音を中止するとこれらは元に戻る．この位置は可動部の最前方を示していることから，上顎義歯床後縁を設定するための基準となる．

**RRS** あーるあーるえす rapid response system　入院患者に危険な症状がみられたときに，あらかじめ決められた手順に沿ってバイタルサインを測定し，rapid response team の出動を要請し，診療科を越えて患者の安全を確保しようとするシステム．

**RI** あーるあい radioisotope ＝ 放射性同位体

**rER** あーるいーあーる rough-surfaced endoplasmic reticulum ＝ 粗面小胞体

**RSST** あーるえすえすてぃー repetitive saliva swallowing test ＝ 反復唾液嚥下テスト

**RNA** あーるえぬえー ribonucleic acid　DNA 上の遺伝情報を読み取り，タンパク質を合成する際のさまざまな役割を担う．役割により，メッセンジャー RNA，トランスファー RNA，リボゾーム RNA に分類される．DNA と異なり，チミンの代わりにウラシルが含まれる．＝ リボ核酸

**RNA ウイルス** あーるえぬえーういるす RNA virus　核酸として RNA を有するウイルス．二本鎖または一本鎖 RNA をもち，さらに一本鎖 RNA ウイルスは，プラス鎖またはマイナス鎖ゲノムをもつ．増殖においては，RNA 合成酵素が細胞質でつくられるため，RNA ウイルスは基本的に細胞質で増殖する．

**RMR** あーるえむあーる resting metabolic rate ＝ 安静時代謝率

**RGD 配列** あーるじーでぃーはいれつ RGD sequence　多くの細胞接着タンパク質に存在するアルギニン−グリシン−アスパラギン酸というアミノ酸配列のこと．この３つのアミノ酸よりなる配列が細胞表面のインテグリンによって識別され，細胞と接着する．骨シアルタンパク質，オステオポンチン，フィブロネクチン，ラミニンなどがこの配列をもつ．

**RDA** あーるでぃーえー radioactive dentin abrasion　相対的象牙質摩耗値のことで，歯磨剤，歯面研磨剤の研磨性を表した数値．数値が大きいほど，研磨性が高いことを示す．粒子の大きさ，固さ，形状などが数値に影響する．＝ RDA 値

**RDA 値** あーるでぃーえーち radioactive dentin abrasion ＝ RDA

**RD テスト®** あーるでぃーてすと RD test®, Resazurin disk test　う蝕原性細菌が菌

数を反映して酸化還元指示薬レサズリン の色調を変化させる性質を利用し，唾液を検体として，15分体温で培養し青色，青紫色，紅色の3段階の色調の変化から，う蝕活動性を判定する試験方法. ▣ レサズリン・ディスクテスト

**RPI クラスプ** あーるぴーあいくらすぷ RPI, RPI clasp 近心レスト，隣接面板，Iバーの3部分から構成される支台装置で，3者が互いに協働して支持，把持，維持の機能を発揮する．主に遊離端義歯症例の支台歯となる小臼歯に用いられる．

**RBE** あーるびーいー relative biological effectiveness ▣ 生物学的効果比

**IADL** あいえーでぃーえる instrumental activities of daily living 日常生活を送るうえで必要な動作のうち，日常生活動作（ADL）よりさらに応用した動作が必要な活動．電話の使い方，買い物，食事の支度，家事，洗濯，移動・外出，服薬管理，金銭管理の8項目で構成されている． ▣ 手段的日常生活動作 ➡ ADL，生活援助

**ISF** あいえすえふ interstitial fluid ▣ 間質液

**IFN** あいえふえぬ interferon ▣ インターフェロン

**IFDH** あいえふでぃーえいち International Federation of Dental Hygienists ▣ 国際歯科衛生士連盟

**IOC** あいおーしー intermittent oral catheterization ▣ 口腔ネラトン法，OE，間欠的経口経管栄養法

**IQ** あいきゅー intelligence quotient ▣ 知能指数

**IgE 抗体** あいじーいーこうたい IgE antibody, immunoglobulin E 免疫グロブリンの一種で，I型アレルギー反応において，抗原の結合や肥満細胞へのIgE受容体を介した化学伝達物質の遊離に中心的な役割を果たす.

**ICF** あいしーえふ International Classification of Functioning, Disability, and Health 国際生活機能分類の略称．2001年5月，世界保健機関（WHO）総会で採択された人間の生活機能と障害の分類法．これまでのWHO国際障害分類（ICIDH）がマイナス面を分類するという考え方が中心であったのに対し，ICFは生活機能というプラス面からみるように視点を転換し，さらに環境因子などの観点を加えている． ▣ 国際生活機能分類 ➡ ICD-11

**ICD-11** あいしーでぃーいれぶん International Classification of Disease 世界保健機関（WHO）が作成する国際的に統一した基準で定められた死因および疾病の分類の第11版．正式名称は，疾病及び関連保健問題の国際統計分類（International Statistical Classification of Diseases and Related Health Problems）で，異なる時点や地域における死因や疾病構造の比較を行うことを目的としている． ➡ ICF

**ICU** あいしーゆー intensive care unit ▣ 集中治療室

**アイスマッサージ** あいすまっさーじ ice massage 水を染み込ませて凍らせた綿棒などを用いて，奥舌部や軟口蓋，咽頭後壁などを刺激して，嚥下反射を誘発させる訓練法．

**アイデアルアーチ** あいであるあーち ideal arch エッジワイズ法の最終段階で，歯を理想的に位置づけるための角型アーチワイヤー．患者の歯列に合わせて $1^{st}$，$2^{nd}$，$3^{rd}$ オーダー（水平的，垂直的，トルク）の屈曲を付与し，三次元的に歯を移動させる．

**ITP** あいてぃーぴー idiopathic thrombocytopenic purpura ▣ 特発性血小板減少性紫斑病

**IP** あいぴー imaging plate ▣ イメージングプレート

**IPC 法** あいぴーしーほう indirect pulp capping ▣ 暫間的間接覆髄法，GCRP

**IP3** あいぴーすりー inositol triphosphate ▣ イノシトール三リン酸

**IVRO** あいぶいあーるおー intraoral vertical ramus osteotomy ▣ 下顎枝垂直骨切り術

**IVH** あいぶいえいち intravenous hyperalimentation 中心静脈に高カロリーかつ高濃度の栄養剤を投与して，経静脈栄養の欠点を補おうとする栄養方法．鎖骨下静脈などからカテーテルを挿入し，栄養剤を点滴静注する．血管炎などの副作用を避けるために用いられる．

**アウエルバッハ神経叢** あうえるばっはしんけいそう Auerbach plexus 消化管の内輪筋層と外縦筋層間に存在する神経叢で，粘膜筋板と蠕動運動を調節する．

**あえぎ呼吸** あえぎこきゅう gasping respiration 瀕死状態で認められる呼吸中枢機能の障害による,しゃくり上げるような異常な呼吸. ▶ 死戦期呼吸

**悪液質** あくえきしつ cachexia ▶ カヘキシア

**アクシデント** あくしでんと accident 医療に関わる場所で医療の過程において,予防可能性や過失の有無にかかわらず,不適切な医療行為(必要な医療行為がなされなかった)が患者へ傷害を生じた医療事故,その経過が一定程度以上の影響を与えた有害事象.

**悪習癖** あくしゅうへき abnormal habit, parafunctional habit 口腔の悪習癖には,指をくわえ吸引する母指吸引癖,上下前歯の間に舌尖を突き出す舌突出癖・弄舌癖,口唇を吸う吸唇癖,口呼吸などがある.これらの悪習癖は,不正咬合や口呼吸の原因になるほか,発音や嚥下にも影響を及ぼす. ▶ 口腔習癖,不良習癖

**悪性高血圧** あくせいこうけつあつ malignant hypertension ▶ 高血圧緊急症

**悪性黒色腫** あくせいこくしょくしゅ malignant melanoma 皮膚や粘膜に存在しているメラノサイト由来の悪性腫瘍.メラニン色素の産生を伴うことから,病変部は黒褐色の色調を呈するものが多い.口腔粘膜発生例の多くは口蓋や上顎歯槽部にみられ,病変部は軽度に肥厚したり,結節状に膨隆したり,さまざまな臨床像を呈する.局所再発や早期の遠隔転移を生じやすい.

**悪性腫瘍** あくせいしゅよう malignant tumor, malignant neoplasm 腫瘍細胞が急速に増殖し,周囲組織中へ浸潤して破壊し,転移や再発が多く,臓器障害や生命に重大な影響を与える腫瘍. ▶ 腫瘍

**悪性貧血** あくせいひんけつ pernicious anemia 胃粘膜の壁細胞や,ビタミン$B_{12}$の腸管吸収に必要な内因子に対して自己抗体がつくられることで生じる巨赤芽球性貧血.舌が萎縮して赤色調を呈するものを,萎縮性舌炎(ハンター舌炎)という. ▶ 萎縮性舌炎

**悪性リンパ腫** あくせいりんぱしゅ malignant lymphoma 腫瘍化したリンパ球が主にリンパ組織で増殖する悪性腫瘍.リンパ節やリンパ組織が無痛性に腫脹し,発熱や倦怠感などの全身症状を伴うこともある.頭頸部のリンパ節は悪性リンパ腫の好発部位とされている.

**アクセスホール** あくせすほーる access hole スクリュー固定式インプラント補綴装置において,上部構造とインプラント体を固定するためにスクリューを挿入する開口部.インプラント体の埋入角度に影響されるが,主に上部構造の咬合面や舌側(口蓋側)に開口している.

**アクチノマイセス** あくちのまいせす Genus *Actinomyces* ▶ 放線菌

**アクチバトール** あくちばとーる activator 口腔周囲筋の機能力を利用する上下一体型の機能的矯正装置.上顎前突で下顎を前進,反対咬合で後退させた歯の対咬関係の構成咬合を採得し作製する.元に戻る筋の力が装置を介し,歯槽性の移動と下顎性の移動を起こす. ▶ アクチベーター ▶ 機能的矯正装置,ファンクションレギュレーター

**アクチベーター** あくちべーたー activator ▶ アクチバトール

**アクチンフィラメント** あくちんふぃらめんと actin filament 直径7nmのフィラメントで,どの真核細胞にも存在する.筋原線維の細いフィラメントの主成分を占め,ミオシンフィラメントとの相互作用により筋収縮を引き起こすほか,細胞骨格を構成している. ▶ 筋原線維

**アクティブガイド** あくてぃぶがいど active guide 「健康づくりのための身体活動指針」のこと.健康づくりのための身体活動基準2013について,国民にわかりやすく発信するために提唱された.健康寿命を延ばすために「今よりも10分多く身体を動かす」ための具体的な対策を示している. ▶ 健康日本21

**アクリル樹脂** あくりるじゅし acrylic resin アクリルポリマー,アクリル系モノマーの重合体を主成分とする合成樹脂の総称.歯科ではメチルメタクリレートのポリマー(ポリメチルメタクリレート)が代表的. ▶ アクリルポリマー,アクリルレジン ▶ 義歯床用材料,レジン床

**アクリルポリマー** あくりるぽりまー polymethyl methacrylate ▶ アクリル樹脂,アクリルレジン

**アクリルレジン** あくりるれじん acrylic resin ▶ アクリル樹脂,アクリルポリマー

**アグレガティバクター・アクチノミセテ**

**ムコミタンス** あぐれがてぃばくたー・あくちのみせてむこみたんす *Aggregatibacter actinomycetemcomitans* 通性嫌気性のグラム陰性桿菌で，炭酸ガス存在下でよく発育する．急速な歯周組織破壊をもたらす限局性侵襲性歯周炎や，慢性歯周炎の原因菌とされている．主要な病原因子としてロイコトキシンという外毒素を産生する． ■ Aa菌

**アクワイアードペリクル** あくわいあーどぺりくる acquired pellicle ■ ペリクル，獲得被膜

**あご先挙上** あごさききょじょう chin lift ■ 下顎挙上

**アゴニスト** あごにすと agonist ■ 作動薬，受容体作動薬

**顎引き嚥下** あごひきえんげ chin-down swallow 直接訓練や実際の食事の際の誤嚥防止や軽減を目的として，へそを覗き込むように首を緩やかに屈曲させて嚥下をすること．

**亜酸化窒素** あさんかちっそ nitrous oxide, $N_2O$ 笑気．ガス麻酔薬．最小肺胞濃度（MAC）105％．麻酔導入・覚醒が早い．鎮痛・鎮静作用をもつが，単独で全身麻酔はできない．体内の閉鎖腔に移行し，容積や内圧の上昇をきたす．地球温暖化の原因となる温室効果ガスである．
■ 笑気 ■ 亜酸化窒素吸入鎮静法，全身麻酔薬

**亜酸化窒素吸入鎮静法** あさんかちっそきゅうにゅうちんせいほう nitrous oxide inhalation sedation 亜酸化窒素（笑気）を30％までの濃度で鼻マスクより吸入させ，歯科治療中の鎮静を図ったり，恐怖感を軽減したりする方法．亜酸化窒素は体内へ速やかに吸収され，排泄も速やかなので，歯科外来でよく用いられる．
■ 笑気吸入鎮静法 ■ 亜酸化窒素

**アシクロビル** あしくろびる acyclovir 抗ウイルス薬の一つで，抗ヘルペス薬である．作用機序は，ウイルスのDNA合成を阻害する．副作用としてアナフィラキシーショック，口渇，舌炎，味覚障害などがある．

**アジソン病** あじそんびょう Addison disease 副腎病変が原因で発症する慢性の副腎皮質機能低下症である．進行すると口腔（歯肉・舌など）や皮膚に褐色のメラニン色素沈着，体重減少，低血圧などがみられる． ■ メラニン沈着症

**アシッドレッド** あしっどれっど acid red 食用赤色106号．食用タール系色素で，歯垢染色剤に使用される合成着色料．赤色に着色することができる． ■ 食用赤色106号

**足場** あしば scaffold ■ スキャフォールド

**アスコルビン酸** あすこるびんさん ascorbic acid ■ ビタミンC

**アスコルビン酸欠乏性歯肉炎** あすこるびんさんけつぼうせいしにくえん ascorbic acid-deficiency gingivitis ■ 壊血病性歯肉炎

**アズレンスルホン酸ナトリウム** あずれんするほんさんなとりうむ sodium azulene sulfonate 含嗽剤に配合され用いられることが多く，ほかには軟膏に配合され使用される．抗炎症作用，抗アレルギー作用，肉芽新生および上皮形成促進作用を示す．

**アセスルファムK** あせするふぁむけー acesulfame potassium, acesulfame K アセスルファムカリウム塩．非糖質系甘味料の一種．甘味度はスクロースの約200倍．日本では2000年に食品添加物として認可された．

**アセチルコリン** あせちるこりん acetylcholine 神経伝達物質の一つで，コリンとアセチルCoAから生合成される．例えば，運動神経，交感神経と副交感神経の節前線維，副交感神経の節後線維の終末から分泌され，シナプスの情報伝達を担う．

**アセチルサリチル酸** あせちるさりちるさん acetylsalicylic acid 抗炎症，解熱，鎮痛作用を示す酸性非ステロイド性抗炎症薬．バイエル社商標のアスピリンが有名である．低用量のアスピリンでは，血小板凝集抑制作用が心筋梗塞や脳梗塞の予防に用いられる．主な副作用は胃腸障害，喘息誘発，出血傾向である．

**アセトアミノフェン** あせとあみのふぇん acetaminophen 解熱鎮痛薬には，構造にピラゾロン骨格をもつピリン系と，もたない非ピリン系があり，アセトアミノフェンは非ピリン系解熱鎮痛薬に分類される．解熱鎮痛作用を有するが，抗炎症作用はきわめて弱い． ■ 解熱鎮痛薬

**アタッチメント【補綴装置の】** あたっちめんと attachment パトリックス（メー

ル, 雄部) とマトリックス (フィメール, 雌部) とから構成され, 一方は支台歯に固着され, 他方は義歯に組み込まれる. 両者が互いに結合することにより, 支持, 把持, 維持力が発揮される. 形態, 構造により, 歯冠内, 歯冠外, 根面, バーアタッチメントなどにより分類される.

**アタッチメントゲイン** あたっちめんとげいん attachment gain アタッチメントロスが生じた歯根面において, 歯周治療によりアタッチメントレベルが減少 (回復) すること. 歯根面への上皮性付着, あるいは結合組織性付着による付着が獲得され, ポケット底の位置が歯冠側へ移動した状態である. ■ 付着の獲得

**アタッチメントレベル** あたっちめんとれべる attachment level セメント-エナメル境から歯肉溝底部またはポケット底部までの距離のこと. 歯周疾患の進行や改善の指標として用いられ, 歯周治療後の組織の修復や再生を評価するために用いられる.

**アタッチメントロス** あたっちめんとろす attachment loss 歯周炎の進行などによりアタッチメントレベルの値が増加 (悪化) すること. 歯肉の上皮性組織および結合組織性付着が炎症などにより喪失し, 歯肉溝底またはポケット底の位置が根尖方向に移動した状態. ■ 付着の喪失

**アダムスクラスプ** あだむすくらすぷ Adams clasp 床矯正装置を保持するために, 主に上顎第一大臼歯に付ける. 直径0.7mmのステンレススチールワイヤーで, アローヘッド部が歯間鼓形空隙のアンダーカットに入り歯を抱える. 頬側の水平部は装置を外すときに使われる.

**圧下** あっか intrusion, depression 歯の長軸に沿った根尖方向への歯の移動のことである. 矯正力は歯根尖部に集中し歯根膜を圧迫する. 圧下における矯正力は, 10〜20gが最適とされる. 過蓋咬合では切歯を, 開咬で臼歯の圧下が必要となる.

**圧痛** あっつう tenderness 皮膚に圧力を加えたときに感じる痛みや不快感のこと.

**圧痛検査** あっつうけんさ tenderness test 圧迫による痛みの誘発検査. 顎関節部や咀嚼筋を指や器具を用いて一定の力で押し, 痛みの有無を確認する.

**アッパーシャンク** あっぱーしゃんく upper shank 複屈曲型スケーラーの刃部と把柄部を連結する部分. 屈曲した連結部分の把柄部方向にある頸部部分のこと. ■ 第2シャンク ■ シャンク, ローワーシャンク

**圧迫骨折** あっぱくこっせつ compression fracture 圧迫されて生じる骨折. 高所からの転落による外傷性の脊椎骨折, 骨粗鬆症患者の腰椎骨折などに多い.

**圧迫止血** あっぱくしけつ pressure hemostasis 一次止血法の一つ. 具体的には出血部にガーゼなどをあてて, 手指圧, あるいは咬合圧により圧迫する. 直接圧迫止血. 損傷部より中枢側で動脈を圧迫する間接圧迫止血法がある.

**圧迫側** あっぱくそく pressure side, pressure site 歯に矯正力が加わると, 主に移動方向の歯根膜が圧縮される. この圧縮された側を圧迫側という. 圧迫側では, 弱い矯正力で歯槽骨表面に破骨細胞が現れ, 強い矯正力で歯根膜組織が貧血となり硝子様変性が生じる.

**圧迫包帯** あっぱくほうたい compression bandage 局部を圧迫することにより, 止血やヘルニアなどの予防として用いる包帯. 顎関節脱臼整復後の再脱臼防止に用いることもある.

**アップライティング** あっぷらいてぃんぐ uprighting 歯の先天欠如, 喪失などによる空隙部に傾斜した臨在歯を本来の歯軸傾斜に整直すること. 下顎歯列において, 第二乳臼歯の早期喪失や第二小臼歯の欠如によって近心傾斜した第一大臼歯を整直することが多い.

**アテトーシス** あてとーしす athetosis 脳性麻痺患者にみられる運動障害の一つ. 意図的な動きをしようとすると精神的緊張が強まり, 協調的な動きができなくなり, 体をねじるような不規則な異常運動が現れる. 興奮すると不随意運動がより強くなる.

**アデノイド肥大** あでのいどひだい adenoid hypertrophy アデノイドは鼻咽腔後壁のリンパ組織で, 咽頭の左右にある口蓋扁桃, 舌根の舌扁桃とで咽頭を囲む. 成長ピークは5〜7歳にあり, 肥大で口呼吸となる. アデノイド顔貌は, 下顎後下方回転と下顔面高増大, 細い顔, 上顎前歯突出, 口唇離開 (閉鎖困難) の特徴をいうが, 多くが鼻呼吸可能で古典的概

念とされる．

**アデノウイルス** あでのういるす Adenovirus 多くは潜伏期間が5〜7日，便や飛沫，直接接触により感染するウイルス．呼吸器感染症，咽頭結膜熱（プール熱），流行性角結膜炎，出血性膀胱炎，胃腸炎などが代表的である．扁桃腺やリンパ節で増殖し，口腔粘膜にも症状が出ることが多い．

**アデノシン三リン酸** あでのしんさんりんさん adenosine 5'-triphosphate ≡ ATP

**アテロコラーゲン膜** あてろこらーげんまく atelocollagen membrane GTR で利用する組織遮断膜のなかで，ウシ真皮を酵素処理したアテロコラーゲンを主成分としたもの．吸収性メンブレンである．
≡ コラーゲン膜

**アドヒアランス** あどひあらんす adherence 患者がみずから治療方針を決定する際，歯科衛生士など医療職とともに積極的に参加し，その決定に従って治療や指導を受けること．→ コンプライアンス

**アトピー性皮膚炎** あとぴーせいひふえん atopic dermatitis, atopic eczema 種々のアレルゲンに対するⅠ型アレルギー反応で，表皮の防御機能異常と乾燥を伴い，若年者での発症が特徴である．遺伝的要因や環境要因などが原因と考えられている．

**アドヘシン** あどへしん adhesin 細菌表層に存在する受容体．口腔レンサ球菌などの口腔細菌は，この受容体を介してペリクル中の唾液成分の糖タンパク質などの糖鎖と結合し，歯面に固く付着できる．ペリクルに結合している細菌の表層の糖鎖に，さらに他の細菌がアドヘシンを介して付着・定着する．

**アドボカシー** あどぼかしー advocacy 子ども，障害者，要介護高齢者など，弱い立場にある人々に代わって，彼らの意思決定を尊重しながら進める代弁活動，権利擁護などの活動．

**アドボケイト** あどぼけいと advocate アドボカシーを実践する人．

**後戻り** あともどり relapse 矯正歯科治療後に歯の位置や咬合が変化して，治療前の不正咬合の特徴が再び現れること．口腔周囲筋，咬合，顎顔面成長，歯周組織の要因が関係する．加齢による変化で，矯正歯科治療と関係のない場合がある．
≡ リラプス

**アドレナリン** あどれなりん adrenaline 生体に含まれるカテコールアミンの一種．チロシンからドーパを経て，ドパミン，ノルアドレナリン，アドレナリンの順に生成．生体が興奮すると副腎髄質から分泌されるホルモン．心拍数・心拍出量増大，血圧・血糖上昇など各臓器に影響を与える．交感神経（アドレナリン作動性神経）における神経伝達物質でもある．
≡ エピネフリン

**アドレナリン作動性効果遮断薬** あどれなりんさどうせいこうかしゃだんやく antiadrenergic drug, sympatholytic drug ≡ 交感神経遮断薬，抗アドレナリン薬

**アドレナリン作動性神経** あどれなりんさどうせいしんけい adrenergic nerve 神経伝達物質としてノルアドレナリンを分泌する神経細胞（シナプス前細胞）．

**アドレナリン作動薬** あどれなりんさどうやく adrenergic agonist ≡ 交感神経興奮薬，交感神経作動薬

**アトロピン硫酸塩水和物** あとろぴんりゅうさんえんすいわぶつ atropine sulfate hydrate アセチルコリン刺激に拮抗するムスカリン性アセチルコリン受容体遮断薬であり，代表的な抗コリン薬．全身麻酔時には唾液や気道内分泌の抑制を期待して術前投与される．有機リンやサリンなどの致死的コリン作用を中和するためには大量投与が必要である．≡ 硫酸アトロピン → 副交感神経遮断薬

**アナフィラキシー型アレルギー** あなふぃらきしーがたあれるぎー anaphylactic allergy, anaphylaxis ≡ Ⅰ型アレルギー，即時型アレルギー

**アナフィラキシーショック** あなふぃらきしーしょっく anaphylactic shock 薬剤性などのⅠ型アレルギー反応．全身性の蕁麻疹，喉頭浮腫，喘鳴，ショック（顔面蒼白，冷汗，血圧低下）など呼吸・循環器に重篤な機能低下が短時間で起きるため，緊急対応が求められる．バイタルサイン確認，救急コール，アドレナリンの投与，気道確保，酸素投与，静脈路確保などが初期対応として必要とされる．
≡ アナフィラキシー反応

**アナフィラキシー反応** あなふぃらきしーはんのう anaphylactic shock ≡ アナフィラキシーショック

**アネロイド型血圧計** あねろいどがたけつあつ

けい aneroid type blood pressure meter 水銀を使用しないで，空気圧の変化を利用して血圧を測定するもの．聴診器で脈音を聴き，カフ内の空気圧が表示される目盛りで計測する．

**アピカルカラー** あぴかるからー apical collar 側方加圧根管充塡の封鎖性を良好にするために根管形成時に最終拡大ファイルによって根尖孔付近に形成する形態の名称のこと．最終拡大ファイルと同型のマスターポイントと呼ばれる規格型のガッタパーチャポイントが適合する部位である．

**アピカルシート** あぴかるしーと apical seat 側方加圧根管充塡の封鎖性を良好にするために生理的根尖孔に付与する形態の名称のこと．根管形成時に最終拡大ファイルで形成され，マスターポイントと呼ばれる規格型ガッタパーチャポイントの終端が位置するところであり，加圧根管充塡によってマスターポイントが生理的根尖孔を越えないよう留める役割をする． ➡ アピカルストップ

**アピカルストップ** あぴかるすとっぷ apical stop ➡ アピカルシート

**亜ヒ酸糊剤** あひさんこざい arsenic acid past 歯髄除活剤の一つ．失活抜髄法（間接抜髄法）の抜髄前に生活歯髄の除活に用いられていたが，毒性が強く，安全性の面から現在は用いられていない．

**アフォーダンス** あふぉーだんす affordance Gibson JJ が考えた知覚に関する概念．afford（与える，もたらす）という動詞の名詞形としてつくった造語．環境の中で自分自身にとってある行為が可能か否か，その可能性に関する情報のことをいう．安全を求め，危険を回避するには，回避できる行動をとれるような環境設定が必要で，環境が各個人の行動を誘導することをいう． ➡ ヒューマンエラー

**アフタ性口内炎** あふたせいこうないえん aphthous stomatitis 周囲に紅暈を呈する，小円形，有痛性潰瘍．原因は不明で，女性に多いとされる．舌，頰粘膜に好発し，再発を繰り返す再発性アフタもよくみられる．ベーチェット病との鑑別が必要となることがある． ◼ 慢性再発性アフタ ➡ 潰瘍性口内炎, ベーチェット病

**アフタ性歯肉炎** あふたせいしにくえん aphthous gingivitis 周囲に紅暈を有する境界明瞭な小円形の有痛性潰瘍をアフタといい，歯肉にアフタを生じる炎症性病変をアフタ性歯肉炎という．口腔粘膜や舌などにアフタがみられるものをアフタ性口内炎という．

**アブフラクション** あぶふらくしょん abfraction 咬合による強い応力集中によって生じる非う蝕性歯頸部実質欠損． ➡ くさび状欠損

**アプライアンス療法** あぷらいあんすりょうほう appliance therapy ◼ スプリント療法

**アブレーシブポイント** あぶれーしぶぽいんと abrasive point ◼ カーボランダムポイント

**アペキシフィケーション** あべきしふぃけーしょん apexification 失活している根未完成歯に対する処置の方法のこと．閉じていない開いたままの根尖孔に水酸化カルシウムを貼薬することで，根尖端周囲のセメント芽細胞を刺激し，開いたままの根尖孔を閉鎖し，根管充塡を可能とする方法である． ➡ 根尖未完成歯

**アペキソゲネーシス** あべきそげねーしす apexogenesis 歯髄炎に陥った根未完成歯に対する処置法のこと．歯根の完成を促すために，根尖部の歯髄をあえて残し，水酸化カルシウムを切断面に貼薬する方法である． ➡ 根尖未完成歯

**アペックス** あぺっくす apex 下顎の左右側方運動路の交わる頂点，ゴシックアーチの頂点． ➡ ゴシックアーチ描記法

**アポクリン腺** あぽくりんせん apocrine gland 汗腺の一つで，主に腋窩や外陰部に存在する．体温調節にはほとんど寄与しない．

**アポトーシス** あぽとーしす apoptosis プログラムされて起こる自発的な細胞死のことで，生理的または病的状態で起こる．アポトーシス細胞では，核クロマチンの凝集と DNA の断片化が起こり，断片化した核と細胞質は細胞膜に包まれてアポトーシス小体となる．アポトーシス小体はマクロファージなどにより食食されるため，周囲組織に炎症は起こらない．

**アマルガム修復** あまるがむしゅうふく amalgam 水銀を銀や銅と混ぜ合わせて合金として硬化させ，窩洞に充塡したもの．

**アミノ安息香酸エチル** あみのあんそくこうさんえちる ethyl aminobenzoate ■ ベンゾカイン

**アミノ基転移酵素** あみのきてんいこうそ aminotransferase ■ アミノトランスフェラーゼ，トランスアミナーゼ

**アミノグリコシド系抗生物質** あみのぐりこしどけいこうせいぶっしつ aminoglycoside antibiotic タンパク質の合成阻害を作用機序とし，抗菌活性は濃度依存性である．ストレプトマイシン，ゲンタマイシン，カナマイシンなどがある．

**アミノ酸** あみのさん amino acid 中心となる炭素にアミノ基（-NH$_2$）とカルボキシ基（-COOH）が結合している化合物．中心炭素のもう一本の側鎖に結合する構造の違いにより多くの種類が存在する．複数のアミノ酸がペプチド結合することによりタンパク質やペプチドを構成する．

**アミノ酸スコア** あみのさんすこあ amino acid score タンパク質を構成する窒素1g当たりに占める各必須アミノ酸の量について，FAO/WHOなどによる合同委員会が基準としたアミノ酸量に対する割合（％）で算出し，最も数値の低いアミノ酸の数値を評価値とする．アミノ酸スコアが100％に近いほど，栄養価が高いとされる．

**アミノ酸配糖体系抗菌薬** あみのさんはいとうたいけいこうきんやく aminoglycoside 細菌リボソームの30Sサブユニットに結合し，タンパク質合成を阻害する薬剤．アミノ基をもつ塩基系の糖類で，殺菌的に作用する．代表的な薬剤にストレプトマイシン，カナマイシンなどがある．主にグラム陰性菌に効果を発揮する．

**アミノ酸プール** あみのさんぷーる amino acid pool タンパク質合成に利用されうる遊離したアミノ酸の総和であり，食品から摂取したアミノ酸と，体タンパク質から分解されたアミノ酸からなる．

**アミノ糖** あみのとう amino sugar 単糖の水酸基の一部がアミノ基で置換されたもので，グルコースが置換されるとグルコサミンとなる．さらに，そのアミノ基がアシル化されると，N-アセチルグルコサミンとなる．ガラクトースの場合はガラクトサミンとなる．糖タンパク質やプロテオグリカン，糖脂質の糖鎖の構成成分として知られる．

**アミノトランスフェラーゼ** あみのとらんすふぇらーぜ aminotransferase アミノ酸のアミノ基を2-オキソ酸に転移し，新たなアミノ酸を生成（NH$_2$-CHR-COOH + O=CR'-COOH → O=CR-COOH + NH$_2$-CHR'-COOH）する酵素で，ピリドキサールリン酸を補酵素とする．アスパラギン酸アミノトランスフェラーゼ（AST），アラニンアミノトランスフェラーゼ（ALT）は肝に多く，肝機能検査の対象．■ アミノ基転移酵素，トランスアミナーゼ

**アミラーゼ** あみらーぜ amylase デンプン（アミロースやアミロペクチン）をマルトース，グルコース，オリゴ糖に加水分解．デンプンを不規則に分解するαアミラーゼと，末端から分解するβアミラーゼに大別される．唾液や膵液の消化酵素はα型．

**アミロイド変性** あみろいどへんせい amyloid degeneration 生理的に存在しない線維状タンパク質のアミロイドが細胞間に沈着すること．アミロイドは，Congo-red（コンゴレッド）染色に淡赤色，偏光顕微鏡で緑色複屈折を示し，その沈着症をアミロイドーシスと呼ぶ．多発性骨髄腫や関節リウマチの患者にみられる．

**アミロース** あみろーす amylose 多数のグルコースがα-1,4結合で直鎖状に結合した多糖．アミロペクチンと異なり，枝分かれが少なく，粘性が少ない．

**アミロペクチン** あみろぺくちん amylopectin 多数のグルコースがα-1,4結合で直鎖状に，さらにα-1,6結合により枝分かれ状に結合している多糖．アミロースと異なり，枝分かれが多く，粘性が高い．

**アミン** あみん amine アンモニア（NH$_3$）の水素原子を炭化水素残基などで置換した化合物の総称．アミノ酸が脱炭酸すると生体アミンが産生する．ヒスチジンからのヒスタミンの産生，グルタミン酸からのγアミノブチル酸の産生がその代表．

**アメリカ歯科医師会規格** あめりかしかいしかいきかく American Dental Association Standards ■ ADA規格

**アメリカ疾病予防管理センター** あめりかしっぺいよぼうかんりせんたー Centers for Disease Control and Prevention (CDC) アメリカ合衆国の保健福祉省所管の感染

対策に関する総合研究センター．ジョージア州アトランタに本部がある． ▣ CDC

**アメロゲニン** あめろげにん amelogenin 歯の発生時期において，ヒドロキシアパタイト結晶の発育成長を促すように働き，その役目を終えると分解され，消失するエナメルタンパク質．分子量 5-30kDa のさまざまな大きさのタンパク質の複合体．歯の発生時，エナメル質は約 30% のタンパク質をもつが，その約 90% を占める．

**アメロブラスチン** あめろぶらすちん ameloblastin エナメル質形成期に発現し，成熟とともに消失するエナメルタンパク質．エナメル芽細胞に特異的に発現するタンパク質で，エナメル結晶伸長に関わるアメロゲニンの発現誘導において細胞接着分子としてはたらくなど，エナメル質形成期に多彩な役割を果たしていると考えられる． ▣ シースリン

**アモキシシリン** あもきししりん amoxicillin 細菌性感染症の治療に用いられる，口腔感染症に対する第一選択となっているβ-ラクタム系抗菌薬でペニシリン系抗菌薬に属する．細胞壁の主成分であるペプチドグリカン鎖の架橋を阻害することで，細胞壁の合成阻害による効果がある．グラム陽性菌とグラム陰性菌の一部に効果がある． ▣ アンピシリン

**アラキドン酸カスケード** あらきどんさんかすけーど arachidonic acid cascade 細胞へ侵害刺激が加わると，ホスホリパーゼ $A_2$ が活性化して細胞膜からアラキドン酸が遊離する．アラキドン酸にシクロオキシゲナーゼが作用するとプロスタグランジン類が産生され，さらに種々の酵素の働きでトロンボキサン類ができる．また，アラキドン酸にリポキシゲナーゼが作用すると，ロイコトリエン類が産生する．この一連の経路をアラキドン酸カスケードと呼ぶ．プロスタグランジン類，トロンボキサン類，ロイコトリエン類は炎症に関与する． ▣ ステロイド性抗炎症薬，非ステロイド性抗炎症薬

**アルカリ** あるかり alkali 水溶液中で水酸イオン（$OH^-$）を放出する物質．水酸化ナトリウム（$NaOH \rightarrow Na^+ + OH^-$）やアンモニア（$NH_3 + H_2O \rightleftarrows NH_4^+ + OH^-$）はその代表．水酸化ナトリウムのように $OH^-$ を容易に放出するものを強アルカリ，アンモニアのようにあまり放出しないものを弱アルカリという．

**アルカリホスファターゼ** あるかりほすふぁたーぜ alkaline phosphatase リン酸エステル結合を加水分解してリン酸を産生する酵素で，アルカリ性に至適 pH をもつ．肝臓，腎臓，小腸など全身の細胞に分布する．骨組織では骨芽細胞や，そこから分泌される基質小胞の細胞膜上に存在する．石灰化阻害物質であるピロリン酸を分解し，石灰化のためのリン酸を供給することで骨形成に関与していると考えられている．

**アルギン酸印象材** あるぎんさんいんしょうざい alginate impression material ▣ アルジネート印象材

**アルコン型咬合器** あるこんがたこうごうき arcon articulator 生体の顎関節と同様に，上弓に関節窩に対応する顆路指導部，下弓に顆頭（下顎頭）に対応する顆頭球をもつ咬合器．解剖学的咬合器の一つ． ▣ コンダイラー型咬合器

**アルゴンレーザー** あるごんれーざー argon laser, Ar laser アルゴンイオンを利用したレーザー．波長 488nm 程度で青色から緑色を呈する．主としてレーザーメスとして使用される． ▣ Ar レーザー

**Ar レーザー** あるごんれーざー argon laser, Ar laser ▣ アルゴンレーザー

**アルサス反応** あるさすはんのう arthus reaction, type Ⅲ hypersensitivity Ⅲ型アレルギー反応で，免疫複合体により局所組織が破壊される．特に小血管の破壊が特徴．過敏性肺臓炎が知られている． ▣ Ⅲ型アレルギー

**アルジネート印象材** あるじねーといんしょうざい alginate impression material ハイドロコロイド印象材で，アルギン酸ナトリウムのような水溶性アルギン酸塩がカルシウムイオンと反応してゲル化し，硬化する印象材．アルギン酸塩とカルシウムイオン供給のための石膏，フィラーとしての珪藻土などが配合されている．シリコーンゴム印象材に比べて寸法安定性，印象精度は劣っている． ▣ アルギン酸印象材 ▣ ハイドロコロイド印象材

**アルドステロン** あるどすてろん aldosterone 電解質コルチコイド（ミネラルコルチコイド）のなかで主要なものがアルドステロンである．腎集合管などで

Na⁺の再吸収とK⁺の排出を促進し，体液量調節に作用する．

**α遮断薬** あるふぁしゃだんやく α receptor antagonist アドレナリン受容体のうち，α受容体に対する遮断薬．α₁受容体遮断薬の代表的な作用として，末梢の血管平滑筋を弛緩させることによる血圧上昇抑制作用がある．α₂受容体遮断薬は逆に，ノルアドレナリンの作用を増強させる．

**α半水石膏** あるふぁはんすいせっこう alpha calcium sulfate hemihydrate ≡ 硬質石膏，硬石膏

**アルマ・アタ宣言** あるま・あたせんげん Declaration of Alma-Ata 1978年に，現在のカザフスタン共和国アルマティで開催されたプライマリヘルスケアに関する国際会議で採択された宣言．すべての政府，保健・開発従事者，世界の市民社会が，すべての人々の健康を守り住続けるため，行動をとる必要性を示した．
➡ プライマリヘルスケア

**アルミナ** あるみな alumina 酸化アルミニウムの通称．天然にはコランダムとして存在．無色，あるいは白色で，酸・アルカリには不溶性である．陶材，歯科用セメント，コンポジットレジンの成分に用いられる．また，研磨材としても用いられる．

**アルミノシリケートガラス** あるみのしりけーとがらす alumino-silicate glass シリカ（SiO₂）とアルミナ（Al₂O₃）を主成分とするガラスの総称．グラスアイオノマーセメント粉末の主成分．シリカ，アルミナに加えて，Na₂O, K₂O, CaO などのアルカリ金属・アルカリ土類金属の酸化物を含む．

**アレルギー** あれるぎー allergy 通常では無害な抗原に対して過剰な免疫応答が起こり，組織傷害を引き起こす疾患．原因となる抗原をアレルゲンと呼ぶ．一般的に4つの型が存在し，発症機序として抗体が主体となる型やT細胞が主体となる型が多い．　≡ 過敏症

**アレルゲン** あれるげん allergen アレルギー反応を誘発する抗原．

**アンカー型インプラント** あんかーがたいんぷらんと anchor-type implant 矯正治療や歯列弓拡大をする際に，固定源として顎骨内に埋入されたインプラントの総称．専用のスクリューやプレートのほかに，通常のインプラントを利用する場合がある．

**アングルの分類** あんぐるのぶんるい Angle's classification 上顎第一大臼歯の位置を基準に，歯列弓の近遠心的関係を評価する．I級は上下歯列弓が正常な関係，II級1類は下顎遠心咬合で上顎前歯前突，II級2類は下顎遠心咬合で上顎前歯後退，III級は下顎近心咬合を示す．
➡ 不正咬合

**アングルフォーマー** あんぐるふぉーまー angle former 手用切削器具の一種で，窩洞の隅角を鮮明に形成するために用いられる．窩壁（3級舌側壁）の平坦化にも用いる．

**暗視野顕微鏡** あんしやけんびきょう dark-field microscope 対物レンズに光が入らないように，試料へ斜めから光を当て，生じた散乱光や反射光を観察する顕微鏡のこと．暗い背景に試料が明るく浮かび上がるように見え，明視野では観察が難しい微小構造を見るのに適している．

**鞍状型ポンティック** あんじょうがたぽんてぃっく saddle pontic ブリッジのポンティック基底面の形態で，違和感が少なく審美性に優れているが，基底面が欠損部粘膜に広範囲に接触しているため，清掃性，自浄性に劣る．可撤性ブリッジに使用されるポンティック．

**鞍状歯列弓** あんじょうしれつきゅう saddle shaped dental arch 下顎において，混合歯列期の終わりに萌出する第二小臼歯が空隙不足で舌側に萌出し，鞍状にみえる歯列弓．下顎第二小臼歯の萌出余地不足は，下顎劣成長や第二乳臼歯の早期喪失によって第一大臼歯が近心転位して起きる．　➡ V字形歯列弓

**安静呼気位** あんせいこきい resting expiratory level 安静時の呼吸で息を吐いた状態における肺容量レベル．スパイロメータで描く呼吸曲線の基準レベルとなる．

**安静時唾液** あんせいじだえき resting saliva 刺激がなくても常に分泌されている唾液．歯や口腔粘膜などを湿潤し，保護している．　≡ 非刺激唾液

**安静代謝率** あんせいたいしゃりつ resting metabolic rate (RMR) 快適な室温の部屋で，座って安静にしている状態で消費されるエネルギー量のこと．基礎代謝量の約1.2倍とされている．　≡ RMR

**安全域【薬物の】** あんぜんいき safety margin, therapeutic index 薬物の安全性を示す指標の一つ．$LD_{50}/ED_{50}$ で表す．$ED_{50}$ と $LD_{50}$ の差が広ければ，安全性が高いことを示した指標．ただ，安全域が等しいからといって，必ずしも薬物の安全性が等しいとは限らない． ≡ 治療係数，治療指数 ➡ $ED_{50}$, $LD_{50}$, 常用量

**アンダーカット** あんだーかっと undercut 窩洞において内部のほうが窩縁側よりも大きい（中膨れ）状態．非接着性の材料では脱落を防ぐために，窩洞にこのような形態を与える．

**アンタゴニスト** あんたごにすと antagonist ≡ 拮抗薬

**アンテの法則** あんてのほうそく Ante's law ブリッジの製作において，適応の可否を判定する法則．支台歯の歯根表面積の合計と欠損歯の歯根表面積の合計は，同じかそれ以上でなければならないという考え方． ≡ Ante の法則

**Ante の法則** あんてのほうそく Ante's law ≡ アンテの法則

**按頭台** あんとうだい head rest ≡ ヘッドレスト

**アンドレーゼン線** あんどれーぜんせん Andresen line 象牙質の成長線であるエブネル線（約 $4\mu m$ ごと）が 5 日おきに強調された約 $20\mu m$ おきに出現する成長線．

**アンドロゲン** あんどろげん androgen 男性ホルモンの総称で，精巣から分泌される主なアンドロゲンがテストステロンである．骨格筋発達や声変わりなど思春期の男性化をもたらす．副腎皮質からも副腎アンドロゲンが分泌される．

**アンピシリン** あんぴしりん Ampicillin ≡ アモキシシリン

**罨法** あんぽう compress 冷罨法と温罨法がある．冷罨法は冷却刺激により局所の血管を収縮させ，消炎・鎮痛効果が，温罨法は血管を拡張させ，血行を改善させる効果がある．ただし，通常の抜歯術後や炎症による腫脹に対しては積極的には用いない． ➡ 温罨法

**安楽死** あんらくし euthanasia, mercy killing, physician assisted suicide 死期が迫っている病人に対し，耐えがたい肉体的苦痛から解放するために，積極的または消極的に安らかな死を迎えさせる行為をいう．その内容によって純粋安楽死・消極的安楽死・間接的安楽死・積極的安楽死の 4 つに分けられる． ➡ 尊厳死，リビングウィル

**アンレー** あんれー onlay 咬頭を含む咬合面全体を被覆する部分被覆冠．歯冠の崩壊により臼歯の咬頭を被覆する場合に適応となる．

## い

**EEG** いーいーじー electroencephalogram ➡ 脳波

**ESS** いーえすえす endoscopic sinus surgery ➡ 内視鏡下副鼻腔手術

**EMG** いーえむじー electromyogram ➡ 筋電図

**EOG滅菌** いーおーじーめっきん ethylene oxide gas sterilization ➡ エチレンオキサイドガス滅菌

**ECG** いーしーじー electrocardiogram ➡ 心電図

**ED₅₀** いーでぃーごじゅう effective dose 50% 投与した50%の動物,あるいはヒトに薬理効果が発現する用量.この量が小さいほど,少ない用量で効果が出やすく薬物作用が強いといえる. ➡ 50%有効量 ➡ 安全域, LD₅₀

**EDTA** いーでぃーてぃーえー ethylenediaminetetraacetic acid 分子中の4つのカルボキシ基(COOH)が錯体を形成し,キレート作用を有する無機質溶解剤の一つ.錯体は2価の陽イオンと結合(キレート結合)することで,ヒドロキシアパタイトを溶解する能力を有する.

**E-P【歯科衛生過程の】** いーぴー educational plan 対象者の抱える健康問題に対し,歯科衛生診断で明らかにされた要因,原因を除去して改善するための歯科保健指導計画や健康教育計画のこと.生活習慣,歯口清掃,食生活などに関するもの. ➡ 教育計画(教育プラン) ➡ O-P, C-P

**EBAセメント** いーびーえーせめんと EBA cement 酸化亜鉛ユージノールセメントの粉末にアルミナ,あるいはシリカを添加し,液成分にはo-安息香酸エチル(o-ethoxybenzoic acid)を加えて,機械的強さを増加させたセメント.合着材として用いられる.

**EBM** いーびーえむ evidence based medicine 根拠に基づく医療のことで,研究によって得られた成果を根拠として,患者の意向と医療者の専門知識や経験を統合し,客観的な臨床の判断をする.科学的な根拠を基に歯科衛生業務を展開するうえでも必要である.

**胃液** いえき gastric juice 胃から分泌されるpH1〜2の強酸性消化液であり,殺菌効果や粘膜保護作用のほか,タンパク質の消化を助ける消化酵素(ペプシン)を含む.

**イオンチャネル** いおんちゃねる ionic channel 細胞膜の脂質二重層を貫通するタンパク質で,イオンを選択的に通過させる経路.膜電位の変化,機械的刺激,特定物質の結合によってゲートが開閉しイオンが流れる.

**イオン電流** いおんでんりゅう ionic current イオンの移動によって生じる電流.

**イオン導入** いおんどうにゅう iontophoresis ➡ イオン導入法

**イオン導入法** いおんどうにゅうほう iontophoresis, iontherapy 溶液に電流を流すことで起こる電気泳動により,細菌の細胞壁タンパク質と癒合・破壊することで消毒効果を発揮する方法で,主に根管治療,象牙質知覚過敏処置,歯周治療,フッ化物歯面塗布などに用いられる. ➡ イオン導入

**異化** いか catabolism 生体内の高分子化合物(タンパク質,炭水化物,脂質,核酸)をアミノ酸,単糖,脂肪酸,ヌクレオチドのように構成分子に分解し,さらに二酸化炭素,水に分解すること.この過程でエネルギーが産生される.

**医学的リハビリテーション** いがくてきりはびりてーしょん medical rehabilitation 疾患などにより喪失した心身機能や活動能力,社会的立場などの障害を,元に近い状態に回復させる治療過程をさし,障害を予防するための医学と障害に関わるすべての医学も含む. ➡ リハビリテーション

**胃管** いかん gastric tube 経鼻胃管栄養法に用いられる管.鼻から胃管を挿入し,栄養剤を注入する.

**易感染性患者** いかんせんせいかんじゃ compromised patient 生体の機能が低下するなどで病原微生物が生体に侵入しやすくなったり,感染を予防する防御機構が低下して感染しやすくなっている患者のこと.病原性の低い微生物による日和見感染もあり,症状が典型的でないことが多い.

**息こらえ嚥下** いきこらええんげ supraglottic swallow 直接訓練で用いる嚥下手技の一つ.早期咽頭流入や喉頭閉鎖不全により嚥下前・中誤嚥を生じる場合に有効.指示としては,嚥下前に鼻から少量

の吸気をさせ,保持して呼吸を止めたまま嚥下し,嚥下後「ハー」と呼気を促すというもの.　☰喉頭越え嚥下

**閾値【生理学の】** いきち threshold　生体に物理化学的因子などの刺激が加わったときに,生体反応が現れる最小の刺激の大きさ.しきい値とも読む.

**囲繞結紮** いぎょうけっさつ circumferential wiring　顎骨骨折の整復固定法の一つ.整復された下顎骨を床副子や義歯を金属線を用いて囲い込むようにして結紮し,固定する.歯を固定源とできない乳歯列期の下顎骨骨折患者や無歯顎下顎骨骨折患者などに適用される.

**生きる力** いきるちから zest for living　確かな学力,豊かな人間性,健やかな体の知・徳・体のバランスがとれた力のこと.2008年から,学習指導要領(文部科学省)の基本理念として規定されている.保健教育における歯や口の健康づくりに関する学習は,自律的な健康づくりを促し,「生きる力」の育成に直結している.

**育児支援** いくじしえん child care support　親の育児に対する不安や負担を軽減するために,社会全体で子育てを支援すること.保育所や認定こども園などの保育施設や,授乳の手伝い,子どもの食事の介助などを行う育児支援訪問,子育て短期支援などがある.

**異形歯性** いけいしせい heterodonty　歯の形が顎骨の植立部位によって異なること.ヒトでは切歯,犬歯,小臼歯,大臼歯の区別がある.

**異型性** いけいせい atypia　正常細胞との形態の違いを示し,腫瘍細胞に対して用いられる.

**異形成** いけいせい dysplasia　前癌病変や腫瘍病変の細胞にみられる特徴.正常な細胞と異なる形態や,増殖,あるいは形質の脱落や付加など,細胞や構造の異常がみられる場合をいう.異形成の程度により軽度,中等度,高度に分類される.

**医原性** いげんせい iatrogenic　症状が診察,検査,説明,投薬,処置,手術などの医療行為が原因で生じたもの.

**医原病** いげんびょう iatrogenic disease　医療行為が原因で生じる疾病であり,医薬品などの副作用(有害かつ意図されない反応で,疾病の予防,診断,治療または身体的機能の修正のために人に通常用いられる量で発現する作用;WHO)や有害事象のほか,医療材料・器具の不適切使用,医療過誤,誤診,院内感染などにより生じる.広義には医療社会学・人類学的な観点から,過剰医療や医療専門家による支配などを含めることもある.

**医行為** いこうい medical practice, medical treatment　医師法に規定する「医業」において,医師の医学的判断および技術をもってするのでなければ人体に危害を及ぼし,または危害を及ぼすおそれのある行為.絶対的医行為と相対的医行為に分類される場合がある.

**移行食** いこうしょく between regular and dysphagia food　咀嚼・嚥下機能に軽度の異常や不全がみられる者を想定した食品で,ばらけにくい,張り付きにくい,箸などで切れる硬さなどの特徴がある.粥や軟飯などが含まれる.

**医師** いし physician　医師法に基づく国家資格.医療および保健指導をつかさどることによって,公衆衛生の向上および増進に寄与し,国民の健康な生活を確保することを任務とする者である.厚生労働大臣免許.

**維持** いじ retention　補綴装置の離脱に対する抵抗であり,補綴装置を口腔内に保持させる性質をいう.有床義歯においては,義歯床と粘膜との付着力と辺縁封鎖による陰圧による.　☰保持

**意識混濁** いしきこんだく clouding of consciousness　精神状態が混濁して,周囲の環境と接触できていない状態.意識障害のうちの主要な病像で,意識の覚醒度の障害.知覚・注意・認知・思考・判断・記憶などの精神活動も同時に障害される.

**意識障害** いしきしょうがい disturbance of consciousness　ものを正確に理解したり,刺激に対する適切な反応が損なわれている状態.一般的には意識の清明度(覚醒状態)の低下をさし,重い順に昏睡,嗜眠,傾眠,昏蒙,明識困難状態をいう.

**意識レベル** いしきれべる level of consciousness　人が起きている状態や覚醒の度合いを評価する指標.意識レベルの評価方法として Japan coma scale (JCS) と Glasgow coma scale (GCS) が多く使用されている.

**意志決定スキル** いしけっていすきる decision making skill　健康にとって良い行動,すなわち保健行動をとるための情報

**維持歯** いじし abutment tooth ➡ 支台歯，鉤歯

**維持装置** いじそうち retainer ➡ 支台装置

**維持バンド** いじばんど anchor band 固定式矯正装置を口腔内に固定する金属製の帯環で，固定歯にセメントで付ける．維持バンドには，舌側弧線装置やパラタルアーチ，ナンスのホールディングアーチ，拡大装置，タングクリブの維持部として主観がろう（鑞）着される．➡ 舌側弧線装置

**医師法** いしほう medical practitioners' act 1948年に施行され，医療および保健指導を掌ることによって公衆衛生の向上および増進に寄与し，国民の健康な生活を確保することを任務としている．医師の資格と業務内容などを定めている．

**萎縮** いしゅく atrophy 細胞数の減少や個々の細胞容積の減少により，元の臓器や組織の大きさが減少すること．

**萎縮性舌炎** いしゅくせいぜつえん atrophic glossitis 舌乳頭が萎縮して舌全体が滑沢になり，疼痛と味覚障害を生じる病態である．悪性貧血（ハンター舌炎），鉄欠乏性貧血（プランマー・ビンソン症候群）やシェーグレン症候群に伴って出現する．➡ 悪性貧血，鉄欠乏性貧血

**異常嚥下癖** いじょうえんげへき swallowing habit 何らかの原因で乳児型嚥下から成熟型嚥下への移行が妨げられ，乳児型嚥下が残存して，上下顎前歯間に舌を挟んで嚥下する口腔習癖．開咬や上下顎前突を引き起こす．

**異常感覚** いじょうかんかく paresthesia 自発的，あるいは外部からの刺激により，通常とは異なる感覚が生じること．

**異常髄室角** いじょうずいしつかく abnormal pulpal horn 歯の歯髄が入っているスペースである髄室は，歯の外形に対応しているため，切歯結節や中心結節などの異常結節や，エナメル滴の発達したものは内部に突出した歯髄を入れている．これを異常髄室角という．

**移植** いしょく transfer, plantation 臓器や細胞を，同一個体内や異なる個体間で移入することをいい，臓器などの提供者をドナー，受け取る宿主をレシピエントという．移植した臓器や細胞に対して，非自己として起こる異物反応を移植拒絶と呼び，MHCの違いをT細胞が認識して発症し，移植片が傷害される．これらの移植を行ったあとに起こる一連の免疫反応のことを移植免疫と呼ぶ．

**移植片対宿主反応** いしょくへんたいしゅくしゅはんのう graft-versus-host disease (GVHD) 臓器移植，造血幹細胞移植，輸血後に，ドナー側の免疫細胞が宿主側の組織を破壊することで，免疫不全や臓器障害を発症する．➡ GVHD

**異所性骨化** いしょせいこつか heterotopic ossification, ectopic ossification 進行性骨化性線維異形成症の主症状で，小児期から筋肉や筋膜，腱，靱帯が徐々に骨化する．最初に皮膚の下が腫れ硬くなり，熱や疼痛を繰り返す．顎関節の不動化による開口障害は，摂食障害や口腔内環境の悪化を起こす．

**鋳巣** いす casting porosity 鋳造体内部に微小な気泡が存在する鋳造欠陥．合金の凝固収縮に伴う気泡と，合金溶融時にガスや空気を巻き込むことが原因の気泡がある．

**胃相** いそう gastric phase 胃液分泌経過の一つ．食塊が胃粘膜を物理化学的に刺激することによって起こる神経性の機序と，幽門部粘膜に対する刺激で，ガストリン（消化管ホルモン）が生成され，胃液分泌を促進させる機序がある．

**位相差顕微鏡** いそうさけんびきょう phase contrast microscope 物体の屈折率または厚さの違いによって透過光に生じる位相の差を，像の明暗の差に変えて無色透明な試料を観察しやすくした顕微鏡のこと．主に細菌や細胞を無染色で観察するのに用いられる．

**イタコン酸** いたこんさん itaconic acid メチレンコハク酸とも呼ばれ，メサコン酸，シトラコン酸の異性体である．カルボキシ基（－COOH）を2つ構造内に有するジカルボン酸．アクリル酸とイタコン酸の共重合体は，グラスアイオノマーセメントやポリカルボキシレートセメントの練和液に配合されることがある．

**1α,25(OH)$_2$D$_3$** いちあるふぁ，にじゅうごおーえいちつーでぃーすりー 1α,25(OH)$_2$D$_3$ ➡ 活性型ビタミンD

**Ⅰ型アレルギー** いちがたあれるぎー type Ⅰ

hypersensitivity, immediate hypersensitivity　肥満細胞および好塩基球表面の受容体にIgE抗体を介してアレルゲンが結合すると，ヒスタミンなどの化学伝達物質が遊離され，さまざまなアレルギー反応が誘導される．例として，気管支喘息，蕁麻疹，花粉症などがある．　▶アナフィラキシー型アレルギー，即時型アレルギー

**1型糖尿病**　いちがたとうにょうびょう　diabetes mellitus,type1, insulin dependent diabetes mellitus　膵臓のランゲルハンス島のB細胞の破壊をもたらす病変により生じる糖尿病をさす．若年者に認められることが多く，口渇，多飲，多尿，体重減少などの症状を急性に発症する．成人では緩徐に発症する場合が多い．生涯にわたりインスリン治療が必須である．　▶インスリン依存型糖尿病　▶糖尿病

**いちご状舌**　いちごじょうぜつ　strawberry tongue　▶いちご舌

**いちご舌**　いちごぜつ　strawberry tongue　舌乳頭が発赤および腫脹した状態のこと．溶血性連鎖球菌感染症（猩紅熱）および川崎病（MCLS）においてみられることが多い．　▶いちご状舌

**一次医療**　いちじいりょう　primary medical care　風邪や腰痛，外傷など日常的な疾病を対象とする医療のこと．主として地域の診療所がその役割を担っており，地域における医療の基本となるものである．　▶医療圏，三次医療，二次医療

**一次医療圏**　いちじいりょうけん　primary medical service area, primary medical care area　医療計画において設定される地域住民の医療需要に対応するための区域のうちの一つ．医院，診療所などで通常の病気の診療，相談を行う住民の生活に密着した最も身近な区域をいい，「かかりつけ医」がその役割を担う．

**一次救命処置**　いちじきゅうめいしょち　basic life support (BLS)　心肺停止または呼吸停止に対する心肺蘇生法のうち，AED（自動体外式除細動器）以外の器具（モニタ，点滴セット，薬剤，挿管器具など）を使わないで行う処置のこと．意識・呼吸・循環の確認，質の高い胸骨圧迫，迅速な除細動（AED），人工呼吸が含まれる．basic life support（BLS）とも呼ばれる．　▶BLS　▶救急蘇生法，心肺蘇生，二次救命処置

**一次口蓋**　いちじこうがい　primary palate　内側鼻突起（隆起）によって，上顎骨と4本の切歯や口唇の人中を含んだ顎間部の三角形の領域に形成され，口蓋突起と癒合する．切歯孔は一次口蓋と二次口蓋の正中部における境界である．　▶内側鼻突起

**一次口腔**　いちじこうくう　primary oral cavity　胎生3週過ぎの胚でみられる，上方を神経板，下方を心臓板で囲まれた口窩のこと．前腸とは口咽頭膜で隔てられている．　▶原始口腔

**一次性咬合性外傷**　いちじせいこうごうせいがいしょう　primary occlusal trauma　健康で歯周病になっていない歯に対し，歯ぎしりや咬み合わせの高い被せ物により歯周組織に損傷が起きること．　▶二次性咬合性外傷

**一次治癒**　いちじちゆ　primary healing　肉芽組織がほとんど形成されない創傷治癒形式で，瘢痕を残すことなく速やかに治癒する．例として外科手術の縫合創がある．　▶創傷治癒

**一時的作用**　いちじてきさよう　temporary action　▶一過性作用

**一次予防**　いちじよぼう　primary prevention　LeavellとClarkによって提唱された疾病の自然史に基づいた予防医学のレベルで，疾病にかかる前に行う予防を示す．予防手段として健康増進と特異的予防が挙げられる．

**一次予防事業対象者**　いちじよぼうじぎょうたいしょうしゃ　subjects with primary prevention for long-term care　介護保険の第1号被保険者を対象とした生活機能の維持・向上を図るための事業の参加該当者．主として健康高齢者が該当する．　▶二次予防事業対象者

**一日許容摂取量**　いちにちきょようせっしゅりょう　acceptable daily intake (ADI)　ヒトが毎日一生涯にわたって摂取しても健康に悪影響がないと推定される化学物質の最大摂取量．体重1kgに対する1日あたりの量（mg/kg体重/日）で表される．　▶ADI，摂取許容一日量

**一回換気量**　いっかいかんきりょう　tidal volume　正常で安静な換気状態で出入りするガス量．

**一回心拍出量**　いっかいしんはくしゅつりょう　stroke volume　▶一回拍出量

**一回拍出量**　いっかいはくしゅつりょう

stroke volume 心臓が1回収縮するたびに拍出される血液の量．安静時の成人では約70mLである．　■一回心拍出量

**一過性作用** いっかせいさよう transient effect, transient action 薬物の一時的な作用．　■一時的作用

**一括練和** いっかつれんわ whole mixing 粉末と液または2種のペーストを練和する際，分割せず一度に混ぜ合わせること．練りむらがなく均一になるよう，指定時間内に適宜返しベラをする．合着用グラスアイオノマー系レジンセメントなど，ペーストをカートリッジに装填するオートミックスタイプもある．

**1歳6か月児歯科健康診査** いっさいろっかげつじしかけんこうしんさ 18 months old child dental check-up 母子保健法に基づき，市町村および特別区が主体となって実施する1歳6か月児健康診査時に行う歯科健康診査で，満1歳6か月を越え満2歳に達しない幼児が対象となる．問診，口腔診査を行い，う蝕罹患型などを参考に保健指導を行う．

**一生歯性** いっせいしせい monophyodonty 一度生えると生え代わることのない歯のこと．ヒトでは大臼歯がこれにあたる．

**一般医** いっぱんい general practitioner, general physician　■GP

**一般作用** いっぱんさよう general action　■非選択的作用

**一般病床** いっぱんびょうしょう beds for general patients 主として，病状が変化しやすい急性期の患者を対象とする病床のこと．医療法で定められている病床のなかで最も多い．　■療養病床

**一般用医薬品** いっぱんよういやくひん proprietary drug 薬局，薬店，ドラッグストアなどで販売されている医薬品のこと．OTC薬の一つ．通称「大衆薬」，あるいは「市販薬」と呼ばれてきたが，2007年より呼称が変更・統一された．第1類医薬品から第3類医薬品までである．

**1壁性骨欠損** いっぺきせいこつけっそん one wall infrabony defect 垂直性骨欠損は，歯根周囲の残存している骨壁数により分類される．歯根に面した近心または遠心のどちらかが残存している状態の1壁性骨欠損をヘミセプター状骨欠損という．

**遺伝子** いでんし gene 遺伝形質を決定する因子で，DNA配列の一部．アデニン，グアニン，チミン，シトシンの4種の配列順序により，その遺伝形質が決定される．

**遺伝性歯肉線維腫症** いでんせいしにくせんいしゅしょう hereditary gingival fibromatosis 小児期から歯肉の一部，あるいは全体が腫大するまれな遺伝性疾患である．　■歯肉増殖症

**遺伝性早老症** いでんせいそうろうしょう progeria, Werner syndrome　■早老症

**遺伝相談** いでんそうだん genetic counselling 遺伝性疾患患者やその家族に対し行われるカウンセリング．科学的根拠に基づく正確な医学的情報（リスクや臨床的な症状）を提供し，責任ある決断をするのを助ける目的で，心理面や社会面も含めた支援を行う．

**遺伝的素因** いでんてきそいん hereditary factor, genetic background 薬物の効果や副作用発現に影響する因子の一つ．例として，エタノール（アルコール飲料）による酩酊度合いが，エタノールの代謝物であるアセトアルデヒドを酢酸に分解する酵素の遺伝的欠失により左右されることが挙げられる．

**意図的再植法** いとてきさいしょくほう intentional replanting method 一度歯を抜去して口腔外で根管治療後，根管充填を行い，根尖孔を閉鎖した後，再び元の歯槽窩に戻す処置の方法．口腔内での治療が困難な場合に行う．

**イニシャルプレパレーション** いにしゃるぷれぱれーしょん initial preparation, initial therapy, initial periodontal therapy　■歯周基本治療，初期治療

**イヌリン** いぬりん inulin フルクトースからなる多糖類の一つで，ユリ科やキク科の根茎に含まれる．ヒトはイヌリンの消化酵素をもっておらず，消化されないことから，食物繊維に分類される．低カロリー甘味料として用いられる．

**イノシトール三リン酸** いのしとーるさんりんさん inositol triphosphate イノシトールにリン酸が3つ結合した物質である．細胞膜リン脂質のホスファチジルイノシトール4,5 ビスリン酸が，ホスホリパーゼCで加水分解されて生じる．セカンドメッセンジャーとして細胞内の情報伝達を行う．　■IP3

**医の倫理** いのりんり medical ethics 患

者の生命と健康を守ることにより、患者の利益促進と危害を与えない、その2つの道徳に従うものである. ▶ 医療倫理

**鋳バリ** いばり casting fin 鋳造体表面に生じた薄いヒレ状の鋳造欠陥. 鋳型のひび割れに合金が流れ込んだもの. このひび割れの原因は, 鋳型の急加熱により生じる.

**異物処理** いぶつしょり clearance of foreign body 異物を排除する生体反応である. 微量な異物はマクロファージにより貪食・消化され, 大きな異物はマクロファージが融合・多核化した異物巨細胞により貪食・消化される. 消化されない異物は, 肉芽組織が線維化して取り囲み, 周囲組織から隔離する (被包化). また, 体内で生じた血栓や壊死組織などの異物は器質化される. ▶ 器質化

**異味症** いみしょう heterogeusia 味覚障害の一つで, 本来の味を他の味に感じること. そのほかの味覚障害として, 自発性異常味覚, 悪味症, 解離性味覚障害, 無味症などがある.

**イメージングプレート** いめーじんぐぷれーと imaging plate (IP) デジタルエックス線撮影で, フィルムの代わりに用いるエックス線センサーの一種. IP とも呼ばれる. 撮影後の IP を画像読み取り装置にかけることによって, デジタル画像が得られる. ▶ IP

**イヤーロッド** いやーろっど ear rod ▶ 耳桿

**医薬品** いやくひん drug medicine 医薬品医療機器等法第2条第1項に記載されたヒトや動物の疾病の診断, 治療, 予防を目的に用いられる薬物. 医薬品は大きく, 医療用医薬品と OTC 医薬品の2つに分けられる.

**医薬品安全管理責任者** いやくひんあんぜんかんりせきにんしゃ drug safety manager 日本の病院, 診療所または助産所に設置される医薬品の安全管理に関わる責任者のこと. 医療法で設置が義務づけられており, 医療機関管理者の指示の下, 業務を行う. ただし, 病院および入院施設を有する診療所 (有床診療所) においては, 安全管理委員会との連携の下, 業務を行う. 常勤の歯科衛生士は施設管理責任者 (歯科医師) からの指名により責務を担うことができる.

**医薬品・医療機器等安全性情報** いやくひん・いりょうききとうあんぜんせいじょうほう Pharmaceuticals and Medical Devices Safety Information 厚生労働省において収集された副作用情報を基に, 厚生労働省医薬・生活衛生局が発表する医薬品などの安全性情報のこと.

**医薬品, 医療機器等の品質, 有効性及び安全性の確保等に関する法律** いやくひん, いりょうききとうのひんしつ, ゆうこうせいおよびあんぜんせいのかくほとうにかんするほうりつ act on securing quality, efficacy and safety of products including pharmaceuticals and medical devices ▶ 医薬品医療機器等法, 薬機法

**医薬品医療機器等法** いやくひんいりょうききとうほう act on securing quality, efficacy and safety of products including pharmaceuticals and medical devices 旧法律名は薬事法. 医薬品などの品質, 有効性, 安全性の確保を目的に制定. 医療機器の特性をふまえた規制や, 再生医療など製品の特性をふまえた規制が図られた. ▶ 医薬品, 医療機器等の品質, 有効性及び安全性の確保等に関する法律, 薬機法

**医薬品副作用被害救済制度** いやくひんふくさようひがいきゅうさいせいど relief system for sufferers from adverse drug 医薬品などを適正に使用したにもかかわらず発生した副作用による健康被害を受けた人に対して, 独立行政法人医薬品医療機器総合機構 (PMDA) が医療費などの給付を行い, 被害を受けた人の迅速な救済を図ることを目的として, 1980 年に創設された制度.

**医薬部外品** いやくぶがいひん quasi drug 医薬品医療機器等法第2条第2項に記載された医薬品と化粧品の中間的なもので, 人体に対する作用が緩やかで機械器具でないもの. 薬用歯磨剤, 入浴剤, 育毛剤などが該当し, 厚生労働大臣が指定する.

**イリゲーション** いりげーしょん irrigation ▶ 歯周ポケット洗浄

**医療** いりょう medical service 医療行為を基に病気を治すことで, 医療の担い手である医師, 歯科医師, 薬剤師, 看護師が, 患者の疾病などの治療を目的とした行為のことである. 病気になったときに, 安全で質の高い医療サービスを受け

ることのできる医療提供体制が求められる.

**医療安全** いりょうあんぜん medical safety 患者の安全を守り,医療事故を起こさないという概念のこと.医療に携わるすべての人,組織がもつべき概念である.医療サービスを提供する際,患者の安全を守るためには,事故防止,事故調査,事後対応の3つの観点が重要である.

**医療安全管理者** いりょうあんぜんかんりしゃ medical safety manager 医療法および医療法施行規則に基づき,患者に安全で良質な医療を提供するために,各医療機関で設置する,医療安全管理体制を統括する者.歯科医院では院長が兼務する.体制の確保にあたっては,医薬品安全管理責任者および医療機器安全管理責任者を配置し,安全の確保に努める.この責任者の資格として,歯科衛生士などが挙げられる.

**医療・介護総合推進法** いりょう・かいごそうごうすいしんほう act concerning the promotion of community healthcare and caregiving 正式名称は「地域における医療および介護の総合的な確保を推進するための関係法律の整備等に関する法律」.地域包括ケアシステムの体制構築を推進し,地域における医療と介護の連携を図ることを目的としている.

**医療過誤** いりょうかご medical malpractice 医療事故のうち,発生原因が医療機関または医療従事者側の過失にある場合. ➡ 医療ミス ➡ 医療事故

**医療機器** いりょうきき medical devices 医薬品医療機器等法第2条第4項に記載された再生医療等製品を除く機械器具.エックス線撮影装置,歯科用ユニット,補聴器,注射針,ペースメーカー,人工骨,歯科材料などが該当する.

**医療機器安全管理者** いりょうききあんぜんかんりしゃ medical equipment safety manager (MESM) 医療法および医療法施行規則に基づき,医療機関内における医療機器の安全使用に関する責任者.医療機器に関する十分な知識をもつ常勤職員.資格のある職種は,医師,歯科医師,薬剤師,助産師(助産所の場合に限る),看護師,歯科衛生士(主として歯科診療を行う診療所に限る),診療放射線技師,臨床検査技師または臨床工学技士のいずれかである. ➡ MESM

**医療危機管理** いりょうききかんり medical crisis management, risk management 医療関係機関などにおいて,患者の安全と安心を確保するためにリスクを組織的に管理し,医療事故防止および安全管理を行い,安全な医療提供体制を確立すること.事故が起こった際は原因追究し再発防止策を立てる. ➡ リスクマネジメント

**医療計画** いりょうけいかく medical care plan 都道府県が地域の実情に応じて定める医療提供体制の確保を図るための計画で,厚生労働大臣が定める基本方針に即して策定するもの.医療提供の量を管理するとともに質を評価し,検討のうえで必要に応じて変更される.

**医療圏** いりょうけん medical service area, medical care area 日本の地域医療において,医療提供の体制を整備する単位.都道府県ごとに一次,二次,三次の医療圏を設定している.一次医療圏は,日常的な医療サービスが充足できる圏域で,ほぼ市町村を単位とする.二次医療圏は,総合病院,救急医療など専門的な医療サービスが充足できる圏域で,中核病院や保健所を単位とする.三次医療圏は,がんセンター,脳外科などの高度専門医療が充足できる圏域で,北海道を除いて各都道府県とも1医療圏である. ➡ 一次医療,三次医療,二次医療

**医療事故** いりょうじこ medical accident 医療の全過程において発生する人身事故のこと.過失の有無にかかわらず医療機関で発生したすべての事故のことで,その対象は患者だけでなく,医療従事者や職員も含まれる. ➡ 医療過誤

**医療事故調査制度** いりょうじこちょうさせいど medical accident investigation system 医療事故発生時の調査の仕組みを示した制度.2015年の医療法の改正で規定され,施行された.事故が発生した医療機関は院内調査を行い,民間の第三者機関がその報告を収集し分析することによって,再発防止を目的とした制度.

**医療施設** いりょうしせつ medical institution 医療法に定める病院と診療所をいう.ともに,医師または歯科医師が,公衆または特定多数人のため医業または歯科医業を行う場所で,病床を20床以上保有する施設が病院,病床を保有しないまたは19床以下の施設が診療所である.

いりょうし

**医療施設調査** いりょうしせつちょうさ survey of medical institutions 全国の医療施設（病院および診療所）の分布および整備の実態を明らかにするとともに，医療施設の診療機能を把握し，医療行政の基礎資料を得ることを目的とした調査．「動態調査」と「静態調査」に分類される基幹統計．

**医療的ケア児** いりょうてきけあじ Children with complex care needs, Children with complex and special healthcare needs 身体障害や知的障害の有無にかかわらず，日常生活を営むために恒常的に医療的ケア（医療職ではない者による人工呼吸器による呼吸管理，喀痰吸引，胃ろうからの注入などの医療的援助行為）を要する状態にある子ども．医ケア児ともいう．
■ 高度医療依存児

**医療廃棄物** いりょうはいきぶつ medical waste 医療行為に関係して医療関係機関から排出される廃棄物．基本的に感染性廃棄物と非感染性廃棄物に分けられる．排出される内容物により，特別管理一般廃棄物と特別管理産業廃棄物に分けられる．

**医療被曝** いりょうひばく medical exposure 医療における放射線学的検査および放射線治療によって患者が被曝すること．医療被曝は，医師・歯科医師により，検査の正当化・線量の最適化の考慮の下に実施される．線量限度は適用されない．

**医療扶助** いりょうふじょ medical treatment aid, medical assistance 生活保護法による扶助の一種．困窮のため最低限度の生活を維持することのできない者に対して，診察，投薬，医学的処置，病院や診療所への入院，看護などの保護を行う．医療扶助では公的医療保険と同質の医療が提供される．

**医療紛争** いりょうふんそう medical dispute 医療行為に関連して起こる，患者側が医療従事者側にクレーム（権利主張）を行った状態．

**医療法** いりょうほう medical care act 医療機関についての規定を定めている．医療に関する適切な選択の支援，病院，診療所および助産所の開設と管理，病院などの医療提供体制の確保などのために必要な事柄を定める． ▶ 医療連携

**医療保険** いりょうほけん medical insurance 社会保険の種類の一つで，わが国の医療保障制度の中核をなす．業務外の事由による疾病，傷病などを保険事故として医療サービスの提供などを行う．わが国の医療保険制度は主に，被用者保険と国民健康保険に分けられる．

**医療保障** いりょうほしょう medical security 生活上の困難に直面した場合の生活の安定を図る社会保障のうちで，医療に関して保障するための組織や制度をさす．医療に要する費用を保障する仕組みとして，公的医療保険制度と医療扶助がある．

**医療ミス** いりょうみす medical errors
■ 医療過誤

**医療面接** いりょうめんせつ medical interview 術者がコミュニケーション技法を用いながら，患者やその家族から，訴え，悩み，病歴など必要な情報を受容的，共感的な対応をもって聴取すること．患者との良好な人間関係を構築するために必要である．質問の形式には，開かれた質問，閉ざされた質問などがある． ■ メディカルインタビュー

**医療用医薬品** いりょうよういやくひん prescription medication 医薬品の一つ．医師もしくは歯科医師によって使用されるか，またはこれらの者の処方せんもしくは指示によって使用されることを目的として供給される．

**医療倫理** いりょうりんり medical ethics 伝統的な医の倫理である2つの道徳（善行の原則と無危害の原則）に，自立尊重の原則と正義の原則が加わり，この医療倫理の4原則からなる． ▶ 医の倫理

**医療連携** いりょうれんけい medical cooperation 地域の医療機関がみずからの施設の機能や規模，特色，医療の状況に応じて，医療の機能分担や専門性を進め，医療機関だけでなく，介護・福祉に関与する施設とも相互に円滑な連携を図り，それぞれの医療機関の有する機能を有効かつ迅速に活用することにより，国民に適切な医療を提供できるようにすること． ▶ 医療法

**胃瘻** いろう gastrostomy 基本的には口から食べる機能が低下して誤嚥や低栄養などの問題が避けられない患者に対して，水分さらには薬剤などを投与するために皮膚と胃の間につくられた瘻孔．PEG（percutaneous endoscopic gastrostomy）は経皮内視鏡的胃瘻造設術の術式をさす

もので，胃瘻を表す言葉ではない．

**色見本** いろみほん shade guide 🟰 シェードガイド

**インサートチップ** いんさーとちっぷ insert tip 超音波スケーラーやエアースケーラーなどハンドピースにはめ込んで使用するチップのこと．機械的スケーラーの作業部で，使用部位に合わせてさまざまな形状があり，ハンドピース接続させて使用する．

**飲作用** いんさよう pinocytosis 真核生物が，みずからの細胞膜の一部と少量の細胞外液を小胞として細胞内へと取り込む作用のこと．

**インジェクションタイプ** いんじぇくしょんたいぷ injection type ゴム質印象材・寒天印象材のなかで，印象用シリンジを使用して精密な印象採得する粘度の低い印象材のタイプのこと．

**インシデント** いんしでんと incident 日常診療の場で，誤った医療行為などが患者などに実施されそうになったが実際には実施されなかった事例．誤った医療の結果として患者に有害事象が発生しなかった場合，結果として比較的軽微な傷害を及ぼした事象．

**印象** いんしょう impression 歯，口腔組織，歯列模型などの形態を立体的に写し取ること．あるいはその陰型を作ること．この陰型に石膏などを注入・硬化させて陽型（模型）を製作する． ➡ 印象採得

**印象採得** いんしょうさいとく impression making 歯，歯列，軟組織などの形態を再現するために陰型を採取すること．印象材を用いる方法や口腔内スキャナーを用いる方法がある． ➡ 印象

**印象用スパチュラ** いんしょうようすぱちゅら impression spatula アルジネート印象材をラバーボウルで効率よく練和するための練和用へら（スパチュラ）．ラバーボウル内面に密着させるために，スパチュラの一辺縁が膨らんだ形態をしている． 🟰 石膏用スパチュラ

**印象用石膏** いんしょうようせっこう impression gypsum 印象採得に使用される石膏．模型用石膏と比較して硬化時間が短く，寸法変化が小さい．アンダーカットのない無歯顎の印象に使用される．

**印象用トレー** いんしょうようとれー impression tray 印象採得のために印象材を盛り，印象材硬化中はこれを保持し，硬化後は変形を防ぎ，容易に口腔内から取り出すための器具．形態の決まった既製トレー，患者ごとに製作する個人トレーがある． ➡ トレー

**印象用ワックス** いんしょうようわっくす impression wax 咬合関係の記録（咬合採得）や，有床義歯製作に際して粘膜面の印象採得に使用されるワックス．粘膜面に広がって薄くなってもちぎれないように柔軟になっている．

**インスタント現像** いんすたんとげんぞう instant X-ray film processing 口内法エックス線撮影の写真処理方法の一つ．専用のフィルムで撮影を行い，撮影後のフィルムパケット内に現像液と定着液の混合液を直接注入して現像処理を行う．簡便で暗室を必要としないが，画質は劣る．

**インスツルメント** いんすつるめんと instruments 口腔内で使用する手用器具のこと． ➡ スケーラー

**インスリン** いんすりん insulin 膵ランゲルハンス島（膵島）B細胞から分泌されるホルモンで，食後の血糖上昇が分泌刺激となり，組織へのグルコース移行を促す．その結果，血糖値を下げる．糖尿病はインスリンの分泌量や作用の低下によって起こる．

**インスリン依存型糖尿病** いんすりんいぞんがたとうにょうびょう insulin dependent diabetes mellitus 🟰 1型糖尿病

**インスリン非依存型糖尿病** いんすりんひいぞんがたとうにょうびょう non insulin dependent diabetes mellitus 🟰 2型糖尿病

**インターデンタルスティムレーター** いんたーでんたるすてぃむれーたー interdental stimulator アレジネート歯肉のマッサージ，プラーク，白質や食物残渣の除去に使用される口腔清掃用具の一つ．ウェッジ，ラバーチップ，楊枝などの種類がある．歯間部に45°の角度で歯肉を圧迫しながら挿入，振動，あるいは唇（頬）舌方向に動かして使用する． 🟰 歯間刺激子 ➡ 楊枝

**インターデンタルブラシ** いんたーでんたるぶらし interdental brushes ワイヤーにナイロン毛が巻き付いた歯間部清掃に用いる小さなブラシ．歯間部の清掃効果が高い．前歯部に使いやすいストレート

タイプ，臼歯部への適合もよいカーブタイプやアングルタイプがある．歯間空隙の大きさに合わせたブラシのサイズがある． ▣ 歯間ブラシ

**インターフェロン** いんたーふぇろん interferon (IFN) サイトカインの一種で，Ⅰ型とⅡ型がある．Ⅰ型は IFN-αと IFN-βをさし，マクロファージなどから産生され，ウイルス複製阻害などの抗ウイルス効果をもつ．Ⅱ型は IFN-γをさし，リンパ球などから産生され，炎症反応増強を誘導する． ▣ IFN

**インタラクティブ** いんたらくてぃぶ interactive デジタルメディアのもつ基本的な機能ともいわれ，情報処理・通信などの用語で，一方向的な情報送信でなく，双方向に情報を共有すること．

**インディアストーン** いんでぃあすとーん indiana sharpening stone 手用スケーラーの研磨に使用する中目粒子の人工砥石で，研磨作業時の潤滑には水またはオイルを使用する． ▣ インディアナストーン，インディアナ砥石

**インディアナストーン** いんでぃあなすとーん indiana sharpening stone ▣ インディアストーン，インディアナ砥石

**インディアナ砥石** いんでぃあないし indiana sharpening stone ▣ インディアストーン，インディアナストーン

**インテグリン** いんてぐりん integrin 細胞膜を貫通し，細胞膜表面に露出したタンパク質．インテグリンの細胞外領域は，各種細胞接着性タンパク質の細胞と接着する領域（RGD 配列）と結合することによって細胞に接着する．

**咽頭** いんとう pharynx 消化管と気道の交叉する部位で，鼻部，口部，喉頭部（上，中，下部ともいう）に分ける．粘膜上皮は鼻部で多列線毛円柱上皮，口部と喉頭部では重層扁平上皮である．ワルダイエルの咽頭輪がみられる．筋層は骨格筋性で縦走する茎突咽頭筋，耳管咽頭筋，口蓋咽頭筋，横走する上・中・下咽頭収縮筋がある．また，上部は耳管で鼓室と連絡する．

**咽頭弓** いんとうきゅう pharyngeal arch ▣ 鰓弓

**咽頭筋** いんとうきん pharyngeal muscle 咽頭収縮筋群と咽頭挙筋群に区別される．咽頭収縮筋は，翼状突起と下顎骨から起こる上咽頭収縮筋，舌骨と茎突舌骨靱帯から起こる中咽頭収縮筋，輪状軟骨と甲状軟骨から起こる下咽頭収縮筋からなり，これらの筋層は後方で左右に輪状に横走して咽頭縫線を形成し，咽頭の締めつけに働く．咽頭挙筋群（耳管咽頭筋，茎突咽頭筋，口蓋咽頭筋）は咽頭の挙上に働く．共に咽頭神経叢（迷走神経と舌咽神経）により支配される．

**咽頭ケア** いんとうけあ pharynx care 咽頭粘膜の清拭，貯留している痰の除去，あるいは嚥下反射を誘発させるなど，咽頭への刺激を与えるケアのこと．長期臥床で口腔とともに咽頭部が不潔になっている場合や，摂食嚥下障害のため経口摂取が困難な場合に行う．

**咽頭溝** いんとうこう pharyngeal cleft, branchial cleft ▣ 鰓溝

**咽頭周囲膿瘍** いんとうしゅういのうよう parapharyngeal abscess 歯性感染症が化膿性炎となり，側咽頭隙（傍咽頭腔）および後咽頭隙に波及し膿瘍形成した状態．咽頭痛および嚥下困難を伴い，気道閉塞に対する注意が必要である．

**咽頭嚢** いんとうのう pharyngeal pouch, brachial pouch ▣ 鰓嚢

**咽頭扁桃** いんとうへんとう pharyngeal tonsil リンパの濾過装置であるリンパ節の集合体で，二次リンパ器官に分類されるリンパ上皮性器官．アーモンドの種の形に似ることから扁桃と命名された．口蓋舌弓と口蓋咽頭弓の間にある陥没（扁桃洞）に口蓋扁桃，舌根にある舌扁桃，咽頭円蓋にある咽頭扁桃，耳管咽頭口周辺の耳管扁桃が存在する．咽頭周囲を取り囲む形で位置することから，ワルダイエルの咽頭輪と呼ばれる．

**インドメタシン** いんどめたしん indometacin 強力な抗炎症，解熱，鎮痛作用を示す酸性非ステロイド性抗炎症薬．関節リウマチ，変形性関節症，腰痛，外傷・手術後の炎症・疼痛などに用いられる．胃腸障害，腎障害などの副作用の発生率が高い．

**院内感染** いんないかんせん hospital infection, nosocomial infection 医療施設内で入院・外来患者や医療従事者が感染することをいい，日和見感染や薬剤耐性菌による感染がしばしば問題となる．対策の基本は，標準予防策や感染経路別予防策を徹底することである．

**インバーテッドコーンバー** いんばーてっど

こーんばー inverted corn bur 倒円錐形バー. 刃の先端部を底面とした円錐台の形状をしたバー.

インパルス いんぱるす impulse 生理学では神経細胞を伝わる活動電位を意味する. すなわち神経細胞の情報伝達は, この電気シグナルによって行われる.

インピーダンス測定 いんぴーだんすそくてい impedance test ➡ 電気抵抗値測定

インフォームドコンセント いんふぉーむどこんせんと informed consent 患者が医療者から検査や診療内容などについて十分な説明を受け（informed）, 患者自身が十分理解したうえで承諾すること（consent）をいう. ➡ 説明と同意, 説明に基づく同意 ➡ SDM, セカンドオピニオン, 同意能力

インプラント義歯 いんぷらんとぎし implant denture インプラントを利用した欠損補綴方法もしくはその装置の総称.

インプラントキャリア いんぷらんときゃりあ implant carrier インプラントを埋入する際に, インプラント体を接続把持して, ドリリングしたインプラント埋入窩へ運ぶためのもの.

インプラント材料 いんぷらんとざいりょう implant material 生体の形態や機能を回復する目的で, 生体組織内に埋入して使用される材料. 人工歯根や人工関節などに用いられる硬組織代替材と, 骨補填材および組織誘導再生法に用いられる細胞遮断膜がある.

インプラント周囲炎 いんぷらんとしゅういえん peri-implantitis インプラント周囲組織に生じた炎症で, インプラント周囲歯肉の発赤, 腫脹, インプラント周囲の骨吸収を伴う. インプラント周囲の細菌感染, 過重負担などにより引き起こされる. 骨吸収を伴わないインプラント周囲粘膜炎と分けて分類される. ➡ ペリインプランタイティス

インプラント周囲溝 いんぷらんとしゅういこう peri-implant sulcus インプラント体とインプラント周囲軟組織の間の溝. ➡ ペリインプラントサルカス

インプラント用スケーラー いんぷらんとようすけーらー implant scaler 口腔インプラントを傷つけないためのプラスチックスケーラーのこと.

インプラントリムーバー いんぷらんとりむーばー implant remover 破損やインプラント周囲炎などにより, インプラント体の撤去が必要になった際に用いる専用の器具. リムーバーをインプラント体の内部のネジ山に噛み込ませ, 逆回転させることによって除去するタイプが主流である.

インフルエンザ いんふるえんざ influenza 五類感染症. インフルエンザウイルスを病原とする気道感染症. 咽頭痛などに加えて, 咳, 鼻汁などの呼吸器症状が現れる. 予防接種法に基づく類型ではB類疾病に指定されている.

インフルエンザウイルス いんふるえんざういるす Influenza virus 直径80〜120nmの球状一本鎖RNAウイルス. 表面は赤血球凝集素とノイラミニダーゼから構成されるエンベロープに覆われている. 飛沫感染により発症し, 呼吸器症状や関節痛を引き起こす. また, 合併症として肺炎が問題となっている.

飲料水中フッ化物イオン濃度 いんりょうすいちゅうふっかぶついおんのうど fluoride ion concentration in drinking water 1900年代, 飲料水中フッ化物と歯のフッ素症について調査が実施された. その後, 約1ppmのフッ化物濃度であれば, う蝕は有意に少なく, 歯のフッ素症はごく軽度の例が約10%にみられることが明らかとなった. その結果をふまえ, 各種う蝕予防法の開発につながった.

インレー いんれー inlay 咬頭を含まない咬合面および隣接面の実質欠損を被覆する歯冠修復をインレー修復という. 使用する材料は金属, コンポジットレジン, セラミックスがある. 窩洞形成された内側性窩洞をインレー窩洞といい, 適合するように作業用模型上で製作する.

インレーバー いんれーばー inlay bur インレー窩洞を形成するために用いられるバー.

インレー用合金 いんれーようごうきん alloy for inlay インレー作製時に使用される歯科用合金. 辺縁封鎖性を向上させるため, 比較的軟らかく伸びのある合金が使用される. 一般には貴金属系合金(例えば, 金合金あるいは金銀パラジウム合金) が使用されることが多い.

## う

**Widman改良フラップ手術** うぃどまんかいりょうふらっぷしゅじゅつ modified Widman flap operation　歯肉切開により全層弁を剥離，翻転し，歯周ポケット上皮の確実な除去と明視野での歯根面の確実なSRPを可能とするフラップ手術．　■ Widman変法フラップ手術　➡ フラップ手術

**Widman変法フラップ手術** うぃどまんへんぽうふらっぷしゅじゅつ modified Widman flap operation　■ Widman改良フラップ手術

**ウイルス** ういるす virus　代謝系をもたない，きわめて小さい感染性の微生物．主な特徴として，①生きた細胞に寄生して増殖する，②DNAまたはRNAいずれか一方の核酸をもつ，③細胞に感染するための殻（カプシド）をもつ，といった特徴がある．

**ウイルス性口内炎** ういるすせいこうないえん viral stomatitis　ウイルスが原因で生じた口内炎のこと．単純ヘルペスや水痘帯状疱疹ウイルス，コクサッキーウイルスAなどが原因として多い．小水疱状で赤くただれ，びらんを生じる傾向がある．

**ウイルス中和反応** ういるすちゅうわはんのう viral neutralization test　ウイルスを含む検体と血清を反応させ，ウイルス感受性の細胞に感染させる．この感染が，血清中の中和抗体によって特異的に阻止されるかをみる反応．抗体の検出により，原因ウイルスの同定や病態の判定に有用である．

**ウィルソンの彎曲** うぃるそんのわんきょく curve of Wilson　歯列の咬合面のなす三次元的な彎曲（モンソン球面）を前頭面に投影した際にできる彎曲のこと．　■ Wilsonの彎曲　➡ スピーの彎曲

**Wilsonの彎曲** うぃるそんのわんきょく curve of Wilson　■ ウィルソンの彎曲

**ウェクスラー式知能検査法** うぇくすらーしきちのうけんさほう Wechsler intelligence scale　Wechsler Dによって作成された，知的障害や発達障害，高次脳機能障害およびさまざまな精神科疾患に対する知能検査のこと．年齢に応じて5〜16歳11か月を対象としたWISC（Wechsler intelligence scale for children），16〜89歳を対象としたWAIS（Wechsler adult intelligence scale），2歳6か月〜7歳3か月を対象としたWPPSI（Wechsler preschool and primary scale of intelligence）の3種類がある．

**ウェッジ** うぇっじ wedge　成形修復材を填塞する場合に，V字形または三角形のくさびを患歯と隣在歯間に挿入し，隔壁を歯頸部に密接固定させて修復材の逸出を防止する．材質には木製や光重合型の材料に用いるプラスチック製がある．　■ くさび

**ウェッジオペレーション** うぇっじおぺれーしょん wedge surgery, wedge operation　■ ウェッジ手術，くさび型切除手術

**ウェッジ手術** うぇっじしゅじゅつ wedge surgery, wedge operation　最後臼歯遠心部や無歯部に面した隣接歯の深い歯周ポケットを除去するための歯周外科手術．一般に，隣接部の厚い歯肉へのくさび型切開を行い，内面の余分な結合組織を切除することで歯周ポケットを除去する．　■ ウェッジオペレーション，くさび型切除手術

**ウエットボンディング法** うえっとぼんでぃんぐほう wet bonding method　コンポジットレジン修復での象牙質接着法の一つ．歯面処理後の乾燥を緩やかにし，象牙質コラーゲンの膨潤下でボンディング材を浸透させ，接着力向上を目的としたもの．

**ウェルナー症候群** うぇるなーしょうこうぐん Werner syndrome　早老症の一種の常染色体性遺伝病．成人期以降に発症し多数が50歳頃までに死亡する，軽度の糖尿病を特徴とする．わが国で発見されることが多いが，全世界で1,200症例程度が報告されている．　■ 早老症

**ウェルビーイング** うぇるびーいんぐ well-being　1946年の世界保健機関（WHO）の健康を定義する記述のなかで用いられた用語．人間が生きていくうえで，健康で幸せな状態，満足できる状態．身体や心が健康，環境のすべてが健康であることで良好な状態は保たれる．

**ウォーキングテクニック** うぉーきんぐてくにっく walking technique　■ ウォーキングプロービング

**ウォーキングプロービング** うぉーきんぐぷろーびんぐ walking probing　プローブ

を上下に動かしながら，歩くように少しずつ移動させる動かし方のこと． ■ ウォーキングテクニック

**ウォータージェット** うぉーたーじぇっと water jet ■ 口腔洗浄器

**Waters 投影法** うぉーたーずとうえいほう Waters' projection 頭部エックス線撮影法の一つ．上顎洞の観察に適しており，歯性上顎洞炎などの上顎洞疾患の診断に利用される．

**ウォッシャーディスインフェクター** うぉっしゃーでぃすいんふぇくたー washer disinfector 使用済みの器具類を高水準消毒まで処理できる医療用洗浄器．強力水流による洗浄から消毒，乾燥まで自動的に行うことができる．熱水によって洗浄するため，消毒薬など生体に対して毒性をもつ化学物質の残留がない．

**う窩** うか caries cavity, decayed cavity う蝕原性菌によって形成されたプラークが歯面に付着し，菌が産生した有機酸でプラーク内の pH が低下すると，歯質が脱灰され，実質欠損が生じる．これをう窩という．

**う窩の開拡** うかのかいかく opening of caries cavity, opening of decayed cavity う蝕に罹患した歯質を除去するため，う窩の入口を切削して広げること．

**う蝕** うしょく dental caries, tooth decay 歯周病と並ぶ歯科の二大疾患の一つ．口腔内に存在する細菌が産生した酸によって歯質が脱灰され，その結果生じた実質欠損のことである． ■ デンタルカリエス

**う蝕円錐** うしょくえんすい carious cone う蝕病巣が拡大進行する際にみられる円錐状の形態．エナメル質の小窩裂溝う蝕では，尖端を外側に，底面を象牙質に向けた形態，平滑面う蝕では，尖端を象牙質側に，底面を外側に向けた形態である．象牙質う蝕では，尖端を歯髄側に，底面を外側に向けている．

**う蝕活動性** うしょくかつどうせい caries activity, caries risk う蝕が発病する危険性と，現在のう蝕が進行する可能性を示す．将来の脱灰と蝕進行のリスクとなる．カイスの3つの輪，すなわち微生物，宿主，食餌性基質の要因がその因子となる． ■ カリエスリスク

**う蝕活動性試験** うしょくかつどうせいしけん caries activity test, dental caries activity test ある時点の個人もしくは対象歯のう蝕発症のリスクもしくはう蝕進行のリスクを判定する試験．う蝕活動性を簡便な方法でスクリーニングできるが，う蝕は多要因疾患であるため，評価は総合的に行う必要がある． ■ カリエスリスクテスト

**う蝕感受性** うしょくかんじゅせい caries susceptibility う蝕のかかりやすさを示し，新規う蝕の発生と既存う蝕の進行の両方に影響する．歯の石灰化度，結晶性が低い場合，また，唾液の分泌量や緩衝能，糖質のクリアランス能，再石灰化能が低い場合，う蝕感受性は高くなる．

**う蝕経験** うしょくけいけん caries experience う蝕は発病すると自然治癒を望めずに蓄積性に増えていく疾患であることから，う蝕を処置しても，う蝕経験があるとするう蝕統計特有の考え方．

**う蝕原因菌** うしょくげんいんきん cariogenic bacteria う蝕の主因となる口腔細菌．Streptococcus mutans, Streptococcus sanguis, Streptococcus salivarius などのレンサ球菌や放線菌，乳酸菌など多くの口腔細菌が含まれるが，Streptococcus mutans が最も重要視されている．

**う蝕好発部位** うしょくこうはつぶい predilection sites of dental caries 乳歯，永久歯でう蝕に罹患しやすい歯面のこと．裂溝が複雑な咬合面，清掃しづらい隣接面，萌出時には成熟しておらず頬粘膜や舌に邪魔されて清掃しづらい歯頸部に多い．自浄作用が働かない不潔域にみられ，歯種や年齢によって変化する．

**う蝕侵襲** うしょくしんしゅう caries attack う蝕が発症した状態．う蝕侵襲は段階的に，歯の表層下の不可逆的な脱灰に始まり，エナメル質の実質欠損，象牙質の脱灰・感染，歯髄と口腔の交通・歯髄の感染と進行する．

**う蝕象牙質** うしょくぞうげしつ carious dentin う蝕の原因となる細菌の影響を受けた象牙質の総称．細菌感染が及んでいる象牙質をう蝕象牙質外層といい，検知液に濃染し，削除する層．細菌感染はないが，生体の防御反応を示すのが象牙質内層で，保存する層．

**う蝕抵抗性** うしょくていこうせい caries resistance, caries resistibility う蝕にかかりにくい性質．歯質の脱灰されにくさで決定する．う蝕経験歯数がない者でも

う蝕抵抗性が低い場合がある.

**う蝕発病リスク** うしょくはつびょうりすく caries incidence risk 今後新たなう蝕が発生する発病のリスク. カリエスリスク（う蝕活動性）には，う蝕発病のリスクと，現在のう蝕が進行する進行のリスクが含まれているが，2種類のリスクを明確に区分することは困難である.

**う蝕発病率** うしょくはつびょうりつ caries incidence rate ▶ う蝕罹患率

**う蝕病原性菌** うしょくびょうげんせいきん cariogenic bacteria 歯垢形成能（歯面付着能，共凝集能），酸産生能および耐酸性能という，う蝕病原性を有している口腔常在微生物を，う蝕病原性菌と呼ぶ. ミュータンスレンサ球菌，ノンミュータンスレンサ球菌（低pHに適応するもの），*Actinomyces*，*Lactobacillus* などが含まれる. ▶ ミュータンスレンサ球菌

**う蝕誘発性** うしょくゆうはつせい cariogenic potential 作用要因（口腔内細菌の糖質発酵能や酸産生能，形成するバイオフィルムの量・質など）と環境要因（摂取する糖質の量・質など）のう蝕を発症させる性質. 作用要因と環境要因のう蝕誘発能が高いと，う蝕活動性が高まる.

**う蝕誘発能指数** うしょくゆうはつのうしすう cariogenic potential index 食品のう蝕誘発能として食品をプラーク形成能（PFA），酸産生能（APA），摂取中の作用時間（IT），嚥下後の作用時間（CT）の4つの要素をそれぞれ5段階で評価し，（〈PFA ＋ APA〉×〈IT ＋ CT〉）の計算式により求めた指数.

**う蝕有病率** うしょくゆうびょうりつ caries prevalence rate う蝕は蓄積性に増えていく疾患であるといったう蝕経験の考え方から，ある集団のう蝕を経験した人数の総人数に対する割合をいう.

**う蝕予防処置** うしょくよぼうしょち prophylaxis, prophylactic technique in dental caries prevention う蝕を予防するための処置で，具体的にはフッ化物歯面塗布法と小窩裂溝填塞法がこれにあたる. フッ化ジアンミン銀の塗布は，初期う蝕の処置となる. ▶ う蝕予防法

**う蝕予防法** うしょくよぼうほう prophylactic technique in dental caries prevention ▶ う蝕予防処置

**う蝕罹患率** うしょくりかんりつ caries incidence rate ある期間に発生したう蝕をもつ患者数を，その集団人口で割った値. ▶ う蝕発生率

**後向き研究** うしろむきけんきゅう retrospective study 観察集団に対し，ある時点から過去にさかのぼって疾病などの事象の発生と特定の要因の有無を調べ，事象と要因との関係を解明しようとする研究手法.

**右心不全** うしんふぜん right heart failure 左心不全に伴い生じることが多く，右心房へ体循環の静脈血環流が不全となり，体循環にうっ血が生じ（うっ血性心不全），門脈系うっ血，うっ血性肝腫大（小葉中心性うっ血・壊死），下腿の浮腫，腔水症（胸水など）がみられる. また，肺疾患（間質性肺炎や肺血栓塞栓症など）により肺高血圧症になると右心への負荷が増大し，右心室の肥大・拡張（慢性肺性心）や拡張（急性肺性心）が生じ，右心不全をきたす.

**内開き形【窩洞の】** うちびらきがた undercut form 窩洞の基本的な保持形態の一つ. 窩洞の側壁が内開きになっており，成形修復窩洞に付与できる窩洞形態である. 間接法修復における窩洞形成では，アンダーカットを有する内開き形の窩洞は不向きである.

**うっ血** うっけつ congestion 血液灌流障害のため静脈圧上昇や血流緩徐により，全身性や局所性に臓器・組織内の血液量が増加した状態で，静脈血が増加する. 心不全の際には全身性にうっ血が生じ，低酸素血症（還元ヘモグロビンの増加）が生じる. 皮膚などの静脈内に還元ヘモグロビンを含む静脈血が増加し，青紫色に見える状態をチアノーゼという. 静脈内塞栓やうっ血性心不全が長期にわたると，局所の静水圧亢進により水腫（皮膚の浮腫や肺水腫など）が生じる.

**うっ血性心不全** うっけつせいしんふぜん congestive heart failure 心臓の機能が不十分であり，全身に血液を拍出することができずに血液がうっ滞している状態.

**うつ病自己評価尺度** うつびょうじこひょうかしゃくど center for epidemiologic depression scale (CES-D) 米国国立精神保健研究所（NIMH）によって，一般人におけるうつ病の発見を目的に考案された自己評価尺度のこと. 有用性の高さから，世界中で普及しているうつ病の自

己評価尺度の一つ．16点以上でうつ状態，あるいはうつ状態が疑われる． ■ CES-D

**うなずき嚥下** うなずきえんげ nod swallow　顎を上げて重力を使いながら食塊を咽頭へ送り込んだあとに，顎を引いて飲み込む方法．口腔期障害を有する患者に有効である． ■ 前屈頸引き位

**運動失調** うんどうしっちょう motor ataxia　個々の筋肉に異常はないが，筋群相互間の協調運動の障害により，随意運動を円滑に行えなくなる状態．歩行困難や平行維持困難を呈し，小脳や大脳，脊髄などの神経障害によって起こる．

**運動神経** うんどうしんけい motor nerve　中枢から末梢の筋組織に情報を伝える神経細胞（ニューロン）．1本の運動神経は多くの筋線維を支配する．

**運動発達** うんどうはったつ development of movements　運動機能の発達には基本的な3原則があり，段階的にかつ協調して進んでいく．①頭尾方向：首→肩→腰→足と，頭を支え上半身を安定させてから下半身の運動が発達する．②近遠方向：手足の運動は身体中心部から次第に上腕，前腕，手，指と発達する．③粗大運動から微細運動へ：座ったり歩いたりなど大きな運動機能が進みながら，手や指先を使う微細な運動機能が発達する．

**運動ホルミシス** うんどうほるみしす hormesis effect by exercise　ホルミシス効果が運動をすることによって得られるとする説．過度の運動は生体に為害作用をきたすが，それよりも強度の小さな運動をすると，疾病予防や寿命の延長など健康維持に関連するとする考え方．

**運動野** うんどうや motor area　運動皮質とも呼ばれる．大脳皮質の中心溝直前の前頭葉領域にあり，骨格筋に随意運動の指令を発する．一次運動野，運動前野，補足運動野と呼ばれる領域がある．

**運動療法** うんどうりょうほう kinesiology　疾患などにより身体機能が低下した者に対して，機能回復や症状の軽減を目的に，運動を手段として用い，行われる治療法．関節可動域回復訓練，歩行訓練，心肺機能改善訓練などを含む． ■ 理学療法

## え

**エアウェイ** えあうぇい airway 舌根沈下などによる上気道閉塞の際に,口または鼻孔から咽頭まで挿入して気道を確保する器具.経口(oral)と経鼻(nasal)エアウェイがある.声門部でカフを膨らませ換気するラリンジアルマスクもエアウェイの一種である.

**エアシリンジ** えあしりんじ air syringe ◨ スリーウェイシリンジ

**エアスケーラー** えあすけーらー air scaler エアタービン用の圧縮空気を利用してチップを微振動(2,000～6,500Hz)させ,歯石を粉砕し除去する.超音波スケーラーと比較して歯石除去効率は劣るが,ペースメーカー使用患者にも使用可能である. ◨ 音波スケーラー

**エアタービン** えあたーびん air turbine 歯科用高速切削器具の一つで,コンプレッサーによって圧縮された空気を利用して注水下で歯を切削するのに用いられる.回転数は毎分300,000～500,000回転である.

**エアタービンハンドピース** えあたーびんはんどぴーす air turbine handpiece 圧縮空気を駆動力とする高速切削装置.マイクロモーターハンドピースと比較し,超高速・低トルクである. ▶ マイクロモーターハンドピース

**エアレーション** えあれーしょん airation 滅菌後,残留するガスを空気に置換すること.エチレンオキサイドガス(EOG)滅菌は残留毒性があるため,エアレーションが必要である.

**エアロゾル** えあろぞる aerosol 気体中に浮遊する微小な液体または固体の粒子.エアロゾルは,その生成過程の違いから粉じん,フューム,ミスト,ばいじんと呼ばれ,歯科治療では切削や研磨により発生する.

**永久固定** えいきゅうこてい permanent splinting 咬合力の分散,歯周組織の安静,歯の病的移動の阻止,咬合の安定,咀嚼機能の回復を目的として,多数歯を連結した固定装置を装着すること.暫間固定装置と異なり,口腔機能回復治療として行われ,装置は半永久的に使用される.

**永久歯** えいきゅうし permanent tooth 乳歯に代わって生えてくる,各側2本の切歯,1本の犬歯,2本の小臼歯からなる代生歯と,乳歯列の遠心側に生えてくるため加生歯と呼ばれる2～3本の大臼歯を合わせた名称.上下左右合わせて28～32本からなる.

**永久充填** えいきゅうじゅうてん permanent filling 暫間的に経過観察や根尖孔の閉鎖のために行う糊剤による暫間充填に対して,ガッタパーチャを用いた根管治療の最終充填のこと. ▶ 暫間充填

**永久歯列** えいきゅうしれつ permanent dentition 永久歯によって構成される歯列.

**永久ひずみ** えいきゅうひずみ permanent strain 物体に外力を加えたときに生じるひずみのなかで,加えている外力を取り除いても元の寸法に戻らないで残留するひずみのこと.塑性ひずみとも呼ばれる.永久変形の大きさを定量的に表す量.

**永久保定** えいきゅうほてい permanent retention 矯正歯科治療後に歯の長期的安定が得られないとき,固定式の補綴装置で半永久的に歯や歯列の安定を図ること.歯周病で著しい動揺のある歯や,唇顎口蓋裂で顎裂と歯の欠損がある歯列へのブリッジの適用があたる. ▶ 器械的保定

**エイケネラ・コローデンス** えいけねら・ころーでんす Eikenella corrodens 通性嫌気性のグラム陰性桿菌で,口腔内や腸管に常在する.慢性歯周炎の病巣から検出される.病原因子は内毒素(LPS)などで,骨吸収活性も強い.

**エイズ** えいず acquired immunodeficiency syndrome (AIDS) 五類感染症.ヒト免疫不全ウイルス(HIV)が免疫細胞に感染することで,後天的に免疫不全を起こす疾患である.末期では日和見感染や悪性腫瘍を発症することがある. ◨ AIDS,後天性免疫不全症候群 ▶ HIV

**AIDS** えいず acquired immunodeficiency syndrome ◨ エイズ,後天性免疫不全症候群

**衛生管理** えいせいかんり health supervision 事業場の衛生に関わる事項を管理すること.労働衛生の3管理として,作業環境管理,作業管理および健康管理がある. ◨ 労働衛生管理

**衛生管理者** えいせいかんりしゃ health supervisor, industrial hygienist 総括安

全衛生管理者の指揮を受け，事業場の衛生に関わる技術的事項を管理する者．常時 50 人以上の労働者を使用する事業場においては，事業の規模や業種に応じて一定数を選任することが労働安全衛生法にて規定されている．

**衛生教育** えいせいきょういく health education ⊜ 健康教育

**衛生行政** えいせいぎょうせい public health administration 国民の健康の保持増進を目的に，家庭や地域社会の生活を対象として国や地方公共団体が行う行政で，厚生行政とも呼ばれる．医事，薬事，保健予防，環境衛生，食品衛生などの領域を扱う．

**HRA** えいちあーるえー health risk appraisal ⊜ 健康危険度評価法

**HIV** えいちあいぶい human immunodeficiency virus エイズを発症するレトロウイルスのこと．ヒトのTリンパ球に感染することにより免疫不全を引き起こす．⊜ ヒト免疫不全ウイルス ➡ エイズ

**HIV 関連歯周炎** えいちあいぶいかんれんししゅうえん HIV-related periodontitis HIV（human immunodeficiency virus：ヒト免疫不全ウイルス）感染者では，高頻度で歯肉の壊死や骨吸収などを伴う壊死性潰瘍性歯周炎を認める．HIV 感染者の特徴的な口腔内所見として，壊死性潰瘍性歯周炎，カンジダ症，カポジ肉腫が挙げられる．

**HCV** えいちしーぶい hepatitis C virus 五類感染症．C 型肝炎ウイルスに感染した肝炎．感染経路は，血液による直接感染である．慢性肝炎のうち，約 70％が C 型肝炎で，感染してから約 30 年以降に肝硬変，ひいては肝癌に進行しやすい．⊜ C型肝炎

**$H_2$ 受容体拮抗薬** えいちつーじゅようたいきっこうやく histamine $H_2$ receptor antagonist ヒスタミンの $H_2$ 受容体に作用して，競合的に拮抗する薬物．胃の壁細胞に存在する $H_2$ 受容体でヒスタミンと競合的に拮抗し，胃酸の分泌を抑制する．胃潰瘍の治療に用いる．

**HDS-R** えいちでぃーえすあーる Hasegawa's dementia scale revised ⊜ 改訂長谷川式簡易知能評価スケール

**HBV** えいちびーぶい hepatitis B virus 五類感染症．B 型肝炎ウイルスに感染した肝炎．注射針，メスなどに付いた血液を介して感染する肝炎で，感染力が強く，まれに劇症肝炎となる．抗体がない場合，感染予防のために，歯科医療従事者のワクチン予防接種は必須である．⊜ B 型肝炎

**H ファイル** えいちふぁいる H-type file, H file, Hedstroem file ⊜ Hedstroem ファイル

**HVL** えいちぶいえる half-value layer ⊜ 半価層

**$H_1$ 受容体拮抗薬** えいちわんじゅようたいきっこうやく histamine $H_1$ receptor antagonist ヒスタミンの $H_1$ 受容体に作用して，競合的に拮抗する薬物．抗ヒスタミン薬とも呼ばれ，アレルギー反応を抑制する．⊜ 抗ヒスタミン薬 ➡ 抗アレルギー薬，ジフェンヒドラミン塩酸塩

**鋭匙型スケーラー** えいひがたすケーラー curette type scaler ⊜ キュレット型スケーラー，ペリオドンタルキュレット

**栄養アセスメント** えいようあせすめんと dietary assessment, nutritional assessment 種々の栄養指標を用いて個人，あるいは集団の栄養状態を評価・判定すること．アセスメントの方法としては，身体計測，生化学検査，臨床診査，食事調査などから得た情報を基に総合的に判断する．⊜ 食事診断

**栄養価** えいようか nutritive value, nutritional value 食品の栄養的価値．食品 100g あたりのカロリーや，含有する栄養素（タンパク質，脂肪，炭水化物，ビタミン，無機物質，繊維質など）の質や量として表す．

**栄養過剰** えいようかじょう overnutrition 摂取した栄養素の量が，体内で利用されるより多い場合の状態．過食によっても起こるが，経管，経腸栄養で与えすぎた場合でも起こる．また栄養剤や栄養補助食品の過剰摂取でも生じる．運動量とのバランスも大切である．

**栄養ケアマネジメント** えいようけあまねじめんと nutrition care management ヘルスケアサービスの一環として，対象者の栄養状態を判定し，改善すべき問題点を抽出し，最適な栄養ケアを行うための体制やシステム．➡ 栄養指導

**栄養サポートチーム** えいようさぽーとちーむ nutrition support team (NST) 保険医療機関内で構成された栄養管理専門の医療

チームのこと．医師，歯科医師，看護師，薬剤師，管理栄養士，臨床検査技師，歯科衛生士などが参加する．低栄養，経口摂取への移行目的として経腸栄養している患者などを対象とし，カンファレンスと回診をし，最適な栄養摂取法の提案やフォローアップをする．また院内での啓発活動なども担当する． ■ NST

**栄養士** えいようし dietitian 栄養士法に基づき，栄養士の名称を用いて栄養摂取の指導を行う．都道府県知事免許を受けて従事することができる．

**栄養指導** えいようしどう nutrition guidance, nutrition counselling, nutrition education 対象者に栄養の知識を伝え，食生活に関する具体的な指導や援助を行い，健康の維持・増進，あるいは疾病の予防・回復を目指す活動をいう．栄養士だけでなく，歯科臨床では歯科衛生士も行う． ■ 栄養ケアマネジメント，食事指導

**栄養所要量【1日あたりの】** えいようしょようりょう daily dietary allowance, daily nutritional requirement 健康な個人ならびに集団を対象にして，国民が健康を維持し，十分な生活活動を営むために摂取することが望ましい量として，1969年に科学技術庁が策定した．2005年から名称と概念を変更して食事摂取基準とした．

**栄養摂取量** えいようせっしゅりょう nutrient intake 各栄養素がどれだけ摂取されているかを示す．日本人の栄養摂取量は，毎年，厚生労働省が行っている国民健康・栄養調査の結果として公表されている．不足すれば欠乏症，過剰でも肥満，高血圧，糖尿病などの健康障害が起こる．

**栄養素** えいようそ nutrient 外界から体内に取り込まれ，エネルギーや生体構成物など，生物がその生命活動に必要とする物質のこと．糖質，脂質，タンパク質を三大栄養素といい，これにビタミン，ミネラルを加えて五大栄養素という．

**栄養素等摂取量** えいようそとうせっしゅりょう quantity of nutrient intake 厚生労働省が毎年行っている国民健康・栄養調査の結果から得られる栄養摂取状況のこと．1人1日あたりの栄養素および食品群の種類別摂取量を全国および地域ブロックごと，男女・年齢階級別に，またその推移も調べられる．

**栄養素の吸収** えいようそのきゅうしゅう absorption of nutrients 消化された栄養素の大部分は小腸で吸収され，一部は大腸でも吸収される．糖，アミノ酸，中鎖脂肪酸は血管内に入り，肝臓を経て全身に供給される．一方，長鎖脂肪酸はリンパ管に入り胸管から血管に入り，全身に供給される．

**栄養素の消化** えいようそのしょうか digestion of nutrients 食品から摂取した栄養素を消化管で吸収できる大きさの分子にまで変えることを消化という．主に消化管から分泌される消化酵素によって行われる．糖質はオリゴ糖や単糖へ，脂質は脂肪酸とグリセリンへ，タンパク質はペプチドやアミノ酸へと消化される．

**栄養チューブ** えいようちゅーぶ feeding tube 経腸栄養法（経鼻経管栄養法・経瘻孔法）で用いられる管のこと．経鼻経管栄養では5〜12Fr（フレンチ，3Fr = 1mm）程度の太さのチューブが使用される．また，胃瘻で用いられるチューブにはバルン型とバンパー型がある．

**栄養チューブ合併症** えいようちゅーぶがっぺいしょう feeding tube complications 栄養チューブが原因となる合併症．咽頭や口腔内に逆流した胃内容物や唾液を誤嚥したことによって起きる誤嚥性肺炎が最も重篤な合併症である．そのほかにチューブ固定の不備によるびらんや潰瘍の形成などがある．

**栄養必要量** えいようひつようりょう nutritional requirement 健康の維持・増進，生活習慣病の予防を目的として厚生労働省が策定した食事摂取基準で，1日に摂取することが望ましいエネルギーや各種栄養素（タンパク質，脂質，炭水化物，ビタミン，ミネラル）について表したもの．

**栄養不足** えいようぶそく undernutrition 健康の維持・増進に必要な食物の摂取量不足による．身体を構成する各種栄養素の不足，特にエネルギーやタンパク質の不足した状態．栄養不足に至る要因は種々あり，成長期の栄養不足は成長障害に直結し，臓器の機能低下を招く．

**栄養方法** えいようほうほう way of nutrition 栄養補給の方法のこと．疾病になると代謝異常や栄養障害が生じ，病態に応じた栄養補給が必要となる．食形態を工夫しての経口栄養法，それで不足する

**栄養補給法**　えいようほきゅうほう　artificial nutrition　通常の食事ができない場合に行われる栄養補給の方法のこと．経口摂取が可能な場合は経口栄養法，消化管機能が保たれている場合には経腸栄養法，消化管機能にも問題がある場合は経静脈栄養法が適応される．

**栄養補助食品**　えいようほじょしょくひん　nutritional supplementary food, dietary supplement　いわゆる健康食品のうち，ビタミン，ミネラル，アミノ酸，ハーブなど健康の維持増進に役立つ成分を濃縮して錠剤，カプセル状または粉状にしたものをいう．法律上の定義はなく，時にスナック菓子や飲料をいう場合もある．
■ サプリメント

**ART**　えーあーるてぃー　atraumatic restorative treatment　WHOが開発途上国でう蝕の非侵襲的治療法として勧めたもので，う窩に対して手用切削器具を用いて可及的に軟化象牙質を除去し，従来型グラスアイオノマーセメントを填塞する治療方法である．グラスアイオノマーセメントの歯質接着性とフッ化物イオン徐放による抗う蝕作用を期待したもので，近年その応用範囲が拡大されている．
■ 非侵襲的修復法

**AED**　えーいーでぃー　automated external defibrillator　自動体外式除細動器．電源を入れ，パッドを装着すると，装置が心電図を自動的に解析し，心室細動または心室頻拍であれば電気ショックの指示が音声で流れて，ショックを促す．■ 除細動器

**Aa菌**　えーえーきん　Aggregatibacter actinomycetemcomitans　■ アグレガティバクター・アクチノミセテムコミタンス

**ALS**　えーえるえす　amyotrophic lateral sclerosis　■ 筋萎縮性側索硬化症

**エーカースクラスプ**　えーかーすくらすぷ　Akers clasp　■ レスト付き二腕鉤

**A群レンサ球菌**　えーぐんれんさきゅうきん　group A streptococci　Lancefieldの分類によりA群に分類されるレンサ球菌．血液寒天培地においてβ溶血を生じる．代表的なものは化膿レンサ球菌（Streptococcus pyogenes）である．咽頭炎などの原因菌であるが，全身に紅斑を生じる猩紅熱を起こすことがある．■ 化膿レンサ球菌

**ACLS**　えーしーえるえす　advanced cardiac life support　■ 二次救命処置

**ACTH**　えーしーてぃーえいち　adrenocorticotropic hormone　■ 副腎皮質刺激ホルモン

**Aスプリント**　えーすぷりんと　A-splint, aide splint　■ ワイヤーレジン固定

**ADI**　えーでぃーあい　acceptable daily intake　■ 一日許容摂取量，摂取許容一日量

**ADH**　えーでぃーえいち　antidiuretic hormone　■ 抗利尿ホルモン，バソプレッシン

**ADHD**　えーでぃーえいちでぃー　attention deficit hyperactivity disorder　■ 注意欠陥多動性障害，注意欠陥多動障害，注意欠如多動症

**ADA規格**　えーでぃーえーきかく　American Dental Association Standards　米国歯科医師会が，歯科材料，歯科器械・器具，オーラルケア製品，CAD/CAMの品質確保および安全性のために制定した規格．現在77規格が発行されている．さらに，歯科医療情報に関連する規格，技術報告も発行されている．アメリカ歯科医師会規格はそのまま米国の国家規格となっている．■ アメリカ歯科医師会規格

**ADL**　えーでぃーえる　activities of daily living　一人の人間が独立して生活するために行う基本的かつ毎日繰り返される一連の身体動作．具体的には，食事や排泄，整容，移動，入浴などの基本的な行動をさす．■ 日常生活動作　■ IADL，整容動作，バーセル指数

**ADCC**　えーでぃーしーしー　antibody-dependent cell-mediated cytotoxicity　■ 抗体依存性細胞媒介性細胞傷害

**ATP**　えーてぃーぴー　adenosine 5'-triphosphate　アデノシンのリボース5'位水酸基に3分子のリン酸が結合し，2つの高エネルギーリン酸結合を形成した化合物．リン酸1分子と7.3kcal/molの自由エネルギーを放出し，ADPに分解．生体のエネルギー伝達体であり「エネルギー通貨」とも呼ぶ．■ アデノシン三リン酸

**APF溶液**　えーぴーえふようえき　acidulated phosphate fluoride solution　■ 酸性フッ素リン酸溶液，リン酸酸性フッ化ナトリウム溶液

**APC** えーぴーしー antigen presenting cell
■ 抗原提示細胞

**AUC** えーゆーしー area under the blood concentration-time curve ■ 血中薬物濃度曲線下面積

**液化壊死** えきかえし liquefactive necrosis
■ 融解壊死

**疫学** えきがく epidemiology 人間集団における疾病などの分布と，それを規定する要因の研究を行う学問．疾患の直接的要因や疾患を増加，あるいは減少させる要因を明らかにして，疾病の発症や進展を予防することが疫学の目的である．

**液剤** えきざい liquids and solutions 液状または流動性のある粘稠なゲル状の製剤であり，経口液剤，口腔用液剤，外用液剤がある．経口液剤にはエリキシル剤などがある．口腔用液剤には含嗽剤が含まれる．外用液剤にはリニメント剤とローション剤がある．

**エキスプローラー** えきすぷろーらー explorer ■ 歯科用探針

**液体摂取訓練** えきたいせっしゅくんれん training for liquid ingestion, training of liquid swallowing 液体は流れが速く，口腔内でコントロールしづらいため，むせやすい．液体摂取の練習は，下唇でスプーンやコップを支え，必ず上唇を水分にぬらしながら啜り込ませる．このとき，食器が前歯より奥まで入らず口唇だけで支えるように位置させる．

**液体粘度** えきたいねんど liquid consistency 液体におけるとろみの粘り気（流動性や硬さ）のこと．粘度計や液体の広がり具合によって計測する．

**液体培地** えきたいばいち liquid medium 細菌または真菌の発育に必要な栄養分を含んだ液体状の培地のこと．細菌や真菌を増殖させるための培地として用いられることが多い．固形培地に対する語句．
■ 固形培地

**エクステンディドアームクラスプ** えくすてんでぃどあーむくらすぷ extended arm clasp エーカースクラスプの頬・舌側鉤腕の先端を隣接歯まで延長したクラスプ．クラスプ先端部だけをアンダーカットに入れるもので，支台歯の二次固定に有効である．■ 延長腕鉤

**エクリン腺** えくりんせん eccrine gland 汗腺の一つで，全身に分布している．体温調節に重要であり，発汗により体温を下げる．

**エコノミークラス症候群** えこのみーくらすしょうこうぐん economy class syndrome 肺血栓塞栓症のこと．飛行機など狭い座席に同じ姿勢で長時間着席していると，下肢に血栓ができやすくなり，そこで発生した血栓が肺動脈を閉塞させ，胸痛，呼吸困難さらには循環不全を起こす病態．■ 肺塞栓症

**壊死** えし necrosis 細胞外からの傷害により起こった細胞死のこと．壊死に陥った細胞では，核崩壊や核融解，細胞内小器官の破壊，細胞膜の破壊が起こり，周囲組織に炎症を引き起こす．

**エシェリキア・コリ** えしぇりきあ・こり Escherichia coli 動物の腸管に常在する代表的な菌種で，大腸菌と呼ばれる．腸管では病原性を示さないが，腸管外で尿路感染症や敗血症の原因となる．腸管感染症として一般的に5種類が存在し，特定の血清型との関連が知られている．
■ エシェリキア属大腸菌

**エシェリキア属大腸菌** えしぇりきあぞくだいちょうきん Genus Escherichia ■ エシェリキア・コリ

**壊死性潰瘍性歯周炎** えしせいかいようせいしゅうえん necrotizing ulcerative stomatitis 壊死と潰瘍形成を特徴とする歯周疾患を壊死性歯周疾患と呼び，壊死が歯根膜や歯槽骨まで波及したものを壊死性潰瘍性歯周炎という．■ 壊死性潰瘍性歯周炎，壊死性歯周疾患

**壊死性潰瘍性歯肉炎** えしせいかいようせいにくえん necrotizing ulcerative stomatitis 壊死と潰瘍形成を特徴とする歯周疾患を壊死性歯周疾患と呼び，歯肉に限局したものを壊死性潰瘍性歯肉炎という．歯肉の偽膜形成，疼痛，強い口臭を伴う．原因として口腔清掃不良やストレス，免疫力の低下などが考えられている．■ 壊死性潰瘍性歯周炎，壊死性歯周疾患

**壊死性潰瘍性歯肉口内炎** えしせいかいようせいしにくちうないえん necrotizing ulcerative gingivostomatitis 青年期に好発し，歯肉に急性炎症が生じ，辺縁歯肉，歯間乳頭部に灰白色の壊死性潰瘍が起こった状態．発熱などの全身症状を伴う．易出血性で自発痛や接触痛が強く，口臭を伴う．誘因として感冒，過労，白血病などの感染防御機能の低下などが挙げられる．■ ワンサン口内炎 ■ 壊疽性

口内炎
**壊死性歯周疾患** えしせいししゅうしっかん necrotizing periodontal disease　壊死と潰瘍形成を特徴とする歯周疾患で、歯肉に限局した壊死性潰瘍性歯肉炎と、歯根膜と歯槽骨まで波及した壊死性潰瘍性歯周炎に分けられる。エイズの口腔症状としても発症する。　➡ 壊死性潰瘍性歯周炎, 壊死性潰瘍性歯肉炎

**壊死セメント質** えしせめんとしつ necrotic cementum　➡ 病的セメント質, 軟化セメント質

**SRP** えすあーるぴー scaling and root planing　歯石除去と歯根面を滑沢にすることを目的とした一連の操作のこと。　➡ スケーリング・ルートプレーニング

**sER** えすいーあーる smooth-surfaced endoplasmic reticulum　➡ 滑面小胞体

**SSRO** えすえすあーるおー sagittal splitting ramus osteotomy　➡ 下顎枝矢状分割術

**SST** えすえすてぃー swallowing support team　➡ 嚥下サポートチーム, 嚥下チーム

**SLE** えすえるいー systemic lupus erythematosus　➡ 全身性エリテマトーデス

**SOAP** えすおーえーぴー subjective objective assessment plan　問題指向型システムの考え方に基づいた記録方法で、問題点ごとに計画・実施・評価を理論的に展開していく記録のこと。Sは主観的データ、Oは客観的データ、Aは分析、Pは計画を記入する。

**SOAPIE** えすおーえーぴーあいいー subjective objective assessment plan intervention evaluation　問題指向型システムの考え方に基づいた記録方法で、問題点ごとに計画・実施・評価を理論的に展開してゆく記録のことで、SOAPに追加して、Iは介入、Eは評価を記入する。

**SOD** えすおーでぃー superoxide dismutase　➡ スーパーオキシドジスムターゼ

**ST** えすてぃー speech therapist, speech language-hearing therapist　➡ 言語聴覚士

**SDS** えすでぃーえす self-rating depression scale　➡ 自己評価式抑うつ性尺度

**SDM** えすでぃーえむ shared decision making　治療方針決定の方法の一つであり、医師と患者で決めることを重視した方法。治療方針の決定には「インフォームドコンセント」「インフォームドチョイス」が用いられてきたが、いずれも医師か患者のどちらか一方が決める表現になっているため、両者で決めることを重視したシェアード（shared：共有して）という概念である。　➡ インフォームドコンセント

**SDGs** えすでぃーじーず sustainable development goals　国連ミレニアム開発目標（MDGs）に続く2030年を達成目標とした、持続可能な開発目標で、2015年の国連総会で採択された。「誰一人取り残さない」という理念のもと、17の目標と169のターゲットからなる包括的取り組みである。　➡ 持続可能な開発目標

**Sデータ** えすでーた subjective information　➡ 主観的情報

**エステティックライン** えすてていっくらいん esthetic line　側面セファロで、口元の審美性を評価する軟組織分析の一つ。鼻尖とオトガイの最突出点を結ぶ線で、線の内側に上下赤唇の最前方突出点が位置すると、審美性が良いとされる。日本人では線上、あるいはわずかに越える。

**エストロゲン** えすとろげん estrogen　2種類ある女性ホルモン（エストロゲンとプロゲステロン）の一つで、卵胞ホルモンのこと。卵巣から分泌され、思春期の女性化を促し、女性の生殖機能の維持に働いて受精のための準備を整える。骨形成にも関与する。

**SPA要素** えすぴーえーようそ SPA factor　人工歯を選択する際に参考にする因子で、性別（sex），性格（personality），年齢（age）の頭文字からSPA要素と呼ばれている。

**SpO2** えすぴーおーつー percutaneous oxygen saturation　➡ 経皮的動脈血酸素飽和度

**SPT** えすぴーてぃー supportive periodontal therapy　➡ サポーティブペリオドンタルセラピー, 歯周安定期治療

**壊疽** えそ gangrene　壊死組織が、腐敗菌に感染したり、乾燥して二次的変化を受けたもの。腐敗菌に感染して組織が腐敗した場合は湿性壊疽、乾燥した場合は乾性壊疽という。

**壊疽性炎** えそせいえん gangrenous inflammation　腐敗菌が感染した炎症で、腐敗による分解により悪臭を放つ。例と

して，壊疽性虫垂炎や壊疽性口内炎がある．

**壊疽性口内炎** えそせいこうないえん cancrum oris 壊死性潰瘍性歯肉口内炎が，より広範な組織の壊疽をきたした状態．体力の消耗や抵抗力の減弱などにより感染防御機構が低下している場合に発症しやすい．水癌，あるいはノーマと同義．口腔内から口唇，頬部に進展し，顔面皮膚に穿孔をきたし，骨が露出して腐骨を形成することもある．　■ノーマ ⇨ 壊死性潰瘍性歯肉口内炎

**エチレンオキサイドガス滅菌** えちれんおきさいどがすめっきん ethylene oxide gas sterilization エチレンオキサイドガスを用いて低温滅菌を行う．すべての微生物に有効であり，耐熱性のない医療器具にも使用できる．滅菌時間が長いが高い浸透性があり，包装したまま滅菌できる．残留毒性があるためエアレーションが必要であり，十分な注意を要する．　■ EOG 滅菌

**エックス線** えっくすせん X-ray 電磁波の一種．電波や光よりも波長が短くエネルギーが大きいため，人体に吸収されると電離を生じさせる（電離作用）．医療分野では，エックス線写真や CT などのエックス線検査に利用されるほか，放射線治療にも利用されている．

**エックス線管** えっくすせんかん X-ray tube エックス線装置に含まれる真空管であり，陰極にフィラメント，陽極にターゲットが配置されている．エックス線管のなかでエックス線が発生する部分を焦点と呼ぶ．

**エックス線撮影装置** えっくすせんさつえいそうち X-ray equipment エックス線撮影に用いられる装置であり，エックス線管に高電圧をかけることによってエックス線を発生させる．口内法やパノラマエックス線撮影では，それぞれ専用のエックス線撮影装置が必要である．

**エックス線写真** えっくすせんしゃしん radiograph, X-ray image 人体を透過したエックス線をフィルムまたはセンサーで検出し，部位による透過エックス線量の違いを白黒の濃淡で表示した写真のこと．透過したエックス線量が多い部分は黒い像となり，エックス線透過像と呼ばれる．エックス線写真にみられる各部位の白黒の濃淡の差を写真コントラストと呼び，コントラストが高いほど小さなう蝕などを見つけやすい．

**エックス線造影性** えっくすせんぞうえいせい X-ray contrast エックス線を透過させない性質で，エックス線検査において不透過像を示す性質のこと．構成成分に，エックス線不透過性のない材料にバリウムやビスマスなどの重金属を添加し，造影性を得ている．充填剤などにエックス線造影性を与えることで，診断，治療の評価および経過観察で充填材の局在や不良な状態を観察できる．　■エックス線不透過性

**エックス線透視法** えっくすせんとうしほう X-ray fluoroscopy, X-ray radiography エックス線透視撮影装置により，造影剤を使用して体内臓器の形態や機能をリアルタイムの映像として観察する方法．

**エックス線ビデオ撮影法** えっくすせんびでおさつえいほう video fluoropgraphy 造影剤の進行をエックス線を照射しながら動画で撮影する方法．バリウムなどを混ぜた飲食物を用いて，咀嚼から嚥下までの流れを録画しながら撮影する．

**エックス線フィルム** えっくすせんふぃるむ X-ray film フィルムベースの両面に乳剤を塗布したもので，乳剤の主成分はハロゲン化銀である．増感紙とともに使用するスクリーンタイプフィルムと，増感紙を用いないノンスクリーンタイプフィルムに分類される．

**エックス線不透過性** えっくすせんふとうかせい radiopacity ■エックス線造影性

**エックス線連続撮影法** えっくすせんれんぞくさつえいほう serialography 血管造影や嚥下運動など，造影剤などの進行を捉えるために，短時間に連続したエックス線写真を作る方法．

**X 連鎖遺伝** えっくすれんさいでん X-linked inheritance 1 つの遺伝子に異常があることで発症する単一遺伝子疾患で，病因となる遺伝子が性染色体の X 染色体に存在するものをいう．X 連鎖優性遺伝と劣性遺伝がある．

**エッジワイズ法** えっじわいずほう edgewise technique 多数歯の唇頬側面に付けられた角型スロットをもつエッジワイズブラケットやチューブに，角型アーチワイヤーを装着して生み出される矯正力によって，個々の歯を三次元的に制御して不正咬合を是正する治療法のこと．

➡ 紐状弧線装置，ブラケットポジション，マルチブラケット装置

**エッチング** えっちんぐ etching 歯質接着時の歯面処理材として用いられる酸性の薬剤．使用目的は歯面清掃ならびに歯面の粗造化である．エナメル質には一般的に30〜40％正リン酸水溶液が用いられ，象牙質には有機酸，あるいは酸性モノマーを用いる．金属やセラミックスに対しても用いられる場合がある．この場合は表面性状の改質などが目的である． ➡ トータルエッチング

**ENAP** えなっぷ excisional new attachment procedure ➡ 新付着手術，新付着手術法

**エナメリン** えなめりん enamelin 幼若期のエナメル芽細胞によって，合成・分泌されるエナメルタンパク質．分子量7-70kDaのさまざまな大きさのタンパク質の複合体．酸性タンパク質で，ヒドロキシアパタイト結晶に強い親和性をもつことから，エナメル質の石灰化により深く関わっている．石灰化に伴い低分子化され，消失していくが，成熟後も結晶周囲にごくわずか残存し，成熟エナメル質のタンパク質の多くを占める．

**エナメル芽細胞** えなめるさいぼう ameloblast 内エナメル上皮が分化してできる細胞で，エナメル小柱を形成したりエナメルタンパクを合成したりするなど，基質形成期から成熟期を通じてエナメル質形成に関与する． ➡ 歯乳頭，内エナメル上皮

**エナメル器** えなめるき enamel organ 帽状期歯胚の歯堤先端部で形成が始まる構造で，内・外エナメル上皮と星状網へ分化する． ➡ 外エナメル上皮，内エナメル上皮

**エナメル結節** えなめるけっせつ enamel knot 帽状期から鐘状期に形成される一過性の構造で，咬頭形成に関わるシグナルセンターとして重要と考えられている．

**エナメル索** えなめるさく enamel cord エナメル結節やエナメル陥凹と同じく，帽状期から鐘状期に形成される一過性の構造．

**エナメル質** えなめるしつ enamel 歯冠を構成し，結晶リン酸カルシウム（ヒドロキシアパタイト）を95％以上含んだ硬組織で，エナメル芽細胞によって形成されるエナメル小柱という構造をとる．横紋やレチウス条などの成長線が認められる． ➡ 琺瑯質

**エナメル質う蝕** えなめるしつうしょく enamel caries エナメル質に限局したう蝕のこと．視診では白斑や褐色斑が認められる．再石灰化による治癒が期待できる．

**エナメル質形成不全** えなめるしつけいせいふぜん enamel hypoplasia, enamel malformation エナメル芽細胞が遺伝的因子によって障害され，エナメル質に形成不全や石灰化不全をきたす疾患．また遺伝的因子以外にも外傷，炎症，放射線被曝，栄養障害，内分泌障害，先天性梅毒，出産時の環境変化などが原因で生じるものもある． ➡ ターナーの歯，斑状歯

**エナメル質減形成** えなめるしつげんけいせい enamel hypoplasia 歯の形成過程で生じたエナメル質の形成異常のこと．白斑や歯の表面が粗造になるなどの形態，あるいは組織学的構造異常を伴う．重度の場合にはエナメル質が全く形成されないこともある．遺伝性に生じると，遺伝性エナメル質形成不全症と呼ばれる． ➡ エナメル質低形成

**エナメル質石灰化不全** えなめるしつせっかいかふぜん enamel hypocalcification 歯の発育過程における石灰化期の異常による．全身的，あるいは局所的な要因で起こるエナメル質の石灰化障害．歯冠部の部分的な白斑や表面の陥凹としてみられる．量の異常ではなく，いわゆる固まり方の異常．

**エナメル質低形成** えなめるしつていけいせい enamel hypoplasia ➡ エナメル質減形成

**エナメル小柱** えなめるしょうちゅう enamel rod, enamel prism エナメル質の基本構造．高度に石灰化したヒドロキシアパタイトで構成されている．直径約4μmで，エナメル象牙境から表層に向かって放射状に走行している．

**エナメル上皮** えなめるじょうひ enamel epithelium エナメル器の構成要素で，内エナメル上皮と外エナメル上皮がある．内エナメル上皮はエナメル芽細胞へと分化する．内外エナメル上皮の間に星状網が形成される．

**エナメル上皮腫** えなめるじょうひしゅ ameloblastoma 最も代表的な歯原性腫瘍

で，わが国では歯牙腫に並び発生率が高い．下顎臼歯部～下顎枝部に好発する．顎骨の無痛性の膨隆や変形を生じ，歯の移動や歯根の吸収などがみられる．エックス線的には多房性の境界明瞭な透過像を示す．良性腫瘍であるが，局所侵襲性の増殖態度を示し，再発率も高い．

**エナメル真珠** えなめるしんじゅ enamel pearl ■ エナメル滴

**エナメル髄** えなめるずい enamel pulp ■ 星状網

**エナメル叢** えなめるそう enamel bush, enamel tuft エナメル象牙境から表面に向かって伸びる低石灰度のエナメル質．

**エナメル滴** えなめるてき enamel drop 歯頸部や歯根部表面に出現する半球形，あるいは半卵円形のエナメル質の塊．第三大臼歯に最も多くみられる．■ エナメル真珠

**エナメル突起** えなめるとっき enamel projection 大臼歯の根分岐部において異所性，限局性に形成されたエナメル質の突出のこと．滴状のエナメル突起はエナメル滴，あるいはエナメル真珠という．大きいものは内部に象牙質や異常髄室角を有することがある．上下顎大臼歯が好発部位．

**エナメル白斑** えなめるはくはん enamel white spot, white spot on enamel ■ ホワイトスポット，白斑

**エナメル斑** えなめるはん enamel opacity 外見上のエナメル質組織・構造の異常で，エナメル質の斑状所見や不透明所見，あるいは色調異常や減形成状態などが認められる．

**エナメル紡錘** えなめるぼうすい enamel spindle 歯胚形成時に象牙細管の一部がエナメル質側に侵入してできる構造で，膨隆を示さないものは単純突起と呼ばれる．

**エナメルボンディングレジン固定** えなめるぼんでぃんぐれじんこてい enamel bonding resin splint 動揺歯と隣接歯を接触点部において，エナメルボンディングシステムを用い，連続的に接着固定する方法．簡便であり歯の削除を必要とせず審美的にも優れるため，前歯部において多用される．■ 接着性レジン固定，ダイレクトボンディングシステム固定，レジン隣接面間固定 ➡ 暫間固定

**エナメルマトリックスタンパク質** えなめるまとりっくすたんぱくしつ enamel matrix protein 幼若ブタの歯胚より抽出・精製したエナメルマトリックスタンパク質がセメント質再生を誘導することから，これを主成分とした材料が歯周組織再生療法に利用されている．■ エナメルマトリックスデリバティブ，エムドゲイン

**エナメルマトリックスデリバティブ** えなめるまとりっくすでりばてぃぶ enamel matrix derivative ■ エナメルマトリックスタンパク質，エムドゲイン

**エナメル葉** えなめるよう enamel lamella エナメル質表層まで達する低石灰化の薄板状構造で，エナメル質の亀裂に，唾液など有機物が侵入した構造と考えられている．

**NSAID** えぬえすえーあいでぃー non-steroid anti-inflammatory drug ■ 非ステロイド性抗炎症薬

**NST** えぬえすてぃー nutrition support team ■ 栄養サポートチーム

**NMスケール** えぬえむすけーる NM scale 家事・身辺処理，関心や意欲・交流，会話，記名・記憶，是当摘などの日常生活における生活能力について評価する観察式の評価尺度のこと．この5項目の点数を合計して，その総合点に応じて認知症の重症度を評価する．■ N式老年者用精神状態尺度

**NK細胞** えぬけーさいぼう natural killer cell ■ ナチュラルキラー細胞

**NGF** えぬじーえふ nerve growth factor ■ 神経成長因子

**NCD(s)** えぬしーでぃー non-communicable disease (s) 非感染性疾患の英語表記の略称．生活習慣病とほぼ同義と考えられている．がん，循環器疾患，糖尿病，COPDはNCDの四大疾病といわれており，世界レベルでの対応が求められている．■ 非感染性疾患 ➡ COPD，生活習慣病，メタボリックシンドローム

**N式老年者用精神状態尺度** えぬしきろうねんしゃようせいしんじょうたいしゃくど Nishimura's scale for rating of mental states of the elderly ■ NMスケール

**n-6系脂肪酸** えぬしっくすけいしぼうさん n-6 fatty acids, ω-6 fatty acids 多価不飽和脂肪酸のうち，その炭化水素鎖の末端から6番目と7番目の炭素の間に最

初の二重結合がある脂肪酸のこと．n-6 系脂肪酸には必須脂肪酸であるリノール酸とアラキドン酸が含まれる．ω-6 系脂肪酸ともいう．

n-3 系脂肪酸　えぬすりーけいしぼうさん　n-3 fatty acids, ω-3 fatty acids　多価不飽和脂肪酸のうち，その炭化水素鎖の末端から 3 番目と 4 番目の炭素の間に最初の二重結合がある脂肪酸のこと．n-3 系脂肪酸には DHA，EPA や必須脂肪酸である α-リノレン酸が含まれる．ω-3 系脂肪酸ともいう．

NBC 災害　えぬびーしーさいがい　NBC disaster　核物質（nuclear），生物（biological），化学物質（chemical）による特殊災害をいう．原発事故のような核による災害，炭疽菌のような生物による災害，サリン事件のような化学物質による災害の総称．

エネルギー代謝　えねるぎーたいしゃ　energy metabolism　生体が物質を代謝してエネルギーを獲得して生命を維持する反応および得られたエネルギーを用いて生体に必要な物質を合成する反応の総称．エネルギーはいったん，主に ATP として蓄えられる．

エノラーゼ　えのらーぜ　enolase　解糖系の酵素の一つで，2-ホスホグリセリン酸からホスホエノールピルビン酸への脱水反応を触媒する．マグネシウムイオン共存下でフッ素イオンにより阻害されることが知られている．

エバチップ　えばちっぷ　eva tip　PMTC に用いるプラスチックチップ．往復運動式のコントラアングルハンドピースに装着して使用する．チップ側面で隣接面や露出歯根面の清掃・研磨に用いる．

エピテーゼ　えぴてーぜ　facial prosthesis, extraoral prosthesis　先天的または事故や病気の後天的原因により体に欠損がある場合に，人工的な材料で補い，審美性の回復を図る装置．顎顔面補綴装置として製作される場合がある．シリコーン材料などが用いられる．

エピネフリン　えぴねふりん　epinephrine　■ アドレナリン

エプーリス　えぷーりす　epulis　"歯肉に生じる限局性腫瘤"を示す臨床的な診断名．歯肉結合組織や歯根膜から発生する肉芽組織様腫瘤で，歯間乳頭部に好発する．腫瘍類似疾患に分類される．

歯肉ポリープ，妊娠性エプーリス

FAST 分類　えふえーえすてぃーぶんるい　function assessment staging　Reisberg らが作成したアルツハイマー型認知症の観察式評価尺度のこと．認知症の有無や重症度を現在の状態像および発症から現在までの経過をもとに，ADL の障害の程度によって 7 段階で評価する．

FFD　えふえふでぃー　focus-film distance　■ 焦点フィルム間距離

FC 断髄法　えふしーだんずいほう　formocresol pulpotomy　炎症が冠部歯髄に限局している場合の歯髄炎に対して行う，歯髄切断法の一つ．切断面にホルムクレゾール（FC）を浸した綿球を 5 分間置いたのち，FC，ユージノールの液と酸化亜鉛の粉末を練和した糊剤で被覆する．殺菌作用により適応範囲は広いが，歯髄は失活する．毒性，発がん性の問題から，使用頻度は減少している．

FTND　えふてぃーえぬでぃー　Furgustoloam nicotine dependence test　■ ファーガストロームニコチン依存度テスト

エブネル腺　えぶねるせん　Ebner gland　有郭乳頭と葉状乳頭の粘膜固有層に存在する純漿液性の小唾液腺．味蕾の近傍に位置し，食物中の物質の溶解や味蕾を洗浄する役割をもつ．　■ 小唾液腺

エブネルの象牙層板　えぶねるのぞうげそうばん　Ebner dentin lamella　象牙細管に直交して存在する約 4μm おきに出現する成長線で，象牙質の 1 日の形成量に等しい．

エボラウイルス病　えぼらういるすびょう　Ebola virus disease　一類感染症．長さ 1μm ほどのひも状一本鎖 RNA ウイルスであるエボラウイルス（Ebola virus）による感染症．発病者が必ずしも出血症状を呈するわけではないことから，最近ではエボラ出血熱に代わり，エボラウイルス病と呼ばれている．ヒトへの感染性が非常に強く，血液や体液との接触により感染し，致死率が高い．感染初期は頭痛や発熱などの症状が出現するが，増悪すると血液凝固系異常を伴う出血傾向や多臓器不全，意識障害を呈する．　■ エボラ出血熱

エボラ出血熱　えぼらしゅっけつねつ　Ebola hemorrhagic fever　■ エボラウイルス病

MRI　えむあーるあい　magnetic resonance

**imaging** エックス線を使わずに、人体内部の水素原子核から放出されるエネルギーを利用して人体の断面像を得る画像診断法。強力な磁場を用いるため、検査の安全性に十分な注意を払う必要がある。 ■ 磁気共鳴撮像法

**MRSA** えむあーるえすえー methicillin-resistant *Staphylococcus aureus* ■ メチシリン耐性黄色ブドウ球菌

**MI** えむあい minimal intervention ■ ミニマルインターベンション, 最小の侵襲

**MIC** えむあいしー minimum inhibition concentration ■ 最小発育阻止濃度

**MESM** えむいーえすいえむ medical equipment safety manager ■ 医療機器安全管理者

**METs** えむいーてぃーえす（めっつ） metabolic equivalents 生活活動や運動を行ったときに安静時の何倍の代謝（カロリー消費）をしているかを示す。身体活動の強さを表す単位で、例えば、軽い散歩は 2.5METs, エアロビクスは 7.0METs である。METs と運動時間を掛け合わせて運動量を示す。

**MHC** えむえいちしー major histocompatibility complex ■ 主要組織適合遺伝子複合体

**MSQ** えむえすきゅー mental status questionnaire Kahn らによって作成された認知症の重症度を評価する質問式認知機能検査のこと。見当識と一般的な記憶に関する 10 項目の簡単な質問からなり、正答、誤答で評価を行う。

**MS 培地** えむえすばいち mitis-salivarius agar 口腔レンサ球菌を培養するための基本的な選択培地（寒天平板）。他の菌の生育を阻害したり鑑別を容易にしたりするために、色素（クリスタル紫, トリパンブルー）やスクロース（5%濃度), 亜テルル酸カリウムが含まれる。 ■ ミティス・サリバリウス培地 ⇨ MSB 培地

**MSB 培地** えむえすびーばいち mitis-salivarius-bacitracin agar 口腔レンサ球菌のうち、ミュータンスレンサ球菌を鑑別するため、MS 培地に抗生物質（バシトラシン）やスクロース（最終 20%濃度）などを加えたもの。 ■ ミュータンスレンサ球菌選択培地 ⇨ MS 培地

**MFT** えむえふてぃー oral myofunctional therapy ■ 口腔筋機能療法

**MMSE** えむむえむすいー mini-mental state examination 老年者の認知機能の代表的な国際評価スケールのこと。見当識、記憶力、計算力、言語能力、空間認知能力などを総合的に 30 点満点で評価する。24 点以上で正常と評価する。 ■ ミニメンタルステート検査

**MMP** えむえむぴー matrix metalloproteinase 活性中心に亜鉛などの金属イオンをもつタンパク質分解酵素。基質特異性などから番号が付され、コラーゲン（MMP-1, MMP-8), ゼラチン（MMP-2, MMP-9), プロテオグリカン（MMP-3）の分解など多様。 ■ マトリックス金属プロテアーゼ

**MMPI テスト** えむえむぴーあいてすと Minnesota multiphasic personality inventory test ■ ミネソタ多面人格テスト

**MWST** えむだぶりゅーえすてぃー modified water swallowing test ■ 改訂水飲みテスト

**MTF スコア** えむてぃーえふすこあ MTF score 脳卒中患者の早期リハビリテーション、神経学的回復の時期における上肢の運動機能の経時的変化を測定、記録することを目的として開発された検査法。8 種類の検査から上肢や手指動作を判定する。

**MTM** えむてぃーえむ minor tooth movement ■ マイナーツースムーブメント, 限局矯正治療

**エムデンマイヤーホフ経路** えむでんまいやーほふけいろ Embden-Meyerhof pathway ■ 解糖

**エムドゲイン** えむどげいん Emdogain ■ エナメルマトリックスタンパク質, エナメルマトリックスデリバティブ

**MPD 症候群** えむぴーでぃーしょうこうぐん myofascial pain dysfunction syndrome 咀嚼筋の機能異常によって引き起こされる顎関節症状の一つ。咀嚼筋、顎関節、あるいはその関連組織にみられる疼痛や機能障害を主症状とする。

**エラスチン** えらすちん elastin 結合組織に存在し、特に大動脈や靱帯など弾性を示す組織に多量に存在するタンパク質。グリシン、プロリンを多く含んでいるが、ヒドロキシプロリンが少なく、ヒドロキシリシンはない。デスモシンやイソデスモシンと呼ばれる 4 分子のリシン残基からなる構造体を中心に線維状タンパク

質が結合し，エラスチンに特徴的な編み目状構造を形成する．

**エラスティック** えらすてぃっく elastic
弾性力をもつポリウレタンゴムで，大きさと強さおよび形状に種類がある．目的に応じ結紮用モジュールや歯を動かすチェーン，顎間固定用エラスティック，歯間分離用セパレーター，紐状のエラスティックスレッドを使う．

**エラストマー印象材** えらすとまーいんしょうざい elastomeric impression material ➡ ゴム質印象材

**Ellisの分類【歯の外傷】** えりすのぶんるい Ellis-Davey classification 歯の外傷の分類の一つで，永久前歯の外傷の状態をclass 1～8に分類したもの．破折部位と歯髄との関係，露髄の有無，生活歯か非生活歯か，歯の位置変化などを基に分類している．現在は頻用されていない．

**Ellis-vanCreveld症候群** えりすヴぁんくれふぇるどしょうこうぐん Ellis-van Creveld syndrome, chondroectodermal dysplasia 常染色体の劣性遺伝による疾患．Ellisとvan Creveldにより命名された．軟骨外胚葉異形成症ともいう．下顎前歯部の骨欠損，先天欠如，形態異常が多く，先天性心疾患や多指症がみられる．➡ 軟骨外胚葉異形成症

**エリスリトール** えりすりとーる erythritol 四炭糖の糖アルコール．エリスロースを還元してつくられる．非う蝕誘発性．カロリーは低い．他の糖アルコールに比べ，摂取後にお腹がゆるくなりにくい．

**エリスロシン** えりすろしん erythrosine 歯垢染色剤として使用される食用赤色3号．食用タール色素に分類される合成着色料で，熱に強く，タンパク質と結合しやすい．食品添加物として，焼き菓子・かまぼこ・レッドチェリーなどに使用される．➡ 食用赤色3号

**エリスロマイシン** えりすろまいしん erythromycin マクロライド系抗生物質であり，細菌のリボソームでペプチド鎖が伸長するために必要なペプチド変換酵素を阻害し，静菌的に作用する．

**エルシニア** えるしにあ Genus Yersinia 鞭毛をもたない，卵円形をした通性嫌気性のグラム陰性桿菌．環境中に広く存在する人畜共通病原細菌である．1類感染症であるペストの原因菌であるYersinia pestis が代表的だが，小児において胃腸炎などを引き起こすYersinia enterocolitica（腸炎エルシニア）なども存在する．

**LD$_{50}$** えるでぃーごじゅう lethal dose 50% 投与した50％の動物が死亡する用量．急性毒性の指標としてしばしば使われる．この用量が大きいほど，安全性が高いといえる．➡ 50％致死量 ➡ 安全域，ED$_{50}$

**LDDS** えるでぃーでぃーえす local drug delivery system ➡ 局所薬物配送システム，局所薬物デリバリーシステム

**エルビウムヤグレーザー** えるびうむやぐれーざー Erbium YAG laser, Er: YAG laser 約2,940nmの波長を有する個体レーザー．歯質の切削にも軟組織の蒸散にも用いることができる．➡ Er：YAGレーザー

**Er：YAGレーザー** えるびうむやぐれーざー Erbium YAG laser ➡ エルビウムヤグレーザー

**エレクトロサージェリー** えれくとろさーじぇりー electric surgery 高周波電気メス．オールソリッドステイト方式により，切開，止血，凝固に安定した威力を発揮する．高周波領域で人体に対する刺激が周波数に反比例して小さくなることを利用している．

**エレベーター** えれべーたー elevator ➡ 挺子，ヘーベル

**遠隔転移** えんかくてんい metastasis がん細胞が最初にできたがんの病巣から離れた臓器やリンパ節に転移すること．

**塩基** えんき base 核酸の構成単位となるヌクレオチドを構成するもので，プリン塩基（アデニン・グアニン）とピリミジン塩基（シトシン・チミン・ウラシル）に大別される．チミンはDNAの，ウラシルはRNAの構成物であり，ほかはDNA，RNA共通である．

**嚥下** えんげ swallowing, deglutition 食物を口腔に取り込んでから胃に送り込むまでの一連の運動の過程のこと．

**嚥下圧測定** えんげあつそくてい swallowing pressure test 中咽頭，下咽頭および食道入口部の嚥下時の圧力を測定すること．嚥下時の咽頭内圧の変化や食道入口部の弛緩を把握することができる．

**嚥下位** えんげい swallowing position 嚥下運動の口腔期（嚥下第1期）における顎位．通常，正常有歯顎者では嚥下

時に咬directed位付近で咬合接触するので，無歯顎者の垂直的，水平的顎位の設定に利用される．

**嚥下外来** えんげがいらい outpatient dysphagia clinic 摂食嚥下障害の専門外来のこと．摂食嚥下外来や摂食嚥下リハビリテーション外来などとする病院もある．

**嚥下機能改善手術** えんげきのうかいぜんしゅじゅつ surgery for improving function of swallowing 嚥下効率を改善し，誤嚥をできるだけ少なくすることを目的とした嚥下治療・手術のこと．摂食嚥下リハビリテーションで経過をみて，嚥下機能の改善が見込めず，患者と家族のQOL向上につながらないときの選択肢として考慮される．手術によりすぐ経口摂取可能になるということではなく，より効果的な摂食嚥下リハビリテーションができる環境を整えることに主眼を置いている．喉頭挙上術と輪状咽頭筋切断，もしくは切除術などがあり，原則，喉頭機能は温存し音声機能を障害しない． ▇ 嚥下機能再建術

**嚥下機能獲得期** えんげきのうかくとくき acquisition stage of swallowing function 離乳開始の初期にみられ，舌の前後運動で咽頭へ食物を移送して嚥下する時期．上唇はほとんど動かず，口唇閉鎖が弱いため，口からのこぼれなどがみられることが多い．下唇の内転が特徴的な動きとしてみられる．

**嚥下機能再建術** えんげきのうさいけんじゅつ reconstructive surgery of swallowing function ▇ 嚥下機能改善手術

**嚥下機能賦活法** えんげきのうふかつほう activation of swallowing function 嚥下（食塊を口腔から胃に送り込む一連の運動）機能を活性化させる方法．

**嚥下訓練** えんげくんれん swallowing training 嚥下障害や嚥下困難がある者に対するリハビリテーション．食物を用いず行う間接訓練と，食物を用いて行う直接訓練に大別される．機能の改善を求める訓練だけでなく，代償法の習得が多く含まれる．

**嚥下訓練食** えんげくんれんしょく training food for dysphagia 嚥下機能に重度の障害がある者を想定した食品で，日常の食事ではなく直接訓練で用いるためのものである．ゼリーやとろみがついた水分などがこれに含まれる．

**嚥下経路** えんげけいろ swallowing tract 食物が口腔から取り込まれてから，口腔，咽頭を経由し，食道を通過して胃に到達するまでの経路のこと．特に咽頭通過時の経路を詳記する際にも用いられる．

**嚥下困難** えんげこんなん difficulties of swallowing 全身疾患や加齢により，水や食べ物が飲み込みにくくなることを総じて嚥下困難という．自覚的に訴えがある場合のほか，他覚的に食事の状態で判断することもある．

**嚥下困難者用食品** えんげこんなんしゃようしょくひん foods for patient with difficulty in swallowing 健康増進法に基づく特別用途食品の一つ．嚥下機能に何らかの問題がある者や，十分に栄養が摂れない者を想定した食品で，ゼリー状の食品からペースト・ミキサー食程度のものが含まれる．

**嚥下サポートチーム** えんげさぽーとちーむ swallowing support team (SST) 摂食嚥下障害患者に対して有効なサポートを行うための多職種からなるチーム．主治医および各科医師，歯科医師，看護師，栄養士・管理栄養士，言語聴覚士，理学療法士，作業療法士，歯科衛生士，薬剤師などからなる． ▇ SST，嚥下チーム

**嚥下障害** えんげしょうがい dysphagia, swallowing disorders 嚥下の際に起こる障害のこと．狭義では口腔期，咽頭期，食道期の障害をさすが，最近では先行期，準備期を含めた広義の意味でも用いられることもある．摂食嚥下障害という用語を用いる場合には先行期，準備期，口腔期，咽頭期，食道期のいずれかの部分の障害をさす．

**嚥下障害食** えんげしょうがいしょく foods for patient with difficulty in swallowing 嚥下食とも呼ばれ，摂食嚥下障害者がその障害の程度に合わせて安全に摂取できる，または栄養を確保できるために作られた食品．日本摂食嚥下リハビリテーション学会は，嚥下調整食という呼称を用いている．

**嚥下食ピラミッド** えんげしょくぴらみっど dysphagia diet pyramid 管理栄養士の金谷節子により発表された食事の難易度の分類．レベル0〜2がゼリーやペースト食など均一な物性のものをさし，これらを嚥下訓練食と呼ぶ．レベル3〜5

**嚥下性肺炎** えんげせいはいえん aspiration pneumonia ➡ 誤嚥性肺炎

**嚥下造影検査** えんげぞうえいけんさ video-fluoroscopic examination of swallowing (VF) 摂食嚥下障害が疑われる患者の障害の程度や嚥下動態をエックス線透視下に評価する検査．形態的・機能的異常，誤嚥，残留物の有無を評価する．診断のための検査や，食物，体位，摂取方法を検討する治療のための検査として用いられる．造影剤には硫酸バリウムや低浸透圧性非イオン性ヨード系造影剤が用いられる．➡ 嚥下透視検査，ビデオ嚥下造影検査，VF

**嚥下促通訓練** えんげそくつうくんれん deglutition training, swallowing-facilitation training 嚥下反射を誘発して，嚥下動作を促す訓練である．刺激方法は，口腔内を刺激する方法と，甲状軟骨から下顎まで感覚刺激を入力する方法がある．➡ 歯肉マッサージ，前口蓋弓冷圧刺激

**嚥下代償手技** えんげだいしょうしゅぎ swallowing compensation procedures ➡ 代償法

**嚥下チーム** えんげちーむ swallowing team ➡ 嚥下サポートチーム，SST

**嚥下調整食** えんげちょうせいしょく modified diet for dysphagic persons, dysphagia diet 嚥下機能障害に配慮して調整された食事．日本では嚥下障害者向けの食事に対して統一された名称が存在しなかったため，2013年に日本摂食嚥下リハビリテーション学会が発表した分類．食事は大きく5段階，とろみは3段階で分類されている．

**嚥下痛** えんげつう swallowing pain 嚥下時に誘発される咽喉部の疼痛のこと．嚥下痛を訴える疾患は，口腔・咽喉頭の炎症性疾患，悪性腫瘍をはじめ，亜急性甲状腺炎，茎状突起過長症，上喉頭神経内枝や舌咽神経咽頭枝由来の神経痛，異物などの耳鼻咽喉領域の疾患のほか，逆流性食道炎，食道カンジダ症，食道癌などの食道疾患，狭心症・胸部大動脈解離などの循環器疾患によるものなどがある．

**嚥下透視検査** えんげとうしけんさ video-fluoroscopic examination of swallowing, videofluoroscopy ➡ 嚥下造影検査，ビデオ嚥下造影検査，VF

**嚥下内視鏡検査** えんげないしきょうけんさ videoendoscopic evaluation of swallowing (VE) 直径3mm程度の内視鏡を経鼻的に挿入したまま食物を摂食させて咽頭・喉頭を観察し，嚥下の状態を観察すること．誤嚥の有無のみならず，訓練の適応決定にも利用できる．近年は訪問診療時にも活用されている．➡ VE

**嚥下の意識化** えんげのいしきか think swallow 嚥下を「意識して」行うことで誤嚥や咽頭残留を防止する方法．食事中に嚥下動作を集中して行うように声かけをすると効果的である．

**嚥下反射** えんげはんしゃ swallowing reflex 食物を飲み込むときに，軟口蓋が挙上すると同時に舌骨および喉頭が挙上し，咽頭収縮および食道入口部が開大することで，食塊が咽頭から食道に送り込まれる一連の反射的な運動のこと．嚥下反射中は声門が閉鎖され，呼吸はいったん停止する．

**嚥下補助食品** えんげほじょしょくひん supplementary food for swallowing 調理上の工夫として，増粘剤（とろみ調整食品）を液状の食品やきざみ食，ミキサー食に混ぜることによりとろみを付け，飲み込みやすくした補助食品のこと．

**嚥下補助装置** えんげほじょそうち auxiliary appliance for swallowing 先天的または後天的な形態や機能の異常による嚥下障害に対し，嚥下機能を補助するために使用する補綴装置のこと．軟口蓋挙上装置や舌接触補助床などがある．

**嚥下誘発テスト** えんげゆうはつてすと swallowing-provocation test カテーテルを鼻腔から口腔咽頭に挿入して，呼吸の終末に合わせて常温の水を注入し，口腔咽頭に感覚刺激を与えてから嚥下反射が誘発されるまでの時間を測定して嚥下機能を評価する．不顕性誤嚥の予測などに用いる．

**炎症** えんしょう inflammation 外部刺激に対する生体の防御反応であり，炎症部位では，発赤，腫脹，発熱，疼痛，機能障害の5つの臨床的症状があらわれる．

**炎症細胞** えんしょうさいぼう inflammatory cells 炎症に関与して炎症部位に分布する細胞のことで，好中球，好酸球，リンパ球，マクロファージ，肥満細胞などがある．

**炎症性肉芽** えんしょうせいにくげ inflammatory granulation tissue, diseased granulation tissue ☞ 不良肉芽

**エンジン** えんじん engine ☞ 歯科用エンジン

**遠心頰側咬頭** えんしんきょうそくこうとう distobuccal cusp 大臼歯咬合面で頰側に並ぶ，上顎大臼歯では2つ，下顎大臼歯では3つの咬頭のうち，上顎では遠心側，下顎では近心頰側咬頭と遠心咬頭の間に位置する咬頭．

**遠心咬頭** えんしんこうとう distal cusp 下顎大臼歯の咬合面で頰側に並ぶ3つの咬頭のうち，最も遠心にある咬頭．下顎大臼歯の5つの咬頭のなかで最も小さい．

**遠心性神経** えんしんせいしんけい efferent nerve 中枢神経系から末梢組織に情報を伝える神経の総称であり，運動神経とも呼ばれる．心筋，平滑筋，骨格筋や外分泌細胞，内分泌細胞などに情報を伝える．

**遠心舌側咬頭** えんしんぜっそくこうとう distolingual cusp 上・下顎大臼歯咬合面で舌側に並ぶ2つの咬頭のうち，遠心側の咬頭．上顎大臼歯の4つの咬頭のなかで最も小さい．

**遠心トリゴニッド隆線** えんしんとりごにっどりゅうせん distal trigonid crest 下顎第一乳臼歯の近心頰側咬頭と，近心舌側咬頭の中心咬合面隆線が連合して，1本の隆線となったもの．この隆線により，咬合面は大きい遠心小窩と小さい近心小窩に分けられる．

**遠心面** えんしんめん distal surface それぞれの歯で，歯列の正中線から遠ざかる方向にある面．

**エンジン用切削機械** えんじんようせっさくきかい cutting machine for engine エンジンにより切断や切削を行う機械．

**延性** えんせい ductility 弾性限を超える引張応力を材料に作用させたとき，塑性変形を示して引き延ばされる性質をいう．延性は引張試験における伸び，すなわち破断点のひずみの大きさで表す．

**エンゼル・ケア** えんぜる・けあ angel care 死後に行う清拭，化粧，体腔に脱脂綿を詰めるなどの処置のこと．亡くなった方の最後の顔を大切なものと考えたうえで，その人らしい容貌，装いを整えることを目的として行う．家族の意向，宗教などで実施を決める．

**延長ブリッジ** えんちょうぶりっじ cantilever fixed partial denture 欠損部位が遊離端の場合に，支台となる歯（支台歯）の遠心もしくは近心のどちらかの延長上にポンティックがくるブリッジのこと．☞ 遊離端ブリッジ

**延長腕鉤** えんちょうわんこう extended arm clasp ☞ エクステンディドアームクラスプ

**エンテロコッカス** えんてろこっかす Genus *Enterococcus* 健常者の腸管に常在する通性嫌気性のグラム陽性球菌．日和見感染における病原体で，尿路感染症や敗血症などの原因となる．ヒト臨床検体から多く分離されるのは *Enterococcus faecalis* である．近年はバンコマイシン耐性腸球菌（VRE）の増加が問題となっている．☞ 腸球菌

**円筒歯** えんとうし barrel-shaped tooth 歯冠の形態が円筒状で丸みを帯びている歯．上顎側切歯に多くみられる．正常な側切歯よりも小さい．☞ 樽状歯 ➡ 矮小歯

**エンドカッター** えんどかったー end cutter アーチワイヤーが装着された口腔内で，バッカルチューブの遠心から突き出た余分なワイヤーを切断するために用いる器具．口腔内で切断端が飛ばないように把持できる機能がついており，セーフティーディスタルエンドカッターともいう．

**エンドカッティングバー** えんどかっていんぐばー end cutting bur 形は円柱状で，頭部にのみ刃がついている回転切削具である．歯肉側壁（歯頸側壁）の掘り下げや，ショルダーを形成するために用いる．

**エンドサイトーシス** えんどさいとーしす endocytosis すべての真核細胞が行う小型の小胞が形成される飲作用と，専門の食細胞が行う大型粒子を取り込む食作用がある．

**エンドタフトブラシ** えんどたふとぶらし end-tuft brush ☞ タフトブラシ，ワンタフトブラシ

**エンドトキシンショック** えんどときんしょっく endotoxin shock エンドトキシンによるショック．エンドトキシンとは，グラム陰性桿菌細胞壁の構成成分であるリポ多糖類（LPS）である．一般的には，グラム陰性桿菌の死滅や破壊に伴

い，エンドトキシンによって，単球・マクロファージの細胞膜レセプターから炎症性メディエーターが産生され，血管内皮障害や血管透過性亢進，好中球や凝固系の活性化を惹起し，ショックとなる．

**エンドドンティックエキスプローラー** えんどどんてぃっくえきすぷろーらー end-odontic explorer 根管内の深いところにまで挿入し，探ることができるように，細く直線的な歯内療法で用いる探針．
■ 直探針 ➡ 歯科用探針

**エンドポイント** えんどぽいんと endpoint 治療行為の有効性を示すための評価項目のこと．

**エンパワメント** えんぱわめんと empowerment エンパワー（empower）とは，もともと力を与えるという意味．個人や集団が本来もっている能力を引き出し，発揮できるようにすること．

**延命** えんめい life-support 死の危険にさらされている状態で，死を先延ばしにすることを目的として施される医療行為のこと．延命処置ともいう．

**延命医療** えんめいいりょう life-prolong medicine, life-support treatment, life-sustaining treatment 治療によって死を避けることができない患者に対し，死を少しでも先に延ばすための医療．特に人工呼吸器や血液透析，人工心臓，心肺補助装置の使用や薬物療法などをさす．

## お

**おいしさ** taste 食品の物理的，化学的刺激だけでなく，食べる環境や，身体的・心理的な側面から総合的に判断し，人はおいしさを感じる．

**横口蓋ヒダ** おうこうがいひだ transverse palatine fold 硬口蓋前方部で口蓋縫線の両側にみられる数列の横走するヒダ．幼児では著明であるが，高齢者ではほとんど消失する． ▶ 口蓋皺襞

**横口蓋縫合** おうこうがいほうごう transverse palatine suture 骨口蓋の後部を横走し，左右の上顎骨の口蓋突起と左右の口蓋骨の水平板との間の縫合で，不動関節に分類される．成長期に口蓋の大きさを左右する．

**黄色環** おうしょくかん yellow ring ▶ カドミウムリング

**黄色歯** おうしょくし yellow tooth 妊婦や小児がテトラサイクリン系抗菌薬を長期に服用した場合にみられる歯の形成障害の一つ．歯の石灰化期に重なることで黄色や灰褐色に着色される．内因性着色の原因である．

**黄色ブドウ球菌** おうしょくぶどうきゅうきん *Staphylococcus aureus* 敗血症，下痢，食中毒の原因となる通性嫌気性のグラム陽性球菌．膿や喀痰などの臨床検体から検出される．メチシリンに耐性を示す黄色ブドウ球菌（MRSA）や，バンコマイシン耐性黄色ブドウ球菌（VRSA）が院内感染の原因菌として問題となっている．

**横走隆線** おうそうりゅうせん transverse ridge 小臼歯の咬合面で，頰側咬頭の中心咬合面隆線と舌側咬頭の中心咬合面隆線が結合した連合隆線．

**黄体ホルモン** おうたいほるもん luteinizing hormone 主にプロゲステロンをさす．排卵後に形成された黄体から分泌される女性ホルモンで，子宮内膜を分泌期へ移行させ受精卵の着床を促す．妊娠が成立しないと，黄体はプロゲステロン産生を停止し白体へと変化する．

**横断調査** おうだんちょうさ cross-sectional study ある一時点において観察集団に認められる疾病などの事象について，何らかの要因との関係を含めて記載する状況調査である．事象への要因の関与を推察することができる．

**嘔吐** おうと vomiting, emesis 反射性の運動であり，胃や腸の内容物を食道および口腔内を経て口腔外に排出すること．胃腸への刺激だけでなく，平衡感覚への刺激や情動，化学療法や放射線治療中にも起こる．

**嘔吐反射** おうとはんしゃ vomiting reflex 口腔内に異物が入ることによって認められる反射．反射の程度に違いがあり，歯科治療器具の口腔内挿入により反射が起こる場合には治療が困難となる．

**横紋【エナメル小柱の】** おうもん cross striation エナメル小柱の縦断面にみられる約 $4\mu m$ 間隔の線条．無染色の研磨標本で明瞭に観察され，エナメル質の成長線と考えられているが，諸説ある．

**応用行動分析** おうようこうどうぶんせき applied behavior analysis 問題行動の分析から得た知見を，理解や修正に応用する行動形成法．オペラント条件づけと同様，快刺激の正の強化によって望ましい行動へと変化させていく．発達障害児などの療育の場で応用されている．

**応力** おうりょく stress 材料に外力（荷重）が作用すると，この外力に対して抵抗する力が内部に生じる．これを内力といい，単位断面積あたりの内力を応力という．応力は大きさと方向をもつベクトルである．

**OE** おーいー intermittent oro-esophageal tube feeding 口腔ネラトン法，IOC，間欠的経口経管栄養法

**OHI** おーえいちあい oral hygiene index 口腔衛生状態を評価する指標で，Greene と Vermillion が 1960 年に考案した．口腔内を 6 分割し，頰側，舌側（口蓋側）の各歯面に付着しているプラーク（DI：debris index）と歯石（CI：calculus index）の付着・沈着面積の最高値を各ブロック代表値とし，すべて合計する．そのあとに区分数で割り，算定する．最小値 0，最高値 12． ▶ 口腔衛生指数

**OHI-S** おーえいちあいえす oral hygiene index-simplified OHI を簡略化した口腔衛生状態を評価する指標で，Greene と Vermillion が 1964 年に考案した．対象歯を，16，11，26，31 は唇頰側のみ，36，46 は舌側のみとし，プラーク（DI）と歯石（CI）の付着・沈着面積を合計したあとに全区分の数で割り，算定する．

最小値0，最高値6． ■ 簡略化口腔清掃指数

**Ochsenbein チゼル** おーしゃんびんちぜる Ochsenbein chisel 歯周外科手術時に用いる骨ノミの一種．主に歯槽骨切除術や歯槽骨整形術に用いられるが，フラップ手術時の歯肉弁の翻転や，歯根周囲の残存結合組織の除去などにも用いられる．

**オータコイド** おーたこいど autacoid 局所ホルモンとも呼ぶ．通常ホルモンは標的器官がホルモン産生器官から離れているが，産生する器官の近くで作用する生理活性物質をさす．神経伝達物質よりは作用範囲が広い． ■ 局所ホルモン ■ 神経伝達物質，ホルモン

**OT** おーてぃー occupational therapist ■ 作業療法士

**OTC医薬品** おーてぃーしーいやくひん over-the-counter medicine OTC は Over The Counter の略語で，薬局などで処方せんを必要とせずに購入できる市販の医薬品．要指導医薬品と一般用医薬品に分類される．また一般用医薬品は，安全性上のリスクの程度に応じて第1類〜第3類薬品に分類されている．

**Oデータ** おーでーた objective information ■ 客観的情報

**オートクレーブ** おーとくれーぶ autoclave 高圧蒸気滅菌器のこと．通常，120〜121℃蒸気圧 2kg/cm$^2$ で20分間行う．B型肝炎ウイルスや芽胞にも有効で，短時間で確実な滅菌ができる．安全で低コストであり，ほとんどの器具・リネンに使用できる． ■ 高圧蒸気滅菌器

**オーバーインスツルメンテーション** おーばーいんすつるめんてーしょん over instrumentation 器械的根管拡大中に，リーマーやファイルが根尖孔を越えて，歯周組織に穿通してしまったこと．これによって歯周組織の機械的損傷や器具に付着していた根管内容物が歯周組織に押し出され，急性炎症を引き起こす原因となる．

**オーバーオールレシオ** おーばーおーるれしお overall ratio 上下顎の永久歯の大きさの調和・不調和を評価するトゥースサイズレシオの一つ．上下顎それぞれで，中切歯から第一大臼歯までの歯冠近遠心幅径の総和(mm)を算出し，その比率を，(下顎12歯の幅径総和／上顎12歯の幅径総和)×100(％)で求める． ■ トゥースサイズレシオ

**オーバーコレクション** おーばーこれくしょん overcorrection 矯正治療後に後戻りが生じることを予想して，適正な位置を越えて過度に歯や顎骨を移動しておき，後戻りの結果，正常な位置にもっていく保定の方法．

**オーバージェット** おーばーじぇっと overjet, horizontal overlap 歯を咬み合わせたときの上下歯の水平被蓋距離をいう．上顎歯が外側にある場合をプラス，下顎歯が外側にある場合をマイナスとする． ■ 水平被蓋

**オーバーデンチャー** おーばーでんちゃー overdenture, overlay prosthesis, telescopic denture 歯根，あるいはインプラントを被覆する形態の可撤性義歯．通常の少数残存歯症例の残存歯の根面に，根面板，根面アタッチメント，磁性アタッチメントなどを適用または歯根あるいはインプラントを植立後に本形態の義歯を設計する．負担能力に劣る残存歯の歯冠歯根比の改善，抜歯による顎堤吸収の防止，歯根膜感覚の活用などを期待した補綴装置である． ■ オーバーレイデンチャー，残根上義歯

**オーバーバイト** おーばーばいと overbite, vertical overlap 歯を咬み合わせたときの上下歯の垂直被蓋距離をいう．上下歯が重なっている場合をプラス，重ならずに開いている場合をマイナスとする． ■ 垂直被蓋

**オーバーフィリング** おーばーふぃりんぐ over filling 根管充填の際に，根管充填材が生理的根尖孔を越えて歯周組織まで溢出してしまった状態のこと．これが継続的な疼痛や予後不良の原因となることがある．

**オーバーレイデンチャー** おーばーれいでんちゃー overdenture ■ オーバーデンチャー，残根上義歯

**O-P【歯科衛生過程の】** おーぴー observation plan 歯科衛生計画の3つの立案(ケア計画，教育計画，観察計画)の一つ．歯科衛生ケアや教育を行うことにより問題点の変化がみられるため，何を観察するかの計画を立てること． ■ 観察計画(観察プラン) ■ E-P, C-P

**オーラルジスキネジア** おーらるじすきねじあ oral dyskinesia 舌・口腔・下顎

口唇などを絶えずもぐもぐと動かすような不随意運動のこと．明らかな原因やメカニズムは特定されていないが，中枢性に生じる突発性のものと，パーキンソン病治療薬や向精神病薬による薬剤性のものに分類される．　⇒ジスキネジア

**オーラルスクリーン** おーらるすくりーん oral screen　習慣性の口呼吸を矯正するために，小臼歯部から前歯部の口腔前庭にスクリーン状の軟性レジンやプラスチックを挿入し，口呼吸を防止させる装置．耳鼻科的疾患を有する患者には使用しない．

**オーラルディアドコキネシス** おーらるでぃあどこきねしす oral diadochokinesis　特定の舌・口唇・軟口蓋などの運動の速度や巧緻性を発音状況で評価するもの．口唇の動きは"pa"，舌前方の動きは"ta"，舌後方の動きは"ka"の発音で評価する．これらの異なった音を連続発音させる評価法もある．

**オーラルフレイル** おーらるふれいる oral fraility syndrome　老年期における口腔機能の健常な状態から障害に至る中間の状態の呼称である．日本老年歯科医学会より老年期における口腔機能の低下の呼称として「oral frailty syndrome」が提案（2013年）され，厚生労働省調査事業報告書にて「オーラルフレイル」が提言（2014年）された．口腔機能の低下を表す総称として用いられることが多い．　⇒フレイル

**オーラルプロフィラキシス** おーらるぷろふぃらきしす oral prophylaxis　歯科疾患の抑制や予防のために，歯科医師や歯科衛生士が行う専門的歯科予防処置で，歯・口腔の健康・保持増進のために行う．う蝕に対するフッ化物応用，小窩裂溝填塞などの処置があり，歯周疾患に対するものには歯垢・歯石除去や機械的歯面清掃などがあり，プロフェッショナルトゥースクリーニング（PTC，PMTC）も手法の一つといえる．　＝口腔予防法

**オーラルリハビリテーション** おーらるりはびりてーしょん oral rehabilitation　咬合に起因する顎口腔系の機能異常に対して，固定性補綴装置などによって咬合の再構築を行うことで機能の回復を図ること．＝オクルーザルリコンストラクション，咬合再構成

**オールインワンアドヒーシブシステム** おーるいんわんあどひーしぶしすてむ all-in-one adhesive system　歯質への接着システムの一つで，エッチング，プライミング，ボンディングの3つのプロセスを一括して一つの処理液で行う．主な成分は酸性の接着性モノマー（MDPや4-AET）とボンディングに必要なジメタクリレートからなり，2ボトルを混合するタイプと1ボトルタイプがある．　＝ワンステップ接着システム

**オールセラミッククラウン** おーるせらみっくくらうん all-ceramic crown　セラミックスのみで製作されたクラウンのこと．審美性が高い補綴装置である．

**悪寒戦慄** おかんせんりつ chill and rigor　発熱の初期に起きる，病的な寒気のこと．悪寒のあとには38℃以上の高熱が続くことも多い．

**オキシゲナーゼ** おきしげなーぜ oxygenase　＝酸素添加酵素

**オキシタラン線維** おきしたらんせんい oxytalan fiber　線維芽細胞が分泌する弾性系線維で，歯根膜中に存在する微細線維の束である．セメント質に埋入することはあるが，歯槽骨には埋入しない．

**オキシドール** おきしどーる oxydol　一般用医薬品の殺菌消毒剤として2.5〜3.5w/v%の過酸化水素（$H_2O_2$）のこと．歯内療法では根管の洗浄剤として用いる．

**オキシトシン** おきしとしん oxytocin　2種類ある下垂体後葉ホルモン（バソプレッシンとオキシトシン）の一つであり，子宮筋収縮と射乳作用がある．分娩時の機械的刺激や授乳時に乳児が乳首を吸引することなどで分泌が促される．

**オキシドレダクターゼ** おきしどれだくたーぜ oxidoreductase　＝酸化還元酵素

**オクタリン酸カルシウム** おくたりんさんかるしうむ octacalcium phosphate　ヒドロキシアパタイト結晶がつくられる前段階のリン酸カルシウムで，化学式は$Ca_8H_2(PO_4)_6\cdot 5H_2O$．結晶構造はヒドロキシアパタイトと似ているが，それよりカルシウムが少なく，石灰化の初期に析出すると考えられている．ヒドロキシアパタイトやβ-リン酸三カルシウムと同様に人工骨として期待されており，優れた骨再生能を示す．

**オクルーザルスプリント** おくるーざるすぷりんと occlusal splint　歯列の咬合面

を被覆する可撤式マウスピース型装置で，歯ぎしりや顎関節症の治療に用いられる．また，強い咬合圧を分散することで歯周組織を保護できることから，外側性可撤式の暫間固定装置としても用いられる．
🔲 バイトスプリント　➡ ナイトガード

**オクルーザルリコンストラクション**　おくるーざるりこんすとらくしょん　occlusal reconstruction　➡ オーラルリハビリテーション，咬合再構成

**押しつぶし機能獲得期**　おしつぶしきのうかくとくき　acquisition stage of squashing function　舌が上下に動いて，口蓋と舌で食物を押しつぶすことが可能な時期．離乳食を開始して口唇や顎の閉鎖が安定してくるとみられる．つぶした食物をまとめて，食塊形成が徐々に上手になる．上下の口唇がしっかりと閉じて薄くなり，左右の口角が同時に伸縮する動きが特徴的な動きとしてみられる．

**おしゃぶり**　pacifier　乳児や幼児期初期に用いられている．小児の精神的安定につながり，口唇周囲筋への刺激にもなっていると考えられる一方，離乳が完了した以降も継続して使用していると歯列咬合に影響を及ぼす．

**悪心**　おしん　vomiturition, nausea　嘔吐を引き起こす不快感や苦痛感，吐き気のことで，必ずしも嘔吐は伴わない．暴飲暴食やフッ化物などの有害物質を過剰に摂取すると，延髄の嘔吐中枢が刺激されることによって惹起される．　➡ 吐き気

**オステオエクトミー**　おすておえくとみー　osteoectomy　➡ 歯槽骨切除術

**オステオカルシン**　おすておかるしん　osteocalcin　骨の非コラーゲン性タンパク質の10〜20％を占めるが，象牙質には少ない．グルタミン酸にカルボキシ基が付加されて生成されるγカルボキシグルタミン酸残基のことをGlaと呼び，この反応にはビタミンKが必須である．2つのカルボキシ基によってカルシウム結合性があり，石灰化の調節に関与すると考えられている．　➡ 骨Glaタンパク質

**オステオプラスティ**　おすておぷらすてぃ　osteoplasty　➡ 歯槽骨整形術

**オステオポンチン**　おすておぽんちん　osteopontin　非コラーゲン性タンパク質で，分子のほぼ中央に存在するRGD配列を介して骨芽細胞のインテグリンと結合し，骨芽細胞の初期分化を促進する．他方，破骨細胞とも結合し，骨吸収を促進することも報告されている．

**オタワ憲章**　おたわけんしょう　Ottawa Charter for Health Promotion　1986年にカナダのオタワで世界ヘルスプロモーション会議が開催され，健康教育推進のための成果がまとめられた．憲章では，健康改善のための5つのヘルスプロモーション戦略も示された．　➡ ヘルスプロモーション

**オッセオインテグレーション**　おっせおいんてぐれーしょん　osseointegration　生活を営む骨組織と機能負荷を受けているインプラント体表面が，直接的構造的に結合している状態のこと．現在では光学顕微鏡レベルで骨組織とインプラント体表面が軟組織を介さずに接触し，機械的な結合を維持している様相をさす．Brånemarkらによって提唱された．

**オトガイ**　おとがい　chin, mentum　下顎体の前方にある硬い骨性の部位を示し，唇側にあるオトガイ隆起，その下方の一対のオトガイ結節から構成される．舌側には4つのオトガイ棘（左右のオトガイ舌筋棘とオトガイ舌骨筋棘）が存在する．霊長類ではヒトにだけみられる形態的特色である．発生学的には，軟骨性由来で他の膜性骨化の部位と区別する．

**オトガイ下隙**　おとがいかげき　submental space　顎舌骨筋の下方で特に左右の顎二腹筋前腹に囲まれた空間．下顎前歯部，小臼歯部からは舌下隙やオトガイ下隙に炎症が波及しやすく，オトガイ下部の腫脹，皮膚の発赤などを呈したり，舌の運動障害を生じやすい．

**オトガイ下三角**　おとがいかさんかく　submental triangle　舌骨および左右の顎二腹筋前腹により囲まれる三角形の領域．オトガイ下リンパ節を認める．

**オトガイ下動脈**　おとがいかどうみゃく　submental artery　顔面動脈の枝．下顎下縁に沿って前方に走行し，顎下部を分布域とする．

**オトガイ下リンパ節**　おとがいかりんぱせつ　submental lymph node　オトガイ下三角に存在するリンパ節で，下唇，舌尖，オトガイからのリンパが流入する．

**オトガイ棘**　おとがいきょく　mental spine　下顎骨内側面正中部にみられる2対（上

1対，下1対）の小突起．おのおの，オトガイ舌筋棘，オトガイ舌骨筋棘と呼ばれ，同名の筋が付着する．

**オトガイ筋** おとがいきん mental muscle
下顎骨正中部歯槽隆起から起こり，オトガイ部皮膚に停止する．オトガイ部皮膚の挙上を行う．

**オトガイ形成術** おとがいけいせいじゅつ genioplasty オトガイ部の前後的あるいは垂直的な形態異常に対して，同部の骨切り術によって形態的・機能的改善を図る手術．顎変形症患者の治療では，上顎骨あるいは下顎骨の移動術の際に必要に応じて併用される．

**オトガイ孔** おとがいこう mental foramen
下顎第二小臼歯直下，下顎体中央部付近で後上方に開口する孔．下歯槽動・静脈，下歯槽神経が通過し，おのおの，オトガイ動・静脈，オトガイ神経となる．

**オトガイ三角** おとがいさんかく mental triangle 左右側オトガイ結節とオトガイ隆起で形成する三角形の隆起した領域．この三角を含めた下顎体の前方隆起部はオトガイと呼ばれ，ヒトの下顎の特徴となる．

**オトガイ神経** おとがいしんけい mental nerve 三叉神経第3枝である下顎神経の主要な枝である下歯槽神経は下顎管を通過し，下顎骨外面にあるオトガイ孔を出るとオトガイ神経となり，オトガイ部や下唇部の皮膚や粘膜に分布してその知覚を支配する．オトガイ孔伝達麻酔はこの部位の麻酔である．

**オトガイ唇溝** おとがいしんこう mentolabial sulcus 下唇とオトガイとの間にみられる横溝．

**オトガイ動脈** おとがいどうみゃく mental artery 下歯槽動脈は，オトガイ孔を出てオトガイ部となり，走行し下唇に分布する．

**オトガイ帽** おとがいぼう chin cap チンキャップとも呼ばれる顎外固定装置の一つ．下顎骨，あるいは歯の後方移動が目的で，ヘッドキャップを頭にかぶって装着し，下顎の成長抑制や上下顎の位置を調整する．

**オトガイ帽装置** おとがいぼうそうち chin cap appliance ▣ チンリトラクター，チンキャップ

**オドランド小体** おどらんどしょうたい Odland body ▣ 層板顆粒

**オドントプラスティ** おどんとぷらすてぃ odontoplasty 根分岐部の清掃性の向上や歯肉の再付着を目的として行う歯の形態修正．一般にファーケーションプラスティの際に，エナメル突起の削除，根分岐部の拡大，歯頸部の強すぎる豊隆の削合調整などが行われる．歯の整形術 ▣ ファーケーションプラスティ

**オパール様象牙質** おぱーるようぞうげしつ opalescent dentin 常染色体優性遺伝による象牙質形成不全症の患児にみられる歯の形成障害．骨形成不全症の一症状としてもみられる．異常な象牙質により宝石のオパールのような光沢で黄褐色や灰色，琥珀色を呈する．

**オピオイド** おぴおいど opioid 中枢・末梢神経のオピオイド受容体に結合して，モルヒネに類似した鎮痛作用を示す物質の総称である．植物由来のオピオイド，化学的に合成・半合成したオピオイド，体内で産生される内因性オピオイドペプチドがある．

**オフィスブリーチング** おふぃすぶりーちんぐ office bleaching 歯科診療施設で行われる歯の漂白法．▣ ホームブリーチング

**オフセットブレード** おふせっとぶれーど offset blade 手用スケーラー刃部の内面に対して，ローワーシャンクが，目的に合わせ一定の傾斜していること（例：グレーシータイプキュレットスケーラー）．

**オベイト型ポンティック** おべいとがたぽんてぃっく ovate pontic ブリッジのポンティック基底面の形態で，前処置として粘膜に凹部を外科的に形成し，凸状（卵型）の基底面を粘膜に密着させるため，清掃性に劣る．審美性を重視する前歯部に適応する．

**オペーク** おぺーく opaque 不透明を意味し，前装冠の金属色を遮断する目的で使用される．ガラス質やポリマーなどのマトリックス中に屈折率の異なる物質を粒子として混在させると，光が散乱されることにより不透明にみえる．チタニア，ジルコニアが効果的である．

**オペラント条件づけ** おぺらんとじょうけんづけ operant conditioning 小児への歯科的対応法の一つ．環境変化に伴って変化する行動をオペラント行動といい，小児が歯科治療に協力的な自発的行動がとれるように，正や負の強化因子（小児を

褒めたり注意したりなど）を用いて管理する方法．

**親知らず** おやしらず wisdom tooth ➡ 智歯

**オリゴ糖** おりごとう oligosaccharide
少数の単糖がグリコシド結合した糖類を総称してこう呼ぶ．結合する糖の数に関する明確な定義はなく，以前は2～6個程度のものをさしたが，その後，10個以上のものにも使われるようになり，多糖との境目も曖昧になっている．

**オルニチン回路** おるにちんかいろ ornithine cycle ➡ 尿素回路

**オルバン型メス** おるばんがためす Orban knife ➡ オルバンメス，オルバンナイフ

**オルバンナイフ** おるばんないふ Orban knife ➡ オルバンメス，オルバン型メス

**オルバンメス** おるばんめす Orban knife
歯周ナイフ（ペリオドンタルナイフ）の一種．角度のついた槍型のブレードと複屈曲のシャンクが特徴で，臼歯部での歯肉切開に適用．隣接歯間部歯肉の切除にも用いられる．➡ オルバン型メス，オルバンナイフ

**オレリーのPCR** おれりーのぴーしーあーる O'Leary's PCR ➡ プラークコントロールレコード，オレリーのプラークコントロールレコード，PCR

**オレリーのプラークコントロールレコード** おれりーのぷらーくこんとろーるれこーど O'Leary's plaque control record, O'Leary's plaque index, O'Leary's index ➡ プラークコントロールレコード，オレリーのPCR，PCR

**温罨法** おんあんぽう moist heat 患部を温めて局所血管を拡張し，血液やリンパ液の循環を促進させる治療法．➡ 罨法

**オンコロジー** おんころじー oncology
腫瘍学のこと．腫瘍の性質や特徴から腫瘍の原因・治療などを研究する学問である．

**音声障害** おんせいしょうがい voice disorder
年齢，性別から考慮して異常に聞こえる音声すべてをいう．発声器官のいずれかに器質的または機能的障害が生じて起こり，主として声帯，声門部病変が多く，主症状は嗄声としてみられる．

**温度感覚** おんどかんかく thermal sensation, temperature sensation 体性感覚の一つで，温覚と冷覚に分けられる．温度域により感受する受容器が異なる．transient receptor potential（TRP）ファミリーの関与が示唆されている．

**温度診** おんどしん thermal pulp test 冷刺激や温熱刺激を歯に加えた際の疼痛の有無や刺激の種類，疼痛の持続時間を診査する．温度診で歯髄の生死を推測できる．冷刺激には冷エアロゾール浸漬スポンジなどを，温熱刺激には過熱ストッピングを用いる．➡ 温熱痛，寒冷痛

**温熱痛** おんねつつう thermal pain 熱い物を飲食したときに起こる痛み．歯髄処置の診断基準の一つになる．➡ 温度診，寒冷痛

**音波スケーラー** おんぱすけーらー sonic scaler ➡ エアスケーラー

**音波歯ブラシ** おんぱはぶらし sonic toothbrush 1分間に約30,000回以上の振動による音波エネルギーで，歯面および舌の清掃を行う．直接歯ブラシの毛があたりにくい部位にも液体流動力によりプラーク除去が期待できる．

## か

**窩【歯の】** か fossa 歯冠の表面にみられる方形や三角形の大きなくぼみ．

**カークランド型メス** かーくらんどがたメス Kirkland knife ➡ カークランドメス，カークランドナイフ

**カークランドナイフ** かーくらんどないふ Kirkland knife ➡ カークランドメス，カークランド型メス

**カークランドメス** かーくらんどめす Kirkland knife 歯周ナイフ（ペリオドンタルナイフ）の一種．刃部がイチョウの葉の形状をしており，歯肉切除術時の外斜切開や歯肉整形などに用いられる．➡ カークランド型メス，カークランドナイフ

**ガーグリング** がーぐりんぐ gargling ➡ 含嗽法

**ガーゼストリップ** がーぜすとりっぷ gauze strips 幅約3cm，長さ約15〜20cmのガーゼを3つ折りか2つ折りにしたもの．歯間空隙の広い歯，孤立歯の周囲，最後臼歯の遠心面などに巻き付け，靴磨きストロークにより付着物を除去する．

**加圧印象** かあついんしょう pressure impression 有床義歯の印象の際，機能時の粘膜への加圧を想定し，床下粘膜の印象時に加圧して印象採得を行う方法．

**加圧根管充塡法** かあつこんかんじゅうてんほう root canal obturation, root canal condensation 無菌になった根管を維持するために，ガッタパーチャと根管シーラーを用いて根管内に間隙をつくらないように加圧しながら気密に根管充塡する方法のこと．➡ 垂直加圧根管充塡法，側方加圧根管充塡法

**カーテン徴候** かーてんちょうこう curtain sign 脳血管障害などにより，片側の咽頭筋麻痺が原因で咽頭後壁の運動が阻害され，同部への刺激や「あー」などの発音時，麻痺側が非麻痺側にカーテンを引くように偏位する動きをいう．

**カーバイドバー** かーばいどばー carbide bur タングステンカーバイドが代表的である炭化物を用いた高速切削用工具．スチールバーと比較して切削効率に優れる．

**カービング** かーびんぐ curving ワックスや石膏を目的に応じた形態に彫刻すること．

**カーボニックアンヒドラーゼ** かーぼにっくあんひどらーぜ carbonic anhydrase ➡ 炭酸脱水酵素，炭酸デヒドラターゼ

**カーボランダムストーン** かーぼらんだむすとーん carborundum sharpening stone 手用スケーラーを研磨するカーボランダム砥粒を整形してハンドピースに取り付け，回転させて使用する．大きく消耗したスケーラーの形態修正に用いる．➡ カーボランダム砥石

**カーボランダムディスク** かーぼらんだむでぃすく carborundum disc 炭化ケイ素（シリコーンカーバイド，SiC）の砥粒とバインダーを，薄い円盤状に成型した回転研削工具．マンドレールに固定して，マイクロモーターに装着し用いる．鋳造体のスプルーの切断に用いられる．

**カーボランダム砥石** かーぼらんだむといし carborundum sharpening stone ➡ カーボランダムストーン

**カーボランダムポイント** かーぼらんだむぽいんと carborundum point カーボランダム（炭化ケイ素）の細粒を結合材で固めて，ステンレス鋼製の軸に付着させた回転切削具．以前は，低速回転でエナメル質の切削に用いられたが，現在は主に歯科技工用として用いる．➡ アブレーシブポイント ➡ ダイヤモンドポイント

**外因性感染** がいいんせいかんせん exogenous infection 通常，常在菌叢には存在しない外界からの微生物による感染．ヒトからヒトに感染を引き起こすことから，集団感染の危険性が大きい．水痘，麻疹，ポリオなどが典型的な外因性感染の例である．➡ 内因性感染

**外エナメル上皮** がいえなめるじょうひ outer enamel epithelium エナメル器外面の立方形の細胞で，歯頸線より歯根側では内外エナメル上皮が直接合わさった構造が形成され（ヘルトウィッヒ上皮鞘），歯根形成時のガイドとなる．➡ エナメル器

**外縁上皮** がいえんじょうひ external marginal epithelium 歯肉縁（歯槽頂）より口腔前庭側の歯肉上皮で，歯槽頂付近は非角化重層扁平上皮だが，口腔前庭に向かうにつれ角化重層扁平上皮へ移行する．

**灰褐色歯** かいかっしょくし gray-brown tooth 歯の色調異常の一つ．歯の形成過程における石灰化不全，萌出後の外傷などによる歯髄内出血や歯髄壊死，テトラサイクリンの長期連用に伴う内因性着色などによってみられる．

**外冠** がいかん outer cap, outer crown テレスコープクラウンの二重冠の構成要素．外冠は，可撤性補綴装置に結合される金属冠．内冠との接触面に生じる摩擦力，あるいはくさび効果によって可撤性義歯の維持力として効果的に働く．また，外冠によって歯冠外形を再現する．

**外環状層板** がいかんじょうそうばん external circumferential lamellae ➡ 外基礎層板

**外基礎層板** がいきそそうばん external basic lamella 骨膜下の骨の外面に沿って走る数層の層板で，ハバース層板とは接合線を介して接する．➡ 外環状層板

**概形印象** がいけいいんしょう preliminary impression アルジネート印象材などによって，歯，歯列，顎堤，歯肉頰移行部などの印象を予備的に採得すること．研究用模型の作成に用いる．

**外頸静脈** がいけいじょうみゃく external jugular vein 頭頸部の浅在性の皮静脈．胸鎖乳突筋表層を斜走し，鎖骨下静脈に注ぐ．

**外頸動脈** がいけいどうみゃく external carotid artery 甲状軟骨上縁の高さで，総頸動脈から分かれ，8本の枝を分枝し，顔面，頭部表層，口腔，頸部上部に分布する．①上甲状腺動脈，②上行咽頭動脈，③舌動脈，④顔面動脈，⑤後頭動脈，⑥後耳介動脈，⑦浅側頭動脈，⑧顎動脈．

**壊血病性歯肉炎** かいけつびょうせいしにくえん scorbutic gingivitis, ascorbic acid-deficiency gingivitis アスコルビン酸欠乏性歯肉炎とも呼ばれ，壊血病の局所的病変として生じる歯肉炎．壊血病は，ビタミンCの欠乏に伴いコラーゲンの生成が障害され，毛細血管が脆弱となるため出血傾向をきたす．➡ アスコルビン酸欠乏性歯肉炎

**介護** かいご personal care, care, nursing 高齢となったり，障害があって日常生活を営むうえで困難がある場合，その人を見守ったり，援助したり，あるいは家族に援助法を指導したりすること．介護・看護ともに，その人のもっている力を発揮できるように生活援助をすることであるが，看護は看護師が病気の治療や健康管理と密接につながった日常生活の援助を行うことであり，介護は福祉関係者や家族が行う身辺援助をいう．➡ 介護保険

**介護医療院** かいごいりょういん integrated facility for medical and long-term care 介護保険法の改正（2017年）により，住まいと生活を医療が支える新たな介護保険施設として創設された．要介護高齢者の長期療養・生活のための施設．重度の身体疾患を有する者や身体合併症を有する認知症高齢者を主対象とするⅠ型（介護療養病床相当）と，比較的安定した状態の高齢者を主対象とするⅡ型（老人保健施設相当以上）がある．

**開咬** かいこう anterior openbite 中心咬合位において，複数の対合歯間に接触が得られていない咬合関係．開咬は前歯部と臼歯部の双方で起こりうる．➡ 反対咬合

**開口器** かいこうき mouth gag, mouth prop 治療のために強制的に開口させる道具の総称．金属製，ゴム製，木製などさまざまなタイプがある．全身麻酔下や意識障害患者，開口困難な患者への処置に際して，あるいは顎関節症や顎関節部手術などの術後の開口訓練などに用いる．

**開口訓練** かいこうくんれん jaw opening exercise 顎関節症の患者に対して，自動ないし他動的に開口を行ってもらう訓練．それとは別に，自動的に最大開口を行うことで舌骨上筋の筋力を強化し，嚥下機能を改善させる訓練もある．

**開口障害** かいこうしょうがい trismus 最大開口量（最大開口域）が制限されている状態．痛みによるものと，物理的理由により制限されるものがある．

**開口反射** かいこうはんしゃ jaw opening reflex 三叉神経第2，3枝の支配領域に侵害刺激や強い機械刺激が加わることにより起こる反射．開口筋が興奮し，同時に閉口筋が抑制され，結果的に開口する．防御反射の一つである．

**開口分泌** かいこうぶんぴつ exocytosis 細胞内で合成された物質が詰まった分泌顆粒が，細胞膜へと輸送されたうえで細胞膜と癒合し，内容物が細胞外に放出される分泌形式のこと．

**外呼吸** がいこきゅう external respiration
肺におけるガス交換．換気．　→ 内呼吸

**介護サービス** かいごさーびす care service
介護保険において，要介護認定を受けて介護が必要な介護者に，介護の必要性に応じて提供される公的サービスのこと．在宅の要介護者に対する居宅サービス，介護保険施設の入居者に対する施設サービスと地域密着型サービスの3つに区分される．サービス費用のうち約8〜9割が介護保険から支給される．事業所や施設などにおける介護サービス情報は，都道府県より一般に公開されている．　→ 介護支援

**介護サービス計画** かいごさーびすけいかく care plan, care service plan　→ ケアプラン

**介護支援** かいごしえん care support, nursing care support　→ 介護サービス

**介護支援専門員** かいごしえんせんもんいん care manager, long-term care support specialist　→ ケアマネジャー

**外骨症** がいこつしょう exostosis　成熟骨組織の非腫瘍性増生による疾患で，既存の骨表面から外向性に骨組織が増生する．臨床的に口蓋隆起，下顎隆起としてみられることが多い．通常は治療の必要はないが，義歯装着の妨げになる場合には外科的に削除する．　→ 口蓋隆起

**介護認定審査会** かいごにんていしんさかい certification committee of needed long-term care　認定調査員が作成した調査票と主治医意見書に基づく一次判定結果で推計される要介護度と，認定調査票の特記事項および主治医意見書の内容を比較し，保健・医療・福祉の学識経験者で構成される介護認定審査会委員の経験や専門性の観点から介護に要する時間を勘案して，最終的な要介護度の二次判定を行う．区市町村単位で設置されており，介護認定審査会の判定結果は，保険者である区市町村へ通知される．

**介護福祉士** かいごふくしし certified care worker　社会福祉士及び介護福祉士法に基づく国家資格．専門的知識および技術をもって，身体上または精神上の障害があることにより日常生活を営むのに支障がある者につき，心身の状況に応じた介護を行い，ならびにその者およびその介護者に対して介護に関する指導を行うことを業とする者．厚生労働大臣免許．　→ 社会福祉士

**介護保険** かいごほけん long-term care insurance　主として加齢に伴い介護を要する状態に陥ることを保険事故とする，保険制度をまとめて表す．介護保険法に基づく公的介護保険と民間運用の私的介護保険があるが，介護保険法に基づく制度をさす場合が多い．　→ 介護，介護予防，グループホーム，主治医意見書

**介護保険施設** かいごほけんしせつ facilities covered by long-term care insurance　介護保険サービスの一つとして，要介護認定を受けた者が利用できる居住型の施設のこと．必要な介護や医療サービスによって，①中重度の要介護者が生活する「介護老人福祉施設（特別養護老人ホーム）」，②リハビリを提供して在宅復帰を目指す「介護老人保健施設」，③医療行為などがあり長期療養を目的とした「介護療養型医療施設（療養病床）」の3つがある．　→ 介護療養型医療施設，介護老人福祉施設，介護老人保健施設

**介護保険法** かいごほけんほう long-term care insurance act　介護を必要とする者が，その有する能力に応じて自立した日常生活を営むことができるよう，必要な保健医療ならびに福祉サービスについて給付を行う介護保険制度などに関する法律．　→ 地域密着型サービス，老人訪問看護制度

**介護予防** かいごよぼう prevention of long-term care, preventive long-term care　老年者が要支援・要介護状態にならないための予防のこと．2006年度より市町村の地域支援事業として推進された．実際の介護予防事業の内容は，運動機能向上，栄養改善，口腔機能の向上，閉じこもり予防・支援，うつ予防・支援である．　→ 介護保険

**介護予防サービス** かいごよぼうさーびす preventive care service　要介護認定審査を受けて，要支援1，要支援2と判定された要支援者に対して，要介護状態などになることを予防する目的で提供される公的サービスのこと．介護予防訪問看護，介護予防通所リハビリ，介護予防居宅療養管理指導などのサービスがある．

**介護予防支援** かいごよぼうしえん support for preventive long-term care　居宅の要支援者が介護予防のためのサービスを

**介護予防事業** かいごよぼうじぎょう preventive long-term care service 介護保険の第1号被保険者を対象にし、要介護状態などの予防、要介護状態になった場合の軽減や悪化防止を目的とする。2015年の法改正により、介護予防・日常生活支援総合事業が創設された。

**介護療養型医療施設** かいごりょうようがたいりょうしせつ medical long-term care sanatoriums 療養病床などを有する病院または診療所であって、それらの病床に入院しており、病状が安定期にある要介護者に対して、療養上の管理、看護、医学的管理の下における介護、機能訓練その他の必要な医療を行う施設。 ➡ 介護保険施設

**介護療養型老人保健施設** かいごりょうようがたろうじんほけんしせつ health institute on long-term health care for the aged 入所者の医療ニーズに対応することが求められ、療養病床の転換に際し、老人保健施設に①看護職員による夜間の日常的な医療処置、②医師による医学的管理や看取りへの対応、③急性増悪時の対応を付加した施設。

**介護老人福祉施設** かいごろうじんふくししせつ nursing welfare facility for the elderly 特別養護老人ホームと呼ばれる介護保険3施設のうちの一つで、福祉的機能をもつ。身体上または精神上著しい障害があるために常時介護を必要とし、かつ居宅においてこれを受けることが困難な要介護者が利用できる。 ➡ 介護保険施設、介護老人保健施設

**介護老人保健施設** かいごろうじんほけんしせつ nursing health care facility for the elderly, health care facility for care of the elderly 病状安定期にあり、入院治療をする必要はないが、リハビリテーションや看護、介護を必要とする要介護者を対象とし、看護、医学的管理下における介護および機能訓練、そのほか必要な医療や日常生活上の世話を行い、その有する能力に応じ、自立した日常生活を営むことができるようにすることを目的とした施設。医療法では、医療提供施設としても位置づけられており、常勤の医師のほか、看護職、理学療法士または作業療法士の配置が必要である。 ➡ 介護保険施設、介護老人福祉施設

**介在結節** かいざいけっせつ interstitial tubercle 臼歯の辺縁隆線にみられる、周囲を溝で囲まれた膨隆部。上顎第一小臼歯の近心辺縁隆線に最も多くみられる。

**介在ニューロン** かいざいにゅーろん interneuron ニューロンとニューロンの間にあり、比較的軸索が短く周囲のニューロン（神経細胞）との情報交換を行う。

**介在部** かいざいぶ intercalated duct 腺房と線状部導管の間にみられる直径20μmほどの導管の一部分で、耳下腺と顎下腺でよく発達しているが、舌下腺や小唾液腺にはほとんどみられない。

**外耳孔** がいじこう external auditory foramen 側頭骨鱗部の外側面下方にある孔で、外耳道の入口である。

**カイ二乗検定** かいじじょうけんてい chi-squared test ある理論値を想定した時、実際の観測値がその理論値とほぼ一致しているかどうかを調べるための統計解析法である。2つの変数に対する2つの観察（2×2分割表で表される）が互いに独立かどうかを検定する。

**外斜切開** がいしゃせっかい external bevel incision 歯肉切除術の際に用いられる切開法。歯肉外面の根尖側から、メスをポケット底部に向けて歯冠側へと斜めに加える。歯肉切除後は創部は開放創となる。

**外傷歯** がいしょうし traumatized tooth 外傷を受けた歯。原因としては、転倒・転落、交通事故、殴打などがある。歯冠破折、歯根破折、脱臼といった多様な症状を伴うため、迅速かつ適切な対応が求められる。受傷部位の範囲と受傷の程度を適切に判断し、エックス線画像所見も合わせて治療計画を立てる。

**外傷性顎関節炎** がいしょうせいがくかんせつえん traumatic TMJ arthritis 外因性、あるいは内因性の圧力により生じた、顎関節包内の反応性炎症。下顎運動時の疼痛、開口障害、顎関節部の圧痛などを伴う。一定期間の安静と消炎ののち、開口訓練が重要となる。

**外傷性咬合** がいしょうせいこうごう traumatic occlusion, traumatizing occlusion 歯周組織に外傷性の損傷や病変を引き起

こす咬合状態．歯槽骨の吸収や歯根膜の変性などを引き起こすが，外傷性咬合だけでは歯肉に炎症は起きない． ➡ 咬合性外傷

**外傷性脱臼** がいしょうせいだっきゅう traumatic dislocation 外力によって脱臼が生じた状態． ➡ 顎関節脱臼

**外傷性露髄** がいしょうせいろずい traumatic exposed pulp 歯の外傷によって，歯髄が露出した状態． ➡ 偶発露髄

**外歯瘻** がいしろう external dental fistula 歯槽骨内の慢性膿瘍病変部から膿が瘻管を伝わり，顔面皮膚に開口したもの． ➡ 内歯瘻

**カイスの3つの輪** かいすのみっつのわ Keyes' three overlapping circles Keyes PHが1969年に発表したう蝕の発症要因の概念図．歯と宿主（個体要因），口腔細菌（作用要因），発酵性糖質（環境要因）の3要因がそろうと，う蝕が発症するとした．

**外舌筋** がいぜつきん extrinsic lingual muscle 舌の実質を構成する横紋筋であり，舌外に起始し，舌内に停止する．以下の3筋があり，舌の位置移動に関与する．①オトガイ舌筋，②舌骨舌筋，③茎突舌筋．支配神経は舌下神経である．

**開窓** かいそう fenestration 歯槽骨の皮質骨にみられる開窓状の骨欠損．歯槽骨が部分的に欠如し，歯根の一部が線維性結合組織に接している状態をいう．歯槽骨が薄いために生じる． ＝ フェネストレーション ➡ 裂開

**咳嗽訓練** がいそうくんれん coughing exercise ➡ 呼吸・排痰訓練，咳・強制呼出手技，ハフィング

**開窓術** かいそうじゅつ fenestration ＝ 開窓療法

**解像度** かいぞうど resolution エックス線写真や画像で細かいものを識別する能力のこと．空間分解能ともいう． ＝ 空間分解能

**開窓療法** かいそうりょうほう fenestration 内容液が貯留する嚢胞性疾患に対して，病変の一部を含む表層粘膜とともに切除し，外界と交通させる外科治療をいう．顎嚢胞以外にガマ腫にも応用される． ＝ 開窓術

**外側靱帯** がいそくじんたい lateral ligament 顎関節外側にある顎関節の主たる靱帯．関節結節に起始し，下顎頸に付着する．顎運動を制御し，下顎頭および関節円板を保護するとともに，顎関節の補強に関与する．

**外側性固定** がいそくせいこてい external splint 歯冠の外表面を覆い，動揺歯を固定する方法．固定性のものには，エナメルボンディングレジン固定，バルカン金属線結紮法および連続レジン冠固定法などがある．可撤式のものにはホーレータイプのリテーナーなどがある． ➡ 暫間固定

**外側性修復物** がいそくせいしゅうふくぶつ external restoration 歯を外側から覆うように製作された修復物ならびに補綴装置のこと．全部金属冠などが該当する．

**外側バー** がいそくばー external bar, labial bar, buccal bar 歯列の口腔前庭に設置される大連結子．

**外側鼻突起** がいそくびとっき lateral nasal prominence 鼻窩の外縁に1対存在する隆起で，鼻翼の形成に寄与する．内側鼻突起（隆起），前頭鼻突起（隆起），前頭突起（隆起）と接している．

**外側翼突筋** がいそくよくとつきん lateral pterygoid muscle 咀嚼筋を構成する4つの筋の一つで，蝶形骨外側板から起始することで外側の名称がついている．実際には蝶形骨翼状突起の外側板だけでなく，蝶形骨大翼の側頭下面，側頭下稜，また一部は上顎結節からも起始し，下顎骨の関節突起の基部にある翼突筋窩と関節円板に停止する．この筋は上頭・下頭の2頭からなり，上頭は側頭下面，側頭下稜，下頭は外側板，上顎結節を起始とすることから区別するが，停止は区別されず，共に下顎骨の関節突起や関節包，関節円板につく．下顎の前後運動や側方運動に働き，閉口に主に働く咀嚼筋とは異なる．側頭筋とは前後運動で拮抗作用がある．下顎神経の支配を受ける．

**外側翼突筋神経** がいそくよくとつきんしんけい lateral pterygoid nerve 三叉神経の第3枝である下顎神経の運動枝で，外側翼突筋の運動を支配する．

**介達骨折** かいたつこっせつ indirect fracture 直接外力が加わった場所から離れた場所で起こる骨折．顎顔面領域では，オトガイ部に加わった外力により下顎骨関節突起部に介達骨折が起こりやすい． ➡ 直達骨折

**改訂長谷川式簡易知能評価スケール** かい

ていはせがわしきかんいちのうひょうかすけーる Hasegawa's dementia scale revised (HDS-R) 認知症の診断に使われる認知機能検査のこと. 見当識,記憶など9項目からなり,30点満点で20点以下は認知症の疑いがある. 2004年に「痴呆症」から「認知症」に名称変更されたことに伴い,現在では「長谷川式認知症スケール」と呼ばれている. ➡ HDS-R ➡ 長谷川式簡易知能評価スケール

**改訂BDR指標** かいていびーでぃーあーるしひょう revised BDR Index 日常生活における口腔清掃の自立度を表す. 歯磨き,義歯着脱,うがいのBDR指標に加え,口腔と義歯の清掃自立状況である自発性,習慣性,有効性の6項目を評価する. 基準は,項目ごとに自立,一部介助,全介助で判定する. 口腔健康管理の指導や支援に役立てる.【巻末表3参照】 ➡ BDR指標

**改訂水飲みテスト** かいていみずのみてすと modified water swallowing test (MWST) 冷水3mLを患者の口腔底に注いで嚥下させ,嚥下反射の有無,むせ,呼吸変化により嚥下機能を評価するスクリーニングテスト. 嚥下反射なし,呼吸切迫,湿性,むせのいずれかが出た場合を誤嚥ありと判定. 3回繰り返し,3回とも上記の異常所見のない場合を誤嚥なしとする. ➡ MWST ➡ 水飲みテスト

**回転式切削機械** かいてんしきせっさくきかい rotary cutting machine エンジンやモーター,空気の力を回転力に変換して切断,切削を行う機械.

**回転式切削器具** かいてんしきせっさく rotary cutting tool 回転式切削機械に装着し切断,切削を行う器具. 歯科ではエアータービンやストレートハンドピース,コントラアングルハンドピースや,それに装着して用いる器具.

**回転砥石** かいてんといし point sharpening stone ➡ ポイント型ストーン,ハンドピース用ストーン

**解糖** かいとう glycolysis グルコースをピルビン酸に分解する代謝経路. 細胞質に存在. 基質準位リン酸化によるATP産生と還元力(NADH)の生成を伴う. 還元力は,酸化的リン酸化によるATP合成(好気)またはピルビン酸の乳酸への変換(嫌気)に供給される. ➡ エムデンマイヤーホフ経路

**開洞術** かいどうじゅつ antrostomy 口腔内から上顎洞を開放する手術法. 主に上顎洞炎や上顎洞癌患者の洞内の洗浄,壊死物質の除去,洞内の観察を行いやすくする目的で行われる.

**外套象牙質** がいとうぞうげしつ mantle dentin ➡ 外表象牙質

**外毒素** がいどくそ exotoxin 細菌の菌体内で産生され,菌体外に分泌し,宿主に有害な作用をする物質. 多くはタンパク質で,易熱性である. 毒素の作用点が特異的で毒性が強く,微量でも毒作用を起こす. ボツリヌス菌(*Clostridium botulinum*)のボツリヌス毒素などがある. ➡ 内毒素

**ガイドグルーブ** がいどぐるーぶ guide groove 全部被覆冠の支台歯形成時に,削除量を規定する目的で咬合面と軸面に付与する溝.

**介入疫学** かいにゅうえきがく interventional epidemiology ➡ 実験疫学

**外胚葉** がいはいよう ectoderm 発生第3週までに形成される胚の3要素のうち,表皮,神経組織,感覚上皮,水晶体などに分化するもの.

**外胚葉異形成症** がいはいよういけいせいしょう ectodermal dysplasia 先天的に外胚葉に由来する組織に形成異常を認める疾患. 臨床的には毛髪,歯,爪,皮膚などに形成異常が認められ,乳歯や永久歯の欠如や形の異常に加えて,毛髪が少ない,汗腺が欠如して汗が少ないなどの症状を示す. ➡ 外胚葉形成異常症

**外胚葉形成異常症** がいはいようけいせいいじょうしょう ectodermal dysplasia ➡ 外胚葉異形成症

**外発的動機** がいはつてきどうき exogenous motive 外的な刺激・環境に影響を受け,人が意志を決定したり,行動を起こす直接的な要因のこと.

**外皮** がいひ integument 生物の体表面を覆う組織のこと. これに対し,内腔を覆うのは内皮と呼ばれる.

**外鼻** がいび external nose 鼻の構成要素の一つ. 鼻尖,鼻背,鼻根,鼻翼,外鼻孔より構成される. 鼻骨および鼻軟骨が支柱となる.

**外鼻孔** がいびこう nostril 鼻腔前方で顔面に通じる孔. 鼻腔後方は後鼻孔により咽頭に通じる.

**外表象牙質** がいひょうぞうげしつ mantle

dentin 初期に形成される象牙質で，セメント—象牙境の直下に存在する． ■
**外套象牙質**

**外部吸収【歯根の】** がいぶきゅうしゅう external resorption 歯根が歯根膜側から吸収されることをいう．病理学的には，歯質が吸収し骨と置き換わる骨置換性，歯周組織の炎症に伴い起こる炎症性，セメント質表面が生理的に吸収される表在性の外部吸収がある． ■ **外部性歯根吸収**

**外部性歯根吸収** がいぶせいしこんきゅうしゅう external root resorption ■ **外部吸収**

**外部注水装置** がいぶちゅうすいそうち external pouring water system translation 超音波スケーラーなどの水源を，超音波機械本体に付属のタンクやボトルより確保するための装置．

**外分泌腺** がいぶんぴつせん exocrine gland 体外へ分泌物を放出する腺で，腺房と導管から構成される．唾液腺や汗腺などがこれにあたる．

**解剖学的根尖孔** かいぼうがくてきこんせんこう anatomical apical foramen 歯根尖端，あるいはその近傍の歯根表面に位置する歯髄内と交通する血管，神経線維などが通る孔のこと．形態的に歯根表面に位置する解剖学根尖孔とそこから0.5～1mm程度歯髄寄りに入ったセメント象牙境に位置する生理学的根尖孔がある．

**開放療法** かいほうりょうほう open free method 急性化膿性根尖性歯周炎で，顎骨内に膿瘍が限局している時期に，根管を開放し，排膿路をつくること． ■ **根管開放療法**

**外膜** がいまく outer membrane グラム陰性菌の細胞壁の最外層にある膜状の構造のこと．リン脂質とリポ多糖（リポポリサッカライド：LPS），ポーリンからなる．ポーリンは膜タンパク質で物質透過に関与する．リポ多糖のリピド部分は生体に毒性を示す内毒素（エンドトキシン）である．

**潰瘍** かいよう ulcer 皮膚や粘膜の上皮が全層にわたって欠損した状態のこと．皮膚表皮や粘膜筋板を越えない状態はびらんとして区別する．

**外用剤** がいようざい liquids and solutions for cutaneous application 皮膚の表面や粘膜など，体の外部に適用する薬の総称．含嗽剤，湿布剤，吸入剤，点眼剤，点鼻剤，軟膏剤，坐剤などがある．

**潰瘍性口内炎** かいようせいこうないえん ulcerative stomatitis アフタ性口内炎とほぼ同義．潰瘍性口内炎には，歯肉癌，急性壊死性潰瘍性歯肉炎や全身性エリテマトーデス，白血病なども含まれるため，鑑別診断に留意する． ■ **アフタ性口内炎**

**外来性色素沈着** がいらいせいしきそちんちゃく exogenous pigmentation たばこのタールや紅茶・コーヒー・赤ワインなど飲食物由来のものや，色素を産生する細菌の沈着物，アマルガムなどの修復物などのような金属類による色素が沈着することをいう． ■ **色素沈着，内因性色素沈着**

**外来全身麻酔** がいらいぜんしんますい outpatient general anesthesia ■ **日帰り全身麻酔，当日全身麻酔**

**改良執筆状把持** かいりょうしっぴつじょうはじ modified pen grasp ■ **執筆状変法把持法**

**改良ルゴール液** かいりょうるごーるえき improved lugol solution ヨウ素にヨウ化カリウムを加えた赤褐色のルゴール液を使用しやすく改良した複方ヨード・グリセリンや，歯科用ヨード・グリセリンなどがある．後者は根管の消毒のほか，口腔粘膜や歯肉の消毒に適用する．

**ガウス分布** がうすぶんぷ Gauss distribution, Gaussian distribution ■ **正規分布**

**カウプ指数** かうぷしすう Kaup's index 小児の発育状態を評価する方法の一つ．身長と体重から計算し，乳幼児期の発育評価に用いる．体重 (g) ÷ 身長 (cm)$^2$ × 10 で5段階評価する．13未満がやせすぎ，15～19未満が標準，22以上は太りすぎとなる．学童期はローレル指数を用いる．

**カウンセリング** かうんせりんぐ counseling 健康な対象者から疾患をもつ対象者の日常生活や健康上の心配，悩み，問題を，専門的な知識・技術・態度を用いて対象者自身が解決できるように援助すること．

**窩縁** かえん cavity margin 窩洞の構成の3要素（窩壁，窩縁，隅角）の一つで，窩洞の側壁と歯面が交わる部分．窩縁斜面がある場合は，その面と歯面とが

交わる部分である．窩縁を連ねると，歯面上に窩洞の範囲を示す窩洞の外形線となる．

**過蓋咬合** かがいこうごう deep overbite 中心咬合時に前歯部の垂直被蓋が非常に深く，下顎前歯唇側面のほとんどが覆われるような不正咬合の状態．

**下顎安静位** かがくあんせいい rest position of mandible 上半身を直立した状態で下顎の力を抜いた際の下顎位．下顎頭は関節窩の中で緊張がない位置にあり，咀嚼筋群も最も緊張の少ない状態である．

**下顎位** かがくい mandibular position 上顎に対する下顎の三次元的位置関係を示す用語．咬頭嵌合位（中心咬合位）のように上下顎歯の嵌合状態によって表される咬位，顆頭安定位のように下顎窩（関節窩）に対する下顎頭（顆頭）の位置関係で表される関節位，下顎安静位のように筋肉（主として咀嚼筋群の）の緊張状態で表される筋肉位がある．無歯顎の場合には，垂直的顎間関係と水平的（前後，左右）顎間関係を記録し，下顎位を決定する．

**下顎運動** かがくうんどう mandibular movement 上顎を基準とした下顎の運動．

**下顎窩** かがくか mandibular fossa 側頭骨頬骨突起基部の下面にある窩．下顎骨の下顎頭とともに，顎関節（TMJ）を構成する．

**下顎下縁平面** かがくかえんへいめん mandibular plane セファロ分析の計測平面の一つ．側面頭部エックス線規格写真の透写図上で，オトガイ部正中断面像の最下縁点であるメントン（Me）から下顎下縁に引いた接線で表す．

**下顎下縁平面角** かがくかえんへいめんかく mandibular plane angle セファロ分析の計測項目の一つ．下顎下縁平面とFH平面（フランクフルト平面）とのなす角度をいう．

**下顎角** かがくかく mandibular angle 下顎体下縁（下顎底）から下顎枝への移行部に生じる外角．

**下顎管** かがくかん mandibular canal 下顎骨に存在する管で，下顎孔から下顎枝内を下前方に向かい，その後下顎体内を前方に走り，オトガイ孔で外側面に開く．下歯槽神経，下歯槽動・静脈が中を走行する．

**下顎挙上** かがくきょじょう jaw lift 上気道閉塞を解除するために行う徒手的気道確保法の一つ．下顎を仰臥位で上方に向かって挙上すると，下顎に付着している舌根が引き上げられ，沈下していた舌根が咽頭後壁から離れて気道が再開通する． ■ あご先挙上 ■ 気道確保

**下顎頸** かがくけい neck of mandible 下顎骨関節突起の下顎頭下方の細くくびれた部位．

**下顎孔** かがくこう mandibular foramen 下顎枝内側面中央，下顎小舌下後方にある孔で，下顎管に通じる．下歯槽動・静脈，下歯槽神経が通過する．

**下顎後静脈** かがくこうじょうみゃく retromandibular vein 頭頸部の静脈の一つ．耳下腺の中で浅側頭静脈と顎静脈が合流してつくられ，下顎角の下で顔面静脈と合流して大部分は内頸静脈に，一部のものは外頸静脈に注ぐ．

**下顎後退症** かがくこうたいしょう mandibular retrognathism 下顎骨が上顎骨に対して小さい状態．原因として，下顎の発育異常（劣成長）のほか，ピエール・ロバン症候群や第一・第二鰓弓症候群など先天的なものと，顎関節強直症などの後天的なものがある．下顎が後退していることで，咬合不全や気道狭窄，閉塞型睡眠時無呼吸症候群を合併しやすい．オトガイが極端に後退，消失している場合，側貌を鳥貌（bird face）と呼ぶ． ■ 小下顎症，小顎症

**下顎骨** かがくこつ mandible 顔面の前下方に位置する顔面頭蓋骨の一つで，馬蹄（V字）形を呈する無対の骨である．1歳半頃，左右が癒合し，1つの骨となる．下顎骨は下顎体と下顎枝により構成される．

**下顎骨骨髄炎** かがくこつこつずいえん mandibular osteomyelitis 炎症の中心が下顎骨の骨髄にあり，急性と慢性とに大別される．原因の多くは歯性感染である．急性下顎骨骨髄炎は第Ⅰ～Ⅳ期に分類され，慢性化すると化膿性と硬化性に分かれ，腐骨形成を伴うこともある．治療は抗菌薬の投与，腐骨除去，皮質骨除去，肉芽掻爬，高圧酸素療法の併用などが挙げられる． ■ 顎骨骨髄炎

**下顎骨骨膜炎** かがくこつこつまくえん mandibular periostitis 炎症の中心が下顎骨の骨膜にある場合．原因の多くは歯

性感染である．急性期には発赤，熱感を伴う腫脹と拍動性の自発痛および圧痛がみられる．亜急性から慢性期では膿瘍形成を伴う．エックス線所見として骨膜反応が認められることがある．

**下顎枝** かがくし ramus of mandible 下顎体後部から，下顎体下縁（下顎底）に対して鈍角に，後上方に立ち上がる部分．

**下顎枝矢状分割術** かがくししじょうぶんかつじゅつ sagittal splitting ramus osteotomy (SSRO) 顎変形症（下顎前突症，下顎後退症，開咬症）などに対する下顎骨に対する骨切り手術の一つ．下顎骨を矢状分割するので，移動後の骨接触面積が大きく，術後の安定性が高い．　■ SSRO　➡ 下顎枝垂直骨切り術，顎矯正手術

**下顎枝垂直骨切り術** かがくすいちょくこつきりじゅつ vertical ramus osteotomy, intraoral vertical ramus osteotomy (IVRO) 顎変形症（下顎前突症）などに対する下顎骨の骨切り手術の一つ．下顎枝を下顎切痕から下顎下縁にかけて下顎孔の後方で垂直に骨切りする．下顎神経への障害が少ない利点があるが，骨接触面積は小さく，下顎骨の前方移動には適用できない．　■ IVRO　➡ 下顎枝矢状分割術，顎矯正手術

**化学シナプス** かがくしなぷす chemical synapse シナプス前ニューロンの終末部から放出されるノルアドレナリン，アセチルコリンなどの化学伝達物質が，シナプス後ニューロンの受容体に結合し，情報の伝達が行われる．

**化学重合型レジン** かがくじゅうごうがたれじん chemical-cured resin 酸化還元反応によりラジカルを発生させて重合するレジンのこと．歯科では付加重合によって硬化するレジンを意味する．

**化学受容** かがくじゅよう chemoreception 細胞，あるいは組織が，特定の化学物質を受容することにより興奮，あるいは抑制の情報が伝えられる機構．感受する部位を化学受容器と呼ぶ．

**下顎小舌** かがくしょうぜつ lingula of mandible 下顎孔前方にみられる舌状小突起．顎関節の副靱帯である蝶下顎靱帯が付着する．

**下顎神経** かがくしんけい mandibular nerve 第Ⅴ脳神経である三叉神経の第3枝．頭蓋内で三叉神経節から分岐し，蝶形骨の大翼にある卵円孔から外頭蓋底に出て，筋枝は咀嚼筋，口蓋帆張筋，鼓膜張筋の運動を支配する．また，下顎孔に入る直前で顎舌骨筋，顎二腹筋前腹を支配する顎舌骨筋神経を分枝する．一方，知覚枝の下歯槽神経は下顎孔を通過して下顎管で下歯神経叢を形成し，下顎の歯および歯肉に分布する．オトガイ孔から出たオトガイ神経は顔面に出てオトガイ部，下唇部の皮膚，粘膜に分布してその知覚を支配する．また舌神経は下顎枝中央の内側で舌に入り，舌前2/3部の粘膜の知覚を支配する．この舌神経には，起始部付近で顔面神経の枝の鼓索神経が合流し，その味覚線維と顎下腺，舌下腺の分泌線維を受ける．

**下顎神経ブロック** かがくしんけいぶろっく mandibular nerve block 卵円孔の入口付近に局所麻酔薬を行い，下顎神経の伝達機能を一時的に遮断する方法．

**下顎切痕** かがくせっこん mandibular notch 関節突起，筋突起の間にみられる深い切れ込み状部分．

**下顎前突** かがくぜんとつ mandibular prognathism 上下顎前歯の被蓋関係が正常とは反対（逆被蓋）になっている不正咬合で，反対咬合ともいわれる．オーバージェットがマイナスの値となる．上下顎前歯の傾斜や位置異常，あるいは上下歯列弓の近遠心的関係の異常により生じる．

**下顎体** かがくたい body of mandible 下顎骨で馬蹄（Ｖ字）形を呈する水平部分．上部は歯槽部．下縁は下顎底と呼ばれる．

**下顎張反射** かがくちょうはんしゃ mandibular stretch reflex　■ 閉口反射

**下顎底** かがくてい base of mandible 下顎体下部の下縁部分．

**化学的インジケータ** かがくてきいんじけーた chemical indicator 滅菌物が滅菌工程を曝されたか否かを区別するためのもの．滅菌パックの外部に貼付した場合は，滅菌工程を通過したかを判断する．内部に入れた場合は，滅菌効果が到達したかを判断するが，無菌性が保たれているかは保証しない．

**化学的拮抗** かがくてききっこう chemical antagonism 拮抗作用の一種．他の薬と化学的に結合して作用が弱まること．

**化学的清掃法** かがくてきせいそうほう chemical cleaning, chemical plaque

control ■ 化学的プラークコントロール

**化学的プラークコントロール** かがくてきぷらーくこんとろーる chemical plaque control 口腔清掃において，機械的な手法に頼らず，薬剤などを用いて化学反応にて歯垢を剥離・除去する手法．薬剤の歯垢への浸透性が低いため，効果を確実にするためにトレーを用いるなどの工夫がなされている． ■ 化学的清掃法 ➡ 機械的プラークコントロール，プラークコントロール

**化学伝達** かがくでんたつ chemical transmission ノルアドレナリンのような化学伝達物質による情報の伝達様式．

**下顎頭** かがくとう mandibular condyle 関節突起上端にみられる楕円形を呈する膨隆した部分．側頭骨下顎窩と顎関節を構成する．

**下顎突起** かがくとっき mandibular prominence 上顎突起（隆起），前頭鼻突起（隆起）とともに顔面域に出現する隆起で，第一鰓弓の一部を構成しメッケル軟骨を含む．

**化学療法** かがくりょうほう chemotherapy 化学療法剤，あるいは抗がん剤を投与する治療法．宿主に対してできるかぎり有害に作用することなく，細菌，ウイルス，がん細胞の死滅，あるいは増殖を阻害するものをいう．感染症の化学物質による治療を意味していたこともあるが，微生物由来の抗生物質が発見され，化学物質ではない薬物治療も含まれるようになったため，現在では，がん治療法を意味することが多い．

**過活動** かかつどう hyperkinesia 随意筋の不随意運動で，身体のどの部分にも観察される運動の過多現象．振戦，ミオクローヌス，舞踏病，バリズム，アテトーシス，ジストニアなどがあり，いずれも意思の力で止めることのできない異常運動である．

**かかりつけ医** かかりつけい family doctor, GP, personal doctor 日本医師会が1993年に打ち出した考え．①日本の開業医に古くから与えられた名称で患者サイドからネーミングしたもの，②何よりも患者サイドに立った医療，③医療のみならず社会的ニーズにも対応，④プライマリケア医（primary care physician），家庭医，統合医と機能はほとんど同じ，⑤一般科のみならず，一部は専門科も対応する，⑥さまざまなタイプのかかりつけ医が考えられる，の6点を挙げている．主治医（attending physician）ともいわれる．アメリカでは家庭医，イギリスでは一般医（GP）と呼ばれている． ➡ かかりつけ歯科医

**かかりつけ歯科医** かかりつけしかい family practitioner, family dentist 地域におけるプライマリケアを担う歯科医のこと．①幼児期から成人期，老年期および要介護の時期を通じた歯科健康管理，②歯科治療だけでなく保健指導，予防処置を中心とする定期的・継続的なメインテナンス，③市町村の保健・介護サービスと連携した口腔健康管理，④受診者や住民に対する口腔保健の意義についての啓発などの事業の機能を充実させることが重要である．医療保険制度における「かかりつけ歯科医機能強化型歯科診療所」の設定などの推進事業が展開されている． ➡ かかりつけ医，かかりつけ歯科医機能強化型診療所

**かかりつけ歯科医機能** かかりつけしかいきのう family dentist かかりつけ歯科医機能支援事業について，厚生省（当時）は「患者の心身の特性をふまえた治療と歯科疾患の予防や口腔の継続的な管理を行うかかりつけ歯科医を普及定着させる」としている．一方，日本歯科医師会では「かかりつけ歯科医は，患者の心身の特性やニーズをふまえて，歯・顎・口腔の疾患の治療を行うと同時に，全身状態との関連および精神面をも考慮して，計画的な予防を含めた歯科医学的な管理や療養上必要な指導および支援を患者またはその家族に行うものである．また，そのために必要な在宅歯科治療・ケアとの継続性を確保するための他職種との連携が必要である」としている．また，東京都歯科医師会では，かかりつけ歯科医とは「地域住民のライフサイクルに沿って，口腔領域のプライマリケアを継続的に提供する歯科医師」と定義している．

**かかりつけ歯科医機能強化型診療所** かかりつけしかいきのうきょうかがたしんりょうじょ dental clinic with enhanced dental care by family dentist 地域包括ケアシステムにおける地域完結型医療を推進していくため，厚生労働大臣が定めた施設基準に合致し，地方厚生局などに届け出

た歯科診療所のこと．う蝕や歯周病の重症化予防，摂食機能障害や歯科疾患に対する包括的で継続的な管理を行うことにより，新たな点数や加算が得られる．
➡ かかりつけ歯科医

**下眼窩裂** かがんかれつ　inferior orbital fissure　眼窩において視神経管外側下方にみられる裂隙．眼窩下神経，頬骨神経，眼窩下動・静脈，下眼静脈が通過する．翼口蓋窩・側頭下窩と通じ，眼窩と交通する．

**過換気症候群** かかんきしょうこうぐん　hyperventilation syndrome　主に精神的因子により，発作的に過換気を起こし，動脈血二酸化炭素分圧の低下から呼吸性アルカローシスを呈し，めまいや手足のしびれなどの症状を呈する．治療には患者を落ち着かせ，ゆっくりとした呼吸を促す．

**牙関緊急** がかんきんきゅう　trismus　破傷風に際して，咬筋の硬直が生じて，開口障害となること．➡ 破傷風

**可逆性歯髄炎** かぎゃくせいしずいえん　reversible pulpitis　う蝕などの刺激により，歯髄組織に起きた炎症で，原因の除去により正常な歯髄組織に戻るものをいう．細菌感染はみられない．➡ 不可逆性歯髄炎

**蝸牛** かぎゅう　cochlea　聴覚の受容器官で内耳に存在するカタツムリの殻のような，らせん構造の組織．内部はリンパ液で満たされ，音波を受容する有毛細胞を有する．

**架橋義歯** かきょうぎし　fixed partial denture, fixed complete denture　🟰 ブリッジ，架工義歯

**加強固定** かきょうこてい　reinforced anchorage　矯正治療中に固定源となっている歯が移動するのを防ぐために，固定歯を増やしたり，矯正装置を追加することで固定の強化を図ること．加強固定に用いる矯正装置には，ヘッドギアやNance のホールディングアーチなどがある．➡ 固定，Nance のホールディングアーチ，ヘッドギア

**顎外固定** がくがいこてい　extraoral fixation, extraoral anchorage　固定点を顎骨外に求め，顎骨の骨折や骨移植などのために，顎骨を整位して局所の安静を図るために行う顎骨固定法．非観血的方法としてチンキャップ法や包帯法などがあり，観血的方法には眼窩縁懸垂固定法，頬骨弓懸垂固定法などがある．

**顎外固定装置** がくがいこていそうち　extraoral anchorage appliance　矯正力の固定源を口腔外に求めた可撤式の矯正装置の総称．固定源は頭部，頸部，額，オトガイ部などに求める．装置には，ヘッドギア，チンキャップ（オトガイ帽装置），上顎前方牽引装置などがある．

**顎下隙** がくかげき　submandibular space　舌体粘膜（上方），深頸筋膜（下方），下顎体（側方）により囲まれた部分．舌筋，舌骨上筋，口腔腺が存在する．

**顎下三角** がくかさんかく　submandibular triangle　顎二腹筋前腹・後腹と下顎底により囲まれる三角形の領域．顎下腺，顎下リンパ節，顔面動・静脈，舌下神経，舌神経が存在する．

**角化歯肉** かくかしにく　keratinized gingiva　歯肉辺縁から歯肉歯槽粘膜境までの歯肉．その表層は高度に角化した重層扁平上皮であり，機械的・化学的刺激に対する防御機能を有している．その幅には個体差や部位差がある．

**顎下神経節** がくかしんけいせつ　submandibular ganglion　舌神経が顎下腺の上を走行する部位で神経の下方に存在する副交感神経節．鼓索神経から神経節に入った副交感神経線維は，ここでニューロンを代えて節後線維となり，顎下腺，舌下腺に分布する．

**顎下腺** がくかせん　submandibular gland　大唾液腺の一つで，三角形の形態を示し，下顎骨内面の顎下腺窩に位置する．粘性が少なく漿液性が高い混合腺で，大唾液腺のなかで最も多くの唾液を分泌する．唾液の分泌促進に働く自律神経系の副交感性線維を含む鼓索神経（下顎神経の枝）と，抑制に働く交感神経の上顎神経節の枝に支配され，導管は舌下小丘に開口する．

**顎下腺炎** がくかせんえん　submandibular sialoadenitis　逆流性感染，唾石，異物迷入，外傷などによる導管の狭窄・閉塞などによって生じる顎下腺の炎症性疾患の総称．急性化膿性炎では，顎下腺相当部皮膚の発赤，口底，舌下小丘部の腫脹，疼痛，発赤がみられ，慢性炎の特殊なものとして無痛性腫瘤である慢性硬化性唾液腺炎（キュットネル病）がある．

**顎下腺窩** がくかせんか　submandibular

**fossa** 下顎骨体の臼歯部の内側面にある浅いくぼみで，顎下腺が収まる部位．この部位の下方は下顎骨の基底骨（約1cmの高さ）にあたる．前上方の小臼歯部から前歯部にもやや緩やかなくぼみがあり，舌下腺が収まる舌下腺窩と呼ばれる．

**顎下腺管** がっかせんかん submandibular duct 顎下腺から出る導管で，臨床的にはワルトン管（Wharton管）と呼ばれる．顎下腺でつくられた唾液は，顎下腺の各小葉からの導管を集めて舌下小丘にある開口部に達するが，その長さは約5cmである．唾石症の多くはこの管で起こり，疝痛と呼ばれる疼痛を引き起こす． ☐ ワルトン管

**角化層** かくかそう keratinized layer, stratum corneum ☐ 角質層

**角型ワイヤー** かくがたわいやー rectangular wire マルチブラケット装置に用いるアーチワイヤーのうち，断面の形態が矩形のもの．断面が円形の丸型ワイヤーと異なり，ブラケットに装着することでトルクの矯正力を発揮することができる．

**角化嚢胞性歯原性腫瘍** かくかのうほうせいしげんせいしゅよう keratocystic odontogenic tumor 歯原性発育性嚢胞で，歯の硬組織形成前のエナメル器に由来すると考えられている．20～30代の下顎大臼歯部から下顎枝部に好発する．大きな嚢胞構造を形成し，周囲に娘嚢胞と呼ばれる小嚢胞構造を多数伴うことから，治療後の再発傾向が高い．基底細胞母斑症候群では部分症として顎骨に多発することがある． ☐ 歯原性角化嚢胞

**顎下リンパ節** がっかりんぱせつ submandibular lymph node 顎下三角の表層に存在する数個のリンパ節で，口腔や顔面のリンパを集める．このリンパ節にはオトガイ下リンパ節からのリンパが入り，輸出リンパ管は浅頸リンパ節および深頸リンパ節に入る．これらの部位，特に歯やその周囲組織に炎症があるとしばしば腫脹する．

**顎関節エックス線撮影法** がっかんせつえっくすせんさつえいほう TMJ radiography 顎関節を観察するためのエックス線撮影法．顎関節を側方向から撮影するシューラー法や正面から撮影する眼窩下顎枝方向投影法などがある．

**顎関節炎** がっかんせつえん arthritis of TMJ 顎関節部に炎症を生じる疾患の総称．単純性顎関節炎，化膿性顎関節炎，外傷性顎関節炎，リウマチ性顎関節炎，痛風性顎関節炎，梅毒性顎関節炎などさまざまな病態がある．

**顎関節円板** がっかんせつえんばん temporomandibular joint disc 関節窩と下顎頭の間にある円板状の密な膠原線維と，その線維間に散在する類軟骨細胞とで形成された線維組織．これにより関節腔は上下に二分されている． ☐ 関節円板 ☐ 非復位性顎関節円板障害，復位性顎関節円板障害

**顎関節円板切除術** がっかんせつえんばんせつじょじゅつ discectomy of temporomandibular joint 転位，あるいは変形した顎関節円板を完全に除去する術式．

**顎関節強直症** がっかんせつきょうちょくしょう ankylosis of TMJ 関節円板と下顎窩，下顎頭の癒着により下顎運動が制限された状態．癒着の原因として線維性癒着，軟骨性癒着，骨性癒着などがある．外傷，炎症，腫瘍，顎関節周囲の炎症後の瘢痕などによって生じる．外科的受動術による関節形成，偽関節形成などが行われることがある．

**顎関節雑音** がっかんせつざつおん temporomandibular joint noise, temporomandibular joint sound 開閉口時や偏心運動時，咀嚼時に顎関節に生じる（雑）音．クリックやクレピタスがある． ☐ 関節雑音 ☐ クリック音，クレピタス音

**顎関節磁気共鳴映像法** がっかんせつじきょうめいえいぞうほう magnetic resonance imaging of temporomandibular joint 顎関節における MRI．顎関節円板や関節腔が描出されるため，関節円板位置異常や顎関節部の腫瘍，骨異常などの有無を確認することができる． ☐ 核磁気共鳴画像法

**顎関節症** がっかんせつしょう temporomandibular disorders (TMD) 顎関節や咀嚼筋の疼痛，関節雑音，開口障害，あるいは顎運動異常を主要症候とする障害の包括的診断名． ☐ TMD ☐ 咀嚼筋痛障害，変形性顎関節症

**顎関節脱臼** がっかんせつだっきゅう temporomandibular joint dislocation 下顎頭が関節隆起の前方に位置したままにな

り，閉口不全となった病態．いわゆる"あごが外れた"という状態． ➡ 外傷性脱臼

**顎関節リウマチ** がくかんせつりうまち rheumatoid arthritis of the temporomandibular joint 全身性自己免疫疾患に起因する慢性多発性関節炎が顎関節に生じた状態．顎関節の腫脹，痛み，発赤を伴い，進行すると下顎頭の吸収が生じる．一般的には両側性である．

**顎顔面変形症** がくがんめんへんけいしょう maxillofacial deformity ➡ 顎変形症

**顎顔面補綴** がくがんめんほてつ maxillofacial prosthetics 腫瘍，外傷，炎症，奇形などが原因で，顔面ならびに顎骨とその周囲組織に生じた欠損を人工物で修復補填し，失われた機能と形態を回復すること．

**顎顔面補綴装置** がくがんめんほてつそうち maxillofacial prosthesis 顎骨および顔面部の欠損に対して装着される補綴装置．一般的な有床義歯と異なり，嚥下，欠損部の閉鎖なども目的とする．欠損によっては装置の形状が複雑となり，製作の難易度が高いことも多い． ➡ 顎補綴装置

**顎矯正手術** がくきょうせいしゅじゅつ orthognathic surgery 顎変形症（矯正治療のみでは治療困難な骨格性不正咬合）に対する骨切り手術の総称．下顎枝矢状分割術，下顎枝垂直骨切り術，Le Fort I 型骨切り術，上顎前歯部歯槽骨切り術，下顎前歯部歯槽骨切り術，オトガイ形成術，下顎骨形成術などがある．上顎の垂直的過長やガミースマイルには上顎の上方移動，中顔面の陥凹感や上顎骨劣成長の改善には上顎の前方移動が適用される． ➡ 外科的咬合矯正術 ➡ 下顎枝矢状分割術，下顎枝垂直骨切り術，外科的矯正治療，術後矯正治療，術前矯正治療

**学際的チームケア** がくさいてきちーむけあ interdisciplinary team-care 各分野の専門家が1つのチームとなり，それぞれの知識・技術を主体的に提供し，1つのゴールを目指しながら提供されるケアのこと．

**核酸** かくさん nucleic acid DNA（デオキシリボ核酸）と RNA（リボ核酸）のこと．塩基，五炭糖（リボース，デオキシリボース），リン酸で構成されるヌク レオチドが，リン酸ジエステル結合で多数重合している鎖状の高分子．

**核酸分解酵素** かくさんぶんかいこうそ nuclease ➡ ヌクレアーゼ

**核磁気共鳴画像法** かくじききょうめいがぞうほう magnetic resonance imaging ➡ 顎関節磁気共鳴映像法

**核質** かくしつ nucleoplasma 核膜に覆われた核の成分を示す．DNA と染色質（ユークロマチン，ヘテロクロマチン），核小体を含む．

**角質歯** かくしつし horny tooth 口腔粘膜上皮の角質化によって生じた歯で，真歯と異なり象牙質が存在しない．脊椎動物のなかでも原始的な円口類やオタマジャクシなどにみられる． ➡ 真歯

**角質層** かくしつそう keratinized layer, stratum corneum 角化した重層扁平上皮の最表層で，死んで無核となったケラチノサイトから構成されている．表層から順に剥離する．ケラチンタンパク質に富み，体の内部を外部環境から保護するのに役立っている． ➡ 角化層

**角質変性** かくしつへんせい keratin degeneration 皮膚や粘膜を被覆する扁平上皮表層に角質（ケラチン）が異常に沈着して肥厚がみられること．例として，皮膚の鶏眼（魚の目）や胼胝（たこ）や口腔粘膜の白板症にみられる．

**学習障害** がくしゅうしょうがい learning disorder, learning disorders 知的能力に遅れはないが，聞く・話す・読む・書く・計算する・推論する能力のうち，特定のものの習得と使用に著しい困難を示す発達障害．男性に多くみられ，中枢神経系の機能障害が原因と推定されている．

**核小体** かくしょうたい nucleolus 核内に存在する転移 RNA（tRNA）およびリボソーム RNA（rRNA）を合成する部位．

**顎静脈** がくじょうみゃく maxillary vein 頭頸部の静脈の一つ．翼突筋静脈叢の静脈の合流によってつくられ，浅側頭静脈と合流して下顎後静脈となる．

**覚醒** かくせい alertness, wakening 意識がはっきりとしており，反応への準備ができている状態．覚醒状態の維持には脳幹網様体が関与するとされている．延髄網様体には嚥下中枢が存在しており，覚醒度の低下は嚥下に影響を及ぼすと考えられている．

**覚せい剤** かくせいざい stimulant drug

フエニルアミノプロパン，フエニルメチルアミノプロパンおよびそれらの塩類，それらと同様の覚醒作用を有し，覚せい剤取締法で指定するもの．連用により精神依存性が生じ，陶酔感や幻覚・妄想などの症状が現れる．

**顎舌骨筋神経** がくぜつこつきんしんけい mylohyoid nerve 三叉神経の下顎神経の枝で運動線維を含み，同名の筋と顎二腹筋前腹の運動を支配する．この神経は下顎神経が下顎孔に入る直前に分岐し，下顎骨の内面にある下顎小舌の下に位置する顎舌骨筋神経溝を通過して，下顎底の外面に出て両筋を支配する．

**顎舌骨筋神経溝** がくぜつこつきんしんけいこう mylohyoid groove 顎舌骨筋線下方でこの線と平行して後上方の下顎孔に向かって斜走する神経溝で，顎舌骨筋神経の通路である．

**顎舌骨筋線** がくぜつこつきんせん mylohyoid line オトガイ棘から下顎小舌付近に向かって斜走する稜線．顎舌骨筋の起始．

**拡大床** かくだいしょう expansion plate 狭窄歯列の改善を目的とした可撤式の矯正装置．床に組み込まれたスプリングワイヤーまたは拡大ネジによって矯正力を発揮する．狭窄歯列を側方に拡大する矯正装置には，急速拡大装置と緩徐拡大装置とがあるが，拡大床は緩徐拡大装置の一つである．一方，急速拡大装置は帯環と拡大ネジからなる固定式の矯正装置で，拡大ネジの回転を速いペースで行い，短期間で正中口蓋縫合の離開による上顎歯槽基底部の拡大を図る． ➡ 側方拡大装置

**顎態模型** がくたいもけい gnathostatic model 咬頭嵌合位で咬合させ，上下基底面をフランクフルト平面に平行に作成し，正中矢状面と眼窩平面が付与された口腔模型．顔面の基準平面に対する歯列，咬合関係が表現される． ➡ 平行模型

**拡張期血圧** かくちょうきけつあつ diastolic blood pressure 左心室が拡張し，血液が心臓に戻ってきたときの血圧． ➡ 最低血圧 ➡ 収縮期血圧

**顎堤** がくてい residual ridge 抜歯などによる歯の喪失後に歯槽骨の吸収が起こり，その後，残存した歯槽骨とそれを覆う粘膜からなる部分．

**学童期** がくどうき school period 小学校就学期6歳〜12歳で，基本的な生活習慣や社会性を身につけ，自主性・自律性が増す時期である．自己中心性を脱却（8〜9歳）し，抽象的な思考（9歳頃）から論理的思考（11〜12歳）へと変化する．

**顎動脈** がくどうみゃく maxillary artery 外頸動脈の終枝の一つ．下顎頭付近で浅側頭動脈と分かれて側頭下窩に入り，外側翼突筋の外側を前進して翼口蓋窩に入る．この経過中に多くの枝を出す．顎関節の内側で起こる枝として，中硬膜動脈は棘孔から頭蓋腔に入り，脳膜の大部分と頭蓋冠に分布する．下歯槽動脈は下顎枝内面の下顎孔から下顎管に入り，下顎骨，歯，歯肉などに枝を出しながら下顎管内を走り，下顎体外面のオトガイ孔を出てオトガイ動脈となる．側面下窩では，咀嚼筋に分布する咬筋動脈や深側頭動脈，翼突筋枝や頰動脈を出す．翼口蓋窩で起こる枝の後上歯槽動脈は歯槽孔から上顎骨内に入り，上顎洞，上顎臼歯部の歯，歯肉に分布する．本幹である眼窩下動脈は翼口蓋窩から下眼窩裂を通って眼窩内に入り，眼窩下溝，眼窩下管を経て眼窩下孔から顔面に出る．その経過中で前上歯槽動脈を出し，臼歯・前歯部の歯と歯肉に分布する．下行口蓋動脈は顎動脈から出て下方に向かい，大口蓋管を経て大口蓋孔から大口蓋動脈，小口蓋孔から小口蓋動脈が出る．大口蓋動脈は硬口蓋，小口蓋動脈は軟口蓋に分布する．顎動脈の終枝である蝶口蓋動脈は蝶口蓋孔を通って鼻腔に分布する．

**獲得被膜** かくとくひまく acquired pellicle ＝ ペリクル，アクワイアードペリクル

**獲得免疫** かくとくめんえき acquired immunity 微生物に対する特異的防御機構．マクロファージや樹状細胞が微生物表面の微細な分子を認識することで，リンパ球を活性化させる．活性化したリンパ球により，微生物の排除や微生物に対する特異的な抗体産生が促進される．

**顎内固定** がくないこてい intramaxillary fixation 顎骨骨折，歯槽骨骨折，脱臼歯，骨移植などの際に同一顎内に固定源を求めるもの．観血・非観血法があり，非観血的方法として連続結紮法，線副子法，床副子法，観血的方法として金属プレート法，囲繞結紮，骨縫合法などがある．

がくないご

**顎内ゴム** がくないごむ intramaxillary elastic 固定源を同じ顎内に求めた掛け方の牽引ゴム．リングタイプよりも，チェーンタイプやスレッドタイプのエラスティックが用いられることが多い．
→ 顎間ゴム

**顎反射** がくはんしゃ jaw reflex 顎顔面口腔領域に加わった触・圧・痛覚刺激によって起こる反射である．閉口する反射と開口する反射に分けられる．

**隔壁法** かくへきほう matrix system 隣接面と接触点を含む Black の 2 級窩洞や MOD 窩洞に成形修復材を填塞する場合に，正しい隣接面の形態や接触点の付与のために，ステンレス製やポリエステル製のストリップスを隔壁として用いる方法．

**顎変形症** がくへんけいしょう jaw deformity 顎骨の発育異常によって生じた顎骨の形態異常で不正咬合を伴う．上顎前突症，下顎前突症，小上顎症，小下顎症，開咬症，進行性顔面半側萎縮症，顔面半側肥大症などがある．治療では歯列矯正治療と種々の術式による顎矯正手術が併用される． → 顎顔面変形症

**顎放線菌症** がくほうせんきんしょう actinomycosis 口腔の常在菌である放線菌による感染症で，抜歯や外傷などが感染の原因となる．感染拡大により顎骨骨髄炎を生じ，腐骨や膿瘍を形成し，膿汁内に放線菌の菌塊をみる．炎症が周囲軟組織に波及すると，炎症性肉芽組織の増生による板状硬結を生じ，口筋に及ぶと開口障害を生じる．

**顎補綴処置** がくほてつしょち maxillofacial prosthesis, jaw prosthesis 腫瘍や外傷，炎症，先天性の奇形などにより，口腔内に生じた欠損部を非観血的に人工物で補綴修復する処置．上顎骨や下顎骨の補綴のほか，舌の欠損，機能障害に対しては人工舌床や舌接触補助床による補綴を行う場合もある．

**顎補綴装置** がくほてつそうち mandibular resection prosthesis 顎骨の欠損に対して装着される補綴装置で，一般的に有床義歯が用いられる．特に上顎の場合，咀嚼障害や審美障害に加えて，上顎洞や鼻腔への穿孔に伴う嚥下障害，発音障害，鼻咽腔閉鎖不全の改善を目的とした特殊な設計が必要である． → 顎顔面補綴装置

**核膜** かくまく nuclear membrane 核と細胞質を隔てる二重の膜で，核膜を貫通している核膜孔によって，核内は細胞質とつながっている．核膜の外膜は小胞体（ER）膜と連続している．

**学齢期** がくれいき period of school age 保護者が義務教育を子どもに受けさせる義務を負っている期間．通常，小学校 1 年生から中学校 3 年生までをさす．

**過形成** かけいせい hyperplasia → 増生

**可欠アミノ酸** かけつあみのさん non-essential amino acid → 非必須アミノ酸

**架工義歯** かこうぎし fixed partial denture, fixed complete denture → ブリッジ，架橋義歯

**架工歯** かこうし pontic → ポンティック

**下行性伝導路** かこうせいでんどうろ descending pathway 中枢から末梢へ情報を伝える経路．

**窩溝填塞** かこうてんそく pit and fissure sealing → 小窩裂溝填塞，フィッシャーシーラント，予防填塞

**家事援助** かじえんじょ domestic affairs aid 障害者総合支援法での居宅介護の一つとして，入浴，排泄および食事などの介護，調理，洗濯および掃除などの家事を援助すること．

**菓子屋う蝕症** かしやうしょくしょう confectioner's dental caries, occupational caries by sugar → 糖蝕症

**過剰結節** かじょうけっせつ supernumerary tubercle 歯冠部に出現する異常な結節．乳歯より永久歯に認められることが多い．

**過剰咬頭** かじょうこうとう supernumerary cusp 正常な咬頭よりも余分に出現する咬頭．

**過剰歯** かじょうし supernumerary tooth 正常よりも多く形成された歯のこと．乳歯ではまれ．過剰歯は矮小歯となることが多い．最も多いのは上顎の正中部（正中歯）で，上顎第二，第三大臼歯部の臼傍歯や下顎第三大臼歯の遠心部の臼後歯がある． → 歯数の過剰

**可浄部位** かじょうぶい cleansible area 歯口清掃を行うにあたり，歯の表面において，人工的に清掃可能な部位をさす．Hirschfeld は，歯の表面において，清掃可能な部位と清掃不可能な部位を示し，自浄部位，可浄部位，清掃不能部位の 3

つに分類した． ■ 清掃可能部位 ➡ Hirschfeldの3部位

**下垂体機能低下症** かすいたいきのうていかしょう hypopituitarism 下垂体前葉が何らかの原因で障害され，下垂体ホルモンや末梢ホルモンが欠乏し，甲状腺機能低下，副腎不全，低身長，第二次性徴の欠如などがみられる．腫瘍や炎症，頭部の外傷が起因となることが多い．

**ガス交換** がすこうかん gas exchange 肺，あるいは細胞における酸素の取り込みと二酸化炭素の排出．

**ガストリン** がすとりん gastrin 消化管ホルモンの一つで，胃幽門前庭部と十二指腸のG細胞で産生・分泌される．胃壁の伸展やタンパク質の消化産物，迷走神経の化学刺激などが分泌刺激となる．胃に作用してペプシノーゲンと胃酸の分泌を促す．

**ガス麻酔** がすますい gas anesthetic ■ 吸入麻酔

**ガス滅菌** がすめっきん gas sterilization ガスを用いて微生物を死滅させる方法で，対象は加熱ができないゴムやプラスチック製品である．エチレンオキサイドガスやホルムアルデヒドガスが用いられるが，これらのガスは毒性が強く，使用に注意が必要である．

**化生** かせい metaplasia すでに分化した細胞や組織が，元とは異なるほかの細胞や組織に置き換わること．炎症刺激により，上顎洞粘膜の多列線毛円柱上皮が扁平上皮に，胃粘膜上皮が小腸型上皮に置き換わることがある．

**仮性下顎前突** かせいかがくぜんとつ pseudomandibular protrusion, pseudo-mandibular prognathism, false prognathism 前歯部の咬頭干渉により，下顎が近心に誘導され反対咬合を呈する機能性下顎前突を意味する場合と，上顎の発育不全による骨格性反対咬合（下顎前突）をさす場合がある． ➡ 機能性下顎前突，機能性不正咬合

**仮性口臭症** かせいこうしゅうしょう pseudo-halitosis 口臭症の国際分類の一つで，患者は口臭を訴えるが，社会的容認限度を超える口臭は認められず，検査結果などの説明（カウンセリング）により訴えの改善が期待できるもの．説明および口腔清掃指導（セルフケア支援），カウンセリング（結果の提示と説明），専門的指導・教育を行う． ■ 口臭恐怖症，真性口臭症

**仮性三叉神経痛** かせいさんさしんけいつう false trigeminal neuralgia ■ 症候性三叉神経痛

**加生歯** かせいし additional tooth 乳歯列の遠心側に生えてくる歯で，ヒトでは近心側から第一・第二・第三大臼歯と呼ばれ，上下左右合わせて12本からなる． ➡ 大臼歯，代生歯

**仮性ポケット** かせいぽけっと false pocket, pseudo pocket 炎症などにより歯肉が腫脹して，歯肉辺縁の位置が歯冠側へ移動し，相対的に歯肉溝が深くなったポケット．アタッチメントロスは認めない． ■ 歯肉ポケット

**仮性露髄** かせいろずい indefinite pulp exposure 歯髄腔に近接した深在性う蝕で，軟化象牙質や食渣などで覆われており，その下層に1層の健全象牙質があるか不明であり，露髄を疑うが明らかには確認できない露髄． ■ 不顕性露髄

**カセッテ** かせって cassette スクリーンタイプフィルムを増感紙と密着させた状態で装填する遮光性のケースのこと．平面カセッテとフレキシブルカセッテがある．

**仮想正常咬合** かそうせいじょうこうごう hypothetical normal occlusion 人類の歯がその機能を最大に発揮できるような理想的な咬合．仮説的な概念としての正常咬合状態． ■ 個性正常咬合

**下側頭線** かそくとうせん inferior temporal line 頭頂骨外側面にみられる線状の低い骨の高まりで，側頭筋膜が付着する． ➡ 側頭筋

**片麻痺** かたまひ hemiplegia 身体の片側半身が麻痺した状態．随意運動を掌る大脳皮質・脳幹などが障害されて起こるが，麻痺は障害側の反対側に発現する． ■ 半身不随 ➡ 対麻痺

**カタルシス** かたるしす catharsis みずからの健康や日常生活において，気持ちの不安や納得できないことをが解決し，解消されること．カタルシスを得る，という使い方をすることがある．

**カタル性炎** かたるせいえん catarrhal inflammation 粘膜表面から多量の漿液が滲出する炎症．例として，アレルギー性鼻炎がある．

**仮着** かちゃく temporary cementation

適合性，咀嚼機能や審美性などの評価や調整のために，インレーやクラウン・ブリッジのような歯冠修復物・補綴装置を暫間的に合着すること．一定期間後に離脱させる必要から，仮着用セメントを使用する．

**仮着用セメント** かちゃくようせめんと provisional cement　クラウン，ブリッジなどの補綴装置やプロビジョナルレストレーション（テンポラリークラウン）などを暫間的に装着するときに使用するセメントのことで，ユージノール系，非ユージノール系，カルボキシレート系がある．

**顎間関係記録** がっかんかんけいきろく maxillomandibular relationship record　顎間記録ともいう．上顎と下顎の垂直的，水平的な位置関係を記録すること．　➡咬合採得　➡咬合高径，ゴシックアーチ描記法

**顎間空隙** がっかんくうげき intermaxillary space　新生児から乳児期前半にかけての無歯期（Hellmanの歯齢ⅠA期）は，第一乳臼歯相当部でのみ上下顎歯槽堤が接触し，顎前方部の上下歯槽堤間には空隙がみられる．これを顎間空隙という．哺乳時には舌が介在し乳首補足に役立つ．乳切歯萌出間近では消失する．

**顎間骨** がっかんこつ intermaxillary bone ➡切歯骨

**顎間固定** がっかんこてい intermaxillary fixation　顎骨骨折や顎関節部の障害を回復する目的で行われる固定法．上下顎の間を，ワイヤーによる歯牙結紮や矯正装置，線副子，床副子，骨ネジなどを利用して固定する．

**顎間ゴム** がっかんごむ intermaxillary elastic　歯の移動のために上下歯列間に掛けるゴムで，移動する歯と固定源は対顎に位置する．下顎臼歯部から上顎前歯部に向かって掛けるゴムをⅡ級ゴム，上顎臼歯部から下顎前歯部に向かって掛けるゴムをⅢ級ゴム，上下歯列間にほぼ垂直に掛けるゴムを垂直ゴムという．　➡顎内ゴム

**学校医** がっこうい school doctor, school physician　すべての学校において，保健管理に関する専門事項の技術，指導にあたる非常勤の医師であり，学校保健安全法に定められている．その職務は学校保健安全法施行規則に定められている．

**学校感染症** がっこうかんせんしょう school infectious disease　学校は，幼児・児童・生徒・学生の集団生活の場であり，感染症が流行しやすい．そこで，学校保健安全法によって管理を受ける「学校において予防すべき感染症」のことを学校感染症という（旧・学校伝染病）．

**学校歯科医** がっこうしかい school dentist　大学以外の学校で，歯科健康診断や歯科保健指導，歯科保健教育などの職務を非常勤で行う歯科医師であり，学校保健安全法に定められている．その職務は学校保健安全法施行規則に定められている．

**学校歯科健康診断** がっこうしかけんこうしんだん school dental health examination　学校における定期健康診断のなかで，学校歯科医によって行われる学校保健安全法に定められた歯・口腔の健康診断．目的は治療，指導が必要な児童・生徒を選び出すことである．

**学校歯科保健** がっこうしかほけん school dental health　学校保健のなかの歯科保健に関する活動分野のこと．顎顔面の成長・発育が盛んで，また，外傷なども起こりやすい時期に，定期的に歯科健康診断を行うことは有意義である．また，この時期に歯科保健教育を通じて歯・口腔の健康の大切さを学び，食生活や口腔清掃などの基本的生活習慣を身につけることが必要である．

**学校病** がっこうびょう school disease　学齢期に多い疾患，異常．有病率が高く，勉学の支障となるもの．以下の疾患が学校病である．トラコーマ，結膜炎，近視，白癬（水虫，たむし），疥癬（ダニによる感染症），膿痂疹（黄色ブドウ球菌感染症），中耳炎，副鼻腔炎，アデノイド（咽頭扁桃の増殖肥大），う歯，寄生虫病．これらの疾患に対しては，治療を指示し，困窮者には自治体から医療給付がなされる．

**学校保健安全法** がっこうほけんあんぜんほう school health and safety act　学校の児童・生徒や職員などの健康のため，環境衛生，健康診断，健康相談，保健指導，感染症予防，学校三師などの保健管理・安全管理に関して事項を定めている．学校教育の円滑な実施とその成果の確保を目的とする．

**学校保健委員会** がっこうほけんいいんかい committee of school health　保健教育と保健管理を協議的・効果的に運用する

ための教職員，学校非常勤職員としての学校医・学校歯科医・学校薬剤師，家庭，地域の連携による活動組織．学校保健委員会で研究協議される代表的事項は，①学校保健安全計画の立案，実施と評価，②健康診断の実施と事後措置，③学校病の治療，④疾病の予防，⑤学習能力向上のための保健研究と対策，⑥学校行事や長期休暇の保健的な推進，⑦精神衛生上の問題点の検討と対策，⑧学校環境の整備，である．

**学校保健計画** がっこうほけんけいかく school health program 学校において必要とされる保健に関する具体的な実施計画であり，毎年度，学校の状況や前年度の学校保健の取り組み状況などをふまえ，作成する．保健主事は計画作成の中心となり，保健教育，保健管理，組織活動などの必要な内容を盛り込み，その円滑，適切な実施を推進することが求められる．

**学校保健主事** がっこうほけんしゅじ school health coordinator 教諭または養護教諭が選任される．学校保健組織活動の推進（学校保健委員会の運営）にあたる．学校保健計画策定の中心，活動の調整役となる．

**学校保健統計** がっこうほけんとうけい school health statistics 文部科学省が行う基幹統計調査の一つ．児童，生徒および幼児の発育および健康状態を明らかにし，学校保健行政上の基礎資料とする．毎年4月4日から6月30日までの間に実施された学校保健安全法による健康診断の結果に基づき，発育状態（身長，体重および座高）と健康状態（栄養状態，脊柱・胸郭の疾病・異常の有無，視力，聴力，眼の疾病・異常の有無，耳鼻咽頭疾患・皮膚疾患の有無，歯・口腔の疾病・異常の有無，結核の有無，心臓の疾病・異常の有無，尿，寄生虫卵の有無，その他の疾病・異常の有無および結核に関する検診の結果）の調査を行う．

**顎骨壊死** がっこつえし necrosis of jaw 放射線治療や骨髄炎によって顎骨内の血流障害，あるいは骨膜下または骨髄腔の膿によって栄養および血行が障害されて骨細胞，骨髄細胞が死滅した状態．近年では，ビスホスホネート製剤をはじめとする骨吸収阻害剤などで骨壊死が生じる薬剤性顎骨壊死が注目されるようになった．

**顎骨弓** がっこつきゅう mandibular arch 胎生第4週初期に，胚子の将来頭頸部になる部位に出現する6対の隆起のうち，最も頭側寄りのもの．筋は咀嚼筋・顎舌骨筋・顎二腹筋前腹・鼓膜張筋・口蓋帆張筋が，骨と軟骨は上顎突起（隆起）由来の上顎骨・頬骨・口蓋骨・側頭骨鱗部と，下顎突起（隆起）由来の下顎骨・ツチ骨・キヌタ骨・メッケル軟骨が由来する．　⇨ 第一鰓弓　⇨ 鰓弓

**顎骨骨髄炎** がっこつこつずいえん osteomyelitis of jaw 骨髄を中心とした炎症．経過により急性，慢性に分類され，炎症範囲によって限局性，びまん性に分類される．急性骨髄炎は初期，進行期，腐骨形成期，腐骨分離期に分類される．ワンサン症状や弓倉症状を認めた場合には顎骨骨髄炎と診断できる．慢性骨髄炎は慢性化膿性骨髄炎と慢性硬化性骨髄炎に分類される．　⇨ 下顎骨骨髄炎

**顎骨骨折** がっこつこっせつ fracture of jaw 骨折部位により上顎骨骨折，下顎骨骨折，歯槽骨骨折などに分類できる．原因は交通事故，転倒，殴打などの外傷によることが多いが，骨髄炎や腫瘍などにより起こる病的骨折もある．

**活性型ビタミンD** かっせいがたびたみんでぃー active vitamin D 肝臓で25位の，腎臓で1α位の炭素が水酸化され，腎臓の近位尿細管細胞で合成されるホルモン様活性を示すビタミン．標的器官は小腸と骨組織であり，小腸ではカルシウム吸収を亢進し，骨では破骨細胞を活性化して骨吸収を促進し，血清カルシウム濃度を高める．　⇨ $1\alpha,25(OH)_2D_3$

**活性酸素** かっせいさんそ active oxygen, radical oxygen より高い反応性をもった酸素分子（$O_2$）．スーパーオキシドアニオンラジカル・スーパーオキシド（$O_2^-$），ヒドロキシルラジカル（$\cdot OH$），過酸化水素（$H_2O_2$），一重項酸素（$^1O_2$）など．$\cdot OH$はきわめて反応性が高く生体を損傷しやすい．

**活性C1体** かっせいしーわんたい activated C1 unit セリンやグリシンなどの代謝分解において，補酵素であるテトラヒドロ葉酸が炭素1個を受け取り，反応性の高い炭素をもった状態となったものの総称．アミノ酸や核酸の代謝合成において，1炭素基供与体として機能．

**活性中心** かっせいちゅうしん active center
酵素において,基質が結合し反応して産物に変わる部位.基質の結合を助ける補酵素や金属イオンが必要な場合がある.

**褐線【レジン修復物の】** かっせん brown line コンポジットレジン充填後に,歯質とコンポジットレジンの境界に茶褐色の着色がみられる状態をいう.

**ガッタパーチャポイント** がったぱーちゃぽいんと guttapercha point 半固形根管充填材に分類され,ガッタパーチャ樹脂,酸化亜鉛を主成分とする細いポイント状の根管充填材のこと.リーマーやファイルと同形の規格化された規格型ガッターパーチャポイントは,主(マスター)ポイントと主ポイントと根管壁の間隙を埋める副(アクセサリー)ポイントがある.加圧や加熱によって変形することで根管内を気密に満たすことができる. ▶ 補助ポイント,メインポイント

**カッツ指数** かっつしすう Katz Index ADLの評価法の一つ.入浴,着替え,トイレ,移動・移乗,排泄,食事の6項目を,自立か要介助の2段階で評価する.自立している項目数に応じて,A(すべて自立)からG(すべて要介助)の7段階に分類し,自立指標を判定する.

**カッティングエッジ** かってぃんぐえっじ cutting edge 手用スケーラーの内面と側面の接合部で,スケーリングの直接的な作業部となる.シャープニングにより鋭利に保たせる.

**活動電位** かつどうでんい action potential ニューロンや筋肉の興奮性細胞に一定以上の刺激を加えると,細胞外からNaイオンが流入して膜電位が0に向かう急激な一過性の電位変化が生じる.これを活動電位と呼ぶ.

**カットバック** かっとばっく cut-back ≡ 窓開け

**カップリングシュガー** かっぷりんぐしゅがー coupling sugar スクロースのグルコース部分に,さらにグルコースがいくつかグリコシド結合したもの.甘味度はスクロースの半分程度.スクロースに比べ,口腔内細菌による分解を受けにくいため,う蝕誘発性は低い.

**合併症** がっぺいしょう complication ≡ 続発症,併発症

**滑膜炎** かつまくえん synovitis 感染,免疫学的反応または外傷による二次的な原因による関節を裏打ちする滑膜の炎症.

**滑膜性骨軟骨腫症** かつまくせいこつなんこつしゅしょう synovial osteochondromatosis 滑膜下組織に瘤状の軟骨組織が多数形成される疾患.軟骨組織はやがて関節腔内に遊離する. ≡ 骨軟骨腫症

**滑面小胞体** かつめんしょうほうたい smooth-surfaced endoplasmic reticulum (sER) 小胞体のうち,表面にリボソームが付着していないもの.細胞によってはホルモンの合成や解毒を行うために発達することがある. ≡ sER

**窩底** かてい cavity floor 窩洞を構成する窩壁の一つで,窩洞の主な開放方向に対して垂直に形成された底面をなす窩壁をいう.窩底の直下には歯髄が存在し,歯の長軸と直交する窩底を髄側壁,歯の長軸と平行する窩底を軸側壁という.

**家庭用品品質表示法** かていようひんひんしつひょうじほう household goods quality labeling act 消費者が日常使用する家庭用品を対象に,商品の品質について事業者が表示すべき事項や表示方法を定めている法律.これにより消費者が商品の購入をする際に適切な情報提供を受けることができる.歯ブラシもその指定を受ける.

**可撤性矯正装置** かてつしききょうせいそうち removable orthodontic appliance 矯正装置のうち,患者自身が取り外しできるものをいう.各種の床矯正装置,ヘッドギアなどの顎外固定装置,床型の保定装置がこれにあたる. ▶ 矯正装置

**可撤式保定装置** かてつしきほていそうち removable retainer 保定装置のうち,患者自身が取り外しできるものをいう.床保定装置(ベッグ式保定装置,ホーレー式保定装置)やトゥースポジショナーなどがこれにあたる. ▶ ホーレー式保定装置

**可撤歯型式模型** かてつしけいしきもけい working cast with removable die ≡ 歯型可撤式模型

**可撤性義歯** かてつせいぎし removable denture, removable dental prosthesis 患者によって着脱できる欠損補綴装置.可撤性支台装置としてはクラスプ,テレスコープクラウン,アタッチメントなどが用いられる.有床義歯や可撤性ブリッジなどが含まれる.

**可撤性補綴装置** かてつせいほてつそうち

removable denture, removable dental prosthesis 🔲 有床義歯

果糖 かとう fructose 🔲 フルクトース

窩洞外形 かどうがいけい outline form of cavity, cavity outline 窩洞形成によってできた窩洞の外縁を連ねたもので，外形線ともいう．適正な窩洞外形をもつために，う窩の範囲，予防的な拡大，修復材料の性質，対合歯との咬合接触，審美性などに配慮する．

可動性連結 かどうせいれんけつ flexible connection 支台装置とポンティックを連結する部分（連結部）の構造の一つ．支台装置とポンティックは連結されておらず，一部が動くようになっている．

窩洞分類 かどうぶんるい classification of cavities う蝕などが原因で，歯に実質欠損が生じた場合，修復するために一定の条件で形成された形態を窩洞という．窩洞の形成された歯面数，形成歯面の位置，形成歯面の状態および窩洞形態によって分類される．G.V.Blackは，う蝕の好発部位とそれに対応する窩洞を以下の5つに分類した．① Black の1級窩洞：歯の構造的な陥凹部，小窩や裂溝に起始する窩洞．臼歯（小臼歯，大臼歯）の咬合面，頬側面および舌側面咬合側2/3，前歯（切歯，犬歯）の舌側面に位置する窩洞である．② Black の2級窩洞：臼歯（小臼歯，大臼歯）の隣接面に起始する窩洞である．③ Black の3級窩洞：前歯（切歯，犬歯）の隣接面に起始する窩洞である．ただし，切縁隅角（切縁と隣接面がなす隅角）の除去および修復を必要としない．④ Black の4級窩洞：前歯（切歯，犬歯）の隣接面に起始する窩洞である．ただし，切縁隅角（切縁と隣接面がなす隅角）の除去および修復を必要とする窩洞である．⑤ Black の5級窩洞：前歯（切歯，犬歯）と臼歯（小臼歯，大臼歯）の唇・頰側面，舌側面の歯頸側1/3に位置した平滑面における窩洞である．【巻末図2参照】

カドミウムリング【歯の】 かどみうむりんぐ cadmium ring, yellow ring 職業性疾病として歯科領域に症状を示すもので，カドミウムおよびその化合物が有害要因として関与し，前歯に認められる黄色環．特定化学物質障害予防規則の健診項目に規定されている．🔲 黄色環

加熱重合型レジン かねつじゅうごうがたれじん heat-cured resin 重合開始剤である過酸化ベンゾイルの分解速度が大きくなる60℃以上に加熱することにより，ラジカルを発生させて重合するレジンのこと．歯科では義歯床用アクリルレジンが代表的である．🔲 加熱重合レジン

加熱重合レジン かねつじゅうごうれじん heat-cured resin 🔲 加熱重合型レジン

加熱滅菌 かねつめっきん heat sterilization 熱によって微生物を死滅させる滅菌方法．微生物は高温に対して抵抗力が弱く，熱を加えると菌体のタンパク質が変性し，死滅する．湿った状態で処理する湿熱処理と，乾燥状態で処理する乾熱処理とがある．

化膿性炎 かのうせいえん suppurative inflammation, purulent inflammation 多数の好中球を含んだ血漿成分が滲出する炎症で，滲出物は黄緑色・不透明で膿という．ブドウ球菌や連鎖球菌の細菌感染時にみられる．

化膿性顎関節炎 かのうせいがくかんせつえん suppurative arthritis of TMJ 顎関節部に生じた感染によって，膿瘍形成を生じた炎症．通常は片側性に顎関節部に腫脹，発赤，熱感，疼痛を生じ，開口障害をきたすことがある．原因としては外傷，周囲組織からの感染波及などがある．進行すると下顎頭の骨破壊が生じる．

化膿性顎骨骨髄炎 かのうせいがっこつこつずいえん suppurative osteomyelitis 骨髄を中心とした炎症で，多くは急性骨髄炎から移行する．下顎骨に発症することが多い．発症初期に激しい放散痛がみられるが，その後，排膿などの出現に伴い明らかになり，急性期と慢性期を交互に繰り返すことが多い．口腔内外に瘻孔を形成し，炎症が咀嚼筋隙，顎下隙，側咽頭隙に広がると，開口障害や嚥下障害が生じる．

化膿性根尖性歯周組織炎 かのうせいこんせんせいししゅうそしきえん suppurative apical periodontitis 根尖部歯周組織から化膿性炎症をきたした状態．原因としては不適切な根管治療や化膿性歯髄炎などがある．

化膿レンサ球菌 かのうれんさきゅうきん Streptococcus pyogenes 🔲 A群レンサ球菌

下鼻甲介 かびこうかい inferior nasal concha 鼻腔は鼻骨，前頭骨，篩骨，蝶形骨，

上顎骨,口蓋骨,鋤骨,下鼻甲介からなる.下鼻甲介は薄い細長い菱形で,両側性の骨である.唯一,骨と名がつかない骨でもある.顔面頭蓋のグループに含まれる.吸気時に空気を吸い込むが,そこに含まれる塵や細菌などを除去するために吸気する鼻腔の入口を複雑に狭くする壁を構成する.この内側の中鼻道には,上顎洞の開口部である半月裂孔が存在する.

**下鼻道** かびどう inferior nasal meatus
気道は鼻腔,咽頭,気管,気管支,細気管支,呼吸細気管支,肺胞までつながる盲端型の器官である.鼻腔にあり,骨性部は上顎骨と下鼻甲介とつくられる気道の一部で,鼻粘膜で覆われる.

**過敏症** かびんしょう hypersensitivity ■ アレルギー

**カフ** かふ cuff ■ マンシェット

**仮封** かふう temporary sealing 形成した窩洞や支台歯表面を外部からの汚染や刺激から保護するために,一定期間,窩洞に材料を填塞する,あるいは支台歯表面を覆う操作のこと.

**仮封用セメント** かふうようせめんと temporary sealing cement 形成した窩洞や支台歯表面を外部からの汚染や刺激から保護するために,一定期間,窩洞に材料を填塞する,あるいは支台歯表面を覆うセメントのこと.代表的なものとして酸化亜鉛ユージノールセメントが挙げられる.

**下部構造** かぶこうぞう substructure, infrastructure 上部構造を支持する構造体の総称であり,通常,インプラント体(フィクスチャー)をさす.生体組織内に埋入される部分で,骨内インプラントでは歯根に相当する骨内部分で,形状と表面性状に加工が施されている.

**カプセル剤** かぷせるざい capsules 硬カプセル剤と軟カプセル剤がある.硬カプセル剤は,ゼラチンなどを基剤としたカプセルに有効成分を充填したもの.軟カプセル剤は,弾力性をもたせたカプセル基剤で,有効成分を包み込むように被包成形する.

**カプノサイトファーガ** かぷのさいとふぁーが Capnocytophaga 通性嫌気性のグラム陰性桿菌で,紡錘状の形態を示す.動物やヒトの口腔内に常在する. Capnocytophaga canimorsus は動物咬傷による感染の原因菌となるほか,ヒト由来の菌種は歯肉炎などの口腔内感染症の原因になり,菌血症を起こすこともある.

**カプノメータ** かぷのめーた capnometer 呼気中の二酸化炭素を連続的に測定する器械.これにより描出された軌跡をカプノグラムといい,波形の変化により,呼吸器および麻酔回路の異常を特定することができる.

**過分極** かぶんきょく hyperpolarization 安定した状態では細胞膜内は細胞外に比べ負の電位を示し(神経細胞では約-90mV),これを静止電位,あるいは静止膜電位と呼ぶ.静止電位よりさらにマイナス側に分極が広がった状態をいう.

**花粉症** かふんしょう pollinosis, hay fever スギなどの花粉をアレルゲンとする I 型アレルギー反応で,鼻粘膜や目の粘膜に症状が現れる季節性疾患である.発作性反復性の鼻水,くしゃみ,涙,目のかゆみなどの症状を示す.

**カヘキシア** かへきしあ cachexia 基礎疾患に関連して生じる複合的な代謝異常の症候群を表す.筋肉量の減少を特徴とし,食思不振,炎症反応の亢進,インスリン抵抗性,タンパク異化亢進などの異常が認められる. ■ 悪液質

**芽胞** がほう spore Bacillus や Clostridium など,一部のグラム陽性桿菌が形成する非常に耐久力に優れた厚い皮膜状構造のこと.熱や乾燥に強く,121℃・20分の高圧蒸気滅菌により,滅菌可能となる.

**カポジ肉腫** かぽじにくしゅ Kaposi's sarcoma ヒトヘルペスウイルス8の血管内皮細胞への日和見感染により,腫瘍化した悪性新生物.エイズの末期での発症が知られている.

**鎌型スケーラー** かまがたすけーらー sickle type scaler 主として歯肉縁上歯石を除去するための手用スケーラー.刃部の両側にカッティングエッジがあり,断面は三角形である.先端は尖った鎌状を呈しており,隣接面の歯石除去がしやすい.刃部が直と曲のものがある. ■ シックル型スケーラー

**ガマ腫** がましゅ ranula 口底部に生じた大型の粘液嚢胞をいう.舌下腺の唾液が貯留したもので,ガマガエルの喉頭嚢に似ていることからこう呼ばれる. ➡ 粘液嚢胞

**紙練板** かみれんばん paper mixing slab,

paper mixing pad　セメント，レジン，印象材などをそのうえで練和するために使用される紙．材料成分が練和中に染み込まないように表面処理がなされた台紙．　⇒ガラス練板

**噛ミング30**　かみんぐさんまる　kaming30　一口30回以上噛むことを目標とする厚生労働省が提唱した歯科口腔保健目標のこと．よく噛むことで口腔機能・生理機能・精神機能・運動機能・安全性の向上などを目的としている．

**ガムラビング**　がむらびんぐ　gum rubbing　⇒歯肉マッサージ

**粥食**　かゆしょく　rice gruel　粥が主食となっている食事のことで，粥を調理するときの米と水分の割合で，全粥，七分粥食，五分粥食，三分粥食に分けられる．

**カラーコードプローブ**　からーこーどぷろーぶ　color code probe　歯肉辺縁からポケット底部（付着上皮の最歯冠側端）までの距離（ポケットデプス：PD）などを測定する歯周プローブの一種で，目盛りが色分けされている．

**空嚥下**　からえんげ　dry swallow　口腔内に食塊が存在しない状態で，唾液を意識下で嚥下すること．嚥下障害患者に対する嚥下の訓練法や反復唾液嚥下テスト，食塊の咽頭・食道残留除去法などで用いられる．　⇒反復唾液嚥下テスト

**ガラクトース**　がらくとーす　galactose　単糖の一つ．天然では単体で存在することはほぼなく，グルコースとともに二糖の乳糖（ラクトース）を構成するほか，セレブロシドなどの糖脂質の構成材料としても知られる．

**ガラスビーズ滅菌**　がらすびーずめっきん　glass beads sterilization　高温のガラスビーズの入った槽内へ器具を入れる滅菌法．

**ガラス練板**　がらすれんばん　glass mixing slab　セメントを練和するときに使用する厚いガラス板．主としてリン酸亜鉛セメントの練和に使用され，セメントの練和時の発熱を抑える．　⇒紙練板

**カラベリー結節**　からべりーけっせつ　Carabelli cusp　上顎大臼歯の近心舌側面に現れる小結節．上顎第一大臼歯に最も多くみられるが，上顎第二乳臼歯の同部位にも出現する．

**カリウムチャネル**　かりうむちゃねる　potassium channel　イオンチャネルの一つで，カリウムイオンを選択的に通過させる経路である．　⇒K$^+$チャネル

**K$^+$チャネル**　かりうむちゃねる　potassium channel　⇒カリウムチャネル

**カリエスリスク**　かりえすりすく　caries risk　⇒う蝕活動性

**カリエスリスクテスト**　かりえすりすくてすと　caries risk test　⇒う蝕活動性試験

**カリオスタット**　かりおすたっと　Cariostat®　う蝕活動性試験の一つ．綿棒で上顎臼歯頰側から採取したプラークを検体として24～48時間，スクロースを含む培地で培養し，*Streptococcus mutans* と *Lactobacillus* の酸産生能を青色，緑，黄緑，黄の4段階の培地の色調変化で評価する．

**カリクレイン**　かりくれいん　kallikrein　タンパク質分解酵素の一つ．キニノーゲンから血管拡張性ペプチドであるキニンを生成する．

**カリニ肺炎**　かりにはいえん　*pneumocystis carinii*　⇒ニューモシスチス肺炎

**顆粒剤**　かりゅうざい　granules　経口投与に用いる，粒状に造粒した製剤．

**カルシウム拮抗薬**　かるしうむきっこうやく　calcium antagonist　虚血性心疾患や高血圧治療薬として使用されている．Ca$^{2+}$の流入を阻害することにより，血管平滑筋の収縮を抑制する．ニフェジピン，ニルバジピン，アムロジピンベシルなどがある．

**カルシウムチャネル**　かるしうむちゃねる　calcium channel　カルシウムイオンを選択的に通過させるイオンチャネルである．チャネルのゲートは膜電位の変化や，リガンドの結合によって開閉する．　⇒Ca$^{2+}$チャネル

**Ca$^{2+}$チャネル**　かるしうむちゃねる　calcium channel　⇒カルシウムチャネル

**カルシウム溶解性試験**　かるしうむようかいせいしけん　calcium dissolution test, enamel decalcification test　宿主要因を判定するう蝕活動性試験で，酸を付着させたときのエナメル質から溶解するカルシウム量を測定し，耐酸性を判定する．溶解するカルシウム量が多いと耐酸性は低く，う蝕活動性は高いと評価できる．

**カルシトニン**　かるしとにん　calcitonin　甲状腺から分泌されるペプチドホルモン．破骨細胞の活性化を抑制し，血清カルシウム濃度を低下させる．血清カルシ

ウム濃度の上昇によって合成が促進され，低下した場合は合成が抑制される． ■ CT

**カルシフェロール** かるしふぇろーる calciferol ■ ビタミンD

**カルニチン** かるにちん carnitine 脂肪酸をβ酸化が行われるミトコンドリア内部に運搬する物質．アミノ酸から合成されるが，加齢により減少するため，食肉による補充が必要と考えられている．

**ガルバニー電流** がるばにーでんりゅう galvanic current 口腔内でイオン化傾向の異なる異種金属が接触したときに，唾液，組織液が電解質となって外部回路が形成されることで生成される電流のこと．

**カルバマゼピン** かるばまぜぴん carbamazepine 抗てんかん薬の一つ，特に精神運動発作に対する第一選択薬である．三叉神経痛の除痛目的や躁うつ病の治療薬としても用いられる．

**カルモジュリン** かるもじゅりん calmodulin 生体細胞中に広く分布するカルシウム結合性タンパク質．カルシウムが結合したカルモジュリンは，細胞内酵素などのタンパク質を制御して，細胞の機能を調節する．

**加齢** かれい aging 受精とともに始まり生涯にわたる時間的経過に伴う生体の緩慢な変化をいう．加齢と老化を同義的に用いることもあるが，老化は個体の身体的成長が終了し，成熟期を迎えたあとの変化をさす． ■ 老化

**ガレーの骨髄炎** がれーのこつずいえん Garré's osteomyelitis 皮質骨外表面の骨増生を特徴とする慢性骨髄炎．小児や若年者の下顎骨に好発する．原因としては，根尖性歯周炎が多く，根尖部の刺激が骨膜へ至り，反応性の骨増生をきたす． ■ 急性骨膜炎

**顆路** かろ condylar path 下顎頭（顆頭）の運動経路．一般的には下顎の限界運動路を矢状面，水平面，前頭面に投影して解析される．矢状面に投影したものを矢状顆路，水平面に投影したものを側方顆路と呼ぶ．

**冠** かん crown, restoration ■ クラウン

**がん遺伝子** がんいでんし oncogene 正常細胞からがん細胞に変化する過程に関与する異常遺伝子であり，突然変異などにより生じる． ■ がん原遺伝子

**簡易防湿** かんいぼうしつ simple exclusion of moisture 防湿法の一つで，施術野を乾燥状態に保つため，ロール状に巻いた綿花やガーゼを舌下部や口腔前庭，あるいは唾液腺の開口部に置き，患歯を唾液から隔離するとともに，口唇，頬粘膜または舌が患歯に触れないようにする簡便な防湿法． ■ ラバーダム防湿

**肝炎** かんえん hepatitis 肝炎ウイルスが原因で急性の肝機能障害を呈した状態．症状としては，黄疸，食欲不振，吐き気，嘔吐，発熱，倦怠感などがある．肝炎ウイルスとしてはA, B, C, D, E型の5種類が確認されている．急性肝炎の1〜2％は劇症化する．

**肝炎ウイルス** かんえんういるす Hepatitis virus 肝細胞に主に感染するウイルスの総称．A型からG型まで存在し，B型のみが二本鎖DNAウイルスである．経口または血液感染により，数週から数か月の潜伏期間のあと，肝炎を発症するが，不顕性の場合もある．

**眼窩** がんか orbit 7種類の骨（前頭骨，蝶形骨，上顎骨，口蓋骨，篩骨，涙骨，頬骨）から構成され，眼球と付属器を入れる．

**眼窩下縁** がんかかえん infraorbital border 四辺形を呈する眼窩口の下縁で，上顎骨と頬骨で構成される．下方には眼窩下孔がみられる．

**眼窩下管** がんかかかん infraorbital canal 上顎骨上顎体上面（眼窩面）にあり，眼窩下孔に通じ，顔面に開く．眼窩下神経・眼窩下動・静脈を通す．

**眼窩下孔** がんかかこう infraorbital foramen 眼窩下縁下方にある上顎骨上顎体にある孔．眼窩下神経，眼窩下動・静脈が通過する．

**眼窩下溝** がんかかこう infraorbital sulcus 上顎骨上顎体上面（眼窩面）にある深い溝．眼窩下管に続き，眼窩下孔により顔面に通じる．

**眼窩下神経** がんかかしんけい infraorbital nerve 三叉神経第2枝である上顎神経の枝が下眼窩裂を通過して眼窩内に入り，眼窩下溝から眼窩下管に入ると眼窩下神経と呼ばれる．上顎骨内を通過するとき分枝した中上歯槽枝と前上歯槽枝は歯槽孔から上顎骨内に入った後上歯槽枝とともに上顎神経叢を形成し，上顎の歯および歯肉の知覚を支配する．上顎骨の骨内

を通過した本幹は眼窩下孔から出て，上顎部や上唇部の皮膚や周辺の粘膜に分布して，その知覚を支配する．

**感覚** かんかく sensation 内外の刺激を情報として中枢に伝えること．体性感覚，内臓感覚，特殊感覚の3種類に大別される．

**感覚過敏** かんかくかびん hypersensitivity, tactile hypersensitivity 感覚が敏感になり，外部の情報が正常に捉えられない状態．摂食嚥下機能の場合は，触覚過敏によって食物を口に入れるのを拒否することがある．脱感作療法で徐々に慣れさせることで，過敏症状が緩和される． ➡ 脱感作療法

**感覚器** かんかくき sensory organ 感覚の受容器，あるいは受容器を含めた感覚器官のこと．

**感覚機能** かんかくきのう sensory function 生体の恒常性を保つために必要な機能のこと．視覚・聴覚・触覚・味覚・臭覚・圧覚・痛覚・平衡感覚がある．

**感覚刺激法** かんかくしげきほう sensory stimulation activities 口腔，咽頭粘膜を刺激することで，唾液分泌や嚥下反射を促す訓練法をさす．

**感覚障害** かんかくしょうがい sensory disturbance 感覚受容体の障害，感覚を脳に伝達する経路の異常，感覚が伝達された中枢の知覚異常のいずれかにより生じるが，その程度によって，感覚異常，感覚過敏，感覚鈍麻，あるいは感覚消失の症状を呈する．

**感覚神経** かんかくしんけい sensory nerve 末梢神経系の体性神経は，遠心性の運動神経と求心性の感覚神経に分類される．感覚神経は末梢の感覚情報を中枢に伝える神経である． ➡ 知覚神経

**眼窩犬歯法則** がんかけんしほうそく orbital-canine law Simonの顎態診断法における上下顎歯列の近遠心的位置を評価する法則．眼窩平面は，左右の眼点を通り，フランクフルト平面に垂直的な平面である．正常咬合においては上顎犬歯の尖端，下顎犬歯の遠心隅角を通過するとして，眼窩犬歯法則とした．

**眼窩上縁** がんかじょうえん supraorbital border 四辺形を呈する眼窩口の上縁．近傍（内側）には眼窩上孔（切痕），前頭切痕（孔）がみられる．

**眼窩上孔** がんかじょうこう supraorbital foramen 眼窩上縁内側部にみられる2孔のうちの外側のもの．眼窩上動・静脈，眼窩上神経外側枝が通過する．

**眼窩上神経** がんかじょうしんけい supra-orbital nerve 三叉神経第1枝である眼神経の本幹である前頭神経の枝の一つで，眼窩上孔を通って前頭部や上眼瞼部の皮膚や周辺の粘膜に分布して，その知覚を支配する．臨床的には眼窩上孔（眼窩上神経），眼窩下孔（眼窩下神経），オトガイ孔（オトガイ神経）から出る神経が顔面に矢状に並ぶことから，バレーの圧痛点（Valleixの3圧痛点）と呼ぶ． ➡ バレーの圧痛点

**眼窩上切痕** がんかじょうせっこん supraorbital notch 眼窩上縁内側部にみられる切痕のうち，外側のもの．眼窩上動・静脈，眼窩上神経外側枝が通過する．

**管間基質** かんかんきしつ intertubular matrix ➡ 管間象牙質

**管間象牙質** かんかんぞうげしつ intertubular dentin, intertubular dentin matrix 隣接する象牙細管間の象牙質（の基質）． ➡ 管間基質

**換気** かんき ventilation 呼吸運動を行うことによって，ガスが肺に出入りすること． ➡ 肺換気

**環境感染予防対策** かんきょうかんせんよぼうたいさく environmental infection prevention measures 診療室や診療機器の感染予防対策のこと．診療室は清潔域と不潔域のエリアを明確にし，リスクによって一般的な清掃または消毒薬による拭掃を行う．歯科機器はシールドで覆うか，消毒薬で拭掃する．滅菌できる機器は患者ごとに滅菌処理を行う．

**冠橋義歯補綴学** かんきょうぎしほてつがく fixed prosthodontics and restorative dentistry, fixed prosthodontics ➡ クラウンブリッジ補綴学，固定性義歯補綴学

**がん拠点病院** がんきょてんびょういん designated hospitals for cancer がん診療連携拠点病院の略として用いられている．都道府県がん診療連携拠点病院，地域がん診療連携拠点病院，特定領域がん診療連携拠点病院，地域がん診療病院，小児がん拠点病院などが含まれている．

**桿菌** かんきん rod 棒状の細菌の総称．長径が短径の1.5〜5倍程度のものが多いが，長径と短径の差が少ない球桿菌も

存在する．大腸菌（*Escherichia coli*）や緑膿菌（*Pseudomonas aeruginosa*）などのほか，*Porphyromonas gingivalis* など，多くの歯周病原細菌がこれに含まれる．
➡ 球菌，桿菌，らせん菌

**間欠的矯正力** かんけつてききょうせいりょく intermittent orthodontic force　装置が作用するときにだけ矯正力が働き，それ以外のときには矯正力が働かない状態の矯正力．作用と中断が繰り返される．可撤性装置でアクチバトールなどの機能的矯正装置やチンキャップ，ヘッドギアなどが該当する．➡ 持続的矯正力，断続的矯正力

**間欠的経管栄養法** かんけつてきけいかんえいようほう intermittent tube feeding　嚥下障害患者がチューブを用いて栄養摂取する経管栄養法の一つであり，チューブを常時留置せず，栄養のときのみ，口もしくは鼻から経食道的に挿入する．間欠的なのでチューブが嚥下訓練の支障になりづらく，比較的衛生的で，外観にも配慮できる．また経食道なので，食道－胃蠕動が保たれやすいなどの特徴がある．

**間欠的経口経管栄養法** かんけつてきけいこうけいかんえいようほう intermittent oral catheterization (IOC)　☰ 口腔ネラトン法，IOC，OE

**観血的整復法** かんけつてきせいふくほう open reduction　骨折の治療法の一つ．骨折片の転位が大きい，粉砕骨折している，固定源となる歯がないなどで適応されることが多い．固定方法としては，スクリュー，プレート，ワイヤーなどが用いられる．

**がん原遺伝子** がんげんいでんし proto-oncogene　☰ がん遺伝子

**還元型葉酸** かんげんがたようさん reduced folic acid　☰ テトラヒドロ葉酸，THF

**還元麦芽糖** かんげんばくがとう maltitol　☰ マルチトール

**看護** かんご nursing　家庭や近隣における乳幼児，傷病者，高齢者，虚弱者，病人，けが人の手当てや世話などを含む，人々の生活のなかで営まれるケア．

**喚語困難** かんごこんなん word finding difficulty　失語症の基本的な症状の一つで，意図した単語が想起できない状態のこと．物品の呼称の発語困難，語の喚起困難，形や用途は理解しているが呼称を想起できないといった症状を示す．➡ 失語症

**看護師** かんごし nurse　保健師助産師看護師法に基づく国家資格．傷病者もしくは褥婦に対する療養上の世話，診療の補助を行う者．自分の判断で業務を行える．厚生労働大臣が認定する国家資格．➡ 准看護師

**幹細胞** かんさいぼう stem cell　増殖する能力，あるいはほかの細胞や組織に分化する能力を備えている細胞．ES 細胞や iPS 細胞がよく知られている．ヒト体内には造血幹細胞，間葉系幹細胞，歯髄幹細胞などが知られ，再生医療への応用が期待されている．

**観察学習** かんさつがくしゅう observational learning　他人の行動とその結果を観察することでその行動様式を学習すること．良い結果を生み出す行動は模倣し，反対に悪い結果を生み出す場合はその行動をしなくなったり，異なる行動をするようになる．

**観察計画（観察プラン）** かんさつけいかく（かんさつぷらん） observation plan　☰ O-P

**鉗子** かんし plier　☰ プライヤー

**含歯性嚢胞** がんしせいのうほう dentigerous cyst　歯冠形成終了後の退縮エナメル上皮が嚢胞裏装上皮の由来となっている歯原性嚢胞である．嚢胞壁は埋伏歯の歯冠周囲を取り囲む．下顎智歯部が好発部位で，10〜30 代の若年者に多い．嚢胞の発育は緩徐で顎骨の膨隆を伴う．

**カンジダ・アルビカンス** かんじだ・あるびかんす *Candida albicans*　球状・亜状の形態をとる二形性真菌．コーンミール寒天培地上で培養すると厚膜胞子を産生し，発芽管を形成する．口腔や皮膚などに常在するため，健常人での発症はまれだが，日和見感染において頻度の高いカンジダ症を発症する．

**カンジダ症** かんじだしょう candidiasis　真菌のカンジダ属（*Candida albicans* など）の増殖による感染症で，宿主の抵抗力の低下時に発症することが多い．口腔カンジダ症は白斑や紅斑を呈し，エイズの初発症状として着目されている．➡ 正中菱形舌炎

**カンジダ性口内炎** かんじだせいこうないえん oral candidiasis　☰ 偽膜性口内炎

**間質液** かんしつえき interstitial fluid (ISF)　血液とリンパ液を除く細胞外液．イオン

**組成は血液の液体成分に近い.** ■ ISF

**患者管理** かんじゃかんり care 健康で望ましい状態を維持するために,専門家による個人の生活全体を捉えた健康管理・疾病管理のこと.

**患者教育** かんじゃきょういく patient education 患者の疾病予防に関して,日常の生活習慣・食習慣・口腔衛生習慣における専門的指導などを行うこと. ➡ 患者指導,健康教育,保健指導

**患者行動** かんじゃこうどう sick-role behavior 患者が病気であるという自覚をもって,治癒するためにとる行動のことで,適切な治療方法を見つけるための行動. ■ 行動変容

**患者指導** かんじゃしどう instruction to patient 一般的に患者教育の一部であり,口腔清掃を行うために義歯や歯ブラシなどを正しく使用,管理することを十分に理解し,患者個人でセルフケアができるように指導すること.義歯装着前,装着後,抜歯前,抜歯後の指導や食生活指導,生活習慣指導など広義の意味として日常生活における専門的な指導を行い,疾患の予防方法を促すことをいう. ➡ 患者教育,保健指導

**患者説明文書** かんじゃせつめいぶんしょ briefing paper for patient 患者から明確な同意を得るために,患者が治療を受けるか受けないか自己決定するうえの理解を助ける文書のこと. ■ 業務記録,同意文書

**患者調査** かんじゃちょうさ patient survey 厚生労働省が主幹となり医療行政の基礎資料を得ることを目的とした調査のこと.病院および診療所を利用した患者について,その属性,入院・来院時の状況および傷病名などの実態を明らかにし,あわせて地域別患者数を推測する.3年に1回実施している.

**患者背景** かんじゃはいけい back ground of patient 年齢,性別,習慣,環境など,患者の特徴や患者がもつ特質などのこと.患者情報として必要である. ■ 問診

**患者満足度** かんじゃまんぞくど patient satisfaction 治療を受けるにあたり,十分な説明や満足のいく治療体験などに対する患者の総合的な評価を,患者アンケート調査などで測る指標のこと.

**管周基質** かんしゅうきしつ peritubular dentin ■ 管周象牙質

**管周象牙質** かんしゅうぞうげしつ peritubular dentin, peritubular dentin matrix 象牙細管の内側に形成される高度に石灰化された象牙質で,コラーゲン線維に乏しい. ■ 管周基質

**感受性** かんじゅせい sensibility, susceptibility 生体が外部から受け取る刺激に対して反応を誘発される性質.臨床では薬剤や病原体による刺激の場合が多く,生体が低刺激にて反応する場合を感受性が高いという.

**環状う蝕** かんじょううしょく circular caries 歯の周囲を取り囲むように形成されたう蝕.歯根面う蝕にみられる.

**緩衝作用** かんしょうさよう buffer action 水素イオンや水酸化イオンによって起こるpHの変化を最小限にとどめる作用.この作用により体液のpHはほぼ一定に保たれる.生体内の緩衝系には重炭酸(炭酸水素塩)系とタンパク質,赤血球ヘモグロビンおよびリン酸などの非重炭酸系があり,いずれも体液中の水素イオンの増加を抑えてpHの変化を和らげる.

**冠状循環** かんじょうじゅんかん coronary circulation 大動脈基部から出る冠状動脈を介して,心筋に血液を供給すること.主に拡張期に血液が組織に流れ込む.

**冠状縫合** かんじょうほうごう coronal suture 前頭骨と左右の頭頂骨間の縫合.頭蓋冠の前方を横走する鋸状縫合である.

**間食指導** かんしょくしどう guidance for between-meal habit 間食の内容・量・回数・時間などを対象者に合わせて指導すること.朝・昼・夕食などの定期的な食事と食事の間に摂る食事のことを間食といい,必要な栄養素やエネルギーの補給や生活の潤い,気分転換などの役割をもつ.しかし,間食の内容や摂りすぎが肥満や歯科疾患の原因となるため,間食指導が必要となる.

**緩徐歯間分離** かんじょかんぶんり gradual teeth separation 隣接する2歯の歯間距離を一時的に分離することを歯間分離といい,歯間分離のうち,次回の来院までに時間をかけて行うことを緩徐歯間分離という.緩徐分離法ではセパレーティングワイヤーや弾性ゴム,ストッピングなどを用いる.

**緩徐歯肉圧排** かんじょしにくあっぱい gradual gingival retraction 歯肉縁下に

おける支台歯形成や印象採得などを行うにあたり，作業を容易にするため，また，歯肉に損傷を与えないために，一時的にその部分の歯肉を歯面から排除することを歯肉排除という．緩徐歯肉圧排は，暫間被覆冠などを装着して，時間をかけて徐々に行う圧排法である．

**関心期** かんしんき contemplation 変化のステージモデルにおける人の行動の変化を表しているもので，6か月以内に行動を変える気がある時期のこと． ➡ 準備期，無関心期

**眼神経** がんしんけい ophthalmic nerve 三叉神経第1枝で，三叉神経節から前上方に向かい，上眼窩裂から眼窩に入って眼窩内に分布して，眼窩内容の知覚を支配する．本幹は前篩神経として眼窩上壁を走行して滑車上神経と眼窩上神経に分れ，眼窩上縁から前頭部の皮膚に分布する．また，前篩骨神経，後篩骨神経はそれぞれ前篩骨孔，後篩骨孔から，前者は鼻腔・鼻背，後者は篩骨洞・蝶形骨洞に分布する．

**がん診療連携拠点病院** がんしんりょうれんけいきょてんびょういん designated cancer care hospitals 国民がどの地域に居住しても質の高いがん医療を提供できるよう，がん医療の均てん化を目標として，国が定める指定要件をふまえて厚生労働大臣が指定した病院．専門的ながん医療の提供，地域のがん診療の連携協力体制の整備，患者・住民への相談支援や情報提供などの役割を担う．

**関節円板** かんせつえんばん articular disk, joint disc ➡ 顎関節円板

**関節鏡視下手術** かんせつきょうしかしゅじゅつ arthroscopic surgery 関節における内視鏡手術で，関節鏡により関節受動術や組織切除術などを行う． ➡ 鏡視下手術

**間接訓練** かんせつくんれん indirect therapy ➡ 基礎訓練

**関節結節** かんせつけっせつ articular tubercle, articular eminence 側頭骨頰骨突起基部下面の結節．顎関節を構成する下顎窩の前方に位置する．

**関節拘縮** かんせつこうしゅく joint contracture 関節包および関節包以外の関節を構成する軟部組織が変化し，可動域制限を起こした状態．屈曲が制限される伸展拘縮と，伸展が制限される屈曲拘縮

があり，原因として先天性と後天性がある．

**関節雑音** かんせつざつおん joint noise, joint sound ➡ 顎関節雑音

**間接作用【薬物の】** かんせつさよう indirect action 薬物の直接作用の結果，他の器官に生じる変化で，強心薬のジゴキシンによる利尿作用などがある．

**間接性骨吸収** かんせつせいこつきゅうしゅう indirect bone resorption, undermining bone resorption 矯正力により，歯の移動側の歯根膜は圧迫される．強い力が適応されると，歯根膜は血流障害を引き起こし，硝子様変性組織が形成される．この変性組織の周囲，骨髄腔に出現した破骨細胞によって，変性組織の側面，背面から骨吸収が進行する．この吸収機転を間接性骨吸収という． ➡ 穿下性骨吸収 ➡ 直接性骨吸収

**関節突起** かんせつとっき condylar process 下顎枝上端の後方にある突起．先端の膨大部は下顎頭，その下方のくびれた部分は下顎頸と呼ばれる．

**間接覆髄法** かんせつふくずいほう indirect pulp capping う蝕，窩洞形成，外傷などで残存象牙質が菲薄化した場合に，覆髄剤によって積極的に歯髄に働きかけて修復象牙質産生を促し，生活歯髄を安静に保ち保存する方法． ➡ 歯髄保存療法，直接覆髄法

**感染** かんせん infection 宿主（ヒトや動物）の体表や体内に，新たに微生物が付着・侵入し，増殖すること．本来，外来性の微生物によるものとされるが，現在では，常在菌による感染も含まれる（内因性感染）．

**感染経路** かんせんけいろ infection route 病原体が，感染巣または感染源から未感染の生体内に侵入し，新たに感染を引き起こす経路．病原体の侵入部位を侵入門戸という．

**感染根管治療** かんせんこんかんちりょう infected root canal treatment 根尖性歯周炎の原因となる根管内および根管壁に生存する細菌を除去し，根管内の無菌化を図る治療のこと． ➡ 歯髄壊死

**感染歯質** かんせんししつ infected tooth substance 病的な象牙質の一つで，破壊された象牙質の間隙や象牙細管内に細菌が生存している象牙質のこと． ➡ 軟化象牙質

**感染症** かんせんしょう infectious diseases　病原微生物が体内に侵入して，細胞や組織を傷害して起こる疾患の総称．

**感染症法** かんせんしょうほう law of infectious disease　新興感染症や再興感染症の出現，医学の進歩，人権意識の要請，国際交流の活発化など，近年の感染症を取り巻く環境の変化に対応するため，従来の伝染病予防法などを全面的に見直し，1999年4月に施行された「感染症の予防および感染症患者に対する医療に関する法律」．従来よりある伝染病予防法，エイズ予防法，性病予防法は，法律に統合されたため廃止された．感染症法ではその基本的な考え方を，従来の防衛的な集団感染予防に重点をおいたものから，個々の国民の予防と良質かつ適切な医療の積み重ねによる社会全体の感染予防の推進へと変化させ，これまでの感染症を一類から五類までに類型化した．【巻末表2参照】

**感染性心内膜炎** かんせんせいしんないまくえん infective endocarditis　心臓に構造的に異常がある患者が何らかの原因で菌血症を起こし，その感染が血流を介して心内膜まで及んだ炎症．発熱，全身倦怠，体重減少のほか，心雑音，心不全などの多彩な症状が出現する．

**感染性廃棄物** かんせんせいはいきぶつ infectious waste　医療関係機関などから生じた，感染性の病原体もしくは感染のおそれのある病原体の含有・付着がある廃棄物．使用済みの注射針や血液の付いたガーゼなど．収集運搬，処分方法について基準が定められている．

**完全脱臼【関節の】** かんぜんだっきゅう complete dislocation　関節頭が関節窩内の本来の位置から逸脱し，骨同士の接触が完全に失われた状態を完全脱臼という．顎関節脱臼でよくみられる．歯の完全脱臼は，歯根膜線維が完全に断裂し，歯槽窩から容易に脱落した状態．　➡習慣性顎関節脱臼

**がん専門相談員** がんせんもんそうだんいん cancer counselor　国立がん研究センターでの研修を修了した相談員で，全国のがん相談支援センターや，がん治療を行っている病院に配置されている．疾患や治療について不安のある患者に対して，再度医師からの説明を受ける機会を設けたり，専門外来の受診を勧めるなど，患者が自分らしい生活や治療選択ができるようサポートしている．

**感染予防対策** かんせんよぼうたいさく infection control　安全な医療を提供するために患者を感染から守ると同時に，医療従事者自身も感染源とならないように対策を行うこと．感染予防の3原則である①病原体の除去，②感染経路の遮断，③宿主の抵抗力増強について対策を実施する．スタンダードプレコーションが感染予防対策の柱である．

**感染リスク** かんせんりすく risk of infection　微生物が宿主に侵入して付着・定着・増殖する危険や可能性のこと．発症し病的状態に至るかは，宿主の病原体に対する感受性や非特異的および特異的防御力と病原体の定着性，侵襲性，毒力に左右される．

**含嗽剤** がんそうざい gargle　清掃，殺菌，防臭，鎮痛，収斂の目的で，口腔や咽頭部の洗浄を行う．散剤，錠剤，水剤がある．アズレン製剤やヨード製剤，ベンザトニウムなどがある．　➡洗口液

**がん相談支援センター** がんそうだんしえんせんたー cancer support center　国民・患者や医療従事者に対するがん診療の情報提供を行う機関として，全国のがん診療連携拠点病院に設置されている．疾患や治療方法，治療後の生活，医療費などがんの療養に関するさまざまな相談を無料で受け付けていて，がん診療連携拠点病院を受診していない場合も利用できる．

**含嗽法** がんそうほう gargle method　消毒，消炎，収斂，除臭などの効果を目的として，水もしくは薬液を口に含み，咽頭，喉頭，口腔をうがいすることである．一般に「ガラガラうがい」ともいう．　➡ガーグリング

**がん対策基本法** がんたいさくきほんほう cancer control act　がんは国民の疾病による最大の死因であり，生命，健康にとって重大な脅威であることから，がん対策を総合的および計画的に進めるために制定された法律．2007年に施行，2016年12月に改正されている．

**間代性発作** かんたいせいほっさ clonic seizure　全般てんかんにみられる発作で，がたがたと手足の屈曲と伸展を繰り返すように動かす痙攣発作．意識消失を伴い，運動症状は両側性にみられる．通

常1分以内に発作は終了し，その後四肢は弛緩する．

**管電圧** かんでんあつ　tube voltage　エックス線管にかかる電圧のこと．口内法エックス線撮影装置では約60kV（キロボルト）である．

**寒天アルジネート連合印象** かんてんあるじねーとれんごういんしょう　agar alginate combined impression　精密な印象が必要な支台歯などの部分に寒天印象材を用い，その上から全体を覆うようにアルジネート印象材を用いて行う印象法．

**寒天印象材** かんてんいんしょうざい　agar impression material　加熱によりゾル化した寒天水溶液（8～15%）を，口腔内で冷却（37～40℃）によりゲル化（硬化）させて印象採得する印象材．温度変化によりゾルゲル化する可逆性ハイドロコロイド印象材．模型の複製にも使用されることがある． ➡ ハイドロコロイド印象材

**管電流** かんでんりゅう　tube current　エックス線管を流れる電流のこと．口内法エックス線撮影装置では10mA（ミリアンペア）前後である．

**カントゥア** かんとぅあ　contour　歯冠部軸面の豊隆の形態．適切なカントゥアを付与することで歯周組織と調和し，自浄性と清掃性に優れた補綴装置を製作する．

**眼動脈** がんどうみゃく　ophthalmic artery　中頭蓋窩の内側で起こる内頸動脈の枝で，視神経とともに視神経管から眼窩に入り，眼窩の内容および前頭部，鼻腔壁の一部に分布する．

**陥入歯** かんにゅうし　dens invaginatus　= 歯内歯，重積歯

**乾熱滅菌** かんねつめっきん　dry heat sterilization　乾熱滅菌器を使用し，160～200℃の高温で滅菌する方法．すべての微生物に有効であり，メスや剪刀，ガラス器具に使用される．歯科ではガラスビーズ滅菌器などがあるが，現在は医療用として用いられていない．

**官能試験** かんのうしけん　sensory test　機械による物性の評価や計測を行わず，ヒトの味覚や嗅覚，触覚などを用いて食品の評価などを行う方法のこと．

**カンピロバクター** かんぴろばくたー　Campylobacter　グラム陰性のらせん状の運動性桿菌で，発育には5～10%の酸素が必要な微好気性の細菌である．Campylobacter jejuni や Campylobacter coli は食中毒の原因菌となる．Campylobacter rectus や Campylobacter concisus は歯周炎の原因菌となる．

**カンペル平面** かんぺるへいめん　Camper's plane　Camperによって提唱された顔面の水平基準面の一つ．左右の耳珠上縁と左右いずれかの鼻翼下縁を結ぶ平面で，咬合平面とほぼ平行とされる．耳珠上縁と鼻翼下縁を結ぶ線を鼻聴道線と呼ぶ． = Camper平面

**Camper平面** かんぺるへいめん　Camper's plane　= カンペル平面

**漢方薬** かんぽうやく　herbal medicine　複数の効果をもつ生薬が複数配合されたもの．現在，歯科適応の漢方薬として，立効散や半夏瀉心湯，黄連湯，五苓散，白虎加人参湯などがあり，抜歯後疼痛や口腔乾燥症などに適用がある．

**γアミノブチル酸** がんまあみのぶちるさん　γ-aminobutyric acid　生体に含まれるアミンの一種で，グルタミン酸の脱炭酸反応で生成．主に抑制性の神経伝達物質として機能する．血液脳関門を通過しないため，体外から摂取しても脳神経伝達物質としては機能しない． = γアミノ酪酸，GABA

**γアミノ酪酸** がんまあみのらくさん　γ-aminobutyric acid　= γアミノブチル酸，GABA

**γカルボキシグルタミン酸** がんまかるぼきしぐるたみんさん　γ-carboxyglutamic acid　グルタミン酸のγ炭素にカルボキシ基が付加した分子で，プロトロンビンなどの血液凝固因子やオステオカルシン中に存在する．カルボキシ基を合成するためにはビタミンKが必須である．γ炭素にカルボキシ基が2残基あるため，$Ca^{2+}$と結合しやすい．

**甘味嗜好** かんみしこう　sweet taste　飲食物の摂取において，甘味のある食品を好むこと．

**甘味料** かんみりょう　sweetener, sweetening agent　食品に甘みをつけるために用いる調味料．

**顔面規格写真** がんめんきかくしゃしん　oriented facial photograph　顔貌の記録，評価に用いる規格化された顔面写真．一般的には，角度と距離を規格化して撮影するための固定装置を用いる．正面，斜

位，側面方向から，安静位または咬合した状態で撮影する．審美的な評価としてスマイル時の顔面写真を撮影する．

**顔面高** がんめんこう facial height 顔の垂直的な高さ（距離）をいう．眉間点と鼻下点間距離を上顔面高，鼻下点とオトガイ下点最下点間距離を下顔面高という．この比率は平均的には約 1：1 となる．骨格性開咬では下顔面高が大きくなり，逆に過蓋咬合では小さくなる．

**顔面骨** がんめんこつ facial bones 顔面を構成する骨で顔面頭蓋骨とも呼ばれ，5種8個の骨より構成される．①上顎骨（2個），②下顎骨（1個），③口蓋骨（2個），④舌骨（1個），⑤頬骨（2個）．

**顔面静脈** がんめんじょうみゃく facial vein 顔面動脈の分布域である顔面浅部からの静脈を集める静脈で，舌骨の高さで内頸静脈または外頸静脈に注ぐ．

**顔面神経** がんめんしんけい facial nerve 第Ⅶ脳神経で，運動性線維からなる狭義の運動神経と知覚（味覚）性，副交感性神経からなる中間神経を合わせた混合性神経．脳の橋にある中継核である顔面神経核（運動）と延髄にある弧束核（味覚）から出た神経は内耳孔から頭蓋内に入り，顔面神経管を走行する．運動枝の一部は鼓室に入り，アブミ骨筋を支配するが，多くは側頭骨にある茎乳突孔から外に出て，表情筋と舌骨上筋の顎二腹筋後腹と茎突舌骨筋の運動を支配する．顔面神経管の途中にある膝神経節から出た味覚線維は鼓室に向かい，鼓索神経となって錐体鼓室裂を出て下顎神経の舌神経に合流し，舌の前2/3の味覚を支配する．副交感神経線維として顎下神経節に入るものは，顎下腺と舌下腺の分泌を支配する．さらに，副交感神経線維の一部は大錐体神経となって翼突管を通り，眼窩に入って涙腺神経（眼神経）に合流して，涙腺の分泌を支配する．

**顔面神経麻痺** がんめんしんけいまひ facial palsy, facial paralysis 顔面神経の障害によって，顔面の表情筋の運動障害が生じた状態．脳の顔面神経核より上位での障害は中枢性顔面神経麻痺，下位での障害は末梢性顔面神経麻痺と呼ばれる．中枢性麻痺では額のしわ寄せが可能で，神経の障害部位とは反対側の顔面下半分に表情筋の麻痺が生じる．末梢性麻痺では麻痺側の顔面表情筋の運動不全や緊張低下が生じ，味覚や唾液の分泌障害が生じることもある．

**顔面頭蓋** がんめんとうがい facial cranium 頭蓋のうち上方にある半球状部分を脳頭蓋といい，その前下部にある顔面の基礎をつくる部分を顔面頭蓋という．鼻骨，涙骨，頬骨，上顎骨，下顎骨，鋤骨，口蓋骨，下鼻甲介の8種14個から構成される． ➡ 脳頭蓋

**顔面動脈** がんめんどうみゃく facial artery 舌動脈のやや上方で外頸動脈の前側から起こり，下顎角の内側で顎下腺の上面を前方に走行し，下顎底から顔面に現れる．内眼角に向かって上行しながら，オトガイ下動脈，下唇動脈，上唇動脈を分枝する．また，下顎骨の内面で起こった上行口蓋動脈は口蓋帆や口蓋扁桃に分布する．

**顔面突起** がんめんとっき facial processes 胎生4週末頃，主に第一鰓弓から形成される構造で，神経堤由来の間葉細胞で構成される．2つの上顎突起（隆起），2つの下顎突起（隆起），1つの前頭鼻突起（隆起）が最初に形成される．

**顔面幅** がんめんはば facial width, bizygomatic width 頭部の生体計測や正貌セファロ分析で計測される．頬骨弓幅（左右頬骨弓間の距離）で示される．顔面の大きさの指標となる． ➡ 頬骨弓幅

**顔面非対称** がんめんひたいしょう facial asymmetry 顎変形症のなかで，顔面の左右非対称を記載する．先天的な原因として，横顔裂，顔面半側異形成症や発育異常，炎症，外傷，腫瘍などによるものがある．顔面半側萎縮症や顔面半側肥大症，顎関節強直症などによっても後天的に顔面非対称となる．

**間葉** かんよう mesenchyme 胎生期における組織や器官の間隙を埋める未分化な結合組織で，すべての結合組織へ分化する能力をもった未分化間葉細胞と細網線維からなる．

**がん抑制遺伝子** がんよくせいいでんし tumor suppressor gene がん化を抑制する機能を有する遺伝子群で，p53 などが知られている．

**乾酪壊死** かんらくえし caseous necrosis 凝固壊死の一種で，乳白色のチーズに似ていることから，チーズを示す乾酪という用語を用いて乾酪壊死と呼ばれる．結核や梅毒などの肉芽腫にみられる． ➡

結核結節

**管理栄養士** かんりえいようし registered dietitian 栄養士法に基づく国家資格．傷病者に対する療養のため，必要な栄養の指導，個人の身体の状況，栄養状態に応じた栄養指導ならびに，特定多数人に対して継続的に食事を供給する施設における利用者の給食管理および栄養改善上必要な指導などを行う．専門的知識・技術を要する栄養指導，給食管理などを行う．厚生労働大臣免許．

**簡略化口腔清掃指数** かんりゃくかこうくうせいそうしすう oral hygiene index-simplified ■ OHI-S

**寒冷痛** かんれいつう cold pain 冷たい物を飲食したときに起こる痛み．■ 冷水痛 ■ 温度診，温熱痛

**関連痛** かんれんつう referred pain 原因歯から離れた部位に痛みを感じること．原因としては侵害性受容器への刺激伝達が隣接する神経束の信号へ誤って伝達され，脳が離れた部位に痛みを感じる．

**緩和ケア** かんわけあ palliative care 生命を脅かす病気に起因した問題に直面している患者とその家族に対して，疾患の早期より，痛み，身体的問題，心理的問題，スピリチュアルな問題に関して確実な診断を行い，それが障害とならないように予防したり対処したりする QOL を改善するためのアプローチ．■ 終末期医療，ターミナルケア，ホスピス

**緩和ケア病棟** かんわけあびょうとう palliative care unit がん患者とその家族を主な対象とし，疾患の早期から体と心の苦痛緩和のための治療とケアを行う病棟．一般病棟や在宅では対応困難な終末期ケアと症状緩和に加え，在宅療養を支援する役割が求められている．

## き

**キーアンドキーウェイ** きーあんどきーうぇい key and keyway ポンティックに出っ張り（キー）を，支台装置に溝（キーウェイ）を付けた構造になっている．可動性または可撤性連結装置のこと．

**奇異呼吸** きいこきゅう paradoxical respiration 上気道狭窄・閉塞時に胸郭と腹部が相反する運動をすること．吸気時に胸郭が陥没するのに対し，腹部は隆起する．別名，シーソー呼吸．呼気時は逆の動きがみられる． ➡ 気道閉塞

**既往歴** きおうれき past history 患者が過去にかかったすべての疾病や過去の健康状態についての記録のこと．出生状況や栄養状況，罹患したすべての病歴の記録をいう．

**記憶** きおく memory 学習・経験などで得られた情報を電気的シグナルに変換し，その情報を脳内に蓄え，そして必要なときにその情報が取り出せること．

**記憶障害** きおくしょうがい disturbance of memory 過去の記憶が抜け落ちてしまう障害．認知症の中核症状の一つ．特に新しい出来事の記憶が障害され，自覚がないため日常生活に支障をきたすことがある．症状の進行に伴い，徐々に昔の出来事の記憶も障害される．

**機械的歯面清掃** きかいてきしめんせいそう mechanical tooth cleaning 歯科衛生士や歯科医師などの歯科医療従事者が，機械的に操作する器具や研磨ペーストを用いてプラークを除去すること．2006年に機械的清掃加算として歯科診療報酬に新設された．

**機械的清掃法** きかいてきせいそうほう mechanical plaque control ➡ 機械的プラークコントロール，物理的清掃法

**機械的プラークコントロール** きかいてきぷらーくこんとろーる mechanical plaque control 歯口清掃において，特に歯垢を対象として機械的剝離・除去するもの．歯ブラシなどの器具を用いる日常の歯磨きから，歯科医師・歯科衛生士が実施する専門器具を用いた機械的歯面清掃などが含まれる． ➡ 機械的清掃法，物理的清掃法 ➡ 化学的プラークコントロール，プラークコントロール

**器械的保定** きかいてきほてい mechanical retention 矯正歯科治療で得られた咬合状態を維持し，安定化を図るために器械的に装置を用いて保定することをいう．保定装置として，ベッグ式保定装置などの床型保定装置や，固定性の犬歯間保定装置およびトゥースポジショナーなどを用いて行う． ➡ 永久保定

**器械練和** きかいれんわ mechanical mixing 石膏や埋没材，あるいはセメントやアマルガムを，専用の容器を使い，電動で回転羽根，あるいは振盪により機械的に練和・混和すること．

**規格荷重プローブ** きかくかじゅうぷろーぶ pressure sensitive probe 術者により計測する際の圧が変わらないように，プロービング圧を20～25gにコントロールするための歯周プローブ． ➡ 定圧プローブ

**気管支痙攣** きかんしけいれん bronchospasm 気管麻酔中に突然生じる気道閉塞のこと．意識がある状態で起こるのが喘息である． ➡ 気管支喘息

**気管支喘息** きかんしぜんそく bronchial asthma, asthma 気道の慢性的な炎症により，発作性の呼吸困難，喘鳴，咳などの症状を呈する呼吸器疾患であり，Ⅰ型アレルギー反応が関与する．幅広い年齢層で発症する． ➡ 喘息 ➡ 気管支痙攣

**気管切開** きかんせっかい tracheotomy 頸部の皮膚から気管壁を切開し，チューブを気管に挿入して呼吸・換気する方法．切開部位は気管軟骨間で，通常は第3および第4気管軟骨輪の間で切開し，チューブを挿入する． ➡ 気道内圧

**気管挿管** きかんそうかん tracheal intubation, endotracheal intubation 気管に気管チューブを挿入する気道確保法．気道を咽頭や食道から完全に隔離でき，最も確実な気道確保法である．全身麻酔時や心肺蘇生時などに適用される．挿管経路により，経口・経鼻挿管，気管切開がある． ➡ 気道内圧

**気管チューブ** きかんちゅーぶ tracheal tube, endotracheal tube 麻酔中や集中治療の際に気管に挿入して気道確保に使用する管．多くはポリ塩化ビニル製．RAE®チューブや，らせん入りチューブなどが市販されている．先端部に気管壁とチューブの間隙をシールするカフを備えたものもある．

**気管内異物** きかんないいぶつ tracheal foreign body 気管内に留まってしまった外来性異物のこと．多くは自力で喀出することができるが，喀出・摘出できない場合には，肺炎などを発症したり，気管支が閉塞し死に至る場合もある．

**貴金属** ききんぞく noble metal 金（Au），銀（Ag），白金（Pt），パラジウム（Pd），ロジウム（Rh），イリジウム（Ir），ルテニウム（Ru），オスミウム（Os）の8つの元素が該当し，高価である．軟らかく，耐食性に優れる性質をもつ．

**奇形** きけい malformation 出生時に存在する先天性形態異常であり，受精後3～8週の胚子期（器官形成期）の諸臓器・器官の形態形成異常により生じる．原因（催奇因子）は内因・外因ともに多様であるが，器官形成期以前に作用すると，致死性，あるいは不全修復による奇形に至らず，以後では器官形成異常は生じず，器官形成期を奇形発生の臨界期という．分類には二重体と単体奇形があり，奇形が多発する合併奇形や奇形症候群がある．

**危険因子** きけんいんし risk factor ➡ リスクファクター，リスク因子

**危険回避能力** きけんかいひのうりょく competence for risk aversion, risk aversion ability 危険と考えられる事象を事前に回避できる能力．

**危険察知能力** きけんさっちのうりょく competence for hazard perception, hazard perception ability 危険と考えられる事象を事前に察知する能力．

**危険予知** きけんよち hazard prediction, danger prediction 現場に潜在する危険を検知すること．危険予知トレーニング（KYT：kiken yochi training）は，工事や製造の現場で従事する労働者が，事故や災害を未然に防ぐことを目的に，その作業に潜む危険を予想し対応策を検討し合う訓練のことで，医療の現場でも応用されている．

**危険予知訓練** きけんよちくんれん accident prediction training 現場に潜む危険要因とそれが引き起こす現象について，実際の現場やイラストを使ってグループワークを行い，危険のポイントや重点実施項目を指差唱和・指差呼称で確認して，行動する前に解決する訓練のこと．危険，予知，トレーニングの頭文字をとって，KYTという．

**起座位** きざい sitting up position ベッドの上などで上半身を90°に起こした体位．布団やテーブルに枕を乗せ，そこにもたれかかるように座らせるとより安楽でいられる．心臓疾患のある人や喘息発作のある人の呼吸の負担を軽減させることができる．【巻末表4参照】

**きざみ食** きざみしょく chopped meal 咀嚼機能に問題がある人に提供され，食べ物を細かく刻んで提供される食形態をさす．ただし，食塊形成が不良な人に対しては，きざみ食は口腔・咽頭でばらけやすいため，誤嚥のリスクが高い．

**義歯** ぎし denture 歯およびその周囲組織の喪失に対して製作・装着される人工装置．残存歯に固着される固定性義歯と，患者や術者が任意で着脱できる可撤性義歯がある．

**義歯安定剤** ぎしあんていざい denture adhesive 維持，安定の不良な義歯の一時的な改善を目的として使用する材料のこと．粘着力の増強を図るための水溶性の粉状材料，適合不良の隙間を埋めて辺縁封鎖性の向上を図る不溶性のペーストやシート状の材料などがある． ➡ 義歯粘着剤

**義歯床** ぎししょう denture base 義歯の構成要素の一つで，欠損部顎堤や口蓋部を覆い，人工歯を排列する部分．咬合力を顎堤に伝達し，全部床義歯では維持にも働く．金属やレジンが使用され，それぞれ金属床と，アクリリックレジンや射出成形レジンが使用されるレジン床がある．

**義歯床用材料** ぎししょうようざいりょう denture base material 義歯床の部分に用いられる材料．アクリルレジン（加熱重合型，常温重合型），射出成形に用いられる熱可塑性レジン（ポリカーボネート，ポリスルフォン）ならびに金属（貴金属合金，非貴金属合金）が使用される． ➡ アクリル樹脂

**義歯床用裏装材** ぎししょうよううらそうざい denture lining material 義歯床の粘膜面との適合や顎堤吸収などの理由により，義歯の維持・安定が不良になった場合に，その改善目的に用いられる材料．硬質裏装材と軟質裏装材がある．

**義歯性線維腫** ぎしせいせんいしゅ denture fibroma 義歯の不適合による慢性刺激

により，床縁や床下の粘膜に生じた炎症性の結合組織増殖のこと．線維腫とは異なり，反応性の病変で，前歯部の歯槽堤から歯肉唇移行部に好発し，上顎にやや多い．

**義歯洗浄剤** ぎしせんじょうざい denture cleanser 酸化剤や酵素によって，義歯の汚れやデンチャープラークを化学的に洗浄する化学製剤．表面だけでなく義歯床内に入り込んだ微生物を除菌するため，口腔内を健康に保つことができる．

**義歯装着** ぎしそうちゃく denture wearing 義歯の装着により咀嚼，発音機能や審美性の回復を図ることができる．義歯を咬み込んで装着すると顎堤の損傷やクラスプの変形をきたすので，口角に気をつけ，手圧で装着し，外す際にはクラスプに爪をかけて外すこと．就寝時には取り外して毎日洗浄することが，齲蝕，歯周病，口臭，義歯性口内炎，ひいては誤嚥性肺炎予防の観点から重要である．

**器質化** きしつか organization 血栓や壊死組織などの体内異物に対して，肉芽組織が形成されて，異物を吸収して置き換わること．この肉芽組織は，時間が経過すると最終的に瘢痕となる． ➡ 異物処理，肉芽組織

**基質準位リン酸化** きしつじゅんいりんさんか substrate phosphorylation ATP 生成過程の一つで，化学エネルギーを放出する代謝反応と共役して ADP にリン酸を結合することで ATP を生成する．解糖による ATP 生成はその代表．

**基質小胞** きしつしょうほう matrix vesicle 骨芽細胞から分泌され，細胞外マトリックス内に存在する直径 30 ～ 300nm の膜性小胞．間葉系の硬組織石灰化開始部位に共通して観察される．内部にヒドロキシアパタイトを含み，膜にはアルカリホスファターゼなどの酵素活性を含む．石灰化の核（結晶核）となると考えられている．

**器質的・機能的問題の把握** きしつてき・きのうてきもんだいのはあく understanding of organic and functional problems 口腔領域の問題を器質的（付着物，歯肉，粘膜，流涎，口臭，口腔乾燥症など），機能的（開口度，咀嚼運動，舌運動，口腔周囲筋の状況，言語の明瞭度，発声機能など）な側面から把握すること．

**器質的口腔ケア** きしつてきこうくうけあ organic oral care ➡ 口腔衛生管理

**器質的障害** きしつてきしょうがい organic disorder 解剖学的構造に，何らかの損傷を受けたために生じた行動または精神面の障害．

**義歯粘着剤** ぎしねんちゃくざい denture adhesive ➡ 義歯安定剤

**気腫** きしゅ emphysema, pneumatosis 治療中のエアータービンなどから，大量の気体が皮下または組織間隙の疎性結合織内に侵入し貯留したもの．患部を中心とした突発的でびまん性の腫脹と疼痛を生じる．触診によって特有の捻髪音を認める．気腫の範囲を確認した後，感染予防を行いながら経過観察する．

**記述疫学** きじゅつえきがく descriptive epidemiology 観察集団の健康・疾病異常などの事象の頻度や分布状況を，時間，地域，場所，性別などについて調査し，正確に記述・報告するもので，疫学的特性から事象の発生要因を推察するための基となる統計のこと．

**義歯用歯磨剤** ぎしようしまざい denture cleaning paste 義歯を清掃するための歯磨剤．通常の歯磨剤と異なり，義歯の材質を損傷させないよう研磨剤無配合のものや，異なる研磨剤が少量含まれているものがある．泡タイプやペーストタイプなどがある．

**義歯用ブラシ** ぎしようぶらし denture brush 義歯を清掃するためのブラシ．義歯床の内面やバーおよびクラスプ周囲などが清掃しやすいよう設計されている．ハンドル部が大きく，握りやすいものが多いが，片手で清掃できるよう吸盤付きのものもある．

**キシリトール** きしりとーる xylitol 五炭糖の糖アルコール．キシロースを還元してつくられる．非う蝕誘発性．甘味度はスクロースとほぼ同等．カロリーはグルコースと同程度か，やや少．血糖値に影響しない．現在，ガムやキャンディなどに多く使用．

**既製帯環** きせいたいかん preformed band, seamless band 帯環（バンド）は歯に装着されて，歯の移動のための各種付加装置（ブラケット，チューブなど）を付着させるための矯正装置の基本的構成要素である．既製帯環は歯種別に解剖学的形態を付与され，歯のサイズ別に成形されたバンド材料で，あらかじめチューブ

がろう（鑞）着されたもの（プリウェルドバンド）もある． ◨ シームレスバンド，無縫帯環 ▷ 帯環

**既製トレー** きせいとれー　stock tray　大，中，小，成人用，小児用，有歯顎用，無歯顎用などあらかじめ決まったサイズや形状の印象用トレー．

**基礎訓練** きそくんれん　indirect therapy　飲食物を用いずに，摂食嚥下に関連する器官に刺激や運動を加えることにより，摂食嚥下機能を維持・改善する訓練全般をさす． ◨ 間接訓練

**基礎床** きそしょう　record base　咬合床の構成要素で，咬合堤を支える仮の義歯床．

**基礎食品** きそしょくひん　basic food　バランスの良い食事をするための目安として，栄養的な特徴によって分けた食品群のこと．基礎食品は6つに分類され，第1類はタンパク質，第2類はカルシウム，第3類はカロテン，第4類はビタミンC，第5類は糖質性エネルギー，第6類は脂質性エネルギーとされ，それらの供給源となる食品が分類されている．

**基礎代謝量** きそたいしゃりょう　basal metabolic rate　身体的，精神的に安静な状態で代謝されるエネルギー量であって，生きていくために必要な覚醒時の最小限のエネルギー量のこと．一般的に基礎代謝基準値は子どもが高く，女性は男性より低い．年齢，性，体格，体温，栄養状態，妊娠，ホルモンなどによって影響を受ける．

**拮抗薬** きっこうやく　antagonist　受容体に結合するが作用を発現せず，他の生理活性物質や薬物の働きを妨げる薬物． ◨ アンタゴニスト ▷ 作動薬，リガンド

**基底弓** きていきゅう　basal arch　歯槽と基底骨との移行部からなる歯槽弓．模型分析では，歯の位置の影響を受けない顎骨の大きさを示す指標として計測に用いられる． ◨ 歯槽基底弓 ▷ 基底骨

**基底結節** きていけっせつ　basal tubercle　前歯の歯冠舌側面で，近・遠心辺縁隆線が歯頸部で合流して高くなった部分． ◨ 舌側面歯頸隆線

**基底骨** きていこつ　basal bone, apical base　上下顎骨の歯および歯槽突起を除いた顎骨体部をさし，矯正治療による歯の移動の影響を受けない部分である．歯の根尖部歯槽突起と基底骨の境界部を歯槽基底と呼ぶが，基底骨と同義といえる． ◨ 歯槽基底 ▷ 基底弓

**基底線条** きていせんじょう　basal striation　線条部導管細胞の基底側にみられる構造で，基底側から細胞質内に複雑に嵌入した細胞膜のヒダと，その間に配列したミトコンドリアからなる．

**基底層** きていそう　basal cell layer　上皮の最深層，すなわち有棘細胞層の下に存在する細胞層で，基底層にヘミデスモソームで結合している．

**気道確保** きどうかくほ　airway management, securing airway　意識消失により気道閉塞が生じた際，気道を開通させ換気できるようにすること．舌根沈下による気道閉塞の場合は頭部後屈，下顎挙上を行う．フェイスマスク，気管挿管，声門上器具を用いた気道確保法がある． ▷ 下顎挙上，頭部後屈

**気道感染** きどうかんせん　respiratory tract infection　空気の通り道である気道（鼻腔，咽頭，喉頭，気管，気管支までをいう）に起こる感染症である．呼吸器感染症ともいう．重要な徴候としては発熱，咳，痰といった症状である．気道感染症にはインフルエンザ，誤嚥性肺炎などがある．

**気道内圧** きどうないあつ　airway pressure, Paw　呼吸回路内の圧．麻酔回路内のガス漏れや人工呼吸による肺の圧外傷を防止するためにモニタする．30cmH2O を超える際は気管チューブの閉塞・気管支痙攣など，10cmH2O 以下の場合は呼吸回路の外れ・カフ漏れなどが考えられる． ▷ 気管切開，気管挿管

**気道閉塞** きどうへいそく　airway obstruction　意識消失による舌根や軟口蓋の沈下により，舌根と咽頭後壁の隙間が閉塞すること．頭部後屈，下顎挙上，エアウェイの挿入で回復させる．痰や誤嚥した異物による声門より遠位の閉塞を下気道閉塞という． ▷ 奇異呼吸

**キナーゼ** きなーぜ　kinase　◨ リン酸化酵素

**機能印象** きのういんしょう　functional impression　義歯の印象時に，義歯床下粘膜への均等な負荷や床縁の辺縁封鎖を目的として，床下粘膜の加圧による変化や顎堤周囲組織の機能時の状態を，筋圧形成などにより採得する印象方法． ▷ 筋圧形成

**機能温存** きのうおんぞん function preserving 根治性を確保できる範囲で機能障害が最小限となるよう切除範囲を制限し，薬物療法や放射線療法などのさまざまな手法を併用して臓器や組織を温存する手術療法のこと．悪性腫瘍の切除術で用いられることが多いが，原則的に病状が進行している場合には選択されない．

**機能回復訓練** きのうかいふくくんれん function recovery training, functional training ➡ リハビリテーション，機能訓練

**機能訓練** きのうくんれん rehabilitation, functional training ➡ リハビリテーション，機能回復訓練

**機能咬頭** きのうこうとう functional cusp 上顎臼歯の舌側咬頭と，下顎臼歯の頬側咬頭を機能咬頭と呼ぶ．咬頭嵌合位において対合歯の頬舌的中央部（窩，辺縁隆線）に対向する．

**機能性下顎前突** きのうせいかがくぜんとつ functional mandibular protrusion 安静位から咬頭嵌合位へと至る下顎の閉鎖経路には，通常，咬合干渉は存在せず，下顎は円弧を描いて閉口する．しかし，閉鎖経路上に主として前歯部の咬頭干渉により，下顎が近心に誘導されて反対咬合を呈する場合，機能性下顎前突という．➡ 機能性反対咬合，仮性下顎前突

**機能性反対咬合** きのうせいはんたいこうごう functional reversed occlusion ➡ 機能性下顎前突

**機能性不正咬合** きのうせいふせいこうごう functional malocclusion 安静位から咬頭嵌合位へと至る下顎の閉鎖経路には，通常，咬合干渉は存在せず，下顎は円弧を描いて閉口する．しかし，閉鎖経路上に咬合干渉（早期接触）があると，下顎は偏位して不正咬合を呈する場合がある．この場合，機能的な顎の偏位を伴うことから，機能的不正咬合という．機能性下顎前突（反対咬合）や機能性交叉咬合がある．➡ 仮性下顎前突，不正咬合

**機能前萌出期** きのうぜんほうしゅつき pre-functional eruptive phase 歯の萌出期のこと．歯が顎骨内から萌出を始め，咬合平面に向かって萌出する時期で，咬合機能する前までをいう．歯が咬合し咀嚼機能を営むと磨耗するが，生理的に咬合平面を保つために，歯は機能的萌出する．

**機能的顎矯正法** きのうてきがくきょうせいほう functional jaw orthopedics 顎骨に付着する筋肉などの軟組織の力を矯正力として利用する矯正歯科治療．アクチバトール，バイオネーター，フレンケル装置が含まれる．

**機能的拮抗** きのうてききっこう functional antagonism ➡ 生理学的拮抗

**機能的矯正装置** きのうてききょうせいそうち functional appliance 筋の機能力を矯正力として利用する装置．アクチバトールなどの機能的顎矯正装置に加え，口輪筋の力を矯正力として利用するリップバンパーが含まれる．➡ アクチバトール，リップバンパー

**機能的口腔ケア** きのうてきこうくうけあ functional oral care ➡ 口腔機能管理

**機能的自立度評価法** きのうてきじりつどひょうかほう functional independence measure 1983年に，Grangerらによって開発されたADLの評価法のこと．運動ADL13項目と認知ADL5項目を，1：全介助～7：完全自立の7段階で評価する．18項目の総得点は最低18，最高126である．評価者は，医療従事者でなくてもよい．ADL評価法の中でも信頼性と妥当性が高い．➡ FIM ➡ バーセル指数

**機能的偏位** きのうてきへんい functional shift 下顎安静位から咬頭嵌合位に至る閉口経路において，ある特定の歯が接触し，下顎が前方，後方，あるいは側方に位置変化を示し，咬頭嵌合位に至る状態をいう．➡ 早期接触

**機能分析** きのうぶんせき functional analysis method 下顎運動，咀嚼機能，咬合機能，嚥下機能，呼吸機能，発音機能などの分析がされる．成長期の子どもでは，特に早期接触による下顎骨の機能的偏位の分析が重要である．

**機能マトリックス** きのうまとりっくす functional matrix 上顎骨や下顎骨などの骨組織の周囲に存在する筋組織や皮膚などの軟組織を，機能マトリックス（母体）という．骨組織の成長は機能マトリックスの作用によって二次的に決定されるという考えを，機能マトリックス理論と呼ぶ．

**機能力** きのうりょく functional orthodontic force 歯の移動や顎骨成長のコントロールを目的として用いる口輪筋，頬筋，

舌，咀嚼筋などの筋肉の力のこと．

**キノロン系合成化学療法薬** きのろんけいごうせいかがくりょうほうやく quinolone 二本鎖DNAのねじれを解消するDNAジャイレースの機能を阻害し，DNA複製を阻害する薬剤．シプロフロキサシンやレボフロキサシンなどがある．非常に幅広い抗菌スペクトルをもつため，さまざまな各科領域の感染症治療に用いられる．

**揮発性硫黄化合物** きはつせいいおうかごうぶつ volatile sulfur compounds (VSC) 口臭強度と相関する口臭の主な原因物質．口腔内では硫化水素（$H_2S$），メチルメルカプタン（$CH_3SH$），ジメチルサルファイド［$(CH_3)_2S$］の3種類が単独，あるいは混在して認められる．揮発性硫黄化合物は，舌苔やプラーク中の口腔内細菌が剥離上皮細胞や白血球を分解することで産生される． ■ VSC

**揮発性麻酔薬** きはつせいますいやく volatile anesthetic 沸点が常温より高く，常温下では液体で存在する吸入麻酔薬．使用する際には気化器が必要となる．日本では主にイソフルラン，セボフルラン，デスフルランが使用されている．いずれも呼吸・循環抑制作用を有する．

**気分安定薬** きぶんあんていやく mood stabilizer 気分の異常である気分障害のなかで，うつ状態に加えて躁状態がみられる躁うつ病（双極性障害）の治療に主に用いられる．以前は，気分安定薬の多くが躁状態に効果的であったことから，抗躁薬と呼ばれた． ■ 抗躁薬

**気泡** きほう bubble 液体または固体中にあって気体を含む微小部分のこと．石膏，あるいは印象材練和時に練和物，あるいは混和物中に存在する空気のことをさす．

**基本チェックリスト** きほんちぇっくりすと basic check list 運動，栄養，口腔機能，認知機能などの25項目からなる質問紙のこと．従来までは，主として要介護状態などになるおそれがある虚弱高齢者を選定する（二次予防事業の対象者を把握する）目的で使用されていた．2015年度の改正により，要介護認定の手続きに含まれることになり，対象者の状況を確認するためのツールとして用いられている．チェックリストにより高齢者それぞれに適したサービスを提供することを目指している．

**基本動作訓練** きほんどうさくんれん training of basic motor 基本動作（寝返り，起き上がり，座位，立ち上がり，立位，歩行）の障害に対して行われる理学療法．主に筋力トレーニングやバランストレーニングなどの運動療法や歩行練習が行われる．

**偽膜性口内炎** ぎまくせいこうないえん pseudomembranous stomatitis 主にカンジダなど真菌によって起こる口腔感染症．急性型の場合，灰白色あるいは乳白色の白苔が粘膜表面に付着する特徴がある．この白苔をガーゼなどで拭うと剥離が可能で，その後の粘膜面は発赤やびらんを呈している．白苔が認められない萎縮性，あるいは紅斑性カンジダ症や，病変が慢性に経過した肥厚性カンジダ症もある． ■ カンジダ性口内炎

**気密容器** きみつようき tight container 日本薬局方で定義された医薬品の容器で，通常の取り扱い，運搬または保存状態において固形または液状の異物が侵入せず，内容医薬品の損失，風解，潮解または蒸発を防ぐ．ガラス瓶やプラスチック容器などが含まれる．

**キモトリプシノーゲン** きもとりぷしのーげん chymotrypsinogen 膵臓から分泌されるキモトリプシンの不活性な前駆体（プロ酵素）．トリプシンや活性化されたキモトリプシンで活性化されキモトリプシンとなる． ■ キモトリプシン

**キモトリプシン** きもとりぷしん chymotrypsin 膵液に含まれるタンパク分解酵素で消化酵素の一種．分子量約25,000で至適pH 8. 芳香族アミノ酸（チロシン，フェニルアラニン，トリプトファン），疎水性アミノ酸（ロイシン，イソロイシン）のカルボキシ基側のペプチド結合を切断．膵臓からキモトリプシノーゲンとして分泌され，トリプシンや活性化されたキモトリプシンにより活性化．
■ キモトリプシノーゲン

**逆嚥下** ぎゃくえんげ reverse swallow 哺乳時のような舌運動が強調され，舌を大きく突出しながら舌根を沈下させ咽頭腔を広げる嘔吐に似た動作で，口腔内の食塊を無理に咽頭に押し込むようにして飲み込む動きをいう．

**逆根管充填** ぎゃくこんかんじゅうてん retrograde filling of root canal, retrofilling,

**root-end filling** 根尖切除術を行った際に, 露出した根管を根尖方向から根管充填し, 根尖孔を閉鎖する治療法. 外科的歯内療法の一つである.

**逆性石けん液** ぎゃくせいせっけんえき inverted soap 殺菌作用を現すが, 有機物の存在では効力が低下する. グラム陽性菌やグラム陰性菌には有効であり, ベンザルコニウム塩化物, ベンゼトニウム塩化物などがある. ➡ 陽性石けん

**虐待** ぎゃくたい abuse 自分の保護下にある弱者に対し, 長期間にわたって身体的・精神的苦痛を日常的に与えることにより, 基本的人権を損なう行為を行うこと. 身体的虐待, 心理的虐待, 性的虐待, 経済的虐待およびネグレクトに大別される. ➡ 高齢者虐待, 高齢者虐待防止法

**逆パームグリップ** ぎゃくぱーむぐりっぷ reverse palm grip パームグリップ(掌握杖把持法)では, 通常, 器具の先端部を拇指側にして手掌で器具の把柄部を握るが, その逆で先端部を小指側にして握ること(逆拇掌グリップ). ラバーダムクランプフォーセップスや直のバキュームチップなどの把持に用いる.

**キャストクラスプ** きゃすとくらすぷ cast clasp ➡ 鋳造鉤

**客観的情報** きゃっかんてきじょうほう objective information 患者情報収集において, 身長, 体重, バイタルサイン, 唾液分泌量, PCR, PD, BOPなど観察や測定および検査によって得られる情報のこと. ➡ Oデータ ➡ 歯科衛生アセスメント, 主観的情報

**逆行性歯髄炎** ぎゃっこうせいしずいえん retrograde pulpitis ➡ 上行性歯髄炎

**キャッチアップ成長** きゃっちあっぷせいちょう catch up growth 子どもの成長が, ある原因により一時的に抑制された状態から, 原因が除去されることによって正常な成長に追いつく現象. 矯正歯科では, オトガイ帽装置によって抑制されていた下顎骨の成長が, 装置を中止することによって大きく成長する現象もキャッチアップ成長と呼ぶ.

**ギャッチベッド** ぎゃっちべっど electric nursing care bed ベッドの上下半分ずつが自動もしくは手動で上下でき, サイドレールが付いており, 必要に応じて姿勢を変えることができるベッドである. 外科医であったGatch博士により開発されたため, この名がついた.

**ギャップ結合** ぎゃっぷけつごう gap junction 細隙結合, ネキサスとも呼ばれ, コネクソンと呼ばれる六量体タンパク質からなる. イオンや小分子を輸送するために隣同士の細胞をつないでいる細胞間結合様式. ➡ 細隙結合, ネキサス

**キャド/キャム** きゃど/きゃむ computer aided designing/computer aided manufacturing (CAD/CAM) コンピュータ上で歯冠補綴装置などの設計を行い, それに合わせて工作機を制御して目的の歯冠補綴装置を製作する方法. ➡ CAD/CAM

**CAD/CAM** きゃど/きゃむ computer aided designing / computer aided manufacturing ➡ キャド/キャム

**GABA** ぎゃば ➡ γアミノブチル酸, γアミノ酪酸

**キャビテーション** きゃびてーしょん cavitation 超音波スケーラー効果の一つで, チップ先端から放出された水滴内の気泡のぶつかり合うエネルギーのこと. この作用により歯石, バイオフィルムを破壊する. ➡ 超音波スケーラー

**キャビテーション効果** きゃびてーしょんこうか cavitation ➡ 真空泡沫現象, 空洞現象

**キャビネット** きゃびねっと cabinet 歯科用ユニットの周囲に設置されている器材の準備やセメント・印象材の練和時の作業台として, また, 歯科診療時に必要な滅菌・消毒した器具や歯科材料, 薬品などを収納する戸棚のこと. 固定式や移動式のものがある.

**キュア** きゅあ cure 病気や怪我を治すための医学的処置, 「治療」のことで, 病気の原因となる問題を解決することに対してケア(care)は「見守る」「癒す」「世話をする・気を配る」などの意味をもち, キュア中心からケア中心へと保健医療は変化している.

**QRS群** きゅーあーるえすぐん QRS complex 心電図上でみられる最も大きな波形で, 心室の脱分極を表す.

**吸飲** きゅういん sucking ➡ 吸啜

**吸引カテーテル** きゅういんかてーてる suction catheter 塩化ビニル製吸引チューブ. 気道内や肺内, 気管チューブ内の分泌物, 喀痰, 血液を吸引する.

成人の場合，太さ Fr14（外径 4.67mm）を中心に用意する．

**吸引器**　きゅういんき　aspirator, suction apparatus　モーターにより陰圧を形成し，鼻腔，口腔，咽頭腔内や気道内に貯留した分泌物を吸い取る医療用の吸引装置．直接訓練実施時のリスク管理や，口腔ケアの際の誤嚥防止のために使用されることもある．

**吸引器付き歯ブラシ**　きゅういんきつきはぶらし　toothbrush with suction instrument　吸引機能付き歯ブラシ．誤嚥のリスクを避けるため，歯ブラシに付いたチューブを吸引器に接続して使用する．口腔内にたまった唾液，汚染液や痰の吸引除去を行いながら口腔清掃ができる．

**QOL**　きゅー・おー・える　quality of life　「生活の質」と翻訳されている．疾病の治癒や障害の除去を重視する医療ではなく，患者や高齢者本人の生活の満足が得られ，社会性をもったライフサイクルを捉えた総合的な主観的充足の視点で把握する．　⇒ 生活の質

**嗅覚**　きゅうかく　olfactory sensation, olfaction　特殊感覚の一つ．適刺激は気化した化学物質で，鼻腔内の嗅上皮にある嗅細胞で受容された後，嗅球を含む中枢神経系の複数の回路を経て匂いとして認知される．ヒトでは感覚順応しやすい．

**球間区**　きゅうかんく　interglobular area　石灰化球の辺縁で囲まれた低石灰化度の領域で，外套象牙質と髄周象牙質の移行部に多くみられる．

**球間象牙質**　きゅうかんぞうげしつ　interglobular dentin　象牙質が球状石灰化する過程で，石灰化球同士の癒合不全によってできた未石灰化および低石灰化領域のこと．歯冠部の外套象牙質と髄周象牙質の移行部付近によくみられる．

**球間網**　きゅうかんもう　interglobular net　石灰化球同士が癒合してできる高石灰化度の象牙質で，脱灰標本の H-E 染色では赤色に濃染する網目状構造として観察される．

**救急蘇生法**　きゅうきゅうそせいほう　resuscitation　救命処置において，心肺蘇生法と止血法を合わせたものをいう．心肺蘇生法には一次救命処置と二次救命処置がある．止血法には直接圧迫止血法，間接圧迫止血法，駆血帯を用いた止血法がある．　⇒ 一次救命処置，口対口人工呼吸，二次救命処置

**球菌**　きゅうきん　coccus　球状の細菌の総称．代表的なものに個々の細菌が直鎖状に配列するレンサ球菌（*Streptococcus*）やブドウの房状に配列するブドウ球菌（*Staphylococcus*）がある．　⇒ 桿菌，細菌，らせん菌

**臼後結節**　きゅうごけっせつ　distomolar tubercle　第三大臼歯の遠心面に出現する過剰結節．

**臼後三角**　きゅうごさんかく　retromolar triangle　下顎骨最後臼歯後方で，下顎枝の内面に続く小さな三角形の骨面．この部の粘膜には臼後腺が存在する．

**臼後歯**　きゅうごし　distomolar　第三大臼歯の遠心部に出現する過剰歯．第四大臼歯とも呼ばれる．

**臼歯**　きゅうし　molar　歯列弓で犬歯の遠心側に並ぶ 2 つ以上の咬頭と咬合面をもつ歯で，犬歯に続いて各側 2 本ずつ並ぶ小臼歯と，さらにその遠心側に位置する大臼歯からなり，合計は上下左右合わせて 16 ～ 20 本となる．小臼歯は近心側から順に第一，第二小臼歯と呼ばれ，大臼歯も同様に第一，第二，第三大臼歯と呼ばれる．第三大臼歯は時に欠如することがある．　⇒ 頰側，側歯

**臼歯化**　きゅうしか　molarization　下顎第二小臼歯で副咬頭の出現で 3 咬頭となった場合，浮影像が大臼歯に似てくること．

**臼歯結節**　きゅうしけっせつ　mesiobuccal tubercle　上・下顎乳臼歯の近心頰側歯頸部にみられる膨隆．歯帯に由来し，上・下顎第一乳臼歯で特に顕著である．

**吸収【薬物動態の】**　きゅうしゅう　absorption　薬物動態指標である ADME（吸収，分布，代謝，排泄）の一つ．経口投与された薬の吸収，皮膚に塗った薬の経皮吸収などのように使う．

**吸収期【歯根の】**　きゅうしゅうき　period of root resorption　乳歯が永久歯との交換期に，乳歯根尖部で破歯細胞が分化し生理的に歯根吸収する時期をいう．　⇒ 生理的歯根吸収

**吸収性止血薬**　きゅうしゅうせいしけつやく　absorbable hemostatic　止血のため局所に使用する，吸収性の性質をもつ薬物．ゼラチンスポンジや酸化セルロースなどがある．

**吸収性メンブレン**　きゅうしゅうせいめんぶれん　absorbable membrane, resorbable

**membrane** GTR 法で利用する組織遮断膜のなかで，手術後生体内で吸収される材料でつくられたもの．非吸収性メンブレンと比較すると強度は弱いが，メンブレン除去の二次手術の必要はない．

**球状突起** きゅうじょうとっき globular swelling 顎顔面の発生過程において，内側鼻突起（隆起）の下部に球状に突出する部分で，正中で融合して上唇の人中を形成する．

**球状バー** きゅうじょうばー round bur 🔁 ラウンドバー

**臼歯離開咬合** きゅうしりかいこうごう posterior disclusion 🔁 犬歯誘導

**求心性線維** きゅうしんせいせんい afferent fiber 末梢組織から中枢に向かって情報を伝える神経線維の総称．

**嗅診法** きゅうしんほう smelling test う窩や根管を開拡したときや仮封を外したときに術者が感じるにおいによる検査法のこと．

**急性う蝕** きゅうせいうしょく acute caries 進行速度の速いう蝕で，乳歯や若年者の永久歯に多い．う窩の入口は狭いが，う蝕は内部で大きく広がる．う窩内には，水分に富む淡い茶褐色の多量の軟化象牙質が存在する．

**急性炎症** きゅうせいえんしょう acute inflammation 傷害に対する初期の組織反応であり，数時間から数日間持続する炎症．炎症部位には，血漿成分の滲出と好中球を主体とした炎症細胞の浸潤がみられる．

**急性化膿性根尖性歯周炎** きゅうせいかのうせいこんせんせいししゅうえん acute suppurative apical periodontitis 根尖歯周組織への細菌感染で，根尖周囲組織の破壊および膿瘍形成を伴う急性炎症．膿瘍形成の拡大時期により，根関膜期，骨内期，骨膜下期，粘膜下期に分類される．骨膜下期が最も自覚・他覚症状が強くなる． 🔁 急性歯槽膿瘍

**急性化膿性歯髄炎** きゅうせいかのうせいしずいえん acute suppurative pulpitis 著名な好中球の浸潤が髄角部に限局し，膿瘍となって認められる．拍動性，放散性の自発痛があり，温熱痛，夜間痛がみられる．

**急性化膿性歯肉炎** きゅうせいかのうせいしにくえん acute suppurative gingivitis 歯肉組織において，口腔内の化膿菌が急激に増殖し患部が発赤，腫脹，膿瘍を起こすこと．

**急性感染症** きゅうせいかんせんしょう acute infection 急性の経過をとる一過性の感染症．微生物の感染から発症に至る時間が短く，病原体は免疫応答により速やかに排除されることが多い．慢性化することもあるが，抗菌薬の適正使用により多くは治癒する． 🔁 慢性感染症

**急性骨膜炎** きゅうせいこつまくえん acute periostitis 骨膜を中心とした炎症．急性と慢性に分けられる．う蝕に続発した根尖性歯周炎が骨髄に進展した後，皮質骨を吸収して骨膜に炎症が及ぶ．慢性に移行すると，若年者では反応性骨新生（骨膜反応）を認め，ガレーの骨髄炎と呼ばれる． 🔁 ガレーの骨髄炎

**急性根尖性膿瘍** きゅうせいこんせんせいのうよう acute apical abscess 根管経由で細菌性の刺激が根尖周囲組織に伝わり，膿瘍が形成された急性炎症である．自発痛や打診痛があり，歯肉の腫脹がみられる．エックス線所見で歯根膜腔の拡大や透過像がみられる．

**急性作用** きゅうせいさよう acute action 薬理作用の分類の一つで，薬物投与後，短時間で発現する作用のこと．慢性作用の逆． 🔁 慢性作用

**急性歯槽膿瘍** きゅうせいしそうのうよう acute alveolar abscess 🔁 急性化膿性根尖性歯周炎

**急性漿液性根尖性歯周炎** きゅうせいしょうえきせいこんせんせいししゅうえん acute serous apical periodontitis う蝕などの刺激によって起きる炎症だが，露髄はなく，健全象牙質が介在しており細菌感染はない．冷刺激に対し鋭い痛みを訴える．牽引性，間欠的な自発痛がある． 🔁 急性単純性根尖性歯周炎

**急性漿液性歯髄炎** きゅうせいしょうえきせいしずいえん acute serous pulpitis 急性歯髄炎の初期病変で，健全な象牙質によって被覆されている歯髄に，漿液性炎が生じたもの．冷水痛，甘味痛が一過性に生じ，歯髄全体に炎症が波及していると症状が強くなる． 🔁 急性単純性歯髄炎

**急性障害** きゅうせいしょうがい early effect 🔁 早期効果

**急性単純性根尖性歯周炎** きゅうせいたん

じゅんせいこんせんせいししゅうえん acute simple apical periodontitis ▶ 急性漿液性根尖性歯周炎

**急性単純性歯髄炎** きゅうせいたんじゅんせいしずいえん acute simple pulpitis ▶ 急性漿液性歯髄炎

**急性中毒** きゅうせいちゅうどく acute poisoning, acute intoxication 投与した薬物の作用が強いか投与した量が多いために, 投与後, 急に疾病状態に陥る現象. 例として急性アルコール中毒による昏睡などがある. ▶ 慢性中毒

**急性被曝** きゅうせいひばく acute exposure 短期間のうちに相当な被曝を受けた場合を急性被曝と呼ぶ. 慢性被曝の対義語. 同じ線量でも急性被曝のほうが慢性被曝よりも人体への影響が大きくなる. 事故などで生じやすい.

**吸啜** きゅうてつ（きゅうてつ） suckling 乳児の口唇・口腔粘膜を触れると, 舌と唇で吸うこと. 吸啜反射は乳首を吸うことをいい, 原始反射の一つで, 生後6か月頃に消失する. この反射により吸啜運動をする. ▶ 吸飲

**吸啜の動き** きゅうせつ（きゅうてつ）のうごき motion of suckling 乳児が哺乳運動をするときの動作の一つ. 口唇と舌で乳房をくわえ, 乳首を舌尖部と口蓋で固定する. その後, 舌の前後方向に波打つような動き（蠕動様運動）によって舌後部の陰圧形成を行い, 乳汁の射出を促す. ▶ 乳児嚥下

**吸息** きゅうそく inspiration 外気を吸い込むこと.

**急速拡大** きゅうそくかくだい rapid expansion 歯列の側方拡大法の一つ. 口蓋に位置する拡大ネジの回転によって生じる強い断続的な力を利用して, 正中口蓋縫合を離開し, 上顎の狭窄歯列弓の拡大を行う.

**QT 間隔** きゅーてぃーかんかく QT interval 心電図上で Q 波から T 波の終了時までの時間. 心室の脱分極から再分極までの時間を表す.

**吸入麻酔** きゅうにゅうますい inhalation anesthesia 麻酔器を使用し, ガス麻酔薬や揮発性麻酔薬といった吸入麻酔薬を吸入気とともに肺胞に送り, 肺胞毛細血管内に移行させて, 血流とともに中枢神経に運び, 脳組織に吸収させて全身的な麻酔効果を得る麻酔法. ▶ ガス麻酔

**臼傍結節** きゅうぼうけっせつ paramolar cusp 臼歯の頰側近心咬頭の頰側面の異常結節. 上顎第二, 三大臼歯でみられることがある.

**臼傍歯** きゅうぼうし paramolar 上・下顎大臼歯歯冠の近心頰側に出現する過剰歯で, 上顎第二および第三大臼歯付近に多く出現する.

**キュレット型スケーラー** きゅれっとがたすけーらー curette type scaler, periodontal curette 歯肉縁下歯石の除去, ルートプレーニングに用いられる手用スケーラー. 刃部先端は歯肉の損傷を防ぐため丸みを帯びており, 断面は半円状を呈している. ユニバーサル型とグレーシー型がある. ▶ 鋭匙型スケーラー, ペリオドンタルキュレット ▶ Gracey 型キュレット

**教育可能児** きょういくかのうじ educable child 知的障害児では, 知能測定値などのいくつかの項目により, 軽度, 中度, 重度, 最重度に分類される. 教育の分野では, 軽度の者を教育可能児とし, 医学的には精神年齢は 12 歳以下とされている.

**教育計画（教育プラン）** きょういくけいかく（きょういくぷらん） educational plan ▶ E-P

**教育媒体** きょういくばいたい educational media 教育内容を学習者に理解させるための伝達手段のこと. プリントや解説書などの文字媒体, スライドやビデオなどの映像媒体など, 多種多様である. ▶ 指導媒体

**仰臥位** ぎょうがい supine position 背を下にして横たわり, 上向きに寝た体位. 支持基底面積が広いので, 腰部にかかる圧迫が最も少なく, また, 血液循環も姿勢の中で最大である. しかし, 誤嚥しやすく, 飲食や口腔清掃は難しい体位でもある.【巻末表 4 参照】

**仰角** ぎょうかく maxilla angle ▶ マキシラアングル

**共感的態度** きょうかんてきたいど empathic attitude 対象者の話を傾聴し, 対象者の感情や気持ち, その状況に至った背景を理解し, 対象者にこのように理解したと伝え確認し, 理解を深めていくこと.

**供給側** きょうきゅうそく donor site 移植治療では, ある部位から正常組織を取り出し疾患部位に移植する. その移植

治療のために取り出される組織が存在している部位が供給側である．ドナー（donor）部位と呼ぶ場合もある．

**頬筋**　きょうきん　buccinator　表情筋の一つで，他の表情筋より深層にあり，頬粘膜に接して頬部をつくる．上顎骨と下顎骨の後部側面から起こり前進して口角で口輪筋の深層に加わる．頬筋は口角を外後方に引き，頬粘膜を緊張させる．口輪筋とともに働くと口角は固定され，頬粘膜を歯列に押し付ける．また，口腔内を陰圧にしたり，ラッパを吹くときは口腔内の圧を高める．

**頬訓練**　きょうくんれん　buccal training　頬筋の短縮，もしくは感覚低下の予防，改善のために実施する．患者みずから，あるいは術者が他動的に頬を可能な範囲で動かす．また，頬全体を手掌で円を描くようにマッサージすることが多い．

**凝固因子**　ぎょうこいんし　coagulation factor　止血時の血液凝固に必要な因子．この因子が順に反応し，最終的にフィブリンを形成する．因子が一つでも欠けると凝固が阻害される．

**競合的拮抗**　きょうごうてききっこう　competitive antagonist　受容体作動薬と同じ受容体に結合する薬物が引き起こす拮抗作用．競合的拮抗薬を作用させても，用量を増やせば最大反応は変わらない．この現象を用量−反応曲線の右方移動と呼ぶ．

**凝固壊死**　ぎょうこえし　coagulation necrosis　壊死に陥った組織のタンパク質が凝固して不溶化する壊死のこと．心臓や腎臓の貧血性梗塞でみられる．

**凝固時間**　ぎょうこじかん　blood coagulation time　全血凝固時間のこと．静脈血を採血後，37℃の恒温槽中に入れておいた2本のガラス製試験管にそれぞれ1mLずつ注入し，放置する．注入を開始してから，第2試験管の流動性がなくなるまでの時間を凝固時間とする．正常値は10分±2分である．　■血液凝固時間

**頬骨**　きょうこつ　zygomatic bone　顔面頭蓋骨の一つで，眼窩および側頭窩を構成する有対の骨である．外側面には頬骨顔面孔，眼窩の側壁をつくる眼窩面には頬骨眼窩孔，側頭窩の前壁を構成する眼窩面には頬骨側頭孔があって，頬骨眼窩孔から入った頬骨神経が2枝に分かれ，頬骨顔面孔と頬骨側頭孔を通過する．頬骨の側頭突起は側頭骨の頬骨突起と頬骨弓を構成する．

**頬骨弓**　きょうこつきゅう　zygomatic arch　側頭骨の頬骨突起と頬骨の側頭突起が連結して構成する．頬骨弓下縁から咬筋が起こり，下顎骨外面の咬筋粗面につく．頬骨弓基部には下顎窩があり，下顎骨の下顎頭と顎関節を構成する．

**頬骨弓幅**　きょうこつきゅうはば　bizygomatic width　■顔面幅

**頬骨突起**　きょうこつとっき　zygomatic process　側頭骨鱗部の外側面にある突起で，前方で頬骨の側頭突起と結合して頬骨弓を形成する．咬筋（咀嚼筋）が起始する部位である．

**胸鎖乳突筋**　きょうさにゅうとつきん　sternocleidomastoid muscle　胸骨と鎖骨から起こり，側頭部を後頭部に向かって走行して，乳様突起に停止する二頭筋．片側が働くと反対側への頭部の回旋や同側への側屈が起こり，左右が同時に働くと頭部の前屈または後屈が起こる．副神経と頸神経の二重支配を受ける．

**胸三角筋部皮弁**　きょうさんかくきんぶひべん　deltopectoralis flap　D-P（deltopectoralis flap）皮弁と呼ばれ，前胸部の有茎皮弁の一法．内胸動脈の穿通枝を栄養血管とする．頭頸部の皮膚欠損や瘻孔の治療に用いられ，鎖骨に沿って前胸部で幅約10cm，長さ20cmの皮膚と皮下脂肪を採取する．皮弁茎部の切断手術が必要．　■D-P皮弁　■血管柄付き皮弁

**頬歯**　きょうし　cheek tooth　■臼歯，側歯

**鏡視下手術**　きょうしかしゅじゅつ　endoscopic surgery　■関節鏡視下手術

**頬脂肪体**　きょうしぼうたい　buccal fat pad　頬筋の外面で咬筋との間に脂肪組織塊がみられ，頬の丸みをつくっている．口腔内を陰圧にしたときに，頬が内方に凹むのを防ぐのに役立つといわれている．

**凝集反応**　ぎょうしゅうはんのう　agglutination reaction　抗原と抗体が結合し，肉眼で観察できる凝集塊を形成する反応をさす．赤血球や細菌などの比較的大きな抗原によって生じる反応をさす．反応に関与する抗体は凝集素と呼ばれる．感染症診断において，血清中の抗体検出に用いられる．

**強縮** きょうしゅく　tetanus　骨格筋は1回刺激で単収縮を起こし，刺激頻度を上げるとそれが重なって収縮が増大する（加重）．さらに高頻度の刺激では持続的な収縮となり，この状態を強縮という．

**頬神経** きょうしんけい　buccal nerve　下顎神経の枝として，咀嚼筋の外側翼突筋を通過して頬筋に入り，同名の部位のほか，口角の一部の知覚も支配する．上顎神経の枝で，頬骨を貫き，頬骨表面の知覚を掌る頬骨神経と区別する．

**狭心症治療薬** きょうしんしょうちりょうやく　drug for angina pectoris　狭心症は冠動脈の病変のため，一過性の心筋虚血状態となり，胸部に特徴的な症状を生じる病態であり，狭心症治療薬には硝酸薬，β遮断薬，Ca拮抗薬などがある．　➡ 抗狭心症薬

**強心薬** きょうしんやく　cardiotonic　心筋細胞の収縮力増強作用があり，心拍出量を増加させる．ジゴキシン，ドパミン，ドブタミンなどがある．

**矯正装置** きょうせいそうち　orthodontic appliance　歯の移動，顎骨の成長のコントロール，保定および保隙を目的として用いられる装置の総称．　➡ 可撤式矯正装置

**矯正用ワイヤー** きょうせいようわいやー　orthodontic wire　弾性を利用して歯や顎骨を移動させる矯正治療に用いる線材．コバルトクロム合金線，ステンレス鋼線ならびにニッケルチタン合金線などが用いられている．

**矯正力** きょうせいりょく　orthodontic force　歯の移動や顎骨の成長のコントロールを目的として加えられる力のこと．後者の場合は，特に整形力と呼ばれる．

**頬側移動** きょうそくいどう　buccal movement　歯列弓内での歯の位置から頬側（外側）に移動させること．

**頬棚** きょうだな　buccal shelf　下顎臼歯部頬側に位置し，前方は頬小帯，外側は外斜線，内側は顎堤頂，後方はレトロモラーパッドで囲まれた骨の平坦な部分．咬合平面に対して平行であるため，全部床義歯などの咬合力を支持する部位である．

**強直間代発作** きょうちょくかんたいほっさ　tonic-clonic seizure　➡ 大発作

**強直性間代性痙攣** きょうちょくせいかんたいせいけいれん　tonic-clonic seizure　➡ 大発作

**強直性痙攣** きょうちょくせいけいれん　tonic seizure　筋肉の不随意かつ急激な収縮が全身または一部に起こり，体幹や四肢が強い屈曲または伸展したまま長時間動かない状態が続くこと．　➡ 大発作

**共同動作** きょうどうどうさ　cooperation　患者に安全で効率的な歯科医療サービスを提供するために，術者と補助者が役割を分業し，術者が診療に専念できるように，補助者は術者の行動パターンに合わせ，共にチームワークよく動作すること．

**強迫概念** きょうはくがいねん　obsessional idea　意味のないことに対して，その不合理性がわかっていても，自分の意志に関係なく，絶えず頭に浮かび，取り除こうとしても取り除けない状態をいう．その多くは不安感を伴い，日常生活に支障を及ぼす点が問題となる．

**頬部蜂窩織炎** きょうぶほうかしきえん　phlegmon of cheek　疎性結合組織においてびまん性，進行性に急性化膿性炎症を生じた状態で，主たる炎症が頬隙を中心とした頬部に及んだもの．頬部の腫脹，発赤を中心に口唇，眼瞼，耳下腺咬筋部に広がり，開口障害が生じる．進行すると側頭下窩，翼口蓋窩へ波及する．

**莢膜** きょうまく　capsule　一部の細菌が細胞壁の外側にもつ被膜状の構造のこと．細菌の分泌する多糖やポリペプチドで構成されており，宿主の白血球やマクロファージからの食食作用に抵抗性を示し，病原性（抗原性）をもつ．

**業務記録** ぎょうむきろく　business record　患者の①住所などの基本情報，②病名，③治療方法（処置），④診療年月日など，医師法第24条，歯科医師法第23条に記載・保存義務があると示されている．歯科衛生士においては，歯科衛生士施行規則第12条により，業務記録は3年間保存することとなっている．　➡ 歯科衛生士業務記録　➡ 患者説明文書，書面化

**業務上過失傷害** ぎょうむじょうかしつしょうがい　professional negligence injury　業務上過失とは，業務上必要とされる注意を怠ることで，業務上過失傷害は，患者に重大な傷害を負わせてしまうこと．患者を死亡させた場合は，業務過失致死である．刑法211条により，業務上過失傷害致死罪に問われる．

**業務上疾患** ぎょうむじょうしっかん prescribed industrial disease ある業務に従事することによって労働者が負傷したり，疾病に罹患する場合で，労働基準法などの定めにより指定され，補償が行われる疾病のこと． ➡ 業務上疾病

**業務上疾病** ぎょうむじょうしっぺい prescribed industrial disease ➡ 業務上疾患

**業務独占** ぎょうむどくせん duties monopoly 特定の業務に際して，特定の資格を取得しているものだけが従事でき，資格がなければ業務を行うことを禁止されている．歯科衛生士法では，歯科医師の指導の下で行う歯科予防処置や歯科診療の補助も業務独占と定められている． ➡ 名称独占

**頰面管** きょうめんかん buccal tube 大臼歯部の頰側面に装着される矯正用材料．マルチブラケット装置用の細いワイヤーが入る長方形の断面形態と，太い丸型ワイヤーが入る丸型の断面形態がある． ➡ バッカルチューブ

**共輸送** きょうゆそう cotransport, symport 複数の物質が同時に取り込まれる輸送形式．例えば，アミノ酸やブドウ糖は細胞膜の担体に結合して細胞内に取り込まれ，その際にナトリウムイオンも同時に結合し共に取り込まれる．

**協力作用** きょうりょくさよう drug synergism 薬物作用を強める作用のこと． ➡ 相加作用，相乗作用

**局外品** きょくがいひん drugs not in the Japanese Pharmacopoeia ➡ 局方外医薬品

**局所作用** きょくしょさよう local effects, local action 全身作用ではなく，局所に薬物が作用すること．局所にのみ薬物の効果が期待できる薬理作用． ➡ 全身作用

**局所性止血薬** きょくしょせいしけつやく local hemostatic 局所の血液を凝固もしくは組織の収縮により止血効果を現す薬物．アドレナリン，塩化アルミニウム，ゼラチン，酸化セルロースなどがある． ➡ 止血薬

**局所適用** きょくしょてきよう topical administration, topical application 全身ではなく，体の一部分に薬物を作用させること．

**局所被曝** きょくしょひばく local exposure 人体における被曝で部位が限局しているさま．全身被曝の対義語．被曝による人体の影響を評価するうえで重要な概念である．

**局所ホルモン** きょくしょほるもん local hormone ➡ オータコイド

**局所麻酔** きょくしょますい local anesthesia 局所の神経の活動電位を抑制し，局所部位の感覚情報の中枢への伝達を阻害する麻酔．主に痛みの一時的な除去を目的に使用される． ➡ 麻酔

**局所麻酔薬** きょくしょますいやく local anesthetics 局所で知覚神経の伝導を遮断して，意識を保持した状態で無痛を生じさせる薬物．細胞の $Na^+$ チャネルに結合し，$Na^+$ の細胞内への流入を遮断して活動電位の発生を抑制することにより，神経伝導を遮断する． ➡ プロピトカイン，傍骨膜注射，リドカイン

**局所薬物デリバリーシステム** きょくしょやくぶつでりばりーしすてむ local drug delivery system ➡ 局所薬物配送システム，LDDS

**局所薬物配送システム** きょくしょやくぶつはいそうしすてむ local drug delivery system (LDDS) 高濃度の抗菌薬を徐放性の基剤に付与した製剤を歯周ポケット内に直接投与することで，歯周病原菌を減少させ，歯周疾患の改善を行う方法．経口投与に比べ副作用が少なく，高濃度の薬剤濃度を長期間局所に維持できる． ➡ LDDS，局所薬物デリバリーシステム

**局方医薬品** きょくほういやくひん drugs listed in Japanese Pharmacopoeia 日本薬局方収載医薬品のこと．医療上の必要性，繁用度または使用経験などを指標に，日本薬局方に収載されている医薬品をさす．直接の容器または被包へ「日本薬局方」の文字（表示面積が狭い場合は「日局」または「J・P」の文字）を記載するよう定められている．

**局方外医薬品** きょくほうがいいやくひん drugs not in the Japanese Pharmacopoeia 日本薬局方に収載されていない医薬品のこと． ➡ 局外品

**虚血** きょけつ ischemia 塞栓症などで血行が途絶し，組織の血液循環が阻害された状態．血液から供給される酸素と栄養（エネルギー源となるグルコースなど）が不足し，細胞のミトコンドリアの酸化的リン酸化によるATP産生が低下

し，心筋や神経細胞などの栄養供給性が高い細胞では細胞傷害が生じやすい．また，血流が回復する際に，フリーラジカルなどにより細胞傷害がさらに進行すること（再灌流傷害）もある．

**虚血性心疾患** きょけつせいしんしっかん ischemic heart disease 冠動脈が狭くなったり閉塞したりするために，酸素と栄養を心臓に送ることができなくなる疾患．狭心症と心筋梗塞がある．

**虚弱** きょじゃく physically weak, weak, frailty ■フレイル

**虚弱児** きょじゃくじ physically weak child 病気に罹患しやすく，重症化しやすく，また，治癒しにくい子どもをいう．基礎疾患があり，長期的に医療や生活規制を要する児や，基礎疾患はないが，日常的に疲れやすく，発熱，頭痛，腹痛などの症状を訴える児も含まれる．

**巨大歯** きょだいし macrodontia 歯冠の幅や歯冠の長さが正常範囲を超えて著しく大きい歯のこと．上顎中切歯，犬歯や第一大臼歯に多い．下垂体性巨人症や遺伝的要因と関連して出現するときはすべての歯が巨大歯となる．

**居宅介護サービス** きょたくかいごさーびす home care, domiciliary care 在宅の要介護者に提供するサービスのこと．介護保険事業では居宅サービスといわれる．自宅で受けられるホームヘルプサービスや訪問看護，訪問入浴などをさす．またサービスを提供する場は施設などであるが，居宅サービスに含まれるものもあり，施設などで日帰りでサービスを受ける通所介護サービス（デイサービス），短期入所者生活介護サービス（ショートステイ）などがある．　■居宅介護支援　■在宅ケア，訪問介護

**居宅介護支援** きょたくかいごしえん home care support ■居宅介護サービス

**居宅療養管理指導** きょたくりょうようかんりしどう home medical care management and guidance 居宅の要介護者に対して，病院，診療所などの医師，歯科医師，管理栄養士，看護師らが居宅を訪問して行う療養上の健康管理や保健指導のこと．歯科衛生士は，歯科医師の指示に基づき口腔内の清掃などに関する指導を行う．

**去痰薬** きょたんやく expectorant 痰やその前駆物質に作用し，粘稠度を低下させる，粘液の性状を改善する，痰を気道粘膜から離れやすく作用する薬物．

**距離的計測法** きょりてきけいそくほう linear measurement 顎骨の成長・発育を頭部エックス線規格写真を用いて距離分析し，成長・発育方向を評価する方法．2点間の長さの絶対量を求める方法であり，角度分析とともに行う．　■距離分析　■セファロ分析

**距離分析** きょりぶんせき distance analysis ■距離的計測法

**筋圧形成** きんあつけいせい border molding, muscle trimming 有床義歯において，機能時の頬，口唇，舌の動きに応じた義歯床縁形態を得るために，それらの動的な状態を，個人トレーにモデリングコンパウンドやヘビーボディシリコーンゴム印象材などを用いて記録する印象操作．　■筋形成　■機能印象，辺縁形成

**筋萎縮性側索硬化症** きんいしゅくせいそくさくこうかしょう amyotrophic lateral sclerosis (ALS) 脳から脊髄につながる運動神経系の上位運動ニューロンと，脊髄から末梢へつながる下位運動ニューロンの両方が選択的に障害され，筋力低下や筋萎縮が生じる進行性の神経疾患．　■ALS

**禁煙ガイドライン** きんえんがいどらいん smoking cessation guideline 日本口腔衛生学会，日本口腔外科学会ほか，喫煙問題に直接関与している歯科関連9学会が合同で作成した，わが国初の禁煙ガイドライン．喫煙者一般をどのように禁煙治療すべきかという問題と，それぞれ異なる疾患・背景をもつ個々の喫煙対象者をどのように禁煙治療すべきかという問題を分けて述べている．

**禁煙支援** きんえんしえん quit smoking support 禁煙をサポートすること．喫煙している患者を把握し（ask），禁煙を希望するしないにかかわらず，全員に禁煙の必要性をアドバイスする（advise）．さらに，禁煙を希望するかどうかを尋ね（assess），禁煙希望者に対して禁煙開始の支援を行い（assist），フォローアップの計画を立てる（arrange）という5Aアプローチが推奨されている．

**禁煙補助薬** きんえんほじょやく smoking-cessation aid たばこをやめたあとに起こる離脱症状を和らげ，禁煙しやすくする薬のこと．一般の薬局・薬店で購

入できる市販薬と，病院などで医師から処方される処方薬がある．市販薬には低濃度ニコチンパッチやニコチンガムがあり，処方薬には高濃度ニコチンパッチや経口禁煙補助薬がある．

**禁忌【薬物の】** きんき contraindication 薬物を患者に処方する際に，投与してはいけないことを意味する．禁忌症とは，薬物個々に定められており，その薬物を投与してはいけない患者の罹患症状の意．

**筋機能療法** きんきのうりょうほう myofunctional therapy 舌筋，口輪筋，頬筋および咀嚼筋などの口腔周囲筋の機能を正常にすることにより，矯正装置を用いることなく不正咬合を改善したり，矯正歯科治療後の後戻りを予防すること．

**緊急時医療救護** きんきゅうじいりょうきゅうご emergency medical aid 災害発生直後は多数の負傷者が予想され，病院ではトリアージを行い優先順位を決めて，けがの程度に応じた治療を行う．軽症患者は医療救護所，中等症・重症患者は災害拠点病院，災害拠点連携医療機関にて治療を行う．

**緊急手術** きんきゅうしゅじゅつ emergency operation 外傷症例，くも膜下出血や消化管出血，帝王切開などで行われる手術．歯科では術後出血や上下顎の骨折が対象疾患となる．予定手術と異なり，患者の詳細な状態が不明なことが多いので，限られた時間で効率よく情報を収集する．

**筋緊張低下症** きんきんちょうていかしょう hypotonia 筋の硬さの減弱，伸展性の拡大，他動的運動に対する抵抗の減弱がみられる．自分の体を支えるための筋肉が弱いため，体のコントロールが困難となる．低緊張ともいい，その状態の子どもを floppy infant という．

**金銀パラジウム合金** きんぎんぱらじうむごうきん silver-palladium-gold alloy JIS では金を12%以上，パラジウムを20%以上（加工用では25％以上），銀を40％以上含有している銀合金．健康保険に採用されている合金である．金とパラジウムの添加により銀の耐硫化性を向上させている．

**筋訓練** きんくんれん muscle training 舌筋，口輪筋，頬筋および咀嚼筋などの口腔周囲筋の機能を正常にすること．

**筋形質** きんけいしつ sarcoplasm 筋線維の細胞質において，筋原線維を除いた部分のこと．

**筋形成** きんけいせい border molding ➡ 筋圧形成

**菌血症** きんけつしょう bacteremia 本来無菌である血液中に細菌が存在すること．感染部位へのカテーテルの留置や，外科処置すなわち歯科ではスケーリング，抜歯などでも生じる．一過性で何の症状もないことが多いが，易感染患者では遷延したり重篤となることがある．➡ 敗血症

**筋減少症** きんげんしょうしょう sarcopenia ➡ サルコペニア

**筋原線維** きんげんせんい myofibril 筋細胞内にみられる筋線糸（ミオフィラメント）の束で構成される線維構造．エオジンで強く染色される．➡ アクチンフィラメント，ミオシンフィラメント

**菌交代現象【菌交代症を含む】** きんこうたいげんしょう microbial substitution, microbial substitution disease 抗菌薬などの長期投与により，感受性の高い細菌が減少し，感受性を示さない細菌や真菌が異常増殖を起こした状態を菌交代現象といい，その病的症状を菌交代症という．➡ 黒毛舌

**筋細糸** きんさいし myofilaments ➡ 筋フィラメント

**筋弛緩** きんしかん muscle relaxation 全身麻酔の構成要素の一つ．筋弛緩薬は気管挿管を容易にし，また開腹手術などで良好な術野を得るために術中の筋弛緩を得る．筋弛緩薬の作用機序の違いにより，脱分極性と非脱分極性に分類される．➡ 筋弛緩拮抗薬

**筋弛緩拮抗薬** きんしかんきっこうやく neuromuscular antagonist 筋弛緩薬による筋弛緩状態を拮抗（回復）させる薬剤．抗コリンエステラーゼ薬とγシクロデキストリンがある．後者のスガマデクスは包接という拮抗様式で，非可逆性に非脱分極性筋弛緩薬を拮抗できる．➡ 筋弛緩

**筋弛緩訓練** きんしかんくんれん muscle relaxation 筋肉の緊張状態を制御し，観察して学習する方法．筋肉の緊張と弛緩を繰り返すことにより，筋が弛緩した状態を確認させる．

**筋弛緩薬** きんしかんやく muscle relaxant

## 骨格筋弛緩薬

**筋ジストロフィー** きんじすとろふぃー muscular dystrophy 骨格筋の壊死・再生を主病変とする遺伝性の疾患であり，進行性の筋力低下と筋萎縮を伴う．筋肉の変性・壊死が生じ，筋力が低下することによって，運動機能に障害をもたらす．臨床症状や遺伝形式により分類される．

**筋上皮細胞** きんじょうひさいぼう myoepithelial cell 外分泌腺に存在する星状の細胞で，唾液腺では終末部と介在部にある．平滑筋細胞の一種で収縮性をもち，分泌物の排出に働くと考えられている．

**筋小胞体** きんしょうほうたい sarcoplasmic reticulum 筋細胞の細胞質にある滑面小胞体で，筋弛緩時には内部に多量の$Ca^{2+}$を貯蔵する．筋細胞が刺激を受け興奮が筋小胞体へ伝達されると，内部の$Ca^{2+}$が筋形質へ放出され，アクチンとミオシンの作用で筋収縮が起こる．

**近心咬合** きんしんこうごう mesiocclusion 上顎歯列弓の位置が正常で下顎歯列弓が近心位をとる下顎近心咬合と，下顎歯列の位置が正常で上顎歯列が近心位をとる上顎近心咬合がある．

**金属アレルギー** きんぞくあれるぎー metal allergy, hypersensitivity 金属との接触により溶出した金属イオンと体内のタンパク質とが結合した抗原（アレルゲン）に対する，生体の免疫反応をもたらす過敏症で，接触性皮膚炎を引き起こす．発症機序により，Ⅳ型アレルギー（遅延型アレルギー）に分類される．症状は，金属が触れた局所のみならず，全身に発赤，腫脹，湿疹などを生じることがある．感作性の高い金属は，ニッケル，コバルト，パラジウム，クロムなどであるが，近年では，金やチタンも報告されている． ➡ 接触皮膚炎

**金属冠** きんぞくかん metal crown う蝕により広範囲の歯質欠損が認められた場合に，歯冠の一部もしくは歯冠部全体を取り囲むことによって歯の構造を修復する金属製の歯冠修復物．

**金属床義歯** きんぞくしょうぎし metal based denture, metal plate denture 義歯の構成要素の義歯床に金属を使用して，粘膜との適合性，熱伝導性，装着感，強度などを高めた義歯．

**菌体外多糖** きんたいがいたとう extracellular polysaccharide プラーク細菌が糖質などを材料として菌体外に産生する多糖．代表的なものとして，グルコースの多糖であるグルカンと，フルクトースの多糖であるフルクタンがある．グルカンは水溶性と不溶性に分けられる．不溶性グルカンは粘着性が高く，細菌の凝集と歯面への付着を促進する．外部からの糖などの栄養源の流入や酸などの代謝産物の流出を行うスペースを与え，栄養供給がないときには栄養源として再利用することが可能である．

**菌体表層物質** きんたいひょうそうぶっしつ bacterial cell surface material 細菌の表層にある，付着に関わるさまざまな物質．細菌表面の接着性タンパク質や，バイオフィルムの主成分で菌体外に分泌するポリマー物質などのこと．細菌の接着性タンパク質の主なものは，線毛や鞭毛，菌体表層のタンパク質群で，細胞や組織表面の糖鎖，細胞外マトリックスを認識して付着する．

**禁断症候群** きんだんしょうこうぐん withdrawal syndrome アルコールや麻薬，あるいは睡眠薬など継続的に薬物に曝露されている患者が，それらの薬物の中断，あるいは急激な減量により，不安や下痢，嘔吐，あるいは虚脱感や痙攣，時には幻覚などが現れる一連の症状． ➡ 離脱症候群

**緊張型頭痛** きんちょうがたずつう tension-type headache 両側性に側頭部に生じる軽度から中等度の頭痛．非拍動性で，締め付け感や圧迫感を伴う．日常生活動作による悪化はない．

**筋電図** きんでんず electromyogram 皮膚の上に置いた皿電極や直接刺入した針電極などによって，筋肉の活動を電気的活動として捉え記録するもの． ➡ EMG

**筋電図検査【摂食嚥下の】** きんでんずけんさ electromyography 筋線維の電気的活動を記録して筋の活動を評価する検査法．嚥下関連筋では，咬筋などの咀嚼筋や舌骨上筋群が評価対象とされることが多い．いずれも研究レベルでの評価であり，一般臨床で用いられることは少ない．

**筋突起** きんとっき coronoid process 下顎枝上端の前方にある扁平な突起．側頭筋（咀嚼筋）の停止する部位である．

**筋肉位** きんにくい muscular position 下顎安静位から閉口することで得られる

下顎位または習慣性開閉口運動や咀嚼運動の終末位.

**筋肉内注射** きんにくないちゅうしゃ intramuscular injection 注射方法の一種.皮膚に直角に針を刺入して筋肉組織に注射を行う.皮下注射に比べて痛みが少ない.血中への薬物の移行は皮下注射よりも早く,静脈内注射より遅い. ➡ **静脈内注射,皮下注射**

**筋フィラメント** きんふぃらめんと myofilament 筋細胞の細胞質にみられる細線維で,筋線維の長軸方向に走る.太いミオシンフィラメント,細いアクチンフィラメント,中間径のフィラメントがあり,筋原線維は筋細糸の束で構成される. = **筋細糸**

**筋紡錘** きんぼうすい muscle spindle 筋の伸展を中枢神経系に伝える特殊な筋線維の束で,運動神経と知覚神経を受ける.筋紡錘内の筋線維は紡錘内線維と呼ばれ,一般的な筋線維よりずっと細い.

## く

**Quincke 浮腫** くいんけふしゅ Quincke edema　顔面，特に口唇や眼窩部などが，びまん性に腫脹する原因不明の浮腫．通常，数時間から数日間持続する．気道に発生すると，呼吸困難を呈することもある．抗ヒスタミン薬や副腎皮質ステロイド薬が奏効する．　⇒ 血管神経性浮腫

**隅角歯**　ぐうかくし　angle tooth　⇒ 犬歯，尖頭歯

**空間分解能**　くうかんぶんかいのう　spatial resolution　⇒ 解像度

**空気感染**　くうきかんせん　air infection　直径5μm以下の超微小な粒子（飛沫核）による感染．空気感染の代表は結核，麻疹，水痘である．直径5μm以上の飛沫微粒子による感染は飛沫感染と呼ばれる．飛沫感染にはインフルエンザなどの気道感染症がある．

**空隙喪失**　くうげきそうしつ　space loss　乳歯の隣接面う蝕や，第一大臼歯の異所萌出により永久歯の萌出スペースを喪失すること．特に側方歯群の萌出スペースを喪失した場合は，リーウエイスペースのロス（喪失）という．

**空隙分析法【歯列の】**　くうげきぶんせきほう　space analysis, mixed dentition analysis　永久4切歯からMoyersや小野の単回帰方程式を用いて，未萌出永久側方歯萌出空隙量の分析予測すること．　⇒ 混合歯列分析

**空洞現象**　くうどうげんしょう　cavitation　⇒ 真空泡沫現象，キャビテーション効果

**偶発事故**　ぐうはつじこ　contingency, occurrence　突発的な予知されない出来事より，思いがけずに不意に起こる事故のこと．歯科においては，就業環境が至適範囲の限界値を超えると，作業者の不快感や機能低下を招き，注意の持続が困難となり，エラーが発生しやすくなることが指摘されている．

**偶発症**　ぐうはつしょう　accidental symptom, procedural accidents　処置の対象となる疾患とは直接関係がなく，突然発症する予想するのが困難な病態．歯科診療では血管迷走神経反射，過換気症候群，アナフィラキシー，局所麻酔薬中毒，高血圧性脳症，脳血管疾患などが考えられる．それぞれを診断して対応する必要がある．　⇒ 続発症

**偶発露髄**　ぐうはつろずい　accidental pulp exposure　窩洞形成中や外傷などで予期せぬ露髄が生じること．　⇒ 外傷性露髄

**空腹時血糖**　くうふくじけっとう　fasting blood sugar　糖尿病の診断で用いられる血糖値．食事の影響が出ないように最後の食事から10時間以上経った空腹時に測定する．空腹時血糖値110mg/dL未満を正常域，126mg/dL以上を糖尿病域と区分する．

**空腹中枢**　くうふくちゅうすう　feeding center　間脳，視床下部外側野に存在し，摂食中枢とも呼ばれる．血糖値が下がると，体に蓄えていた脂肪を分解してエネルギーをつくり出そうとするため，脂肪分解時に遊離脂肪酸ができる．遊離脂肪酸が血液中に増えてくると，この情報が摂食中枢に送られ空腹感となる．

**空胞変性**　くうほうへんせい　vacuolar degeneration　細胞質内に白く抜けた空胞が形成される変性．うっ血や炎症の際，肝臓や腎臓の細胞によくみられる．

**クエン酸回路**　くえんさんかいろ　citric acid cycle　糖質，脂肪酸，アミノ酸の代謝物（炭素骨格）を酸化分解する代謝回路．ミトコンドリアに存在．アセチルCoAがオキサロ酢酸に縮合しクエン酸になることに始まり，アセチルCoAはクエン酸回路を1周する過程で二酸化炭素と還元力（NADH，FADH$_2$）に酸化分解される．　⇒ TCA回路

**くさび**　wedge　⇒ ウェッジ

**くさび型切除手術**　くさびがたせつじょしゅじゅつ　wedge surgery, wedge operation　⇒ ウェッジ手術，ウェッジオペレーション

**くさび状欠損**　くさびじょうけっそん　wedge shaped defect (WSD)　歯頸部に生じる，くさび状や皿状の歯質の欠損．咬合力の過度の集中，過剰な歯ブラシ圧によって生じることが多い．　⇒ WSD　⇒ アブフラクション，摩耗

**くさび状咬頭**　くさびじょうこうとう　plunger cusp　⇒ プランジャーカスプ，プランジャー咬頭

□ **くち**　mouth　消化器の入口で，上唇と下唇，その境界を口角，さらには上唇

と下唇が接するときは唇交連と呼び，口腔前庭と固有口腔からなる口腔につながる．口唇には乾燥防止のために，口唇腺が発達する．歯，舌，唾液腺，口腔内粘膜などが口腔に含まれる．口腔前庭には頬粘膜，上唇小帯，下唇小帯，頬小帯が存在し，耳下腺の開口部である耳下腺乳頭がある．固有口腔の上壁は口蓋，下壁は舌や粘膜，前壁は歯と歯肉，後壁は口峡となる．

**口対口人工呼吸** くちたいくちじんこうこきゅう mouth-to-mouth breathing 救急蘇生時の人工呼吸法の一つ．頭部後屈あご先挙上法で気道を確保し，前額部に置いた手の指で鼻孔を閉塞させ，胸の上りを確認しながら1秒かけて呼気を患者の口に吹き込む．感染防御具やポケットマスクを用いることがある．➡ 救急蘇生法, 心肺蘇生

**屈曲** くっきょく bending 手指や専用のプライヤーを用いてワイヤーに永久変形を加えること．代表的な屈曲としては，ファーストオーダーベンド，セカンドオーダーベンド，サードオーダーベンドやループが含まれる．➡ サードオーダーベンド, セカンドオーダーベンド, ファーストオーダーベンド

**屈曲鉤** くっきょくこう wrought wire clasp ≡ 線鉤, ワイヤークラスプ

**屈曲バー** くっきょくばー wrought bar 既製のバー用金属線を屈曲して製作される大連結子．

**屈曲隆線** くっきょくりゅうせん deflecting wrinkle 下顎第一大臼歯の近心舌側咬頭の隆線が遠心方向に屈曲したもの．乳歯の遠心トリゴニード隆線の退化したもの．

**グナチオン** ぐなちおん Gnathion (Gn) セファロ分析の計測点の一つ．側面頭部エックス線規格写真の透写図上で，ナジオン (N) およびポゴニオン (Pog) を結ぶ顔面平面と下顎下縁平面とのなす角の2等分線がオトガイ隆起骨縁と交わる点．

**くも膜下出血** くもまくかしゅっけつ subarachnoid hemorrhage 急激に発症する脳の出血性病変．原因は大半が脳動脈瘤の破裂で，突然の激しい頭痛・嘔吐症状を呈する．重症では脳幹部が圧迫されて意識障害をきたす．女性にやや多くみられ，40歳以降加齢とともにリスクが高まる．CT撮影，脳血管撮影によって病変範囲，出血源を見つける．

**クライアント** くらいあんと client 日常生活や疾患など，治療や相談を依頼してきた対象者のこと．

**グラインディング** ぐらいんでぃんぐ grinding 上下歯の咬合面同士を強くこすり合わせる行動．ブラキシズムの一種．咬耗の原因となることが多い．➡ 歯ぎしり

**クラインフェルター症候群** くらいんふぇるたーしょうこうぐん Klinefelter's syndrome 性染色体数の異常としてX染色体が1本以上あることにより生じ，男性の1,000～2,000人に1人の頻度でみられる．精巣の精細管形成不全による性腺機能低下症となり，精巣萎縮，無精子症，第二次性徴の異常（思春期発来遅延）などを主徴とし，女性に乳房を認める場合もある．また，骨端線閉鎖の遅れと長管骨の成長持続により四肢細長がみられる．

**クラウン** くらうん crown, restoration 歯冠を被覆する修復物の総称．歯冠全体を被覆する全部被覆冠，一部を被覆する部分被覆冠，根管内に維持を求める継続歯が含まれる．金属，レジン，セラミック材料などで製作される．≡ 冠

**クラウンブリッジ補綴学** くらうんぶりっじほてつがく fixed prosthodontics and restorative dentistry, fixed prosthodontics 歯科補綴学の一分野．欠損した歯質と歯列を歯冠修復物，固定性補綴装置などで補い，形態，機能などを回復するための理論と技術を考究する学問．≡ 冠橋義歯補綴学, 固定性義歯補綴学

**クラウンループ保隙装置** くらうんるーぷほげきそうち crown loop space maintainer 乳臼歯1歯早期喪失に対して，後継永久歯が萌出するまで乳臼歯の支台歯にクラウンを用い，ワイヤーでループを作製し，スペースを確保するため用いる装置である．

**グラスアイオノマーセメント** ぐらすあいおのまーせめんと glass ionomer cement 主に，アルミノケイ酸塩ガラス粉末とポリアクリル酸水溶液（他高分子酸を含む）からなる．改良型はアクリルレジンの添加や液中にHEMAが添加され，重合開始剤を含む．前者を従来型グラスアイオノマーセメント，後者を酸改良型グラスアイオノマーセメント，レジン添加型グ

ラスアイオノマーセメントと呼ぶ。グラスアイオノマーセメントの特徴としてフッ化物の徐放性を有する。 ➡ 合着用セメント

**クラスター【新型コロナウイルス感染症の】** くらすたー cluster 小集団の感染をいう。厚生労働省では、1ヵ所または1施設で同時に5人以上の感染者の接触歴などが明らかな場合を目安としている。 ≡ 小集団感染

**クラスプ用ブラシ** くらすぷようぶらし clasp brush 部分床義歯のクラスプの内部や脚部を清掃するために設計された専用ブラシ。先が細く尖った長さ5cm程度のテーパー状で、ワイヤーにナイロン毛が巻き付いている。

**クラスプライン** くらすぷらいん clasp guideline 支台装置の製作の際、目的とする維持力ならびに把持力を得るためのクラスプを設計する際に、義歯着脱方向を基に模型上に描記された基準線。 ≡ 鉤指導線、サベイライン

**クラミジア** くらみじあ Chlamydiaceae トラコーマ、オウム病、肺炎などを引き起こすグラム陰性球菌。ヒトに病原性を示す菌種として、*Chlamydia trachomatis*や*Chlamydia psittaci*がある。偏性細胞寄生性で、人工培地に発育不可である。治療にはテトラサイクリン系、マクロライド系抗菌薬が有効である。

**グラム陰性桿菌** ぐらむいんせいかんきん gram-negative bacilli グラム染色において、アルコールで脱色され、サフラニン液で赤色に染色される桿菌。腸内細菌科やビブリオ科をはじめとする通性嫌気性菌、シュードモナス科やブルセラ科をはじめとする好気性菌などが該当する。

**グラム陰性球菌** ぐらむいんせいきゅうきん gram-negative cocci グラム染色において、アルコールで脱色され、サフラニン液で赤色に染色される球菌。ヒトにおいて感染症の原因菌として重要なのは、ナイセリア科の細菌である。嫌気性菌ではベイヨネラ属が該当する。

**グラム染色法** ぐらむせんしょくほう Gram staining 細菌を染色する方法の一つ。細菌はこれによりグラム陽性菌とグラム陰性菌に大別される。厚い細胞壁をもつ細菌はグラム陽性（青紫色）に、薄い細胞壁をもつ細菌はグラム陰性（赤色）に染色される。

**グラム陽性桿菌** ぐらむようせいかんきん gram-positive bacilli グラム染色において、アルコールにより脱色されずに青紫色に染まる桿菌。有芽胞菌としてバシラス属、無芽胞菌としてリステリア属がこの分類に含まれる。また、アクチノマイセスをはじめとする無芽胞嫌気性菌も該当する。

**グラム陽性球菌** ぐらむようせいきゅうきん gram-positive cocci グラム染色において、アルコールにより脱色されずに青紫色に染まる球菌。スタフィロコッカス属やストレプトコッカス属、エンテロコッカス属などが含まれる。嫌気性菌では、ペプトストレプトコッカス属などがある。

**クランプ** くらんぷ clamp ラバーダム防湿を行う際に、ラバーシートを歯に固定するための器具。ビークと呼ばれる爪を歯頸部付近にあてて固定する。歯種に応じた種類として大臼歯用、小臼歯用、前歯用、小児用などがあり、さらに有翼型、無翼型がある。 ≡ ラバーダムクランプ

**クランプフォーセップス** くらんぷふぉーせっぷす clamp forceps クランプを患歯に装着、あるいは撤去する際に用いる鉗子で、クランプ鉗子ともいう。クランプの保持孔にクランプフォーセップス先端のくちばし部分を入れて開閉することで、クランプの脱着を行う。ブリューワー型やアイボリー型などがある。 ≡ ラバーダムクランプフォーセップス

**クリアランス** くりあらんす clearance 薬物動態を示す指標の一つ。体全体の薬物処理能を示す。肝機能や腎機能が低下するとクリアランスは低下する。

**クリーゼ** くりーぜ crisis 内分泌の分泌異常により危機的な状態を示すこと。副腎や甲状腺でホルモン異常によってショック状態に陥り、各種の異常を引き起こす。 ≡ 甲状腺クリーゼ、副腎クリーゼ

**グリコーゲン** ぐりこーげん glycogen エネルギーが十分な際に肝や筋に蓄積されるグルコース多糖体。解糖の代謝中間体であるグルコース6リン酸から合成され、グルコースが α-1,4 グリコシド結合した構造を基本とし、これに α-1,6 グリコシド結合の分枝をもつ。エネルギー不足の際はグルコース6リン酸ま

**クリスタ** くりすた cristaミトコンドリア（糸粒体）の内膜がヒダ状に折りたたまれてできた構造．この部分の膜にはATP合成酵素が埋め込まれ，電子伝達系に関与する．

**クリステンセン現象** くりすてんせんげんしょう Christensen's phenomenon 無歯顎患者に咬合床を装着し，下顎の前方，あるいは側方滑走運動を行った場合に，上下咬合堤間にくさび状の空隙を生じる現象のこと．前方滑走運動時には，前歯部から臼歯部にかけてくさび状の空隙を生じ，この現象を矢状クリステンセン現象と呼ぶ．また側方滑走運動時には，平衡側の臼歯部に作業側の臼歯部より大きな空隙が生じ，この現象を側方クリステンセン現象と呼ぶ． ▶ Christensen現象

**Christensen現象** くりすてんせんげんしょう Christensen's phenomenon ▶ クリステンセン現象

**クリッキング** くりっきんぐ clicking ▶ クリック音

**クリック音** くりっくおん clicking, clicking joint noise 単発性の関節音．多くの場合は復位性顎関節円板転位において，下顎頭が開口時に関節円板を乗り越えるとき，閉口時に関節円板が再転位するときに生じる． ▶ クリッキング ▶ 顎関節雑音

**Glickmanの根分岐部病変分類** ぐりっくまんのこんぶんきぶびょうへんぶんるい Glickman's classification of furcations Glickmanが提唱した根分岐部病変の分類．1級：歯槽骨吸収はなく，骨縁上に炎症が限局している．2級：歯槽骨吸収が認められるが，プローブは貫通しない．3級：プローブは貫通するが，分岐部は歯肉に覆われている．4級：プローブは貫通し分岐部は完全に露出している．

**クリティカルシンキング** くりてぃかるしんきんぐ critical thinking 物事に対して疑問をもち，理解し，分析することであり，自分や他人の思考に積極的に挑戦する態度のことをいう． ▶ 批判的思考

**クリティカルパス** くりてぃかるぱす critical path ▶ クリニカルパス

**クリニカルアタッチメントレベル** くりにかるあたっちめんとれべる clinical attachment level セメントエナメル境などの固定した基準点からポケット底部までの距離で，組織破壊程度を表す臨床的指標．組織学的なアタッチメントレベルとは一致しない． ▶ プロービングアタッチメントレベル

**クリニカルパス** くりにかるぱす clinical path 患者状態と診療行為の目標および評価・記録を含む標準診療計画であり，標準からの偏位を分析することで医療の質を改善する手法．病院医療において頻度が高く，複雑で一定の手順が必要な傷病患者について，入院から退院に至る一連の診療を各部門や職種が相互に連携して効率的に実施するための計画的手順を示した図表のこと． ▶ クリティカルパス

**Grünbergのブローパイプ** ぐりゅーんばーぐのぶろーぱいぷ Grünberg orthodontic blow pipe ガスと空気のコックが付いた矯正用のブローパイプで，きわめて細い炎を得ることができる．自在ろう（鑞）着に適した器具であるが，近年ではガス管が不要なガスボンベを利用する器具が使われることが多くなっている．

**クルーゾン症候群** くるーぞんしょうこうぐん Crouzon syndrome 頭蓋・顔面骨縫合が早期に骨癒合をきたす骨系統疾患．頭蓋・顔面の異常，頸部・気管および四肢の異常を呈する．主にfibroblast growth factor receptor2（FGFR2）の遺伝子異常が原因であり，常染色体優性遺伝である．短頭頭蓋，尖塔頭蓋などを生じ，眼球突出，両眼隔離，難聴，鼻根部の陥没などの特徴的な顔貌を呈する．上顎骨劣成長，高口蓋，上顎歯列弓の狭窄，下顎前突，開咬なども生じることがある． ▶ 頭蓋顔面異骨症

**グループファンクション** ぐるーぷふぁんくしょん group functioned occlusion 有歯顎者の理想的な咬合様式の一つ．前方運動時には上下前歯が接触滑走し，臼歯部が離開する．側方運動時には作業側の複数の歯が接触滑走し，平衡側ではすべての歯が離開する咬合様式．

**グループホーム** ぐるーぷほーむ group home 病気や障害（要介護）を抱え，かつ認知症の高齢者が専門スタッフの援助を受けつつ，生活のための住居において，家庭的な環境で入浴・排泄・食事などの介護，そのほかの日常生活上の世話や機能訓練が受けられることを目的とす

る施設のこと．定員は5人以上9人までで，居室のほかに，居間，食堂，台所などを備える必要がある．　➡ 介護保険，地域密着型サービス

**グルコース**　ぐるこーす　glucose　単糖の一つ．化学式は$C_6H_{12}O_6$．天然に最も広く分布している単糖．植物組織に多く存在．生体の重要なエネルギー源．血液中のグルコース濃度のことを血糖値という．　➡ ブドウ糖

**グルコースクリアランステスト**　ぐるこーすくりあらんすてすと　glucose clearance test, oral clearance test　グルコース溶液で洗口後，一定時間後の唾液中のグルコース量を測定し，宿主因子である唾液の自浄作用から判定するう蝕活動性試験のこと．口腔内に残存するグルコース量が多いとき，う蝕活動性が高いと評価できる．

**グルココルチコイド**　ぐるここるちこいど　glucocorticoid　➡ 糖質コルチコイド

**グルコン酸クロルヘキシジン**　ぐるこんさんくろるへきしじん　chlorhexidine gluconate　➡ クロルヘキシジングルコン酸塩

**グルタミン酸脱水素酵素**　ぐるたみんさんだっすいそこうそ　glutamate dehydrogenase　グルタミン酸を酸化的に脱アミノし，2-オキソグルタル酸とアンモニアを生成（glutamate + NAD(P) → 2-oxoglutarate + NAD(P)H + $NH_3$）する．ミトコンドリアに存在．アンモニアを尿素回路へ供給する反応として必須．

**グルタルアルデヒド**　ぐるたるあるでひど　glutaraldehyde　一般細菌，芽胞，HIV，HBウイルスを含むウイルスまで殺菌作用を現す．皮膚など生体の消毒には適さない．

**グレイ症候群**　ぐれいしょうこうぐん　grey syndrome　新生児におけるクロラムフェニコールの副作用として，腹部膨満，嘔吐，体色の灰白化，循環虚脱を特徴とする．

**グレイスケール**　ぐれいすけーる　gray scale　デジタル画像における白黒の濃淡を段階的に表示したもの．CTやMRI画像では，最大の黒さから最大の白さまで，16段階で表示されることが多い．

**Gracey型キュレット**　ぐれーしーがたきゅれっと　Gracey type curette　シャンクの角度を変えることで各歯面に適合するように作られた手用スケーラーである．カッティングエッジは片側のみで，刃部内面は第1シャンクに対して70°傾いている．刃部の幅・長さにより，スタンダード，アフターファイブ，ミニファイブの3種類がある．また，シャンクの硬さも3種類あり，歯石の硬さに応じて使い分ける．　➡ キュレット型スケーラー

**クレーター状骨欠損**　くれーたーじょうこつけっそん　crater of alveolar bone　頰・舌側の骨壁に囲まれた歯間部歯槽骨が噴火口状（クレーター状）に陥凹した歯槽骨の吸収形態．前歯部に比較し，臼歯部に多く認められる．クレーター状骨欠損部の歯肉も同様に陥凹した形態となることが多く，プラークが停滞しやすくなる．　➡ 骨クレーター

**クレーン・カプランピンセット**　くれーん・かぷらんぴんせっと　Crane-Kaplane pocket marking forceps, Crane-Kaplane pocket marker　歯周ポケット底の位置を描記するためのピンセット状器具．歯周ポケットの歯肉をピンセットの有鉤部で挟み，出血点とし印記し，無鉤部でポケット深さを測定する．右側用と左側用がある．　➡ ポケットマーカー

**クレオソート**　くれおそーと　creosote　殺菌作用と鎮痛消炎作用を現し，う蝕消毒薬や歯髄鎮痛薬，また根管消毒薬として使用される．

**クレゾール**　くれぞーる　cresol　タンパク質変性と凝固作用により殺菌作用を現す．フェノール類の殺菌消毒薬であり，歯科ではホルマリンを配合したホルムクレゾールが使用されている．

**クレピタス音**　くれぴたすおん　crepitus, crepitations　変形性顎関節症で顎運動時に生じる連続性の捻髪音．下顎頭，関節隆起，関節円板の形態異常によって生じる．　➡ クレピテーション　➡ 顎関節雑音，非復位性顎関節円板障害

**クレピテーション**　くれぴてーしょん　crepitation, crepitus　➡ クレピタス音

**クレフト**　くれふと　cleft　不適切な歯ブラシ圧，ブラッシングストロークの大きさ，咬合の関与により辺縁歯肉にできたU字やV字にできた裂け目．　➡ スティルマンのクレフト

**クレンチング**　くれんちんぐ　clenching　上下の歯を強く噛みしめること．ブラキシズムの一つ．長時間筋の緊張が続き，

歯周組織に持続的な強い力が働くため，為害作用が大きい． ➡ 歯ぎしり

**クローズドロック** くろーずどろっく closed lock ■ 非復位性顎関節円板障害

**クロス学習効果** くろすがくしゅうこうか effect of cross-curricular learning 共通のテーマについて，複数の教科・科目の内容を相互に関連づけて学習することで得られる効果のこと．各教科で扱われる内容を効率的に理解し，広い視野で応用・活用する力を身につけることができる．

**クロストリジウム** くろすとりじうむ Genus *Clostridium* 芽胞を形成できる偏性嫌気性のグラム陽性桿菌として分類される．ボツリヌス症や破傷風などの原因となるものや，正常なヒトの消化管の構成菌として存在するものまで，さまざまな種類が存在する．一部を除き，ペニシリンに高感受性である．

**クロックワイズローテーション** くろっくわいずろーてーしょん clockwise rotation, backward rotation 側面頭部エックス線規格写真（側面セファロ）の透写図の重ね合わせにおいて，上顎骨の口蓋平面，下顎骨の下顎下縁平面，咬合平面が右回りに回る状態をいう．逆に左回りに回った状態は，カウンタークロックワイズローテーションと呼ばれる．

**クロラムフェニコール** くろらむふぇにこーる chloramphenicol タンパク質合成阻害を作用機序とする抗菌薬で，サルモネラ，リケッチアなどに有効である．副作用として，再生不良性貧血や顆粒球減少症，新生児のグレイ症候群などがある．

**クロルプロマジン塩酸塩** くろるぷろまじんえんさんえん chlorpromazine hydrochloride フェノチアジン系に分類される抗精神病薬．ドパミン受容体への拮抗作用により，ドパミン神経機能の異常に基づく行動異常を抑制する．主に統合失調症の治療薬として効果を示すほか，躁うつ病などに用いられる．

**クロルヘキシジングルコン酸塩** くろるへきしじんぐるこんさんえん chlorhexidine gluconate 消毒に用いる薬物．細胞膜障害作用があり，栄養型細菌，一部の真菌に有効であり，結核菌や一部の真菌および大部分のウイルスに無効である．細胞膜障害作用がある． ■ グルコン酸クロルヘキシジン

**くわ型スケーラー** くわがたすけーらー hoe type scaler ■ ホウ型スケーラー

**クワドヘリックス装置** くわどへりっくすそうち quad-helix appliance 上顎大臼歯に装着されるバンドと口蓋側に位置し，4つのループが組み込まれた0.9mm径の矯正用線からなる側方拡大装置．この装置では，ワイヤーの持続的な弾性力を利用して側方歯の頰側移動を行い，上顎狭窄歯列弓の拡大を行う．

**群発頭痛** ぐんぱつずつう cluster headache 片側性の側頭部，あるいは眼窩部に激痛を生じる頭痛．頭痛は発作性で群発し，結膜充血，流涙，鼻閉，鼻漏，縮瞳，眼瞼下垂など自律神経症状を伴うことがある．夜間に生じることが多く，15〜180分間持続する．

# け

**ケア計画（ケアプラン）** けあけいかく（けあぷらん） care plan ▶ C-P

**ケアハウス** けあはうす care house 老人福祉法に基づく老人福祉施設に定められている軽費老人ホームの一種．入所対象者は，自炊ができない程度の身体機能の低下などが認められる者または高齢などのため独立して生活するには不安が認められる 60 歳以上の者であって，家族による援助を受けることが困難な者とされている． ▶ 軽費老人ホーム

**ケアプラン** けあぷらん care plan 介護保険において要介護者に提供するサービスの種類や内容，開始時期などを定めた計画書のこと．介護サービス計画と同義語．ケアプラン作成にあたっては，要介護者の心身の状況や環境をふまえ，利用者がみずからの意思に基づいて利用サービスを選択し，決定することが基本となる．居宅ケアプランと施設ケアプランの 2 種類がある． ▶ 介護サービス計画

**ケアマネジメント** けあまねじめんと care management 介護を必要とする者に対して，介護支援専門員やケア担当者などが，アセスメント，本人や家族のニーズをふまえたケアプラン作成，サービス担当者会議，サービス提供，モニタリング評価を行うシステム，仕組みのこと．自立支援に資するケアマネジメントが推進されている． ▶ ケアマネジャー

**ケアマネジャー** けあまねじゃー care manager 介護保険制度の施行により新たに設置された資格で，ケアマネジメントを実施する者．保健・医療・福祉の分野で 5 年以上の経験を有し，実務研修受講試験に合格し，32 時間の実務研修を修了することが必要． ▶ 介護支援専門員 ▶ ケアマネジメント

**計画的行動理論** けいかくてきこうどうりろん planned behavior theory 行動意志に影響する因子の行動への態度，主観的規範，行動コントロールのいずれかに働きかけ，現在ある症状・徴候に変化がなかったり悪化させる不適切な行動を良い状況に改善することができる技術や能力を身につけること．

**計画立案【歯科衛生過程の】** けいかくりつあん planning 患者の歯科衛生上の問題解決のために歯科衛生診断ごとに目標を定め，歯科衛生介入の優先順位，実施方法，期待される効果などについて明確に計画立てること．

**経管栄養** けいかんえいよう tube feeding, gavage チューブやカテーテル（管）を用いて消化管に栄養を供給すること．チューブを体内に入れる部位によって，鼻（経鼻），胃（胃瘻），腸（腸瘻）などに分類される．食物が咀嚼されないので，流動する形態に調整する． ▶ 非経口栄養

**経口維持加算** けいこういじかさん additional fee for the intervention to maintain oral intake in nursing home 施設入所者の経口摂取を継続させるために口腔機能や咀嚼機能を重視し，その機能を改善・把握したうえで栄養管理を行い，また今の歯科とをはじめとした多職種協働のプロセスを評価するという介護報酬の加算． ▶ ミールラウンド

**経口禁煙補助薬** けいこうきんえんほじょやく oral non-smoking adjuvant 飲み薬の禁煙補助薬のこと．ニコチンを含まず，ニコチン依存に関わる脳内の仕組みに作用し，離脱症状を和らげるとともに，喫煙から得られる満足感を抑える働きがある．禁煙の 1 週間前から服用を開始する．

**蛍光顕微鏡** けいこうけんびきょう fluorescence microscope 試料から発せられる蛍光を観察するための顕微鏡のこと．ある特定の波長の光（励起光）を試料に照射し，発した蛍光を観察する．蛍光染色した試料や，試料中の蛍光タンパク質から発する蛍光を観察するのに用いられる．

**経口投与** けいこうとうよ oral administration 薬物投与法の一つで，口から摂取することを示す．全身に薬物が循環する前に肝臓における代謝（初回通過効果）を受ける．静脈内への薬物投与に比べて，投与してからの血中薬物濃度の上昇は遅れるが，過って投与された場合に吐き出させるなどの方法で対処がしやすい． ▶ 初回通過効果

**刑事責任** けいじせきにん criminal liability, criminal responsibility 業務上必要な注意を怠り，人を死傷させた場合，刑法により規定されている刑罰を受けなければならない責任．業務上過失致死傷罪の場合が多い．

**形質細胞** けいしつさいぼう plasmacyte　Bリンパ球が抗原提示細胞に活性化されて生じる，抗体（IgG, IgA）を産生する細胞で，車輪核と呼ばれる円形の核をもつ．

**形質膜** けいしつまく cell membrane　細胞膜とも呼ばれる細胞質を取り囲む膜で，親水性の頭部と疎水性の尾部で構成されるリン脂質の層が2枚重なることで脂質二重層を形成する．タンパク質は特定の物質を透過させるなど，細胞種ごとの膜に固有の性質を与える．

**茎状突起** けいじょうとっき styloid process　頸静脈孔の外側，側頭骨乳様突起の前内方にある突起（隆起）．茎突舌骨筋，茎突咽頭筋，茎突舌筋，茎突下顎靱帯，茎突舌骨靱帯などが起始する．

**茎状突起過長症** けいじょうとっきかちょうしょう elongated styloid process　病的に伸びた茎状突起のこと．軟組織や舌咽神経に機械的刺激が加わることにより，痛みや違和感が生じる場合はイーグル症候群と呼ばれる．

**経静脈栄養法** けいじょうみゃくえいようほう jugular intravenous feeding　通常の経口摂取または経管栄養が行えない場合に，静脈を通じて栄養を投与する方法．末梢静脈を介する場合と，中心静脈から投与する2通りがあるが，カテーテルが閉塞したり，感染をきたしたりすることがある．

**継続歯** けいぞくし post crown, post-and-core crown　歯冠部とポスト部が一体となった全部歯冠補綴装置のこと．主として前歯部の単冠に用いられる．歯冠部の前装部と舌側板，支台歯の根面に接触する根面板と歯冠部を維持するための維持部からなる．　➡ ポストクラウン

**形態年齢** けいたいねんれい morphological age　生体計測年齢といわれ，各計測値の標準とあわせて発育年齢を決めていく．身長・体重や体形年齢（頭部・胸郭，脚部のバランス・計測値）から生理的年齢を推測する．　＝ 生体計測年齢　➡ 生理的年齢

**形態分化期【歯胚の】** けいたいぶんかき morphodifferentiation stage of tooth germ　歯の形態が決定される時期で，この時期に障害すると，歯の大きさや外形に異常が表れ，矮小歯，癒合歯，結節の異常，歯根・歯髄の異常が発現する．

**携帯用歯科治療機器** けいたいようしかちりょうきき portable dental equipment　歯科診療室に通院しての治療が困難で，在宅や施設などで訪問歯科診療を行う際に用いられる治療処置を目的とした機器のこと．機器はマイクロモーター，バキューム，超音波スケーラー，コンプレッサーなどがコンパクトに収納できるようになっている．

**傾聴** けいちょう listening　対象者の気持ちを汲み取り，共感し，よく理解し，良好な信頼関係を築くための聴き方のこと．

**経腸栄養剤** けいちょうえいようざい enteral nutrient　経腸栄養に用いる薬剤．消化されやすい糖質やタンパク質をほかの栄養素と混合した半消化態栄養と，アミノ酸・ペプチドなどと糖質・植物油・ビタミンなどからなる消化や残渣の排泄の必要のない成分栄養に分けられる．　➡ 経腸栄養法

**経腸栄養法** けいちょうえいようほう enteral nutrition　経管栄養法のうち胃や腸の機能を生かした栄養法．十分なエネルギーと栄養素が供給でき，病態による栄養素の成分コントロールも容易である．しかし経管や胃瘻を通じて用いるので，生理的な栄養摂取とはいいがたい．　➡ 経腸栄養剤

**頸動脈三角** けいどうみゃくさんかく carotid triangle　胸鎖乳突筋前縁，肩甲舌骨筋上腹，顎二腹筋後腹でつくられる側頸部の三角形の領域で，皮下で総頸動脈の拍動を触れる．

**茎突下顎靱帯** けいとつかがくじんたい stylomandibular ligament　側頭骨茎状突起から起こって下顎角につく顎関節の副靱帯．

**茎乳突孔** けいにゅうとつこう stylomastoid foramen　側頭骨にある茎状突起基部の小孔で，顔面神経（第Ⅶ脳神経）の出口である．

**経鼻栄養法** けいびえいようほう nasogastric tube diet　鼻腔を通して経管栄養法を行うこと．鼻腔から胃，十二指腸などに直接栄養剤を送り込むことで，脳血管疾患，嚥下障害，がん，意識不明が適応となる．チューブの位置などにより，誤嚥性肺炎が起きやすい．経鼻経管栄養法ともいう．

**経皮吸収** けいひきゅうしゅう percutane-

**ous absorption, transdermal absorption** 皮膚を介して薬物を適用させる薬物投与法の一つ.

**経皮的冠動脈形成術** けいひてきかんどうみゃくけいせいじゅつ percutaneous transluminal coronary angioplasty (PTCA) カテーテルを挿入して狭窄した冠動脈を内側から広げる治療法で，経皮的冠動脈インターベンションとも呼ばれる．大腿，橈骨，上腕動脈からアプローチして，血管を形成したりステントを留置したりする．　⇨ PTCA

**経皮的動脈血酸素飽和度** けいひてきどうみゃくけつさんそほうわど saturation of percutaneous oxygen, percutaneous oxygen saturation 血液中（動脈）のヘモグロビンの酸素運搬能を示した値．動脈血中の酸素は血色素（ヘモグロビン）により運搬されるが，すべての血色素のうち酸素と結合している血色素（酸化ヘモグロビン）の割合を示す．呼吸状態をモニタすることができるので，麻酔管理や在宅酸素療法の管理に用いられている．正常値は96%以上，95%未満は呼吸不全の疑いがあり，90%未満は在宅酸素療法の適用となる．パルスオキシメーターを用いて侵襲なく脈拍数とSpO₂を測定できる．　⇨ SpO₂　⇨ パルスオキシメーター

**軽費老人ホーム** けいひろうじんほーむ home for the elderly with a moderate fee 60歳以上で低所得，日常生活自立の者が契約により入所する，老人福祉法が定める老人福祉施設の一つ．A型，B型，ケアハウスがある．　⇨ ケアハウス，老人ホーム

**頸部** けいぶ shank　⇨ シャンク

**頸部回旋** けいぶかいせん neck rotation, head rotation 頸部を左，あるいは右にひねること．左を向けば左回旋，右を向けば右回旋という．嚥下時の代償法として用いる．　⇨ 横向き嚥下

**頸部郭清術** けいぶかくせいじゅつ neck dissection 頭頸部悪性腫瘍の治療で，頸部の所属リンパ節を周囲の軟部組織とともに一塊として切除する方法．根治的頸部郭清術および舌骨上頸部郭清術や，肩甲舌骨上郭清術のような選択的に行われる術式もある．副神経，内頸静脈，胸鎖乳突筋の少なくとも一つを温存する場合には，機能的頸部郭清術，保存的頸部郭清術，根治的頸部郭清術変法などといわれる．

**頸部可動域訓練** けいぶかどういきくんれん head range of motion therapy 頸部拘縮予防，改善のために実施する．患者自身，あるいは術者が徒手的に頸部を上下左右に痛みのない範囲で動かすこと．

**頸部固定** けいぶこてい cervical anchorage 口腔外に矯正力の抵抗源（固定源）を求める顎外固定の一つ．サービカルプルヘッドギアでは，ネックバンドが当たる頸部が固定源となるため，頸部固定に分類される．

**頸部伸展位** けいぶしんてんい head back 首の上の方の関節を後ろに反らせた姿勢．基本軸は肩峰を結んだ線に対する床への垂線で，それよりも後ろに反っている状態．

**頸部前屈** けいぶぜんくつ head flexion 首の下の方の関節を下向きに曲げること．基本軸は肩峰を結んだ線に対する床への垂線で，それよりも前に曲がっている状態．

**頸部聴診** けいぶちょうしん cervical auscultation 嚥下時に咽頭部で生じる嚥下音および嚥下前後の呼吸音を頸部より聴診することで，嚥下機能を評価する方法．健常者では清明な呼吸音に続いて嚥下に伴う呼吸停止，嚥下後の清明な呼気が聴診される．異常がある場合には嚥下反射前に咽頭へ食塊が流入する音や，喘鳴，咳，咳払い，湿声などが聴診できる．

**痙攣** けいれん convulsion 意思と関係なく不随意に協調性をなくし，複数の骨格筋群が同時に収縮する状態．

**KJ法** けーじぇいほう KJ method 川喜田二郎氏が考案した問題解決手法．1枚のカードに1つずつ情報を書き出し，グループにまとめ，関係性を整理し，その内容を文章化することで，課題に対する新しい着想やアイデアを得る．　⇨ ブレインストーミング

**ケーススタディー** けーすすたでぃー case study 1つまたは複数の事例を取り上げ，個人，家族，集団，地域社会などの生活過程，あるいはその一側面を詳細に調べ，分析する事例研究法．　⇨ 事例調査

**ケースプレゼンテーション** けーすぷれぜんてーしょん case presentation 参加者や聴衆に対して，事例についてまとめたものを提案，発表すること．

**Kファイル** けーふぁいる K-type file, K file

根管拡大・形成に用いる手用切削器具．把持部に記号として「■」が印字されていることが多い．ファイリングおよびリーミング操作で使用する．　→ファイル, Hedstroem ファイル

**外科的矯正治療**　げかてきぎょうせいちりょう　surgical orthodontic treatment　骨格性不正咬合を伴う顎変形症に対して実施される治療法で，検査，診断，術前矯正手術，手術前後の術前矯正および術後矯正などを含む治療全体をさす．　→顎矯正手術

**外科的咬合改善術**　げかてきこうごうかいぜんじゅつ　orthognathic surgery　≒顎矯正手術

**外科的歯内療法**　げかてきしないりょうほう　surgical endodontics　根管内の治療いわゆる根管治療のみによって治癒の望めない疾患に対して，観血的な処置をあわせて行う方法のこと．歯根尖切除，歯根切除，歯根分離，歯の再植，歯の移植などがある．　→根尖掻爬術, 歯根尖切除術, 歯根分離法

**外科的排膿法**　げかてきはいのうほう　surgical drainage　急性化膿性根尖性歯周炎で歯肉が腫脹し，膿瘍が骨外に及んだときに歯肉切開を行い，排膿する．急性炎症状態を軽くするための治療法．切開創の早期閉鎖を防ぐために，ラバードレーンなどを挿入することがある．　→骨穿孔開窓法

**劇物**　げきぶつ　deleterious material　医薬品とは別に，毒物及び劇物取締法で定められた毒性のある物質．毒物よりは毒性が低い．毒物及び劇物取締法で，容器に医薬用外の文字および白地に赤色で「劇物」の表示が義務づけられている．歯科で用いられる劇物としては，フェノール，クレゾール，メタノール，過酸化水素などがある．

**劇薬**　げきやく　powerful drugs　医薬品医療機器等法第44条の2により，劇性の強いものとして厚生労働大臣が薬事・食品衛生審議会の意見を聴いて指定する医薬品のこと．保管の際にはほかのものと区別する必要がある．歯科で用いられる劇薬では，局所麻酔薬のリドカイン塩酸塩などがある．

**毛先を使ったブラッシング法**　けさきをつかったぶらっしんぐほう　brushing method using the tip of toothbrush bristle, brushing method using the end of toothbrush bristle　歯ブラシを用いたブラッシングは，毛先を使った方法と脇腹を使った方法に分類され，毛先を使った方法には，スクラッピング法やバス法がある．【巻末表5a参照】　→ブラッシング法

**化粧品**　けしょうひん　cosmetics　医薬品医療機器等法第2条第3項に記載されたもので，人の身体を清潔にし，美化し，魅力を増し，容貌を変え，または皮膚もしくは毛髪を健やかに保つために，身体に塗擦，散布その他これらに類似する方法で使用されることが目的とされており，人体に対する作用が緩和なもの．薬用成分を含まない歯磨剤は化粧品に分類される．

**血圧**　けつあつ　blood pressure　血管にかかる圧力のこと．心拍拍出量，末梢血管抵抗，血管の性状，血液の粘稠度によって決まる．心臓が収縮したときの圧力を収縮期（最高，最大）血圧，拡張したときの圧力を拡張期（最低，最小）血圧と呼ぶ．　→高血圧, 低血圧

**血液**　けつえき　blood　血球成分と血漿成分からなり，心臓と血管内を循環して細胞・組織に必要な栄養や酸素を供給し，老廃物や二酸化炭素を排泄器官に運搬する．

**血液学的疾患**　けつえきがくてきしっかん　blood disorders　≒血液疾患

**血液ガス**　けつえきがす　blood gases　血液中に含まれている酸素や二酸化炭素などの気体のこと．血液ガス分析器はpH，動脈血酸素分圧（PO₂），動脈血二酸化炭素分圧（PCO₂），電解質や酸素飽和度などを測定し，$HCO_3^-$，BEなどを算出する．

**血液型**　けつえきがた　blood group, blood type　通常は赤血球の表面に存在する抗原の型によって分類する．一般的にABO式やRh式が知られている．そのほか，白血球・血小板の抗原による血液型分類もある．

**血液型適合試験**　けつえきがたてきごうしけん　ABO-Rh blood type test, cross matching　輸血に伴う副作用を防止するために行う検査．輸血の可能性が低い患者ではABO-Rh血液型判定と不規則抗体スクリーニングのみ行う．交差適合試験は，患者と供血者の血液を混合して反応の有

無を確認し、未確認の血液型抗体による溶血を防止する。

**血液型不適合輸血** けつえきがたふてきごうゆけつ incompatible blood transfusion, ABO incompatibility reaction 輸血時の供血者と受血者のABO、あるいはRh血液型などの赤血球膜上抗原の違いにより発症するⅡ型アレルギー反応で、急性溶血反応、あるいはショックを引き起こす。

**血液寒天培地** けつえきかんてんばいち blood agar 動物（ヒツジ、ウマ、ウサギなど）の血液を、培地全体量に対し5%程度添加した固形培地のこと。栄養要求の厳しい菌種の培養や、細菌のもつ溶血性毒素のパターンを調べるのに用いられる。 ⇒ BHI培地

**血液凝固** けつえきぎょうこ blood coagulation, blood clotting 止血機序において血小板とともに欠くことのできない要素である。血液凝固因子の活性化により最終的にフィブリノーゲンをフィブリンに変換し、血小板血栓（一次止血）の補強を行う（二次止血）。

**血液凝固因子** けつえきぎょうこいんし blood coagulation factor 血管が損傷されると血管の収縮により傷口が縮小され、次に血小板が凝集されて血栓を形成して一次止血が生じる。続いて、血液を凝固させるためには、一連の凝固系因子が作動する必要がある。まず血管損傷が生じると血液中の因子（凝固因子）が活性化され、次々とほかの因子が活性化され、最終的にフィブリノーゲンが活性化されてフィブリンが形成されることで二次止血が完了する。

**血液凝固時間** けつえきぎょうこじかん blood coagulation time ⇒ 凝固時間

**血液凝固阻止薬** けつえきぎょうこそしやく anticoagulant ⇒ 抗凝固薬、抗凝血薬

**血液交叉試験** けつえきこうさしけん cross matching test 輸血に際して、供血者の赤血球と受血者の血清、または反対に受血者の赤血球と供血者の血清とを交互に反応させて、両方の赤血球が凝集するかを検査する方法。輸血実施前の必須の検査法。 ⇒ 血液交差試験

**血液交差試験** けつえきこうさしけん cross matching test ⇒ 血液交叉試験

**血液疾患** けつえきしっかん blood disorders 血液に生じる病気。多くの疾患があり、血液中の細胞の量や機能の変化、血液凝固系、免疫系で働くタンパク質が影響を受けることがある。貧血、白血病、血小板減少症、悪性リンパ腫、多発性骨髄腫、骨髄異形成症候群、骨髄増殖性疾患などが含まれる。 ⇒ 血液学的疾患

**血液循環** けつえきじゅんかん blood circulation 血液が心臓と血管内を循環すること。

**血液製剤** けつえきせいざい blood preparation ヒトの血液を原料とし、全血を用いる全血製剤、赤血球を用いる赤血球製剤、血小板濃厚液である血小板製剤や血漿分画製剤などがある。

**血液組成** けつえきそせい blood composition 血液は体重の約7〜8%を占め、pHは約7.4である。細胞成分である血球（赤血球、白血球、血小板）と液体成分である血漿からなり、細胞成分が占める割合は約45%である。

**血液胎盤関門** けつえきたいばんかんもん blood-placenta barrier, blood-placental barrier 母体の血液中の薬物が胎盤をそのまま通過しない仕組み。胎児に薬物が届く際に、分子量が大きく、脂溶性が低いものは、胎児に薬物が移行しにくいが、血液脳関門より多くの薬物が通過する。 ⇒ 血液脳関門、血液脳脊髄液関門、胎児毒性

**血液脳関門** けつえきのうかんもん blood brain barrier (BBB) 血液と脳の間にある障壁のこと。選択された物質（酸素、グルコース、脂溶性の高いものなど）のみが移行することができる。 ⇒ BBB ⇒ 血液胎盤関門、血液脳脊髄液関門

**血液脳脊髄液関門** けつえきのうせきずいえきかんもん blood-cerebrospinal fluid barrier 薬物が脳や脊髄へ移行する際にすべて移行するわけではなく、制限がかけられている仕組み。例えば、脂溶性が高い3級アミンは通過しやすく、脂溶性が低い4級アミンは通過しにくい。 ⇒ 血液胎盤関門、血液脳関門

**血液曝露** けつえきばくろ blood exposures 他者の血液で損傷した皮膚や粘膜が汚染した場合または他者の血液で汚染した針などの鋭利な器材で受傷した場合をいう。

**結核** けっかく tuberculosis 二類感染症。結核菌による伝染性感染症で、飛沫感染する。主に肺に病変を形成し、空洞を形成するが、消化管や骨などの他臓器にも

**結核菌** けっかくきん *Mycobacterium tuberculosis* やや彎曲した好気性のグラム陽性桿菌で，鞭毛，芽胞，莢膜はない．飛沫感染により発症し，肺結核などを引き起こす．治療にはリファンピシンなどの抗結核薬が用いられるが，多剤耐性結核菌（MDR-TB）の出現が問題となっている．

**結核結節** けっかくけっせつ tubercle 結核にみられる肉芽腫で，中心部に乾酪壊死と呼ばれる壊死がみられる．乾酪壊死の周りには，類上皮細胞の増生とランゲルハンス型巨細胞が混在して分布し，さらにその周囲にはリンパ球の浸潤がみられる． ➡ 乾酪壊死，類上皮細胞

**結核症** けっかくしょう tuberculosis ➡ 結核

**血管** けっかん blood vessel 大まかに動脈，静脈，毛細血管があり，血液を体内に循環させる．内膜（血管内皮細胞，結合組織），中膜（平滑筋），外膜（結合組織）の3層構造をとる．毛細血管の中膜では，平滑筋に代わり周細胞の薄層がみられる．

**血管運動中枢** けっかんうんどうちゅうすう vasomotor center 主に延髄網様体部に存在し，受容器から血圧変動の情報を受け取り，心臓・血管の緊張を調整する．この中枢の統合作用によって，血圧は正常範囲に維持される．

**血管拡張** けっかんかくちょう vasodilation 血管が広がり血管内腔が広くなること．血管抵抗は減少し，血液は流れやすくなる．

**血管拡張薬** けっかんかくちょうやく vasodilator 血圧を下げる作用をもつ．血管の平滑筋を弛緩させる．アドレナリンのβ2受容体のアゴニストや平滑筋を直接弛緩させる薬物などが該当する．

**血管腫** けっかんしゅ hemangioma 血管の増殖からなる病変で，組織の発育異常である過誤腫的な性格を有する腫瘍．口腔では舌，口唇，頰粘膜に多い．粘膜部に生じたものは外向性の無痛性腫瘤として観察され，暗赤色～暗紫色を呈する．圧迫により退色性や退縮性を示す．

**血管収縮** けっかんしゅうしゅく vasoconstriction 血管が引き締まって血管内腔が小さくなること，また縮むこと．血管が収縮することで血流が少なくなるために，局所に薬剤を貯留したり止血のために血管収縮薬を使用する場合がある．

**血管収縮物質** けっかんしゅうしゅくぶっしつ vasopressor substance 血管に作用して，収縮を促す物質．例えばバソプレシン（抗利尿ホルモン），アドレナリン，ノルアドレナリン，アンギオテンシンⅡなどのホルモン類は血液を介して，エンドセリンなどは局所的に作用して収縮を促す．

**血管収縮薬** けっかんしゅうしゅくやく vasoconstrictor, vasopressor 血管平滑筋を収縮させる薬物．血圧を上げる作用をもつ．

**血管神経性浮腫** けっかんしんけいせいふしゅ angioneurotic edema ➡ Quincke 浮腫

**血管柄付き骨移植** けっかんぺいつきこついしょく vascularized osteomyocutaneous flap graft 顎骨，特に下顎骨の再建に対して，血行を保ち骨組織を生きた状態で移植する術式．感染に強く，骨形成能も高いため，第一選択とされる．顕微鏡下で血管縫合，血管吻合を行う．肩甲骨，腓骨，腸骨などから採取され，術後の形態および機能回復を目指す．

**血管柄付き皮弁** けっかんぺいつきひべん vascularized flap 移植する身体各部の血管柄付きの組織弁のこと．顕微鏡下で血管縫合，血管吻合を行う．頭頸部の再建においては前腕，腹直筋，外側大腿部などから採取され，喉頭・頸部食道癌切除後は遊離空腸や結腸を用いる．骨（血管柄付き骨移植）と同時に採取されることも多い． ➡ 血管柄付き遊離皮弁 ➡ 胸三角筋部皮弁

**血管柄付き遊離皮弁** けっかんぺいつきゆうりひべん vascularized flap ➡ 血管柄付き皮弁

**血管迷走神経反射** けっかんめいそうしんけいはんしゃ vasovagal reflex ストレス，強い疼痛，排泄，腹部内臓疾患による刺激が，迷走神経求心枝を介して脳幹血管中枢を刺激し，心拍数の低下や血管拡張による血圧低下をもたらす反射．歯科治療中に多く認められる． ➡ 神経性ショック

**血球凝集** けっきゅうぎょうしゅう hemagglutination 赤血球や血小板などの血球が抗原抗体反応を起こして，凝集塊を形成すること．ABO式血液型判定などに

用いられる．

**月経** げっけい menstruation 女性の子宮から周期的に起こる生理的出血．前後で女性ホルモンの種類と分泌量が大きく変化する．生理前はプロゲステロンの分泌量が増加し，その後，排卵日直前には，エストロゲンの分泌が多くなる．ホルモンの分泌量の変化のために体調の変化，歯が浮く感じや歯肉出血を生じやすくなる．

**結合組織** けつごうそしき connective tissue 支持組織の一つで，細胞間質に膠原線維をもつ線維性結合組織，膠様質と膠原線維をもつ膠様組織，細網線維をもつ細網組織に分けられる．

**結合組織移植術** けつごうそしきいしょくじゅつ connective tissue graft 口蓋部の上皮下から採取した結合組織片を歯肉退縮部位や歯根露出部位へ移植し，口腔内環境や審美性の改善を行う歯周形成手術．≡ 歯肉結合組織移植術，上皮下結合組織移植術

**結合組織性付着** けつごうそしきせいふちゃく connective tissue attachment ≡ 線維性付着

**血色素** けっしきそ hemoglobin 赤血球に含まれる鉄含有の赤い色素タンパク質で，酸素運搬能力を有する．通常成人男性約 16g/dL，成人女性約 14g/dL である．鉄摂取量が低下すると血色素は減少し，貧血（鉄欠乏性貧血）を引き起こす．≡ ヘモグロビン

**血漿** けっしょう blood plasma 血液の液体成分のこと．全血液量の約 55％を占める．そのうち約 90％は水分で，残りの約 10％は血漿タンパク質（アルブミン，グロブリン），糖，電解質などである．

**結晶核** けっしょうかく crystal nucleus ヒドロキシアパタイトの結晶化の最初の段階である結晶核の形成は，基質小胞内で起こる．アネキシン II，V，VI により基質小胞へ $Ca^{2+}$ が供給され，$Ca^{2+}$ と親和性のあるホスファチジルセリンなどの酸性リン脂質とリン酸カルシウム・リン脂質複合体を形成し，結晶核形成に関与する．基質小胞のもつアルカリホスファターゼが結晶化阻害因子であるピロリン酸を分解し，結晶の材料であるリン酸を供給することで，ヒドロキシアパタイトの結晶核を形成する．

**血漿タンパク結合** けっしょうたんぱくけつごう plasma protein binding 薬物作用に影響を与える因子の一つ．アルブミンなどの血漿中タンパクに結合する薬物の親和性には差があり，より結合親和性の高い薬物の投与により，低い結合親和性の薬物は遊離して作用が増強される．

**血小板** けっしょうばん thrombocyte, blood platelet 血球成分の一つで，骨髄巨核球に由来する直径約 $2 \sim 4 \mu m$ の無核の細胞である．出血部位に集まり，血栓を形成する（一次止血）．

**血小板凝集** けっしょうばんぎょうしゅう platelet aggregation 出血時に血小板から複数の活性化因子（ADP，トロンボキサン $A_2$ など）が放出され，周囲の血小板を活性化し凝集（結合）が起こる．その結果，白色血栓（一次血栓）が作られ，一次止血が行われる．

**欠如歯** けつじょし missing tooth ≡ 喪失歯

**血清アルブミン値** けっせいあるぶみんち serum albumin 血液中に最も大量に含まれるタンパク質で，栄養，代謝産物の運搬，浸透圧の維持を担っている．低値になると栄養状態を評価できるが，肝臓で生成されるので，肝疾患，ネフローゼ症候群を診断する指標となる．

**血清カルシウム調節ホルモン** けっせいかるしうむちょうせつほるもん serum calcium regulating hormone 副甲状腺ホルモン，カルシトニン，活性型ビタミン D がある．血清カルシウム濃度は，これらのホルモンにより，ほぼ一定値の 2.5mM（10mg/dL）に維持されている．

**血清抗体検査** けっせいこうたいけんさ serum antibody test ≡ 抗体検査

**結節** けっせつ tubercle 歯冠にみられる咬頭および小さい隆起．

**血栓** けっせん thrombus ≡ 血栓症

**血栓症** けっせんしょう thrombosis 血管内での血液凝固により血栓（血液凝固塊）が生じた状態で，血栓形成には血管壁性状，血液性状および血流変化の 3 条件（Virchow's triad）がある．血小板のみが膠着した白色血栓，赤血球を混じた赤色血栓（凝固血栓）および両者が交互に層を成す混合血栓がある．血管壁に付着した壁在血栓（細菌を交えたものは疣贅〈ゆうぜい〉という）と血管壁から遊離した血栓塞栓がある．≡ 血栓

**血栓溶解薬** けっせんようかいやく thrombotic agent ➡ 抗血栓薬

**血中ニコチン濃度** けっちゅうにこちんのうど blood nicotine concentration 血液中に含まれるニコチンの濃度のこと．ニコチンの血中濃度の半減期は約30分で，血中濃度が低下すると依存者はニコチン切れによる離脱症状を生じ，喫煙によって離脱症状を緩和しようとする．

**血中濃度** けっちゅうのうど blood level 血液中の薬物濃度のこと．効果を期待する組織や器官における薬物濃度の測定は通常困難なため，血中濃度を薬物がターゲットとする組織・器官における薬物濃度と考える． ➡ 生物学的半減期

**血中薬物濃度曲線下面積** けっちゅうやくぶつのうどきょくせんかめんせき area under the blood concentration-time curve (AUC), area under the curve 薬物動態を示す指標の一つ．薬物投与時から薬物の血中濃度の経時的変化を示す血中濃度−時間曲線と時間軸（X軸）とが囲む面積．体内に取り込まれ，代謝，排泄された薬物の総量を示す． ➡ AUC ➡ 生物学的半減期

**血糖** けっとう blood sugar 血液中に含まれるブドウ糖（グルコース）のこと．正常空腹時の血糖値は約60～100mg/dLである．

**欠落したニーズ【歯科衛生過程の】** けつらくしたにーず unmet need 8つのヒューマンニーズ概念モデルにあてはめ，ニードの充足と不足を確認する．ニードが充足していない場合は，欠落したニーズとして原因・要因を考える．

**解毒** げどく detoxification 体内に入った毒を中和する作用のこと．解毒剤の例として，金属中毒にはキレート剤，有機リン酸系薬剤には，硫酸アトロピンやプラリドキシム（PAM）が挙げられる．

**ケトン体** けとんたい ketone body 過剰に産生されたアセチルCoAは，肝のミトコンドリアでケトン体（アセト酢酸，3-ヒドロキシ酪酸，アセトン）となる．糖尿病や飢餓による糖代謝障害，糖質制限下では脂質代謝が亢進し，血中ケトン体が増加．

**解熱鎮痛薬** げねつちんつうやく antipyretic analgesic 解熱・鎮痛作用をもつが，抗炎症作用はきわめて弱い薬物．風邪や頭痛，歯痛，関節痛などの軽〜中等度の痛みの抑制に用いる．構造にピラゾロン骨格をもつピリン系解熱鎮痛薬と，もたない非ピリン系解熱鎮痛薬がある． ➡ アセトアミノフェン

**解熱薬** げねつやく antipyretic 体温中枢に働きかけ，上昇した体温を低下させる薬．

**ケネディー分類** けねでぃーぶんるい Kennedy classification 部分的な歯の欠損を有する歯列の分類法の一つ．両側性遊離端欠損（Ⅰ級），片側性遊離端欠損（Ⅱ級），片側性中間欠損（Ⅲ級），前歯中間欠損（Ⅳ級）の4型に分類される．Ⅳ級以外は類型がある．Kennedy E（1928）により提唱された． ➡ Kennedy分類

**Kennedy分類** けねでぃーぶんるい Kennedy classification ➡ ケネディー分類

**ゲフリール** げふりーる Gefrierschnitt 手術中に，診断の確定されていない病変の質的診断や転移の有無，断端の診断のために行う病理診断のこと．検体を急速凍結させて標本を作成するため，通常標本よりも質が劣り，評価が難しいという特徴がある． ➡ 術中迅速病理診断

**ケミカルメディエーター** けみかるめでぃえーたー chemical mediator 細胞から細胞へ情報を伝達する物質．炎症反応の際に遊離されるヒスタミンやセロトニン，ロイコトリエン，トロンボキサンなどがある．生体内でさまざまな作用を引き起こし，炎症やアレルギーの症状などを起こす．

**ゲラチナーゼ** げらちなーぜ gelatinase コラーゲンが限定切断されたり変性してできたゼラチンを分解する酵素の総称．ヒトでは，MMP-2，MMP-9がその代表．

**ゲル** げる gel コロイド溶液といわれる微細な粒子が分散して流動性を示している状態（ゾル）が流動性を失い，個体もしくは半固体になりゼリー状を示した状態．硬化したアルジネート印象材やフルオールゼリーなどがゲルである． ➡ ジェル

**原因句【歯科衛生過程の】** げんいんく cause 対象者が抱える歯科衛生上の問題を明確にし，その原因や要因を表現する句のこと． ➡ 診断句

**牽引側** けんいんそく tension side 歯に矯正力が加わると，主に移動方向の歯根膜が圧縮され，反対側は牽引される．この牽引される側を牽引側という．牽引側

歯根膜は引っ張られ，血流の亢進が起き，歯槽骨表面では骨芽細胞が出現し，骨添加を起こさせる．

**原因療法** げんいんりょうほう cause therapy 薬物療法の種類の一つ．病気の根本的原因を取り除く療法で，感染症に対する抗菌薬などが該当する．

**原核生物** げんかくせいぶつ procaryote 単細胞で構成され，ほとんどは細胞壁をもっている．核は核膜をもたず，ただ1つの染色体（環状DNA）をもつ．一方で，細胞質にミトコンドリアやゴルジ体などの細胞内小器官をもたない．細菌やリケッチアなどが該当する．

**幻覚薬** げんかくやく hallucinogen 中枢神経を興奮させ，知覚，認識，感情などの異常を引き起こす薬物で，摂取により一般的に幻覚を生じる．主な幻覚薬として，大麻，コカイン，LSD-25 などがある．

**嫌気培養** けんきばいよう anaerobic culture 酸素の存在が増殖に有害で，全く酸素がない条件で増殖する細菌（偏性嫌気性菌）を培養するために，酸素を取り除いた条件下で培養すること．嫌気培養用ジャーやアネロパック（パウチ）システムがよく用いられる．　■ **好気培養**

**限局矯正治療** げんきょくきょうせいちりょう limited corrective orthodontics, limited tooth movement, minor tooth movement ■ **マイナーツースムーブメント**，**MTM**

**原形質** げんけいしつ protoplasm 細胞を構成する生存に必要な物質で，狭義には核は含まない．細胞種によって化学的性質には著しい差があるが，共通成分は水分 60～80％，タンパク質 10～20％，脂質 2～3％，炭水化物 1％，無機質 1.5％など．

**健康** けんこう health 1946 年，世界保健機関（WHO）によると，健康とは単に病気がない，または病弱でないということではなく，身体的，精神的，社会的なすべての面において良好な状態をいう．

**健康格差** けんこうかくさ health disparities, health inequalities, health divide 一般的には「地域や社会経済状況の違いによる集団における健康状態の差」（Wadsworth et al. 2002）とされているが，ほかにも「人種や民族・社会経済的地位による健康と医療の質の格差」（U.S. Dept. of Health and Human Services〈HHS〉, 2000）や「疾病・健康状態・医療アクセスにおける集団特異的な違い」（米国保健資源事業局 2004）といった定義もある．WHO は健康格差を生み出す要因として，所得，地域，雇用形態および家族構成の 4 つが背景にあると指摘し，健康格差を解消するよう各国に対策を求めている．

**健康観** けんこうかん view of health 健康の捉え方，考え方，価値観，理念．健康観は時代や地域，民族などによっても異なるが，現在では，病気，生活，統御能力，自立度・役割遂行との関連など多くの側面を取り込みつつ考察されている．

**健康管理** けんこうかんり health care 疾患を予防し，健康を保持，増進するという目的を達成するために行われる管理のこと．健康管理は対象者の保健行動と医療従事者，保険福祉従事者などの専門家の健康活動を合わせて行うこと．　■ **保健管理**

**健康危険度評価法** けんこうきけんどひょうかほう health risk appraisal (HRA) 個人の日常の生活習慣や健診に関する情報を，疫学統計データにあてはめて個人の健康の危険度を評価し，ライフスタイル改善の動機づけをしようとするもの．　■ **HRA**

**健康教育** けんこうきょういく health education 人々の健康を保持増進させることを目的とする．個人，集団，コミュニティーの健康を達成するために役立つ知識や技術および行動に対して，歯科衛生士をはじめとするさまざまな関連職種により適切な方法を計画的に行う活動である．　■ **衛生教育** ■ **患者教育**

**健康行動** けんこうこうどう health behavior ■ **保健行動**

**健康指導** けんこうしどう health guidance ■ **保健指導**，**保健教育**

**健康指標** けんこうしひょう health index, health level 集団の健康の程度を示す指標．代表的なものに死亡率，寿命，病気の罹患率と有病率，受診率などがあり，口腔では現在歯数や CPI などが使用される．

**健康寿命** けんこうじゅみょう healthy life expectancy active life expectancy, health expectancy 健康日本 21（第二次）（2013 年）において，健康格差の縮小

とともに目標として提起され,「健康上の問題で日常生活が制限されることなく生活できる期間」と定義された.男性の平均寿命が80.21歳に対し健康寿命は71.7歳,女性の平均寿命が86.61歳に対し健康寿命は74.21歳である(2016年). ➡ 平均寿命,平均余命

**健康診査** けんこうしんさ health examination ➡ 健診

**健康診断** けんこうしんだん medical check-up, health examination 健診後の適切な事後処置により健康の保持増進を図るもので,学校保健安全法で規定されている学校健康診断や,労働安全衛生法で規定されている有害な業務に従事する労働者への特殊健康診断などがある. ➡ 健診

**健康信念モデル** けんこうしんねんもでる health belief model ヘルス・ビリーフモデルとも呼ばれる.受診行動,食事制限,禁煙など多くの行動の予測に使われている.ある病気にかかりやすいかどうかその要因があるかないか,その病気が発症したらどの程度重大と思うか,という価値観.疾患の予防を勧められ実施したら,病気になるリスクを減らせると思う程度.病気の予防方法を実践した場合,デメリットが生じるかどうかの判断などの信念のこと. ➡ ヘルス・ビリーフモデル,保健信念モデル

**健康水準** けんこうすいじゅん health level ある集団の健康の程度を示す.健康水準はさまざまな健康指標にて比較することができ,その地域格差の解消は近年の保健政策の重要な課題である.

**健康戦略** けんこうせんりゃく health strategy 従業員の心身の健康の維持増進を人的資本に対する投資として捉え,戦略的に実践することで,企業の価値や生産性の向上につなげること.優れた企業は「健康経営銘柄」や「健康経営ホワイト500」に選定・認定される.

**健康増進法** けんこうぞうしんほう health promotion act 急速な高齢化と疾病構造の変化に伴い,健康増進の総合的な推進に関して定めるとともに,国民の栄養改善や歯周疾患検診などその他の健康増進を図るために制定された法律. ➡ 健康日本21

**健康づくりのための睡眠指針2014** けんこうづくりのためのすいみんししんにせんじゅうよん guide for healthy sleep 2014 睡眠障害についてのエビデンスを基に,良い睡眠を得るための12箇条が提示されている.特に,睡眠と生活習慣病や,つとの関連性などをふまえ,若年・勤労・熟年といった各世代ごとの取り組み目標が記載されている. ➡ 健康日本21

**健康度評価** けんこうどひょうか health assessment ➡ ヘルスアセスメント

**健康日本21** けんこうにっぽんにじゅういち Health Japan 21 2000年から進められた国民健康づくり対策.2013年から2022年は,健康日本21(第二次)とし,健康寿命の延伸・健康格差の縮小を目的としている.栄養・食生活,身体活動・運動,休養,飲酒,喫煙,歯・口腔の健康,糖尿病,循環器疾患,がん,COPDなどに対する目標値が設定されている. ➡ アクティブガイド,健康増進法,健康づくりのための睡眠指針2014

**健康保険** けんこうほけん health insurance 狭義においては健康保険法に基づいて実施される被用者保険のこと.広義では被保険者とその家族の疾病,負傷,分娩,死亡に対して,その損害と医療を保障する公的な保険をいう.医療保険と同義に使われることが多い.

**言語障害** げんごしょうがい speech disturbance 何らかの原因によって,言葉が話せない・理解できない,文字を読めない・書けない状態をいう.構音障害,失語症,吃音,速読症などがある.

**言語中枢** げんごちゅうすう speech area 大脳皮質の前頭葉に運動性言語野(ブローカ野,発音や発話を掌る),側頭葉に感覚性言語野(ウェルニッケ野,言語の理解を掌る)と呼ばれる言語中枢領域が存在する.一般に脳の左半球が優位とされている.

**言語聴覚士** げんごちょうかくし speech therapist (ST), speech language-hearing therapist 言語聴覚士法(1997年)に基づく国家資格.厚生労働大臣の免許を受け,言語聴覚士の名称を用いて音声機能,言語機能または聴覚に障害のある者について,その機能の維持向上を図るための言語訓練,これに必要な検査および助言,指導その他,援助を行うことを業とする者をいう. ➡ ST

**言語聴覚療法** げんごちょうかくりょうほう speech-language-hearing therapy 疾

患などにより，話す，聴く，読むなどのコミュニケーション機能が低下した者に対して，意思の伝達手段の確立を目的に，言語訓練，それに必要な検査および助言，指導，そのほかの援助を行う治療法．高次脳機能や摂食嚥下機能の障害に対する訓練も含む．

**言語治療** げんごちりょう speech therapy 口蓋裂や構音障害，言語発達遅滞などに対して評価を行い，治療すること．言語聴覚士などによって行われる．筋訓練，構音訓練，バイオフィードバック療法などで，患者および両親への指導が行われる．　🟰 言語療法

**言語的コミュニケーション** げんごてきこみゅにけーしょん linguistic communication, verbal communication 対象者と言葉を使い会話をすることで意志の疎通を図ること ➡ 非言語的コミュニケーション

**言語発達** げんごはったつ speech development 中枢神経と環境が関係する．生後2〜3か月で喃語，1歳で1語文，2歳で2語文，3歳で話文構造が確立し，5歳で発音・会話が完成する．3歳までに2語文を話せない場合は，難聴・広汎性発達障害などを疑う．

**言語療法** げんごりょうほう speech therapy　🟰 言語治療

**現在歯** げんざいし present tooth 口腔内に存在する歯．第三大臼歯や残根を含めるかは診査の対象による．

**犬歯** けんし canine 前षで側切歯の遠心に位置し，切縁に尖頭を有する歯．尖頭歯ともいい，口腔内で歯根が最も長い．　🟰 隅角歯，尖頭歯

**ケンジー** けんじー self-help devices 🟰 自助具

**犬歯化** けんしか caninization 上顎側切歯で基底結節が著しく発達した場合，または下顎第一小臼歯で舌側咬頭の発達が悪い場合の形態が犬歯に似ていること．

**犬歯間保定** けんしかんほてい canine to canine retention 犬歯間（固定式）保定装置（canine to canine retainer）を用いて，配列した歯列の後戻りを防止する方法．固定式のため，保定の効果は患者の協力状態に左右されないが，可撤式保定装置に比べ，プラークや歯石が付着しやすい．

**犬歯結節** けんしけっせつ canine tubercle 犬歯の舌側面の基底結節が著しく発達したもので，大きいものは小臼歯のような形態になる（小臼歯化）．結節内部に異常髄室角を伴うことがある．

**原始口腔** げんしこうくう primary oral cavity　🟰 一次口腔

**犬歯低位唇側転位** けんしていいしんそくてんい infralabioversion of canine, high canine 低位とは不正咬合の個々の歯の位置異常の一つで，咬合線に達していない状態のことをいう．犬歯低位唇側転位とは，萌出余地がないことから，正しい歯列よりも唇側，かつ咬合線に達しない状態にある犬歯をいう．　🟰 八重歯

**原始鼻腔** げんしびくう primary nasal cavity 将来，鼻腔を形成する構造で，ヒトでは胎生6週頃，口鼻膜によって口腔より隔てられているが，胎生7週頃，口鼻膜の破裂によって原始口鼻孔が開き，口腔と交通する．

**犬歯誘導** けんしゆうどう cuspid protection 下顎の側方滑走運動時に，作業側犬歯のみが接触滑走し，すべての臼歯が離開する咬合様式．臼歯離開咬合とも呼ばれる．　🟰 臼歯離開咬合

**現症** げんしょう symptom 患者が受診した時点の状態で，自覚症状および他覚的所見の状態を示す．

**健診** けんしん medical check-up, health examination 健康診断または健康診査に由来する略語である．前者では適切な事後処置によって健康の保持増進を図る目的，後者では疾患の早期発見，保健指導による疾病予防を含めた健康管理を目的に実施される．両者に厳密な区別はないが，保健医療関係法規の下では使い分けられている．　🟰 健康診査 🟰 健康診断

**検診** けんしん medical examination 結核や，がんなど特定の疾病の早期発見・予防を目的に，疾患の診断に必要な検査・診察を行い，対象とした疾患にかかっていないか診断すること．以前の健康診断はこの検診の考え方で進められていたが，最近では健康診断の方法の一部として実施されている．すなわち，健康診断（健診）は全体的な健康状態を把握するもので，検診はある特定の疾患の有無を検査するものである．具体的には，中高年を対象にした生活習慣病検診，喫煙者を対象にした肺がん検診，歯科における歯周

病検診など，特定のリスクグループを対象にした形で実施されている.

**懸垂縫合** けんすいほうごう suspensory sling suture 歯の近心または遠心の歯肉に縫合糸を通し，歯の周囲に廻すようにし，歯肉弁を歯冠側に引き上げるよう固定する縫合.

**顕性誤嚥** けんせいごえん aspiration with cough 食物などが気管に入ったときに，正常な防御機構により咳嗽反射，むせが発生する誤嚥のこと．むせの起こらない不顕性誤嚥と対照的に使用される.

**原生セメント質** げんせいせめんとしつ primary cementum ➡ 無細胞セメント質

**原生象牙質** げんせいぞうげしつ primary dentin 歯根完成以前に形成された象牙質のこと.

**健全歯** けんぜんし sound tooth う蝕経験のない歯，歯周疾患の診査では，歯肉炎と歯周炎のない歯を示す.

**現像処理** げんぞうしょり film processing 撮影済みのエックス線フィルムを可視像にする処理過程のこと．フィルム写真処理ともいう．現像，中間停止，定着，水洗，乾燥の各過程からなる．現像では，アルカリ性の現像液を用いて感光したハロゲン化銀から銀を析出させる．定着では，酸性の定着液を用いて未感光のハロゲン化銀を溶かしてフィルム面から除去する．現像時間が長すぎたり，現像液の温度が高すぎる場合には，フィルムの黒化が過剰に進行し，黒すぎる写真となる．これを現像かぶりと呼ぶ． ➡ フィルム写真処理

**倦怠** けんたい atonia 心身が疲れてだるいこと． ➡ 全身倦怠感

**原虫** げんちゅう protozoa 単細胞の真核生物で，原生動物ともよばれる．動物に寄生し，病原性を発現するのが特徴で，代表的な原虫としてマラリア原虫や赤痢アメーバなどがある．原虫の増殖様式は多様であるが，無性生殖と有性生殖に大別される.

**減張切開** げんちょうせっかい release incision, releasing incision 有茎歯肉弁を移動させるために，有茎部の骨膜などに加え，歯肉を伸展させるために行われる切開．歯肉弁歯冠側移動術，結合組織移植，GTR 法の遮断膜を歯肉で被覆するときに用いられる.

**原尿** げんにょう primary urine, primitive urine 腎臓に流入した動脈血は糸球体毛細血管を通過する際に濾過される．この濾液を原尿と呼ぶ.

**原発巣** げんぱつそう primary tumor 最初に発生した悪性腫瘍の病変部のこと．転移があった場合でも，原発巣の治療法を基に治療方針が決定される.

**現病歴** げんびょうれき history of present illness 現在の疾患や症状などについて，いつから始まって，どのような経過をたどり，現在に至っているか，あるいはその疾患について診療を受けたことがあるかどうかの病歴をいう.

**現物給付** げんぶつきゅうふ benefits-in-kind 社会福祉や社会保険における給付形態の一つ．利用者のニーズ充足に必要な生活財およびサービスを現物の形態で提供すること．医療保険制度における療養の給付や高額療養費，生活保護法による介護扶助などがこれにあたる.

**健忘** けんぼう amnesia 疾患や障害により記憶が著しく障害された状態をいう．すべてを思い出せない全健忘や一部の部分健忘がある．思い出せない期間により，前向健忘，同時健忘，逆向健忘がある.

**研磨** けんま polishing 補綴物・修復物などを滑沢に磨くことを研磨という．研磨に使用する材料を研磨材といい，研磨力の違う研磨材を手順に沿って使用することにより仕上がりが変わる． ➡ サンドペーパーディスク，シリコーンポイント

**研磨用ストリップス** けんまようすとりっぷす polishing strip 研削粒子が片面にコーティングされた細帯状の器材で，メタル製やプラスチック製のものがある．歯牙または修復物の隣接部の研磨・清掃に用いる．粒度が粗いものから細かいものへと段階的に使用する.

**巻綿子** けんめんし cotton swabs, cotton applicators 要介護者への口腔健康管理を実施する際に用いる用具であり，綿やガーゼを巻き付けて使用する．現在は，綿棒などで代用することもある.

**権利擁護** けんりようご advocacy for rights, advocacy 自己の権利を表明することが困難な寝たきりの高齢者や認知症の高齢者，障害者の代わりに，代理人が権利の主張や自己決定をサポートしたり，代弁して権利を擁護・表明したりする活動をいう.

## こ

**コア** こあ core 歯冠の一部分または大部分が欠損し, そのままでは鋳造冠のための適正な支台歯形態が得られない場合に, 人工材料によって欠損歯質を補い, 形態を整えるもの. 髄腔や根管孔を利用したポスト部と一体化して作製する.

**コイルスプリング** こいるすぷりんぐ coil spring 矯正治療の歯の移動の際, らせん状に巻かれたバネで矯正力を発生するもの. 拡大用のクローズドコイルスプリングと縮小用のオープンコイルスプリングがある.

**誤飲** ごいん accidental ingestion 食物でないものを誤って飲み込み, 消化管に入ること. 小児では玩具, 高齢者では義歯などの報告が多い. 誤嚥は食物や唾液のみならず, 異物が気管に入ることをさすので区別して使う. ➡ 誤食

**抗悪性腫瘍薬** こうあくせいしゅようやく antineoplastic agent 悪性腫瘍の治療に有効な薬物. 細胞増殖抑制や DNA 合成阻害作用などがあるが, 正常組織にも感受性があり副作用を起こす.

**高圧蒸気滅菌器** こうあつじょうきめっきんき high-pressure steam sterilizer ➡ オートクレーブ

**抗アドレナリン薬** こうあどれなりんやく adrenergic blocking agent ➡ 交感神経遮断薬, アドレナリン作動性効果遮断薬

**抗アレルギー薬** こうあれるぎーやく anti-allergic drug 主として I 型アレルギー症状の治療薬である. $H_1$ 受容体拮抗薬, ケミカルメディエーター遊離抑制薬, 抗トロンボキサン $A_2$ 薬, 抗ロイコトリエン薬, 抗 Th2 サイトカイン薬, ステロイド性抗炎症薬が用いられる. ➡ $H_1$ 受容体拮抗薬

**口咽頭膜** こういんとうまく buccopharyngeal membrane 前腸の頭側端で外胚葉由来の原始口腔である口窩と, 内胚葉由来の前腸の一部である咽頭を隔てている. 胎生第 4 週で破られることで口腔と原始腸管が交通する.

**抗ウイルス薬** こうういるすやく antiviral agent ウイルスによる感染症に対する予防または治療に用いられる薬物. 抗ヘルペス薬や抗インフルエンザ薬, 抗 HIV 薬などがある.

**抗うつ薬** こううつやく antidepressive drug うつ病は気分の抑制が主な症状である. 抗うつ薬は, シナプス前終末のモノアミントランスポーターの阻害で生じる, シナプス間隙のノルアドレナリンやセロトニンの濃度上昇によって, 神経機能を亢進させる薬物である.

**抗炎症薬** こうえんしょうやく anti-inflammatory drug 生体に侵害刺激が加わると生じる発熱, 疼痛, 発赤, 腫脹, 機能障害の炎症症状を抑制する薬物. ステロイド性抗炎症薬と, 非ステロイド性抗炎症薬に大別される.

**構音** こうおん speech articulation 構音器官である喉頭から口唇や鼻孔までの呼気の通路の形を変えたり, 途中を狭めたりなどの操作をすることによって母音や子音を出す行動.

**構音機能** こうおんきのう articulatory function 言語音をつくる過程の一つ. 咽頭から口唇および鼻腔までの呼気の通路の形を変えたり, 途中に狭窄や閉鎖をつくることにより, 声帯を通過した音声にさまざまな変化を与えてそれぞれの言語音にすること.

**構音障害** こうおんしょうがい articulatory disorder 発達期に特定の音が正しく発音されず, 習慣化している場合をいう. 言語障害の一つで, 声門破裂音, 鼻咽腔構音, 口蓋化構音, 側音化構音, 咽(喉)頭破裂音, 咽(喉)頭摩擦音, 咽(喉)頭破擦音などがある. ➡ 発音障害

**恒温槽** こうおんそう incubator 槽内の温度を一定に保つことができる水槽. 現像液の温度管理を確実に行うために, タンク現像の際に利用される.

**口蓋** こうがい palate 固有口腔の上壁を構成し, 硬口蓋と軟口蓋からなり, 骨性部(骨口蓋)は有対性の上顎骨の口蓋突起と口蓋骨の水平板からなる. 硬口蓋は粘膜固有層を一部欠くために, 厚い重層扁平上皮で覆われ, 特に硬い. 軟組織は粘膜と腺, 筋からなり, 筋性は口蓋垂筋, 口蓋帆張筋, 口蓋帆挙筋と角化した硬い口蓋粘膜, さらに内部に口蓋腺(粘液腺, 顔面神経分泌支配)がある. この腺は硬口蓋にまで分布している. 知覚は上顎神経の枝である大口蓋神経(硬口蓋)と小口蓋神経(軟口蓋)に支配される. 栄養は顎動脈の枝である蝶口蓋動脈

の枝で大・小口蓋動脈が供給する.

**口蓋咽頭弓** こうがいいんとうきゅう palatopharyngeal arch　固有口腔の後壁に位置し, 口峡の構成に関与し, 口蓋舌弓の後方にあり, 口蓋舌弓と口蓋咽頭弓の間には口蓋扁桃が存在する. 口峡を閉じるときに働く口蓋咽頭筋が含まれる.

**口蓋筋** こうがいきん palatine muscle　軟口蓋の粘膜下の存在する筋性部で, 口蓋垂筋, 口蓋帆張筋, 口蓋帆挙筋からなる. 嚥下に際して, 食塊が鼻腔に行かないように咽頭鼻部閉鎖をするために働く筋で, 特に口蓋帆挙筋が主体である. 下顎神経が口蓋帆張筋, 迷走神経系の咽頭神経叢の枝が残りの筋の運動を支配する. さらに, 上顎神経の枝である口蓋神経が大小口蓋孔から出て, 小口蓋神経が知覚を支配する.

**口蓋骨** こうがいこつ palatine bone　顔面頭蓋骨の一つで, 口腔, 鼻腔, 眼窩を構成する骨である. 有対性で全体がL型をした薄い骨で, 左右の口蓋骨は正中口蓋縫合で結ばれる. 口蓋側は水平板と呼ばれ, 上顎骨の口蓋突起とともに骨口蓋を構成し, 口腔と鼻腔を隔てている. 上顎骨とは横口蓋縫合で結ばれ, 左右の歯槽突起寄りには同名の脈管, 神経が出てくる大口蓋孔をつくり, そこには小口蓋孔がある.

**口蓋床** こうがいしょう palatal plate, Hotz plate　唇顎口蓋裂を有する乳児の吸啜・嚥下に伴う舌や口腔周囲筋の機能を補完する目的で用いる口腔内装置で, Hotz (ホッツ) 床とも呼ばれる. 生後速やかに適用することが望ましい.　▶ Hotz床

**口蓋小窩** こうがいしょうか palatine foveola　硬口蓋後縁で正中線近くの左右に位置する小さなくぼみで, 口蓋腺からの分泌液が出る.

**口蓋垂** こうがいすい uvula　軟口蓋の正中口峡側にやや突出した筋性の部位で, 内部は迷走神経の支配を受ける口蓋筋の一つである口蓋垂筋からなる. この口蓋垂筋は口蓋腱膜から起こり, 口蓋垂の結合組織に達する.

**口蓋皺襞** こうがいすうへき rugae of palate　▶ 横口蓋ヒダ

**口蓋舌弓** こうがいぜつきゅう palatoglossal arch　口蓋帆 (軟口蓋) の左右の口峡側 (外側壁) を形成し, 舌につながる部位で, 咽頭の側壁をつくる口蓋咽頭弓とともに扁桃腺洞を形成し, ここに口蓋扁桃が入る.

**口蓋栓塞子** こうがいせんそくし palatal obturator　上顎腫瘍術後, 口腔と鼻腔が交通した場合に, その部分を遮断するため顎補綴装置に付与される. 口腔側からみて, 欠損部の外形に適合していなければならないが, 完全に塞ぐと鼻呼吸ができなくなるので注意が必要である.

**口蓋突起** こうがいとっき palatine process　上顎骨の4つの突起の一つで, 正中口蓋縫合と横口蓋縫合により左右の口蓋骨とともに骨口蓋を構成する.　▶ 骨口蓋

**口蓋粘膜骨膜弁** こうがいねんまくこつまくべん palatal mucoperiosteal flap　口蓋裂の治療のために, 口蓋骨や軟口蓋の欠損の閉鎖と再建, 歯槽部の口腔上顎洞瘻孔の閉鎖のためなどに用いられる弁. 口蓋粘膜上皮と結合組織, 骨膜の3層からなる厚い粘膜骨膜弁で全層弁の一種. 弁の主軸栄養血管を大口蓋動脈としてその走行に従って形成すると, 血流を確保しやすい.

**口蓋粘膜弁法** こうがいねんまくべんほう supraperiosteal palatal flap method　口蓋裂の治療に際して, 粘膜のみを剥離挙上して口蓋粘膜弁を形成し, 裂部を閉鎖する方法.

**口蓋帆** こうがいはん palatine velum　口峡の上壁にある軟口蓋にあたる部位をさす. 可動性で主に口蓋帆張筋, 口蓋垂筋, 口蓋帆挙筋から構成され, 嚥下時に食塊が鼻腔に入り込むことを防ぐ鼻咽頭閉鎖の働きに関与する.

**口蓋平面** こうがいへいめん palatal plane　ANS (anterior nasal spine : 前鼻棘) とPNS (posterior nasal spine : 後鼻棘) を結ぶ直線.

**口蓋扁桃** こうがいへんとう palatine tonsil　口峡にある口蓋咽頭弓と口蓋舌弓の間にある陥凹部の扁桃洞に存在し, リンパ節が多数集合した卵円形のリンパ性器官で, ワルダイエルの咽頭輪を構成する.

**口蓋隆起** こうがいりゅうき palatal torus　上顎骨の口蓋突起の中央部分が過剰に発育することによって生じる骨性隆起. この隆起が形成されている場合には, 構音・嚥下・義歯装着障害などが起こることがある.　▶ 外骨症, 骨隆起

**口蓋裂** こうがいれつ cleft palate　先天的

に硬口蓋，軟口蓋，軟口蓋と硬口蓋の一部に裂が存在する病態．不完全口蓋裂と，切歯縫合の歯槽骨から口蓋垂まで裂が及ぶ完全口蓋裂がある．多くは遺伝的要因に後天的要因が加わった多因子遺伝による．発生頻度は日本人では約500人に1人である．

**口蓋裂溝** こうがいれっこう palatogingival groove 上顎前歯，特に側切歯の口蓋側歯頸隆線に始まり，歯根面の全長にかけてみられる縦の溝．裂溝に沿って深い歯周ポケットが形成され，炎症の拡大を促す場合がある．

**効果器** こうかき effector 中枢からの指示を受け取り，実行する器官，あるいは組織である．

**口角炎** こうかくえん angular cheilitis 口角部にびらんが生じた状態．カンジダ症やヘルペスウイルスによるもの，唾液分泌過多などの局所的原因や糖尿病，貧血など全身疾患に関連するもの，シェーグレン症候群による唾液腺の萎縮を伴う要因もある．咬合高径の短縮や，手術の際の治療器具の摩擦による外傷性もある．

**口角下制筋** こうかくかせいきん depressor anguli oris muscle 下顎骨の下縁，広頸筋から起こり，内側上方の口角に向かい，口輪筋に入る表情筋の有対性の一つで，口を閉じるときに働き，ラッパを吹くときに強く働く．

**口角挙筋** こうかくきょきん levator anguli oris muscle 「犬歯筋」と呼ばれるように，犬歯窩から口角や下唇に着く筋で，口角を挙上する有対性の表情筋の一つである．

**口角結節** こうかくけっせつ modiolus モダイオラス（modiolus）とも呼ぶ．口角の外側に存在し，口輪筋に頬筋，笑筋，大頬骨筋，口角下制筋，下唇下制筋などが合流して停止する部分である．　⇒ モダイオラス

**光学顕微鏡** こうがくけんびきょう optical microscope 顕微鏡の一種で，可視光線を利用した顕微鏡のこと．一般に単に顕微鏡といった場合はこれをさす．種類としては，基本的な明視野顕微鏡のほか，暗視野顕微鏡，位相差顕微鏡，蛍光顕微鏡などがある．

**口角鉤** こうかくこう cheek retractor 口腔内観察，手術や口腔内写真撮影などに際して，口角や頬粘膜の展開を行うための鉤．アングルワイダーや口唇鉤，開口も兼ねている器具もある．

**高額療養費制度** こうがくりょうようひせいど high-cost medical expense benefit 医療費が月の初めから終わりまでで自己負担限度額を超えた場合に，その超えた金額を支給して患者負担を軽減する制度．自己負担限度額は，年齢や所得に応じて上限が定められている．

**硬化象牙質** こうかぞうげしつ sclerotic dentin 象牙細管内の石灰化が亢進している象牙質．象牙細管に無機質結晶が沈着すると象牙質の硬度が増すので，この名がある．石灰化の程度により，不透明象牙質と透明象牙質に区別される．咬耗，摩耗，慢性象牙質う蝕などでみられる．

**抗がん剤** こうがんざい anticancer drugs がんの化学治療に用いられる薬剤で，がん細胞の増殖を妨げたり破壊する作用をもち，作用によって単独，あるいは数種類を組み合わせて用いる．多くの場合は正常細胞にも毒性がある．錠剤やカプセル剤などの経口薬と，点滴のように血管に直接投与する注射薬がある．　⇒ 代謝拮抗作用

**交感神経** こうかんしんけい sympathetic neurons, sympathetic nerve 自律神経系を構成する神経の一つ．体の恒常性を保つために，副交感神経との二重拮抗支配をしている．交感神経の神経終末から分泌される神経伝達物質は，汗腺などの例外はあるがノルアドレナリンであり，昼間活動する際や緊張したときに興奮する神経である．　⇒ 副交感神経

**交感神経依存性疼痛** こうかんしんけいいぞんせいとうつう sympathetically maintained pain 神経障害性疼痛のうち，痛みの発生と維持に交感神経の働きが関連している痛みの総称．

**交感神経興奮薬** こうかんしんけいこうふんやく sympathomimetic agent, sympathomimetic drug 交感神経を刺激する薬物．　≡ アドレナリン作動薬，交感神経作動薬

**交感神経作動薬** こうかんしんけいさどうやく sympathetic agent ≡ 交感神経興奮薬，アドレナリン作動薬

**交感神経遮断薬** こうかんしんけいしゃだんやく sympatholytic agent, sympatholytic drug 交感神経支配する効果器に存在するアドレナリン受容体の作用を遮断す

ることにより、アドレナリン作動性効果を抑制する。ただし、アドレナリン神経終末のα₂受容体の遮断薬は逆に、神経終末のノルアドレナリンを増加させ、アドレナリン作動性効果を増強する。 ■ アドレナリン作動性効果遮断薬, 抗アドレナリン薬

**後期高齢者** こうきこうれいしゃ old old 高齢者（65歳以上人口）のうち、75歳以上の者をいう。 ➡ 前期高齢者

**後期高齢者医療広域連合** こうきこうれいしゃいりょうこういきれんごう wide area unions for the late-stage medical care system for the elderly 市町村が共同で後期高齢者医療制度を円滑に進めるために設立された組織。高齢者の医療の確保に関する法律にて規定されている。

**後期高齢者医療制度** こうきこうれいしゃいりょうせいど long life medical care system ■ 長寿医療制度

**好気培養** こうきばいよう aerobic culture 酸素の存在が生育に必要な細菌（偏性好気性菌）や真菌、あるいは酸素の存在にかかわらず、生存・増殖が可能な細菌（通性嫌気性菌）を培養するために、酸素の存在した条件下で培養すること。 ➡ 嫌気培養

**後臼歯** こうきゅうし postmolar ■ 大臼歯

**口峡** こうきょう fauces 口腔と咽頭にある峡部で、上壁は軟口蓋、外側壁は口蓋弓、下壁は舌根で構成される。口蓋咽頭筋と口蓋舌筋は口峡を閉鎖し、口腔から咽頭への食塊の流れを助ける。

**口峡炎** こうきょうえん angina, faucitis 急性壊死性潰瘍性口峡炎のこと。口蓋扁桃とその付近の咽頭粘膜に灰白色偽膜で覆われた壊疽性潰瘍をつくる。局所には紡錘菌やスピロヘータのような嫌気性菌が共存する混合感染をきたす。発熱、頭痛、咽頭痛、倦怠感を認め、39〜40℃の発熱、悪寒戦慄を伴う。 ➡ ワンサンアンギーナ

**抗凝血薬** こうぎょうけつやく anticoagulant ➡ 抗凝固薬, 血液凝固阻止薬

**抗凝固薬** こうぎょうこやく anticoagulant 血液凝固因子の生成や機能を抑制し、血液凝固を遅延・阻止する薬物。心筋梗塞や脳卒中、血管カテーテルにおける血液の凝固防止、播種性血管内凝固症候群（DIC）などに用いられる。 ■ 血液凝固阻止薬, 抗凝血薬

**抗狭心症薬** こうきょうしんしょうやく antianginal drug ■ 狭心症治療薬

**咬筋** こうきん masseter muscle 咀嚼筋の一つ。全体はほぼ長方形で浅部と深部の2層からなる。浅部は頬骨弓の前部および中部から起こり、深部は頬骨弓の中部および後部ならびにその内面から起こって、下顎枝および下顎角の外面で浅部は咬筋粗面の下部、深部はその上部に停止する。咬筋の収縮は下顎を挙上する。咬筋表面を覆う咬筋筋膜は耳下腺も包み、この部分は耳下腺筋膜と呼ばれる。三叉神経第3枝、下顎神経の枝である咬筋神経に支配される。

**抗菌作用** こうきんさよう antibacterial action 細菌の増殖や発育の阻止、死滅させる作用。

**咬筋神経** こうきんしんけい masseteric nerve 三叉神経で唯一運動線維をもつ第3枝の下顎神経から分岐した神経線維で、外側翼突筋の前上面を通り、下顎切痕から咬筋の内側面に入り、その運動を支配する神経である。

**抗菌スペクトル** こうきんすぺくとる antimicrobial spectrum, antibacterial spectrum 化学療法薬が病原微生物の種類に対して有効性を示す範囲。狭い範囲の抗菌スペクトルをもつ狭域性抗菌薬と、有効範囲が広い抗菌スペクトルをもつ広域性抗菌薬がある。

**抗菌性材料** こうきんせいざいりょう antimicrobial material 抗菌性を有する物質を配合または塗布などを行うことによって抗菌性を示す材料のこと。病原体の発育を抑制または殺菌するような作用をもつ材料のこと。

**咬筋動脈** こうきんどうみゃく masseteric artery 顎動脈の枝の一つで、咀嚼筋の間を通る部分で分枝し、下顎切痕を通って外方に出て咬筋に内側から分布する。

**抗菌ペプチド** こうきんぺぷちど antimicrobial peptide ■ ディフェンシン

**抗菌薬** こうきんやく antimicrobial drug, antibacterial agent 細菌の増殖抑制や殺滅する作用をもつ薬物。微生物から合成した抗生物質や人工的に化学物質を合成し薬物がある。

**口腔** こうくう oral cavity 固有口腔と口腔前庭からなる閒腔で、消化管の入口である。前方は上・下唇、後方は口峡を経

**口腔咽頭吸引** こうくういんとうきゅういん oropharyngeal suctioning 口腔、あるいは咽頭から吸引用カテーテルを気道内に入れ、カテーテルを通して余分な分泌液を機械的に取り除くこと．歯科衛生士が口腔のケアを行うときにも、必要に応じて行われるものである．

**口腔衛生** こうくうえいせい oral health, dental health 口腔の健康を守り、健康水準の向上を図る学問と、その社会と臨床での応用をいう．

**口腔衛生学** こうくうえいせいがく oral health, dental health 「歯と口腔の正常な発育を営ましめ、それらの疾病及び異常を予防し、その健康を保持増進させることによって、全身の健康をはかり、人類の福祉と文化の向上に貢献することを目的とする」学問と定義されている．
➡ 口腔保健学

**口腔衛生管理** こうくうえいせいかんり oral hygiene care, oral health care 口腔健康管理の一部であり、口腔清掃を含む口腔環境の改善など口腔衛生に関わるプロフェッショナルケア、セルフケアおよびコミュニティケアの総称である．ブラッシングや機械的歯面清掃、歯石除去、フッ化物の応用などがある．　■ 器質的口腔ケア　➡ 口腔健康管理

**口腔衛生指数** こうくうえいせいしすう oral hygiene index ■ OHI

**口腔衛生指導** こうくうえいせいしどう oral hygiene instruction ■ 口腔清掃指導

**口腔衛生状態** こうくうえいせいじょうたい hygienic condition 口腔が清潔に保たれている状態．口腔内においては、付着物・沈着物や唾液の分泌などの状態をみる．清潔状態を保持するための管理方法や、その他の手段が口腔衛生の状態に影響する．

**口腔外バキューム装置** こうくうがいばきゅーむそうち extraoral vacuum device 歯科診療時に口腔外に漏れる切削粉塵や注水噴霧、各種病原微生物を含むエアロゾルを患者の口元で吸引する装置．診療室の環境を清潔に保つ役割があり、固定式と移動式のものがある．医療保険の「歯科外来診療環境体制加算」において歯科用ユニットごとの設置が条件の一つになっている．

**口腔解剖学** こうくうかいぼうがく oral anatomy 歯学（医学の一部）の基礎医学の一分野であり、顎口腔領域の形態、構造について研究を行う分野である．そのなかでも、歯学に特有な分野は歯の形態、構造について扱う「歯の解剖学」である．

**口腔癌** こうくうがん oral cancer 口腔に生じる上皮性悪性腫瘍．病理組織学的には扁平上皮癌が90％以上を占める．がん全体の約2％．舌に最も好発（約60％）し、歯肉、口腔底、頬粘膜の順にみられる．50歳以上の高齢者に多くみられ、男性に多く、喫煙、飲酒が危険因子となる．治療は治療後の機能回復も考慮して、化学療法、放射線療法、手術療法の単独あるいは組み合わせを選択する．

**口腔カンジダ症** こうくうかんじだしょう oral candidosis 口腔内常在菌でもある *Candida albicans* による口腔粘膜感染症．口腔真菌症のなかでは最も多い．除去可能な白苔を認めることが多いが、偽膜や粘膜萎縮、粘膜肥厚、紅斑などの症状を呈する．発症する誘因として、悪性腫瘍、血液疾患、免疫不全症などの基礎疾患による菌交代現象があり、乳幼児、高齢者の発症が多い．

**口腔乾燥感** こうくうかんそうかん feeling of oral dryness, dry mouth 口腔粘膜や舌の乾きを感じること．唾液分泌低下、口腔粘膜の保湿度低下、唾液の粘性亢進、その他の疾患などで口腔内の乾燥感、違和感および義歯不適合などさまざまな状態を含む現象．　➡ 口腔乾燥症

**口腔乾燥症** こうくうかんそうしょう xerostomia, xerosyomiasis 唾液分泌の阻害、減少により口腔内の粘膜が乾燥した状態を表した症状名である．原因は、全身的には脱水、糖尿病、シェーグレン症候群、薬物、情緒的因子などがあり、局所的には唾液腺の炎症・腫瘍、放射線障害、唾液腺管の通過障害などがある．老年者・要介護者では、唾液分泌抑制の副作用のある薬剤を服用している場合がある．症状は口渇感、灼熱感、口腔粘膜の萎縮、歯周病の進行、う蝕多発、咀嚼・嚥下障害などがある．処置は、原因の除去と含嗽、人工唾液使用などの対症療法を行う．ドライアイと異なり、明確な検査法と診断基準はない．　■ ドライマウス　➡ 口腔乾燥感、唾液分泌障害

## 口腔関連QOLモデル　こうくうかんれんきゅーおーえるもでる　oral health-related quality of life
1990年代以降，口腔保健関連QOL指標（oral health-related QOL）が提案されてきた．これらの構成要素は，①咀嚼・発話などの機能的要素，②審美性に関わる心理的要素，③コミュニケーション，社会的活動などの社会的要素，④疼痛や不快症状の4つの要素にまとめることができ，口腔の健康を住民・患者側の立場で評価するものである．患者自身の気持ちや受け取り方を重視する主観的な評価の割合が大きい．代表的な尺度に GOHAI，OHIP などがある．

## 口腔機能維持管理加算　こうくうきのういじかんりかさん　additional fee for maintenance and management of oral function
口腔機能維持管理体制加算を算定している施設の入居者に対して，歯科衛生士が口腔ケアを実施した場合に算定する．算定に際し，歯科医師の指示を受けた歯科衛生士が，対象者の口腔ケアの方法を含む口腔の問題などを実施記録に記入する必要がある．

## 口腔機能回復治療　こうくうきのうかいふくちりょう　oral rehabilitation
咬合治療，修復・補綴治療，歯周補綴治療，歯周－矯正治療，インプラント治療などによる口腔機能の回復を目的とする治療の総称．歯周基本治療後，あるいは修正期治療後に必要に応じて行われる．

## 口腔機能管理　こうくうきのうかんり　oral rehabilitation and functional care
口腔機能の回復および維持向上を目的に行うセルフケア，プロフェッショナルケアおよびコミュニティケアの総称．嚥下体操，舌のストレッチ訓練，摂食機能療法などがある．　■ 機能的口腔ケア　➡ 口腔健康管理

## 口腔機能訓練　こうくうきのうくんれん　oral function training, oral function exercise
「食べる」「話す」「呼吸する」「表情をつくる」など口腔がもつ機能の維持，向上を図ること．口腔周囲筋のストレッチや唾液腺マッサージなどがある．

## 口腔機能向上サービス　こうくうきのうこうじょうさーびす　oral function improvement service
通所サービスを利用する高齢者に対して，言語聴覚士，歯科衛生士または看護職員（サービス担当者）と介護職員などの関連職種が協働し，口腔機能・口腔衛生状態に関するアセスメントを行い，指導すること．

## 口腔機能向上プログラム　こうくうきのうこうじょうぷろぐらむ　oral function improvement program
嚥下障害を含む口腔機能・口腔衛生状態が低下した高齢者に対して，要介護状態の予防を目的とした介護予防サービスとして提供される．一般的に歯科衛生士らが看護職員，介護職員らと協働して実施される．

## 口腔機能低下症　こうくうきのうていかしょう　oral hypofunction
加齢などにより口腔内の「感覚」「咀嚼」「嚥下」「唾液分泌」などの機能が低下してくる症状を表す．口腔機能低下は，健康にさまざまな悪影響を与えるため，機能の維持，改善が重要である．保険病名としても収載され，摂食嚥下障害の手前であり一般開業医で対応するレベルの重症度の状態をさす．　➡ 口腔機能発達不全症

## 口腔機能発達不全症　こうくうきのうはったつふぜんしょう　impaired development of oral functions
「食べる機能」「話す機能」「その他の機能」が十分に発達していないか，正常に機能獲得ができていない小児で明らかな摂食嚥下障害の原因疾患がなく，口腔機能の定型発達において個人因子あるいは環境因子に専門的関与が必要な状態．　➡ 口腔機能低下症

## 口腔筋機能療法　こうくうきんきのうりょうほう　oral myofunctional therapy
歯列を取り巻く口腔周囲筋による調和のとれた訓練法のこと．口腔周囲筋の訓練，咀嚼・嚥下・発音の訓練，口唇・舌の姿勢位の訓練など，筋の緊張や弛緩を取り除き，筋圧バランスを整え，それを維持することを目指す．　■ MFT

## 口腔ケア　こうくうけあ　oral health care
ブラッシングを中心とした歯・口腔の清掃による器質的アプローチから，唾液分泌能や舌運動機能の改善などの機能的アプローチまでを含めた，口腔に対する総合的な対応を表す言葉として一般的に用いられる．

## 口腔ケア用ジェル　こうくうけあようじぇる　oral health gel
研磨剤・発泡剤を含まないジェルタイプの口腔湿潤剤．歯ブラシやスポンジブラシに付けて，乾燥した歯面，粘膜，舌などの口腔内のケアに使用することで清掃性が向上し，粘膜の損傷を予防する．湿潤効果が長く持続し，

粘度が高いため咽頭部への流れ込みが少なく，誤嚥を起こしにくい．　➡ 口腔保湿剤

**口腔ケア用品**　こうくうけあようひん　oral health care products　口腔ケアとは，口腔環境と口腔機能の維持・改善を目的としたすべての行為をさす一般用語として位置づけられており，そのために用いる用具を口腔ケア用品という．

**口腔健康管理**　こうくうけんこうかんり　oral health care　口腔清掃を含む口腔環境の改善から摂食嚥下の機能回復や維持・増進さらには治療処置まで，すべての歯科医療行為を含むものを一般的に「口腔ケア」と呼ぶことが多かったが，老年歯科医学会では日本歯科医学会と連携を取り，学術用語として，口腔清掃を含む口腔環境の改善など口腔衛生に関わる行為を「口腔衛生管理」，口腔の機能の回復および維持増進に関わる行為を「口腔機能管理」とし，この両者を含む行為を「口腔健康管理」と定義した．　➡ 口腔衛生管理，口腔機能管理

**口腔湿潤剤**　こうくうしつじゅんざい　oral moisturiser　➡ 口腔保湿剤

**口腔習癖**　こうくうしゅうへき　oral habit　≡ 悪習癖，不良習癖

**口腔常在菌**　こうくうじょうざいきん　oral indigenous bacteria　≡ 口腔常在微生物

**口腔常在微生物**　こうくうじょうざいびせいぶつ　oral indigenous microorganism, oral commensal microorganism　口腔内を生活環境として生息している細菌．外来微生物の侵入・定着を防ぎ，口腔を健康な状態に保つ．部位によって微生物叢を構成する微生物の割合は異なるが，種類は基本的に類似しており，*Streptococcus*, *Actinomyces*, *Veillonella*, *Fusobacterium* などの多種多様な細菌からなる．う蝕や歯周病の原因となる微生物も，もともと口腔常在微生物である．　≡ 口腔常在菌　➡ 口腔微生物叢，歯垢微生物叢

**口腔心身症**　こうくうしんしんしょう　oral psychosomatic disease　原因不明で難治性の口腔・顎顔面領域に生じる慢性疼痛，違和感などのこと．発症や経過に心理社会的因子が関連していることが多く，精神疾患との鑑別が重要となる．舌痛，顎関節の疼痛，違和感，顔面部痛などの訴えが多い．抗不安薬の投与や自律訓練などの治療法がある．

**口腔水分計**　こうくうすいぶんけい　oral moisture meter　舌の粘膜上の湿潤度を簡便に検査するのに用いられる測定機器で，口腔乾燥に関連した検査の一つである．口腔水分計を舌背の粘膜に2秒間押し当てて測定し，30以上は正常，29未満は乾燥傾向，25未満は重度乾燥と判定される．

**口腔清掃**　こうくうせいそう　oral cleaning, mouth cleaning, oral prophylaxis　歯ブラシによる歯磨きや薬液による洗口，歯間清掃用具などによる歯の清掃のみならず，舌や頰粘膜などの口腔粘膜，あるいは義歯の清掃まで含めたものである．歯垢を取り除き，口腔内を清潔に保ち，う蝕，歯周疾患などの歯科疾患の予防のために行う．　≡ 歯口清掃

**口腔清掃指導**　こうくうせいそうしどう　oral hygiene instruction　プラークの病原性と付着状態を説明し，患者のモチベーションを高め，プラーク除去の意義・方法を指導すること．プラークの染色状態やチャートを利用して，ブラッシング，歯間部清掃用具（デンタルフロス，歯間ブラシ）の指導を行う．　≡ 口腔衛生指導　➡ プラークコントロール，ブラッシング指導

**口腔清掃自立度判定基準**　こうくうせいそうじりつどはんていきじゅん　assessment of independence for brushing, denture wearing, mouth rinsing, BDR index　≡ BDR指標

**口腔清掃用具**　こうくうせいそうようぐ　products for oral hygiene, instruments for oral hygiene, instruments for mouth cleaning　歯ブラシや歯間ブラシ，デンタルフロスなど，口腔清掃に用いる用具をいう．

**口腔腺**　こうくうせん　oral gland　≡ 唾液腺

**口腔洗浄器**　こうくうせんじょうき　mouth irrigator, oral irrigator, dental water jets, water flosser　セルフケアで用いる口腔清掃用具の一つ．ノズルの先から間欠的または連続的に一定圧力の水が出るようになっている．水流による歯間部の食物残渣の除去や，歯肉のマッサージを目的としている．歯垢の除去効果はほとんど期待できない．　≡ ウォータージェット

**口腔前庭** こうくうぜんてい oral vestibule 口腔の一部で，固有口腔と合わせて口腔と呼ぶ．上・下唇の内面である口唇移行部から頬粘膜，さらに，歯槽部（下顎）と歯槽突起（上顎）にある歯肉までの歯列の外側をいう．口腔前庭の上壁で中央部には上唇小帯の縦走ヒダ，下唇には同じく下唇小帯がみられる．また，頬と歯肉をつなぐ頬小帯があり，上・下顎の小臼歯部から歯槽部に向けて付着している縦走ヒダで，歯槽骨が吸収され付着部が歯槽頂寄りになると，義歯装着のときに義歯の安定を妨げることがある．また，上顎第二大臼歯に対向する頬粘膜には耳下腺乳頭があり，耳下腺管が開口する．

**口腔前庭拡張術** こうくうぜんていかくちょうじゅつ vestibular extension, vestibuloplasty 口腔前提の狭小に対して，遊離歯肉移植術を併用し，付着歯肉幅の増大を行う歯周形成手術．

**口腔体操** こうくうたいそう oral exercises 舌や口腔周囲筋などを動かすことで，食べる・飲み込む・しゃべることを円滑にすることを目的とする体操．食事をスムーズに行うために，食事前に体操として実施することがある．

**口腔底** こうくうてい floor of mouth 口腔のうち主に固有口腔の下壁を構成し，舌の下面には舌小帯，顎下腺と大舌下腺の導管が開口する舌下小丘，小舌下腺の導管が開口する舌下ヒダがある．この下には，顎下腺と舌下腺以外に顎二腹筋前腹，顎舌骨筋，広頸筋が位置する．

**口腔内外検査** こうくうないがいけんさ extraoral and intraoral examination 対象者の状態を客観的に判断するために，口腔内外の状態を検査すること．視覚（視診），触覚（触診），器具による方法，打診などがあり，器具では，ピンセット，歯科用ミラー，エキスプローラー（探針），歯科用プローブなどを使用する．

**口腔内写真** こうくうないしゃしん intraoral photograph 患者の口腔内の状態を記録する写真資料である．初診時の口腔内把握には5枚法，歯周治療などの詳しい歯肉状態を見る9枚法がある．検査診断，患者指導の説明媒体，動機づけなどに使用する．

**口腔内適用【薬物の】** こうくうないてきよう buccal application 薬物の投与経路の一つ．口腔内の粘膜に直接作用させる口内炎の薬や，舌下粘膜の血管を介して作用させる循環器系薬剤などの投与方法．

**口腔内レンサ球菌** こうくうないれんさきゅうきん oral streptococci ＝ 口腔レンサ球菌

**口腔ネラトン法** こうくうねらとんほう intermittent oro-esophageal tube feeding (OE), intermittent oral catheterization (IOC) 経腸栄養に用いられる手技の一つ．食事のときだけ口から食道にチューブを挿入し，栄養剤注入終了後はチューブを抜去する方法．食事以外はチューブフリーとなるので食事の苦痛が少なく，チューブを留置したままにしないので汚染や感染のリスクも比較的少ない．適用とならない場合もあるため，事前に十分な診査が必要である． ＝ IOC, OE, 間欠的経口経管栄養法

**口腔粘膜** こうくうねんまく oral mucous membrane 口腔を覆う粘膜で，組織学的には粘膜上皮，粘膜固有層，粘膜下組織からなる．機能的には咀嚼粘膜，被覆粘膜，特殊粘膜に分けられる．咀嚼粘膜は硬口蓋や歯肉の粘膜で，咀嚼に際して食物による圧力や摩擦を受ける場所にみられ，非可動性で上皮が角化している．被覆粘膜は口唇，頬，口腔底，舌下面，軟口蓋，歯槽粘膜などで可動性で上皮は非角化性である．特殊粘膜は舌背など，味蕾が存在する部分をいう．

**口腔粘膜微生物叢** こうくうねんまくびせいぶつそう oral mucosa microbiota, oral mucosa microflora 口腔粘膜面に，剥上皮成分や細菌が沈着し，微生物叢（口腔粘膜微生物叢）が形成されている（Streptococcusを中心として，$1mm^2$あたり，$10^{4〜6}$個程度）．舌微生物叢と類似しているが，表面の構造の複雑さの違いにより，舌微生物叢の菌叢のほうが多様である．

**口腔白板症** こうくうはくばんしょう oral leukoplakia 臨床的に，ほかのいかなる疾患にも分類されない白色病変．擦過によっても除去されない白色の板状あるいは斑状の病態で，角化性病変である．前癌病変とされ，癌化率は約4〜17%である．腫瘤状，潰瘍，びらんが存在すると悪性化率は高まり，喫煙は危険因子となる．治療法は刺激源の除去，ビタミンA投与，外科的切除などがある．

**口腔微生物叢** こうくうびせいぶつそう oral

**microbiota, oral microflora** 常在する多種多様な微生物（主に細菌）で形成されている（*Streptococcus*, *Actinomyces*, *Veillonella*, *Porphyromonas*, *Prevotella*, *Fusobacterium* などをはじめとして，300～700 菌種以上）．腸内微生物叢の役割と同様に，外来微生物の侵入・定着を防ぎ，口腔の健康な状態を保っている．この口腔微生物叢のバランスが崩れると，疾患に関連する細菌の割合が増え，う蝕や歯肉炎，歯周炎など，多くの口腔感染性疾患の発症へと至る． ➡ 口腔常在微生物, 歯垢微生物叢

**口腔病巣感染症** こうくうびょうそうかんせんしょう oral focal infection ＝ 歯性病巣感染

**口腔扁平苔癬** こうくうへんぺいたいせん oral lichen planus 両側頬粘膜に白色レース状を呈する，慢性炎症性の角化性病変．前癌状態の一つであり，中高年女性に好発する．接触痛やしみる感じを自覚することが多く，びらんや潰瘍を伴うと症状が強くなる．病理組織学的に基底膜下の帯状の炎症性細胞浸潤が特徴で，原因としては金属アレルギーや自己免疫疾患との関連が報告されている．治療法は副腎皮質ホルモンの口腔用軟膏の塗布など，対症療法が中心である．

**口腔保健** こうくうほけん oral health 歯・口腔を健康に保つこと． ➡ 歯科衛生

**口腔保健学** こうくうほけんがく principle of oral health 口腔の疾患を予防し，歯・口腔から体の健康と機能の保持増進を図ることを目的とし，臨床と地域保健の面から科学を学ぶ学問． ➡ 口腔衛生学, 歯科衛生学

**口腔保健行動** こうくうほけんこうどう oral health behavior ＝ 歯科保健行動

**口腔保健支援センター** こうくうほけんしえんせんたー oral health supporting center 「歯科口腔保健の推進に関する法律（歯科口腔保健法）」第 15 条に基づき，地域における歯と口腔状況の改善を目的に，歯科口腔保健に関する知識の普及啓発や情報提供，歯科疾患の予防などに取り組む施設．都道府県，保健所を設置する市および特別区に設置される．

**口腔保湿剤** こうくうほしつざい oral moisturizer 口腔乾燥症状の改善を目的に開発されたもので，性状から人工唾液とジェルに大別される．いずれも成分は水が主体で，人工唾液は唾液の成分を模した添加物としてナトリウムや酵素剤，抗菌成分などが添加されているものが多い．ジェルは粘性を増すための増粘成分が配合されている． ＝ 口腔湿潤剤 ➡ 口腔ケア用ジェル, 人工唾液

**口腔予防法** こうくうよぼうほう oral prophylaxis ＝ オーラルプロフィラキシス

**口腔レンサ球菌** こうくうれんさきゅうきん oral streptococci 主に口腔に生息する連鎖状配列を示す通性嫌気性グラム陽性球菌．*Streptococcus mitis*, *Streptococcus mutans*, *Streptococcus oralis*, *Streptococcus sanguinis*, *Streptococcus salivarius*, *Streptococcus sobrinus* などが含まれる．MS 培地が選択培地として使用される． ＝ 口腔内レンサ球菌 ➡ ミュータンスレンサ球菌

**広頸筋** こうけいきん platysma 表情筋の一つで，胸部から頸部，顔面まで覆う皮筋である．肩峰から第 3 肋骨の胸筋筋膜から起こり，頸筋膜を経て，下顎，口角，咬筋筋膜，笑筋，口角下制筋，下唇下制筋につく薄い筋である．口角を下方に引くことで頸部に皺をつくる．

**後継歯** こうけいし successional tooth 乳歯が脱落した場合の個々の部位で先行乳歯に対応して萌出する永久歯のこと． ➡ 先行歯, 代生歯

**後形質** こうけいしつ metaplasm 機能に応じて細胞内に含まれ，生命を特徴づける物質．筋細胞における筋原線維や神経細胞における神経細線維，分泌細胞における分泌顆粒がこれにあたる． ＝ 副形質

**合計特殊出生率** ごうけいとくしゅしゅっせいりつ total fertility rate 15 歳から 49 歳までの女子の年齢別出生率を合計したもので，一人の女性が一生の間に産む子どもの数を示す人口統計上の指標として用いられる．

**抗痙攣薬** こうけいれんやく anticonvulsant 痙攣の治療に用いる薬物で，抗てんかん薬と中枢性筋弛緩薬に分けられる．てんかんとは慢性の脳の病気で，大脳の神経細胞が過剰に興奮するために，痙攣や意識障害などの発作が反復的に起こるものである．抗てんかん薬は，てんかん巣の反復性活動電位を抑制する．中枢性筋弛緩薬は，主に脊髄反射抑制により抗痙攣

作用を示す.

**硬結** こうけつ induration 軟組織が,がんの浸潤,炎症などの原因で硬くなること.

**高血圧** こうけつあつ hypertension 血管にかかる圧力が高く維持されている状態.世界保健機関(WHO)の分類では収縮期血圧が140mmHg以上,拡張期血圧が90mmHg以上で高血圧に分類される. ➡ 血圧

**高血圧緊急症** こうけつあつきんきゅうしょう hypertensive emergency 収縮期血圧が180mmHg,拡張期血圧が120mmHg以上に上昇して,高血圧性脳症になったり,狭心症,心筋梗塞,大動脈解離などの症状が悪化して大動脈瘤破裂をはじめとする重篤な心不全に陥ること.ただちに血圧を下げないと,致命的な結果になりうる. ➡ 悪性高血圧

**高血圧症** こうけつあつしょう hypertension 安静時に測定した動脈収縮期血圧が140mmHg以上,あるいは拡張期血圧が90mmHg以上持続した状態.原因不明なら本態性高血圧症,ホルモン異常など原因が明らかなら二次性高血圧症に分類できる.治療は食事療法や運動療法,さらに降圧剤による薬物療法が行われる.病院来院時の緊張などによって生じる白衣性高血圧もよくみられる.

**高血圧治療薬** こうけつあつちりょうやく antihypertensive drug 降圧利尿薬,カルシウム拮抗薬,アンジオテンシン変換酵素(ACE)阻害薬,アンジオテンシンⅡ受容体拮抗薬などがあり,血圧を降下させる目的で使用する薬物. ➡ 末梢血管拡張薬

**抗血小板薬** こうけっしょうばんやく antiplatelet agent 血小板の粘着や凝集を抑制し,血栓の形成を抑制する薬物.代表的な薬物にはアスピリン,チクロピジン,クロピドグレルがある.

**抗血栓薬** こうけっせんやく antithrombotic 脳血栓,末梢動静脈閉塞症,急性心筋梗塞における冠動脈血栓の治療に用いる薬物.血栓溶解剤,血小板凝集抑制剤,ヘパリン類と抗ヘパリン製剤,抗凝固剤と中和剤がある. ➡ 血栓溶解薬

**抗原** こうげん antigen 微生物由来のタンパク質などの免疫応答を起こす物質.タンパク質以外には,多糖や核酸,ホルモンなどさまざまな分子が含まれる.また,微生物以外にも自己の細胞やがん細胞,移植片などが抗原となる場合もある.

**抗原抗体反応** こうげんこうたいはんのう antigen-antibody reaction 既知の抗原と,それに対応する抗体が反応し,複合体を形成する反応.抗原と抗体の比率や塩濃度,pH,反応活の温度などが反応に影響を及ぼす.非常に特異性が高いため,感染症診断や微量検体の測定に有効である.

**抗原虫薬** こうげんちゅうやく antiprotozoal agent マラリア原虫や赤痢アメーバなどによる原虫感染症の治療に用いられる薬剤.抗マラリア薬であるクロロキンや,抗アメーバ薬であるメトロニダゾールなどがある.選択毒性が低いため,ヒトにも有害となる可能性がある.

**抗原提示細胞** こうげんていじさいぼう antigen presenting cell (APC) 抗原特異的なT細胞に認識されるように,抗原断片を細胞表面に提示する細胞.樹状細胞,マクロファージ,B細胞をさす.貪食により取り込んだ微生物を断片化し,MHCを介して未感作T細胞に提示することで,免疫応答を誘導する. ➡ APC

**膠原病** こうげんびょう collagen disease コラーゲンに慢性炎症が生じる関節リウマチ,全身性エリテマトーデス,強皮症,皮膚筋炎,血管炎,ベーチェット病などの自己免疫疾患の総称.症状として発熱,関節痛,倦怠感がある.治療にはステロイド薬や免疫抑制薬が使われる.

**咬合** こうごう occlusion, bite 咬み合わせのこと.上顎と下顎の歯の接触様式のこと.

**咬合異常** こうごういじょう malocclusion ➡ 不正咬合

**咬合印象** こうごういんしょう bite impression バイトトレーといわれる咬合印象用トレーを用いて,支台歯の印象と支台歯,隣在歯と対合歯との咬合関係をあわせて同時に採得する方法.バイトトレーの代わりにパテタイプのシリコーン印象材を用いることもある.

**硬口蓋** こうこうがい hard palate 口蓋は内部が骨性の硬口蓋と軟組織の軟口蓋からなるが,硬口蓋内部は左右の上顎骨と口蓋骨からなり,角化性の口蓋粘膜で覆われる.

**咬合器** こうごうき articulator 上下顎模

型を付着し,頭蓋に対する上顎,下顎および顎関節などの位置関係および顎運動を生体外で再現するための機器.咬合器を用いることで,機能的にも形態的にも顎口腔系に調和した補綴装置の作製に利用される.

**咬合挙上** こうごうきょじょう bite raising 垂直被蓋(オーバーバイト)の大きい症例に対し,上下顎切歯間の垂直的距離を減少させる目的で行われる.主な矯正装置として,咬合挙上板(bite plate, bite raising plate)などが用いられる.

**咬合高径** こうごうこうけい occlusal vertical dimension 咬頭嵌合位(中心咬合位)における垂直的な顎間距離.いわゆる咬み合わせの高さ. ➡ 顎間関係記録

**咬合再構成** こうごうさいこうせい occlusal reconstruction ■ オーラルリハビリテーション,オクルーザルリコンストラクション

**咬合採得** こうごうさいとく maxillomandibular registration ■ 顎間関係記録

**咬合紙** こうごうし articulating paper 歯や補綴装置の咬合接触状態を調べるための厚さ約30μmのカーボン紙.上下顎歯列の間に介在させ,咬合,あるいは側方運動させることで接触部位を印記する.短冊形,馬蹄形,全歯列型などがある.

**咬合斜面板** こうごうしゃめんばん inclined bite plate, jumping plate 上顎に装着し,咬み込んだ際に下顎切歯が装置の斜面に接触することで,下顎は前方(近心位)に滑走誘導される.本装置は,下顎骨の成長促進,上下顎臼歯の挺出,下顎前歯の圧下と唇側傾斜によって,オーバージェットとオーバーバイトを減少させる.機能的矯正装置の一種である.

**咬合床** こうごうしょう record base with occlusion rim, occlusion rims on record base 欠損歯列の顎間関係の記録や人工歯排列の際に使用される装置.基礎床と咬合堤から構成される.

**咬合床副子** こうごうしょうふくし occlusal splint 歯ぎしりや,顎骨骨折の際の骨片整復や固定などの治療などに用いられる床型の装置.通常歯をカバーするプラスチック製の装置のことで,咬合圧の分散を図るための咬合調整が必要となる.

**咬合小面** こうごうしょうめん occlusal facet, wear facet 咀嚼やパラファンクション(異常機能)によって生じた歯の接触面の摩耗面. ■ ファセット ➡ 咬耗,摩耗

**咬合性外傷** こうごうせいがいしょう occlusal trauma 外傷性咬合によって引き起こされる歯周組織の傷害.一次性咬合性外傷と二次性咬合性外傷に分類される.歯の動揺やエックス線所見では垂直性骨吸収,歯根膜腔の拡大などが認められる. ➡ 外傷性咬合

**咬合調整** こうごうちょうせい occlusal adjustment, occlusal equilibration 均等な咬合接触と調和のとれた咬合関係を得るために,天然歯,あるいは人工歯の早期接触や咬合干渉部位などを選択的に削合すること.

**咬合平面角** こうごうへいめんかく occlusal plane angle, cant of occlusal plane 側面頭部エックス線規格写真(セファロ)の分析法の一つであり,咬合平面の傾斜度を評価する.咬合平面とフランクフルト平面とのなす角度で表す(Downs法).スタイナー法の場合は,SN平面を用いる.

**咬合平面板** こうごうへいめんばん occlusal plane plate 全部床義歯製作の際に,鼻聴導線(カンペル平面)と上顎咬合堤の咬合面との平行性を確認する器具.

**咬合法** こうごうほう occlusal radiography 口内法エックス線撮影法の一つ.専用の咬合型フィルムまたはセンサーを軽く噛んだ状態で撮影を行う.顎骨の広範囲が撮影できるので,大きな囊胞などの診断に利用される.また唾石の確認にも利用できる.

**咬合面う蝕** こうごうめんうしょく occlusal caries 咬合面,頰側面,舌側面,隣接面などのう蝕の発生部位に着目した分類の一つで,歯の咬合面に生じたう蝕のことである.通常,咬合面う蝕は自浄作用が及びにくく,歯垢清掃が困難である小窩裂溝部に生じることが多い.

**咬合面溝** こうごうめんこう occlusal groove 臼歯部咬合面の咬頭と咬頭の間にある溝.

**咬合誘導** こうごうゆうどう occlusal guidance 小児期の乳歯列から永久歯列への咬合発育を健全で正常な状態に誘導することをいう.乳歯列の原型保持により,永久歯への交換を通じて健全な永久歯列に誘導する受動的咬合誘導と,歯列や咬

合の発育に影響を及ぼす因子を修正し，正常な歯列へと誘導する能動的咬合誘導がある．

**交互嚥下** こうごえんげ alternating swallow 固形物と流動物など，物性の異なる食べ物を交互に嚥下させること．口腔内の残留や咽頭残留の除去に効果がある．

**口呼吸** こうこきゅう mouth breathing 鼻呼吸が障害され，口腔を介して呼吸をしている状態をいう．口唇乾燥，口呼吸線や堤状隆起などが臨床所見として認められ，自浄作用の低下によりプラークが停滞しやすい．また，長期持続は小児の顔面成長にも影響する．

**抗コリン薬** こうこりんやく anticholinergic drug ▶ 副交感神経遮断薬

**交叉咬合** こうさこうごう cross bite クロスバイトともいわれる不正咬合の一形態で，上下歯列が水平的に逆被蓋となっている状態．臼歯部交叉咬合と前歯部交叉咬合がある．歯列不整，上下顎骨の発育の不調和，舌癖などが原因となる．

**交差耐性** こうさたいせい cross-resistance, cross tolerance 一つの薬剤に耐性発現などで薬物が奏功しない場合，似たような構造や作用機序が同じ薬剤も薬物作用が減弱する場合をいう．特に，抗生物質投与の場合に注意を要する．

**抗酸化物質** こうさんかぶっしつ antioxidant 活性酸素を取り除き，酸化反応を抑制する物質の総称．活性酸素が細胞内で過剰な酸化ストレスを引き起こさないよう，強い還元性によりその反応を無害化する．ビタミンC，ビタミンE，ポリフェノールなどが知られ，食品添加物としては酸化防止剤とも呼ばれる．

**鉤歯** こうし abutment tooth ▶ 支台歯，維持歯

**鉱質コルチコイド** こうしつこるちこいど mineralocorticoid ▶ 電解質コルチコイド，ミネラルコルチコイド

**硬質石膏** こうしつせっこう dental stone α半水石膏からなる石膏〔硫酸カルシウム半水塩（CaSO₄・1/2H₂O）〕．硬化反応は普通石膏（β半水石膏）と同じであるが，普通石膏よりも混水比は小さく，圧縮さは大きい．作業用模型や石膏系埋没材の結合材として使用される． ▶ α半水石膏，硬石膏 ▶ 超硬質石膏

**硬質レジン歯** こうしつれじんし composite resin tooth 従来のアクリリックレジン人工歯に比較して，硬さ，耐摩耗性に優れたレジン歯．反面，耐衝撃性や義歯用レジンとの結合性は劣る．

**鉤指導線** こうしどうせん clasp guideline ▶ クラスプライン，サベイライン

**高次脳機能** こうじのうきのう higher brain function 感情を含めた神経・心理学的機能のことで，記憶，学習，思考，言語，判断などを含む．これらは大脳皮質連合野で情報を処理・統合・出力される結果とされるが，大脳辺縁系などほかの部位も関与すると考えられている．

**口臭** こうしゅう halitosis, oral malodor, bad breath 本人，あるいは第三者が不快と感じる呼気の総称であり，生理的口臭と病的（器質的・身体的）口臭に分類される． ▶ 口臭検査，口臭症，口臭測定器

**公衆衛生** こうしゅうえいせい community health 環境と社会・個人衛生の改善を通して，地域社会のすべての人に，疾病を予防し寿命を伸延し肉体的・精神的健康と効率の増進を計る科学・技術である．

**公衆衛生サービス** こうしゅうえいせいさーびす public health service 国民の健康の保持増進を目的に，公私の保健機関や地域・職域組織が営む組織的な衛生活動の業務で，その内容は母子保健，感染症予防，生活習慣病対策，精神衛生，食品衛生，環境衛生，公害対策，労働衛生など広範囲にわたる．

**口臭恐怖症** こうしゅうきょうふしょう halithphobia, halitophobia 宮崎らの口臭症の分類で，真性口臭症と仮性口臭症の治療で訴えの改善が期待できない口臭症．精神的な病理をもつことが多いので専門科と治療にあたる． ▶ 仮性口臭症，真性口臭症

**口臭検査** こうしゅうけんさ halitosis test 官能検査とガスクロマトグラフィーや半導体センサーを用いる機器分析法がある．正確な診断を行うために，被験者にも検査者にも検査の条件が設定されている．嗅覚による官能検査は必須であり，臭気を総合的に判断することができるが，主観的である．この欠点を補い，客観性をもつ数値で濃度や質量を表す方法が，口臭測定器やガスクロマトグラフィーによる測定・分析である．嗅覚による官能検査と機器分析法の組み合わせが望まし

い. ■ 口臭，口臭測定器

**口臭症** こうしゅうしょう halitosis, ozostomia 生理的・器質的（身体的）・精神的な原因により口臭に対して不安を感じる症状であり，臭気である口臭と区別する. ■ 口臭

**口臭測定器** こうしゅうそくていき halitometer 簡易型ガスクロマトグラフィーや半導体ガスセンサーを応用したものなどがある. 簡易型ガスクロマトグラフィーは硫化水素，メチルメルカプタン，ジメチルサルファイドの3種類の揮発性硫黄化合物（VSC）濃度を検出できる. ■ 口臭，口臭検査

**高周波電気エネルギー** こうしゅうはでんきえねるぎー high frequency energy 一般に周波数の高い振動や波動のことをいう．電力分野では数百Hz以上を高周波という．超音波は音波を利用した周波数20kHz以上の高周波数のエネルギーのこと. ■ 超音波

**拘縮** こうしゅく contracture 関節周辺の皮膚，筋，関節包，靱帯などの組織に何らかの原因が加わることによって，関節可動域制限が生じた状態をいう．その原因部位によって，皮膚性，結合組織性，筋性，神経性がある.

**後出血** こうしゅっけつ posthemorrhage 術後に止血確認後に創部から再度出血すること．術後の血圧上昇，不十分な止血操作，大きい外力などの原因がある.

**咬傷** こうしょう bite wound 口腔粘膜や舌などを自分の歯で傷つけること．食事中，転倒，てんかん発作，自傷行為などの原因で生じる．潰瘍形成を伴う場合には，悪性病変との鑑別を要する.

**後上歯槽枝** こうじょうしそうし posterior superior alveolar branches 上顎神経の枝で，翼口蓋窩から上顎骨の上顎結節にある数個の歯槽孔に入り，臼歯部の歯と歯肉を支配する知覚神経.

**後上歯槽動脈** こうじょうしそうどうみゃく posterior superior alveolar artery 顎動脈の枝で上顎結節付近で分枝し，歯肉枝は上顎臼歯部の頰側歯肉と頰粘膜，歯槽枝は歯槽孔から上顎洞内に入り，上顎臼歯部の歯髄と歯根膜に分布する.

**恒常性** こうじょうせい homeostasis 体内の環境（pH，温度，血糖値など）がある範囲内で安定に維持されること．恒常性の維持は体内で代謝反応が正常に働くために不可欠であり，ホルモン系や自律神経系がその制御を行う.

**溝状舌** こうじょうぜつ fissured tongue 舌背部に多数の亀裂を生じ，溝のように見える舌．自浄作用の低下により炎症が生じると疼痛を伴う．顔面神経麻痺，肉芽腫性口唇炎とともにメルカーソン・ローゼンタール症候群の一徴候である.

**甲状舌管** こうじょうぜっかん thyroglossal duct 舌背でV字形をなす舌分界溝の頂点の位置にある舌盲孔から出て甲状腺をつなぐ上皮性の導管で，甲状腺の発生初期に出現し，甲状腺が頸部前面まで下降して終局的位置に到達する胎生7週頃には消失するが，まれに遺残することがある.

**甲状腺クリーゼ** こうじょうせんくりーぜ thyroid crisis ■ クリーゼ，副腎クリーゼ

**甲状軟骨** こうじょうなんこつ thyroid cartilage 硝子軟骨からなり，喉頭の骨組みをなす．喉頭の軟骨には喉頭蓋軟骨，甲状軟骨，輪状軟骨，小角軟骨，披裂軟骨，楔状軟骨，種子軟骨があるが，甲状軟骨は，このなかで最大であり，男子は喉頭隆起（喉仏）として発達している.

**口唇** こうしん lip 口腔の入口として顔面に位置しており，上・下唇からなり，上・下唇両端で唇交連，左右の外側が口角となる．皮膚と粘膜，その移行部からなり，皮膚には毛があるが，移行部にはない．また粘膜部は角化していない.

**口唇炎** こうしんえん cheilitis 口唇に生じた炎症．原因は外傷，アレルギー，腫瘍などさまざまである．乾燥が原因となることも多い.

**抗真菌薬** こうしんきんやく antifungal agent 真菌に対して抗菌作用を示す薬物の総称であり，表在性真菌症と深在性真菌症への適応がある．ポリエン系，フッ化ピリミジン系，アゾール系（イミダゾール系，トリアゾール系）などがある.

**口唇訓練** こうしんくんれん lip training 口唇（主に口輪筋）の筋力や感覚の低下を予防するために行う訓練．口輪筋の低緊張や過緊張があり，うまく口唇を使えない場合に取り入れるとよい．筋力増強を目的とする場合は，口唇閉鎖訓練を行う場合もある.

**口唇口蓋裂** こうしんこうがいれつ cleft of lip, alveolus and palate ■ 唇顎口蓋裂

**口唇閉鎖訓練** こうしんへいさくんれん lip closure training 口唇閉鎖力が低下すると，食べこぼしや流涎がみられる．口唇（主に口輪筋）の筋力や運動能を向上させることを目的に行う訓練．筋力増強を目的として，ボタンやさまざまな訓練器具を用いて行う訓練法が考案されている．

**口唇ヘルペス** こうしんへるぺす herpes labialis ⇒ 口唇疱疹

**口唇疱疹** こうしんほうしん lip herpes 口唇ヘルペスのこと．口唇やその周囲に小水疱を生じる．水疱は数時間から数日で破れる．接触性に感染をきたすこともある．原因は単純ヘルペスウイルスの再燃による．2週間ほどで治癒するが，発症初期から抗ウイルス薬の軟膏を塗布することが有効． ⇒ 口唇ヘルペス

**構成咬合** こうせいこうごう construction bite, working bite 下顎運動に関するすべての筋の機能能力を利用できるよう，下顎の位置を変えた特殊な咬合関係をいう．上顎前突の場合は，下顎を近心に位置させ，垂直的離開量は前歯部1〜2mm，臼歯部3〜4mm，左右的には，上下顎の正中が合うように誘導する．

**抗精神病薬** こうせいしんびょうやく antipsychotic 中枢神経に作用して精神機能，情動面に影響を与える向精神薬の一つ．統合失調症の治療などに用いられる．

**向精神薬** こうせいしんやく psychotropic agent 中枢神経に作用して精神機能，情動面に影響を与える薬物の総称．抗精神病薬，抗不安薬，抗躁薬，抗うつ薬などがある．麻薬及び向精神薬取締法でこれらの薬物を指定している．

**硬石膏** こうせっこう dental stone ⇒ 硬質石膏，α半水石膏

**抗喘息薬** こうぜんそくやく antiasthmatic agent ステロイド薬，気管支拡張薬，抗アレルギー薬，ロイコトリエン受容体拮抗薬，抗ヒスタミン薬などがあり，気管支喘息の病態を改善する．

**酵素** こうそ enzyme 生体内の化学反応速度を高める触媒で，タンパク質からなる．反応の平衡は変えず，反応の前後で酵素自身は変化しない．活性中心に基質が結合する際，補酵素や金属イオンが必要な場合がある．基質特異性と至適pHをもつ．

**抗躁薬** こうそうやく antimanic drug ⇒ 気分安定薬

**梗塞** こうそく infarction 血管閉塞による血行障害により生じる組織の虚血性壊死を梗塞という．血管閉塞の原因として最も頻度が高いのは血栓塞栓である．動脈枝吻合が乏しい（終動脈構造）臓器（心，脳，腎，脾など）では，動脈血栓は臓器内動脈を閉塞し梗塞巣を形成し，静脈血栓は肺動脈を閉塞し肺梗塞を生じる．肝では血流路が二重（門脈と肝動脈）なので梗塞は生じにくい．

**後側彎症** こうそくわんしょう kyphoscoliosis 健常な状態では，脊柱を正面から見ると真っすぐで，側方から見ると胸椎は後彎しており，腰椎は前彎している．それに対し，脊柱が左右に曲がっていて，胸椎の後彎の角度が大きくなっているか，腰椎が後彎している状態をいう．

**抗体** こうたい antibody 形質細胞から産生・分泌される糖タンパクで，免疫グロブリンと呼ばれる．可変部と定常部で構成され，定常部の構造の違いにより5種類に分類される．主に微生物の感染力低下や補体活性化において重要な役割を果たす．

**抗体依存性細胞媒介性細胞傷害** こうたいぞんせいさいぼうばいかいせいさいぼうしょうがい antibody-dependent cell-mediated cytotoxicity (ADCC) 標的細胞の表面抗原に結合した抗体のFc部位が，NK細胞，マクロファージ，好中球などに発現するFc受容体と結合することによって，標的細胞が傷害される免疫反応． ⇒ ADCC

**抗体価** こうたいか antibody titer 体内に侵入した抗原に対して，リンパ球が産生する抗体の量．

**抗体検査** こうたいけんさ antibody test 微生物感染による免疫応答で生じる特異的な抗体を測定し，病因や病態を把握するために行う検査．感染症以外にも，アレルギーにおける特異的IgE抗体や自己免疫疾患における自己抗体の検出などでも行われる． ⇒ 血清抗体検査

**合着** ごうちゃく luting, cementation 歯冠修復物および補綴装置を従来型のセメント（グラスアイオノマーセメントなど）で装着すること．支台歯と補綴装置との機械的嵌合によって保持される．

**合着材** ごうちゃくざい luting material, luting agent インレー，クラウンや

**合着用セメント** ごうちゃくようせめんと luting cement　インレー，クラウンやブリッジなどの間接修復物を，窩洞や支台歯に装着するために使用するセメント．歯質または装着物に対して接着性のあるセメント（レジンセメント，グラスアイオノマーセメント，ポリカルボキシレートセメント）と，接着性のないセメント（リン酸亜鉛セメント，酸化亜鉛ユージノールセメント）がある．➡ グラスアイオノマーセメント，レジンセメント

**好中球** こうちゅうきゅう neutrophil　細胞質に顆粒を含み，細胞外で増殖する小型の微生物を中心に，貪食・殺菌を行う細胞．ヒト末梢血中に約60％存在し，最も数が多い．微生物感染において，初期段階で感染部位に動員され，貪食による殺菌を行う．

**口底炎** こうていえん inflammation of oral floor　口底部は舌下隙，オトガイ下隙，顎下隙と接しており，炎症が広範囲に波及しやすい．原因は智歯周囲炎や根尖病巣が多く，外傷，唾液腺炎，リンパ節炎によることもある．開口障害，口底部の腫脹，発赤，疼痛などの症状が認められ，舌下部が腫脹すると二重舌を呈することもあり，口腔内の診査で気づかれることが多い．治療法は抗菌薬の投与，安静，栄養改善などで，全身・局所の改善を図る．膿瘍形成部位は速やかに切開排膿を行う．

**後堤法** こうていほう post damming　上顎義歯床の口蓋後縁を封鎖して義歯床の維持力を向上させるために，上顎作業用模型後縁にポストダムを付与すること．

**光電効果** こうでんこうか photoelectric effect　物質に入射したエックス線が物質の軌道電子と衝突し，すべてのエネルギーを電子に与えて消滅する現象．物質によるエックス線の吸収は，ほぼ光電効果によるものである．

**後天性免疫不全症候群** こうてんせいめんえきふぜんしょうこうぐん acquired immunodeficiency syndrome　➡ エイズ，AIDS

**高度医療依存児** こうどいりょういぞんじ children dependent on advanced medical care　➡ 医療的ケア児

**咬頭** こうとう cusp　臼歯歯冠上部の突起．小臼歯では2個，上顎大臼歯では4個，下顎大臼歯では5個が基本である．小臼歯の2個は頰側・舌側にそれぞれ1個ずつで，頰側咬頭，舌側咬頭と名づけられている．上顎大臼歯の4個は頰側と舌側にそれぞれ2個ずつで，近心頰側咬頭，遠心頰側咬頭，近心舌側咬頭，遠心舌側咬頭と名づけられている．下顎大臼歯の5個は頰側に3個，舌側に2個で，近心頰側咬頭，遠心頰側咬頭，遠心咬頭，近心舌側咬頭，遠心舌側咬頭と名づけられている．

**行動異常** こうどういじょう behavior disorder　社会的関係において，本人や他者にとって有益ではない行動や状況にそぐわない行動，それが反復するもの．攻撃行動，自傷行動，破壊行動，異食行動，常同行動などがある．

**喉頭蓋** こうとうがい epiglottis　声門の頭側に存在する舌状の器官．嚥下時に倒れ込んで声門に蓋をすることで誤嚥を防止する．

**行動科学** こうどうかがく behavioral science　さまざまな状況下で，人の行動に影響を与えたり，行動を決定したりする要因に関する知識や考え方を体系化しようとする学問のこと．

**咬頭嵌合位** こうとうかんごうい intercuspal position, maximal intercuspal position　下顎頭の位置に関係なく，対合歯列上に完全に嵌合した状態，つまり上下顎の歯列が最も多くの部位で接触する安定した状態の顎位．下顎頭の位置を参考にする場合もある．

**咬頭干渉** こうとうかんしょう cuspal interference　下顎の機能運動に対して運動経路を妨げる咬頭の接触またはその状態．咬合干渉の一つ．

**行動期** こうどうき action　変化のステージモデルにおける，人の行動の変化を表しているもので，行動を変えて6か月以内の時期のこと．➡ 準備期，無関心期

**喉頭挙上術** こうとうきょじょうじゅつ laryngeal suspension　嚥下障害に対する外科的対応（嚥下機能改善手術）の一つ．喉頭挙上不全症例に対して，栄養改善，摂食嚥下リハビリテーションを施行しても改善がない場合に考慮する．喉頭の挙上を代償することを目的とする．甲状軟

骨-舌骨固定，甲状軟骨-舌骨-下顎骨固定，甲状軟骨-下顎骨固定などの術式があり，甲状軟骨-下顎骨固定は舌骨の前方移動も代償する．喉頭挙上術と輪状咽頭筋切断，もしくは切除術を併用する場合がある．また，術後は一過性喉頭浮腫が生じるため，予防的気管切開術を施行することがある．

**喉頭越え嚥下** こうとうごええんげ supra-glottic swallow ▶ 息こらえ嚥下

**後頭骨** こうとうこつ occipital bone 頭蓋の後下部を構成する無対の骨．下面には大（後頭）孔があり，延髄，椎骨動・静脈を通す．環椎後頭関節を構成する後頭顆，舌下神経管（舌下神経が通過）がみられる．

**喉頭侵入** こうとうしんにゅう laryngeal penetration 食物や水などが喉頭内，声門上に侵入すること．声門を越えたものは誤嚥として区別される．嚥下造影検査（VF）や嚥下内視鏡検査（VE）にて観察することができる現象．

**行動変容** こうどうへんよう behavior change 人の行動には，習慣的な行動と意図的な行動がある．何らかの目的をもってひそかにその行動を変えること．専門的立場からの働きかけで，健康にとって良くない行動を排除することや，良い行動を新たに取り入れることなどがある．▶ 患者行動

**行動療法** こうどうりょうほう behavior therapy, behavioral therapy 対象者が抱えている恐怖や習癖が原因で，状況に応じた行動ができないという問題に対して，心理学的な療法を用いて適切な行動に変容させること．

**口内法エックス線撮影** こうないほうえっくすせんさつえい intraoral radiography 歯科における最も標準的なエックス線撮影法．エックス線フィルムまたはセンサーを口腔内に入れて撮影を行う．撮影に用いる口内法エックス線撮影装置は，エックス線発生装置を含むヘッド，ヘッドを任意の位置に位置付けるためのアーム，照射スイッチなどが配置された操作パネルから構成される．

**更年期障害** こうねんきしょうがい menopausal syndrome, climacteric syndrome 閉経前後の5年間にみられる多彩な症状のうち，症状が重く，日常生活に支障をきたすもの．主な原因はエストロゲンの低下で，これに年齢に伴う体の変化と精神・心理的要因，社会的環境因子が複合的に影響することで起こるという．

**抗パーキンソン病薬** こうぱーきんそんびょうやく antiparkinson agent 振戦，筋固縮，姿勢保持障害などを主症状とする，神経変性疾患のパーキンソン病の治療薬．脳内のドパミン濃度上昇が有効であるため，血液脳関門を通過するドパミン前駆物質のレボドパの投与が第一選択となる．

**後発医薬品** こうはついやくひん generic drug ▶ ジェネリック医薬品

**紅板症** こうはんしょう erythroplakia 口腔粘膜のビロード状の紅斑をさす臨床的な診断名である．白板症より発生頻度は低い．組織学的に多くが上皮性異形成を示し，上皮内癌や扁平上皮癌に進展していることもある．口腔潜在的悪性疾患に含まれる．

**広範性う蝕** こうはんせいうしょく extensive caries 何らかの原因で口腔内に多数歯にわたって生じたう蝕をいう．MasslerとSchourのう蝕罹患型分類では，ランパントカリエス（rampant caries）という．哺乳う蝕に起因するものは保護者への指導が必要である．また，ネグレクトに起因するものは児童虐待に関する対応を必要とする．近年は，early childhood caries（ECC）ともいわれ，食事などの生活習慣だけでなく，社会経済的背景との関連性も示唆されている．

**後鼻孔** こうびこう choanae 鼻腔後方にあり，骨鼻中隔（鋤骨）により左右に分けられる1対の孔である．鼻腔は後鼻孔により咽頭に交通する．

**抗ヒスタミン薬** こうひすたみんやく antihistamine ▶ $H_1$受容体拮抗薬

**公費負担医療** こうひふたんいりょう public medical expenses 法律などに基づき医療費の全額，あるいは一部を国や地方自治体が負担する制度で，自立支援医療や養育医療など福祉的給付のほかに，適正医療の普及を目的とする給付，強制措置に伴う医療，治療研究費の性格をもつものなどがある．

**抗病原微生物作用** こうびょうげんびせいぶつさよう anti-pathogenic microbial action 薬理作用の基本形式の一つ．ヒトに感染した病原微生物に対して機能抑制や増菌抑制，殺滅を期待する作用で，細菌など

**抗不安薬** こうふあんやく anxiolytic drug, anxiolytics 向精神薬の一つで，不安や緊張を軽減，あるいは取り除くことを目的とする薬物．ベンゾジアゼピン系薬物が広く用いられている．

**抗不整脈薬** こうふせいみゃくやく antiarrhythmic agent 不整脈に対する薬．分類として Vaughan Williams 分類がある．Na チャネル抑制薬，交感神経緊張抑制（β遮断薬），K チャネル遮断薬，Ca チャネル遮断薬，ジギタリス製剤，アデノシンなどがある．

**抗プラスミン薬** こうぷらすみんやく antifibrinolysin, antiplasmin プラスミンの作用を阻止し，プラスミンとフィブリンとの結合を阻止する．このフィブリン分解阻害により止血作用を示すと考えられている．トラネキサム酸がある．

**興奮作用** こうふんさよう excitement action 薬理作用の基本形式の一つ．薬物の投与により特定の器官や組織，細胞の機能が強められる作用で，例としてはコーヒーによる中枢神経系に対する作用などがある．

**興奮収縮連関** こうふんしゅうしゅくれんかん excitation-contraction coupling 骨格筋線維の興奮から筋収縮が惹起されるまでの一連の過程．骨格筋細胞で脱分極が起こると，筋小胞体から細胞質内に $Ca^{2+}$ が放出され，アクチンフィラメントとミオシンフィラメントの滑走により筋が短縮する．

**興奮性シナプス** こうふんせいしなぷす excitatory synapse シナプス前細胞から放出される伝達物質を介して，シナプス後細胞に興奮性（脱分極性）の変化をもたらすシナプスである．

**興奮性伝達物質** こうふんせいでんたつぶっしつ excitatory transmitter 興奮性シナプスのシナプス前細胞から放出される化学伝達物質である．アドレナリン，ノルアドレナリン，アセチルコリン，グルタミンなどが知られている．

**興奮伝導系** こうふんでんどうけい impulse conduction system, impulse conducting system ➡ 刺激伝導系

**咬面部【アクチバトールの】** こうめんぶ occlusal portion アクチバトールの床部（レジン床）における臼歯咬合面に接する部分．

**咬耗** こうもう attrition 咬合や咀嚼など，歯と歯が接触することによって起こる歯質の実在性欠損．前歯の切縁，臼歯の咬合面，隣接面に好発する．加齢に伴い進行するが，不正咬合や歯ぎしりなどで促進する．欠損が象牙質に達すると，硬化象牙質や第三象牙質が出現する．➡ 咬耗症 ➡ 咬合小面

**咬耗症** こうもうしょう attrition ➡ 咬耗

**咬翼法** こうよくほう bitewing radiography 口内法エックス線撮影法の一つ．翼を取り付けた専用の咬翼型フィルムまたはセンサーを口腔内に入れて，翼の部分を軽く咬んだ状態で撮影を行う．1回の撮影で上下歯列の歯冠部と歯槽骨頂を観察できる．

**抗リウマチ薬** こうりうまちやく antirheumatic drug 関節リウマチは慢性の炎症性疾患で，自己免疫疾患と考えられている．免疫抑制薬，免疫調整薬，炎症性サイトカインを抑制する生物学的製剤などが抗リウマチ薬として用いられる．

**合理的行為理論** ごうりてきこういりろん rational act theory 対象者の合理性，すなわち道理にかなった性質，論理の法則にかなった性質，無駄なく能率的に行われるような物事の性質を大前提とした社会理論のこと．

**抗利尿ホルモン** こうりにょうほるもん antidiuretic hormone (ADH), vasopressin バソプレッシンともいう．下垂体後葉ホルモンの一つで，尿量を減少させるのが主な作用である．血漿浸透圧の増加や細胞外液の減少により分泌が刺激され，腎臓の集合管に作用し水の再吸収を促す．➡ ADH，バソプレッシン

**効力期待** こうりょくきたい efficacy expectations, expectation of efficacy 目標に向かって努力をすれば成功する，実現するであろうという期待と，みずからが成し遂げられる自信をもつこと．

**口輪筋** こうりんきん orbicularis oris 表情筋の一つで，口裂のまわりを輪状に取りまき，上唇と下唇をつくる．口裂を閉じたり口唇を尖らせるなどの働きをもつ．

**高齢化社会** こうれいかしゃかい aging society 一般に「人口に占める高齢者の割合が増大する社会，すなわち人口の高齢化が進んだ社会」のことを意味する．

しかし，高齢化社会を厳密に定義する場合には，2つの点が明確にされなければならない．1つは，高齢者とは何かであり，もう1つは，高齢者の割合がどこまで増大したら高齢化社会といえるかという問題である．国連などが人口高齢化すなわち「高齢化社会」の段階に入ったと判断する目安は，全人口に占める65歳以上の割合が7％を超えた時期である．さらに，この高齢化の速度を比較する際には，7％から14％に至る所要年数を用いることが多い．先進諸国の場合には，この所要年数が，フランスで114年，スウェーデンで82年を費やし，イギリスで46年，ドイツでも42年ほどかけているので，わが国の人口高齢化速度7％（1970年）から14％（1994年）に至る所要年数は24年と，世界に類をみない速度である． ➡ 高齢社会，超高齢社会

**高齢化率** こうれいかりつ ratio of elderly population, proportion of people aged 65 and over, proportion of those 65 years and older ＝ 老年人口割合，老年人口比率

**高齢者** こうれいしゃ senescence, old age, advanced aged ＝ 老年者，老人

**高齢社会** こうれいしゃかい aged society 高齢化の進行が止まり，高齢者の割合が不変になった社会のこと．わが国の場合には2020〜2030年にかけて，人口の年齢構造がほぼ一定し，高齢者対策も安定した状態になると考えられている．65歳以上の割合が14％を超えた社会を「高齢社会」と表現することもあるが，明確な定義は示されていない． ➡ 高齢化社会，超高齢社会

**高齢社会対策基本法** こうれいしゃかいたいさくきほんほう aged society basic law 高齢社会に対する対策を総合的に推進し，経済社会の健全な発展と国民生活の安定向上を図ることを目的とする．国および自治体は，高齢社会対策基本法の基本理念に則った高齢社会対策を行う責務を負う．

**高齢者虐待** こうれいしゃぎゃくたい elder abuse 家庭ならびに施設内で，老年者の基本的人権を侵害し，心身に深い傷を負わせること．高齢者虐待防止法では，養護者による高齢者虐待について，身体的虐待，介護・世話の放棄・放任，心理的虐待，性的虐待，経済的虐待を挙げている． ➡ 虐待，高齢者虐待防止法

**高齢者虐待防止法** こうれいしゃぎゃくたいぼうしほう act on prevention of elderly abuse and support for attendants of elderly persons 正式名称は「高齢者虐待の防止，高齢者の養護者に対する支援等に関する法律」．高齢者虐待を「養護者による高齢者虐待」と「要介護施設従事者などによる高齢者虐待」に分けて定義している． ➡ 虐待，高齢者虐待

**高齢者歯科医学** こうれいしゃしかいがく gerodontology, geriatric dentistry ＝ 老年歯科医学

**高齢者歯科医療** こうれいしゃしかいりょう gerodontics, geriatric dentistry ＝ 老年歯科医療

**高齢者総合的機能評価** こうれいしゃそうごうてきのうひょうか comprehensive geriatric assessment (CGA) 「生活機能面」「精神・心理面」「社会・環境面」の3つの面から高齢者を評価するもの．具体的な評価項目として，日常生活自立度，認知機能，運動機能，排泄機能，コミュニケーション能力，社会的環境が挙げられる． ➡ CGA，包括的高齢者評価，老年医学的総合評価

**高齢者の医療の確保に関する法律** こうれいしゃのいりょうのかくほにかんするほうりつ act on assurance of medical care for elderly people 高齢期の適切な医療の確保のため，医療費適正化の推進，健康診査などの実施，後期高齢者への医療給付により国民保健の向上，高齢者福祉の増進を目的とする．老人保健法から2008年に移行した．特定健康診査・特定保健指導の実施なども定めている． ➡ 長寿医療制度

**口話** こうわ silent mouthing ＝ 読唇，読話

**後彎症** こうわんしょう kyphosis 健常な状態では，脊柱を側方から見ると，胸椎は後彎しており，腰椎は前彎している．先天性の変形や疾患により，胸椎の後彎の角度が大きくなったり，腰椎が後彎している状態をいう．

**誤嚥** ごえん aspiration 食物や唾液などが声門を越えて気管に侵入すること．誤嚥の有無は，むせや呼吸状態によって判断できるが，むせの起こらない不顕性の誤嚥もあるため注意が必要である．

**誤嚥性肺炎** ごえんせいはいえん aspiration pneumonia 摂食時の食物や唾液または嘔吐した胃の内容物が気道内に侵入することで引き起こされる肺炎．高齢者や障害児・者に多く，摂食嚥下機能の低下や口腔衛生状態の悪化がその原因と考えられている．　＝嚥下性肺炎

**誤嚥防止手術** ごえんぼうししゅじゅつ preventive surgery against aspiration, surgery for preventing aspiration 嚥下障害に対する外科的対応の一つ．誤嚥があり，かつ自己喀出ができない状態が持続する患者に対して考慮される．喉頭摘出術，気管食道吻合術，喉頭気管分離術，喉頭（声門）閉鎖術がある．声門閉鎖術を除いて全身麻酔下に施行される．原則（復元できる余地を残す術式もあるが），音声機能が失われる．

**ゴーグル【感染予防の】** ごーぐる goggles 血液，体液，分泌物，排泄物，汚物などの飛沫が目を汚染する可能性があるときに使用する，目の部分を覆う大型の眼鏡のこと．歯の切削や超音波スケーラー使用時に感染性微生物が空気中に浮遊するため，着用が必要である．

**コーチング** こーちんぐ coaching 対象者が課題を達成したり，問題を解決するなど，目標実現のため対象者1人ではできないことをみずから達成できるように専門的に支援すること．

**コーティング錠** こーてぃんぐじょう coating tablet 錠剤の表面を均一にコーティングしたもの．糖で覆う糖衣錠や高分子化合物で覆うフィルムコーティング錠があり，薬物の苦味や刺激臭をなくしたり，湿気や光に対する安定性を向上させるなどの効果がある．

**コーヌスクローネ** こーぬすくろーね cone crown telescope, Konus Kronen Teleskop Körber KH（1969）により開発された支台装置の一種で，テーパーを有する円錐台型の内冠と，それに適合する外冠からなるテレスコープクラウン．一般的に，維持力は内，外冠の接触による摩擦力，くさび効果および外冠の金属弾性によるが，この装置では内冠軸面のコーヌス角によって調節する．　＝コーヌステレスコープクラウン

**コーヌステレスコープクラウン** こーぬすてれすこーぷくらうん cone crown telescope　＝コーヌスクローネ

**コーネル・メディカル・インデックス** こーねる・めでぃかる・いんでっくす Cornell medical index (CMI) 1949年にコーネル大学のBrodmanらによって考案された，精神面と身体面の両方にわたる自覚症状を把握するための質問式精神症状票のこと．身体機能を12系統別，精神症状を6状態別に作成されており，男性用と女性用がある．　＝CMI

**コーピング** こーぴんぐ coping 問題に対処するという意味．ストレス源（ストレッサー）の発生を抑制したり，軽減させるなどストレスを適切にコントロールすること．ストレスコーピングということもある．

**ゴールドプラン21** ごーるどぷらんにじゅういち Gold Plan 21 介護保険制度などをふまえ，介護予防と自立生活支援を促進し，活力ある高齢者像の構築を目指した施策．2000～2004年の5年間実施された．

**コーンカット** こーんかっと cone-cutting 口内法エックス線撮影の失敗の一つ．エックス線の照射方向とフィルムまたはセンサーの位置が一致していなかったために，照射野から外れた部分のエックス線像が得られないこと．

**コカイン塩酸塩** こかいんえんさんえん cocaine hydrochloride エステル型局所麻酔薬で，麻薬に指定されている．最初に臨床応用された局所麻酔薬であるが，現在，適用は表面麻酔に限定されている．

**呼吸** こきゅう respiration, breathing 外呼吸では肺でガス交換を行うこと．内呼吸では細胞膜を介したガス交換を行うこと．breathingは外呼吸．

**呼吸器系合併症** こきゅうきけいがっぺいしょう respiratory complication 術中には マスク換気・挿管困難，気道閉塞，喉頭・気管支痙攣，気胸などがある．術後には薬剤による呼吸抑制や無気肺，口腔内の腫脹，出血による気道閉塞などが要因となる低酸素血症がある．

**呼吸機能検査** こきゅうきのうけんさ respiratory function test 呼吸器系疾患の診断と重症度の評価に用いる検査．スパイロメータを用い，％肺活量80％未満は拘束性換気障害と判定し，無気肺，肺線維症，肺水腫などがある．1秒率70％未満は閉塞性換気障害と判定し，気管支喘息，慢性閉塞性肺疾患（COPD）など

がある．拘束性・閉塞性両者がある場合は混合性換気障害とする．

**呼吸筋** こきゅうきん respiratory muscle　呼吸運動に働く筋．安静時の呼吸は吸気筋（横隔膜と外肋間筋）の収縮（吸気時）と弛緩（呼気時）で行われる．

**呼吸障害** こきゅうしょうがい respiratory disturbance　胸郭の拡大・縮小によって，肺を伸展・縮小させて肺胞のガス交換を行うことを呼吸運動というが，それが何らかの原因により妨げられる状態をいう．

**呼吸数** こきゅうすう respiratory rate　1分間に行われる呼吸の回数．安静時の成人では12～20回が正常範囲内となる．

**呼吸・排痰訓練** こきゅう・はいたんくんれん breathing exercises, expectorating exercise　痰を喀出する機能を向上させる目的で，できるだけ深い呼吸に次いで，強い咳を行わせる訓練．肺活量を増大させる訓練と同等であるが，摂食嚥下障害の改善にも効果がある． ■咳嗽訓練，咳・強制呼出手技，ハフィング

**呼吸不全** こきゅうふぜん respiratory failure　肺からの酸素取り込みと二酸化炭素排出ができなくなり，肺の機能が低下した状態．

**呼吸抑制** こきゅうよくせい respiratory depression　さまざまな原因で呼吸中枢が抑制されたり，呼吸数や一回換気量が減少したりすること．大部分の吸入麻酔薬や静脈麻酔薬は，用量依存的な呼吸抑制作用を有する．オピオイドの呼吸抑制は，呼吸数の減少が特徴で，意識がある状態でもみられる．

**国際歯科衛生士連盟** こくさいしかえいせいしれんめい International Federation of Dental Hygienists (IFDH)　歯科衛生士の国際連盟．各国の代表者2名で構成され，3年ごとに開催される歯科衛生に関する国際シンポジウムを支援している．連盟では，政治，人権，宗教的なつながりはなく，口腔保健の推進を目標に活動している． ■IFDH

**国際生活機能分類** こくさいせいかつきのうぶんるい International Classification of Functioning, Disability, and Health　■ICF

**国際保健** こくさいほけん global health　従来は，国や国民単位の健康に関する健康を扱う研究・実践（インターナショナルヘルス）領域であったが，今日では概念が拡大し，地球規模の視野で取り組む国際的な保健・医療活動でありそのための国際協力とされる．

**国勢調査** こくせいちょうさ population census　人口，世帯，就業者などからみた産業構造などの状況を地域別に明らかにする統計を得るために，全国民に対して行う基幹統計調査である．10月1日時点の常住人口を対象として，5年ごとに総務省が実施する．

**国民医療費** こくみんいりょうひ national health expenditure　医療機関などにおける保険診療の対象となりうる傷病の治療に要した費用を推計したもの．医科診療や歯科診療にかかる診療費，薬局調剤医療費，入院時食事・生活医療費などが含まれ，正常な分娩，健康診断などは含まない．

**国民皆保険** こくみんかいほけん universal healthcare, universal health coverage　すべての国民が公的な医療保険によって社会保障を受けられる制度（1961年に確立）で，日本では公的医療保険への加入が義務づけられている．患者の自己負担額が軽減され，国民に対して良質かつ高度な医療を受ける機会を平等に保障する．

**国民健康・栄養調査** こくみんけんこう・えいようちょうさ national health and nutrition survey, national nutrition survey　健康増進法（2003年）に基づき，国民の身体の状況，栄養素等摂取量および生活習慣の状況を明らかにし，国民の健康の増進の総合的な推進を図ることを目的として毎年行われる一般統計調査．厚生労働省健康局総務課生活習慣病対策室栄養調査係が担当し，身体状況（身長，体重，腹囲，血圧，血液検査，1日の運動量），栄養摂取状況（世帯員それぞれの食品摂取量，栄養素等摂取量，欠食・外食などの食事状況），生活習慣（食生活，身体活動・運動，休養〈睡眠〉，飲酒，喫煙，歯の健康）を調査する．

**国民健康保険** こくみんけんこうほけん national health insurance　社会保障および国民保健の向上を目的とする公的医療保険で，都道府県，市町村などが保険者となり，被保険者の疾病，負傷，出産，死亡に関して国民健康保険法に基づいて必要な保険給付を行う．略称，国保．

**国民健康保険法** こくみんけんこうほけんほう national health insurance act 国民健康保険事業の健全な運営を確保し、社会保障および国民保健の向上に寄与することを目的とする法律. 国民健康保険の財政支援の拡充や、医療保険制度の財政基盤の安定化, 保健, 医療, 福祉に関する施策などを推進する.

**黒毛舌** こくもうぜつ black hairy tongue 糸状乳頭の角質の増生による伸長と黒色の着色をきたす病変である. 抗菌薬の服用などによる菌交代現象により, 色素産生性嫌気性菌が優勢になり, 細菌性色素の沈着で黒色を呈する. ➡ 菌交代現象

**鼓形空隙** こけいくうげき embrasure 歯と歯の間の隙間と歯肉に囲まれた部分にできる三角形, あるいは鼓状の空隙のことである. 健康な状態であればその空隙は歯間乳頭で満たされているが, 加齢や歯周病により歯肉が退縮すると, 空隙が大きくなる. ➡ 歯間鼓形空隙

**固形食摂取訓練** こけいしょくせっしゅくんれん solid food oral intake training, training to eat solid food 舌や <br>唇での押しつぶしや, 咀嚼を必要とする形態の食事を摂取する訓練. 水分やペースト食の摂取から, 食塊を咀嚼して食塊形成を行い, 咽頭に送り込む力が必要となる.

**固形培地** こけいばいち solid medium 細菌または真菌の発育に必要な栄養分を含んだ固体状の培地のこと. 一般的に培地全体量に対して 1.5% 程度の寒天を添加して固形化させる. 個々の細菌・真菌を分離するための培地として用いられることが多い. 液体培地に対する語句. ➡ 液体培地

**ココアバター** ここあばたー cocoa butter ワセリンとココアバターからなるペースト状の接着・充填材料用表面硬化保護材. グラスアイオノマーセメントの充填後に, 表面に塗布して水分を遮断し, セメントの感水を防止する.

**心とからだの健康づくり** こころとからだのけんこうづくり total health promotion plan ➡ THP

**糊剤充填** こざいじゅうてん filling with paste 通常, 永久歯の根管治療後の根管充填には, ガッタパーチャポイントなどの非吸収性の材料が用いられるが, 乳歯では永久歯への交換があるため, 生体吸収性がある糊状の水酸化カルシウム製剤が用いられる. これを用いた根管充填を糊剤充填という. 幼若永久歯の根管充填でも水酸化カルシウム製剤による糊剤充填が行われ, 根尖部の硬組織による閉鎖が図られるアペキシフィケーションに使用される.

**鼓索神経** こさくしんけい chorda tympani nerve 顔面神経が側頭骨の内耳孔から入り, 顔面神経管を通り, 途中, 顔面神経膝で鼓室に向かい, 涙腺の分泌を支配する大錐体神経 (副交感性神経) を出す. そのあとに, 茎乳突孔に行く前に枝を出して舌の味覚線維と顎下腺と舌下腺の分泌する副交感性線維をもつ鼓索神経となる. 舌前の 2/3 を司る線維は, 下顎神経の枝の舌神経に合流する.

**鼓室** こしつ tympanic cavity 側頭骨の鼓室部は乳突部と錐体に挟まれ, 外耳道を囲む領域で, 前方には小錐神経が外頭蓋底に抜ける錐体部と境界にあたる錐体鼓室裂がある.

**ゴシックアーチ描記法** ごしっくあーちびょうきほう gothic arch tracing method 下顎運動の記録法の一つで, 水平的な顎間関係を記録する. 口内法と口外法があり, いずれも描記針と描記板を用いて, 水平面内の中心位, 左右の側方限界運動, 前方運動の軌跡を描記する. その軌跡がゴシック様式建築の梁の形状に似ているため, 「ゴシックアーチ」と命名された. ➡ アペックス, 顎間関係記録

**鼓室神経** こしつしんけい tympanic nerve 舌咽神経の枝で鼓室粘膜や耳管に枝を送る鼓室神経叢を形成するが, 一部は副交感性線維である小錐体神経を耳神経節に送り, 耳下腺の分泌に関与する.

**5 疾病 5 事業** ごしっぺいごじぎょう 5 disease 5 project 医療法により 2013 年度から医療計画制度の下, これらの医療連携体制の構築が進められている. 5 疾病は, がん, 脳卒中, 急性心筋梗塞, 糖尿病および精神疾患とし, 5 事業は医療の確保が必要な事業で, 救急医療, 災害時における医療, へき地の医療, 周産期医療, 小児医療とする.

**個歯トレー** こしとれー custom abutment tray クラウン・ブリッジの精密印象採得時に, 各支台歯に使用する小型の印象用トレー. 常温重合レジンで製作される場合が多い.

**50%致死量** ごじゅっぱーせんとちしりょう lethal dose 50% ▤ LD₅₀

**50%有効量** ごじゅっぱーせんとゆうこうりょう effective dose 50% ▤ ED₅₀

**個食** こしょく lonely meal, eating alone 家庭で，家族がそろって食事をせず，各自がばらばらに食べること．孤独を感じているさまを表し，「孤食」とも書く．

**誤食** ごしょく accidental ingestion ▤ 誤飲

**個人情報保護法** こじんじょうほうほごほう act on the protection of personal information 個人情報の適切な取り扱いについて定めた法律である．個人情報とは，特定の個人を識別することができるものをいい，医療機関では特に患者に関する診療録，処方せん，エックス線写真などの情報がある．2005年に施行された．

**個人トレー** こじんとれー custom tray 印象用トレー内の印象材の厚みを均一にして印象精度を向上させるため，各個人の歯列や顎堤の形状に合わせて個別に製作されたトレー．

**個人モニタリング** こじんもにたりんぐ personal monitoring 放射線業務従事者の被曝線量について調べるため，外部被曝，内部被曝，表面汚染などについて，一定の期間ごとに線量を計測，記録すること．

**個性正常咬合** こせいせいじょうこうごう individual normal occlusion 個人によって異なった個性的な正常咬合．個体ごとに歯の大きさ，形態，植立状態および顎骨の大きさや形態は異なるため，各個体ごとに構成される理想的な咬合は異なる．矯正歯科治療の目標となる． ▶ 仮想正常咬合

**呼息** こそく expiration 肺からガスを呼出すこと．肺から息を吐くこと．

**姑息的手術** こそくてきしゅじゅつ palliative operation がんの進行状況から治療切除不能の場合や全身状態により根治手術が困難なときに，がんによって引き起こされる苦痛や症状の緩和を目的に行う手術である．比較的低侵襲の処置のため，QOLの改善を目的に行うこともある．

**コチニン** こちにん cotinine たばこの煙に含まれるニコチンが体内で変化したもので，ニコチンは主に肝臓で代謝されるが，一部は腎臓と肺で代謝されてコチニンとなり，腎臓から排泄される．尿中のコチニンは禁煙後も数日間は認められる． ▶ ニコチン

**固着式模型** こちゃくしきもけい solid working cast ▤ 歯型固着式模型，単一式模型

**骨移植** こついしょく bone graft 歯周病などの原因により生じた骨の欠損に，新たに骨を移植する手術法．自家骨移植，他家骨（同種骨，異種骨）移植，人工骨移植に分類される． ▶ 骨移植術 ▶ 他家骨移植

**骨移植術** こついしょくじゅつ bone graft ▤ 骨移植

**骨塩** こつえん bone salt, bone mineral 骨に含まれる無機塩類の総称．骨は骨芽細胞が分泌する有機骨基質であるコラーゲンに，リン酸カルシウムなどの無機塩類が沈着し形成される（石灰化）．骨塩（無機骨基質）が骨基質全体の70％を占めている． ▤ 無機骨基質

**骨縁下ポケット** こつえんかぽけっと infrabony pocket ポケット底が歯槽骨頂より根尖側にある歯周ポケット．垂直性骨吸収に伴い形成される．

**骨縁上ポケット** こつえんじょうぽけっと suprabony pocket ポケット底が歯槽骨頂より歯冠側にある歯周ポケット．水平性骨吸収を伴うことが多い．

**骨格筋** こっかくきん skeletal muscle 長い円柱状の多核細胞である骨格筋細胞で構成される随意筋で，横紋がみられる．筋線維の太さにより，赤筋線維・白筋線維・中間筋線維に分けられ，筋の種類によって構成する線維の比率が異なる．

**骨格筋弛緩薬** こっかくきんしかんやく skeletal muscle relaxant 運動神経の神経筋接合部に働いてアセチルコリンの働きを阻害し，骨格筋の収縮を抑制する薬物．競合性遮断薬と脱分極性遮断薬とに分けられる． ▤ 筋弛緩薬 ▶ 神経筋接合部遮断薬

**骨格性不正咬合** こっかくせいふせいこうごう skeletal malocclusion 不正咬合の成因が，主に顎骨の形態や位置異常によるもの． ▶ 不正咬合

**骨芽細胞** こつがさいぼう osteoblast 骨形成の中心的な役割を果たす間葉系幹細胞に由来する細胞．分化に伴い，Ⅰ型コラーゲンとその他の骨基質成分であるオステオカルシン，オステオポンチン，骨シアロタンパク質，アルカリホスファ

ターゼなどを産生し，骨の形成に関与する．

**国家資格** こっかしかく national certification, government certification 国の法律に基づいて国や地方公共団体，国から委託を受けた機関が実施する試験で，その試験に合格した人だけに与えられる資格である．歯科衛生士も国家資格の職種であり，知識や技術が国によって認定されているため，社会的信頼度も高いといえる．

**骨関節症** こつかんせつしょう osteoarthrosis ➡ 変形性顎関節症，退行性顎関節疾患

**骨吸収** こつきゅうしゅう bone resorption 骨が破壊吸収されること．破骨細胞が骨表面に接着した後，酸の放出によって無機質を溶解し，タンパク質分解酵素の分泌によって有機物を分解することで骨吸収を行う．破骨細胞による骨吸収は，種々のホルモンやサイトカインによって調整されている．

**骨クレーター** こつくれーたー bony crater ➡ クレーター状骨欠損

**骨形成** こつけいせい bone formation 骨がつくられること．結合組織性の骨膜に含まれる未分化間葉細胞が骨芽細胞に直接分化して行われる膜内骨化と，最初に軟骨芽細胞によって軟骨が作られた後に骨芽細胞が誘導され，軟骨が骨に置換する軟骨内骨化の2つの仕組みがある．

**骨形成不全症** こつけいせいふぜんしょう osteogenesis imperfecta 主な骨基質成分であるⅠ型コラーゲンの遺伝子変異による先天性遺伝性疾患．全身の骨が脆弱となり，易骨折性で，進行性の骨変形が生じる．さまざまな程度の結合組織症状を示す．象牙質形成不全症を合併することがある．

**骨口蓋** こつこうがい bony palate 外頭蓋底前方部で，上顎歯列弓内側にみられる骨性部分．骨口蓋の前 2/3 は上顎骨の口蓋突起，後ろ 2/3 は口蓋骨の水平板で構成され，左右の上顎骨口蓋突起と口蓋骨水平板は正中口蓋縫合，上顎骨口蓋突起と口蓋骨水平板は横口蓋縫合で連結される．骨口蓋正中線の前部には切歯孔，後外側には大口蓋孔，小口蓋孔があって，切歯孔は鼻口蓋神経，蝶口蓋動脈中隔後鼻枝，大口蓋孔は大口蓋神経，大口蓋動・静脈，小口蓋孔は小口蓋神経，小

口蓋動・静脈がそれぞれ通る．➡ 口蓋突起

**骨再生誘導法** こつさいせいゆうどうほう guided bone regeneration (GBR) 疾患部位に骨組織を選択的に誘導し再生させる方法．骨移植材料や増殖因子を利用する方法が挙げられる．➡ GBR

**骨シアルタンパク質** こつしあるたんぱくしつ bone sialoprotein シアル酸，リン酸，硫酸を含む非コラーゲン性タンパク質．RGD 配列をもつため接着タンパク質としての機能を有する．骨や象牙質にも少量存在し，石灰化への直接的な関与が考えられている．

**骨 Gla タンパク質** こつじーえるえーたんぱくしつ bone Gla protein ➡ オステオカルシン

**骨髄抑制** こつずいよくせい myelosuppression がんの化学療法，あるいは放射線療法を行った際に，白血球や赤血球，血小板が減少すること．易感染性，易出血傾向となるため，注意が必要である．

**骨性異形成症** こつせいいけいせいしょう osseous dysplasia ➡ セメント質骨性異形成症

**骨性結合** こつせいけつごう osseous joint 2骨間が骨質により結合される不動性の結合様式．軟骨性の連結における軟骨部分が骨化することにより生ずる．

**骨性癒着歯** こつせいゆちゃくし ankylosed tooth 歯根と歯槽骨が直接結合すること．原因は外傷や局所的代謝異常，内分泌異常といわれる．動揺が認められず，金属様の打診音がすることが特徴となる．低位乳歯の原因となる．

**骨穿孔** こつせんこう bone perforation ➡ 穿孔術

**骨穿孔開窓法** こつせんこうかいそうほう artificial fistulation, trephination 急性化膿性根尖性歯周炎などで膿瘍の形成が歯槽骨内で進行すると，骨内部の内圧が高まり疼痛が発現する．持続的な自発痛の解消のために歯槽骨を穿孔し，排膿する．➡ 外科的排膿法

**骨粗鬆症** こつそしょうしょう osteoporosis 加齢，女性ホルモン（エストロゲン）の欠乏，運動不足などの生活習慣が原因で，骨の強度が低下して骨折しやすくなる疾患．診断には骨密度の測定が用いられる．転倒などのわずかな衝撃でも骨折し，加齢とともに前腕骨，椎体部，大腿

骨の骨折が増加し、いわゆる寝たきりの原因になりうる．治療に用いられるビスホスホネート製剤が、抜歯などの観血的処置後に顎骨壊死を起こすことがあるので、予防のためのガイドラインがあり、休薬を検討する． ➡ 骨多孔症

**骨多孔症** こつたこうしょう osteoporosis ➡ 骨粗鬆症

**ゴットリーブの垂直法** ごっとりーぶのすいちょくほう Gottlieb vertical method 歯ブラシの毛先を歯間空隙に直角に挿入し、上下左右に圧迫振動を加えるブラッシング法である．歯肉退縮のある部位に適しており、歯間部の清掃と歯肉乳頭部のマッサージ効果が期待できる．【巻末表5b参照】 ➡ ゴットリーブの縦磨き

**ゴットリーブの縦磨き** ごっとりーぶのたてみがき Gottlieb vertical method ➡ ゴットリーブの垂直法

**骨内インプラント** こつないいんぷらんと endosseous implant 歯槽骨あるいは顎骨内に埋入した歯科インプラント．このほかに骨膜と歯槽骨との間に埋入する骨膜下インプラントや、歯内骨内インプラントなどがある．材質としてはチタン製のスクリュータイプが主流であり、表面処理の技術向上によりオッセオインテグレーションの獲得性能は向上している．

**骨軟骨異形成症** こつなんこついけいせいしょう osteochondrodysplasia ➡ 軟骨内異骨症

**骨軟骨腫症** こつなんこつしゅしょう osteochondromatosis ➡ 滑膜性骨軟骨腫症

**骨年齢** こつねんれい bone age 一般的に手関節を含めた手根骨エックス線写真を用いる．骨化中心の出現と骨成熟に至る過程および骨端軟骨と骨幹との癒合過程に基づいて判定される身体の成熟を示す生理的年齢． ➡ 手掌部エックス線写真

**骨の改造** こつのかいぞう bone remodeling ➡ 骨のリモデリング

**骨のリモデリング** こつのりもでりんぐ bone remodeling 骨が常に一定の骨量や形状を維持するために、既存の骨が吸収され、その部位に新しい骨が形成される現象．破骨細胞による骨吸収と、骨芽細胞による骨形成の均衡を保ちながら再構築を繰り返している． ➡ 骨の改造

**骨ファイル** こつふぁいる bone files 歯周外科手術時に、歯槽骨を削るために用いるヤスリ状の器具．歯間部のクレーターや鋭辺の除去、歯槽骨の仕上げ用として用いる． ➡ 骨ヤスリ ➡ シュガーマンファイル

**骨フッ素症** こつふっそしょう osteofluorosis, skeletal fluorosis フッ化物による慢性中毒の一つ．飲料水中に8ppm以上のフッ化物濃度が含まれている水を飲料水として長期間摂取すると、骨の硬化が確認されることがある．

**コップリック斑** こっぷりっくはん Koplik spot 麻疹の初期症状として、主に臼歯部咬合線に相当する両側の頬粘膜に発現する白い粘膜疹である．発病の2、3日後、全身発疹が出現する2日前に出現する． ➡ 麻疹

**コッヘル鉗子** こっへるかんし Kocher forceps 組織の止血や組織の把持、縫合の際に用いられる．ペアン鉗子は先端に鉤がないのに対して、コッヘル鉗子は先端に鉤がある．

**骨補填材** こつほてんざい bone filling material 骨欠損部の機能回復のために、欠損部に充填して使用する材料．骨の無機成分と同じであるリン酸カルシウム系セラミックスのヒドロキシアパタイトやリン酸三カルシウム（TCP）が用いられている． ➡ ヒドロキシアパタイト

**骨膜性骨化** こつまくせいこっか periosteal ossification ➡ 膜性骨化，膜内骨化

**骨膜剥離子** こつまくはくりし periosteum elevator 外科手術の際に、歯肉や骨膜を骨面から剥離するために用いる外科器具． ➡ 剥離子

**骨密度** こつみつど bone mineral density, bone density 単位体積あたりの骨塩量（g/cm³）．骨の強さを判定するための代表的な指標で、骨粗鬆症の診断に用いる．若年成人を基準としたときの割合（%）で表す場合もある．女性は閉経以後、急速に低下し、骨粗鬆症となることがある．

**骨ヤスリ** こつやすり bone files ➡ 骨ファイル

**骨様象牙質** こつようぞうげしつ osteodentin 種々の刺激に対して形成される第三象牙質のうち、象牙質内に象牙芽細胞が埋入しているもの．

**骨隆起** こつりゅうき torus 顎骨に生じた、層板骨による周辺性の骨増殖．口腔領域では、口蓋正中縫合部に多く、口蓋

隆起と呼ばれ，女性にやや多い．下顎骨内側にも生じやすく，下顎隆起，あるいは舌側隆起と呼ばれる．非腫瘍性の骨増殖であり，病的意義はない．歯ぎしりやクレンチングとの関連が指摘されるものもある．義歯作成や患者の摂食困難症などのため，外科的切除を行う場合もある．
➡ 口蓋隆起

**固定【矯正の】** こてい anchorage 矯正力を歯，あるいは顎付に作用させる場合，力の反作用に耐える抵抗源をいう．固定源（anchorage）ともいう．固定には，歯や口蓋，頭部，頸部，矯正歯科用アンカースクリューなどが用いられる． ➡ 加強固定，準備固定，相反固定，抜歯空隙，不動固定

**固定歯** こていし anchorage tooth 歯の移動を行う場合，その抵抗源となるもののうち固定となる歯のこと．一般的に第一大臼歯を固定歯としている場合が多いが，抜歯部位により固定歯が選定される．

**固定準備** こていじゅんび anchorage preparation ＝ 準備固定

**固定性義歯補綴学** こていせいぎしほてつがく fixed prosthodontics ＝ クラウンブリッジ補綴学，冠橋義歯補綴学

**固定性スプリント** こていせいすぷりんと fixed splint 歯周炎，脱臼，歯根破折などによって動揺を生じた歯を保護するために，隣接歯と連結固定する装置のこと．歯に固着され，患者自身では撤去・装着できない．

**固定性補綴装置** こていせいほてつそうち fixed dental prosthesis 補綴装置のうち，患者自身が撤去できないもの．歯またはインプラントの支台に対し，支台装置がセメントまたはスクリューなどを用いて固定される． ➡ ブリッジ

**固定喪失** こていそうしつ anchorage loss, anchorage breakdown 強い矯正力を用いた際に，固定歯が抵抗し得ないで移動してしまうこと．これを固定のくずれ（アンカレッジブレイクダウン），あるいは固定の喪失（アンカレッジロス）という．

**固定装置** こていそうち fixed appliance 咬合誘導や矯正，矯正治療後の保定，あるいは歯の外傷により，動揺や転位した歯の整復後の固定を目的として着脱できないように設置した装置をいう．固定式拡大装置，固定式矯正装置，固定式保定装置などがある．

**固定帯環** こていたいかん anchor band 固定歯に装着され，ブラケットやバッカルチューブなどのアタッチメント（付加物）を付着されるもの．現在は，ステンレススチール製の既製バンドが主流を占めている．

**コ・デンタルスタッフ** こ・でんたるすたっふ co-dental staff 協働して歯科医療に携わるスタッフのことで，歯科医師以外の歯科衛生士，歯科技工士，看護師，診療放射線技師，臨床検査技師，言語聴覚士ほか，歯科医師とともに「チーム医療」を支えるスタッフのことである．

**5年生存率** ごねんせいぞんりつ five year survival rate がんの治療開始から5年経過後に生存している患者の割合のこと．この期間に再発や転移がなければ完治している可能性が高いため，5年が基準とされている．

**コバラミン** こばらみん cobalamin ＝ ビタミン $B_{12}$

**コバルトクロム合金** こばるとくろむごうきん cobalt-chromium alloy 鋳造用はコバルトを主成分とし，クロムが25％以上，モリブデンが4％以上，コバルト，クロムならびにニッケルの総含有量が85％以上となる合金．弾性係数が大きく，機械的性質に優れる．

**COVID-19** こびっどないんてぃーん Coronavirus disease 2019, COVID-19 2019年に中国湖北省武漢市で発見された肺炎．厚生労働省をはじめ，政府機関や官公庁が使っている新型コロナウイルス感染症の正式な呼称．WHOが2020年に命名した． ＝ 新型コロナウイルス感染症

**コホート** こほーと cohort ある共通した特性を有する人間集団を意味する．特定の集団を何らかの要因との関連を含めて継時的に観察して，その集団での疾病などの発症と要因との関連を明らかにする研究をコホート研究という．

**鼓膜** こまく tympanic membrane, eardrum 外耳と中耳を隔てる膜である．外側は皮膚，内側は粘膜で覆われる．外耳より入った音波で振動し，その振動は鼓膜に接合した耳小骨へと伝わる．

**コミュニケーション** こみゅにけーしょん communication 患者との信頼関係を構築するために，個人の考え方や感情，態度，行動を尊重し，相互交流を図るこ

と，人間関係の成立や発展のメカニズムにおいて大切なものである．言語によるものと非言語によるものがある．

**コミュニケーションスキル** こみゅにけーしょんすきる communication skills 他者と円滑な意志の疎通を図り，信頼関係を築くための技術のこと．

**コミュニティオーガニゼーション** こみゅにてぃおーがにぜーしょん community organization 地域組織活動ともいい，住民の福祉ニーズや地域の生活課題を把握し，その解決のために住民の自主的な活動への参加と組織化を推進，展開される活動をいう．社会福祉協議会の活動などが該当する．

**コミュニティペリオドンタルインデックス** こみゅにてぃぺりおどんたるいんでっくす community periodontal index ■ 地域歯周疾患指数，CPI

**ゴム質印象材** ごむしついんしょうざい elastomeric impression material 弾性精密印象材であり，ゴム質によりポリサルファイド（チオコール）ゴム質印象材，シリコーンゴム質印象材，ポリエーテルゴム質印象材に分類される．また，その流れ（フロー）により，ヘビーボディタイプ，ミディアムボディ（レギュラー）タイプ，ライトボディ（インジェクション）タイプなどに分類される． ■ エラストマー印象材 ◻ シリコーンゴム印象材，シリンジ

**ゴム腫** ごむしゅ gumma 梅毒にみられる結核結節に類似した肉芽腫をいう．

**固有口腔** こゆうこうくう oral cavity proper 歯列弓の内側から口峡までの空間をいい，上壁は口蓋，下壁は舌と口腔底で形成される．口腔前庭とは歯列弓の後方にある臼歯隙によって交通する．

**固有咬合面** こゆうこうごうめん occlusal surface proper 歯冠を咬合面からみて，頰側・舌側咬頭頂を通り，頰側・舌側咬合縁や近心・遠心辺縁隆線に囲まれた範囲をいう．

**雇用保険** こようほけん employment insurance 労働者の生活および雇用の安定と就職の促進のために，失業者などに対して，失業等給付を支給する政府が管掌する保険制度．また，失業の予防，雇用状態の是正および雇用機会の増大，労働者の能力の開発および向上，労働者の福祉の増進などを図るための事業も行う

ことにより，雇用に関する総合的機能を有する．

**コラーゲン** こらーげん collagen 哺乳動物で最も存在量が多いタンパク質で骨，腱，軟骨，歯などの主な線維タンパク質成分．約1,000残基のアミノ酸からなる分子量約10万のペプチドが3本集まり，3本鎖らせん構造（スーパーヘリックス構造）のコラーゲン分子を形成する．グリシンが全体の約1/3，プロリン，アラニン，ヒドロキシプロリンが約1/9ずつを占め，ヒドロキシリシンも少量含まれる．ヒドロキシプロリンとヒドロキシリシンの生成にはビタミンCと二価鉄が必要である．

**コラーゲン膜** こらーげんまく collagen membrane ■ アテロコラーゲン膜

**コラゲナーゼ** こらげなーぜ collagenase コラーゲンを分解する酵素の総称．ヒトの酵素はコラーゲンのN末端から1/4の部位を限定切断．MMP-1, MMP-8が代表．細菌の酵素はコラーゲンのアミノ酸配列（-Gly-Pro-X-Gly-Pro-Y-）のX-Glyを切断.

**コリメーター** こりめーたー collimator エックス線撮影装置に取り付けられた絞りのこと．エックス線管の焦点から発生したエックス線束の広がりを限定し，エックス線撮影時の患者の被曝線量を低減する．

**コリンエステラーゼ** こりんえすてらーぜ cholinesterase シナプス前膜や後膜に存在し，神経終末から遊離したアセチルコリンをコリンと酢酸に分解し，シナプスによる化学伝達を速やかに終わらせる酵素．血漿中には肝臓の代謝機能を反映しアセチルコリン以外のブチルコリンなども分解する偽性コリンエステラーゼが存在する．

**コリンエステラーゼ阻害薬** こりんえすてらーぜそがいやく cholinesterase inhibitor, anticholinesterase 副交感神経の神経終末，自律神経節，あるいは神経筋接合部に存在するコリンエステラーゼの活性を阻害することにより，アセチルコリンの作用を強める働きをする． ◻ 副交感神経興奮薬

**コリン作動薬** こりんさどうやく cholinergic agonist, cholinergic agent ■ 副交感神経興奮薬，副交感神経作動薬

**コル** こる gingival col 歯間乳頭部歯肉

で隣の歯間に存在し、鞍状になっている部分のことで、非角化性上皮からなる.

**ゴルジ装置** ごるじそうち Golgi apparatus 細胞小器官の一つで、粗面小胞体からゴルジ小胞に収められて輸送される分泌前駆物質を濃縮、あるいは修飾し、分泌物の形成や糖鎖付加、水解小体の形成を行う. ■ ゴルジ複合体、ゴルジ野

**ゴルジ複合体** ごるじふくごうたい Golgi complex ■ ゴルジ装置、ゴルジ野

**ゴルジ野** ごるじや Golgi area ■ ゴルジ装置、ゴルジ複合体

**コルフ線維** こるふせんい Korff fiber 鍍銀染色で染色され、象牙質形成初期に出現する、Ⅲ型コラーゲンを主成分とする細線維. 外套象牙質が形成される部位で、象牙芽細胞間の隙間を通って象牙前質に侵入している.

**コレステロール値** これすてろーるち cholesterol level 主に肝臓で合成される細胞膜の構成成分で、血管壁に大量に沈着すると、低比重リポタンパク質 (LDL) は動脈硬化を予防し、高比重リポタンパク質 (HDL) のコレステロールは動脈硬化の原因になるといわれている.

**語聾** ごろう word deafness 自発的な言語、音読、書字、読解は可能であるが、言語音に特異的な認知障害がある. 聴覚などに障害がないにもかかわらず、相手の話が理解できない状態をいう.

**コロトコフ音** ころとこふおん Korotkoff sounds 動脈を血圧計のカフで締め付けたときに発生する血管音.

**コロナウイルス** ころなういるす Coronavirus RNAゲノムをもつらせん対称のヌクレオカプシドが、エンベロープ (外被膜) に包まれたウイルス. 外側に観察される突起が太陽の光冠 (corona) に類似していることが名称の由来. 現在知られているコロナウイルスは約40種類であるが、ほとんどが動物の感染であり、人への感染は1964年以降で、SARSコロナウイルスやMERSコロナウイルスおよび新型コロナウイルスを含めて7種類ある.

**コロナ禍** ころなか Corona (COVID-19) related chaos (crisis) 新型コロナウイルスの感染拡大によって生じるさまざまな禍 (わざわい).

**根管** こんかん root canal 歯髄腔のうち、歯根内にある細長い部分. 形態はほぼ歯根に類似し、先端は根尖孔で外に通じる.

**根幹** こんかん root trunk 歯の外形で歯頸線から根分岐部までの部分.

**根管開放療法** こんかんかいほうりょうほう non-sealing root canal therapy ■ 開放療法

**根管形成【支台築造での】** こんかんけいせい root preparation 支台築造のための窩洞形成において、ポストが入り込む根管部を形成すること.

**根管形成【歯内療法での】** こんかんけいせい root canal preparation 根管内の感染源を除去し、確実な根管充塡がなされるように、根管の適切な形態を付与すること. 根尖孔から根管口に向かって適切なテーパーを付与することで、ルートキャナルスプレッダーやルートキャナルプラガーの操作が容易となり、確実な根管充塡が可能となる.

**根管シーラー** こんかんしーらー root canal sealer ガッタパーチャは根管壁との接着性がないために、ガッターパーチャポイントと根管壁や、ガッターパーチャポイント同士の間隙を埋め、封鎖するために用いる糊材のこと. 根管シーラーには、酸化亜鉛ユージノールセメント系やレジン系のものがある.

**根管充塡** こんかんじゅうてん root canal filling, root canal obturation 根管形成を行い、根管清掃・消毒によって無菌化した根管内に、生体親和性に優れた材料を緊密に充塡することである. これにより、根管内は口腔と根尖部組織との交通が遮断されて、無菌状態を維持することができる. この根管充塡の使用する生体親和性に優れる材料を、根管充塡材という. ガッタパーチャが用いられることが多い.

**根管消毒** こんかんしょうどく root canal disinfection ■ 根管貼薬

**根管清掃** こんかんせいそう root canal cleaning 根管を無菌にするために行うリーマーやファイルでの器械的根管拡大をしながら、根管の汚染物質や切削片を洗い流す操作のこと. 有機質を溶解する次亜塩素酸ナトリウムや、無機質を溶解するエチレンジアミン4酢酸 (EDTA) などの根管清掃剤を用いる.

**根管側枝** こんかんそくし lateral canal 根管から枝分かれする小さな分枝.

**根管長** こんかんちょう root canal length

切端や咬頭などの基準点から生理学的根尖孔までの長さのこと. ➡ 作業長

**根管長測定器** こんかんちょうそくていき measuring device of root canal length 電気抵抗の測定を用いて,最も狭窄している根管の部位(生理学的根尖孔)を探る器械のこと.電気を流しているリーマーやファイルをゆっくりと根尖方向に進め,電気的根管長測定器が示した位置で,リーマーやファイルに付したラバーストップを切端や咬頭に合わせ,ラバーストップからリーマーやファイルの先端までを計測することで,根管長を得ることができる. ➡ 電気的根管長測定器

**根管貼薬** こんかんちょうやく intracanal medication 次回来院の根管治療までの間に,根管の無菌化と根尖歯周組織の炎症の消退を図る目的で,根管に薬物を満たす操作のこと.根管貼薬に用いる薬物は主に水酸化カルシウムである. ➡ 根管消毒

**根管治療** こんかんちりょう root canal treatment 抜髄から根管充填,あるいは感染根管治療から根管充填までの一連の根管内を対象とした治療の総称のこと.

**根幹部** こんかんぶ root trunk ➡ ルートトランク

**根間稜** こんかんりょう bifurcational ridge ➡ バイファーケショナルリッジ

**混合型脳性麻痺** こんごうがたのうせいまひ mixed type of cerebral palsy 痙直型,アテトーゼ型,強剛型,失調型,低緊張型といった脳性麻痺の各病型の典型的症状が同時に2つ以上混在状態している状態.

**混合腫瘍** こんごうしゅよう mixed tumor ➡ 混合性腫瘍

**混合歯列期** こんごうしれつき mixed dentition period 歯列咬合の発育段階で,歯列に乳歯と永久歯が同時に存在する混合歯列の時期をいう.年齢的には第一大臼歯,下顎中切歯が萌出する6歳頃から第二乳臼歯が脱落する12歳頃,Hellmanの歯齢ではⅡC期からⅢB期に相当する.

**混合歯列分析** こんごうしれつぶんせき mixed dentition analysis ➡ 空隙分析法

**混合診療** こんごうしんりょう mixed medical care 同一の疾病の治療において,保険診療と自費診療を併用すること.わが国では原則的に禁止されている.

**混合性腫瘍** こんごうせいしゅよう mixed tumor 腫瘍組織中に2つ以上の異なった組織に由来する成分が混在しているもので,多形腺腫や混合性胚細胞腫瘍などが知られている. ➡ 混合腫瘍

**コンサルテーション** こんさるてーしょん consultation 医療では,医療従事者が対象者の抱える問題を解決する過程で,それぞれの専門職に相談,協議し解決すること.

**根周条** こんしゅうじょう periradicular line 歯根を取り巻くようにほぼ水平に走行する線条で,セメント質を介してみられる象牙質の成長線.

**昏睡位** こんすいい coma position, Sims position 側臥位で,肘と大腿でうつ伏せになることを防ぎ,頭部はやや後屈させる体位.意識のない患者を仰臥位で寝かせておくと,嘔吐物による誤嚥,窒息や舌根沈下による気道狭窄が起こる場合があるため,この体位をとる.

**混水比** こんすいひ water-powder ratio, water/powder ratio 石膏や埋没材を練和するときの粉末と水の比率.練和に使用する水量(W)(mL)を粉末量(P)(g)で割り,W/Pで表す.

**痕跡歯** こんせきし rudimentary tooth 歯の大きさの異常の一種で,矮小歯よりも著しく小さい歯.

**根尖歯周組織** こんせんししゅうそしき apical periodontium 根尖周囲組織には,セメント質,歯根膜,歯槽骨があり,根尖孔を介して歯髄と根尖歯周組織はつながっており,歯髄の脈管神経束の通路となっている.

**根尖掻爬術** こんせんそうはじゅつ apicocurettage, periradicular 根尖の病変部を掻爬し,除去する治療法.根尖性歯周炎の病変部が大きく,感染根管治療を行っても治癒が起こらない場合などに行う.外科的歯内療法の一つである. ➡ 外科的歯内療法

**根尖病巣** こんせんびょうそう periapical lesion 根尖歯周組織に物理的刺激や化学的刺激,細菌的刺激によって炎症が広がり,根尖歯周組織で免疫応答が生じて炎症性肉芽組織の形成が始まる.結合組織や骨組織の破壊が起こり,エックス線透過像がみられるようになる.

**根尖分岐** こんせんぶんき apical ramification 根管が根尖部において複数に分岐したもの．多数に分岐した場合にはY字状の複雑な形態を呈するため，根管治療が困難となる．乳歯では出現頻度は低い．永久歯では高齢者の小臼歯や大臼歯にみられる．

**根尖未完成歯** こんせんみかんせいし immature tooth 萌出時の歯は歯根が完成しておらず，特に根尖部の形成途中である形態のこと．根尖孔が開いた状態であるので，根尖未完成歯の根管治療では根尖を閉鎖する術式が必要となる． ➡ アペキシフィケーション，アペキソゲネーシス

**コンダイラー型咬合器** こんだいらーがたこうごうき condylar articulator 上弓に顆頭球（コンダイル），下弓に顆頭指導部がある咬合器の総称． ➡ アルコン型咬合器

**混濁腫脹** こんだくしゅちょう cloudy swelling 低酸素状態によるミトコンドリアや小胞体の膨化という細胞内の変化により，臓器が腫大し，その割面が膨隆して白濁してみえる肉眼所見のこと．肝臓や腎臓でみられる．

**根治手術** こんちしゅじゅつ radical surgery 疾患の治癒を目指した外科手術による局所治療である．肉眼および顕微鏡下で腫瘍を残さない手術が求められるため，以前は過大侵襲によってQOL低下を伴うことがあったが，現在はエビデンスに基づく低侵襲な手術へと変化している．

**コントラアングルハンドピース** こんとらあんぐるはんどぴーす contra-angle handpiece マイクロモーターに装着し，主に口腔内で用いるハンドピース．口腔内で使用しやすいように，ハンドピースの先端部には角度がつけられている． ➡ マイクロモーターハンドピース

**コントラクションギャップ** こんとらくしょんぎゃっぷ contraction gap コンポジットレジンの重合収縮によって，窩壁とコンポジットレジンの間に生じる間隙をいう．

**コンビネーションクラスプ** こんびねーしょんくらすぷ combination clasp 部分床義歯に用いられる鋳造鉤からなる拮抗腕と，線鉤からなる維持腕からなる環状鉤．

**コンピュータ断層撮影法** こんぴゅーただんそうさつえいほう computed tomography (CT) ➡ CT

**コンプトン効果** こんぷとんこうか Compton effect, Compton scattering 物質に入射したエックス線が物質の軌道電子と衝突し，そのエネルギーを電子に与えるとともに，みずからはエネルギーの低い散乱エックス線となる現象．

**コンプライアンス** こんぷらいあんす compliance 要求・命令などへの服従，法令遵守のこと．医療では対象者が医療従事者の指示に従うこと．また，処方された薬剤を指示に従って服用すること． ➡ アドヒアランス

**コンプレックス** こんぷれっくす complex 抑制されながら無意識に存在する劣等感のこと．簡単にいえば「自分自身の嫌いなところ」のこと．

**根分岐部** こんぶんきぶ furcation area, bifurcation 複根歯の歯根と歯根が分かれる部分の歯根中隔部のことをいう．

**根分岐部病変** こんぶんきぶびょうへん furcation involvement 歯肉炎や根尖性歯周炎が多根歯の根管中隔（根分岐部）に及んだもの．主に上下顎大臼歯と上顎小臼歯に発症する．エックス線写真やファーケーションプローブにより診査される．代表的な分類法にLindhe分類がある． ➡ 分岐部病変

**根分岐部用探針** こんぶんきぶようたんしん furcation probe ➡ ファーケーションプローブ

**コンポジットレジン** こんぽじっとれじん composite resin ガラスフィラーと樹脂を主成分とした材料．歯科では接着材，充塡材として広範囲に使用される． ➡ 光重合型レジン ➡ レジン充塡器

**コンポジットレジンインレー** こんぽじっとれじんいんれー composite resin inlay コンポジットレジンで作製されたインレー．

**根面う蝕** こんめんうしょく root surface caries ➡ 歯根面う蝕

**根面滑沢** こんめんかったく root planing ➡ ルートプレーニング

**根面溝** こんめんこう root surface groove 下顎の前歯歯根の遠心面で根尖方向に走行する溝状のくぼみ．

**根面板** こんめんばん coping オーバーデンチャーや固定式部分床義歯などの支持に応用するために，支台歯を金属や陶材で覆った薄い金属板や冠．

## さ

**サークル法** さーくるほう the circle method of flossing, the loop method of flossing　デンタルフロスで歯間部や歯肉溝内の歯垢を除去する方法の一つである．デンタルフロスを25〜40cmに切り，輪状にして使用する方法である．

**サージカルパック** さーじかるぱっく surgical pack　粉末（酸化亜鉛）と液（チョウジ油）を練和して用いる歯周包帯．

**サードオーダーベンド** さーどおーだーべんど third order bend　スタンダードエッジワイズ法におけるワイヤー屈曲の一つで，歯冠および歯根の頬舌的な位置をコントロールするためにワイヤーにねじれを入れる屈曲である．トルクともいう．例えば，歯根を頬側に移動させる場合はバッカルルートトルクという．➡ 屈曲, セカンドオーダーベンド, ファーストオーダーベンド

**サービカルマトリックス** さーびかるまとりっくす cervical matrix　Blackの5級窩洞や，くさび状欠損窩洞の成形修復材（コンポジットレジン，グラスアイオノマーセメント）の填塞時に用いる隔壁用器材である．プラスチック製で，歯頸線の形状や豊隆に合わせて作られており，圧接をすることで緊密な填塞ができる．

**サービス付き高齢者向け住宅** さーびすつきこうれいしゃむけじゅうたく housing for the elderly with home-care services　老年者が安心して生涯にわたって住み続けることができるよう，老年者に配慮した民間賃貸の供給を促進する観点から，高齢者の居住の安定確保に関する法律（高齢者住まい法，2001年）を，医療や介護との連携・行政指導の不十分，絶対数の不足，制度の複雑さの面から改正し，発足した制度（2011年）．本住宅は，都道府県知事の登録制度であり，住宅，サービス，契約それぞれの内容について登録基準が設けられている．登録業者には，登録事項の開示，入居者への事前説明が義務づけられている．➡ 地域包括ケアシステム

**座位** ざい sitting position　上半身をほぼ90°起こして座った姿勢のこと．椅子などに腰掛けるのを椅座位，ベッドの端などに腰を乗せる端座位，足を前に伸ばして座るのを長座位という．前かがみにできるので誤嚥しにくいが，長時間だと疲労しやすいので注意を要する．【巻末表4参照】

**災害医療** さいがいいりょう disaster medicine　地震や火災，津波，豪雨水害などの大規模災害において，対応する側の医療能力を上回るほど多数の医療対象者が発生した際に行われる，災害時の急性期・初期医療のことをさす．

**災害関連死** さいがいかんれんし disaster-related death　地震や津波，豪雨水害などの災害による直接の被害ではなく，避難途中や避難後の環境の変化などにより病気にかかったり，持病が悪化するなどして死亡した者について，災害との因果関係が認められるもの．

**災害拠点病院** さいがいきょてんびょういん disaster base hospital　災害発生時に災害医療を行う医療機関を支援する病院のことで，多発外傷，広範囲熱傷などの災害時に多発する重篤救急患者の救命医療を行うための高度の診療機能を有する病院のこと．主な指定要件は24時間対応可能な体制を有し，被災時の傷病者の受け入れの拠点となり，消防機関と連携した医療救護班の派遣体制がある，ヘリポートを有するなどである．

**鰓弓** さいきゅう branchial arch　発生第4〜5週頃に形成される，頭頸部の形成に重要な役割をもつ構造．外面が体表外胚葉で覆われ，間葉組織の芯の内面が内胚葉由来の上皮で覆われる．➡ 咽頭弓 ➡ 顎骨弓, 舌骨弓

**再吸収** さいきゅうしゅう reabsorption　血液などの体液成分が，濾過，排泄，分泌され，再び体内に吸収されること．例えば腎臓では，糸球体で血液が濾過された後，尿細管でアミノ酸，ブドウ糖，$Na^+$，$K^+$，$Ca^{2+}$などが再吸収されて血液に戻る．

**細菌** さいきん bacteria　原核生物で単細胞の微生物のこと．生物分類の3ドメイン（真核生物ドメイン，古細菌ドメイン，真正細菌ドメイン）のうち，真正細菌ドメインに含まれる生物のこと．環境中の至る所に存在し，ヒトの口腔や消化管，皮膚などにも常在菌として存在する．1〜10μm程度の大きさで，分裂により増殖する．➡ 桿菌, 球菌

**細菌う蝕病原性** さいきんうしょくびょうげん

**せい bacterial cariogenicity** 細菌がもつ齲蝕発生の原因となる性質のこと．その性質として，主にプラーク形成能（歯面付着能），糖からの酸産生能，酸性環境に適応し増殖することのできる耐酸性があり，さらに外部からの糖の供給がない場合のエネルギー源としての菌体内・菌体外多糖生成能が挙げられる．

**細菌付着性 さいきんふちゃくせい bacterial adhesion** 歯質や補綴物表面への細菌の付着のしやすさのこと．細菌付着性が高いほど表面の細菌付着量が多い．

**cAMP さいくりっくえーえむぴー cyclic AMP** 親水性ホルモンによる情報伝達機構において，細胞内の第2メッセンジャーとして働く物質の一つ．ATPから合成され，アデノシンのリボース部分にリン酸が環状に結合したもの． ■ サイクリックAMP

**サイクリックAMP さいくりっくえーえむぴー cyclic AMP** ■ cAMP

**剤形 ざいけい dosage form** 医薬品の形を剤形と呼び，日本薬局方において，投与経路，適用部位，形状，機能および特性に従って分類されている．

**細隙結合 さいげきけつごう nexus** ■ ギャップ結合，ネクサス

**鰓溝 さいこう branchial groove** 胎児の体表に生じた鰓弓（咽頭弓）の間の凹み．外耳道や頸瘻の発生母体となる． ■ 咽頭溝

**再興感染症 さいこうかんせんしょう re-emerging infectious diseases** 近い将来克服されると考えられていた既知の感染症のうち，再び患者数が増加しているもので，結核やマラリアなどが該当する．

**最高血圧 さいこうけつあつ maximal blood pressure** ■ 収縮期血圧

**最小可聴域 さいしょうかちょういき minimum audible score** 雑音のない静かな環境において検知できる最小の純音の音圧レベルのこと．

**最小の侵襲 さいしょうのしんしゅう minimal intervention** ■ ミニマルインターベンション，MI

**最小発育阻止濃度 さいしょうはついくそしのうど minimum inhibition concentration (MIC)** 通常は最小発育阻止濃度を用いて，抗微生物である物質の細菌に対する抗菌活性を評価する．MICが低いほど抗菌力は強いが，必ずしも殺菌に必要な濃度ではない． ■ MIC

**最小有効量 さいしょうゆうこうりょう lowest effective dose, minimum effective dose** 薬理効果が現れる最小薬用の量． ■ 有効量

**再生 さいせい regeneration** 組織欠損部に，元と同じ組織が形成されて修復されること．形態的にも機能的にも元通り回復する場合を完全再生と呼び，肉芽組織や瘢痕組織で修復される場合は，不完全再生と呼ぶ．

**再生医療等製品 さいせいいりょうとうせいひん regenerative medical products** 医薬品医療機器等法第2条第9項に記載されたもので，①人または動物の細胞に培養などの加工を施し，身体の構造・機能の再建・修復・形するものや疾病の治療・予防を目的として使用するもの，②遺伝子治療を目的として，人の細胞に導入して使用するもの．

**再生治療 さいせいちりょう regeneration therapy** 疾患部位を形態的にも機能的にも疾患前の状態に戻す治療の総称．GTR法やエナメルマトリックスタンパク質を利用した歯周外科治療は，歯周組織再生治療である． ■ 再生療法

**再生療法 さいせいりょうほう regenerative therapy** ■ 再生治療

**再石灰化 さいせっかいか remineralization, recalcification** 脱灰によって溶出したカルシウムイオンやリン酸イオンが，歯質を取り囲む唾液，プラーク内の溶液，エナメル質の小隙や象牙細管内を満たす溶液から再び沈殿すること．フッ素イオンの存在下で促進される．

**細線再現性 さいせんさいげんせい detail reproduction** ■ 細部再現性

**在胎期間 ざいたいきかん period of gestation** 妊娠前最後の月経開始日から数えた期間を在胎期間とする．例えば，前回の月経開始日が1月1日だった場合，4月30日は在胎期間17週となる．ただし，性周期が不安定な場合，実際の妊娠期間とはずれが大きくなる．

**最大成長速度 さいだいせいちょうそくど peak velocity of growth** 思春期における成長スパートでは年間の成長の変化量は増大し，これが最大を示すときの成長速度のこと．

**最大耐量 さいだいたいりょう maximum**

tolerated dose 中毒症状が許容できる範囲における最大の薬用量．最小致死量に近い用量．抗がん剤では，耐えられない副作用を現さず，治療できる最大用量という意味で使われる．　➡ 耐量

**最大有効量** さいだいゆうこうりょう maximum effective dose, maximal effective dose 有効量（治療域）のなかで一番多い用量で，これを越えると中毒作用が現れる用量．　➡ 有効量

**在宅医療** ざいたくいりょう domiciliary health care 慢性疾患の患者や寝たきりの高齢者，障害者に対して，在宅で医学的管理や専門的な療養が受けられるように，病院や自治体が連携し提供する医療システムのこと．訪問診療（往診を含む），訪問看護，訪問歯科診療，訪問歯科衛生士指導などがある．

**在宅介護** ざいたくかいご home help service　➡ 訪問介護，ホームヘルプサービス

**在宅介護支援センター** ざいたくかいごしえんセンター home care support center, home help support center 老人福祉法において，市町村が行うべき老人福祉に関する情報の提供ならびに相談および指導などの実施機関のこと．実施主体は市区町村であり，公的な機関であるが，多くは地方公共団体，社会福祉法人，医療法人などに委託しているのが現状である．　➡ 地域包括支援センター

**在宅看護** ざいたくかんご home nursing　➡ 訪問看護

**在宅ケア** ざいたくけあ home care 自宅における療養を多職種連携が共同して支援することで，主に訪問で行われる．　➡ 居宅介護サービス

**在宅障害者** ざいたくしょうがいしゃ homebound handicapped person 病院や施設ではなく，自宅やグループホームで生活する障害児・者のこと．全国在宅障害児・者等実態調査では，障害者手帳保持者に加え，難病患者および障害者手帳は非所持であるが，長引く病気やけがで生活のしづらさがある者が対象である．

**在宅訪問** ざいたくほうもん home-visit 訪問診療や訪問看護・指導の対象となる在宅療養者に対して，家庭での療養生活を支援するために医師，歯科医師，保健師，看護師，歯科衛生士，ホームヘルパーなどが居宅を訪問すること．

**在宅療養支援診療所** ざいたくりょうようしえんしんりょうじょ support clinic of home health care 在宅医療の起点となる医科診療所．在宅医療の推進が目的で，24時間対応が義務づけられている．

**最低血圧** さいていけつあつ minimal blood pressure　➡ 拡張期血圧

**最適矯正力** さいてきょうせいりょく optimal orthodontic force 歯周組織への為害作用が最小限で，かつ最も速やかに歯が移動するときの矯正力のこと．それぞれの歯の最適矯正力は，各歯の歯根表面積により異なる（差動矯正力）．　➡ 差動矯正力

**彩度** さいど chroma 色の三属性の一つ．色の鮮明さ，濃さの感覚的尺度．同じ色調の色でも無色のものから鮮やかなものまでさまざまな変化をもち，この変化の度合いをいう．

**サイトカイン** さいとかいん cytokine 白血球などから分泌される可溶性タンパク質．細胞の分化・増殖の調節や，免疫担当細胞の活性化などの多様かつ重複性のある機能をもつ．リンパ球が産生するサイトカインはインターロイキンと呼ばれるほか，白血球の局所動員に関与するサイトカインをケモカインと呼ぶ．　➡ 増殖因子

**サイドポジション** さいどぽじしょん side position 歯科診療時の術者位置のことで，患者仰臥位で頭部を12時としたとき，術者が9時の位置に入るポジション（患者の右側よりアプローチする）．　➡ 側方位

**鰓嚢** さいのう branchial pouch 胎児の原腸壁に生じた鰓弓（咽頭弓）の間の凹み．耳管，胸腺，副甲状腺（上皮小体）などの発生母体となる．　➡ 咽頭嚢

**再発** さいはつ recurrence, relapse いったん出なくなっていた病気の症状が再び起こること．

**再発性う蝕** さいはつせいうしょく recurrent caries　➡ 二次う蝕

**再評価【歯周治療の】** さいひょうか re-evaluation 歯周治療の各ステージ後に行われる評価のこと．治療結果に関する検査を行うことで患者のコンプライアンスや治療の達成度を総合的に評価し，必要に応じて歯周治療計画の見直しを行う．

**最頻値** さいひんち mode 代表値の一つ

で，度数分布の各カテゴリーのなかで最も頻度の高い値が該当する． ■ モード

**細部再現性** さいぶさいげんせい reproduction of detail 口腔内の微細な形状を印象採得し，模型材で再現した場合の精密さを表す．単位は μm． ■ 線再現性

**再付着** さいふちゃく reattachment 切開や外傷によって切断された健全な歯肉結合組織付着が，歯根面と再度結合すること．

**再分極** さいぶんきょく repolarization 脱分極後に元の静止電位に回復する過程をさす．

**細胞核** さいぼうかく cell nucleus 真核生物に存在し，内部に遺伝情報を含む核酸（DNA と RNA）や塩基性タンパク質のヒストンなどを含む．核内には染色質と核小体が存在する．

**細胞間質** さいぼうかんしつ intercellular substance 細胞と細胞の間に存在する線維とその間を埋める基質からなり，組織の物理的性質を決定する．線維には膠原線維，弾性線維，細網線維などがあり，基質はタンパク質と多糖類を多く含む．

**細胞希薄層** さいぼうきはくそう cell-free zone, zone of Weil 歯髄の象牙芽細胞層と細胞稠密層の間の細胞密度が顕著に低い領域．歯根部歯髄では不明瞭． ■ ワイル層

**細胞骨格** さいぼうこっかく cytoskeleton 細胞質に存在するタンパク質線維の網で，真核生物ではアクチンフィラメント，微小管，マイクロフィラメントがある．細胞の運動や分裂，形態変化などに働く．

**細胞死** さいぼうし cell death 生体を構成する個々の細胞が破壊もしくは修復不可能な状態になること．外的な要因により引き起こされるものをネクローシス，生体内のプログラムにより寿命に起こるものをアポトーシスと呼ぶ．

**細胞シグナリング** さいぼうしぐなりんぐ cell signaling ■ 細胞内情報伝達

**細胞質** さいぼうしつ cytoplasm 細胞における核を除いた部分のことで，粘性をもった物質に細胞小器官が浮遊している．

**細胞質基質** さいぼうしつきしつ cytoplasmic matrix 細胞質のうち，細胞小器官の外側に存在するゲル状の部分で，さまざまな分子が存在している．タンパク合成をはじめ，細胞の維持に関わる生命活動が行われる．

**細胞傷害型アレルギー** さいぼうしょうがいがたあれるぎー cytotoxic hypersensitivity ■ Ⅱ型アレルギー

**細胞傷害性 T 細胞** さいぼうしょうがいせいティーさいぼう cytotoxic T cell 細胞表面に CD8 分子を発現する T 細胞．MHC クラスⅠ分子によって提示された微生物断片を認識することで活性化される．パーフォリンなどの細胞傷害顆粒などを分泌することで，標的細胞を殺傷する機能をもつ． ■ CD8 T 細胞

**細胞性免疫** さいぼうせいめんえき cellular immunity 微生物特異的に反応する T 細胞が中心となる免疫応答．主に細胞内増殖性微生物に対して有効である．微生物断片を認識して活性化したヘルパー T 細胞が，細胞傷害性 T 細胞などを活性化させることで感染細胞の傷害を誘導する．

**細胞増殖因子** さいぼうぞうしょくいんし cell proliferation factor ■ 増殖因子，成長因子

**細胞稠密層** さいぼうちゅうみつそう cell rich layer 歯髄の細胞希薄層より歯髄深層側に存在する細胞層． ■ 歯髄細胞

**細胞内消化** さいぼうないしょうか intercellular digestion 細胞内に固形物質を直接取り込んで分解すること．人では白血球，マクロファージがこの機構を備えている．細胞内ではリソソーム（ライソソーム）が消化作用を担っている．

**細胞内小器官** さいぼうないしょうきかん cell organelle 真核細胞では核，ミトコンドリア，小胞体，リボソーム，リソソーム，ペルオキシソーム，ゴルジ体などがあり，葉緑体や液胞をもつものもある．原核生物では核膜に包まれた核が存在しない．

**細胞内情報伝達** さいぼうないじょうほうでんたつ intracellular signal transduction, intercellular signaling 細胞膜上の受容体を介して細胞応答を引き起こす仕組み．細胞特有の情報伝達系が存在し，タンパク質のリン酸化カスケードやカルシウムイオン，cAMP などのセカンドメッセンジャーにより核内の遺伝子発現・制御機構を動かす．一方，核内受容体を介した情報伝達系では，受容体型転写因子を介

した細胞応答を引き起こす. ☐ 細胞シグナリング ☐ 薬物受容体

**細胞分裂** さいぼうぶんれつ cell division
1つの細胞が2個以上の細胞(娘〈じょう〉細胞)に分かれる現象. 真核細胞では, DNA複製準備(G1期), DNA複製(S期), タンパク質合成などによる分裂準備(G2期)を経て, 細胞分裂(M期)で核分裂と細胞質分裂が起こる.

**細胞壁** さいぼうへき cell wall 細胞膜の外側を囲う構造物のこと. 細菌や真菌, 植物細胞がもち, 動物細胞にはみられない. グラム陽性菌は1層の厚いペプチドグリカンからなる細胞壁をもち, グラム陰性菌は薄いペプチドグリカン層と外膜からなる細胞壁をもつ.

**細胞膜** さいぼうまく cell membrane リン脂質二重層と呼ばれる特徴的な構造をとったリン脂質の膜であり, 細胞内と細胞外を隔てる. 膜には物質の運搬に関わるタンパク質が埋め込まれている.

**催眠薬** さいみんやく hypnotics 正常な睡眠と類似した, 中枢神経抑制状態が生じる薬物. ベンゾジアゼピン系薬物が広く用いられている.

**細網線維** さいもうせんい reticular fiber Ⅲ型コラーゲンからなる細い線維で, リンパ節, 脾臓, 骨髄などにみられる.

**サイロキシン** さいろきしん thyroxin ☐ チロキシン

**作業環境管理** さぎょうかんきょうかんり working environment management 作業環境中の有害物質を取り除いて適切な作業環境を確保することであり, 設備などの改善措置, 定期点検の励行, 遠隔操作, 有害ガスの測定や局所排気などが該当する.

**作業管理** さぎょうかんり work management 有害な要因を適切に管理して労働者への影響を少なくすることであり, 曝露量を減少させるような適切な作業方法や, 防護具を適正に用いることなどが該当する.

**作業側** さぎょうそく working side 咀嚼運動時または側方滑走運動時に下顎が外側方へ移動する側.

**作業長【根管の】** さぎょうちょう working length 治療すべき生理学的根尖孔までの長さのこと. 通常は根管長と同義である. ☐ 根管長

**作業療法** さぎょうりょうほう occupational therapy 疾患などにより身体機能または精神に障害のある者に対して, 主に応用的動作能力や社会的適応能力の回復を目的に, 手芸, 工作, そのほかの日常生活の動作や作業を用いて機能回復, 維持を促す治療法. ☐ 作業療法士, 理学療法

**作業療法士** さぎょうりょうほうし occupational therapist (OT) 理学療法士及び作業療法士法に基づく国家資格. 医師の指示の下に, 身体・精神障害のある者に対し, 応用的動作能力または社会的適応能力の回復を図るため, 手芸, 工芸その他の作業を行う. 厚生労働大臣免許. ☐ OT ☐ 作業療法

**サクセスフルエイジング** さくせすふるえいじんぐ successful aging 年齢とともに老いていく現実を受け入れ, 社会生活にうまく適応し, 豊かな老後を迎えていることをいう. 要件として「長寿」「高い身体・認知機能の維持」「生きがいをもっての社会貢献」などが挙げられている.

**策定栄養素** さくていえいようそ target nutrients 国民の健康の保持・増進を図るうえで摂取することが望ましいとされている栄養素のこと. 日本人の食事摂取基準においてその量が示されている.

**坐剤** ざざい suppository 円錐形や紡錘形などの形状で, 肛門または膣に適用する固形の外用剤. 体温や分泌液によって徐々に溶けることで, 有効成分を放出する. 粘膜から直接全身循環に入るため, 初回通過効果の影響を受けない. ☐ 坐薬

**左心不全** さしんふぜん left heart failure 心筋梗塞や大動脈弁膜症などで左心室の機能不全が生じると, 心拍出量が低下し, 体循環血流量が減少し, 左心房に環流する血液が肺に滞り, 肺のうっ血水腫が生じ, 呼吸不全を生じる. 長期になると左心室肥大, 肺への血流減少によりレニン・アンギオテンシン系が活性化し, 体液と電解質が貯留し, 肺水腫が亢進, 肺胞に漏出性出血が生じ, 赤血球を貪食した肺胞マクロファージ(心不全細胞, 心臓病細胞)がみられる.

**嗄声** させい hoarseness しわがれた声. 声帯ポリープなどで起こる. 麻酔に関連して, 挿管時の声門への気管チューブやカフの圧迫などの物理的刺激による喉頭

浮腫，声帯損傷，披裂軟骨脱臼，反回神経麻痺などが原因で起こる． ➡ 声帯

**殺菌作用** さっきんさよう bactericide, germicide 薬物により菌の増殖能力などを非可逆的に阻害する作用．化学療法薬としてはペニシリンやセファロスポリン，ストレプトマイシンなどがある．

**刷子縁** さっしえん brush border 腸管の吸収上皮や尿細管上皮などの管腔に面した自由面でみられる微絨毛が密集して，ブラシ状にみられる構造のこと．

**擦式手指消毒** さっしきしゅしょうどく antiseptic hand rub, skin disinfection 一過性の微生物を取り除く，または破壊して永続的微生物叢を減少させるために，消毒用アルコール製剤で手指を擦り合わせ消毒すること．目に見える汚れや有機物には使用すべきでない．

**刷掃指導** さっそうしどう tooth brushing instruction ➡ ブラッシング指導，TBI

**差動矯正力** さどうきょうせいりょく differential orthodontic force 歯の動きやすさは，歯根表面積と関連して個々の歯で最適矯正力が異なるため，それぞれの最適矯正力の差を利用して，固定歯としたり移動歯としたりする方法． ➡ 最適矯正力

**砂糖摂取制限** さとうせっしゅせいげん sugar control Keyes によれば，う蝕は歯質，糖質，細菌の3つの要素がそろって初めて発症する．このうちの糖質，つまり砂糖の摂取制限を行えば，う蝕の発症を抑制できるので，砂糖摂取制限がう蝕予防指導の要となる．

**作動薬** さどうやく agonist 受容体を介して薬理作用を現す薬物． ➡ アゴニスト，受容体作動薬 ➡ 拮抗薬，リガンド

**サブスタンスP** さぶすたんすぴー substance P 神経伝達物質の一種で，11個のアミノ酸で構成されている．炎症の際につくられる物質であり，痛覚神経終末において痛みの感受性を増強させる．

**サプリメント** さぷりめんと nutritional supplementary food, dietary supplement ➡ 栄養補助食品

**サブロー寒天培地** さぶろーかんてんばいち Sabouraud agar ペプトンと高濃度のブドウ糖を含んだ固形培地で，真菌の分離や形態観察に用いられる．pHが5.6と真菌の至適環境である酸性域に設定されている．細菌の繁殖を防ぐためにクロラムフェニコールなどの抗生物質が添加されることが多い．

**サベイヤー** さべいやー surveyor 模型上の支台歯・残存歯や顎堤のアンダーカットを，また支台歯の平行性などを評価・確認するために用いる平行測定装置．

**サベイライン** さべいらいん survey line ➡ クラスプライン，鉤指導線

**サポーティブペリオドンタルセラピー** さぽーてぃぶぺりおどんたるせらぴー supportive periodontal therapy (SPT) 歯周治療により「病状安定」となった歯周組織を維持するための治療．歯周組織の検査を行い，必要に応じて口腔衛生指導，専門的歯面清掃，歯周ポケット内洗浄，スケーリング・ルートプレーニング，咬合調整などの治療を行う． ➡ SPT，歯周安定期治療 ➡ メインテナンス

**坐薬** ざやく suppository ➡ 坐剤

**左右角** さゆうかく head rotation ➡ ヘッドローテーション

**作用機序** さようきじょ mechanism of action 薬物が生体機能に影響を及ぼす仕組み．①化学的機序：例えば制酸薬による胃酸中和，②物理的機序：例えば下剤による腸の蠕動運動亢進による瀉下作用，③生化学的機序：酵素活性の変化など，④生理学的機序：細胞内外のイオン組成の変化など，⑤受容体を介する機序などがある．

**作用部位【薬物の】** さようぶい site of action, site of drug action 薬物の作用部位は，主に細胞膜に存在する受容体であるが，それ以外にも核内受容体に作用するものや，消毒薬のように受容体を介さずに特別な部位に作用しない薬物も存在する．

**皿状顔貌** さらじょうがんぼう dished face 中顔面が皿状に陥凹した側貌のことであり，上顎骨の劣成長を伴う骨格性下顎前突にみられる．

**皿状欠損** さらじょうけっそん saucer-shaped defect 歯の咬耗症や摩耗症の欠損形態の一つ．咬合面や切端の咬耗では，象牙質が露出すると周囲のエナメル質より軟らかいため皿状に陥没する．歯根部象牙質の摩耗症では，くさび状欠損の初期段階として出現する．

**サルコペニア** さるこぺにあ sarcopenia ギリシャ語で筋肉を表す「sarx（sarco：

サルコ)」と，喪失を表す「penia (ペニア)」を合わせた言葉であり，定義として，狭義の「加齢に伴う筋肉量の低下」，広義の「すべての原因による筋肉量と筋力の低下」がある． ■ 筋減少症 ➡ サルコペニア肥満

**サルコペニア肥満** さるこぺにあひまん sarcopenia obesity サルコペニアに内蔵肥満が合併した病態である．単なる肥満以上に身体機能が低下しており，代謝異常や動脈硬化が進展しているため，心血管リスクが高いと考えられている． ➡ サルコペニア

**サルモネラ** さるもねら Genus Salmonella 周毛性の鞭毛をもち，運動性のある通性嫌気性のグラム陰性桿菌．人畜共通病原細菌として知られ，経口感染により発症する．感染が成立すると，急性胃腸炎や全身性のチフス性疾患を起こす．治療にはニューキノロン系抗菌薬が用いられる．

**酸** さん acid 水溶液中で水素イオン ($H^+$) を放出する物質．塩酸 ($HCl \rightarrow H^+ + Cl^-$) や乳酸 ($CH_3CH(OH)COOH \rightleftarrows CH_3CH(OH)COO^- + H^+$) はその代表．塩酸のように $H^+$ を容易に放出するものを強酸，乳酸のようにあまり放出しないものを弱酸という．

**酸塩基平衡** さんえんきへいこう acid-base balance 血液，体液のpHを決定する酸と塩基の調節機構である．その平衡は緩衝物質，肺，腎臓の働きで調節される．pHが正常範囲を超えて酸性に向かう状態をアシドーシス，アルカリ性に向かう状態をアルカローシスという．

**酸化亜鉛ユージノール印象材** さんかあえんゆーじのーるいんしょうざい zinc oxide eugenol impression material 主成分が酸化亜鉛であるペーストと，ユージノールを主成分とするペーストを混和することによって硬化する印象材．酸化亜鉛中の亜鉛とユージノールがキレート結合して硬化体を生成する．非弾性印象材に分類され，全部床義歯製作のための最終印象に使用することがある．

**酸化亜鉛ユージノールセメント** さんかあえんゆーじのーるせめんと zinc oxide eugenol cement 酸化亜鉛を粉末の主成分とし，ユージノールを液の主成分とするセメント．用途は暫間修復，仮封，仮着，根管充填用である．歯髄鎮静作用がある．

**酸化還元酵素** さんかかんげんこうそ oxidoreductase 酸化還元反応を触媒する酵素の総称．水素原子の移動を伴う脱水素酵素 (デヒドロゲナーゼ)，電子移動を触媒する電子伝達系のシトクロム，分子状酸素を基質とする酸化酵素 (オキシダーゼ) がその代表． ■ オキシドレダクターゼ ➡ 脱水素酵素

**三角溝** さんかくこう triangular groove 小臼歯咬合面で近心小窩，遠心小窩を近心三角窩，遠心三角窩と呼ぶとき，ここから辺縁隆線に至る2本の副溝を三角溝ともいう．

**三角ゴム** さんかくごむ triangular elastic 垂直ゴムの一つであり，2箇所のブラケット，あるいはフックに対して，対顎の1箇所のブラケット，あるいはフックに掛ける顎間ゴムのこと．

**三角隆線** さんかくりゅうせん triangular ridge ■ 中心咬合面隆線

**酸化ジルコニウム** さんかじるこにうむ zirconium oxide ■ ジルコニア

**酸化セルロース** さんかせるろーす oxidized cellulose 抜歯窩や手術創腔に充填して止血を図る吸収性止血剤．血液と接触し出血表面に密着，膨張することで止血作用が生じる．局所止血剤 (トロンビン) を併用すると，効果の低下が起こることがある．

**Ⅲ型アレルギー** さんがたあれるぎー type Ⅲ hypersensitivity, arthus reaction 抗原と抗体が結合した免疫複合体が付着した組織が免疫反応の標的となり，傷害される反応である．全身性エリテマトーデス，血清病，多発性動脈炎などが代表的な疾患である． ■ 免疫複合体型アレルギー ➡ アルサス反応

**酸化的リン酸化** さんかてきりんさんか oxidative phosphorylation ATP生成過程の一つ．代謝で得られた還元力をミトコンドリアの電子伝達系で水素イオン ($H^+$) 濃度勾配に変え，ATP合成酵素を通過する$H^+$のエネルギーでADPにリン酸を付加しATPを生成する．還元力と$H^+$は酸素と結合し水になる．

**暫間義歯** ざんかんぎし interim denture, provisional denture, temporary denture ■ 暫間補綴装置

**暫間固定** ざんかんこてい temporary splint 動揺歯を隣接歯と固定し咬合力を多数歯に分散することで，歯周組織の修復の促

進，歯の病的な移動の抑制，食片の圧入の防止，外科処置後の安静，歯の保存の可否の判定などの目的で行う一時的な処置． ▶ エナメルボンディングレジン固定，外側性固定，内側性固定，バルカン金属線結紮法，ワイヤーレジン固定

**暫間充塡** ざんかんじゅうてん temporary filling ガッタパーチャによる永久充塡の前に，根尖周囲組織の炎症の消退や根尖孔の閉鎖，経過観察のために，水酸化カルシウム製剤などによって根管を満たす操作のこと． ▶ 永久充塡

**暫間的間接覆髄法** ざんかんてきかんせつふくずいほう gross caries removal procedure (GCRP) う蝕による軟化象牙質をすべて切削すると露髄する場合に用いる方法．軟化象牙質を1層残し，水酸化カルシウム製剤で間接覆髄後3か月程度おいて，第二象牙質が形成されてから軟化象牙質を除去し，最終修復を行う． ▶ IPC法，GCRP

**暫間被覆冠** ざんかんひふくかん temporary crown ▶ プロビジョナルレストレーション，テンポラリークラウン，プロビジョナルクラウン

**暫間補綴装置** ざんかんほてつそうち interim prosthesis, temporary prosthesis 最終補綴装置が製作，装着されるまでの期間，審美性や咀嚼，発音，咬合などの機能性を保持，回復するために，また診断や治療の補助的手段として，比較的短期間の使用を前提とした補綴装置．即時義歯，治療用義歯，移行義歯や暫間義歯にあたる場合がある． ▶ 暫間義歯

**産業衛生** さんぎょうえいせい industrial health ▶ 労働衛生

**産業災害** さんぎょうさいがい industrial accident 労働者の就業にかかる建築物，設備，原材料，ガス，蒸気，粉じんなどにより，または作業行動やその他の業務に起因して労働者が負傷し，疾病にかかり，または死亡することである． ▶ 労働災害

**産業歯科医** さんぎょうしかい industrial dentist 塩酸，硝酸，硫酸，亜硫酸，フッ化水素，黄リンなどを扱う有害業務に従事する労働者に対して，歯科健康診断などの職務を行う歯科医師である．労働安全衛生法に基づき，衛生管理者への指導・助言や事業者への必要な勧告を行う権限を有する．

**産業歯科衛生** さんぎょうしかえいせい industrial dental health 産業衛生の一分野として，歯科領域に現れる職業性の疾患の予防だけでなく，事業所などで労働に従事する者への歯科保健を含めた活動をいう． ▶ 産業歯科保健

**産業歯科保健** さんぎょうしかほけん industrial dental health ▶ 産業歯科衛生

**産業病** さんぎょうびょう industrial disease, occupational disease ▶ 職業病

**残気量** ざんきりょう residual capacity できるだけ息を吐き出した状態（最大呼気位）で肺内に残るガス容量．

**残根上義歯** ざんこんじょうぎし overdenture, tooth-supported complete denture ▶ オーバーデンチャー，オーバーレイデンチャー

**散剤** さんざい powders 粉薬ともいう．経口投与に用いる，粉末状の製剤．

**3歳児歯科健康診査** さんさいじしかけんこうしんさ 3 year old child dental check-up 母子保健法に基づき，市町村および特別区が主体となって実施する3歳児健康診査時に行う歯科健康診査で，満3歳を越え満4歳に達しない幼児が対象となる．問診，口腔診査を行い，う蝕罹患型などを参考に保健指導を行う．

**三叉神経** さんさしんけい trigeminal nerve 脳神経で最大の神経で，第V脳神経である．内頭蓋底で三叉神経節をつくり，眼神経，上顎神経，下顎神経に分かれる．下顎神経は運動性と知覚性を含むが，ほかの2つは知覚性線維からなる．

**三叉神経節** さんさしんけいせつ trigeminal ganglion 三叉神経が橋を出て，側頭骨錐体上部でつくる神経節を三叉神経節と呼び，眼神経，上顎神経，下顎神経を出す．このため，側頭骨側には三叉神経圧痕がみられる．

**酸産生能** さんさんせいのう acid production ability プラーク中の細菌が菌体内外の糖質を解糖した後，最終産物の乳酸もしくは酢酸，ギ酸を産生する能力．同じ細菌でも，利用する糖質の種類により酸産生能は変化し，ショ糖は他の糖質と比べて細菌の酸産生能を高める．

**三次医療** さんじいりょう tertiary medical care 脳卒中や心筋梗塞，交通事故など緊急入院によって治療を受ける必要がある特殊で専門的な医療または臓器移植など先進的な技術と特殊な機器整備を要

する医療を対象としたもの．三次医療の内容として，臓器移植など先進的な技術を必要とする医療，発生頻度の低い疾病に関する医療および重度全身熱傷など，特に専門性の高い救急医療などが挙げられる．　➡ 一次医療，医療圏，二次医療

**三次医療圏** さんじいりょうけん　tertiary medical service area, tertiary medical care area　医療法による医療計画において規定される区域のうちの一つで，特殊な医療を提供する病院病床の整備を図るべき区域をいう．都道府県を基本単位とし，先進的な高度専門的医療の提供，特殊医療機器の配備がされる．

**三次元再構築法** さんじげんさいこうちくほう　three dimensional reconstruction　CTや歯科用CTで行われる画像処理の方法．撮影によって得られたデータを基に，被写体の立体像や任意の断面像を再構築して表示すること．

**三肢麻痺** さんしまひ　triplegia　脳性麻痺で，両上下肢のうち，例えば両下肢と片側上肢に麻痺の症状が出ているような三肢に症状が出た状態．

**残食** ざんしょく　remnants of meal　食べ残しのこと．病院では，病気を治療するうえで栄養状態の改善は重要である．病院で提供される食事も治療の一環であり，残食量が多いと低栄養の危険がある．病院・施設では残食率を調べ，改善に取り組んでいる．

**酸蝕症〔歯の〕** さんしょくしょう　tooth erosion　酸性の化学物質や薬物によるエナメル質の脱灰．無機酸類を取り扱う職業にみられることがある．酸性の食品（レモン，酢）などの多量摂取により酸蝕症が起こることがある．　➡ 侵蝕症

**三次予防** さんじよぼう　tertiary prevention　LeavellとClarkによって提唱された疾病の自然史に基づいた予防医学のレベルで，疾病の発症から回復期に行う予防を示す．予防手段として能力障害防止とリハビリテーションが挙げられる．

**残髄炎** ざんずいえん　rest pulpitis　歯髄の除去療法で抜髄した際に，除去できずに残った歯髄に炎症が生じること．残髄があっても残髄炎を生じることはまれである．未処置の根管が存在する場合など歯髄組織の残存量が多いときに生じる．

**酸性フッ素リン酸液** さんせいふっそりん さんようえき　acidulated phosphate fluoride solution　フッ化物歯面塗布液のこと．2％フッ化ナトリウム溶液に正リン酸またはフッ化水素酸を加え酸性にしたもの．Brudevold.F（1963）により開発された．第Ⅰ法と第Ⅱ法がある．日本で市販されているのは第Ⅱ法の9,000ppmの濃度の製品．　➡ APF溶液，リン酸性フッ化ナトリウム溶液

**酸素吸入** さんそきゅうにゅう　oxygen inhalation　低酸素症や全身麻酔後の低酸素血症の防止のために酸素を投与すること．自発呼吸下では酸素マスク・鼻カニューレなどを用いる．リザーバー付きフェイスマスクは比較的高濃度（60〜90％）の酸素を投与できる．

**酸素添加酵素** さんそてんかこうそ　oxygenase　酸化還元酵素の一種である酸化酵素のうち，分子状酸素（$O_2$）の基質への挿入を触媒する酵素．2つの酸素原子を別の位置に挿入するジオキシゲナーゼ，酸素原子1つを挿入し他方は水にするモノオキシゲナーゼ（ヒドロキシラーゼ）がある．　➡ オキシゲナーゼ

**酸素飽和度** さんそほうわど　oxygen saturation　赤血球中の総ヘモグロビンのうち，酸素と結合しているヘモグロビンの割合．

**残存歯質** ざんぞんししつ　residual tooth substance　細菌感染によって罹患した歯質を除去し，結果残存した歯質のこと．残存歯質は口腔内に露出しておくと再感染を起こすので，ただちに覆う必要がある．

**酸脱灰説** さんだっかいせつ　acid decalcification theory　1890年にMillerによって提唱された，う蝕発生機構に関する学説．「プラーク細菌が糖代謝によって産生した酸が歯を溶解し，う蝕を発症させる」という説で，エナメル質の溶解を説明する学説として最も広く受け入れられている．

**サンダラックバーニッシュ** さんだらっくばーにっしゅ　Sandarac varnish　ヒノキ科の植物由来の天然樹脂のサンダラックをアルコールに溶解したもの．アルコールが蒸散すると皮膜が形成される．綿球に浸して開放療法などの仮封材として使用される．

**サンドブラスト** さんどぶらすと　sand blast　砂粒，アルミナ粉，ガラス粉な

どの研磨材粒子を，圧縮空気とともに，鋳造体やセラミックス表面に直接噴射し，付着した埋没材の除去，表面の清掃・研磨を行う操作法．

**サンドペーパーコーン** さんどぺーぱーこーん sandpaper cone ガーネットやアルミナ，エメリー，炭化ケイ素などの砥粒を紙に接着し，回転研磨器具として使用できるようコーン上に成型したもの．粗さの違いにより多くの種類のコーンがある．

**サンドペーパーディスク** さんどぺーぱーでぃすく sandpaper disc 研磨紙を円盤状にして専用のマンドレールに装着し，エンジンやハンドピースで使用する研磨材の一つである． ➡ 研磨

**散発痛** さんぱつつう episodic pain 一過性に増加した痛み．持続痛の有無や鎮痛薬服用の有無とは無関係である．

**3壁性骨欠損** さんぺきせいこつけっそん three wall infrabony defect 垂直性骨欠損は歯根周囲の残存している骨壁数により分類される．1壁性，2壁性骨欠損に比較し，残存している骨壁数が多いため，歯周治療の予後は良いとされている．再生療法の適応でもある．

**参与観察** さんよかんさつ participant observation, participation observation 調査者自身が調査対象である社会や集団に加わり，長期にわたって生活を共にしながらその実態を観察し，外部から得られない情報を得る方法のこと．

**散乱線** さんらんせん scattered radiation 物質と衝突したあとに方向を変え，さまざまな方向に向かって散乱するエックス線のこと．エネルギーが低く，人体に吸収されやすい．フィルムに到達すると，エックス線写真の画質を低下させる．

**残留モノマー** ざんりゅうものまー residual monomer 重合後のレジン硬化体中に残る未反応モノマーのこと．残留モノマーはレジンの性質に影響を及ぼす．また，為害性が懸念される．

## し

**次亜塩素酸ナトリウム** じあえんそさんなとりうむ sodium hypochlorite　有機質溶解作用，殺菌作用，脱臭作用および漂白作用を有する．歯科では，歯内療法に用いられる．また消毒薬として多種類の病原微生物にも有効であるが，金属腐食作用を有する．

**仕上げ磨き** しあげみがき finish brushing　子どもが歯磨きをしたあとに，保護者が子どもが取り除けなかったプラークを取り除くことである．子どもの歯を磨くときは，口腔が見やすく，頭が固定される姿勢で磨く．幼児期前半までは，寝かせ磨きが推奨され，幼児期後半になって寝かせ磨きをいやがるようになったら，立たせ磨きで磨くとよい．

**CRP** しーあーるぴー C-reactive protein ■ C反応性タンパク質

**GI** じーあい gingival index ■ 歯肉炎指数

**CES-D** しーいーえすでぃー center for epidemiologic depression scale ■ うつ病自己評価尺度

**GFR** じーえふあーる glomerular filtration rate ■ 糸球体濾過量

**CMI** しーえむあい Cornell medical index ■ コーネル・メディカル・インデックス

**CMD** しーえむでぃー congenital muscular dystrophy ■ 先天性筋ジストロフィー

**GO** じーおー gingivitis under observation ■ 歯肉疾患要観察者

**COPD** しーおーぴーでぃー chronic obstructive pulmonary disease　慢性閉塞性肺疾患のこと．たばこをはじめとする有害物質が長期に吸入されて肺が炎症性変化をきたした病態．徐々に生じる労作時の呼吸困難，慢性の咳，痰を特徴とし，呼吸機能検査で進行性の変化を認める．■ 慢性閉塞性肺疾患　⇨ NCD(s)

**C型肝炎** しーがたかんえん hepatitis C virus ■ HCV

**GCRP** じーしーあーるぴー gross caries removal procedure, indirect pulp capping method ■ 暫間的間接覆髄法，IPC法

**CGA** しーじーえー comprehensive geriatric assessment ■ 高齢者総合的機能評価，包括的高齢者評価，老年医学的総合評価

**GCF** じーしーえふ gingival crevicular fluid ■ 歯肉溝滲出液，滲出液

**CCD** しーしーでぃー charge-coupled device　イメージセンサーの一種．デジタルエックス線撮影システムのエックス線センサーとして利用されており，入射したエックス線を電気信号に変換する．同様のセンサーとしてCMOSも利用されている．■ 電荷結合素子

**シースリン** しーすりん sheathlin ■ アメロブラスチン

**Gタンパク質** じーたんぱくしつ G protein　親水性ホルモンによる情報伝達機構において，細胞膜上の受容体に親水性ホルモンが結合した際，その情報を第2メッセンジャーへ伝達する中継の役割を担う物質．■ GTP結合タンパク質

**CT** しーてぃー computed tomography　コンピュータを用いて人体の断面像を得るエックス線検査法．エックス線管と検出器とが人体の断面周囲を回転（スキャン）して撮影を行う．人体のデータを三次元的に収集するヘリカルスキャン方式が一般的である．■ コンピュータ断層撮影法

**CT** しーてぃー calcitonin ■ カルシトニン

**CDR** しーでぃーあーる clinical dementia rating　Hughes らによって作成された認知症の重症度を評価する観察式評価尺度のこと．記憶，見当識，判断力や問題解決能力，地域の活動，家庭状況や趣味，身の回りの世話に関する6項目に対して，対象者本人や介護者からの情報をもとに5段階で評価する．

**GTR法** じーてぃーあーるほう guided tissue regeneration method　吸収性メンブレン，あるいは非吸収性メンブレンを組織遮断膜として用い，歯周組織再生を阻害する歯肉上皮組織，歯肉結合組織を排除し，歯周靱帯組織，骨組織を選択的に誘導させる手術法．■ 歯周組織再生誘導法，組織再生誘導法

**CD8 T細胞** しーでぃーえいとてぃーさいぼう CD8 T cell ■ 細胞傷害性T細胞

**GDS** じーでぃーえす geriatric depression scale　1982年に，Brink らによって老年者のうつ症状の程度を評価することを目的に考案された質問式評価尺度のこと．30項目からなっているが，1986年に，Sheikh と Yesavage によってうつ

症状と相関の高かった15項目を選定し，geriatric depression scale-15（GDS-15）が考案された．

**CT検査** しーてぃーけんさ computed tomography コンピュータを用いた断層撮影および撮影装置のこと．多くの領域のがん診療や病期診断に不可欠な画像である．検査目的によりヨード造影剤を使用する場合には，ヨードアレルギーの確認が必要である．また，気管支喘息や腎障害の患者では副作用の発生頻度が高まるため，注意を要する．

**CDC** しーでぃーしー Centers for Disease Control and Prevention ▭ アメリカ疾病予防管理センター

**CDC** しーでぃーしー complement-dependent cellular cytotoxicity ▭ 補体依存性細胞傷害

**GTP結合タンパク質** じーてぃーぴーけつごうたんぱくしつ G protein ▭ Gタンパク質

**CD4 T細胞** しーでぃーふぉーてぃーさいぼう CD4 T cell ▭ ヘルパーT細胞，Th細胞

**CBRNE災害** しーばーんさいがい CBRNE disaster 化学（chemical），生物（biological），放射性物質（radiological），核（nuclear），爆発物（explosive）をさす頭字語で，通常災害とは異なる特別の装備や対応が必要な災害をいう．NBC災害ではN（核）に含まれていた核爆発を伴わない原発事故などと，核兵器などにより発生する核爆発の被害の特徴が異なるため，分けて考える必要があるとの観点から，核（N）と放射性物質（R）を区別している．

**C反応性タンパク質** しーはんのうせいたんぱくしつ C-reactive protein（CRP） 肺炎球菌のC多糖体と結合するタンパク質として発見された．炎症や組織破壊を伴う疾患において，血中濃度が増加するタンパク質で，炎症の検査に用いられる． ▭ CRP

**C-P【歯科衛生過程の】** しーぴー care plan 歯科衛生診断で明らかにされた原因を除去，改善するために，歯科衛生士が直接行うケアに関する計画（処置計画）のこと．スケーリングやフッ化物応用などが含まれる． ▭ ケア計画（ケアプラン） ▷ E-P，O-P

**GP** じーぴー general practitioner, general physician 特定の診療科を専門にせず，内科や外科，小児科などを総合的に診療する医師で，患者の心身を総合的に診て，日常的にみられる病気や軽度の外傷の治療，訪問診療などを行い，専門的治療が必要な場合は専門医を紹介する． ▭ 一般医

**CPR** しーぴーあーる cardiopulmonary resuscitation ▭ 心肺蘇生

**GBR** じーびーあーる guided bone regeneration ▭ 骨再生誘導法

**CPI** しーぴーあい community periodontal index ▭ 地域歯周疾患指数，コミュニティペリオドンタルインデックス

**CPIプローブ** しーぴーあいぷろーぶ CPI (community periodontal index) probe ▭ WHOプローブ

**GVHD** じーぶいえいちでぃー graft-versus-host disease ▭ 移植片対宿主反応

**シームレスバンド** しーむれすばんど seamless band ▭ 既製帯環，無縫帯環

**Simonの顎態診断** じーもんのがくたいしんだん Simon gnathostatic diagnosis Simonにより考案され，フランクフルト平面，正中矢状平面および眼耳平面を基準の三平面として，顔面の構造と不正咬合を三次元的に分析・診断する方法．

**死因** しいん cause of death 一般的には死亡の原因のことであるが，保健医療統計上は，死亡の直接の原因となる死亡診断書に記載された疾患名のことをいう．わが国の死因は，第1位が悪性新生物，第2位が心疾患となっている．

**JCS** じぇいしーえす Japan Coma Scale 意識レベルの評価法の一つ．意識障害レベルを，Ⅰ：刺激しないで覚醒している，Ⅱ：刺激に応じて反応する，Ⅲ：反応しない，の3段階に分け，さらにそれぞれを3段階に評価することから，3-3-9度方式ともいう． ▭ ジャパンコーマスケール，日本昏睡尺度

**Jフック** じぇいふっく J hook ヘッドギアの口腔内装置の一部で，上顎歯列のアーチワイヤーに取り付けられるJ型のフックのこと．ヘッドギアによる上顎前歯の圧下などの牽引方向のコントロールに利用する．

**シェーグレン症候群** しぇーぐれんしょうこうぐん Sjögren syndrome 慢性唾液腺炎，乾燥性角結膜炎を特徴とする自己免疫疾

患で，しばしば他の自己免疫疾患を合併する．中年以降の女性に好発し，涙腺や唾液腺の症状として腫脹や乾燥症を認める．関節リウマチなど他の膠原病を伴う場合もある．

**シェードガイド** しぇーどがいど shade guide 歯の実質欠損および補綴歯を歯冠色で修復，補綴する場合に色調選択に用いる色見本． ■ 色見本 ➡ 色調選択，モールドガイド

**シェードセレクション** しぇーどせれくしょん shade selection, tooth color selection ■ 色調選択

**ジェネリック医薬品** じぇねりっくいやくひん generic drug 先発医薬品の特許が切れたあとに製造販売される，先発医薬品と同一の有効成分を同一量含み，効能・効果，用法・用量が原則的に同一である医薬品． ■ 後発医薬品 ➡ 新薬

**ジェル** じぇる gel ゲル

**ジェンダー** じぇんだー gender 生物学的性差と区別した，社会的文化的につくられる性別，性差のことをいう．それら性別，性差に関するさまざまな文化や知識一般をさし示すこともある．

**耳介** じかい auricle 外耳周囲の軟骨からなり，耳介軟骨は唇顎口蓋裂患者の鼻修正術に際して移植に用いられる．

**歯科医師** しかいし dentist 歯科医師法に基づく国家資格．歯科医療と保健指導をつかさどる者で，公衆衛生の向上と増進に寄与し，国民の健康な生活を確保する．厚生労働大臣免許．

**歯科医師法** しかいしほう dental practitioners act 1948年に施行され，歯科医師の資格，業務内容などを定めている．歯科医療および保健指導を掌ることによって公衆衛生の向上および増進に寄与し，国民の健康な生活を確保することを任務としている．

**紫外線殺菌** しがいせんさっきん UV disinfection, UV germicidal irradiation 260nm〜280nmの紫外線により細胞のDNAを変性させ，微生物を死滅させる方法．この原理を用いた紫外線殺菌灯が手術室や実験室の空気や器具の殺菌に使用される．人体にも有害で，直接照射をしないよう注意が必要である．

**歯科医療救護** しかいりょうきゅうご dental medical aid 災害時の口腔顎面領域の外傷などへの対応，う蝕や歯周病の緊急処置，義歯の紛失・破損などへの処置，口腔衛生対策，また，う蝕や歯周疾患の増悪，誤嚥性肺炎の増加など災害関連疾病の予防対策をいう．

**歯科医療施設** しかいりょうしせつ dental institution 歯科医師が，公衆または特定多数人のために歯科医療を行う場所で，患者20人以上の入院施設を有するものが病院，患者の入院施設を有しないものまたは患者19人以下の入院施設を有するものが歯科診療所である．

**歯科衛生** しかえいせい dental hygiene 口腔の健康を通して全身の健康の維持・増進を図り，生活の質の向上に資するためのもの． ■ デンタルハイジーン ➡ 口腔保健

**歯科衛生アセスメント【歯科衛生過程の】** しかえいせいあせすめんと dental hygiene assessment 歯科衛生士が対象者に医療面接，観察，検査などを行うことにより，広く情報を収集・処理することをいう．情報収集・処理により，原因や要因を特定することにつなげてゆく． ➡ 客観的情報，主観的情報，情報収集，情報処理

**歯科衛生介入【歯科衛生過程の】** しかえいせいかいにゅう dental hygiene intervention 歯科衛生計画で立案した処置や指導などを行うこと．歯科衛生士の介入とはスケーリングやフッ化物塗布，口腔清掃指導，禁煙指導などの実施内容をいう．

**歯科衛生学** しかえいせいがく science of dental hygiene 口腔の健康を通して全身の健康の維持・増進を図り，生活の質の向上に資するためのものである歯科衛生を，理論と実践の両面から探求する学問のこと．基礎歯科衛生学，臨床歯科衛生学，社会歯科衛生学の3つの分野から構成されており，歯科衛生士がすべてのライフステージの人々に対して，歯や口腔の健康の保持，増進にかかわる歯科衛生活動を実践するための理論や研究の根拠となる学問体系である． ➡ 口腔保健学

**歯科衛生学教育** しかえいせいがくきょういく dental hygiene education 歯科衛生学を学ぶための教育のことである．教育機関には，大学・短期大学・専門学校があり，短期大学での専攻科，大学院での修士課程や博士課程も設置されている．

**歯科衛生活動** しかえいせいかつどう dental health activity, dental hygiene activity 個人や集団,あるいは地域社会を対象として,そのニーズに合わせ,単に歯・口腔の疾患を予防するだけでなく,身体の健康増進を図り,質の高いQOLの向上を目指すことが目的である.

**歯科衛生過程** しかえいせいかてい the dental hygiene process of care 歯科衛生業務を展開する際,対象者が抱える歯科衛生上の問題を明らかにし,論理的に考え,解決するためのツール.「歯科衛生アセスメント」「歯科衛生診断」「歯科衛生計画」「歯科衛生介入」「歯科衛生評価」「書面化(記録)」で構成されている.【巻末図5参照】

**歯科衛生業務** しかえいせいぎょうむ dental hygiene practice 歯科衛生士が臨床や地域保健活動で携わっている業務のことで,歯科衛生士法に定められた業務を,歯科衛生士の知識や技術をもって行う範囲としている. ➡歯科衛生ケア

**歯科衛生ケア【歯科衛生過程の】** しかえいせいけあ dental hygiene care 歯科衛生計画を基に歯科衛生士が介入・支援すること.対象者のニーズに応じ,根拠に基づいて実施する. ➡歯科衛生業務

**歯科衛生計画【歯科衛生過程の】** しかえいせいけいかく dental hygiene care plan 対象者の問題解決のために歯科衛生診断ごとに目標を立て,どんな方法で歯科衛生介入を行うかを計画すること.計画には目標設定,介入方法の決定,期待される効果,優先順が含まれる. ➡プラン

**歯科衛生士** しかえいせいし dental hygienist 歯科衛生士法に基づく国家資格.歯科医師の指示の下に,歯科予防処置,歯科診療の補助,歯科保健指導の3つの業務を業とする者である.厚生労働大臣免許. ➡デンタルハイジニスト

**歯科衛生士学校養成所指定規則** しかえいせいしがっこうようせいじょしていきそく dental hygienist school training school designation rule 歯科衛生士法第12条の規定により歯科衛生士学校養成所指定規則が定められている.指定規則は養成教育の基盤となり,歯科衛生士学校養成所教授要綱は教育の内容を示す.2004年に教育内容の単位制(93単位以上)が示され,2005年には歯科衛生士養成課程の修業年限を3年制以上とする改訂がされた.

**歯科衛生士業務記録** しかえいせいしぎょうむきろく dental hygiene business record ➡業務記録

**歯科衛生士法** しかえいせいしほう dental hygienists act 1948年に制定され,歯科衛生士の資格を定め,歯科疾患の予防と口腔衛生の向上を図ることを目的とした法律.歯科衛生士とは厚生労働大臣の免許を受けた者であること,また「歯科予防処置」「歯科診療の補助」「歯科保健指導」の業務内容,免許関係,歯科衛生士国家試験などについて規定されている.

**歯科衛生診断【歯科衛生過程の】** しかえいせいしんだん dental hygiene diagnosis 対象者の抱える歯科衛生上の問題と要因・原因を明らかにすること.歯科衛生介入を必要とする患者の状態を解釈・分析したことを,歯科衛生上の問題を表す「診断句」と,その原因となる「原因句」の2つの要素を組み合わせて表現する. ➡診断句

**歯科衛生ヒューマンニーズ** しかえいせいひゅーまんにーず dental hygiene human needs DarbyとWalshにより提唱された歯科衛生活動のための理論.人が行動に駆り立てられる内的な動機(内的欲求)に焦点を当てた理論のこと.歯科衛生に関するニーズには8つある. ➡ヒューマンニーズ

**歯科衛生評価【歯科衛生過程の】** しかえいせいひょうか evaluation 歯科衛生介入後,対象者がどのように変化したか,目標の達成度,歯科衛生計画の良否判定,保健行動の変化判定などにより,問題が解決に到達したかなどを見定め,到達できていない場合は計画の見直し,修正を図る.

**歯科技工士** しかぎこうし dental technician 歯科技工士法に基づく国家資格.歯科医療に関する補綴物や充塡物,矯正装置を作成し,修理,加工することを業とする.厚生労働大臣免許.

**歯科技工室** しかぎこうしつ dental laboratory 歯科医師または歯科技工士が業として歯科技工を行う場所.

**歯科技工士法** しかぎこうしほう dental technicians act 歯科技工士の資格と歯科技工の定義を定め,その業務が適正に

**歯科矯正学** しかきょうせいがく orthodontics 顎顔面頭蓋，歯，歯列，咬合の成長発育および不正咬合の診断，治療，予防に関する歯科学問．

**視覚** しかく visual sensation 特殊感覚の一つ．適刺激は光で，眼球内の網膜にある視細胞が受容した後，視神経を経て大脳皮質視覚野に伝わり認知される．視細胞には杆体と錐体があり，杆体は暗所で明暗を，錐体は明所で色を感知する．

**視覚障害** しかくしょうがい visual impairment, visual disability 視機能に異常がある場合．残存視覚がある場合は弱視，まったくない場合は全盲という．視覚障害の原因は緑内障または糖尿病が多く，中途障害者が半分以上を占め，高齢になってからのQOLが問題である．

**自覚的健康感** じかくてきけんこうかん self-perceived health, self-rated health 各個人の健康状態の主観的評価であり，死亡率，有病率などの客観的指標では表せない主観的な健康状態を捉える健康指標である．自覚的健康度の高い集団は平均寿命が長いことが知られている．　▶ 主観的健康感

**歯科検診** しかけんしん dental examination 特定の歯科疾患の早期発見を目的としたもので，疾病の二次予防にあたる．口腔の健康状態を点検する健診と分けて使う場合がある．

**歯科健診** しかけんしん dental health examination 一般的には歯科健康診査，労働安全衛生法や学校保健安全法の下では，歯科健康診断に由来する略語．疾病の発見を特に意図したものではなく，健康異常の早期発見，あるいは健康管理に視点を置いた口腔の健康診査である．

**歯科口腔保健の推進に関する基本的事項** しかこうくうほけんのすいしんにかんするきほんてきじこう basic matters concerning the promotion of dental and oral health 歯科口腔保健法により定められている．歯科疾患の予防，生活の質の向上のための口腔機能の維持・向上，定期的な歯科検診，歯科医療受診困難者，歯科口腔保健の推進のために必要な社会環境の整備に対し，目標を掲げている．　▶ 歯科口腔保健の推進に関する法律

**歯科口腔保健の推進に関する法律** しかこうくうほけんのすいしんにかんするほうりつ act concerning the promotion of dental and oral health 歯科口腔保健の推進に関する施策を総合的に推進し，国民保健の向上に寄与することを目的とする法律である．2011年に施行され，歯科口腔保健の推進に関する基本的事項の策定などについて定めている．　▶ 歯科口腔保健法　▶ 歯科口腔保健の推進に関する基本的事項

**歯科口腔保健法** しかこうくうほけんほう act concerning the promotion of dental and oral health 　▶ 歯科口腔保健の推進に関する法律

**歯科疾患実態調査** しかしっかんじったいちょうさ survey of dental disease わが国の歯科保健状況を把握し，今後の歯科保健医療対策の推進に必要な基礎資料を得ることを目的に，1957年より6年ごと（2016年より5年ごと）に実施している一般統計調査．全国を対象として，国民生活基礎調査により設定された単位区から，無作為に抽出した300単位区内の世帯および当該世帯の満1歳以上の世帯員を調査客体とした有病状況調査である．厚生労働省医政局歯科保健課が実施主体である．

**歯牙腫** しがしゅ odontoma 歯の硬組織と軟組織から構成される歯原性腫瘍．過誤腫的なもので，歯原性腫瘍ではエナメル上皮腫に並び発生率が高い．好発年齢は20歳代の若年者で，下顎大臼歯部や上顎前歯部に好発する．歯の萌出異常や歯槽部の膨隆を伴うことが多い．エックス線的に不規則な塊状不透過像や複数の歯牙様不透過像がみられる．

**歯科診療所** しかしんりょうじょ dental office 歯科医師が公衆または特定多数人のため歯科医業を行う場所であり，患者を入院させるための施設を有しないものまたは19人以下の患者を入院させるための施設を有するものである．20人以上の入院設備を備える施設は病院である．

**歯科診療の補助** しかしんりょうのほじょ dental auxiliary 歯科衛生士が行う歯科診療の補助は，法律に規定されており，歯科医師の指示の下，患者に対して対面的・直接的な行為を行う歯科医行為のことである．歯科診療の補助は，保健師助産師看護師法で認められており，看護

師と歯科衛生士の業務独占である. ▶
**歯科予防処置**

**自家製アタッチメント** じかせいあたっちめんと custom made attachment 各個人の歯の大きさや歯槽形態など, 症例に応じて製作するアタッチメント. 鋳造や平行切削器（パラレロメーター）によるミリングによって製作する.

**耳下腺** じかせん parotid gland 大唾液腺の中で最も大きく, 耳介の前方, 一部は下顎角後方（下顎後窩）に存在する. 全体は扁平状の不正三角形を呈する. 前方は咬筋筋膜, 全体は耳下腺筋膜に包まれる. 導管（耳下腺管）は頬筋を貫いて口腔前庭にある頬粘膜（第二大臼歯対向部）に耳下腺乳頭の名で開口部をもつ. 漿液性の唾液を分泌する.

**耳下腺炎** じかせんえん parotitis 細菌やウイルス感染による耳下腺の炎症である. 反復性耳下腺炎は 10 歳未満の小児が罹患しやすい. 特にムンプスウイルス感染では, 両側性に耳下腺が腫脹することが多く, 流行性耳下腺炎（おたふくかぜ）といわれる. ▶ **流行性耳下腺炎**

**耳下腺管** じかせんかん parotid duct 長さが 3～5cm の耳下腺の分泌導管で, 頬骨弓の下部を並行して走行し, 頬脂肪体と頬筋を貫いて口腔前庭頬粘膜で耳下腺乳頭に開口する.

**耳下腺筋膜** じかせんきんまく parotid fascia 耳下腺を包む筋膜. 顔面神経の運動枝が茎乳突孔を出て, 耳下腺神経叢を形成するが, これらの神経は耳下腺の中を貫通してくるため, 丈夫な結合組織の耳下腺筋膜で耳下腺を包み, 保護している.

**耳下腺乳頭** じかせんにゅうとう parotid papilla 耳下腺の分泌管が口腔前庭の頬粘膜に突出した導管の開口部.

**歯科治療恐怖症** しかちりょうきょうふしょう dental phobia 歯科治療に対して強い恐怖心や不安感を訴える状態のこと. そのような患者に浸潤麻酔などを行うと血管迷走神経反射などの有害反射が起こることがある. 極度に恐怖心の強い場合には精神鎮静法の適応となる.

**歯科的個人識別** しかてきこじんしきべつ dental personal identity 警察署からの依頼を受け, 身元不明の遺体の歯や口の中の状態と, 生前の歯科治療時の記録やエックス線写真などとを照らし合わせて, 身元の確認を行うこと.

**歯科法医学** しかほういがく dental jurisprudence, forensic dentistry 犯罪検証上の応用や司法上の問題解決に応用される歯学分野で, 法歯学とも呼ばれる. 主な応用領域は, 犯罪に関連した遺体や生体試料からの個人識別と, 歯の治療痕や状態などを利用した大事故や大災害時の身元確認である.

**歯科保健医療** しかほけんいりょう dental care service 歯科保健医療の供給体制に基づいてすべてのステージの地域住民に応じ, 人々が健康で長生きできる社会を目指すために, ニーズに応える質の高い歯科保健医療サービスのこと. 近年では, 外来診療だけではなく, 他の職種や他分野との連携も求められている.

**歯科保健行動** しかほけんこうどう dental health behavior 保健行動のなかで, 歯・口腔および顎機能についての病気と障害（異常）に関わる心理, 行動を包括して歯科保健行動（口腔保健行動）と呼ぶ. ▣ **口腔保健行動**

**歯科保健指導** しかほけんしどう oral health instruction 歯科衛生士法第 2 条に規定されている歯科衛生士の業務である. 歯や口腔の健康を維持するために歯科医師の指導の下に行う指導であり, 対象者の習慣化した生活習慣や日常行動を望ましい歯科保健行動へと変容させることを目的とする. ▶ **歯科予防処置**

**歯科保健相談** しかほけんそうだん dental health counseling 市町村保健センターを拠点に, 健康上の不安や悩みを解消し, 健康の保持増進についての助言を行う. 母子や成人, 高齢者に関することなど地域の特性に応じて, 個別型で行われる.

**歯科補綴学** しかほてつがく prosthodontics, prosthetic dentistry 広範囲の歯質, 歯, 顎および関連組織の欠損と異常を人工物, 装置などで補い, 形態, 機能などを回復するための理論と技術を考究する学問分野.

**歯科用エックス線フィルム** しかようえっくすせんふぃるむ intraoral X-ray film 口内法エックス線撮影に使用されるフィルムのこと. 増感紙を用いないノンスクリーンタイプフィルムであり, 標準型（4×3cm）のほかに, 小児用, 咬合型などいくつかのサイズが用意されている.

**歯科用エンジン** しかようえんじん dental

engine 電気モーターによる回転動力を, ゴムなどのベルトを介してハンドピースに伝達し, 切削器具を回転させて歯を切削する回転切削装置のこと. マイクロモーターやエアータービンが普及し, 現在ではほとんど用いられない. ■ エンジン

**歯科用キャビネット** しかようきゃびねっと dental cabinet 効率よく診療を行うために, 通常, ユニットの近くに配置される収納庫. 歯科用器具や材料などを保管する.

**歯科用コーンビーム CT** しかようこーんびーむしーてぃー cone beam CT for dental use 歯科領域に特化した小型のCTのことで, 歯や顎骨の任意の断面像が得られる. 歯科用コーンビーム CT 専用の装置と, パノラマエックス線撮影装置に歯科用コーンビーム CT の機能を付加した装置がある. ■ 歯科用CT

**歯科用CT** しかようしーてぃー cone beam CT for dental use ■ 歯科用コーンビーム CT

**歯科用実体顕微鏡** しかようじったいけんびきょう dental operating microscope ■ マイクロスコープ

**歯科用撮子** しかようせっし dental forceps ■ デンタルピンセット

**歯科用探針** しかようたんしん dental explorer 先端が鋭利な歯科用器具. 触診に用いられる. ■ エキスプローラー ➡ エンドドンティックエキスプローラー, 有鉤探針

**歯科用治療椅子** しかようちりょういす dental chair 歯科治療を受ける際, 患者が座る椅子. 歯科用診療台は, 歯科用治療椅子と歯科用ユニットによって構成される.

**歯科用ピンセット** しかようぴんせっと dental tweezers ものの把持に用いる. また, 動揺度の診査や柄の部分を用いて打診を行うことができる.

**歯科用ミラー** しかようみらー dental mirror 口腔内で用いる鏡である. 直視不可能な部位を可視化する. また, 光を反射させ照明として用いたり, 舌や頬などの排除(圧排)に用いる.

**歯科用ユニット** しかようゆにっと dental unit 歯科用治療機械や器具を, 治療用椅子の周囲で効率良く使用するためにまとめたもので, エアータービン, マイクロモーター, スリーウェイシリンジ, 給排水装置, ブラケットテーブル, 照明用ライトなどから構成される.

**歯科予防処置** しかよぼうしょち oral prophylaxis 歯科衛生士法第2条に規定されている歯科衛生士の業務である. 歯科疾患を予防して, 健康な状態を維持・増進するために行われる専門的な処置であり, 口腔内で器械や器具を用いて歯面清掃や歯面研磨, スケーリングを行い, フッ化物などの薬物を塗布する. ➡ 歯科診療の補助, 歯科保健指導

**歯冠** しかん tooth crown 歯でエナメル質に覆われる部分を解剖歯冠, 歯肉より外に現れ, 口腔内に露出している部分を臨床歯冠という.

**耳桿** じかん ear rod 頭部エックス線規格写真や顔面写真などの資料採得において, 患者の頭部を固定するために外耳道に挿入する棒状の固定器具の一部. イヤーロッドともいう. ■ イヤーロッド

**耳管咽頭口** じかんいんとうこう pharyngeal orifice of auditory tube 中耳にある鼓室と咽頭鼻部(上部)を結ぶ耳管の咽頭側の開口部. 鼓室側は耳管鼓室口と呼ぶ.

**歯冠外アタッチメント** しかがいあたっちめんと extracoronal attachment アタッチメントの固定部が, 歯冠の外側に設置されたアタッチメントの総称. 遊離端義歯などに使用され, 一般に最遠心残存歯を支台歯として欠損側歯冠部外側に設定する. 歯質削除量が少ない利点はあるが, 支点が支台歯の外側にあるため, 支台歯を傾斜, 回転させたり, 不潔域を生じたりする欠点もある. 緩圧(可動性)型と非緩圧(固定性)型アタッチメントがある.

**歯冠近遠心幅径総和** しかんきんえんしんふくけいそうわ sum of tooth size 歯列弓内の各歯の歯冠近遠心幅径の総和. アーチレングスディスクレパンシーは, 歯列弓周長と歯冠近遠心幅径総和の差より算出する.

**歯間空隙** しかんくうげき interdental space ■ 歯隙

**歯間隙** しかんげき interdental space 接触点と歯槽骨縁に囲まれた間隙で, 生体では歯間乳頭で満たされる.

**歯間鼓形空隙** しかんこけいくうげき inter-

**dental embrasure** ➡ 鼓形空隙

**歯間刺激子** しかんしげきし interdental stimulator ➡ インターデンタルスティムレーター

**歯冠歯根比** しかんしこんひ crown root ratio 歯冠長と歯根長との比.

**歯冠修復** しかんしゅうふく crown restoration 歯冠部硬組織の先天的, あるいは後天的原因により生じた欠損ならびに審美的障害に対して, 形態, 機能, 審美性を回復すること. 歯冠修復物としてクラウン, アンレー, インレー, ラミネートベニアなどがあり, 間接法により製作される.

**歯冠修復学** しかんしゅうふくがく restorative dentistry 歯科補綴学と歯科保存学の一分野. 欠損した歯質を修復物, クラウンなどで補い, 形態, 機能などを回復するための理論と技術を考究する学問. ➡ 歯冠補綴学

**歯間清掃用ジェル** しかんせいそうようじぇる Interdental cleaning gel 歯ブラシ使用時に, 薬用成分が配合された歯間ブラシ専用の予防歯磨剤である. ジェルを用いることで, より高い清掃効果と予防効果を期待できる用品.

**歯冠長** しかんちょう crown length 歯の計測で, 前歯と小臼歯では切縁・尖頭, あるいは頬側咬頭頂から唇・頬側の歯頸部に至る直線径, 大臼歯では近心頬側咬頭頂からその咬面の歯頸線までの直線長.

**歯冠内アタッチメント** しかんないあたっちめんと intracoronal attachment アタッチメントの固定部が歯冠形態内に設置されたアタッチメントの総称. 歯質削除量が多い欠点はあるが, 支台歯の支点(回転中心)がアタッチメントの中心に近いため, 咬合圧などの機能圧を歯の長軸方向へ伝達しやすい利点がある. そのため, 連結強度の大きい非緩圧型(固定性)アタッチメントが適用されることが多い.

**歯間乳頭** しかんにゅうとう interdental papilla 歯と歯の間にある歯肉で三角形をしている部分.

**歯間部清掃用具** しかんぶせいそうようぐ interproximal oral hygiene aids 主に歯間部と呼ばれる歯と歯の間を清掃する用具の総称であり, 歯間空隙の大きさや部位に合わせて選択できるように, さまざまな大きさや形態のものがある.

**歯間ブラシ** しかんぶらし interdental brush ➡ インターデンタルブラシ

**歯間分離器** しかんぶんりき separator 歯の隣接面の検査や修復治療を容易にするため, 歯と歯の間の距離を広げるのに使用する器具である. 器具には, くさび分離型としてエリオット型やアイボリー型のセパレーターがあり, 牽引型としてフェリアー型のセパレーターがある.

**歯間縫合** しかんほうごう interdental suture 歯間部の離断した歯肉を縫合する方法. 断続縫合や8の字縫合がある. ➡ 断続縫合, 8の字縫合

**歯冠補綴学** しかんほてつがく restorative dentistry ➡ 歯冠修復学

**歯冠用硬質レジン** しかんようこうしつれじん dental synthetic resin for crown and bridge 主に前歯部の歯冠全体にわたる審美修復用のレジン. UDMAやBis-GMAなどの多官能性モノマーにフィラーを添加したコンポジットレジンが主流.

**歯間離開** しかんりかい teeth separation 歯間のコンタクトをわずかに離す操作のことをいい, 矯正治療ではバンドの装着の処置に先立って, 歯間にセパレーションモジュールや真鍮線を挿入することにより, 歯間を離開させる.

**閾線量** しきいせんりょう threshold dose 放射線の確定的影響においては, ある一定の線量までは放射線の影響が現れることはないが, その線量のことを閾線量と呼ぶ. 厳密には, 閾線量はある一定の期間に発症1〜5%となる線量値として設定している場合が多い. ➡ しきい値

**しきい値** しきいち threshold dose, threshold value ➡ 閾線量

**磁気共鳴撮像法** じききょうめいさつぞうほう magnetic resonance imaging (MRI) ➡ MRI

**色相** しきそう hue 色の三属性の一つ. 赤, 黄, 緑, 青, 紫などで表される色感覚の属性および尺度化したもの.

**色素性母斑** しきそせいぼはん pigmented nevus 神経堤に由来する母斑細胞が増殖する良性腫瘍であるが, 過誤腫とも考えられている. 口腔では女性に多く, 半球状で境界明瞭, メラニン色素を産生するため褐色調を呈する.

**色素沈着** しきそちんちゃく pigmentation

生体内，主に歯牙に色素が病的に沈着することをいう．歯髄の病変や歯の形成期における薬物服用などによって起きる内因性の色素沈着や，たばこのタールなど体外から入ってくる外来性の色素沈着がある． ➡ 外来性色素沈着，内因性色素沈着

**色調安定性** しきちょうあんていせい color stability 与えられた環境内で，一定期間，色彩が変化しない性質．

**色調選択** しきちょうせんたく shade selection 個々の患者の歯や軟組織などに合わせて，補綴装置の色調を選択し決定すること．通常はそれぞれ専用のシェードガイドを使用して選択する． ➡ シェードセレクション ➡ シェードガイド

**糸球体濾過量** しきゅうたいろかりょう glomerular filtration rate (GFR) 腎臓の糸球体で濾過された液（原尿）量である．正常者では100mL～110mL/分である．その約99％はその後，尿細管で再吸収されるので，排泄される尿は1日当たり約1.5Lほどとなる． ➡ GFR

**ジグ** じぐ jig ブラケットなどの矯正装置を歯や作業模型に位置付けたり，処置や矯正力の方向を誘導するための構造物のこと．

**軸索流** じくさくりゅう axonal flow, axonal streaming 神経細胞（ニューロン）の軸索内の細胞質にある小胞体やタンパク質などの物質の流れである．

**軸側壁** じくそくへき axial wall 窩洞の一部で窩洞底面に位置する窩壁である．このうち，歯の長軸と平行な窩底をいう．Blackの3級，4級または5級窩洞の窩底となる．

**シグナル伝達** しぐなるでんたつ signal transduction 環境変化に伴って細胞から発せられたシグナル物質が別の細胞に伝達され（細胞間シグナル伝達），最終的に細胞内の既存タンパク質の修飾や遺伝子の転写調節を介して細胞が応答する（細胞内シグナル伝達）こと．

**シグナル伝達系** しぐなるでんたつけい signal transduction system 生命が環境の変化に反応・適応して生きていくためには，常に細胞間・細胞内での情報伝達が必要であり，その伝達のための仕組みをこう呼ぶ．さまざまなホルモン，サイトカインなどが関与する．

**シグナル物質** しぐなるぶっしつ signal substance 細胞間シグナル物質（ホルモンやサイトカイン）が細胞の受容体に結合すると，GTP結合タンパク質を介したセカンドメッセンジャー（サイクリックAMP〈cAMP〉など）の合成などによって細胞内にシグナルが伝達，引き続きプロテインキナーゼによるリン酸化などによって細胞内シグナル物質が次々に活性化しシグナルを増幅する．

**軸面** じくめん axial surface 歯の長軸に平行な歯面．または，それに近い方向の歯面．

**ジグリング移動** じぐりんぐいどう jiggling movement 矯正治療中において，歯が揺さぶられるように歯根と歯冠が交互に傾斜するような移動のこと．これが持続的に続くと歯根吸収の原因となる．

**ジクロフェナクナトリウム** じくろふぇなくなとりうむ diclofenac sodium 強い抗炎症，解熱，鎮痛作用を有する酸性非ステロイド性抗炎症薬．副作用は胃腸障害，腎障害などである．

**歯群** しぐん dentition 1個体の歯をすべてまとめて考えるとき，これを歯群という．歯group dentition 1個体の歯をすべてまとめて考えるとき，これを歯群という．歯群が乳歯のみからなっているときは乳歯群，永久歯のみからなっているときは永久歯群，乳歯と永久歯が混ざっているときは混合歯群という．

**歯頸** しけい tooth neck 歯冠と歯根の移行部でくびれている部分．

**歯型可撤式模型** しけいかてつしきもけい working cast with removable die クラウン，ブリッジ製作時に応用する可撤式模型の一つ．ワックスパターン形成を正確かつ簡易にするため，歯型を歯列模型に組み込み，必要時に可撤式模型を抜き差しできる作業用模型． ➡ 可撤歯型式模型

**歯型固着式模型** しけいこちゃくしきもけい solid working cast 歯型と歯列模型が一体化した作業用模型の一つ．歯型と歯列模型との位置関係は狂わないが，隣接面やマージン部のワックスパターン形成作業が困難である．そのため，精密な補綴装置の製作には別途に副歯型が必要である． ➡ 固着式模型，単一式模型

**歯頸線** しけいせん cervical line 歯冠と歯根との境界線，すなわちエナメル質とセメント質との境界線．歯頸線は歯を取り巻いて波状に走行する．

**歯頸側壁** しけいそくへき cervical wall

歯肉側壁ともいう．窩洞を構成する窩壁の一つであり，各歯面に相当する名称を用いる．窩洞の側壁が歯頸側（歯肉側）にある場合をいう． ■ 歯肉側壁

**歯頸部バーンアウト** しけいぶばーんあうと cervical burnout 口内法エックス線写真で歯頸部が周囲の象牙質よりも黒く見える現象．エナメル質や歯槽骨に覆われていない歯頸部では透過エックス線量が多くなるために生じる．

**歯頸部豊隆** しけいぶほうりゅう cervical contour 歯冠（エナメル質）と歯根（エナメル質がない部分）の移行部を歯頸といい，歯冠に向けて最初の大きなふくらみや出っ張った部分をさす．

**歯隙** しげき diastema 歯と歯の間にできた空隙で，乳歯列では成長に伴ってみられる成長空隙と，上顎乳側切歯と上顎乳犬歯ならびに下顎乳犬歯と下顎第一乳臼歯との間にみられる霊長空隙がある． ■ 歯間空隙

**刺激作用** しげきさよう stimulant action 薬理作用の基本形式の一つ．薬が非特異的に特定の器官や組織，細胞に対してその代謝や形態変化などの変化を及ぼす作用．

**刺激伝導系** しげきでんどうけい impulse conduction system, impulse conducting system 洞房結節に自発的な興奮を発生するペースメーカーがあり，興奮は洞房結節，房室結節，ヒス束，右脚・左脚，プルキンエ線維の順に伝わる．その結果，心臓は規則的に拍動する． ■ 興奮伝導系

**刺激統制法** しげきとうせいほう stimulus control method, stimulus control law 行動療法の技法で，行動のきっかけとなっている先行刺激を変えることで，行動の頻度を調整する方法のこと．間食を頻繁にしてしまう場合，間食の食材を目に入らないようにするなどのように，行動に結びつく環境を変えること．

**止血** しけつ hemostasis 出血を止める現象・方法のこと．生体では血管の収縮，血小板の粘着凝集および凝固因子の活性化による．緊急止血法と手術による止血法があり，手術による方法には，一時的止血法と永久的止血法がある．

**止血薬** しけつやく hemostatic agent 血管壁に作用し，血管収縮や血小板，血液凝固系に作用して止血を促進する薬． ■ 局所性止血薬，全身性止血薬

**シゲラ** しげら Genus Shigella 鞭毛をもたない非運動性の通性嫌気性のグラム陰性桿菌．細菌性赤痢の原因菌で，血清学的に4つのグループに分類される．主な感染経路は，汚染された食品などの摂取による経口感染である．少量の菌数で感染が成立するため，院内感染などに注意する必要がある． ■ シゲラ属赤痢菌

**シゲラ属赤痢菌** しげらぞくせきりきん Genus Shigella ■ シゲラ

**歯原性角化嚢胞** しげんせいかくかのうほう odontogenic keratocyst ■ 角化嚢胞性歯原性腫瘍

**歯原性癌腫** しげんせいがんしゅ odontogenic carcinoma 主に顎骨中心性に生じ，歯原性上皮に由来する癌．歯堤，歯胚上皮やその遺残から生じたり，歯原性嚢胞の二次的癌化によって生じる．病理組織学的に確定診断が行われ，エナメル上皮癌，原発性骨内癌，硬化性歯原性癌，明細胞性歯原性癌，幻影細胞性歯原性癌などが含まれる．

**歯原性腫瘍** しげんせいしゅよう odontogenic tumor 歯の形成に関与する組織から発生する腫瘍．一般的に顎骨部に発生し，初期では症状に乏しく，発育は緩慢で経過も長い．歯科治療時のエックス線撮影によって偶然発見される場合もある．ほとんどが良性腫瘍である．わが国ではエナメル上皮腫や歯牙腫の発生頻度が高い．

**歯原性嚢胞** しげんせいのうほう odontogenic cyst 嚢胞は生体内に形成される病的空洞であり，一般的に嚢胞壁の内腔側に裏装上皮がみられる．この裏装上皮が，歯の発生に関係する歯原性上皮由来の嚢胞を歯原性嚢胞と呼ぶ．

**歯垢** しこう plaque ■ プラーク，デンタルプラーク

**歯垢形成能** しこうけいせいのう plaque-forming ability 歯垢の形成過程（浮遊細菌の歯面付着，菌体外多糖による固着，菌同士の集合，コロニーの形成・成熟）に関与する細菌の性質．菌体外多糖の基質となる食品の量・質，宿主の免疫能は，細菌の歯垢形成能に影響を与える．

**歯垢指数** しこうしすう plaque index, debris index ■ プラーク指数，PlI

**歯口清掃** しこうせいそう mouth cleaning, oral prophylaxis ■ 口腔清掃

**歯垢染色剤** しこうせんしょくざい plaque disclosing agent 歯垢を選択的に染色し視覚化して、識別するために用いる製剤である。染色には食用色素が用いられる。種類は液剤、錠剤、ジェルタイプ、歯磨剤に色素が添加されたものなどがある。厚生労働省が歯垢染色剤の所用条件を示している。■ 歯垢染め出し剤、プラーク染色剤

**歯垢染め出し剤** しこうそめだしざい plaque disclosing agent, disclosing solution ■ 歯垢染色剤、プラーク染色剤

**歯垢微生物叢** しこうびせいぶつそう dental plaque microbiota, dental plaque microflora 歯面を覆うプラークバイオフィルム(歯垢)には多種多様な微生物(主に細菌)が高密度に定着・生息し、微生物叢(歯垢微生物叢)を形成している。歯肉縁上の歯垢微生物叢(Streptococcus, Actinomyces, Veillonella などを主体として、歯垢1mg あたり $10^{8\sim10}$ 個程度)は主にう蝕に、歯肉縁下の歯垢微生物叢(Prevotella, Porphyromonas, Fusobacterium, Peptostreptococcus, Campylobacter, Selenomonas, Treponema など、歯肉溝液1mL あたり $10^{6\sim12}$ 個程度)は歯肉炎や歯周炎に関与する。
➡ 口腔常在微生物、口腔微生物叢

**自己開示** じこかいじ self disclosure 自分自身に関する情報を、嘘偽りなく、ありのままに言語を使用して伝えること。

**自己概念** じこがいねん self-concept 自分自身を捉えたとき「自分はこういう人間である」とイメージすること。それまでの経験や関わってきた人々、環境などに影響されながらイメージは形成される。

**自己決定** じこけってい self-determination 患者みずからの意思で治療法などを選択し、自分で決定することをいう。リスボン宣言によって、患者の権利が明確に打ち出された。■ 自己決定権 ➡ パターナリズム

**自己決定権** じこけっていけん right of self-determination, autonomy ■ 自己決定

**自己抗体** じここうたい autoantibody 自身の組織、細胞を構成する成分に対する抗体のことである。抗核抗体、抗DNA抗体などさまざまな生体成分に対する抗体が知られており、自己免疫疾患の診断に有用である。

**自己効力感** じここうりょくかん self-efficacy 目標を達成するために、このようにすればできるという期待に対して、みずから成し遂げられるという期待(効力期待)や自信のこと。■ セルフエフィカシー ➡ 社会的認知理論

**自己コントロール** じこことろーる self-control 自分で自分自身の思考や行動を、望ましい目標に向けて進むし、望ましくない目標追及を制御しようとすること。■ メタ認知能力

**事後措置** じごそち aftercare 健康診断の結果に基づき、健康を保持するのに必要な疾病の予防処置、治療の指示、運動や作業を軽減するなどの措置をいい、主に学校保健や労働衛生の現場で行われる。学校では健康診断から21日以内に措置をとらなければならない。

**自己尊厳** じこそんげん self esteem ■ セルフ・エスティーム、自尊感情、自尊心

**篩骨** しこつ ethmoid bone 頭蓋骨の一つで、無対性である。篩板、垂直板、篩骨迷路の3部に分けられる。上部は内脳頭蓋に位置し、中央に鶏冠をもち、その周囲にある篩板の小孔から嗅神経が入る。中央部は副鼻腔の一つである篩骨洞(篩骨蜂巣)をもつ。下部は鼻腔の上部を形成し、上鼻甲介、中鼻甲介により上鼻道や中鼻道の一部を形成する。垂直板は鋤骨と連結して骨性鼻中隔をつくる。

**自己統制** じことうせい self-control 自分自身の感情(怒り・不安・焦り)や衝動、欲求、葛藤場面を自分でコントロールし、自分の行動を正しい方向に向かわせる力のこと。

**自己評価式抑うつ性尺度** じこひょうかしきよくうつせいしゃくど self-rating depression scale (SDS) 1965年にデューク大学のZungによって、うつ症状の程度を評価することを目的に考案された自己評価尺度のこと。日本語版は、福田らにより翻訳・再構成されている。一般臨床において50点以上になると、うつ傾向があると判断する。■ SDS

**自己免疫** じこめんえき autoimmunity 何らかの機序で、自己の構成成分に対して

免疫応答が起こり，組織が傷害される状態．ある特定の組織にのみ傷害が起こる場合（臓器特異的自己免疫疾患）と，全身の臓器が傷害される場合（全身性自己免疫疾患）がある．

**自己免疫疾患　じこめんえきしっかん　auto-immune disease, autoimmunity**　自身の細胞や組織が自己の免疫反応の標的となる疾患であり，関節リウマチ，橋本甲状腺炎，シェーグレン症候群などが代表的疾患である．

**自己モニタリング　じこもにたりんぐ　self-monitoring**　対人場面において自分の思考や行動を客観的に観察し，自分のとる言動・行動が社会的に適切かどうかを考慮して行動を統制すること． ➡ メタ認知能力

**自己誘発嘔吐　じこゆうはつおうと　self-induced vomiting**　過食による体重増加を防ぐために，指や歯ブラシなどを喉の奥に挿入して嘔吐すること．自己嘔吐が長期間続くと，指や手の甲に「吐きダコ」がみられる．口蓋側および舌側のエナメル質に酸蝕がみられることもある．

**歯根　しこん　tooth root**　歯でセメント質に覆われた部分を解剖歯根，歯周組織に埋まって口腔内で見えない部分を臨床歯根という．歯根の先端を根尖といい，根尖で歯髄に分布する神経や血管などの通路となる小孔を根尖孔という．

**歯根開離　しこんかいり　root divergency**　複根歯の根尖部が広く開いている異常側．上下第一乳臼歯，上顎第一小臼歯，上顎第一大臼歯にみられることがある．

**歯根収斂　しこんしゅうれん　convergence of the root**　複根歯の根が根尖部で相互に近接している状態．開離の反対の状態．上顎第一大臼歯や下顎第三大臼歯でみられる．

**歯根数の異常　しこんすうのいじょう　abnormal number of roots**　歯根数が通常より増加している状態を歯根の過剰といい，上顎側切歯や第一小臼歯に好発する．乳歯では少ない．複根歯の歯根数が減少している状態を歯根数の減少といい，上下顎の第二大臼歯と第三大臼歯に好発し，単根化することもある．

**歯根切除　しこんせつじょ　root resection, root amputation**　多根歯において，う蝕や根尖性歯周炎，歯周炎が原因となって保存不可能となった１根の歯根のみを歯頸部から切断して抜去すること．主にLindhe分類のⅡ度からⅢ度の上顎大臼歯に適応される． ➡ ルートリセクション

**歯根尖切除術　しこんせんせつじょじゅつ　root-end resection, apicoectomy**　歯根尖部に病巣を有する歯に対して，根尖部を一部除去する治療法である．根管充填後，根尖部の歯肉を切開，歯槽骨を開削し，病的組織を除去する．外科的歯内療法の一つである． ➡ 外科的歯内療法

**歯根長　しこんちょう　root length**　歯の計測で，歯頸線の計測点から根尖に至る直線径．計測にあたって，臼歯では頰側根の根尖，頰側根が複数ある場合は近心根を用いる．

**歯根肉芽腫　しこんにくげしゅ　radicular granuloma, periapical granuloma**　慢性膿瘍が器質化した結果，根尖周囲に形成された肉芽組織．自覚症状はほとんどなく，咬合痛や打診痛は非常に軽度である．エックス線で根尖部に境界明瞭な球状の透過像がみられる．しばしばマラッセの上皮遺残に由来する扁平上皮の増殖がみられる．

**歯根囊胞　しこんのうほう　radicular cyst**　歯根肉芽腫に引き続いて生じる歯原性囊胞．発生部位により，根尖部に生じる根尖性歯根囊胞と，根管側枝などを介して歯根側方に炎症が波及することに由来する側方性歯根囊胞に分けられる．幅広い年齢層にみられ，しかし中切歯や側切歯，下顎第一大臼歯に好発する．

**歯根肥大　しこんひだい　root hypertrophy**　セメント質の添加形成によって，通常よりも歯根が太くなっている状態．

**歯根表面積　しこんひょうめんせき　root surface area**　歯根の大きさを表す指標であり，歯の動きやすさと関連がある．最適矯正力や歯動矯正力の考え方の指標となる．

**歯根分割抜去　しこんぶんかつばっきょ　hemisection, trisection** ➡ ヘミセクション

**歯根分離　しこんぶんり　root separation**　歯根離開度が大きい下顎大臼歯の無髄歯に対して歯槽中隔部で分離する術式．根分岐部病変を物理的に除去できる術式で，Lindhe分類のⅡ度からⅢ度に適応される． ➡ ルートセパレーション

**歯根分離法　しこんぶんりほう　root sepa-**

ration ルートセパレーション．複数の歯根をもつ大臼歯の髄床底部で歯根を分割し，歯を抜歯することなく，各歯根を独立させた状態で保存する治療法．➡**外科的歯内療法**

**歯根膜** しこんまく periodontal ligament セメント質と固有歯槽骨の間に存在する線維性結合組織からなる歯周組織で，歯を固定し，いろいろな方向からの外力に対応できるよう，さまざまな方向に配列している．➡**歯周靱帯** ➡**脈管神経隙**

**歯根膜炎** しこんまくえん periodontitis 根管からの刺激などで炎症が歯根膜まで波及した状態．打診痛を呈する．

**歯根膜支持** しこんまくしじ tooth-support ⊟**歯根膜負担**

**歯根膜線維** しこんまくせんい periodontal fiber 大部分がコラーゲン線維からなり，そのほかにオキシタラン線維が存在する．コラーゲン線維は歯根膜主線維と呼ばれ，一端がセメント質，他端が歯槽骨内に進入して歯を歯槽骨につなぎ止める役割を果たしており，この両端の部分はシャーピー線維と呼ばれる．歯根膜主線維は線維束を形成し，その走行と存在部位から，①歯槽頂線維群，②水平線維群，③斜走線維群，④根尖線維群，⑤根間線維群の5群に区別され，それぞれ歯を歯槽から引き抜こうとする力に抵抗（①，④），横からの力に抵抗（②），歯軸方向の力に抵抗（③）している．なお，⑤は多根歯にのみ認められ，根管中隔の頂点から根分岐部のセメント質に向かって放射状に走り，その走行から②および④と同様なはたらきを示す．➡**シャーピー線維**

**歯根膜負担** しこんまくふたん tooth-support 補綴装置に加わる力を歯根膜，つまり天然歯にのみ負担させる概念．⊟**歯根膜支持**

**歯根面う蝕** しこんめんうしょく root surface caries 加齢や歯周病などによって歯肉が退縮し，その結果露出した歯根表面に形成されたう蝕のこと．一般には慢性的な経過を示すことが多い．⊟**根面う蝕** ➡**歯根露出，セメント質う蝕**

**歯根露出** しこんろしゅつ root exposure 歯周疾患などにより，歯周組織が吸収し歯根面が露出した状態．➡**歯根面う蝕**

**歯根彎曲** しこんわんきょく root dilaceration 根の異常な彎曲や屈曲のこと．歯根形成期の外傷が関係している．上顎中切歯，側切歯に好発し，根が遠心ないしは唇側に屈曲する．乳歯では少ない．

**支持** しじ support 咬合力や咀嚼力は歯や補綴装置を沈下させるが，この沈下に抵抗する作用．

**指示嚥下** しじえんげ command swallow 摂食嚥下の過程で，嚥下動作を自由に行わせず，術者の指示に従って嚥下させること．摂食嚥下機能の評価時に，嚥下前の食塊保持が可能であるか判断する場合に適用する．

**歯式** ししき dental formula ヒトでは正中線を縦線で，上・下顎の区分を水平線で区切り，上下左右の歯を，永久歯では数字，乳歯ではアルファベットで示すZsigmondy/Palmer法や，コンピュータ入力を可能にする表示法として歯の位置と歯種を2桁の数字で示すFDI法，ADA法などが用いられる．【巻末図1参照】

**脂質** ししつ lipid 糖質，タンパク質とともに生体の主要な構成成分．水に難溶で有機溶媒に溶けやすいが，まれに例外もみられる．生体内では，貯蔵物質として中性脂肪（主にトリアシルグリセロール），生体膜などの生体構成材料としてリン脂質，糖脂質，ステロイドなどが存在．

**脂質異常症治療薬** ししついじょうしょうちりょうやく hyperlipidemia drug, hyperlipemia drug 脂質異常症は主にコレステロールとトリグリセリドなどの血清における脂質の増加により，心血管系や脳血管系の疾患の発症に至る．脂質異常症治療薬は病態と薬物の作用を考慮し使用する．

**脂質代謝** ししつたいしゃ fat metabolism, lipid metabolism 脂質の脂肪酸とグリセロールへの分解，脂肪酸のβ酸化，脂肪酸・脂質の合成などの脂質代謝系の総称．β酸化からクエン酸回路，電子伝達系を経て大量のATPが産生され，糖質代謝とともにヒトの代表的エネルギー産生系．

**四肢麻痺** ししまひ quadriplegia 四肢に麻痺が現れ，体幹のコントロールが困難である状態をいう．交通事故などで脊髄や頸髄に損傷がある場合に生じるものや，甲状腺機能亢進症に伴う低カリウム性周

**止瀉薬** ししゃやく antidiarrheal agent
止痢効果を現す薬物であり、腸の蠕動運動の抑制、抗炎症作用、粘膜刺激作用の緩和などがあるが、止瀉薬の使用の有無は、下痢の原因を考慮してから判断する必要がある。

**歯周安定期治療** ししゅうあんていきちりょう supportive periodontal therapy ≡ サポーティブペリオドンタルセラピー、SPT

**歯周炎** ししゅうえん periodontitis アタッチメントロスや歯槽骨吸収をきたした歯周病。付着の破壊により、歯根膜や歯槽骨などの深部組織に炎症が波及し起こる。 ≡ 辺縁性歯周炎

**歯周基本治療** ししゅうきほんちりょう initial preparation, initial therapy, initial periodontal therapy 歯周病の病因を除去し、歯周組織の炎症を改善する病因除去治療のことである。プラークコントロール、スケーリング、ルートプレーニング、プラークリテンションファクターの除去、咬合調整、暫間固定、不適合修復物の除去、抜歯などが含まれる。 ≡ イニシャルプレパレーション、初期治療

**歯周矯正治療** ししゅうきょうせいちりょう perio-orthodontic treatment 重篤な歯周疾患による著しい咬合高径の低下や前歯の歯軸傾斜に対して、咬合を改善する矯正歯科治療のこと。

**歯周形成手術** ししゅうけいせいしゅじゅつ periodontal plastic surgery 歯肉歯槽粘膜の異常や病変が原因で歯周疾患が発症、増悪するリスクが高い場合や審美障害が生じている場合、それらの改善を目的として行う手術の総称。歯肉歯槽粘膜形成術ともいう。 ≡ 歯肉歯槽粘膜形成術

**歯周外科手術** ししゅうげかしゅじゅつ periodontal surgery 歯周基本治療で改善しなかった部位や、SPT中に歯周病が再発した部位の歯周ポケットの除去、プラークコントロール不良部の形態改善および審美的な改善を目的に行われる外科的歯周治療。切除療法、組織付着療法、歯周組織再生療法および歯周形成外科などがある。

**歯周疾患** ししゅうしっかん periodontal disease 歯周組織（歯肉、セメント質、歯根膜、歯槽骨）に起こる疾患をいう。歯周病とも呼ばれ、日本歯周病学会による歯周病分類システム（2006）では、歯肉病変、歯周炎、壊死性歯周疾患、歯周組織の膿瘍、歯周-歯内病変、歯肉退縮、咬合性外傷に分類される。 ≡ 歯周病

**歯周疾患指数** ししゅうしっかんしすう periodontal index Russell（1956）による、第三大臼歯を含む全歯の歯周組織を観察することで歯周炎の進行度を評価する指標で、略語はPI。通常はエックス線検査を併用せずに行う。一般集団検診の場合の判定は、0：変化なし、1：軽度の歯肉炎、2：歯肉炎、4：一般集団検診に用いない、6：歯周ポケットを伴う歯周炎、8：咀嚼機能の障害を認める破壊程度の強い歯周炎で、過度の動揺による咀嚼機能障害がある。 ≡ PI、ペリオドンタルインデックス

**歯周疾患要観察者** ししゅうしっかんようかんさつしゃ gingivitis under observation (GO) 歯肉に軽度の炎症症候が認められているが、歯石沈着は認められず、注意深いブラッシングを行うことによって炎症症候が消退するような歯肉の保有者。健康診断票にはGOと記載する。 ≡ GO

**歯周靱帯** ししゅうじんたい periodontal ligament ≡ 歯根膜

**歯周組織** ししゅうそしき periodontium セメント質、歯根膜、歯槽骨、歯肉の総称で、歯の支持組織として働くとともに栄養の供給、感覚などの機能を有している。

**歯周組織再生誘導法** ししゅうそしきさいせいゆうどうほう guided tissue regeneration method ≡ GTR法、組織再生誘導法

**歯周膿瘍** ししゅうのうよう periodontal abscess 歯周組織内に生じた限局性の化膿性炎症により、局所の組織融解が生じ、膿の貯留を呈した状態。深い歯周ポケットの入口が何らかの原因で閉鎖され、化膿性炎症が深部に存在する場合や、感染抵抗性の低い糖尿病患者などに発症する。

**歯周パック** ししゅうぱっく periodontal pack, periodontal dressing 歯周外科手術後、創面を保護するために用いる包帯材。ユージノール系と非ユージノール系がある。術後出血の防止、肉芽組織の異常増殖の防止、術後感染の防止、動揺歯の固定などの目的に用いられる。 ≡

**歯周包帯**

**歯周病** ししゅうびょう periodontal disease ➡ 歯周疾患

**歯周病学** ししゅうびょうがく periodontology 歯の支持組織および歯周組織（歯肉，セメント質，歯根膜，歯槽骨）に起こる疾患を科学的に考究する学問．

**歯周病活動性** ししゅうびょうかつどうせい periodontal disease activity 歯周病の進行速度，あるいは歯周組織の破壊速度を表す指標．歯周病は，活動期と休止期を繰り返しながら進行すると考えられているが，歯周病活動性はその時点でどちらの時期にあるかを判断する基準になりうる．

**歯周病原細菌** ししゅうびょうげんさいきん periodontopathic bacteria 歯周炎の発症，あるいは進行に関与すると考えられる細菌および細菌群．歯周炎の病巣部で多く検出され，それらを排除すると歯周炎の進行が抑制される．

**歯周プローブ** ししゅうぷろーぶ periodontal probe ➡ プローブ

**歯周包帯** ししゅうほうたい periodontal dressing ➡ 歯周パック

**歯周ポケット** ししゅうぽけっと periodontal pocket ➡ 真性ポケット

**歯周ポケット洗浄** ししゅうぽけっとせんじょう subgingival irrigation 薬液など液体の流れを利用して歯周ポケット内を洗い流すこと．目的は，歯周疾患の発症や進行抑制のため，バイオフィルムのコントロールである．➡ イリゲーション

**歯周ポケット搔爬** ししゅうぽけっとそうは periodontal curettage, periodontal pocket curettage キュレット型スケーラーを用いて，歯根面のスケーリング，ルートプレーニングと同時に，歯周ポケット内の上皮，炎症性肉芽組織の搔爬を行う歯周外科手術の一つ．比較的浅い浮腫性の骨縁上ポケットが適応．➡ 歯周ポケット搔爬術

**歯周ポケット搔爬術** ししゅうぽけっとそうはじゅつ periodontal curettage ➡ 歯周ポケット搔爬

**歯周予防処置計画** ししゅうよぼうしょちけいかく periodontal preventive treatment plan 歯周病の予防だけでなく重症化を抑制するため，歯周組織検査と口腔衛生指導ならびに機械的歯面清掃，スケーリングなどの予防処置を計画することをいう．

**思春期** ししゅんき puberty 医学的には，第二次性徴発現の始まりから終わりまでと定義され，心身，性的にも成熟する思春期成長期．Scammonの発育曲線では，一般型の二相性の上昇の2番目，生殖器型の急激に上昇する時期に相当する．

**思春期成長** ししゅんきせいちょう adolescent growth 思春期には成長ホルモンの分泌が増大し，身体の成長はピークを迎え，同時期に第二次性徴が発現する．思春期成長では下顎骨の成長がピークを迎える．

**自傷** じしょう self harm, self injury 自分自身を意識的に，また無意識のうちに傷つける行為．ストレスや精神疾患によるものなど，原因はさまざまある．歯科ではLesch-Nyhan症候群の口唇を嚙みちぎる行為が有名である．

**自浄域** じじょういき self-cleansing area ➡ 自浄部位

**自浄作用** じじょうさよう self purification, autopurification 舌や頰唇を動かしたり，唾液を出す生理的機能により，みずから清掃を行う作用のこと．加齢に伴い清掃能力は失われていく．

**糸状乳頭** しじょうにゅうとう filiform papilla 舌背全面に密生する円錐状の乳頭で，粘膜上皮が角化して白く見える．食物をなめとる役割をもつ．味蕾は存在しない．➡ 舌乳頭

**茸状乳頭** じじょうにゅうとう fungiform papilla 舌背の糸状乳頭の間に散在する上部が丸みを帯びた乳頭で，粘膜上皮が角化していないので，血管が透けて小さな赤い点として見える．幼児期には，味蕾が存在することがある．➡ 舌乳頭

**歯小囊** ししょうのう dental follicle, dental sac 歯胚のエナメル器と歯乳頭を取り囲む間葉系細胞から構成された薄膜．神経堤に由来し，歯周組織に分化する．

**歯小皮** ししょうひ dental cuticle 退縮エナメル上皮によって形成され，萌出までの期間，エナメル質表面を保護する膜．➡ ナスミス膜 ➡ 退縮エナメル上皮

**自浄部位** じじょうぶい self-cleansing area 咀嚼運動，発音や唾液の流通によって自然に清掃される部位．Hirschfeldは，歯の表面において，清掃可能な部位と清掃不可能な部位を示

し，自浄部位，可浄部位，清掃不能部位の3つに分類した． ■ 自浄域 ➡ Hirschfeldの3部位

**矢状面** しじょうめん　sagittal plane　顔や体を左右方向から見た場合の表現方法である．正中面に平行で，体を左右部分に分割する仮想平面で，一般的にはYZ平面である．

**自助具** じじょぐ　self-help devices　身体動作の困難を補うための道具や装置のこと．日常生活動作をより便利に，より容易にできるように工夫されており，病気による麻痺や身体機能が低下した人の自立を助ける． ■ ケンジー

**自食準備期** じしょくじゅんびき　preparation for ingestion　食物を手（食具）から口へと受け渡すために必要な運動を練習する時期．指しゃぶりから始まり，おもちゃ舐めや，おもちゃ嚙みなど，手を口元へ運んで口で捉える動作がみられる．持ち方も手のひら握りから指先，つまむ動作へと変化する様子がみられる．

**支持療法** しじりょうほう　supportive care　疾患の症状，治療による副作用やそれらに関連した心理的問題などを予防，あるいは軽減する目的で行う治療や対応策をさす．特にがんの薬物療法や放射線療法では有害事象が生じるため，QOLを維持することは治療においても重要である．歯科領域では，周術期口腔機能管理が保険収載され，口腔管理を通じて治療をサポートすることが求められている．

**視診** ししん　Inspection　目で見て患者の状態などを判断する診察法．

**持針器** じしんき　needle holder　縫合時に針を保持するための器具．器具の先端は，針を保持しやすくするために金属やダイヤモンドでできたチップが付いている．ペンチのような形状で，手でつかむ部分にバネの力を利用して針を保持・開放できるラチェットが付いているマチュー型や，X型の形状で，リング状の持ち手の付いたヘガール型などがある．

**耳神経節** じしんけいせつ　otic ganglion　副交感性神経節の一つ．舌咽神経の枝が入る神経節で，耳下腺の分泌線維を介する．鼓室神経から小錐体神経になる節前線維が長く，節後線維である耳介側頭神経が短い．耳神経節を出た線維は耳下腺の分泌に関与する．

**JIS** じす　Japanese Industrial Standards　日本工業規格のこと．工業標準化法に基づき鉱工業品の種類・形状・品質・性能のほか，完成品の試験方法など広範囲にわたり制定される国家規格．生産・消費の合理化，品質改善，技術の向上を目的としている．認証された製品にはJISマークが表示できる． ■ 日本工業規格

**歯髄** しずい　dental pulp　周囲を象牙質で囲まれた歯髄腔内に存在する歯乳頭由来の軟組織．歯髄腔が髄室と根管に分けられるのと同様に，冠部歯髄と根部歯髄に区別される． ➡ 歯乳頭

**歯髄壊死** しずいえし　pulp necrosis, pulpal necrosis　歯髄の破壊が進行して生活反応が失われた状態で，歯髄がミイラ状に壊死した乾性壊死と，歯髄組織が融解した湿性壊死がある．感染を伴わず，腐敗菌による感染を伴う歯髄壊疽と区別される． ➡ 感染根管治療

**歯髄壊疽** しずいえそ　pulp gangrene　歯髄壊死の状態に嫌気性菌が感染し，歯髄が腐敗した状態．各種の外来刺激に無反応で自発痛もないが，髄室開拡時に不快な悪臭を発する．根尖周囲組織に炎症が波及すると，根尖性歯周炎となる．

**歯髄炎** しずいえん　pulpitis　歯髄組織に生じる炎症性疾患で，ほとんどが，う蝕の続発症である．物理的・化学的原因によっても生じる．経過により急性歯髄炎と慢性歯髄炎に，炎症の広がりにより一部性歯髄炎と全部性歯髄炎に，歯髄壁の有無により閉鎖性歯髄炎と開放性歯髄炎に分けられる．

**歯髄腔** しずいくう　pulp cavity　周囲を象牙質で囲まれる歯髄の入っている空間．その形態はほぼ象牙質の外形に似ている．歯冠に相当する部分にある髄室と，歯根に相当する部分にある根管に区別される．髄室の上壁で咬合面に相対する部分を髄室天蓋，切縁や尖頭，咬頭に相当して髄室天蓋より突出する部分を髄室角という．複根性の歯や単根性でも2根管性の歯の髄室には，上壁に対して下壁があり，髄室床または髄床底という．2根管以上の歯の髄室床に存在する根管の入口を根管口という． ■ 髄腔

**歯髄結石** しずいけっせき　pulp stone　■ 象牙質粒，象牙粒

**歯髄細胞** しずいさいぼう　pulp cell　歯髄には線維芽細胞や象牙芽細胞，血管内皮細胞などが存在するが，コラーゲン線維

のターンオーバーに関わる線維芽細胞を歯髄細胞と呼ぶ． ➡ 細胞稠密層，セメント芽細胞

**歯髄刺激性** しずいしげきせい pulp irritation 歯髄に刺激を与える可能性のあるもの．外来性刺激で，冷からの細胞性病原因子や，過度に冷たい，または熱い飲食物などの温度刺激，う蝕治療に使用する薬剤や充塡剤の化学刺激などがある．

**歯髄疾患** しずいしっかん pulp disease, disease of pulp 主な歯髄疾患は炎症である．細菌性，物理性，化学的刺激によって生じる．可逆性歯髄炎と不可逆性歯髄炎，急性歯髄炎と慢性歯髄炎があるほか，上行性歯髄炎，歯髄壊死，歯髄壊疽，歯髄の退行性病変，内部吸収，歯髄充血がある．

**歯髄充血** しずいじゅうけつ hyperemia of the pulp 歯髄疾患の一つで，可逆性歯髄炎である．冷刺激で牽引性の誘発痛が一過性に生じる．自発痛はなく，歯髄電気診に正常に反応する．組織学的には，歯髄の血管の拡張や充血がみられる．原因刺激の除去および歯髄保存療法を行う． ➡ 歯髄消炎療法

**歯髄消炎療法** しずいしょうえんりょうほう pulp sedative treatment, antiinflammatory therapy 歯髄保存療法の一つで，歯髄組織の循環傷害や知覚の亢進，細菌感染のない軽度の歯髄炎に対して鎮静・消炎を図る治療法である．可逆性歯髄炎に対してう蝕や窩洞に歯髄鎮静消炎剤を貼付し，炎症の消退と知覚機能の正常化を図り，歯髄を健康な状態に回復させる． ➡ 歯髄鎮静療法 ➡ 歯髄充血，歯髄保存療法

**歯髄診査** しずいしんさ pulp testing, pulp tests 歯髄の健康状態を調べ，温度や電気的刺激によって歯髄の反応を調べる．患者の反応によって疼痛の程度や持続時間，誘発刺激の種類などを調べる．問診，視診，触診，打診，歯髄電気診，切削診などから総合的に診査する． ➡ 歯髄診断

**歯髄診断** しずいしんだん pulp tests ➡ 歯髄診査

**歯髄診断器** しずいしんだんき pulp tester 歯の表面から歯髄に電気刺激を与え，その刺激を感じる電流の大きさの値によって歯髄の病態や生死を判断する．正確に測定するために，対照歯の測定や同じ歯で複数回行う．ペースメーカー患者には原則使用禁忌である． ➡ 電気歯髄診断器

**歯髄息肉** しずいそくにく pulp polyp ➡ 慢性増殖性歯髄炎，歯髄ポリープ

**歯髄鎮静消炎薬** しずいちんせいしょうえんやく pulp sedative 歯髄充血などの知覚が鋭敏な歯髄の鎮静および消炎を目的に用いる薬剤である．フェノールカンフル，パラクロロフェノールカンフル，グアヤコール，ユージノールなどがある．

**歯髄鎮静療法** しずいちんせいりょうほう pulp sedative treatment ➡ 歯髄消炎療法

**歯髄変性** しずいへんせい pulp degeneration 歯髄は狭い根尖孔を経て脈管・神経が入り込んでいるため，老化や炎症によって機能が低下すると，退行性変化を生じやすい．変性には空胞変性，硝子変性，石灰変性，アミロイド変性，脂肪変性，色素変性などがあるが，最も多いのは空胞変性と石灰変性である．

**歯髄保存療法** しずいほぞんりょうほう conservative treatment of pulp 歯髄充血と初期の急性単純性歯髄炎に適応され，歯髄鎮静消炎療法と覆髄法に分類される．感染源を除去し歯髄鎮静消炎剤を貼付，炎症の消退を図り，知覚の亢進した機能を正常に戻して歯髄を健康な状態に回復させる． ➡ 間接覆髄法，歯髄消炎療法，直接覆髄法

**歯髄ポリープ** しずいぽりーぷ pulp polyp ➡ 慢性増殖性歯髄炎，歯髄息肉

**歯数の過剰** しすうのかじょう supernumerary of tooth ➡ 過剰歯

**歯数の不足** しすうのふそく decrease in number of the teeth 歯胚の先天的欠如や歯胚の発育障害により歯数が正常より少ないこと．系統発生的な退化現象として起こる歯数の不足，多くの歯が欠如する部分的無歯症やすべての歯が欠如する完全無歯症などが含まれる． ➡ 無歯症

**ジスキネジア** じすきねじあ dyskinesia 主に口，顔面，四肢，体幹にみられる常同的な不随意運動で，自分の意志にかかわりなく身体が動いてしまう症状をいう．老年者では薬剤に関係したジスキネジアが多く，抗精神病薬などのドパミン遮断作用を有する薬剤の長期投薬後に発現す

る遅発性ジスキネジアと抗パーキンソン病薬投与後に伴うものがある．老年者ではオーラルジスキネジアで始まり，四肢の不随意運動へと進行していく例が多い． ■ オーラルジスキネジア

**磁性アタッチメント** じせいあたっちめんと magnetic attachment　磁石構造体とキーパーから構成され，両者の磁気的吸着力を利用した補綴装置の支台装置．

**死生学** しせいがく thanatology　死との向き合い方を学ぶことで，生命の価値やより良く生きることの意味を追究する学問である．対象分野として，民族・社会における死生観と，臨床現場の実践にまつわるものの2つに大別される．

**姿勢緊張調整パターン** しせいきんちょうちょうせいぱたーん postural tone control pattern ■ 反射抑制姿勢，反射抑制体位

**歯性上顎洞炎** しせいじょうがくどうえん odontogenic maxillary sinusitis　歯が原因で生じる上顎洞炎．解剖学的に上顎の小臼歯および大臼歯の根尖は上顎洞底に近接しているため，これら根尖付近の炎症が上顎洞粘膜に波及しやすい．片側性にみられることが多い．

**姿勢調整法** しせいちょうせいほう postural procedures　食事や機能訓練に際し姿勢が不良の場合，クッションなどを活用して目的に適した姿勢を取ること．これにより，誤嚥リスクの低減，安楽な姿勢の維持が期待できる． ■ 姿勢調節法，ポジショニング

**姿勢調節法** しせいちょうせつほう postural procedures ■ 姿勢調整法，ポジショニング

**歯性病巣感染** しせいびょうそうかんせん dental focal infection　歯の慢性感染症などの限局性感染病巣から波及して，直接関連がない遠隔の臓器や部位に二次疾患として器質的，あるいは機能的障害が生じる病態．原病巣として根尖性歯周炎，感染歯髄，辺縁性歯周炎，抜歯後感染，埋伏歯感染などが挙げられる．二次疾患としては，関節リウマチ，急性心内膜炎，糸球体腎炎などが報告されている．口腔内の感染巣の検索と除去が必要である． ■ 口腔病巣感染症

**歯石** しせき dental calculus　プラークが石灰化したもの．プラーク中にリン酸カルシウムが沈殿して，主にヒドロキシアパタイトの結晶が形成される．歯肉縁上歯石と歯肉縁下歯石があり，歯肉炎や歯周炎の重要な原因因子である．

**歯石除去** しせきじょきょ removal of calculus, scaling ■ スケーリング

**死戦期呼吸** しせんきこきゅう agonal respiration ■ あえぎ呼吸

**自然的清掃法** しぜんてきせいそうほう natural cleaning　咀嚼や発音などによる唾液の生理的な自浄作用や飲食物による清掃作用によって，歯面や口腔粘膜上の沈着物が除去されること．

**自然頭位** しぜんとうい natural head position　頭部を固定せず，患者が安静な姿勢で遠くを見つめたときの頭位であり，顔の診査を行う際に用いられる．

**自然放射線** しぜんほうしゃせん natural radiation　自然界に存在する放射線の総称．対義語は人工放射線．宇宙線由来のもの，大地に含まれるラドン由来のもの，カリウムの放射性同位体による体内被曝などが知られており，ヒトの自然放射線による被曝は世界平均で2.4mSv（ミリシーベルト）/年といわれている．

**自然保定** しぜんほてい free retention　保定の考え方の一つで，保定装置を使用しなくても，歯の咬合力，口腔周囲筋の機能，歯周組織などにより，動的治療後の歯列・咬合が維持されること．

**自然免疫** しぜんめんえき innate immunity　感染初期に働く非特異的防御機構．血清中の補体などの液性因子が関与し，食細胞による微生物の殺傷や感染細胞の傷害が行われる．また，感染部位でのサイトカイン産生による炎症反応の誘導の役割も担っている．

**歯槽** しそう dental alveoli　上顎骨では歯槽突起，下顎骨では歯槽部に存在する歯根を入れる孔．歯槽の壁を構成する骨を歯槽骨，2つの歯槽の間の歯槽骨を槽間中隔，多根歯の各根の歯槽の間を根間中隔という．

**歯槽型** しそうがた denture pattern　歯槽性の咬合のパターンで，歯槽性上顎前突，歯槽性下顎前突，歯槽性過蓋咬合，歯槽性開咬などがある．

**歯槽管** しそうかん alveolar canal　上顎洞の外側壁内で，前・中・後上歯槽枝，前・後上歯槽動・静脈を入れる管．

**歯槽基底** しそうきてい apical base ■ 基底骨

**歯槽基底弓** しそうきていきゅう basal arch ▣ 基底弓

**歯槽弓** しそうきゅう alveolar arch 上顎骨歯槽突起，下顎骨歯槽部で歯槽が描く曲線．

**歯槽孔** しそうこう alveolar foramina 上顎体後面の中央部にある数個の小孔で，上顎大臼歯の歯髄や歯根膜，歯肉に分布する上顎神経の後上歯槽枝と後上歯槽動・静脈が通る．

**歯槽硬線** しそうこうせん lamina dura 歯根周囲にある歯槽骨の緻密な薄い層．エックス線写真では，歯根と平行した線状の不透過像として認められる．根尖病変や辺縁性歯肉炎などの歯周組織の病変が起こると，当該部分の歯槽硬線は消失し，病変が消退すると出現するため，特に歯周疾患のエックス線診断の際の指標とされる．

**歯槽骨** しそうこつ alveolar bone 歯周組織の一つで，歯根を入れる歯槽の壁をつくる骨質．歯根膜に直接接する部分である固有歯槽骨と，これを取り囲む支持歯槽骨に分けられる．

**歯槽骨吸収** しそうこつきゅうしゅう alveolar bone resorption 歯槽の壁を構成する骨である歯槽骨にみられる吸収で，生理的吸収と病的吸収がある．歯周炎にみられる病的吸収には，水平性骨吸収と垂直性骨吸収がある．

**歯槽骨骨折** しそうこつこっせつ alveolar bone fracture 上顎の前歯部に生じやすい歯槽骨の骨折．歯の破折，脱臼，周囲軟組織の損傷を伴うことも多い．必要に応じて歯内療法，脱臼歯の整復固定，歯槽骨の整復を行う．

**歯槽骨整形術** しそうこつせいけいじゅつ osteoplasty 厚い棚状の歯槽骨辺縁や外骨症などの骨外面の骨形態異常を，生理的形態に修正するための骨外科手術の一種．歯を支持している固有歯槽骨を除去しないため，骨高径の低下や歯冠歯根比の悪化が生じない．▣ オステオプラスティ

**歯槽骨切除術** しそうこつせつじょじゅつ ostectomy 歯間部のクレーターや垂直性骨欠損などの骨形態異常を，生理的形態に修正するための骨外科手術の一種．歯を支持している固有歯槽骨の除去を伴うため，骨高径の低下，歯根露出，歯冠－歯根比の悪化などが生じる．▣ オステオエクトミー

**歯槽骨隆起** しそうこつりゅうき alveolar torus 歯槽骨の緻密な層板骨からなる周辺性の骨増殖．非腫瘍性の骨増殖で，病的なものではないが，外科的切除を要することがある．

**歯槽頂** しそうちょう alveolar crest 歯槽堤の頂点．

**歯槽堤** しそうてい alveolar ridge 歯が無くなって歯肉だけになった部分．

**歯槽突起** しそうとっき alveolar process 上顎骨の4つの突起の一つ．上顎体から下方に堤状に突出した部分で，上顎の歯の歯根を入れる歯槽が弓状に並び，歯槽弓を形成する．各歯槽の間の骨性部を槽間中隔，複数の歯根をもつ臼歯では歯槽内に根管中隔が存在する．歯槽の外面には歯根の外形に一致して歯槽隆起が形成されることがある．

**歯槽粘膜** しそうねんまく alveolar mucosa 口腔内で，歯肉歯槽粘膜境（粘膜歯肉境）と口唇粘膜の間，すなわち口腔前庭部を覆う非角化重層扁平上皮のこと．

**歯槽部** しそうぶ alveolar part 下顎体の上部で下顎の歯の歯根を入れる歯槽が弓状に並び，歯槽弓を形成する．各歯槽の間の骨性部を槽間中隔，複数の歯根をもつ臼歯では歯槽内に根管中隔が存在する．歯槽の外面には歯根の外形に一致して歯槽隆起が形成されることがある．

**持続可能な開発目標** じぞくかのうなかいはつもくひょう sustainable development goals ▣ SDGs

**持続性作用** じぞくせいさよう prolonged action 薬理作用の分類の一つ．薬物の作用時間が長い作用．生物学的半減期（$t_{1/2}$）の長い薬物が該当する．

**持続的矯正力** じぞくてきょうせいりょく continuous orthodontic force 器械的な矯正力の減衰していく程度がゆるやかで，矯正力が作用する時間が連続している力をいう．▣ 間欠的矯正力，断続的矯正力

**自尊感情** じそんかんじょう self esteem ▣ セルフ・エスティーム，自己尊厳，自尊心

**自尊心** じそんしん self esteem ▣ セルフ・エスティーム，自己尊厳，自尊感情

**歯帯** したい cingulum 歯冠歯頸部を取り巻く帯状の隆起で，乳歯に出現することが多い．

**死帯** したい dead tract トームス線維の消退によって空洞となった象牙細管内に空気が入り込んでできた黒い帯状の光線不透過像. ➡ 象牙細管

**歯体移動** したいどう bodily movement 矯正力により歯全体が平行に移動することをいう. これに対し, 根尖 1/3 付近を中心として傾斜することを傾斜移動という. 移動する方向により, 近(遠)心移動(傾斜), 唇(舌)側移動(傾斜)という.

**肢帯型筋ジストロフィー** したいがたきんじすとろふぃー limb girdle muscular dystrophy 体幹に近い筋肉(近位筋)の筋力低下で生じる筋ジストロフィーの総称であり, 数多くのタイプがみられる. 筋力低下症状がなく, 血清クレアチンキナーゼ(CK)値が高いだけのものもある.

**支台歯** しだいし abutment tooth 固定性, あるいは可撤性補綴装置を維持(保持), 支持, 把持する歯. ➡ 維持歯, 鉤歯

**支台歯形成** しだいしけいせい abutment preparation, reduction クラウンやブリッジなどの補綴装置を装着する歯の形態を, 切削器具を用いて強度, 審美性, 保持力などを考慮して形成すること.

**支台装置** しだいそうち retainer 補綴装置を支台歯に連結するための装置. 可撤性である部分床義歯ではクラスプやアタッチメント, レスト・フック, スパーなどがあり, 固定性であるブリッジではポンティックと連結された支台歯に装着されるクラウンなどがある. ➡ 維持装置

**支台築造** しだいちくぞう abutment build-up 著しく崩壊した歯冠部分を上部構造を装着することのできる支台歯形態に回復する操作.

**支台築造体** しだいちくぞうたい post-and-core, foundation restoration 歯冠部の欠損に伴い, 人工材料により間接法で製作された支台. 歯冠側の支台となる部分(コア)と, 根管内に維持を求めるためのポストの部分から構成される.

**肢体不自由** したいふじゆう cripple 上肢, 下肢および体幹のいずれかに永続的な運動機能の障害があること.

**市町村保健センター** しちょうそんほけんせんたー municipal health center 地域保健法第 18 条にて, 市町村が設置することができると規定されている. 住民に対し, 健康相談, 保健指導および健康診査, その他, 地域保健に関し必要な事業を行うことを目的とする施設である.

**耳痛** じつう ear pain, otalgia 外耳, 中耳およびその周辺の痛み. 局所炎症や急激な気圧変化によっても生じるが, 歯や顎関節, 咽頭など隣接器官からの放散や, 舌咽神経や上喉頭神経の神経痛によっても生じる.

**悉皆調査** しっかいちょうさ complete survey ➡ 全数調査

**シックル型スケーラー** しっくるがたすけーらー sickle type scaler ➡ 鎌型スケーラー

**実験疫学** じっけんえきがく experimental epidemiology 人為的介入により特定の要因を変化させて, 疾病などの事象に影響を与えるか観察し, 事象と要因との関連性を解明する研究方法である. ➡ 介入疫学

**失語** しつご aphasia 大脳の言語領域が, 脳卒中や外傷によって損傷し, 言葉がうまく使えなくなること. 損傷部位や症状により「ブローカ失語」「ウェルニッケ失語」「健忘失語」「全失語」などがある.

**実効線量** じっこうせんりょう effective dose 放射線被曝によるヒトの確率的影響のリスクを評価するために考えられた線量のこと. 単位は, Sv(シーベルト)で表される. 各臓器で受けた等価線量に, 臓器ごとの組織加重係数を掛けた値の総和として表される.

**失語症** しつごしょう aphasia いったん獲得した言語機能(聞く, 話す, 読む, 書く)が障害された状態. 脳血管疾患による脳の言語野の損傷によるものが多いが, 腫瘍, 脳炎, 大脳の変性性疾患(アルツハイマー病など)も原疾患である. ➡ 喚語困難

**実在型【歯科衛生過程の】** じつざいがた exist 対象者が抱える問題を明らかにし, 問題を解決すべき歯科衛生診断において, すでに今現在, 問題が起きている, または問題を抱えている状態のことをいう.

**湿潤剤** しつじゅんざい humectant 歯磨剤などにおいて, 水分の揮発防止や硬化防止のために配合されている物質のこと. グリセリン, ソルビトール, プロピレン

**グリコール**などがある．

**失神** しっしん syncope, faint, fall unconsciousness 一時的に脳の血流が低下することによって起こる意識消失のこと．意識障害が残ることはない．

**膝神経節** しつしんけいせつ geniculate ganglion 顔面神経が内耳孔から進入し，顔面神経管を通過するとき，顔面神経管が屈曲した部位である顔面神経膝にある神経節で中間神経に含まれる．

**執筆状把持法【スケーラーの】** しっぴつじょうはじほう standard pen grasp スケーラーや歯科用棒物類を把持するとき，筆記用具を把持するように持つ方法のこと． ＝ペングリップ

**執筆状変法把持法【スケーラーの】** しっぴつじょうへんぽうはじほう modified pen grasp スケーラーを把持するとき，第1指と第2指でハンドルを指の腹部分で向き合うように把持し，第3指をシャンクの側面に添えて把持する． ＝改良執筆状把持

**質問紙法** しつもんしほう questionnaire method 調査事項を質問として記載した用紙を配布し，回答を集計・分析する方法．定量調査の代表的調査手法となっている．ウェブ調査も質問紙法の一つとして位置づけることができる．

**歯堤** してい dental lamina, tooth band 胎生6週頃に出現する上顎突起（隆起）と下顎突起（隆起）の間葉に落ち込む上皮性の構造で，全体的に馬蹄形の形態をとる．将来，上下顎の乳歯が形成される部分で，局所的な膨大を示すようになる．なお，胎生7週頃，歯堤の外側に形成される馬蹄形の溝状構造は唇溝堤と呼ばれ，将来，口腔前庭を形成する．

**試適** してき trial placement 最終補綴装置の完成前に，患者の口腔内に装着して審美性や構音機能，上下顎の位置関係などの確認を行う作業．

**指導案** しどうあん teaching plan 教員が授業を行うために立てる指導計画．学習目標，学習内容，学習方法，学習環境について時系列で明示する．

**歯導管** しどうかん gubernacular canal 前歯部の舌側に開いている孔で，導帯孔ともいう．その内部に歯導帯が存在し，歯の萌出を誘導する構造と考えられている．

**自動現像機** じどうげんぞうき automatic processor フィルムの現像処理を自動的に行う装置．撮影済みのフィルムはローラーによって運ばれ，現像，定着，水洗，乾燥の過程が自動的に完了する．

**歯導帯** しどうたい gubernacular cord 前歯部乳歯の舌側に存在する歯帯孔内に存在する歯小嚢由来の結合組織で，永久歯萌出の誘導に寄与すると考えられている．

**指導媒体** しどうばいたい guidance media 指導内容を効果的に伝達するための手段．スライドやパンフレット，模型などを指導内容や対象者に応じて選択する． ➡教育媒体

**児童福祉法** じどうふくしほう child welfare act 児童の福祉を保障し，児童は生活を保障され愛護されなければならないこと，国民がみな育成に責任を負っていることを示した法律．児童相談所の設置および業務内容，虐待の発症予防や自立支援などを定めている．

**歯内歯** しないし dens in dente 歯胚の細胞が歯乳頭内に侵入して形成された異常歯で，象牙質とエナメル質が歯髄内に深く陥凹しているため，エックス線写真で歯の中に逆向きに小さな歯が存在するように見える．上顎側切歯に多い．浅いものは盲孔という． ＝陥入歯，重積歯

**歯内歯周疾患** しないししゅうしっかん endodontic-periodontic lesion 歯内，歯周各領域の疾患が互いの領域に影響を及ぼしたものをいう．両者は解剖学的に近いため，互いに影響を受けやすい．疾患には「歯内病変が歯周組織に影響を及ぼしたもの」「歯周病変が歯髄組織に影響を及ぼしたもの」「歯内病変と歯周病変とが合わさったもの」がある．

**歯内療法学** しないりょうほうがく endodontology, endodontics 保存治療学の一つで，歯の硬組織疾患，歯髄疾患，根尖性歯周炎を対象とし，基礎的な背景や分類，病因，病態，予防法，診断，治療法，予後などを研究する学問．

**シナプス** しなぷす synapse 神経細胞（ニューロン）と隣の神経細胞，あるいは効果器との間での情報伝達をする領域．情報の伝達形式の違いで電気シナプスと化学シナプスに大別される．ある細胞から他の細胞への情報伝達をシナプスを介して行うシナプス伝達の際には，シナプ

ス前細胞からのシグナルを受けて, シナプス後細胞にシナプス電位と呼ばれる膜電位の変化が生ずる.

**歯肉** しにく gingiva 上顎では上顎骨歯槽突起, 下顎では下顎骨歯槽部の表面を覆い, 歯の歯頸部を取り巻いて歯と結合し, 歯を支持する歯周組織の一つ.

**歯肉圧排** しにくあっぱい gingival retraction 歯肉縁下の支台歯形成や印象採得, 合着操作などを行う際に, 作業を容易にして歯肉に損傷を与えないよう, 該当歯の歯肉を一時的に面から排除すること. 機械的, 薬物的, 両者併用および電気メス使用の外科的方法がある.

**歯肉炎** しにくえん gingivitis 炎症が辺縁歯肉に限局している状態. 歯周病の初期の段階で, 歯垢 (プラーク) を原因とした単純性歯肉炎, 全身的因子や特殊的因子が関連した複雑性歯肉炎, ほかに, 妊娠性歯肉炎, 慢性剝離性歯肉炎, 壊疽性潰瘍性歯肉炎, 薬剤性歯肉炎などがある.

**歯肉縁下歯垢** しにくえんかしこう subgingival plaque 歯肉溝や歯周ポケット内などの歯肉縁下部に形成される歯垢. 歯肉溝滲出液や歯肉剝離上皮が供給されるため, タンパク質やアミノ酸を栄養源とする非糖分解菌が多く, 歯周炎の発症に関与する. 嫌気性菌が多い.

**歯肉縁下歯石** しにくえんかせき subgingival calculus 歯肉縁よりも根尖側の歯周ポケット内に形成された歯石. 歯周ポケット内の滲出物である膿や血液を含むので, 暗褐色や灰緑色を呈する. 硬度が硬く除去しがたい. 歯周炎の重要な原因因子である.

**歯肉縁下スケーリング** しにくえんかすけーりんぐ subgingival scaling 歯肉縁下の歯面に付着・沈着したバイオフィルムや歯石を除去すること.

**歯肉縁下プラーク** しにくえんかぶらーく subgingival plaque 歯肉縁よりも根尖側に付着したプラーク. 歯肉溝や歯周ポケット内の酸素が不足した嫌気性の環境であるため, 細菌はグラム陰性の嫌気性桿菌が主体となる. 歯肉炎や歯周炎の原因となる. ➡ 付着性プラーク

**歯肉炎指数** しにくえんしすう gingival index (GI) 歯肉の炎症の強さと広がりの程度を評価する. 代表歯6歯の歯肉を視診とプロービングによる触診で診査する. 歯肉を頰・唇側, 近心側, 遠心側, 舌側の4部位に分け, それぞれに点数 (0, 1, 2, 3点) を与える. ➡ GI ➡ PMA指数

**歯肉縁上歯垢** しにくえんじょうしこう supragingival plaque 歯肉縁上部に形成される歯垢. 常に唾液にさらされ, 食事から糖が供給されるため, 糖分解性細菌が多く, う蝕や歯肉炎の発症に関与する. 最初は好気性菌や通性嫌気性菌が多いが, 成熟に伴い偏性嫌気性菌の割合が増す.

**歯肉縁上歯石** しにくえんじょうせき supragingival calculus 歯肉縁よりも歯冠側に形成された歯石. 灰白色～灰黄色を呈し, 比較的軟らかくて除去しやすい. 耳下腺の開口部に接する上顎大臼歯の頰側面, 顎下腺や舌下腺の開口部に近い下顎前歯の舌側面に沈着することが多い. 歯肉炎の重要な原因因子である.

**歯肉縁上スケーリング** しにくえんじょうすけーりんぐ supragingival scaling 歯肉縁上の歯面に付着・沈着したバイオフィルムや歯石, 外来性色素沈着を除去すること.

**歯肉縁上プラーク** しにくえんじょうぶらーく supragingival plaque プラークは, ペリクルを足場とした細菌性の付着物で, 細菌とその代謝産物からなり, バイオフィルムとも呼ばれる. 歯肉縁上プラークは, 歯肉縁よりも歯冠側に付着したプラークで, 成熟すると, う蝕や歯周病の原因となる.

**歯肉癌** しにくがん carcinoma of gingiva 歯肉に生じた癌で, 舌に次いで多い. 部位は上顎より下顎に, 前歯部より臼歯部に好発する. 組織学的には90%以上が扁平上皮癌である. 口腔癌の治療では外科的切除, 放射線治療, 抗腫瘍薬投与が組み合わせて実施され, 治療後の口腔機能の回復 (顎骨の再建) を考慮して決定する必要がある.

**歯肉形成** しにくけいせい waxing up, wax up ろう (蠟) 義歯の人工歯歯頸部から義歯床縁までの歯肉に相当する部分, すなわち床の研磨面をワックスで所要の形態に仕上げる作業. 義歯床研磨面形態は咀嚼, 発音, 審美性および舌感に関係するだけでなく, 義歯の維持, 安定にも重要である.

**歯肉結合組織移植術** しにくけつごうそしきいしょくじゅつ gingival connective tissue

**graft** 🔲 結合組織移植術，上皮下結合組織移植術

**歯肉溝** しにくこう *gingival sulcus* 歯頸部で，エナメル質と歯肉溝上皮で囲まれた溝状の空間のこと．

**歯肉溝上皮** しにくこうじょうひ *gingival sulcular epithelium* 内縁上皮のうち，エナメル質と接着していない非角化重層扁平上皮からなる部分．➡ 内縁上皮

**歯肉溝滲出液** しにくこうしんしゅつえき *gingival crevicular fluid (GCF)* 歯肉溝上皮や接合上皮を通過して歯肉溝，歯肉ポケットおよび歯周ポケット内に滲出してきた組織液．血清成分や好中球などが含まれ，自浄作用や抗菌作用を有する．その量は歯肉炎症の程度と正の相関関係を示す．🔲 GCF，滲出液

**歯肉溝微生物叢** しにくこうびせいぶつそう *gingival sulcus microbiota, gingival sulcus microflora* 歯肉と歯面の間にできている溝である歯肉溝に形成される，歯肉縁下の歯垢微生物叢のこと．歯肉溝の底部のほうから上部に向かって歯肉溝滲出液が出ており，唾液や食事由来の栄養成分（糖など）が入り込みにくく，さらに構造的に嫌気状態となっている．したがって歯肉溝微生物叢は歯肉溝滲出液由来のペプチド，アミノ酸などを栄養源とし，かつ嫌気度の高い環境を好む細菌種で構成されている．

**歯肉固有層** しにくこゆうそう *gingival lamina propria* コラーゲン線維やオキシタラン線維からなる線維成分と，線維芽細胞などの細胞成分からなる，歯肉と歯そして歯槽骨を結合する密性線維性結合組織．

**歯肉歯槽粘膜境** しにくしそうねんまくきょう *mucogingival junction* 角化扁平上皮細胞からなる付着歯肉と，非角化重層扁平上皮からなる歯槽粘膜の境界部．

**歯肉歯槽粘膜形成術** しにくしそうねんまくけいせいじゅつ *mucogingival surgery* 🔲 歯周形成手術

**歯肉腫** しにくしゅ *gingival polyp* 🔲 肉ポリープ

**歯肉上皮** しにくじょうひ *gingival epithelium* 歯肉を構成する要素のうち，結合組織で裏打ちされた部分をいう．口腔上皮，歯肉溝上皮および接合上皮の3つからなり，いずれも重層扁平上皮で構成されている．

**歯肉整形術** しにくせいけいじゅつ *gingivoplasty* 歯肉の異常形態を生理的な歯肉形態へ修正するための歯肉の整形術．ロール状の歯肉，棚状の歯肉，辺縁歯肉の不ぞろいなどが適応．歯肉に面した食物の流れを改善し，プラークコントロールしやすい歯肉形態を形成する．

**歯肉切除術** しにくせつじょじゅつ *gingivectomy* 歯周病や歯肉増殖症などで増殖した歯肉を一塊にして切除し，ポケットを除去させるとともに，生理的な歯肉外形態に改善するための歯周外科手術．カークランドメスを用いた外斜切開が一般に用いられる．

**歯肉切除術用ブレード** しにくせつじょじゅつようぶれーど *gingivectomy knife* 🔲 歯肉切除用メス

**歯肉切除用メス** しにくせつようめす *gingivectomy knife* 歯肉切除術の際に用いるほか，歯周外科手術時の切開や歯肉の豊隆形成，歯間部組織の切除などに使用されるメスの総称．さまざまな状況に対応できるよう，オルバンメス，カークランドメスなど豊富な種類がある．🔲 歯肉切除術用ブレード

**歯肉線維** しにくせんい *gingival fibers* 歯肉と歯，歯槽骨を結合する線維の大部分はコラーゲン線維からなり，歯肉線維と呼ばれている．歯肉線維は線維束を形成し，その走行と存在部位から，歯－歯線維束，歯槽－歯肉線維束，歯－骨膜線維束，輪状線維束などに分けられる．

**歯肉増殖症** しにくぞうしょくしょう *gingival hyperplasia, gingival overgrowth* 歯肉が肥大した状態．歯肉組織のコラーゲン線維の過剰増殖により起こり，薬物性歯肉増殖症，歯肉線維腫症のほかに，歯肉の慢性炎症性の刺激による反応として起こることもある．🔲 歯肉肥大，遺伝性歯肉線維腫症，フェニトイン歯肉増殖症，薬物性歯肉増殖症

**歯肉側壁** しにくそくへき *gingival wall* 🔲 歯頸側壁

**歯肉退縮** しにくたいしゅく *gingival recession* 歯肉辺縁の位置が根尖方向に移動し，歯根面が露出した状態．歯周炎による炎症性骨吸収が最も大きな原因であるが，加齢に伴う生理的変化でもみられる．歯肉退縮により，根面う蝕や象牙質知覚過敏が生じやすくなる．

**歯肉嚢胞** しにくのうほう *gingival cyst*

乳児の歯肉嚢胞はエプスタイン真珠とも呼ばれ，内部に角化物が充満した歯原性発育性嚢胞で，歯槽粘膜に多発することがあるが，乳児の成長とともに自然消失する．成人の歯肉嚢胞は，歯肉にみられる小嚢胞で境界明瞭な無痛性腫瘤を生じる．中年期以降の成人に多く，下顎犬歯部や小臼歯部に好発する．

**歯肉膿瘍** しにくのうよう gingival abscess 歯肉の粘膜下または骨膜下に膿が貯留したもの．根尖性歯周炎や慢性歯周炎に続いて起こる．これらの病巣から組織の抵抗力の弱いところを通り，瘻孔が形成され歯肉に開口すると内歯瘻となる． ■ パルーリス ➡ 内歯瘻，瘻孔

**歯肉剝離搔爬術** しにくはくりそうはじゅつ flap surgery, gingival flap surgery ■ フラップ手術

**歯肉肥大** しにくひだい gingival enlargement, gingival hypertrophy ■ 歯肉増殖症

**歯肉病変** しにくびょうへん gingival lesions 歯肉病変は，プラークに誘発された歯肉炎（プラーク性歯肉炎），プラーク以外を原因とする歯肉病変（非プラーク性歯肉炎），歯肉増殖に分けられる．アタッチメントロスや骨吸収は起こらない．

**歯肉弁根尖側移動術** しにくべんこんせんそくいどうじゅつ apically positioned flap surgery 歯周ポケットの除去を目的とし，歯肉切開，剝離，形成した歯肉弁を根尖側に移動して縫合する歯周外科手術．付着歯肉幅は増加するが，根露出面積は増える．

**歯肉弁歯冠側移動術** しにくべんしかんそくいどうじゅつ coronally positioned flap surgery 歯肉退縮で露出した歯根面を被覆する歯周形成手術の一つ．歯肉退縮に対して直下の歯肉を剝離し歯肉弁を形成，歯冠側へ移動させて縫合する歯周形成手術．

**歯肉弁側方移動術** しにくべんそくほういどうじゅつ laterally positioned flap surgery 歯肉退縮で露出した歯根面を被覆する歯周形成手術の一つ．歯肉退縮に対して隣接する歯肉を剝離し歯肉弁を形成，側方へ移動させて縫合する歯周形成手術．

**歯肉ポケット** しにくぽけっと gingival pocket ■ 仮性ポケット

**歯肉ポリープ** しにくぽりーぷ gingival polyp う蝕などによる歯冠の崩壊に伴って，歯肉が増殖した状態．歯髄，歯肉，歯根膜からそれぞれ歯冠を覆うように生じる．歯肉，歯根膜，あるいは歯槽骨由来の線維性組織が増殖した場合にはエプーリスとして分けて考える． ■

**歯肉腫** ➡ エプーリス

**歯肉マッサージ** しにくまっさーじ gum rubbing 歯肉への機械的な刺激により口腔内の感覚機能を高め，刺激唾液の分泌を促し，嚥下反射を誘発させる訓練法．下顎と口唇を閉鎖した状態で，リズミカルに歯肉をさすることがポイントである． ➡ ガムラビング ➡ 嚥下促通訓練

**歯乳頭** しにゅうとう dental papilla 歯胚の構成要素の一つで，エナメル器周囲の密集した外胚葉性間葉をさす．発生が進むと歯髄となり，ここから発生した象牙芽細胞が象牙質をつくる． ➡ エナメル芽細胞，歯髄，上皮隔壁，象牙芽細胞

**歯胚** しはい tooth bud 歯の形成単位であり，エナメル器，歯乳頭，歯小嚢で構成される．歯堤の結節状膨大部と周囲の間葉から発生し，蕾状期，帽状期，鐘状期の順で発達が進む．

**歯胚摘出術** しはいてきしゅつじゅつ tooth germ enucleation 歯胚の段階で行う永久歯の抜歯術．posterior discrepancy を有する患者の矯正治療の際，主に下顎第三大臼歯の歯胚に適用されることがある．

**自発呼吸** じはつこきゅう spontaneous respiration 通常の自然な呼吸のこと．吸気では呼吸筋が胸郭を広げ，陰圧により外気を吸入し，呼気では肺・胸郭の弾性収縮により受動的に呼出する．意識下の正常成人の場合，一回換気量400〜600mL，呼吸数12〜20回/分で分換気量4〜9L/分となる． ➡ 調節呼吸，補助呼吸

**自発痛** じはつつう spontaneous pain 何も刺激を加えていない状態で起こる痛み．急性の歯髄疾患や急性の根尖性歯周疾患で生じる．

**紫斑病** しはんびょう purpura 皮下の毛細血管などが損傷して生じる暗赤色の出血斑で，それを伴う出血性疾患のこと．原因として血管系の異常，血小板の異常，凝固因子の欠乏，凝固阻止因子や血栓溶解因子の増加などがある．血管系の異常

としては，遺伝性出血性毛細血管拡張症（オスラー病），アレルギー性紫斑病，単純性紫斑病，老人性紫斑病など．血小板系の異常としては，特発性血小板減少性紫斑病（ITP），血栓性血小板減少性紫斑病（TTP）などが挙げられる． ➡ 特発性血小板減少性紫斑病

**ジフェンヒドラミン塩酸塩** じふぇんひどらみんえんさんえん diphenhydramine hydrochloride 抗ヒスタミン薬とも呼ばれる，第一世代 $H_1$ 受容体拮抗薬の代表的な薬物で，抗アレルギー作用を示す．脂溶性が高く，血液脳関門を通過するため，鎮静作用（中枢神経抑制作用）を生じる． ➡ $H_1$ 受容体拮抗薬

**自閉スペクトラム症** じへいすぺくとらむしょう autism spectrum disorder 中核症状として，社会的コミュニケーションや社会的相互作用における持続的な欠陥があり，限定された反復的行動，興味または活動の様式を示すなどの状態をスペクトラムとして包含する神経発達障害群．

**脂肪エネルギー比率** しぼうえねるぎーひりつ fat energy ratio 1日あたりの総エネルギー摂取量のうち，何％を脂肪から摂取しているかを示すもの．1歳以上では 20〜30％が望ましいとされている．

**脂肪酸** しぼうさん fatty acid 炭化水素にカルボキシ基が結合したもの．中性脂肪などの脂質の加水分解によって得られる．炭素数により短鎖脂肪酸，中鎖脂肪酸，長鎖脂肪酸に分類される．油脂，ろう（蠟）などの主成分．

**脂肪変性** しぼうへんせい fatty degeneration 脂肪が細胞内に異常に蓄積すること．低酸素や薬物中毒などが原因で，肝細胞や心筋細胞に起こりやすい．

**死亡率** しぼうりつ mortality, death rates 人口 1,000 人あたりの 1 年間の死亡数をいう．普通死亡率と呼ぶこともある．

**歯磨剤** しまざい tooth paste, dentifrice 歯ブラシと併用して歯口清掃の効果を高めるために用いられる製剤．歯科疾患や口臭などの予防のための付加的な機能をもたせたものが多く開発されている．練り歯磨きや水歯磨きなどの剤形がある．

**歯面** しめん tooth surface ヒトの歯冠は前歯では 4 面，臼歯では 5 面から形成され，それぞれの位置での方向用語に従って名称が決められている．すなわち，前歯では口唇に向いている面は唇側面，臼歯では頬に向く面は頬側面といい，両者は口腔前庭に面していることから前庭面ということがある．舌のほうを向いている面は舌側面というが，上顎では口蓋に向かっているため口蓋面ということがある．近心側・遠心側にある面はそれぞれ近心面・遠心面といい，さらに臼歯では咬頭を有する面を咬合面という．また，近心面と遠心面は隣接する歯と相対しているので，隣接面と呼ばれ，それぞれ近心隣接面，遠心隣接面という．ただし，最後歯では遠心に歯が存在しないため，遠心隣接面とは呼ばず，遠心面という．

**歯面研磨** しめんけんま tooth surface polishing, coronal polishing 歯面に付着・沈着しているプラークや歯石を除去したあとに行う研磨処置のこと．残留しているプラークや歯石・色素沈着を除去する．また粗造になった歯面を滑沢にすることで，歯石の再沈着を予防する． ➡ ポリッシング

**歯面研磨剤** しめんけんまざい prophylaxis polishing paste, polishing cream 歯面研磨時に歯質を損傷せずに着色・沈着物を除去し，歯面を滑沢化するために用いる．また摩擦熱を防止する目的もある．目的や状態に応じて使い分ける．

**歯面清掃** しめんせいそう tooth cleaning 歯面の付着物・沈着物を機械的に除去することをいう．

**歯面清掃器** しめんせいそうき air polisher エアーポリッシングパウダーを圧縮空気・水とともに噴射し，プラークや色素沈着（ステイン）の除去をする器械．パウダーの主成分には重炭酸ナトリウムやグリシンなどがある．

**歯面徴** しめんちょう surface symbol 歯の近心と遠心を区別する特徴の一つ．歯冠の近心隣接面の面積は遠心隣接面より大きい．

**シャーピー線維** しゃーぴーせんい Sharpey fiber 腱・靱帯の付着部で，膠原線維が骨内に侵入して強固に結合している部位．口腔内では，歯根膜主線維がセメント質内に埋入した部位と，歯槽骨内に埋入した部位をシャーピー線維と呼ぶ． ➡ 歯根膜線維

**シャープニング** しゃーぷにんぐ sharpening 手用スケーラーの刃部の形態を変えずに，鋭利なカッティングエッジを付

与するための作業である．正確で効率的なスケーリング・ルートプレーニング，さらに，患者や術者の疲労を軽減するために必須である．

**シャープニングストーン** しゃーぷにんぐすとーん sharpening stones ▶ 砥石

**社会関係資本** しゃかいかんけいしほん social capital ▶ ソーシャル・キャピタル

**社会歯科学** しゃかいしかがく social dentistry 歯科医療や歯科保健・福祉に関連した諸問題を社会科学的な視点から研究する分野で，歯科医療管理や歯科医療制度のほかに，医療経済，医療情報，社会保障，法律や倫理規範など多様な領域を包含している．

**社会適応** しゃかいてきおう social adjustment 人間や集団が物理環境や自然環境，文化などの社会環境と調和することである．社会環境には家族，学校や職場，地域社会，SNS環境など，さまざまなものがある．

**社会的距離【新型コロナウイルス感染症の】** しゃかいてききょり social distance ▶ ソーシャルディスタンス，対人距離

**社会的認知理論** しゃかいてきにんちりろん social cognitive theory 1986年，Banduraにより，社会的学習理論を包括し発展させた社会的認知理論が提唱された．個人がある状況において，必要な行動を効果的に遂行できる可能性の認知を示すもの．Banduraが示した自己効力感は4つの学習経験（遂行行動の達成，代理的体験，言語的説得，情緒的喚起）を通じて形成されている． ▶ 自己効力感

**社会福祉協議会** しゃかいふくしきょうぎかい council of social welfare 民間の社会福祉活動を推進することを目的とし，営利を目的としない民間組織であり，社会福祉法に基づき設置されている．都道府県，市区町村で，社会福祉関係者と保健・医療・教育などの関係機関との協力の下，活動している． ▶ 社会福祉法

**社会福祉士** しゃかいふくしし certified social worker 社会福祉士及び介護福祉士法に基づく国家資格．社会福祉士の名称を用いて，身体上もしくは精神上の障害があり，または環境上の理由により日常生活を営むのに支障がある者の福祉に関する相談に応じ，助言，指導，福祉サービスなどの援助を行う．厚生労働大臣免許． ▶ 介護福祉士

**社会福祉主事** しゃかいふくししゅじ social welfare officer 社会福祉法において，その資格が定義づけられている任用資格．都道府県や市区町村にある福祉事務所で，社会福祉に関する援助，育成，更生の措置に関する事務を職務とする． ▶ 社会福祉法

**社会福祉審議会** しゃかいふくししんぎかい committee for social welfare 社会福祉法に基づき，都道府県，政令指定都市，中核市に設置されている．社会福祉に関する事項を調査・審議するとともに，知事の諮問ならびに関係行政機関に意見具申する組織． ▶ 社会福祉法

**社会福祉法** しゃかいふくしほう social welfare act 社会福祉に関する基礎概念を定めた法律．2000年の法改正により，個人の自立支援や利用者による選択の尊重などの新しい方向性が打ち出された． ▶ 社会福祉協議会，社会福祉主事，社会福祉審議会，社会福祉法人，福祉事務所

**社会福祉法人** しゃかいふくしほうじん social welfare corporation 特別養護老人ホーム，児童養護施設，障害者支援施設などの社会福祉事業を行うことを目的として，社会福祉法の定めるところにより設立された法人．社会福祉事業のほか公益事業および収益事業を行うことができる． ▶ 社会保険

**社会保険** しゃかいほけん social insurance 傷病，障害，老齢，死亡，失業などの保険事故に備え，被保険者による保険料を財源とした保険給付を行う社会保障の仕組みのこと．国や公的な団体を保険者とし，被保険者は強制加入を原則とする．

**シャキア訓練** しゃきあくんれん shaker exercise, head raising exercise 喉頭挙上不全による摂食嚥下障害に対し，仰臥位で肩を床につけたまま頭部挙上を1分間維持することを繰り返し，喉頭挙上に関わる筋の筋力を強化する訓練．原法で負荷が大きい場合，変法を用いる場合もある． ▶ 頭部挙上訓練

**弱視** じゃくし amblyopia 視力の発達が障害されて生じた低視力であり，矯正しても視力が十分でない場合をさす．

**灼熱感** しゃくねつかん burning sensation ひりひりと焼けつくような，締めつけ

られるような強い痛みの感覚．灼熱痛（burning pain）とも表現される．原因は，化学的・機械的刺激，細菌・ウイルス・真菌などの感染，腫瘍，アレルギーなどによる粘膜の炎症，各種の疾患，加齢などにより粘膜が萎縮することにより生じる． ➡ バーニングマウス症候群

**若年性関節リウマチ** じゃくねんせいかんせつリウマチ juvenile rheumatoid arthritis 血清陰性の関節炎や発熱，リンパ節腫脹などを生じる疾患．70％は16歳以前に発症する．

**斜頸** しゃけい wryneck, torticollis 普段から首（頸）を傾けている状態のことであり，眼球運動が原因の眼性斜頸と，首の筋（胸鎖乳突筋など）の拘縮が原因の筋性斜頸がある．

**ジャケットクラウン** じゃけっとくらうん ceramic crown, resin crown 金属のフレームワークがなく，レジンまたはセラミックス単体で製作された全部被覆冠．

**瀉下薬** しゃげやく laxative, cathartic, purgative 排便を促す薬物．作用の強さにより軟下剤，緩下剤，峻下剤に分類される．

**遮光容器** しゃこうようき light-resistant container 通常の取り扱い，運搬または保存状態において，内容医薬品に規定された性状および品質に対して影響を与える光の透過を防ぎ，内容医薬品を光の影響から保護することができる容器をいう．

**斜視** しゃし strabismus 右眼と左眼の視線が違う方向にある状態であり，両眼視機能が障害され，立体感覚や奥行き感の低下がみられる．

**斜切痕** しゃせっこん linguogingival fissure 基底結節のほぼ中央または辺縁隆線との境界部付近で，舌側面隆線から歯根側に向かって走行する深い溝のこと．上顎側切歯に多くみられる． ➡ 舌側面頸裂溝

**斜線** しゃせん oblique line 下顎枝前縁が下顎体外側面に延長した隆線で，下降するにつれて外斜線と内斜線に分かれる．特に外斜線を越えたところに，下顎総義歯の頬棚部床縁を置くことができる．

**斜走隆線** しゃそうりゅうせん oblique ridge 上顎第一大臼歯，上顎第二乳臼歯の咬合面で，遠心頬側咬頭の中心咬合面隆線と近心舌側咬頭の遠心副隆線が結合してつくる連合隆線． ➡ 対角隆線

**ジャパンコーマスケール** じゃぱんこーますけーる Japan Coma Scale ➡ JCS, 日本昏睡尺度

**煮沸消毒法** しゃふつしょうどくほう boiling disinfection 対象物を沸騰水中で煮沸することで細菌を死滅させる方法．日本学校歯科医会の1996年の通達では，歯科検診器具の消毒には20分以上煮沸することを推奨している．この方法では芽胞菌は死滅しない．従来は注射器や手術器具に用いられてきたが，現在ではすべての菌が死滅する高圧蒸気滅菌が主流である． ➡ 熱湯消毒法

**Jarabak矯正法** じゃらばっくきょうせいほう Jarabak orthodontic technique 1960年にJarabak JRによって発表された，ライトワイヤーエッジワイズテクニック．ライトフォースで，補助ワイヤーやスプリング，ループやエラスティックを併用し歯の移動を行う．

**シャンク** しゃんく shank 手用スケーラーの刃部と把柄部をつないでいる首の部分のこと．この部分が真っすぐなストレートのものと屈曲しているものとがある． ➡ 頸部 ➡ アッパーシャンク，ローワーシャンク

**シャンファー** しゃんふぁー chamfer, chamfer edge 修復物の歯肉側窩縁の形状の一つ．歯面外側軸側面と鈍角をなす丸みのあるフィニッシュラインで，やや歯質の削除量は多くなる．修復物の辺縁部にある程度の厚みが得られるため，良好な適合性が得られる．

**縦隔鏡検査** じゅうかくきょうけんさ mediastinoscopy 縦隔鏡とは，観察用の光源とレンズをもつ細いチューブ状の装置で，これを用いて両肺の間の領域にある臓器と，それらに近接するリンパ節を観察する検査法．この検査は通常，胸部右側リンパ節の組織標本を採取するために行われる．

**集学的治療** しゅうがくてきちりょう combined modality がんの罹患臓器や進行度に応じて，手術療法，化学療法，放射線療法を適切に組み合わせ，それぞれの治療を補い，効果を高める目的で行う治療法である．そのほかに緩和ケアや補完代替療法を組み合わせる場合もある．

**習慣性顎関節脱臼** しゅうかんせいがくかんせつだっきゅう habitual dislocation of

**temporomandibular joint** 関節包が緩んで脱臼が習慣的になった病態. 原因として顎関節が過開口などによる関節包や靱帯の進展, 外側翼突筋下板付着部の損傷などにより関節結節の平坦化が生じた, などがある. また, 不適合な義歯や臼歯部欠損の放置が関連していることもある. 経過が長いと顎関節の後方組織の肥大, 瘢痕化が認められ, 整復が困難となる. 脱臼の防止のために, チンキャップやスプリントなどを用いた開口制限を行う保存的療法, 関節結節形成術などの外科的治療も行われることがある. ■ 習慣性脱臼 ■ 完全脱臼

**習慣性咬合** しゅうかんせいこうごう habitual occlusion 習慣性に閉口し咬合する上下顎の位置. 正常者では咬頭嵌合位と一致する.

**習慣性口呼吸** しゅうかんせいこうこきゅう habitual mouth breathing 低年齢時に風邪などで鼻詰まりになり口呼吸を覚え, その習慣が残ってしまい鼻詰まりがなくても口呼吸をしている状態. 口唇閉鎖訓練などで改善可能である.

**習慣性脱臼** しゅうかんせいだっきゅう habitual dislocation of temporomandibular joint ■ 習慣性顎関節脱臼

**就業歯科衛生士数** しゅうぎょうしかえいせいしすう the number of working dental hygiene 歯科衛生士は歯科衛生士法に基づいて, 就業に関する届け出を 2 年ごとに行っており, 就業歯科衛生士数の動向を示している. 厚生労働省の衛生行政報告例に年次推移や都道府県別の就業数, 就業場所別の推移などが提示されている.

**充血** じゅうけつ hyperemia 動脈血量が増加した状態をさし, 静脈血が貯留した状態のうっ血と区別する. 骨格筋での運動負荷時などにみられ, 細胞の機能亢進に対応し, 細動脈が拡張し, 毛細血管の血液量が増加する. また, 炎症時にも炎症細胞から放出される血管作動性物質による血管拡張のため充血が生じる.

**重合** じゅうごう polymerization 単量体 (モノマー) が繰り返し連結して高分子 (ポリマー) を生成する化学反応. レジンにおいて, モノマーが重合してポリマーになるとき, ポリマーは対応するモノマーより密度が大きいため, 重合反応により体積が減少する. これを重合収縮

という.

**周産期** しゅうさんき perinatal period ICD-11 では妊娠 22 週から生後 7 日未満までの時期をさす. 母子ともに周産期医療の対象である. 母体と胎児は産科, 新生児は小児科が担当する.

**周産期脳障害** しゅうさんきのうしょうがい perinatal brain injury 胎児期後半から新生児期にかけて生じる障害. 周産期脳障害の後遺症は知的能力障害, 脳性麻痺, 難聴, 視力障害などとして発現する.

**終枝** しゅうし terminal branch 象牙細管が象牙質表層付近で分枝している構造で, これがエナメル質に侵入している部分をエナメル紡錘と呼ぶ.

**収縮応力** しゅうしゅくおうりょく shrinkage stress 鋳造収縮, 重合収縮, 焼成収縮などの収縮時に寸法変化が抑制されることで, 材料内に発生する内部応力のこと. 材料の変形原因となる.

**収縮期血圧** しゅうしゅくきけつあつ systolic blood pressure 左心室が収縮して血液を臓器に送り出したときの血圧 (別名・最高血圧, 最大血圧). ■ 最高血圧 ■ 拡張期血圧

**周術期** しゅうじゅつき perioperative 入院前から入院, 麻酔, 手術, 術後, 退院時, 退院後までの期間のこと. なかでも快適で安全かつ安心できる医療・環境を提供する時期として, 手術や治療に関係の深い術前・術中・術後をさすことが多い.

**周術期専門的口腔衛生処置** しゅうじゅつきせんもんてきこうくうえいせいしょち perioperative professional oral hygiene treatment 周術期口腔機能管理料を算定した入院患者に対し, 歯科医師の指示を受けた歯科衛生士が, 患者の口腔衛生状態に合わせて口腔清掃用具などを用いて, 歯面, 舌, 口腔粘膜などの専門的な口腔清掃または機械的歯面清掃を行うこと.

**重症筋無力症** じゅうしょうきんむりょくしょう myasthenia gravis 神経から筋肉への伝達が障害され, 疲労や力が入らない症状となる. 目の症状が主な眼筋型と, 全身の筋力が低下する全身型がある.

**自由神経終末** じゆうしんけいしゅうまつ free nerve ending 神経線維の終末の形態の一つで, マイスネル小体やクラウゼ小体などの複雑な知覚装置をもたず, 組織内で神経線維が終わっているだけの構

**重積歯** じゅうせきし dens invaginatus
■ 歯内歯，陥入歯

**重層扁平上皮** じゅうそうへんぺいじょうひ stratified squamous epithelium 上皮細胞が数層にわたって重なっている上皮で，表層付近の細胞は扁平状だが，深層に向かうにつれて立方状となる．皮膚，口腔，食道，直腸下端，腟，角膜などに存在する．

**従属栄養生物** じゅうぞくえいようせいぶつ heterotroph 炭素源・エネルギー源を体外の有機物から摂取することで生命活動を営む生物のこと．動物や真菌のすべて，ほとんどの細菌がこれに含まれる．独立栄養生物に対する概念．■ 独立栄養生物

**重炭酸** じゅうたんさん bicarbonate 血液や唾液の緩衝作用に関わる無機質であり，重炭酸イオン（HCO₃⁻）として機能する．血液中ではpHを7.4に維持し，唾液中ではpHの維持作用と酸の中和によるう蝕予防効果をもたらす．

**縦断調査** じゅうだんちょうさ longitudinal study 同じ対象集団を時間的に連続して調査し，疾病などの事象や関連する要因を同じ時間軸でどのように発生しているかを含めて記録する状況調査である．

**集中治療室** しゅうちゅうちりょうしつ intensive care unit（ICU） 手術侵襲の大きな症例や術前から心臓，肺など重要臓器の機能不全が予想されるハイリスク患者または術中に機能不全が起きた症例に対し，人工呼吸やモニタなどで24時間体制の医療を専門の医師・看護師が行う治療室．■ ICU

**充填【窩洞の】** じゅうてん filling う蝕などにより生じた歯硬組織疾患に，窩洞形成後，形態，機能，審美的回復を目的として材料を詰めること．■ レジン充填器

**充填用レジン** じゅうてんようれじん filling resin う蝕などで窩洞形成を行った部位，あるいは楔状欠損部分の修復に用いるレジン系修復材．一般にコンポジットレジンが使用される．従来型と比較して流動性を良くしたフロアブルコンポジットレジンも存在する．

**シュードモナス** しゅーどもなす Genus Pseudomonas 鞭毛をもつ好気性のグラム陰性桿菌で，代表的な菌種はPseudomonas aeruginosa（緑膿菌）である．病原性は弱いが，免疫低下患者においては呼吸器感染症などを引き起こし，院内感染の原因となる．近年は，多剤耐性緑膿菌（MDRP）の出現が問題となっている．

**周波条** しゅうはじょう perikymata エナメル質の成長線であるレチウス条がエナメル質表面に終わる場合，表面に浅いくぼみをつくる．これを歯の表面から観察すると平行に走る多数の溝として認められる．これを周波条という．特に前歯の唇側面において，歯冠中央部から歯頸部にかけて発達して認められる．

**周波数** しゅうはすう frequency 動きのスピードの単位のことで，1秒あたりの振動数（1kHzは1秒間に1,000回振動する）のこと．

**修復象牙質** しゅうふくぞうげしつ reparative dentin ■ 第三象牙質，病的第二象牙質

**習癖行動** しゅうへきこうどう bad habit 個人特有の癖．口腔領域では目的なく舌を動かしたり，口唇を噛んだり，偏った咀嚼をしたり，歯をカチカチ（タッピング）したり，噛みしめ（クレンチング）たり，歯ぎしり（グラインディング）たりすること．■ パラファンクション

**終末期** しゅうまつき terminal phase, terminal stage 人生の終わりを迎える時期のこと．もともとは末期のがん患者の医療や看護の用語として使われていた．余命年齢が長期化した現在は，高齢社会の用語となっている．現代では終末期に関しても自己決定権を尊重するようになった．■ ターミナルステージ ■ 終末期医療

**終末期医療** しゅうまつきいりょう terminal medicine 人生の終末期に施される医療．■ 緩和ケア，終末期，ターミナルケア

**終末期介護** しゅうまつきかいご terminal care, palliative care ■ ターミナルケア

**収斂薬** しゅうれんやく astringent タンパク質と結合し，沈殿して不溶性の被膜を形成する．作用が腐食薬と比較して深部まで達せず，限局である．収斂作用のほかに，止血や鎮痛作用などがある．

**シュガーコントロール** しゅがーこんとろーる sugar control 糖質の摂取を管理す

ること．ショ糖や果糖，ブドウ糖などの糖質は，う蝕や歯周病の発病に関与するため，飲食物に含まれる糖質の摂取について，量・回数・時間などをコントロールする必要がある．

**シュガーマンファイル** しゅがーまんふぁいる Sugarman file, bone files 骨ファイルの代表的な器具． ➡ 骨ファイル

**主観的健康感** しゅかんてきけんこうかん self-rated health ■ 自覚的健康感

**主観的情報** しゅかんてきじょうほう subjective information 対象者が話したことや書いたことなど，対象者自身の気持ちや認識などを医療面接や健康調査票などによって収集した情報のこと．聞き取りによって得られた既往歴，自覚症状，健康に関する価値観などのこと． ■ Sデータ ➡ 客観的情報，歯科衛生アセスメント

**縮合エナメル上皮** しゅくごうえなめるじょうひ reduced enamel epithelium ■ 退縮エナメル上皮

**宿主** しゅくしゅ host 一般的には単独で生息することのできない寄生虫や菌類が寄生する相手を示す．医療・歯科医療領域では，主に感染症を引き起こす病原体もしくは臓器提供などによる臓器が定着する相手としてのヒトや動植物またはその器官を示す． ■ ホスト

**宿主因子** しゅくしゅいんし host factor 感染症における個体要因．遺伝形質，年齢，性別，人種，免疫，既往歴などを含む．例外を除き，病原体に対する宿主の感受性は発症の必要条件である．

**宿主−寄生体相互作用** しゅくしゅきせいたいそうごさよう host-parasite interaction 感染成立に関わる病原体の病原性と，宿主の防御機能との相互関係で成り立つ概念．病原体の病原性が宿主の防御能より高い場合は感染症が発症し，病原体の病原性よりも防御能のほうが強い場合は感染症は発症しない．

**主溝** しゅこう main groove ■ 中心溝

**主根管** しゅこんかん main root canal 髄室の続きとして歯根部に存在する歯髄腔で幹の部分．

**手根管症候群** しゅこんかんしょうこうぐん carpal tunnel syndrome 手首（手関節）にある手根管というトンネル内で圧迫された状態．それに手首（手関節）の運動が加わり，使いすぎの腱鞘炎によるむくみなどにより，正中神経が圧迫されて手根管症候群（CTS）を発症する．

**手根関節運動** しゅこんかんせつうんどう carpal joint movement スケーリング実施時，インスツルメントを把持し手首を軸とし，手根関節を上下に操作する方法で，手根関節を下げるときに刃部が作動する方法．

**主作用** しゅさよう main effect, main action 薬理作用の一つで，薬物投与の治療目的となる作用のこと．薬本来の目的となる作用． ➡ 副作用，有害作用

**主治医** しゅじい doctor in charge 主となって治療を担当する医師・歯科医師のことで，かかりつけの医師という意味でも用いられる．歯科衛生士が歯科保健指導を行う場合，主治医があるときは，その指示を受けなければならない．

**主治医意見書** しゅじいいけんしょ primary doctor judgement on long-term care 介護保険被保険者より要介護認定が申請された場合，介護保険法において，申請者に主治医がいる場合は主治医から意見を求めることとされている．この規定に基づいた主治医による意見書のこと．介護認定調査員によるアセスメント結果とこの意見書に基づき，介護認定審査会において要介護認定が行われる． ➡ 介護保険

**樹脂含浸層** じゅしがんしんそう hybrid layer 象牙質を酸で脱灰して露出したコラーゲン線維層に樹脂が浸透して形成された層．酸のpHが低いほど，脱灰時間が長いほど，樹脂含浸層は厚くなる．

**手指屈伸運動** しゅしくっしんうんどう finger flexion movement スケーリング実施時，インスツルメントを把持した手指関節を屈伸することによって操作する，指関節を曲げたときに刃部が作動する方法．

**種子骨** しゅしこつ sesamoid bone 生理的年齢の骨年齢において，身体的成熟の指標となる骨の一つ．身長増加が最大の時期，あるいはその1〜2年前に出現することから，思春期成長スパートを予測する指標として用いられる．

**手指固定** しゅしこてい finger fixed 口腔内で器具の操作を安定して行うため，器具を把持するその他の指で施術部近隣に手指（薬指や中指）を置くこと． ■ フィンガーレスト

**手術的清掃法** しゅじゅつてきせいそうほう operative cleaning 歯科医師や歯科衛生士といった専門家が、スケーラーなどの器具を使って歯面を清掃すること。ペリクル様の色素沈着物や歯石などの硬性沈着物といった、ブラッシングだけでは除去しにくい付着物や沈着物を除去する。

**手術療法** しゅじゅつりょうほう surgical treatment 医師がメスなどの外科器具を用いて生体に侵襲を加えて、病変部を切除する局所治療である。現在は内視鏡外科手術が進歩し、低侵襲手術へと変化している。

**樹状細胞** じゅじょうさいぼう dendritic cell 樹枝状の突起をもつ細胞で、マクロファージに比べ抗原提示能が非常に高い。微生物が侵入すると、ただちに貪食を行う。さらに、リンパ組織に移動して複数の未感作T細胞と接触し、微生物特異的なT細胞の活性化を誘導する。

**樹状突起** じゅじょうとっき dendrite 神経細胞の突起で、興奮を神経細胞体の向きへ伝達するものをいう。逆に、細胞体から突起の末梢へと興奮を伝えるものは軸索という。

**手掌部エックス線写真** しゅしょうぶえっくすせんしゃしん hand-wrist X-rays 歯科矯正学では、手関節を含めた手根骨エックス線写真のこと。骨化中心の出現と骨成熟に至る過程、および骨端軟骨と骨幹との癒合過程に基づいて身体の成熟を示す生理的年齢を判定する。 ➡ **骨年齢**

**受精** じゅせい fertilization 新個体が発生する際に起こる、精子と卵子の核が融合する現象のこと。ヒトでは第二成熟分裂を完了した精子の核が、第二成熟分裂途中の卵子の核と融合して、卵子は第二減数分裂を終えて受精卵となる。

**主線** しゅせん main arch 直径0.9mmの矯正用線。歯の舌側歯頸部に沿って滑らかな弧を描くように屈曲される。補助弾線などのろう（鑞）着場所にもなる。
➡ **舌側弧線装置**

**主線維** しゅせんい principal fiber 歯根膜の線維成分のうち、コラーゲン原線維の束で構成されたコラーゲン線維のこと。

**主訴** しゅそ chief complaint 受診の主な動機と訴えである。痛みや違和感、不快を訴える症状のこと。患者から医療面接を通して直接情報を得た後、患者の言葉で診療録に記載する。

**Steiner 分析** しゅたいなーぶんせき Steiner analysis Steiner Cによって考案された側面頭部エックス線規格写真の分析法の一種。顎関係の不調和がある場合でも、上下顎の歯をどのように移動すれば咬合関係を是正することができるかの手掛りとなる。

**手段的日常生活動作** しゅだんてきにちじょうせいかつどうさ instrumental activities of daily living (IADL) ➡ **IADL**

**出血** しゅっけつ hemorrhage 血液の全成分（血球と血漿）が血管外に出た状態で、血管壁の破綻が明らかな破綻性出血と、明らかではない漏出（濾出）性出血がある。出血部位などにより内出血、卒中、血腫、紫斑、点状出血、外出血、血胸、血腹、喀血、吐血、下血、血尿などの呼び方がある。血液凝固機構による止血が起こらなければ、また、全血量の30％の急激な喪失は出血性ショックとなり致死的である。

**出血傾向** しゅっけつけいこう bleeding tendency 止血機構が破綻し、出血しやすい、あるいは止血しにくい状態のこと。止血機構に関わる因子（血管、血小板、凝固因子および線溶系）の異常で起こる。

**出血時間** しゅっけつじかん bleeding time 一定の条件で皮膚に切創を加え出血が自然に止まるまでの時間。一次止血異常では時間の延長がみられる。検査法としてデューク法（Duke法）、アイビー法（Ivy法）などがある。

**出血性炎** しゅっけつせいえん hemorrhagic inflammation 出血による多量の赤血球が滲出物に含まれる炎症。例として、出血性大腸炎やペストがある。

**出血性素因** しゅっけつせいそいん hemorrhagic diathesis 全身的な出血傾向をもたらす一群の疾患で、血液凝固因子の欠乏（血友病、肝硬変症、ビタミンK欠乏症、DICなど）、線溶系異常（プラスミノーゲン欠乏症、DIC、血栓溶解剤など）、血小板の異常（血小板減少症、DIC、薬剤アレルギーなど）、血管の異常（遺伝性出血性毛細血管拡張症、Marfan症候群、壊血病など）などがある。

**術後合併症** じゅつごがっぺいしょう post-operative complication 診療後に発生する好ましくない病態・疾患。上気道閉

塞や麻酔薬残存による換気量低下で起きる低酸素血症，痛みや血液ガス異常による高血圧や不整脈，循環血液量減少や心筋虚血による低血圧，シバリング，悪心・嘔吐，術後せん妄や認知障害などがある．

**術後矯正治療** じゅつごきょうせいちりょう postsurgical orthodontic treatment 顎変形症患者に対する外科的矯正治療において，顎矯正手術後に行う矯正治療．顎間固定が解除された後，咬合の緊密化を目的に顎間ゴムを併用して行う． ▶顎矯正手術

**術後性上顎嚢胞** じゅつごせいじょうがくのうほう postoperative maxillary cyst 上顎洞根治術の術後に生じる非歯原性嚢胞．根治術の際に組織内に迷入もしくは残留した粘膜上皮組織が発生の原因となる．上顎洞内に生じることが多いが，上顎洞外に生じる場合は，増大により口腔粘膜部や頰部の膨隆をきたす．

**術後補助療法** じゅつごほじょりょうほう adjuvant chemotherapy 根治手術によってがんが取り切れた場合でも，がんの再発や転移のリスクを減らすことを目的に行われる治療法で，化学療法，放射線療法，ホルモン療法がある．

**出生歯** しゅっしんし natal tooth 生下時より存在している歯で，ほとんどが下顎乳中切歯である．歯冠部歯質が形成不全で薄く，根形成が不十分なため，自然脱落して乳歯の早期喪失を引き起こす．長期残存すると，リガ・フェーデ病や，母乳吸啜時に母親の乳腺炎を引き起こす． ▶新生歯

**出生前期** しゅっせいぜんき prenatal period 年齢を基準として発育を分類したものを発育区分といい，出生前期，新生児期，乳児期，幼児期，学童期，思春期がある．出生前期は0（受精）～280日（出生）までであり，細胞期，胎芽期，胎児期に分類される．

**出生体重** しゅっせいたいじゅう birth weight 分娩直後の新生児の体重のこと．2010年の日本での平均出生体重は，男子2,980g，女子2,910gである（厚生労働省）．低出生体重児は，低出生体重児2,500g未満，極低出生体重児1,500g未満，超低出生体重児1,000g未満に分類される．

**術前矯正治療** じゅつぜんきょうせいちりょう presurgical orthodontic treatment 顎変形症患者に対する外科的矯正治療において，顎矯正手術の前に行う矯正治療．手術後の上下顎歯列が安定して咬合することを目的に行う． ▶顎矯正手術

**術前評価** じゅつぜんひょうか preoperative assessment 全身的偶発症の発生リスクを低減する目的で行う全身の評価．現病歴，既往歴，家族歴，身体所見，検査所見，アレルギーの有無や内服薬を評価する．全身状態の評価には米国麻酔学会（ASA）分類が用いられる．

**術中合併症** じゅつちゅうがっぺいしょう intraoperative complication 診療中に発生する好ましくない病態・疾患．気管チューブの閉塞や無気肺，肺塞栓による低酸素血症，不十分な換気，悪性高熱症などによる高二酸化炭素血症，喉頭痙攣，気管支痙攣などがある．循環血液量減少などによる低血圧や，不十分な麻酔による高血圧，不整脈などがある．体温や尿量の異常，誤嚥やアナフィラキシー，術中覚醒にも注意が必要である．

**術中迅速病理診断** じゅつちゅうじんそくびょうりしんだん Gefrierschnitt ▶ゲフリール

**受動拡散** じゅどうかくさん passive diffusion 高い濃度の薬液が，薬液濃度の低いところへと拡散していくように，薬液が吸収されていくこと．

**受動喫煙** じゅどうきつえん passive smoking たばこから立ち昇る煙や喫煙者が吐き出す煙を吸わされる，あるいは吸わせてしまうこと．継続的な受動喫煙により健康影響が発生する．肺癌，虚血性心疾患，脳卒中，乳幼児突然死症候群（SIDS）の4疾患は受動喫煙との関連が「確実」と判定されている．

**受動免疫** じゅどうめんえき passive immunity 体内で抗体を産生できない場合や抗体を有していない場合に，抗体などを投与することで，防御免疫を誘導すること．重症感染症における免疫グロブリン製剤投与や，ボツリヌス症に対するボツリヌス抗毒素の投与が代表的である．

**受動輸送** じゅどうゆそう passive transport 物質が生体膜を通過する際，膜内外の濃度勾配に従って移動する輸送形式である．物質は濃度が高い方から低い方へと拡散移動し，この物質移動には化学的エネルギー（ATP）を必要としない．

**ジュネーブ宣言** じゅねーぶせんげん Declaration of Geneva 1948 年，スイスジュネーブで開催された第2回世界医師会総会で採択された医師の倫理に関する宣誓．紀元前4～5世紀頃に医師の職業的倫理として初めて明文化された「ヒポクラテスの誓い」を基にしている．

**守秘義務** しゅひぎむ confidentiality 業務上知り得た患者の情報を正当な理由もなく，漏洩してはならないという義務．医師をはじめ，歯科医師，薬剤師，助産師などには，刑法により守秘義務が課せられている．保健師，看護師，歯科衛生士などの医療職種についても，各資格法に守秘義務の規定がある．

**腫瘍** しゅよう tumor, neoplasm 細胞が自律的に異常増殖することで形成された組織塊をいう．一般的に，良性腫瘍は膨張性発育を示し，悪性腫瘍は浸潤性発育を示す．腫瘍の構造は，腫瘍細胞そのものからなる実質と，その間の血管結合組織からなる間質からなり，間質は腫瘍細胞に必要な酸素や栄養分を供給する支持組織となる． ➡ 悪性腫瘍，良性腫瘍

**受容器** じゅようき receptor 外界，あるいは体内からの刺激情報（機械刺激，温度刺激，電磁刺激，化学物質刺激など）を感受して電気的シグナルに変換する器官．

**手用スケーラー** しゅようすけーらー hand scaler 超音波スケーラーやエアスケーラーと異なり，手で把持し歯石除去などを行う器具である．大きく分けて，鎌型と鋭匙型の2種類がある． ➡ ハンドスケーラー

**手用切削器具** しゅようせっさくきぐ hand cutting instrument 術者が歯質を切削するために手で持って使用する器具．う蝕象牙質や遊離エナメル質の除去，窩壁や窩縁の整理，仕上げなどに使用される．先端の形態によってスプーンエキスカベーター，チゼル，ハチェット，ホウ，ジンジバルマージントリマー，アングルホーマー，ジスコイド，クレオイドが区別される． ➡ ジンジバルマージントリマー，スプーンエキスカベーター

**主要組織適合遺伝子複合体** しゅようそしきてきごういでんしふくごうたい major histocompatibility complex 細胞表面にある免疫に関連した糖タンパク分子．さまざまな抗原とともに細胞表面に提示されることによって，T 細胞の抗原認識を介して，感染，腫瘍，移植などの免疫反応に関与している． ➡ MHC ➡ ヒト白血球抗原

**受容体** じゅようたい receptor ホルモンや生理活性物質などを結合し，生体の機能に影響を与えるタンパク質で，細胞膜や細胞内に存在する．

**受容体作動薬** じゅようたいさどうやく receptor agonist ➡ 作動薬，アゴニスト

**手用歯ブラシ** しゅようはぶらし manual toothbrush 歯垢除去を目的として，手で動作を与える歯ブラシ．

**腫瘍マーカー** しゅようまーかー tumor marker 血液や体液で検出されるがん細胞がつくる物質，あるいはがん細胞に反応して正常細胞がつくる物質のこと．ある腫瘍マーカーが高値であると，特定のがん細胞の存在を意味することもあるが，高値にならないがんや別の疾患でも高値になることがあるため，診断の補助として利用される．

**主流煙** しゅりゅうえん mainstream smoke たばこを吸う際に発生する煙のなかで，喫煙者が口から直接吸い込む煙のことをいう．フィルターを通った煙は粒子成分と気相成分（ガス成分）に分けられる．粒子成分には主にニコチンやタールなどが含まれ，気相成分には一酸化炭素・一酸化窒素などの刺激性物質，ニトロサミンなどの発がん物質，そのほか，毒性をもつ物質が多数含まれている．

**受療行動** じゅりょうこうどう therapy behavior 医療機関を受診し治療を受ける行動のこと．対象者が医療従事者と良好な関係を築くことで受療行動を継続することができる．

**シュレーゲル条** しゅれーげるじょう striae of Schreger エナメル質深層にみられる，エナメル象牙境から起こる明暗の縞模様で，エナメル小柱の走行方向の違いで生じた光透過性の差が縞模様として現れたものである．

**手話** しゅわ sign language 聴覚障害者が手や腕の動きを中心に，手の形，動きなどを組み合わせて意味を伝えるコミュニケーション手段の一つ．指の組み合わせで表音文字の一つ一つの字を表す指話と組み合わせて用いる．

**循環** じゅんかん circulation 医学的には通常，血液の循環を意味する．

**循環血液量** じゅんかんけつえきりょう circulating blood volume　全身を循環している血液の総量. 成人で体重の約8%程度に相当する. 体重60kgの人では約4.8L.

**准看護師**　じゅんかんごし　practical nurse　保健師助産師看護師法に基づき, 医師, 歯科医師の指示に従い, 看護や診療の補助を行うことを業とする者で, 自らの判断による業務は行えない. 都道府県知事が認定する免許が与えられる. ➡ **看護師**

**循環調節**　じゅんかんちょうせつ　circulatory regulation　血液の循環を調節すること. その調節は, 自律神経による神経性調節, ホルモンによる体液性調節, 心筋や血管の局所性調節などによって行われる.

**循環不全**　じゅんかんふぜん　circulatory failure, circulatory insufficiency　➡ **低血圧**

**準備期**　じゅんびき　preparation　変化のステージモデルにおける, 人の行動の変化を表しているもので, 1か月以内に行動を変える気がある時期のこと. ➡ **関心期, 行動期, 無関心期**

**準備固定**　じゅんびこてい　prepared anchorage, anchorage preparation　Tweedによって提唱されたマルチブラケット装置の固定の強化方法. 上顎前突でII級ゴムを使う前に, 前準備として下顎のワイヤーの屈曲 (セカンドオーダーベンド) とIII級ゴムを用いて, 下顎の側方歯を遠心に傾斜させておくこと. ➡ **固定準備** ➡ **固定**

**掌握状把持法**　しょうあくじょうはじほう　palm and thumb grasp method　器具の把柄部を手掌で握って把持すること. パームグリップともいう. ヘーベル, 抜歯鉗子, バキュームチップなどの器具の把持のほかに, 脇腹を使用するブラッシング法の歯ブラシの把持にも用いる. ➡ **パームグリップ**

**漿液細胞**　しょうえきさいぼう　serous cell　腺房細胞を構成する分泌細胞のうち, 水分の多い漿液性分泌物をつくるもの. 細胞質がエオジン好性の比較的小型な細胞で, 腺腔寄りには分泌顆粒を認める.

**漿液性炎**　しょうえきせいえん　serous inflammation　タンパク質含量の少ない血漿成分の滲出が著しい炎症. 例として, 火傷による水疱や結核性胸膜炎などがある.

**消炎酵素薬**　しょうえんこうそやく　anti-inflammatory enzyme drug　炎症を抑制する消炎作用と, 炎症巣やその周辺に蓄積した壊死組織, 変性タンパクなどを分解する作用を有し, 手術後または外傷による炎症を緩和する薬物.

**消炎手術**　しょうえんしゅじゅつ　antiphlogistic therapy　生物学的, 物理的, 化学的な原因で生じる炎症に対する治療. 感染による炎症には切開・排膿後, 抗菌薬投与を行う. 非ステロイド性消炎鎮痛剤は, 血管透過性亢進などの炎症反応を促進するプロスタグランジンの合成阻害をすることで炎症を抑制する.

**小窩**　しょうか　pit　溝と溝が合したところや溝の末端部にできる点状のくぼみ.

**障害高齢者日常生活自立度**　しょうがいこうれいしゃにちじょうせいかつじりつど　assessment of independence for daily living in disabled elderly　➡ **障害高齢者の日常生活自立度判定基準**

**障害高齢者の日常生活自立度判定基準**　しょうがいこうれいしゃのにちじょうせいかつじりつどはんていきじゅん　assessment of independence for daily living in disabled elderly　障害高齢者の日常生活が, どの程度自立しているか評価するための基準のこと. ランクJ：身体に障害はあるが日常生活は自立しており, 一人で外出できる, ランクA：屋内での日常生活はおおむね自立しているが, 外出には介助が必要, ランクB：一日の大半をベッド上で過ごし, 屋内での生活は何らかの介助を要する, ランクC：Bより障害の程度が重く一日中ベッド上で過ごし, 食事, トイレ, 着替えのいずれも介助を要する. ➡ **障害高齢者日常生活自立度**

**障害児・者**　しょうがいじ・しゃ　disturbance　障害のある児童または成人をさす. 「障害者」とは障害者基本法において, 身体障害, 知的障害または精神障害があるため, 継続的に日常生活または社会生活に相当な制限を受ける者をいう. また「障害児」とは, 児童福祉法において, 身体に障害のある, または知的障害のある児童および精神障害者のうち18歳未満である者をいう.

**障害者基本法**　しょうがいしゃきほんほう　basic act for persons with disabilities　障害者の自立・社会参加の支援などの施策を総合的・計画的に推進することを目的とする. 障害者の定義を定めるとと

もに，地域社会における共生や障害を理由とする差別の禁止などが規定されている．

**紹介状** しょうかいじょう *introduction card, letter of introduction* 医師・歯科医師等が患者の病状や治療内容を他の医師・歯科医師等に引き合わせる文書である． ➡ 診療情報提供書

**照会状** しょうかいじょう *letter of inquiry* 医師・歯科医師等が患者の病状や治療内容を他の医師・歯科医師等に問い合わせ確認する文書である．

**消化液** しょうかえき *digestive juice* 消化管内に分泌され，摂取した食物の消化・吸収を助ける種々の消化酵素を含む液体．唾液，胃液，膵液，胆汁および腸液がある．

**小下顎症** しょうかがくしょう *mandibular micrognathia* ➡ 下顎後退症，小顎症

**消化管ホルモン** しょうかかんほるもん *gastrointestinal hormone* 胃液，膵液などの消化液の分泌や胃，腸，胆嚢などの消化管運動を調節するホルモンの総称．ガストリン，胃抑制ペプチド（GIP），セクレチン，コレキシニンなどがある．

**消化吸収** しょうかきゅうしゅう *digestion and absorption* 生物が摂取した物質を分解処理して利用可能な栄養素にすることを消化といい，機械的に破砕する物理的消化と，化学的に分解する化学的消化がある．消化された食物が主に小腸や大腸から取り込まれることを吸収という．

**上顎癌** じょうがくがん *carcinoma of maxilla* 上顎洞，上顎歯肉，硬口蓋から発生する癌の総称．組織型は扁平上皮癌が大半だが，腺系（唾液腺由来）の悪性腫瘍も認められる．上顎洞癌は初期症状がわかりにくく，上顎洞壁が骨破壊されてから出血などの症状が出現して自覚することも多い．放射線療法，化学療法，手術療法の三者併用療法が行われてきたが，選択的，あるいは超選択的動注療法による放射線化学療法が用いられることもある．

**上顎結節** じょうがくけっせつ *maxillary tuberosity* 上顎体後面に膨隆する結節状の部分．外面には数個の歯槽孔がみられ，後上歯槽動脈（顎動脈）・静脈，上顎神経，後上歯槽枝が通過する．

**上顎後退** じょうがくこうたい *maxillary retrusion* 上顎骨の劣成長により，中顔面の陥凹および仮性下顎前突症を呈す

る．先天性に生じる場合が多く，鎖骨頭蓋骨異形成症，頭蓋顔面異骨症（Crouzon病），Down症候群などにみられることがある．

**上顎骨** じょうがくこつ *maxilla* 顔面頭蓋骨の一つ．顔面中央に位置する含気骨で，上顎体と4つの突起（①前頭突起，②頬骨突起，③歯槽突起，④口蓋突起）により構成される．

**上顎骨骨炎** じょうがくこつこつえん *maxillitis* 上顎骨の炎症で，上顎骨骨膜炎と上顎骨骨髄炎に分類される． ➡ 上顎骨骨髄炎，上顎骨骨膜炎

**上顎骨骨髄炎** じょうがくこつこつずいえん *maxillary osteomyelitis* 上顎骨の骨髄を主体とする炎症．上顎骨の海綿骨は歯槽突起，梨状口下部，上顎結節にあるが，下顎骨に比べて量が少なく，皮質骨が薄いため，歯性感染症の多くは骨膜炎をきたし，下顎骨のように骨髄炎をきたすことは少ない．根尖性歯周炎などの歯性感染症が主な原因であるが，顔面外傷によるものもある． ➡ 上顎骨骨炎

**上顎骨骨膜炎** じょうがくこつこつまくえん *maxillary periostitis* 上顎骨周囲炎ともいう．上顎骨の化膿性炎症で，根尖性歯周炎などが原因となる．上顎骨は皮質骨が薄いため，骨内の感染が容易に骨膜に達しやすく，炎症や膿瘍が好発する．急性では発熱や倦怠感などの全身所見や顔面皮膚・口腔内の腫脹などをきたす．急性炎症が慢性化することもある． ➡ 上顎骨骨炎

**小顎症** しょうがくしょう *micrognathia* ➡ 下顎後退症，小下顎症

**上顎神経** じょうがくしんけい *maxillary nerve* 三叉神経第2枝で正円孔，翼口蓋窩を経て，5つに分かれる．①翼突管に向かう翼口蓋神経，②下顎裂を経て眼窩に入り，眼窩下神経となり，顔面中央部の皮膚と歯知覚を支配する．③蝶口蓋孔に入り，鼻口蓋神経となり口蓋で切歯枝となって，口蓋，鼻腔粘膜を支配する．④口蓋管に入り，大口蓋孔から出て硬口蓋に分布する大口蓋神経と小口蓋孔から軟口蓋の粘膜支配する小口蓋神経に分かれて口蓋を支配する．最後に，⑤歯槽孔から入る後上歯槽枝は眼窩下神経の枝である中上歯槽枝，前上歯槽枝と上顎神経叢を形成し，上顎の歯，歯肉，歯根膜に分布する．

**上顎神経ブロック** じょうがくしんけいぶろっく　maxillary nerve block　口蓋部の上顎神経の分枝をまとめてブロックし，側切歯から第一大臼歯までの歯髄歯肉，口蓋部を麻酔する方法．

**上顎前突** じょうがくぜんとつ　maxillary protrusion　上顎前歯が下顎前歯より著しく前方に突出した不正咬合の総称．歯性と骨格性がある．骨格性上顎前突は，上顎骨の前方位（過成長）または下顎骨の後方位（劣成長）もしくはその両方により生じる．

**上顎前方牽引装置** じょうがくぜんぽうけんいんそうち　maxillary protractive appliance　▬ フェイスマスク，プロトラクター

**上顎洞** じょうがくどう　maxillary sinus　副鼻腔中最大で，上顎体の大部分の容積を占める．前壁，後壁，上壁，下壁，内側壁により構成され，内側壁が最も薄く，前壁が最も厚い．半月裂孔を介して中鼻道に開口する．ハイモア洞ともいわれる．▶ 半月裂孔

**上顎洞根治術** じょうがくどうこんちじゅつ　radical operation of maxillary sinusitis　慢性上顎洞炎を治療するための手術法．近年は，鼻内からの内視鏡下鼻内手術が主流であり，本法が行われることは減っている．上顎洞前壁の骨を削除して，上顎洞粘膜を一塊に摘出し，さらに上顎洞の鼻腔側の骨壁に上顎洞と鼻腔（下鼻道）とが交通する孔（対孔）を形成して，上顎洞内の滲出液の鼻腔への排出を図る．上顎洞鼻腔側の骨壁を穴状に削除して対孔を形成する方法を Caldwell-Luc 法，上顎洞の鼻腔側の骨壁を広範囲に削除して上顎洞と鼻腔とを交通させる方法を和辻-Denker 法という．▬ 上顎洞根本術

**上顎洞根本術** じょうがくどうこんぽんじゅつ　radical operation of maxillary sinusitis　▬ 上顎洞根治術

**上顎洞裂孔** じょうがくどうれっこう　maxillary hiatus　上顎体内面にある裂孔で，上顎洞の鼻腔への通路となる．裂孔周囲の下鼻甲介，鈎状突起（篩骨），口蓋骨などにより裂孔開口部は一部塞がれている．

**上顎突起** じょうがくとっき　maxillary prominence　胎生4週末頃に形成される顔面突起（隆起）の要素のうち，口窩の外側に形成されるもの．

**上顎突出度** じょうがくとっしゅつど　angle of convexity　ナジオン（N）および A 点（A）を結ぶ直線と A 点（A）およびポゴニオン（Pog）を結ぶ直線とのなす角度（補角）．オトガイ部に対する上顎歯槽基底部の前後的な位置を評価する．A 点が顔面平面より前方にあるときをプラス，後方にあるときをマイナスとする．

**消化酵素** しょうかこうそ　digestive enzyme　栄養素の消化を促進する酵素をいう．消化液に含まれ，食物中の糖質，脂質，タンパク質などを加水分解し，吸収しやすい形に変える．糖質はアミラーゼやマルターゼ，脂質はリパーゼ，タンパク質はペプシン，トリプシン，キモトリプシンなどによって消化される．

**消化性潰瘍治療薬** しょうかせいかいようちりょうやく　anti-peptic ulcer agent, drug for peptic ulcer　ヘリコバクターピロリ（*Helicobacter pylori*）の感染，非ステロイド性抗炎症薬の内服などさまざまな原因により，胃液の酸やペプシンの攻撃因子と粘膜の防御因子のバランスが崩れ生じる消化性潰瘍の治療薬．

**小窩裂溝** しょうかれっこう　pit and fissure　小臼歯や大臼歯にみられる小さな窩や溝のこと．う蝕の好発部位である．▬ 裂溝封鎖材

**小窩裂溝う蝕** しょうかれっこううしょく　pit and fissure caries　小窩裂溝に生じたう蝕のこと．う蝕の入口は狭く，内部で拡大していることが多いため，早期発見が困難である．隣接面，歯頸部と並び，う蝕の好発部位といわれる．

**小窩裂溝填塞** しょうかれっこうてんそく　pit and fissure sealing　萌出後間もない健全な乳歯や永久歯で，う蝕のリスクが高く，深く複雑な形態をした小窩裂溝に，歯質を削らず，レジン系・セメント系の材料を填塞して初期う蝕の発症を予防する方法．物理的に小窩裂溝を封鎖すること．▬ 窩溝填塞，フィッシャーシーラント，予防填塞

**上眼窩裂** じょうがんかれつ　superior orbital fissure　眼窩の上壁・下壁・外側壁の境界部分にみられる裂隙の上方部（視神経管の外側）で，蝶形骨の大翼と小翼の間にある．動眼神経，滑車神経，眼神経（三叉神経第1枝），外転神経および上眼静脈が通過する．

**笑気** しょうき　nitrous oxide　▬ 亜酸化

**窒素**

**笑気吸入鎮静法** しょうききゅうにゅうちんせいほう nitrous oxide inhalation sedation ＝ **亜酸化窒素吸入鎮静法**

**小臼歯** しょうきゅうし premolar 犬歯の遠心側に続く2本の歯で，頬側咬頭と舌側咬頭の2つの咬頭をもつ．近心のものを第一小臼歯，遠心側のものを第二小臼歯と呼ぶ． ＝ **前臼歯，双頭歯**

**床矯正装置** しょうきょうせいそうち orthodontic plate, removable orthodontic appliance 可撤式矯正装置の総称で，床部と金属線部で構成される．使用目的としては，①歯の移動を目的とするもの，②咬合関係の改善を目的とするもの，③歯列，顎の拡大を目的とするもの，④保定を目的とするものなどがある．

**条件反射** じょうけんはんしゃ conditioned reflex 刺激に対する神経系を通じて起こる生活体の反応が反射であり，通常，反射というのはこの無条件反射をさすが，これに対し経験などで後天的に獲得された反射行動を条件反射という．パブロフの犬の実験が有名．

**小口蓋神経** しょうこうがいしんけい lesser palatine nerve 上顎神経の枝で，翼口蓋窩から口蓋管に入る神経は口蓋管の中で大・小口蓋管に分かれるが，そのうち，小口蓋管を通過し軟口蓋に分布する神経をいう．軟口蓋の粘膜や腺（口蓋腺）を支配する．

**小口腔腺** しょうこうくうせん glandulae oris minores ＝ **小唾液腺**

**症候性三叉神経痛** しょうこうせいさんさしんけいつう symptomatic trigeminal neuralgia 歯性感染症，副鼻腔炎，腫瘍，膿瘍，動脈瘤などにより，三叉神経の支配領域に起こる発作性疼痛．発作と発作の間にも弱い疼痛が持続することで，無痛期がないとされる．原疾患の固定，夜間・就寝時の疼痛発現やカルバマゼピンが奏効しないことなどが診断に重要となる所見である． ＝ **仮性三叉神経痛**

**上行性歯髄炎** じょうこうせいしずいえん ascending pulpitis 根尖孔や根管側枝から歯髄に感染し起こる歯髄炎．歯周炎による深いポケット，隣在歯の根尖病巣などが原因となる．う蝕や破折などの硬組織疾患とは無関係に生じる． ＝ **逆行性歯髄炎**

**上行性伝導路** じょうこうせいでんどうろ ascending pathway 末梢からの中枢に情報を伝える経路である．

**猩紅熱** しょうこうねつ scarlet fever *Streptococcus pyogenes* などのA群β溶血性レンサ球菌による感染症．潜伏期後38～39℃の発熱が1週間続き，発疹が現れる．咽頭痛，頭痛，倦怠感を伴い，苺舌が特徴的．2～8歳が好発年齢．

**錠剤** じょうざい tablets 有効成分に添加剤などを加えて混和して，一定の形に圧縮成形して製する．経口投与される錠剤のほかに，トローチ剤，舌下錠，バッカル錠などの口腔内に適用される錠剤や，外用薬として用いられる膣錠がある．

**硝酸銀液** しょうさんぎんえき silver nitrate solution 硝酸銀（AgNO$_3$）水溶液．硝酸銀水溶液は強い表在性腐食作用があり，かつてアフタ性潰瘍の焼灼療法に用いた．また，乳歯の小窩裂溝に対するう蝕予防にも使用されたが，現在ではフッ化ジアンミン銀が使用されている．

**硝子化** しょうしか hyalinization ＝ **硝子変性**

**上歯槽神経** じょうしそうしんけい superior alveolar nerve 上顎神経の枝で，眼窩下溝から眼窩下管を経て管の中で分枝される中・上歯槽神経と，翼口蓋窩で分枝され歯槽孔から上顎洞内に入る後上歯槽枝の総称．

**硝子滴変性** しょうしてきへんせい hyaline droplet degeneration エオジン染色により，赤く染まる無構造で均質な顆粒が細胞質内に充満すること．腎疾患でタンパク尿を伴うとき，腎尿細管の上皮細胞内にみられる．

**硝子変性** しょうしへんせい hyaline degeneration エオジン染色により，赤く染まる無構造で均質な物質が細胞の内外に沈着すること．高血圧症の動脈壁や瘢痕組織などにみられる． ＝ **硝子化**

**照射筒** しょうしゃとう localizing cone 口内法エックス線撮影装置で，ヘッドの先端に取り付けられた筒状の部分．焦点から発生したエックス線は，照射筒の先端から出て，患者に照射される．

**小集団感染** しょうしゅうだんかんせん cluster ＝ **クラスター**

**鐘状期** しょうじょうき bell stage 帽状期歯胚の発生が進み，胎生14週頃にエナメル器の底面の陥凹が深くなることで生じる釣り鐘状の構造．前期でエナメル

器の構成要素が揃い，後期でエナメル質および象牙質形成が始まる．

**常食** じょうしょく ordinary diet, normal diet 健康な人が食べる食事のこと．主食は普通のご飯，主菜や副菜は普通の形状で，麺類やパンなども制限なく提供される． ■ 普通食

**上唇結節** じょうしんけっせつ superior labial tubercle 人中下端の隆起．

**上唇小帯** じょうしんしょうたい frenulum of upper lip 口唇内面の正中線上で，口唇粘膜から歯槽粘膜に向かって縦走する粘膜のヒダのうち，上唇にみられるもの．

**上水道フッ化物添加** じょうすいどうふっかぶつてんか fluoridation, water fluoridation ■ 水道水フロリデーション，水道水フッ化物濃度調整，フッ化物濃度調整水

**脂溶性ビタミン** しようせいびたみん lipid-soluble vitamin 水に溶けず脂に溶けやすく，熱に強いビタミン．体脂肪などに溶けて体内に蓄積しやすいため，ビタミン剤などによる過剰摂取に気をつける．ビタミン A，D，E，Kが該当する．

**常染色体優性遺伝病** じょうせんしょくたいゆうせいいでんびょう autosomal dominant (overt) genetic disease 常染色体上の遺伝子異常により生じる遺伝病のなかで，両親から受け継いだ一対の対立遺伝子の一方のみに変異（ヘテロ接合性）がみられるもの．軟骨異栄養症，Marfan症候群，Huntington病，Papillon-Lefèvre症候群，神経線維腫症1型，鎖骨頭蓋骨異形成症などがある．生殖適応度が低いものは進化上，これまでに淘汰され，両親に変異がなく配偶子の新生突然変異による散発例が多い．

**常染色体劣性遺伝病** じょうせんしょくたいれっせいいでんびょう autosomal recessive (recessive) genetic disease 常染色体上の遺伝子異常により生じる遺伝病のなかで，両親から受け継いだ一対の対立遺伝子の両方に変異（ホモ接合性）がみられるもの．いずれも保因者である両親（無症候性保因者）からは4人に1人の確率で生じる．先天性代謝疾患(フェニルケトン尿症，ガラクトース血症，無カタラーゼ血症など）のほか，鎌状赤血球症，嚢胞性線維症など，600種類以上が知られている．

**情操** じょうそう sentiment 美的，道徳的，知的，宗教的なものに対する最も複雑で高次の感情．情操教育ではこうした感情を育み，創造的で豊かな心を育成する．歯科では，歯や口の健康が情操教育につながることから予防歯科領域で応用される．

**消息子** しょうそくし probe ■ ブジー，ゾンデ

**上側頭線** じょうそくとうせん superior temporal line 頭頂骨外側面にみられる前後方向に走る2本の稜線のうち，上方の稜線．側頭筋膜が起始する．

**小帯切除術** しょうたいせつじょじゅつ frenectomy, frenotomy 小帯の付着位置を改善する歯周形成手術．小帯の付着位置異常に対して小帯を切除することで，付着歯肉の幅を増加させ，口腔内環境を改善する歯周形成手術．

**小唾液腺** しょうだえきせん small salivary gland, minor salivary gland 三大唾液腺以外の唾液腺の総称．口唇腺，頰腺，口蓋腺，舌腺など腺の存在する粘膜の名称がつくことが多く，それぞれの粘膜面に短い導管を介して開口する．口唇腺，頰腺，臼歯腺は混合腺，口蓋腺はほとんどが粘液細胞からなるが，ごく少数の漿液細胞がみられることがあり，粘液腺または粘液腺がきわめて優位の混合腺である．舌腺のうち，前舌腺は混合腺，後舌腺は粘液腺，エブネル腺は漿液腺である． ■ 小口腔腺 ▷ エブネル腺

**指様弾線** しようだんせん finger spring 舌側弧線装置（リンガルアーチ）の主線に付与される補助弾線の一つ．歯の近心方向への移動の際に用いられる． ▷ 補助弾線

**小柱間質** しょうちゅうかんしつ interprismatic substance 鍵穴状の形態をとるエナメル小柱尾部のこと．

**小柱鞘** しょうちゅうしょう prism sheath 鍵穴状の形態をとるエナメル小柱頭部の外周を縁取る円弧状の低石灰化構造のこと．

**情緒** じょうちょ emotional 喜び・悲しみ・怒りなど突然引き起こされた感情の動きのこと．

**情緒障害** じょうちょしょうがい emotional disturbance 情緒の表れ方が偏っていたり，激しかったりする状態を自分の意志でコントロールできず，学校生活や社会生活に支障きたす状態をさす．

**焦点フィルム間距離** しょうてんふぃるむかんきょり focus-film distance (FFD) エックス線撮影で，焦点とフィルムとの間の距離のこと．標準的な口内法撮影では約20cmである．他の条件が同じであれば，焦点フィルム間距離が大きいほどエックス線写真の鮮鋭度は向上する． ■ FFD

**焦点発作** しょうてんほっさ focus seizure 大脳の限局した領域に生じるてんかん発作．症状により多くに分類される．対して，脳の大部分または全体が興奮して生じるてんかん発作は全般発作と呼ばれる．

**情動** じょうどう emotional 脳内の神経活動により起こる感情の働きのこと．5歳までには，成人にみられる情動が備わるようになる．

**情動障害** じょうどうしょうがい emotional disturbance 喜び・悲しみ・怒りなどの感情をコントロールできない状態をさす．

**消毒** しょうどく disinfection 人体に有害な微生物の感染性を物理的，化学的手段を用いてなくすか菌量を少なくすること．またはその工程．物理的方法には煮沸，濾過などがあり，化学的方法は消毒薬を用いる．

**消毒薬** しょうどくやく disinfectant 病原微生物の殺滅や不活性化を目的とする薬物．生体に用いる場合と，器械・器具および室内などに用いる．それぞれの用途によって使用する薬物や濃度を適正に使用する必要がある．

**小児科学** しょうにかがく pediatrics 子どもの成長と発達を念頭においた総合科学であり，新生児から思春期を対象とした診療・研究を行う臨床医学の一分野である．

**小児歯科学** しょうにしかがく pediatric dentistry, pedodontics 成人とは肉体的にも精神的にも大きく異なる小児を対象とする広範囲にわたる学問であり，すべての歯科診療科を包含する横割りの一分野である．

**小児ストロフルス** しょうにすとろふるす strophulus infantum 痒みの強い小児皮膚病で，小児蕁麻疹様苔癬とも呼ばれる．2～7歳の小児にみられ，夏に好発する．虫刺されによるアレルギーと考えられている．治療は副腎皮質ステロイドホルモン軟膏を外用する．

**漿粘液細胞** しょうねんえきさいぼう seromucous cell 粘液細胞と漿液細胞の中間の性質をもつ細胞で，形態は漿液細胞様だが，粘液性細胞が分泌するムチンの染色にも染まる細胞．

**上皮隔膜** じょうひかくまく epithelial diaphragm ヘルトウィッヒ上皮鞘の先端部で，まだ象牙質形成が始まっていない部分のこと． ■ 歯乳頭

**上皮下結合組織移植術** じょうひかけつごうそしきいしょくじゅつ subepithelial connective tissue graft ■ 結合組織移植術，歯肉結合組織移植術

**上皮カフ** じょうひかふ epithelial cuff 歯の萌出時に歯冠部を囲む上皮組織で，歯肉上皮，歯肉溝上皮，付着上皮を構成する細胞へと分化する．

**上鼻甲介** じょうびこうかい superior nasal concha 鼻腔に存在する篩骨の一部で有対性である．篩骨にはほかに，中鼻甲介があり，さらに下方に位置する下鼻甲介がある．上鼻甲介の上部は上鼻道にあたり，上鼻甲介の下部は中鼻甲介とともに中鼻道を形成する．

**上皮小体** じょうひしょうたい parathyroid ■ 副甲状腺

**上皮真珠** じょうひしんじゅ epithelial pearl 歯胚形成の過程で形成される歯堤が分断されて角化したもの．多くは自然消失するが，出生後に歯槽粘膜下で腫瘤を形成することもある．

**上皮性腫瘍** じょうひせいしゅよう epithelial tumor, carcinoma 皮膚や消化管などの上皮由来の腫瘍で，良性では乳頭腫や腺腫など，悪性では扁平上皮癌や腺癌などが知られている．

**上皮性付着** じょうひせいふちゃく epithelial attachment ヘミデスモゾーム結合による歯肉上皮と歯根面との付着様式．正常な歯周組織では，生物学的幅径の一部として結合組織性付着の上部に約1mmの幅で存在する．結合組織性付着に比べ，その結合は脆弱である． ■ 上皮付着

**上鼻道** じょうびどう superior nasal meatus 上鼻甲介の上部は上鼻道にあたり，気道の通路であるが，この上鼻道の上壁は篩板の鼻側になり，粘膜に嗅神経が分布するため嗅覚としての働きが大きい．

**上皮内腺** じょうひないせん intraepithelial

**gland** 上皮の一部が腺細胞を含んでいるもので，杯細胞がこれにあたる．これに対して上皮下組織に腺細胞の集団が埋入して腺組織を形成しているものを上皮外腺という．

**上皮付着** じょうひふちゃく epithelial attachment ➡ 上皮性付着

**上部構造** じょうぶこうぞう superstructure, suprastructure 歯冠部に相当する補綴装置と修復物の総称で，インプラント体に支持されたアバットメントに連結する．上部構造は着脱可能な可撤性，着脱が不可能な固定性に大きく分けられる．固定性はスクリュー固定とセメント固定がある．

**小舞踏病** しょうぶとうびょう chorea minor 10歳前後の児童において，リウマチ熱により，全身の違和感に続き，顔面や四肢に不規則な不随意運動を生じる．約20％は非リウマチ性のものもある．重症では麻痺や歩行・起立も困難になるが，一般に予後は良い．

**情報収集【歯科衛生過程の】** じょうほうしゅうしゅう data collecting 歯科衛生アセスメントの第1段階．医療面接や観察，検査などにより，広く対象者の情報を収集することで，原因や要因の特定につなげていく．情報収集には，3つの手段があり，①対象者から直接収集する医療面接，②記録から収集する観察・検査，③多職種連携から収集する方法がある． ➡ 歯科衛生アセスメント

**情報処理【歯科衛生過程の】** じょうほうしょり data processing 歯科衛生アセスメントにおいて，医療面接や観察，検査などにより，広く対象者の情報を収集したものを歯科衛生ニーズのカテゴリーごとに整理・分類することをいう．情報処理により何が問題となっているか，その原因や要因を判断し，問題の解釈・分析につなげる． ➡ 歯科衛生アセスメント

**小胞体腔** しょうほうたいくう lumen of endoplasmic reticulum 細胞小器官の小胞体の内腔で，小胞体膜で囲まれた閉鎖系の空間．厚さは30〜50nmだが，囊状に拡大することがある．粗面小体ではペプチド合成の場として機能するが，筋小胞体では$Ca^{2+}$を蓄える．

**情報提供文書【歯科診療の】** じょうほうていきょうぶんしょ information provision document 歯科治療や指導内容を記載したもので，診療報酬算定において患者に提供することが義務づけられている．歯科衛生士に関連するものとしては，歯科口腔衛生指導，歯周疾患指導管理，歯科疾患継続指導，歯科衛生実地指導，機械的歯面清掃，歯科訪問診療などがある．

**小発作** しょうほっさ petit mal seizure てんかんの一種で，突然，数秒から10秒程度意識が消失する発作．直前の動作のまま動きが止まり，回復後に動作を再開する． ➡ 精神運動発作，大発作

**静脈穿刺** じょうみゃくせんし venipuncture 薬物や輸液の静脈内投与のために末梢静脈路を確保すること．輸血を行う場合は20G以上のカテーテルで太い静脈路を確保する．手関節や肘関節部への静脈穿刺は，末梢神経損傷を起こしやすい．

**静脈内注射** じょうみゃくないちゅうしゃ intravenous injection, IV injection 薬物投与方法の一つで，静脈内に注射で薬物を投与するため，薬物血中濃度の上昇は筋肉内注射や経口投与など他の薬物投与方法に比べて非常に早い． ➡ 筋肉内注射

**静脈内鎮静法** じょうみゃくないちんせいほう intravenous sedation 歯科治療に対する恐怖心や不安・緊張感を抑制し，安全に治療を施行するために，緩和精神安定薬や静脈麻酔薬を経静脈的に投与して患者管理を行う方法．患者の意識があり，生体の防御反応や反射は維持される．

**静脈麻酔薬** じょうみゃくますいやく intravenous anesthetic 全身麻酔，局所麻酔中の鎮静に用いられる．日本でよく使われている静脈麻酔薬はプロポフォールで，ほかにチオバルビツレート，ミダゾラム，ケタミンなどがある． ➡ チアミラールナトリウム，プロポフォール

**常用量** じょうようりょう usual dose, usual dosage 個々の医薬品ごとに定められている薬物を安全に使用するための薬用量．治療効果が期待できる安全量の目安． ➡ 安全域，用量

**床裏装用軟性レジン** しょうりそうようなんせいれじん denture lining soft resin 義歯装着時の疼痛緩和および咬合圧の分散を目的として使用される軟質の義歯裏装用レジン．通常，ポリエチルメタクリレート（PEMA）が用いられている． ➡ 軟

質義歯裏装材，軟質ライニング材

**省令** しょうれい ministerial ordinance 国家行政組織法12条1項に基づき，各省大臣が所管の行政事務について，法律や政令を施行するため発する命令のこと．

**条例** じょうれい regulation 憲法94条に基づき，地方公共団体が自治立法権に基づいて制定する法の一形式．法令に特別の定めがあるものを除き，条例に罰則を設けることができる．

**ショートシャンクバー** しょーとしゃんくばー short shank bur 歯の切削器具で，バーの刃部と把柄部との接続部（シャンク）が従来の長さより短くなっている．タービンに装着して使用する．口が大きく開きにくい人や小児に使用することが多い．➡ ロングシャンクバー

**ショートステイ** しょーとすてい short stay, short-stay at health service facilities, respite care 家庭における介護が一時的に困難になったとき，または家族の精神的・身体的な負担の軽減などを図りたいときなどに，施設に短期間滞在し，日常生活の世話や機能訓練などを受けることのできる介護サービスをいう．🔲 短期入所，短期入所生活介護，短期入所療養介護

**初回通過効果** しょかいつうかこうか first pass effect 薬物を経口投与した際に，消化管で吸収された薬が消化管からの静脈（門脈）により肝臓に入り，肝臓で代謝されること．したがって，肝機能の低下した患者では初回通過効果が低下するため，薬物の作用が強く現れる．➡ 経口投与，薬物代謝

**初期う蝕** しょきうしょく initial caries 脱灰・再石灰化平衡が破綻して脱灰が優位になると，エナメル質表層下10～20μmでカルシウムとリン酸が溶出し，歯面は白濁する．初期う蝕の約50％は健全に戻るが，10％程度はう窩に進行するとの報告がある．

**初期接触** しょきせっしょく initial occlusal contact 下顎を閉口してきたときの，対合歯との最初の接触．正常者では咬頭嵌合位と一致する．閉口を妨げ下顎を偏位させるような初期接触を早期接触という．

**初期治療** しょきちりょう initial preparation, initial therapy, initial periodontal therapy 🔲 歯周基本治療，イニシャルプレパレーション

**触・圧覚** しょく・あつかく tactile sensation 体性感覚に分類され，触覚は弱い機械刺激，圧覚は圧迫や伸展刺激で起こる．さらに識別的要素を加えて測る尺度として，二点弁別閾がある．振動覚も，このような機械的刺激で起こる感覚である．

**食育** しょくいく food and nutrition education さまざまな経験を通じて「食」に関する知識とバランスの良い「食」を選択する力を習得し，健やかな生活習慣を身につけ，健康で豊かな人間性を育むこと．生きるうえでの基本であり，知育・徳育・体育の基礎となる．

**食育基本法** しょくいくきほんほう fundamental low of food education, Shokuiku Basic Act 国民が健全な心身と，豊かな人間性を育むために，食育を総合的，計画的に推進することを目的として2005年に施行された．食育に関する基本理念，国・地方公共団体等の責務，食育推進基本計画の策定，基本的施策や食育推進会議等について定めている．

**食育推進基本計画** しょくいくすいしんきほんけいかく basic plans to promote food education 食育基本法に基づき，食育の推進に関する基本的な方針や目標について定めている．2016年から2020年度までの第3次食育推進基本計画では，若い世代，多様な暮らしへの対応，健康寿命の延伸，食の循環や環境への意識，食文化の継承の5つの重点課題を柱に，取り組みと施策を推進している．

**職業性歯科疾患** しょくぎょうせいしかしっかん occupational dental disease ある特定の職業に従事することによって発生する口腔領域の疾患である．例として，酸などを扱う業務に従事する労働者の「歯の酸蝕症」がある．

**職業性磨耗** しょくぎょうせいまもう occupational abrasion 職業または習癖を原因とする磨耗．ガラス職人，家具職人，大工など口で器具や材料を扱う人間に多い．

**職業病** しょくぎょうびょう occupational disease, industrial disease, professional disease 労働者が少量の有害物質の曝露を繰り返し受けることによって，比較的長時間経過後に種々の健康障害が現れ

る疾病をいう． ■産業病

**食形態** しょくけいたい food form ■食物形態

**食行動** しょくこうどう feeding behavior 食事を摂る時間，食べる量や速度，食べ方など，食事に関わる行動のこと．食行動の問題として，朝食の欠食，偏食やむら食いなどが挙げられる．

**食細胞** しょくさいぼう phagocyte 微生物を捕えて貪食・殺菌する細胞．主に好中球とマクロファージをさす．微生物の細胞内への取り込みにより，ファゴソームと呼ばれる小胞を形成し，過酸化水素などの活性酸素を産生することで，標的微生物を殺菌する．

**食渣停滞** しょくさていたい food stagnation 歯面清掃が困難，不良であったり，あるいは口腔機能が低下しているために食渣の残っていること．隣接面，歯頸部，小窩裂溝などに生じやすい．

**食作用** しょくさよう phagocytosis マクロファージや好中球が行う，異物を細胞内に食べ込んで消化処理する作用のこと．

**食支援** しょくしえん support to eating 何らかの理由により，食事を摂取することが困難な状況にある本人もしくは家族からの「口から食べたい」という希望に対して，さまざまな職種が支え合い，援助すること．

**食事介護** しょくじかいご feeding care 老齢や心身の障害により，食事に関して困難な状態にある人に対して施される行為全般をさす．食事介助という行為に留まらず，自立支援や要介護者がもつ基本的欲求を充足するための支援に関するサービスも含む．

**食事介助** しょくじかいじょ feeding assistance 食事にあたり困難をきたす者に対する食事の援助のことをさす．食べ物をスプーンで口に運ぶという食事に必要な動作だけでなく，食事の準備や後片付け，食欲をもたせることなども含む．

**食事環境** しょくじかんきょう meal environment 食べ物と健康からみた食事環境は，広義には食料の供給や流通の状況など，狭義には食卓を取り巻く環境がある．楽しく心豊かな食事にするためには，さまざまな環境に配慮し，食事環境を整備していく必要がある．

**食事記録** しょくじきろく dietary record 食事や間食の時間と内容を記録したもの．個人の食生活の問題点を明らかにし，栄養指導，食生活の改善に用いる．食事記録法には秤量法，目安量法，写真記録法などがある．食品成分表を用いて，栄養素摂取量を計算する．

**食事計画** しょくじけいかく diet plan 望ましい食習慣を形成するために，日常の食事づくりに必要な要素をふまえて食事の計画を立てること．ハレの日などの行事食も取り入れるようにする．

**食事姿勢** しょくじしせい posture for eating 正しい食事の姿勢は，椅子に深く腰掛け，膝は90°に曲がるようにする．背筋を伸ばし，足はそろえて床に付け，机の高さは肘に合わせる．体幹保持が困難な場合はクッションやテーブルなどで工夫する．

**食事指導** しょくじしどう dietary guidance 対象者の食生活や食事内容の問題点をチェックし，改善するよう指導すること．対象者の理解力，生活状況に応じた対応が必要で，できることから取り組む姿勢が必要である． ■栄養指導

**食事診断** しょくじしんだん dietary examination 食事の実態を把握・分析し，対象者にとって最も適切な食事とする方法を判断すること．最近では食事写真をSNSで送るとAIが解析し，データを返送するサービスもある． ■栄養アセスメント

**食事摂取基準** しょくじせっしゅきじゅん dietary reference intakes 国民の健康の保持・増進を図るうえで摂取することが望ましいエネルギーおよび栄養素の量の基準．健康増進法第30条の2に基づき厚生労働大臣が定め，健康な個人および集団を対象とする．

**食事箋** しょくじせん dietary recipe 病院や介護施設において，患者や入居者，療養者に対して食事療法や療養食を提供するために，医師から発行される書類をさす．食事の種類や栄養量，食事の開始，変更，中止などの指示が可能である．

**食事調査** しょくじちょうさ dietary survey 食事アセスメントを行うために食事の状況を調査すること．食事記録法，食事思い出し法，食物摂取頻度法，食事歴法，生体指標，陰膳法などがある．

**食事動作自助具** しょくじどうさじじょぐ self help aid for feeding, self help device

**for feeding** 身体障害のため食事動作が困難な人が,食事をより容易にできるように工夫された道具をさす.握りやすくするため,持ち手を太くしたスプーンや,箸を持つことが困難な人のためのピンセットタイプの箸などがある.

**食事内容** しょくじないよう meal content 人間が生命を維持し,活動するために栄養を摂取する食品の中身,食材,メニュー,栄養素などをいう.

**食事バランスガイド** しょくじばらんすがいど Japanese food guide spinning top, Japanese food guide ST 1日に,「何を」「どれだけ」食べたらよいかを考える際の参考にするために,食事の望ましい組み合わせとおおよその量をイラストでわかりやすく示したもの.コマの形で表現されており,食事のバランスが悪くなると倒れてしまうことを表している.

**食事療法** しょくじりょうほう dietetics 食事の量や内容・バランスなどを調整し,疾患を治癒,好転させたり,疾患のある臓器を庇護したりする目的で,病院や家庭で食事をすること.例えば高血圧,糖尿病,肝疾患,腎疾患などで行われる.
 ▫ 食餌療法

**食餌療法** しょくじりょうほう dietetics
 ▫ 食事療法

**食生活指針** しょくせいかつししん about dietary guidelines 2000年3月に,文部省,厚生省(当時)および農林水産省が連携して策定し,食育基本法の制定,健康日本21(第二次)の開始などの食生活に関する動きをふまえて,2016年6月に食生活指針を改定した.国民の食生活の現状と課題として,1.生活の質の向上,2.適度な運動と食事,3.バランスの取れた食事内容,4.食料の安定供給や食文化への理解,5.食料資源や環境への配慮を掲げ,具体的な10項目の食生活指針を策定した.①食事を楽しみましょう.②1日の食事のリズムから,健やかな生活リズムを.③適度な運動とバランスの良い食事で,適正体重の維持を.④主食,主菜,副菜を基本に,食事のバランスを.⑤ごはんなどの穀類をしっかりと.⑥野菜・果物,牛乳・乳製品,豆類,魚なども組み合わせて.⑦食塩は控えめに,脂肪は質と量を考えて.⑧日本の食文化や地域の産物を活かし,郷土の味の継承を.⑨食料資源を大切に,無駄や廃棄の少ない食生活を.⑩「食」に関する理解を深め,食生活を見直してみましょう.

**食生活指導** しょくせいかつしどう food intake guidance, instruction of the eating habits 食事に関する分野についての指導をいう.食生活は食物を摂取して,健康の保持,生命の維持を図り,疲労の回復,慰安を求める生活のことをいう.社会的,文化的営みであり,人々の生活の質(QOL)との関わりも深い.しかし,偏った食生活は生活習慣病との関わりが深いため,適正なエネルギー量とバランスの取れた栄養,食事の摂り方などの指導が必要になる.

**食生活習慣** しょくせいかつしゅうかん food intake habit 人間の生活習慣のうち,食事に関する日常的に決まっている行動様式のこと.

**褥瘡** じょくそう decubitus, bedsore 身体の狭い部位に体重などによる力がかかり,皮膚の血流が減少したために発生する虚血による壊疽のこと.骨が突出していたり,脂肪や筋肉の薄かったりする部位に発生しやすく,寝たきりの老年者に起こりやすい.

**褥瘡性潰瘍** じょくそうせいかいよう decubitus ulcer 圧迫をはじめとする慢性的な刺激で生じた褥瘡により循環障害を起こす潰瘍のこと.特に口腔では歯ブラシ,歯の鋭縁,義歯などによる機械的刺激が原因となる.初期には潰瘍の周囲は柔らかいが,慢性化すると硬結を伴う.

**食中毒** しょくちゅうどく food poisoning 有害物質に汚染された飲食物を食べたときに生じる健康被害(中毒)の総称.細菌やウイルスの体内での増殖や産生毒素,自然毒や化学物質の過剰摂取などのさまざまな原因で発生する.食品衛生法には食中毒が発生した場合の報告などが定められている.

**食道音声** しょくどうおんせい esophageal speech 口や鼻から食道内に空気を取り込み,その空気を逆流させ,食道入口部粘膜のヒダを声帯として声帯の代わりに振動させて音声を発する方法.

**食品** しょくひん food, food item 食品衛生法では「食品とは,すべての飲食物をいう.ただし,薬事法に規定する医薬品及び医薬部外品は,これを含まない」と定義される.

**食品群** しょくひんぐん food group バランスの良い食事を摂ることを目的に、食品に含まれている栄養素や、その働きごとに食品を分類したもの。栄養素の働きから食品を3群に分けた三色食品群や、それをさらに詳細に分けた6つの基礎食品群などがある。

**食品群別摂取量** しょくひんぐんべつせっしゅりょう nutrition intake by food group 国民健康・栄養調査により、戦後からの食品群別摂取状況について、年次、性別、年齢階級ごとの動向を把握することができる。食品群としては、米、小麦、いも、豆、野菜、果実、魚介、肉、卵、乳、油脂類、海藻類に分類される。現代は、米類やいも類、豆類の摂取量が減少している代わりに小麦類や肉類が増加傾向にあり、食の欧米化が進んでいる。

**食品交換表** しょくひんこうかんひょう food substitution table 食品成分表を基に、栄養価の等しい食品と交換できるように工夫された表。慢性疾患者が食事療法を長く続けるためのポイントは、毎日の献立の変化である。糖尿病や腎臓病の患者用の交換表が学会ごとに作られている。

**食品成分表** しょくひんせいぶんひょう food composition table 文部科学省が定めている「日本食品標準成分表」のこと。日常摂取する食品に含まれている成分と含有量が示されており、時代のニーズに合わせて数年ごとに改訂される。

**食品摂取受容** しょくひんせっしゅじゅよう food intake and acceptance 主に個人の食物の咀嚼状況をさす。評価は試験食品を用いて咀嚼効率を測定する方法と、質問紙により主観的に「噛める」「噛めない」と評価する方法の2種類がある。後者の主観的評価をさす場合が多い。 ➡ 咀嚼機能評価

**食品添加物** しょくひんてんかぶつ food additive 保存料、甘味料、着色料、香料など、食品の製造過程または食品の加工・保存の目的で使用される。厚生労働省により、人の健康を損なうおそれのない場合に限り、成分の規格や使用の基準を定めたうえで使用が認可される。

**食品特性** しょくひんとくせい food property それぞれの食品がもつ性質。嚥下食では、さまざまな特性を利用して、食べやすい食物形態を調理する工夫がなされている。例えば、ゼラチンや寒天などのゲル化剤の特性を利用したソフト食など。 ➡ 食物形態

**植物性タンパク質** しょくぶつせいたんぱくしつ plant protein 植物性食品由来のタンパク質のこと。おおむね動物性タンパク質のほうが植物性タンパク質より栄養価が高いが、大豆タンパク質など植物性のほうが高いものもあるため、両方をバランスよく組み合わせて摂取する。

**食片圧入** しょくへんあつにゅう food impaction 咬合咀嚼時に食物が頬、舌、口唇などの作用も加わり、歯間鼓形空隙部に押し込まれる状態。頬舌側から入る水平性食片圧入と、咬合面側から入る垂直性食片圧入がある。後者のほうが為害性が強い。

**植毛状態** しょくもうじょうたい transplant state of bristle tuft 歯ブラシのヘッド部の台座に毛束を植え付けた状態のこと。平線植毛が多くの歯ブラシで取り入れられているが、融着植毛もあり、平線植毛より台座を薄くすることができる。

**食物嚥下** しょくもつえんげ food swallow 咀嚼嚥下のこと。液体嚥下と異なり、咀嚼を伴う嚥下では、食物は咀嚼により嚥下可能なまでに粉砕されつつ、舌により中咽頭まで能動的に輸送され、そこで食塊形成される。 ➡ 食塊形成

**食物形態** しょくもつけいたい food form 食物の固さや大きさなどを示す。きざみ食、軟菜食（ソフト食）、ミキサー食など口腔機能に対応した形態を考慮することが重要で、誤嚥や窒息などの事故防止にもつながる。 ＝ 食形態 ➡ 食品特性、物性・テクスチャー

**食物残渣** しょくもつざんさ food debris 飲食後の口腔内に残留した食品の小片。歯間空隙の広い場所、う窩や口腔機能の低下した粘膜や舌などの部位にも付着する。形成に細菌が関与しないため、強い洗口で除去できる。

**食物繊維** しょくもつせんい dietary fiber ヒトの消化酵素で分解されない食物中の難消化性成分とされており、血清コレステロール値・血糖値の上昇抑制、排便の促進、有毒物質の吸着、肥満の予防などの作用があるといわれる。 ＝ ダイエタリファイバー

**食物の性質** しょくもつのせいしつ nature of the diet 食物に含まれる水分や栄養素、

ビタミンなどの構成成分が, どの程度含まれるか, それぞれの割合などのこと.

**食物の性状** しょくもつのせいじょう texture of the diet　食物の硬さや軟らかさ. 流れやすさやまとまりやすさなどの特徴のこと.

**食用青色1号** しょくようあおいろいちごう food blue No.1　■ ブリリアントブルーFCF

**食用赤色3号** しょくようせきしょくさんごう food red No.3　■ エリスロシン

**食用赤色105号** しょくようせきしょくひゃくごごう food red No.105　■ ローズベンガル

**食用赤色104号** しょくようせきしょくひゃくよんごう food red No.104　■ フロキシン

**食用赤色106号** しょくようせきしょくひゃくろくごう food red No.106　■ アシッドレッド

**鋤骨** じょこつ vomer　脳頭蓋骨の一つで, 鋤状の形態を呈する無対の骨である. 骨性鼻中隔の後下部を構成する. 篩骨, 蝶形骨, 上顎骨, 口蓋骨と接合する.

**除細動** じょさいどう defibrillation　心停止に至った心臓に対しての治療法の一つで, 電気的な刺激によって異常な電気信号経路を遮断し, 脈の正常化を期する処置. 心室細動 (VF) および無脈性心室頻拍 (VT) が適応となる. 自動体外式除細動器 (AED) や除細動器 (DC) を用いて実施される. 心臓突然死のハイリスク患者に対しては植込み型除細動器 (ICD) が適応となることもある.

**除細動器** じょさいどうき defibrillator　心室細動, 心室頻拍の治療に電気的除細動を行う機器. ジュール数を選択し, 電気ショックを流す. 単相性と二相性波形がある. 二相性では心室細動に対して150～200Jが至適エネルギーであり, 一相性より心筋に与える障害が少ない.　■ AED

**助産師** じょさんし midwife　保健師助産師看護師法に基づく国家資格. 助産または妊婦, 褥婦, 新生児の保健指導を行う. 厚生労働大臣免許.

**処置歯** しょちし treated tooth　歯冠や歯根に何らかの充填処置や補綴処置を施された歯を示す.

**処置歯率** しょちしりつ filled tooth rate, treated tooth rate　集団のう蝕の総処置歯数を, 喪失歯を含む総歯数で割ったパーセント値. 分母を総DMF歯数とする場合もあるので注意する.

**食塊** しょっかい food bolus　口腔内に取り込まれた食物は, 舌により臼歯咬合面に運ばれ, 咀嚼によって咬断, 粉砕, 臼磨される. その間に唾液と混合され, 嚥下が可能な状態に処理され, 一塊に食塊としてまとめられる. 咀嚼時には中咽頭で, 液体嚥下時には舌上でそれぞれ食塊形成される.

**食塊移送** しょっかいいそう food bolus transport　食塊を舌によって口腔から咽頭へ送り込むこと. 舌が前方から後方に向かって徐々に上昇して口蓋と接触することで, 舌上にある食塊が咽頭へ押し出される.

**食塊形成** しょっかいけいせい food bolus formation　口腔内に取り込まれた食物を, 歯・歯周組織・舌・口唇・頰により行われる咀嚼運動で粉砕, 唾液と混和して嚥下が可能な状態に加工した後, 飲み込むために一塊にすること.　■ 食物嚥下

**食感** しょっかん texture　食物を摂取したときに口腔内で感じ取る触覚での感覚情報. 歯応えや舌触り, 喉越しなどの感覚を総合して感じ取る.

**ショック** しょっく shock　組織の血液環流量が著しく減少して生じる状態で, 血圧低下を伴う. 低血液容量 (出血) 性ショック (大出血での血液量減少による心拍出量減少), 心原性ショック (心筋梗塞などによる心拍出量減少), 敗血症性ショック (エンドトキシン産生性細菌の重症感染症による血管内皮細胞傷害), 神経原性ショック (麻酔や起立性などによる低血圧), アナフィラキシーショック (Ⅰ型アレルギーでヒスタミンなどによる血管透過性亢進) などがある.

**ショ糖** しょとう sucrose　■ スクロース

**初発病巣** しょはつびょうそう primary focus　初めに発症した病巣部位を示す.

**処方せん** しょほうせん prescription　医師と歯科医師が発行する, 病気の予防と治療のために必要な薬物について記載された書類である. 処方せんには, 患者の氏名, 年齢, 薬名, 分量, 用法, 用量などが記される.

**書面化【歯科衛生過程の】** しょめんか

documentation 歯科衛生過程の各段階の内容を業務記録として残すこと．第三者が確認して共有するとともに，歯科衛生士業務記録として保存する． ➡ 業務記録

**ショルダー** しょるだー shoulder finish line 支台歯の軸面と形成限界線とほぼ直角に交わる支台歯辺縁形態．

**シランカップリング剤** しらんかっぷりんぐざい silane coupling agent シリカガラスなどの表面改質に用いられるシラン化合物．歯科ではコンポジットレジンのシリカフィラーとマトリックスレジンを化学的に結合させるために用いられるγ-MPTS が代表的．

**シラン処理** しらんしょり silane coating 本来接着しない無機物（例：ガラス）と有機物（例：レジン）を接着できるように無機物表面に行われる処理．

**シリコーンゴム** しりこーんごむ silicone rubber 精密印象に使用される材料の一つで，縮合型と付加型がある．縮合型は硬化時にアルコールや水素が生成，放出されるため寸法変化が大きく，その後に開発された付加型は寸法安定性が優れているため，現在の主流である．シリコーンゴムの基材はポリシロキサンであり，これに属するポリマーをシリコーンという．

**シリコーンゴム印象材** しりこーんごむいんしょうざい silicone rubber impression material ポリシロキサンなどのシリコーンポリマーを主成分とするゴム質印象材．細部再現性，印象精度，操作性に優れ，精密印象に使用される．重合様式の違いにより，縮合型シリコーンゴム印象材と付加型シリコーンゴム印象材がある． ➡ ゴム質印象材

**シリコーンポイント** しりこーんぽいんと rubber points 砥粒として炭化ケイ素やアルミナ，結合材としてシリコーンゴムで構成されている研磨，研削器具． ➡ 研磨

**自律訓練** じりつくんれん autogenic training 自己催眠的要素の強い一種の精神療法で，心身症，神経症，自律神経失調症などの治療や精神統一，ストレス解消などに用いられる．

**自律訓練法** じりつくんれんほう autonomous training, autogenic training 自律神経系の働きが悪くなって起こる不眠，食欲不振，便秘，下痢などのさまざまな症状に対し，自分自身の身体の調子を整える方法．自律神経のバランスを回復させる治療法のこと．

**自律神経系** じりつしんけいけい autonomic nervous system 自律神経は内臓，血管，腺に分布して，無意識的，反射的に器官を調節する．自律神経は交感神経と副交感神経に分かれる．交感神経は，脊柱両側を縦走する交感神経幹と幹神経節から線維が出る．副交感神経は，脳・脊髄神経に混在して走る（Ⅲ，Ⅶ，Ⅸ，Ⅹ，S2-S4）．

**自律神経系作用薬** じりつしんけいけいさようやく autonomic nervous system agonist 自律神経である交感神経や副交感神経に作用する薬物． ➡ 神経伝達物質

**自律神経失調** じりつしんけいしっちょう autogenic imbalance, autonomic dysfunction 自律神経のバランスが崩れてしまい，心身にさまざまな不調をもたらす状態をさす．身体面の症状としては，頭痛や動悸，倦怠感などが挙げられ，精神面の症状としては，集中力の低下などが挙げられる．ストレスや生活習慣に関連して発症することがあるため，生活習慣を改善し，ストレスを軽減することが大切である．

**自律神経性運動失調症** じりつしんけいせいうんどうしっちょうしょう autonomic ataxia 運動失調症とは，目的の運動に関係するさまざまな動きの協調性が悪くなるため，それを円滑にできなくなる病態をいう．自律神経である交感神経と副交感神経のアンバランスに起因するものを自律神経性運動失調症という．

**自律哺乳** じりつほにゅう breastfeeding on demand 授乳回数を決めず，乳児が欲しがったときに満足するまで母乳を与えること．乳児自身で空腹や満腹のサインがわかるようになり，哺乳リズムは6～8週間程度で定まってくる．

**糸粒体** しりゅうたい mitochondria ➡ ミトコンドリア

**視力障害** しりょくしょうがい visual disturbance, paropsis 視覚的な情報を全く得られない，またはほとんど得られない人と，文字の拡大や視覚補助具などを使用して保有する視力を活用できる人に大きく分けられる（全盲，弱視といわれる

こともある).

**シリンジ** しりんじ syringe ゴム質(エラストマー)印象材にて印象採得を行う際に, 印象材を細部にまで注入できるように使用する器具. 金属製とプラスチック製があり, その形態や先端のノズル(チップ)は印象材の流れ(フロー)によって使い分けられる. ▶ ゴム質印象材

**ジルコニア** じるこにあ zirconia 酸化ジルコニウムのこと. 化学式はZrO₂. 歯科ではイットリアなどの安定化材を添加した部分安定化ジルコニアが用いられる. セラミックスのなかで最も靱性が高く, CAD/CAM法により歯冠修復物が製作される. ▶ 酸化ジルコニウム

**シルバーサービス** しるばーさーびす services to the elderly シルバーは日本では高齢者を意味することから, 高齢者向けの各種福祉活動などをさす. 介護サービス, 福祉用具の提供・貸与, 教育, レジャー, 旅行, その他の分野で民間業者によって行われるサービスである. 和製英語.

**シルマーテスト** しるまーてすと schirmer test ドライアイの検査で, 涙の量を調べる検査のこと. 専門のろ紙を瞼の縁に挟んで, 5分間でどのくらいの長さが濡れるかを調べる. シェーグレン症候群の涙腺, 唾液腺に対する自己免疫疾患では, 強いドライアイを生じることがある.

**歯齢** しれい dental age 小児の成長発育の程度を表すときの基準として, 歯の萌出状態を基準としたもの(歯の萌出年齢)と, 歯の石灰化の程度を基準としたもの(歯の石灰化年齢)があるが, Hellmanは, 歯の萌出状態を基準としたHellmanの歯齢を設定して顎顔面の成長発育の評価を行い, 咬合推移を基準として評価することが最も適切であるとした. Hellmanの歯齢は口腔内検査や模型によって分類することが可能で, 臨床において小児の成長発育の観察に簡単に応用ができる. ▶ Hellmanの歯齢

**事例調査** じれいちょうさ case study ▶ ケーススタディー

**歯列** しれつ dentition 歯が上顎骨歯槽突起と下顎骨歯槽部に種類によって一定の位置と順序に従って植立する配列のことをいい, 歯列の描く曲線を歯列弓という. 歯列は乳歯からなる乳歯列, 永久歯からなる永久歯列, 乳歯と永久歯が混ざる混合歯列に区別され, 各歯列の存在する時期をそれぞれ乳歯列期, 永久歯列期, 混合歯列期という.

**歯列弓拡大弧線装置** しれつきゅうかくだいこせんそうち expansion arch appliance 1899年にAngle EHが考案した装置. 拡大用の主線が歯列弓の唇頬側に弧状に位置し, 被移動歯への矯正力は主線との結紮によって伝達される. ▶ 唇側弧線装置

**歯列弓形態** しれつきゅうけいたい dental arch form 模型で観察できる歯列弓の形. 歯列弓の大きさは環境の影響を受けやすく, また矯正歯科治療によっても容易に変化するので, 歯列弓形態を定量的に記録するため, 歯列弓長径, 歯列弓幅径, 歯列弓周長を計測する. ▶ V字形歯列弓

**歯列不正** しれつふせい malalignment 歯の過不足や個々の歯の位置異常によって, 歯列が正常な形から著しく逸脱している状態. 叢生, 上顎犬歯の低位唇側転位などのほか, 狭窄歯列弓, V字型歯列弓, 鞍状歯列弓などがある.

**磁歪振動子** じわいしんどうし magnetostrictive 磁性体物質に交流磁場(コイルに交流電流を流す)をかけることにより, 超音波領域の振動を発生させる. 磁歪振動子は楕円を描くように振動する. ▶ マグネット方式 ▶ ピエゾ方式

**新医薬品** しんやくひん new drug ▶ 新薬

**心因性疼痛** しんいんせいとうつう psychogenic pain 基質的原因に乏しく, 心理的, 感情的, 社会的要因と関連している痛み. いわゆる慢性痛で難治性を示すことが多い. 最近では心理社会的疼痛と呼ばれるようになっている. ▶ 心理社会的疼痛

**腎盂腎炎** じんうじんえん pyelonephritis 生涯を通じてみられる尿路感染症で, 特に新生児では哺乳力低下, 体重増加不良などで気づかれる. 乳幼児期では, 発熱, 不機嫌, 嘔吐, 下痢などの症状を呈する. 尿路に異常のないものは予後良好である.

**新オレンジプラン** しんおれんじぷらん comprehensive strategy to promote dementia measures, new orange plan ▶ 認知症施策推進総合戦略

**心音** しんおん heart sound, cardiac sound 聴診器を胸に置いた際に聞こえる音であ

り，心臓の房室弁閉鎖に伴う振動（第Ⅰ音）と，その直後に起こる動脈弁の閉鎖に伴う振動（第Ⅱ音）によって発生する．

**唇顎口蓋裂** しんがくこうがいれつ cleft of lip, alveolus and palate, cheilognathopalatoschisis　唇顎裂と口蓋裂が合併したもの．下顔面中央に生じる形態異常で，一次口蓋および二次口蓋の癒合不全により生じ，通常は上唇，歯槽突起，口蓋の披裂が認められる．鼻咽腔閉鎖不全のほか，咽頭炎や嚥下性肺炎などを生じやすく，顎裂部の歯の欠如や歯列の不正などもみられる．　≡ 口唇口蓋裂

**真核生物** しんかくせいぶつ eucaryote　多くは単細胞で構成され，真菌は細胞壁をもっている．核は核膜を有しており，複数の染色体をもつ．細胞質にミトコンドリアやゴルジ体，小胞体などの細胞内小器官をもつ．真菌や原虫，動植物が該当する．

**新型コロナウイルス感染症** しんがたころなういるすかんせんしょう Coronavirus disease 2019　≡ COVID-19

**心筋** しんきん cardiac muscle　心臓の収縮を行う筋で，不随意の横紋筋である．核は中央に長円形で存在し，筋線維は分岐して網目状をとる．介在板（光輝線）がみられる．

**真菌** しんきん fungus　カビ，酵母，カンジダ菌などの総称．真核生物に属し，細胞壁はβ-グルカンなどの多糖で構成されている．増殖様式として胞子を形成する．酵母様真菌と糸状菌の2つに大別され，病原性真菌は両方の形態をとる（二形性真菌）ものが多い．

**真空泡沫現象** しんくうほうまつげんしょう cavitation　液体の流れのなかで，水泡の発生と消滅が繰り返され起きる物理現象のことで，空洞現象ともいわれる．　≡ キャビテーション効果，空洞現象

**真空練和** しんくうれんわ vacuum mixing　石膏や埋没材を密封容器に入れて真空ポンプを用いて減圧下で練和すること．真空練和を用いることにより練和物中の気泡が除去される．

**シングルブラケット** しんぐるぶらけっと single bracket　エッジワイズブラケットの一つ．ワイヤーを装着（結紮）するためのブラケットウイングを1組のみ有する．隣在する歯とのブラケット間距離がツインブラケットに比して長いため，ワイヤーを挿入した際のワイヤーの変形は抑えることができるものの，歯を移動させる際に捻転や近心・遠心傾斜を引き起こしやすい．　≡ ツインブラケット，ブラケット

**神経機能検査** しんけいきのうけんさ functional test of nervous system　中枢神経や末梢神経の働きをみる検査のことで，特定の病気の診断，神経障害の程度や障害の種類を特定するために行う．脳波，筋電図，神経伝導速度，体性感覚誘発電位など，さまざまな神経機能を検査する方法がある．

**神経筋接合部** しんけいきんせつごうぶ neuromuscular junction　運動神経の末端が効果器の骨格筋と化学シナプスによって接合する部分．化学伝達物質はアセチルコリンである．

**神経筋接合部遮断薬** しんけいきんせつごうぶしゃだんやく neuromuscular blocking agent　運動神経の神経終末に作用して筋弛緩を引き起こす薬物．アセチルコリンと競合する受容体拮抗薬と，強い脱分極状態を一度誘導することにより神経伝達を阻害する脱分極性筋弛緩薬とに分類される．　≡ 骨格筋弛緩薬

**神経系** しんけいけい nervous system　中枢神経系（脳と脊髄）と末梢神経系（脳神経と脊髄神経および自律神経，そのほかに神経節や腸管神経叢など）からなる．神経系は電気回路を形成して多様な生体機能をもたらし，また調節する．

**神経原線維** しんけいげんせんい neurofibril　ほとんどの神経細胞内のいたるところに存在し，鍍銀染色で染色される線維性成分で，神経細線維や神経微細管の束と考えられている．

**神経細胞** しんけいさいぼう nerve cell　ニューロンを構成する神経細胞体で，球形で大型の核が細胞質中央に位置する．神経細胞体の細胞質内には神経原線維やニッスル小体が特徴的にみられる．

**神経支配** しんけいしはい innervation　神経が末梢の組織に接合し，その活動を制御している状態．

**神経障害性疼痛** しんけいしょうがいせいとうつう neuropathic pain　体性感覚神経系のある部位が損傷した後，機能不全になることにより痛みが引き起こされる症状．

**神経性嘔吐** しんけいせいおうと nervous

**神経性嘔吐(心因性嘔吐)** vomiting とは，原因となる明らかな異常はなく，心理社会的なストレスが原因で嘔吐するものを示す．不安や緊張を伴う場面で発生することが多く，蒼白や発汗などの自律神経症状を伴うことが多い．

**神経性過食症** しんけいせいかしょくしょう bulimia nervosa 心理的原因から，食のコントロールができなくなり，短時間に大量の食物を摂取すること．体重増加を防ぐため，自己誘発性嘔吐，下剤の乱用，激しいダイエットなどの代償行動を繰り返し行うことが多い．

**神経性食欲不振症** しんけいせいしょくよくふしんしょう anorexia nervosa 心理的なストレスによる食行動の異常，体重や体型についての歪んだ認識，極度の体重減少(標準体重の－20％以上)が特徴である．若い女性に多くみられ，無月経や栄養障害，低体温なども伴う．

**神経性ショック** しんけいせいしょっく neurogenic shock ➡ 血管迷走神経反射

**神経成長因子** しんけいせいちょういんし nerve growth factor 神経細胞の分化・成長を誘導・促進する物質．➡ NGF

**神経節興奮薬** しんけいせつこうふんやく ganglion stimulant 交感神経，副交感神経ともに，節前線維が節後線維に乗り換える神経節のアセチルコリン受容体であるニコチン性受容体に結合して，アセチルコリンの作用を強める薬物．➡ 神経節遮断薬

**神経節遮断薬** しんけいせつしゃだんやく ganglion-blocking agents, ganglionic blocking agent 神経節のニコチン性アセチルコリン受容体に拮抗作用を示す薬物．各臓器における薬物反応は，その臓器における交感神経と副交感神経とのバランスが優位に支配している神経作用と逆の作用を示し，血圧は顕著に抑制される．➡ 神経節興奮薬

**神経線維** しんけいせん nerve fiber 神経線維から出る比較的長い突起で，軸索突起がこれにあたることが多い．有髄神経であれば髄鞘，あるいはシュワン鞘で包まれる．

**神経痛** しんけいつう neuralgia 末梢神経において，ある神経の走行部位に沿って突発的に起こる痛み．

**神経堤** しんけいてい neural crest 胎生初期に，胚の背側の外胚葉細胞から形成された神経板から形成される構造で，発生が進むと神経管へと分化する．

**神経堤細胞** しんけいていさいぼう neural crest cell 神経ヒダが癒合して神経管を形成する際，神経堤細胞は上皮から分離して中胚葉層に入り込んで外胚葉性中胚葉(外胚葉性間葉)となった後，末梢神経細胞や内分泌細胞，平滑筋細胞などの多彩な細胞に分化する．

**神経伝達物質** しんけいでんたつぶっしつ neurotransmitter 神経節や神経終末において遊離し，シグナルを運ぶ物質．例外はあるが，交感神経の神経終末の神経伝達物質はノルアドレナリンであり，神経節および副交感神経の神経終末における神経伝達物質はアセチルコリンである．➡ オータコイド，自律神経系作用薬

**神経伝導路** しんけいでんどうろ neural pathway 特定の感覚情報(末梢から中枢)，あるいは運動情報(中枢から末梢)を伝える神経経路．例として味覚伝導路など．

**神経ブロック** しんけいぶろっく nerve block 末梢神経のやや中枢側に局所麻酔薬を投与し，その神経の走行部位の痛みを除去する方法．➡ ペインクリニック

**深頸リンパ節** しんけいりんぱせつ deep cervical lymph nodes 内頸静脈に沿ったリンパ節で，咽頭，喉頭，食道，甲状腺などすべての頸部内臓と頸部の筋からのリンパが流入する．上深頸リンパ節と下深頸リンパ節に区別される．

**新健康フロンティア戦略** しんけんこうふろんてぃあせんりゃく New Health Frontier Strategy 2007年，内閣府によって策定された．国民の健康寿命の延伸に向けた戦略で，2016年までの10年間の計画．国民みずからが取り組んでいくべき分野として，「子どもの健康」「女性の健康」「メタボリックシンドローム克服」「がん克服」「こころの健康」「介護予防」「歯の健康」「食育」「運動・スポーツ」の9分野を取り上げた．

**人口** じんこう population 国または一定の地域に居住する人の総数．

**人工栄養** じんこうえいよう bottle feeding 母乳，あるいは搾母乳以外の栄養で乳児を育てること．母乳が不足する場合や

体側の感染症，重篤な疾患を有する場合の母乳以外の選択肢となる．

**新興感染症** しんこうかんせんしょう emerging infectious diseases かつては知られておらず，新しく認識された公衆衛生的に問題となる感染症で，エボラ出血熱やエイズなどが該当する．

**人工呼吸** じんこうこきゅう artificial respiration 自発的に適切な換気が維持できないときに人工的に呼吸を維持すること．救急蘇生時や全身麻酔時に行う．肺胞換気量を増加させることや酸素化能を改善すること，呼吸機能を代行し，呼吸仕事量を軽減する目的で使われる． ➡ 蛇管

**人工呼吸器関連肺炎** じんこうこきゅうきかんれんはいえん ventilator associated pneumonia (VAP) 人工呼吸器管理中に，気管挿管される人工呼吸器の48時間以降に発症する肺炎と定義される．この予防手段の一つとして口腔健康管理が有用とされる． ➡ VAP

**人工歯** じんこうし artificial tooth 天然歯の代用として用いる歯．陶歯，レジン歯ならびに硬質レジン歯がある．また，特殊な場合には金属歯が用いられることがある．

**人工歯石** じんこうしせき artificial dental calculus 人工的な歯石で，模型歯に付着させ，プロービング，スケーリング，ルートプレーニングの練習に用いる．常温重合型レジンタイプのものとマニキュアタイプのものがある．

**人工歯排列** じんこうしはいれつ tooth arrangement, arrangement of the denture teeth 人工歯をワックスで咬合床（咬合堤）に並べること．前歯部では患者の性別，顔形，性格，年齢などに調和した審美性と発音機能を考慮し，臼歯部では義歯の維持，安定と咀嚼機能を考慮して排列する．

**人工唾液** じんこうだえき artificial saliva 唾液の代用として人工的に作られた，口腔を持続的に潤す薬である．疾患や手術後の後遺症で唾液の分泌が少なくなり，口が渇く，痛みが出る，食べにくい，話しにくいなどの症状が現れたときに，症状を和らげるために用いるもの．1日に数回，口の中に噴霧して使用する．医師の処方が必要である． ➡ 口腔保湿剤

**人工乳首** じんこうちくび artificial nipple 哺乳瓶に装着する人工の乳首．乳歯列完成後も長期にわたり使用すると，上顎歯列の狭窄や臼歯部の交叉咬合の原因となる．

**人工的清掃法** じんこうてきせいそうほう artificial cleaning 各個人がそれぞれの口腔内の状態や年齢に応じた歯ブラシや補助的清掃用具を用いて，歯面や歯周組織の清掃を行うこと．人工的清掃法には，ブラッシング，フロッシング，洗口法，歯間ブラシ清掃法およびその他の補助的清掃法などがある．

**人口統計** じんこうとうけい population statistics 人口に関する統計は，国勢調査に代表されるある時点での人口を捉えた人口静態統計と，一定の期間における人口の変化，例えば出生・死亡などを捉えた人口動態統計の2つに大別される．

**人口ピラミッド** じんこうぴらみっど population pyramid ある年次における性別・年齢別人口構造の特徴をみるために，縦軸に年齢，横軸には総人口または総人口に対する百分率を取り，年齢階級の性別（左：男性，右：女性）に積み上げてヒストグラム状に表したものを人口ピラミッドという．人口ピラミッドは，年齢構造の違いによって，いくつかの型に分類することができる．

**人工放射線** じんこうほうしゃせん artificial radiation 人為的に発生させる放射線のこと．自然放射線の対義語．エックス線管球や加速器，原子炉から発生する．

**震災関連死（復興庁の定義）** しんさいかんれんし fatality of disaster-related death 東日本大震災による負傷の悪化などにより亡くなられた人で，災害弔慰金の支給などに関する法律に基づき，当該災害弔慰金の支給対象となった人と定義されている．

**深在性う蝕** しんざいせいうしょく deep seated caries 象牙質の深部にまで達したう蝕をいう．う蝕の進行による分類では第2度（$C_2$）に相当する．う蝕が急速に進行した場合には，歯髄炎を起こすことが多い．

**新産線** しんさんせん neonatal line 出生時に歯冠形成中の歯（第一大臼歯とすべての乳歯）でみられる低石灰化条で，レチウス条の一種と考えられている．歯の横断面では環状にみられるため新産環と

**真歯** しんし true tooth 哺乳類にみられるような象牙質をもつ歯のこと. ➡ 角質歯

**心室細動** しんしつさいどう ventricular fibrillation (VF) 正常な波形成分が判別できず, 振幅も周期も不規則になった心電図波形. 心室全体が細かく震えているように見え, ポンプ機能は失われる. 治療には電気的除細動が必要となる. ➡ VF

**心室性期外収縮** しんしつせいきがいしゅうしゅく ventricular premature contraction (VPC), premature ventricular contraction (PVC) 心室内の異所性の部位から興奮が早期に発せられる不整脈. 幅広いQRS波が早期に出現し, 先行するP波がなく, QRS波と逆向きの大きなT波が特徴. QRS波の形により単源性と多源性, 出現頻度により散発性と多発性に分けられる. ➡ PVC, VPC

**心室中隔欠損** しんしつちゅうかくけっそん ventricular septal defect (VSD) 心臓は全身に血液を送り出す「左室」と肺に血液を送り出す「右室」に分かれている. その左右の心室を分けているのが「心室中隔」と呼ばれる部分であるが, そこに穴が開いている病気が「心室中隔欠損」である. ➡ VSD

**ジンジパイン** じんじぱいん gingipain Porphyromonas gingivalis が産生するタンパク質分解酵素（プロテアーゼ）. アルギニン―ジンジパイン（RGP）とリジン―ジンジパイン（KGP）の2種類がある. 内在性のプロテアーゼインヒビターに抵抗性を示すことから, 宿主に対して強い歯周病原性を発揮すると考えられている. ➡ 組織破壊酵素

**ジンジバリス菌** じんじばりすきん Porphyromonas gingivalis ➡ ポルフィロモナス・ジンジバリス, Pg菌

**ジンジバルインデックス** じんじばるいんでっくす gingival index Löe と Silness (1967) による, 辺縁歯肉の歯との境界部付近の炎症の程度を評価するための指標で, 略語は GI. 歯科用プローブを歯周ポケットのごく浅いところに置き, ポケット内壁を一周滑らせるように操作し, 12, 16, 24, 44, 32, 36の頬（唇）側, 舌（口蓋）側, 近心, 遠心の4歯面の炎症を0から3までの評価基準に従って判定する. 判定基準は, 0：正常な歯肉, 1：軽度の炎症, 2：中等度の炎症, 3：重度の炎症, である.

**ジンジバルマージントリマー** じんじばるまーじんとりまー gingival margin trimmer 手用切削器具の一種. エナメル質除去に使用. ➡ 手用切削器具

**心周期** しんしゅうき cardiac cycle 心臓は1拍動ごとに収縮（収縮期）と弛緩（拡張期）を行い, 血液ポンプとして作用する. この拍動ごとの1周期をいう.

**侵襲性歯周炎** しんしゅうせいししゅうえん aggressive periodontitis 急速なアタッチメントロスと歯槽骨の破壊が生じる歯周炎で, 家族性に発現する. 慢性歯周炎に比べて頻度が低い. 病変の範囲で限局型と広範型に分けられる.

**滲出** しんしゅつ exudation タンパク質含量の多い液体が血管から外へ漏れ出ること.

**滲出液** しんしゅつえき exudate ➡ 歯肉溝滲出液, GCF

**滲出性炎** しんしゅつせいえん exudative inflammation 血管内の血漿成分や白血球などが血管外に滲出してくる炎症. 滲出物の性状により, 漿液性炎, カタル性炎, 線維素性炎, 化膿性炎, 出血性炎などに分類される.

**浸潤【がんの】** しんじゅん invasion 腫瘍細胞が周囲に広がっていく発育様式であり, 悪性腫瘍では浸潤傾向が強い.

**浸潤麻酔** しんじゅんますい infiltration anesthesia 局所麻酔法の一つ. 目的とする局所の部位, あるいは近傍に局所麻酔薬を注入する. 局所部位の麻酔薬の濃度に効果が依存する傾向にある. ➡ 傍骨膜注射, プロピトカイン, リドカイン

**腎小体** じんしょうたい renal corpuscle, malpighian corpuscle 腎皮質に存在し, 糸球体毛細血管と, それを包むボーマン嚢で構成され, 動脈血を濾過する器官である. ➡ マルピギー小体

**侵蝕症【歯の】** しんしょくしょう erosion of tooth ➡ 酸蝕症

**心身症** しんしんしょう psychosomatic disorder, psychosomatic disease 身体疾患のなかで, その発症や経過に心理的因子, 社会的因子が密接に関係し, 器質的ないし機能的障害が認められる病態をいう. 神経症やうつ病など, 他の精神疾患に伴う身体症状は除外する.

**心身障害** しんしんしょうがい psychosomatic disorder 身体障害または知的障害のため、長期にわたり日常生活や社会生活に制限がある状態をいう。身体障害とは先天的・後天的な理由から身体機能の一部に障害があることで、知的障害とは知的機能に障害があることをいう。

**真性口臭症** しんせいこうしゅうしょう genuine halitosis 口臭症の国際分類の一つで、社会的容認限度を超える明らかな口臭が認められるもの。器質的変化、原因疾患がない生理的口臭、口腔内の原疾患、器質的変化、機能低下などによる口腔由来の病的口臭、耳鼻咽喉、呼吸器系疾患などの全身由来の病的口臭に分類される。 ➡ 仮性口臭症、口臭恐怖症

**新生歯** しんせいし neonatal tooth 出生後1か月以内に萌出する歯のこと。ほとんどが下顎乳中切歯で、自然脱落して乳歯の早期喪失を引き起こす。リガ・フェーデ病や、母乳吸啜時に母親の乳腺炎の原因となる。 ➡ 出産歯

**新生児仮死** しんせいじかし neonatal asphyxia 出生に際して児（新生児・胎児の両者を含む）の呼吸循環系の確立が順調に行われない状態。へその緒が圧迫されたりして胎児へ十分に酸素が供給されない場合や、出生後の呼吸や循環が不十分な場合に起こる。

**新生児期** しんせいじき neonatal period, newborn period 生後28日未満の時期をいう。生まれた日を日齢0日とし、日齢7日未満を早期新生時期といい、母親の胎外での生活に適応する時期である。後期新生時期とは日齢7日以降、日齢27日までの時期をいう。

**新生児紅斑** しんせいじこうはん erythema neonatorum 生後すぐから数日のうちにみられる発疹で、新生児中毒性紅斑ともいわれ、新生児の50%にみられる。胸、背中、腹などさまざまな場所にみられるが、特に治療の必要はなく数日のうちに消失する。

**新生児溶血性貧血** しんせいじようけつせいひんけつ neonatal hemolytic anemia, hemolytic anemia of new born 母体と胎児の血液型不適合の場合、母体の抗体が胎児や新生児の赤血球の破壊することにより、貧血、あるいは黄疸を引き起こす。

**真正象牙質** しんせいぞうげしつ orthodentin 系統発生学的に、象牙質は魚などの下等脊椎動物から存在しているが、このなかでも象牙芽細胞の細胞突起（トームス線維）が平行かつ規則的に存在する構造をとった象牙質のこと。

**真性ポケット** しんせいぽけっと true pocket, absolute pocket 歯と根面の付着が破壊され、付着の位置が根尖側方向に移動し、歯肉溝が深くなったポケット。アタッチメントロスがみられる。ポケット底と歯槽骨頂の垂直的な位置関係により、骨縁上ポケットと骨縁下ポケットに分類される。 ➡ 歯周ポケット

**人生満足度スケール** じんせいまんぞくどすけーる satisfiction with life scale (SWLS) 行動科学的な見地から人生および生活に対する満足度を測定する尺度の一つ。質問調査により主観的幸福感を測定するものである。1961年に、Neugartenらによるものがある。高齢者を対象としたPGCモラールスケール、全年齢を対象としたDiener E提唱のスケールが代表的なものである。

**唇舌側弧線装置** しんぜっそくこせんそうち labio-lingual arch appliance 唇側弧線と舌側弧線を同時に装着し、補助弾線や顎間ゴムを使用して歯の移動を行う装置。

**振戦** しんせん trembling 身体の特定の部位（手、足、腕など）の関節を動かす協同筋群とその拮抗筋群が、不随意性および交代性に収縮することによって、その部位の関節、あるいは関節群に生じる規則正しい反復運動をさす。

**新鮮骨折** しんせんこっせつ fresh fracture 通常受傷後、整復されていない骨折。受傷後2週間に顎顔面の腫脹、変形、疼痛、粘膜や皮膚の軟組織損傷、咬合不全・偏位などが生じる。気道と循環の評価と止血処置が優先される。その後、速やかに感染予防と観血的、あるいは非観血的整復・固定を行い、形態と咬合機能の回復を図る。

**心臓** しんぞう heart 胸腔内の横隔膜の上部に位置し、2つの心房と2つの心室からなる。心臓は常に収縮と弛緩を繰り返し、血液を全身に循環させるポンプとして働く。

**唇側弧線装置** しんそくこせんそうち labial arch appliance 主線が歯列弓の唇頬側に弧状に位置する装置の総称。歯列弓拡

大弧線装置や,主線とは別に弾線を用いる唇側歯槽部弧線装置などがある. ➡ 歯列弓拡大弧線装置

**深側頭神経** しんそくとうしんけい deep temporal nerves 三叉神経の第3枝である下顎神経の運動枝で,前・後深側頭神経に分かれる.外側翼突筋内面を通過し,側頭筋の運動を支配する.

**唇側面窩洞** しんそくめんかどう labial cavity, labial surface cavity 窩洞が形成された歯面による分類の一つ.窩洞の位置で分類し,歯面の唇側面にあたる窩洞をいう.

**身体依存** しんたいいぞん physical dependence ある薬の使用を身体が渇望するようになること.薬物の使用中止や急速な投与量の減少などにより,薬物の血中濃度が急激に下がると体の変調をきたし,時に死につながるような禁断症状(退薬症状)を示すようになること. ➡ 精神依存,薬物依存

**身体介護** しんたいかいご care of disabled, physical care 食事や入浴,排泄,着替えなど身体に直接触れて行う介助,日常生活動作能力(ADL)や意欲の向上のために行う自立支援,そのほか,専門的知識・技術をもって行う日常生活上・社会生活上のためのサービスをいう. ➡ 生活援助

**身体活動レベル** しんたいかつどうれべる physical activity level 日常生活におけるエネルギー消費量を基礎代謝量で除したもの.活動の強度により3つに区分され,その数値は1.40〜1.60を「区分Ⅰ(低い)」,1.60〜1.90を「区分Ⅱ(普通)」,1.90〜2.00を「区分Ⅲ(高い)」としている.

**身体虚弱** しんたいきょじゃく physical weakness 病気にかかりやすく,重くなりやすく,治りにくい状態.発熱,頭痛,腹痛その他の症状をしばしば訴え,疲れやすく,発育が不良などの児童生徒を身体虚弱者として選定し,特別な保健指導,あるいは養護が必要とされてきた.

**身体障害者福祉法** しんたいしょうがいしゃふくしほう act on welfare of physically disabled persons 身体障害者の自立と社会経済活動への参加足促進のための援助や保護を行い,福祉の増進を図ることを目的とする.身体障害の範囲や身体障害者手帳の交付などが定められている.

**身体症状症** しんたいしょうじょうしょう somatic symptom disorder 苦痛,あるいは日常生活に混乱を引き起こすような身体症状を有し,それに関連した過度な思考,感情または行動を示す精神疾患.身体症状は1つ,あるいはそれ以上で,いずれかの症状のある状態が持続している.

**身体的影響** しんたいてきえいきょう somatic effect ヒトが放射線被曝した際に,その身体に影響が現れるものを身体的影響と呼ぶ.遺伝的影響と対比的な関係にある.身体の影響には,確率的影響と確定的影響がある.

**身体発育** しんたいはついく physical development 身長と体重の発育状態をさす.厚生労働省では10年ごとに乳幼児の身体発育を評価し,その調査結果を基に身体発育曲線を作成している.

**診断句【歯科衛生過程の】** しんだんく problem 対象者が抱える問題を明確にし,問題がどういう状態で起きているのか,何が起きているのかなど,症状や現象を表現する句のこと. ➡ 原因句,歯科衛生診断

**心停止** しんていし cardiac arrest 心臓の活動が停止し,血液の循環が停止すること.

**心電図** しんでんず electrocardiogram (ECG) 心筋の電気的活動によって生じた電場を,心臓の外部から記録したもの.心拍数を測定し不整脈,心筋虚血や電解質異常などを検出し診断するために使われる.基本波形はP波,QRS波,T波,ST部分からなる. ≡ ECG

**振盪** しんとう concussion 激しく揺れ動くことや激しく振り動かすこと.震盪と同義語であり,意味は同じである.歯の外傷における震盪は,異常な動揺や歯の転位を伴わない歯の支持組織への外傷をいう.

**震盪音** しんとうおん fremitus ➡ フレミタス

**心肺蘇生** しんぱいそせい cardiopulmonary resuscitation (CPR) 刺激に反応がない,正常な呼吸がない,脈拍がないといった心停止の徴候が認められる傷病者に対する救命処置.胸骨圧迫,気道確保,人工呼吸で構成される.目的は,脳血流の維持にある. ≡ CPR ➡ 一次救命処置,口対口人工呼吸,二次救命処置

**心拍出量** しんはくしゅつりょう cardiac output 心臓から1分間に拍出される血液量. 安静時で約5L/分.

**心拍数** しんぱくすう heart rate 1分間に心臓が拍動する回数. 成人の基準値は約60～100回/分.

**審美性** しんびせい esthetics 美と美しさに関する理論と哲学であり, 歯科においては, 特に形状や色調に配慮した歯科治療による外観の美しさを対象とする.

**刃部** じんぶ working end blade メスやスケーラーなどの作業部のことで, 目的を実行するためにさまざまなデザインを施している.

**深部感覚** しんぶかんかく deep sensation 体性感覚の一つで, 筋, 関節, 歯根膜など深部に受容器が存在する, 触・圧・痛・位置・運動感覚のこと.

**心不全治療薬** しんふぜんちりょうやく drug for heart failure 心機能の改善に伴い, 運動能力の低下や呼吸困難などのQOLの改善と, 予後の延長を目的とする. ジゴキシンやドプタミン, エナラプリルやカルベジロールなどがある.

**新付着** しんふちゃく new attachment 付着が失われた歯根面に生じることがある付着様式で, 新生したセメント質には歯肉や歯根膜のコラーゲン線維が入り込んでいる. 長い上皮性付着と比べて強固な結合とはなるが, 必ずしも歯槽骨再生を伴うものではない.

**新付着手術** しんふちゃくしゅじゅつ excisional new attachment procedure (ENAP) 歯肉辺縁から歯周ポケット底に向けた内斜切開を行い, 歯周ポケット内壁を切除する. 歯根面はキュレット型スケーラーによりSRPを行い, 歯根面と歯肉を密着させて縫合する. 適応症は歯周ポケット掻爬と同様. ◨ ENAP, 新付着手術法

**新付着手術法** しんふちゃくしゅじゅつほう excisional new attachment procedure ◨ 新付着手術, ENAP

**身辺自立** しんぺんじりつ self care activity 排泄や着替えなど, 身の回りのことが自分でできるようになること.

**心房細動** しんぼうさいどう atrial fibrillation 本来の興奮伝導系とは無関係に心房が不規則に興奮し, その結果, 不規則な心室の収縮と拍動を招く. 心房細動では正常なP波が欠如し, 代わりに細動波 (f波) がみられる.

**心房性期外収縮** しんぼうせいきがいしゅうしゅく premature atrial contraction (PAC) 予測される周期より早期に心房が興奮することによる不整脈. P波は先行するP波と形が異なり, PR間隔も通常とは異なる. QRS波形は通常とほぼ同じ. 頻度は加齢とともに増加する. 通常は良性で治療を必要としない. ◨ PAC

**心房中隔欠損症** しんぼうちゅうかくけっそんしょう atrial septal defect 心房中隔 (右心房と左心房を2つの空間に分けている壁) に穴が開いている状態をさす. 心臓は, 右心房, 右心室, 左心房, 左心室の4つの部屋から構成されている. 右心房と左心房は, それぞれ肺と全身からの血液が戻ってくる部屋である. この両者の部屋を心房中隔と呼ばれる壁が2つの空間に分けている. 心房中隔欠損症は, 先天性心疾患 (産まれつきの心臓の病気の総称) の一つであり, そのなかでも一定割合を占めている. また, 心房中隔欠損症は女児に多いことで知られている.

**じんま疹** じんましん nettle rash, hives 食物, 薬剤, 化学物質, 日光などに対するⅠ型アレルギー反応であり, 皮膚に現れる限局性浮腫を特徴とする. 多くは数時間で症状は消失するが, アナフィラキシーショックを引き起こすこともある.

**心マッサージ** しんまっさーじ cardiac massage 胸骨圧迫のこと. 心停止の際に心臓を圧迫して正常に近い心拍出量を維持しようとする方法. 成人では固い床や背板の上で仰臥位にし, 胸骨下半分を毎分100～120回, 約5～6cmの深さで圧迫する. 圧迫ごとの胸骨圧迫の解除が重要.

**新薬** しんやく new drug ジェネリック医薬品 (後発医薬品) に対する先発医薬品 (original drug) のこと. 新薬は長い研究開発期間をかけて新しい成分の有効性・安全性が確認された後, 国の承認を受けて発売された医薬品. ◨ 新医薬品 ◨ ジェネリック医薬品

**心理学** しんりがく psychology 心の科学であり, 心の働きの表れとしての「行動」も心理学の対象であり, 意識することができない心の側面である無意識も心理学の対象となる.

**心理社会的疼痛** しんりしゃかいてきとうつう psychosocial pain ■ 心因性疼痛

**心理的依存度** しんりてきいぞんど psychological dependence 依存性薬物を繰り返し使用することにより，薬物が欲しくなる状態のこと．喫煙では，喫煙する行為が習慣となり，喫煙に関する記憶により，喫煙したくなる状態のこと．

**診療記録** しんりょうきろく medical record 診察・治療など医療行為・歯科医療行為に関する記録簿のことをいう．一般的にはカルテという．■ 診療録

**診療計画** しんりょうけいかく treatment plan 口腔疾患の診査所見と診断を基礎として，患者にとって最も好ましい状態を得るための治療の手段，処置法を選択し，治療手順を決定することをいう．■ 治療計画

**診療情報提供書** しんりょうじょうほうていきょうしょ medical information sheet ■ 紹介状

**心療内科** しんりょうないか psychosomatic medicine 内科的症状を呈する心身症を診断・治療対象とする診療科のこと．精神身体医学を基礎とした内科的治療とともに，心理療法も行い，心身両面から治療を行う．

**診療の補助** しんりょうのほじょ supporting in medical care, medical assistant performance 看護師の業務として保健師助産師看護師法（保助看法）第5条では，「療養上の世話」と「診療の補助」に大別されており，診療の補助は医師の指示により医療行為の補助を行うことができるとされている．診療の補助は看護師の独占業務である．ただし，歯科診療の補助については，歯科衛生士法で歯科衛生士が行うことができるとされている．

**診療放射線技師** しんりょうほうしゃせんぎし radiological technologist 診療放射線技師法に基づく国家資格．医師・歯科医師の指示の下に，放射線を人体に対して照射することを業とする．厚生労働大臣免許．

**診療録** しんりょうろく clinical record ■ 診療記録

**人類学的計測法** じんるいがくてきけいそくほう anthropometric method 頭蓋・顔面構造の形態的特徴とその成長による変化を，二次元平面に投影された頭部エックス線規格写真（セファログラム）上で，人類学的に定義された計測点を用いて行う計測法をいう．

## す

**随意筋** ずいいきん voluntary muscle 自分の意思（随意）で動かすことのできる筋肉．骨格筋のこと．

**随意的な咳** ずいいてきなせき voluntary cough 摂食嚥下機能評価や食事観察など直接訓練の際に誤嚥を呈する場合，意図的に咳をさせることで誤嚥物の喀出を促すこと．従命が可能な者に適用する．

**膵液** すいえき pancreatic juice 膵臓の外分泌腺で生産され，十二指腸に分泌される消化酵素に富んだアルカリ性消化液．含まれる消化酵素は，糖質を分解するα-アミラーゼ，脂質を分解するリパーゼ，タンパク質を分解するトリプシンなどがある．

**水解小体** すいかいしょうたい lysosome ➡ ライソゾーム

**髄角** ずいかく pulp horn 歯冠に相当する髄腔内における，髄腔天蓋から突出する部分をいう．切歯の切縁結節，犬歯の尖頭頂，小臼歯・大臼歯の咬頭頂などに対応するよう存在する．切歯に関しては，近遠心の隅角に対応するように存在する．➡ 髄室角

**髄管** ずいかん furcation canal 複根歯の髄床底と根分岐部歯根膜とを結ぶ副根管で，歯髄疾患や歯周疾患の炎症，細菌感染の波及経路となる．歯内−歯周疾患の発症に関係する．

**水銀性口内炎** すいぎんせいこうないえん mercurial stomatitis 水銀を扱う職場での職業性歯科疾患で，水銀中毒による口腔内の症状として口内炎が認められる．

**水銀中毒** すいぎんちゅうどく hydrargyria, hydrargyrism 水銀による中毒症状としては，倦怠感，食欲不振，下痢などの全身症状や，振戦，運動失調などの神経症状とともに，口腔内にも歯肉に青い色素沈着を示す水銀縁や口内炎などの症状が現れる．

**髄腔** ずいくう pulp cavity ➡ 歯髄腔

**水硬性セメント** すいこうせいせめんと water settable cement 仮封などに用いるセメントで，水分に接触することで硬化するセメントのこと．酸化亜鉛，硫酸カルシウム（石膏），樹脂などが含まれている．

**水酸化カルシウム** すいさんかかるしうむ calcium hydroxide 歯内療法のさまざまな治療において使用される．硬組織形成促進作用があり，間接覆髄法や直接覆髄法，生活歯髄切断法や根管治療などに用いられる．

**水酸化カルシウム歯髄切断法** すいさんかかるしうむしずいせつだんほう calcium hydroxide pulpotomy 感染した歯冠部歯髄を除去し，切断面に覆髄剤を置き，創面の骨性瘢痕治癒を図り，歯根歯髄を保存する方法を歯髄切断法といい，覆髄剤としては主に水酸化カルシウム製剤が用いられる．

**水酸化反応** すいさんかはんのう hydroxylation reaction ヒドロキシラーゼによりヒドロキシ基を導入する反応．コラーゲン合成過程でプロリンとリシンがこの反応により，それぞれヒドロキシプロリンとヒドロキシリシンになる．この反応にはビタミンCと二価鉄が必要である．

**髄室** ずいしつ pulp chamber 歯髄腔のうち，歯冠部にあたる部分．

**髄室開拡** ずいしつかいかく access cavity preparation 抜髄や感染根管治療を始めるにあたって，前歯は舌側面から，臼歯は咬合面から髄室がすべて現れるようにする操作のこと．

**髄室角** ずいしつかく horn of pulp chamber ➡ 髄角

**水腫** すいしゅ edema 細胞間や体腔に体液が過剰貯留する状態（皮下では浮腫という）．発生機序には静水圧亢進（閉塞性静脈血栓症，うっ血性心不全など），浸透圧低下（肝硬変症やネフローゼ症候群時の低タンパク血症），血管透過性亢進（炎症），血管神経性（Quincke 浮腫），$Na^+$ 貯留（腎不全），リンパ管閉塞（癌性リンパ管症など）がある．貯留する体液には，タンパク濃度が低い濾出液（比重 1.012 以下，静水圧異常時など）と，高い滲出液（比重 1.020 以上，炎症時）がある．➡ 浮腫

**髄周象牙質** ずいしゅうぞうげしつ circumpulpal dentin 象牙質のうち，外套象牙質に対して歯髄側に位置するもの．

**推奨量** すいしょうりょう recommended dietary allowance ある性・年齢階級に属する人々のほとんど（97〜98%）が1日の必要量を満たすと推定される1日の摂取量．

**水素イオン濃度** すいそいおんのうど hydrogen ion concentration, proton concentration　**pH**

**髄側壁**　すいそくへき　pulpal wall　窩洞の一部で，窩洞底面に位置する窩壁である．このうち，歯の長軸と直交する窩底をいう．Black の 1 級窩洞，2 級窩洞咬合面側の窩底となる．

**錐体鼓室裂**　すいたいこしつれつ　petrotympanic fissure　側頭骨鼓室部と側頭骨下顎窩後縁との間の裂隙で顔面神経の枝の鼓索神経が通過する．

**垂直加圧根管充塡法**　すいちょくかあつこんかんじゅうてんほう　vertical condensation technique of root canal filling　加熱軟化したガッタパーチャの小片を根尖孔から順次ルートキャナルプラガーで圧接し，間隙がないように充塡方法のこと．　➡ 加圧根管充塡法，側方加圧根管充塡法

**垂直感染**　すいちょくかんせん　vertical infection　病原微生物が，母親から胎盤を通して，あるいは分娩の際に胎児に感染すること．狭義の垂直感染は，胎盤を通じて感染が伝播する先天性感染だが，広義では産道感染や母乳感染も含まれる．一般に母子感染と呼ばれる．　➡ 水平感染

**垂直性骨吸収**　すいちょくせいこつきゅうしゅう　vertical bone loss, vertical bone resorption　歯槽骨にみられる吸収の一つ．両隣在歯のセメント－エナメル境を結んだ仮想線と歯槽骨頂を結んだ線が平行になっていないものをいう．1～2 歯に限局してみられることが多い．

**垂直被蓋**　すいちょくひがい　vertical overlap, overbite　➡ オーバーバイト

**垂直法**　すいちょくほう　vertical method　刷毛部を歯面に 90°に当て，歯軸方向に上下運動しながら数回ずつ磨く方法である．方法は容易であるが，歯肉の擦過や退縮を生じやすい．【巻末表 5a 参照】　➡ 縦磨き法

**推定エネルギー必要量**　すいていえねるぎーひつようりょう　estimated energy requirement　エネルギーの不足のリスクおよび過剰のリスクの両者が最も小さくなる摂取量のこと．エネルギーの摂取量および消費量のバランス（エネルギー収支バランス）の維持を示す指標として，BMI が採用されている．体重の変化によってエネルギー摂取量の評価をすることが望ましい．

**推定平均必要量**　すいていへいきんひつようりょう　estimated average requirement　特定の集団を対象として測定された栄養素やエネルギーなどの必要量から，性・年齢階級別に日本人の必要量の平均値を推定したもの．すなわち，ある性・年齢階級に属する人々の 50％が必要量を満たすと推定される 1 日の摂取量．

**水頭症**　すいとうしょう　hydrocephalus　脳脊髄液の循環障害により脳室が拡大した状態で出生した新生児．シャントを留置することで減圧を図る．

**水道水フッ化物濃度調整**　すいどうすいふっかぶつのうどちょうせい　fluoridation, water fluoridation　➡ 水道水フロリデーション，上水道フッ化物添加，フッ化物濃度調整水

**水道水フロリデーション**　すいどうすいふろりでーしょん　fluoridation, water fluoridation　水道水のフッ化物イオン濃度を適正に調整してフッ化物含有の飲料水を飲み，調理に用いることで住民のう蝕を予防する方法．う蝕予防方法として健康格差を縮小させ，効果的で費用効果の高いポピュレーションアプローチとして優れている．　➡ 上水道フッ化物添加，水道水フッ化物濃度調整，フッ化物濃度調整水

**水痘・帯状疱疹ウイルス感染症**　すいとう・たいじょうほうしんういるすかんせんしょう　varicella-zoster virus (VZV) infection　VZV はヘルペスウイルスの一種で，初感染が水痘症として発症後，VZV は脊髄後根神経節内に潜伏する．免疫力低下時に VZV は再活性化し，神経支配領域に一致して片側性有痛性の小水疱を多発する．頭頸部領域では三叉神経支配領域に多く生じる．　➡ 帯状疱疹

**水平位診療**　すいへいいしんりょう　supine position　診療台を水平位にし，患者を仰臥位の姿勢にして診療を行うこと．椅座位診療に比べて，術者は直視による口腔内の視野が広がり，補助者との共同動作が行いやすい．また患者の麻酔時の脳貧血の緩和，診療時の疲労軽減などができる．

**水平感染**　すいへいかんせん　horizontal infection　ヒトからヒトなど出生後の同種の個体間で感染が広がるもので，垂直感染の対として作成された概念・語句．経口感染，飛沫感染，空気感染，接触感

染，媒介物による感染がある． ➡ 垂直感染

**水平性骨吸収** すいへいせいこつきゅうしゅう horizontal bone loss, horizontal bone resorption 歯槽骨にみられる吸収の一つ．両隣在歯のセメント-エナメル境を結んだ仮想線と歯槽骨頂を結んだ線が平行になっているものをいう．多数歯にわたりみられることが多い．

**水平被蓋** すいへいひがい horizontal overlap, overjet ➡ オーバージェット

**水 平 法** すいへいほう back and forth stroke brushing method, horizontal method, horizontal technique, crosswise method 刷毛部を歯面に90°に当て，歯ブラシを近遠心方向に大きく擦る方法．操作が容易で，歯垢の除去効果も高いが，歯肉の擦過や退縮を生じやすい．【巻末表 5a 参照】 ➡ 横磨き法

**睡眠態癖** すいみんたいへき pillow habit 睡眠時の習慣性の姿勢．寝癖．いつも同側を下にして寝るなどの癖があると，顔や歯列弓に左右非対称が生じることがある．

**水溶性グルカン** すいようせいぐるかん water soluble glucan 細菌の表面に存在するグルコシルトランスフェラーゼによってスクロースから生成される水溶性の菌体外多糖．グルコースのα-1,6 結合を主とした結合様式をもつ．凝集能があり，分解されてエネルギー源にもなる． ➡ デキストラン

**水溶性食物繊維** すいようせいしょくもつせんい water-soluble dietary fiber 水に溶けやすい食物繊維のこと．果物などに含まれるペクチンや，コンニャクイモに含まれるグルコマンナン，また海藻類に含まれるアルギニン酸などがある．

**水溶性ビタミン** すいようせいびたみん water-soluble vitamin 水に溶けやすく，熱に弱いビタミン．水溶性ビタミンの多くは，酵素の働きを助ける補酵素として機能する．また，体内に蓄積されにくく，尿中に排泄されるため，毎日必要量を摂取する必要がある．

**数値化スケール** すうちかすけーる numeric rating scale 痛みの強さを 0 から 10 までの数値を用いて評価する方法．0 を痛み無し，10 を想像できる最大の痛みとして，患者の痛みの強さを表現する，NRS と表現する．

**スーパーオキシドジスムターゼ** すーぱーおきしどじすむたーぜ superoxide dismutase (SOD) スーパーオキシドを酸素と過酸化水素に不均化する反応 ($2O_2^- + 2H^+ \to O_2 + H_2O_2$) を触媒する酵素で，生体をスーパーオキシドの毒性から防護する役割をもつとされている． ➡ SOD

**スーパーフロス** すーぱーふろす super floss ブリッジの近遠心に位置する支台歯やポンテックの下部に挿入し，歯垢を除去するもの．挿入しやすいように先端の 7～8cm が硬くなっている．また，12～13cm のスポンジ状に膨らんだヤーンと呼ばれる房状の部分が付いている．

**頭蓋顔面異骨症** ずがいがんめんいこつしょう craniofacial dysostosis ➡ クルーゾン症候群

**スキーマ【心理学の】** すきーま schema ヒトが何かを認知する過程を説明する際に用いられる．ある物事に関する知識について同じような事例が集まると，それらに共通したものを選択して一般的な知識として捉えることをいう．

**スキャフォールド** すきゃふぉーるど scaffold 細胞，増殖因子（シグナル分子）とともに組織再生の三大因子の一つ．組織再生に関わる細胞は，何らかの物質表面に接着することで増殖，分化などの機能を発揮する．その細胞が接着する物質の総称． ➡ 足場

**Scammon の発育曲線** すきゃもんのはついくきょくせん Scammon's growth curves 発育は連続ではあるが，一定の速度で進むことはなく，また器官によって発育の活発な時期は異なる．そこで，器官の発育を 4 種類のパターンとして特徴づけたものを Scammon の発育曲線と呼んでいる． ➡ 生殖器型成長

**スキンナー液** すきんなーえき skinner solution ヨードが主成分の歯垢染色液．色調の鑑別性と染色性が強くないという難点がある．

**スクラッビング法** すくらっぴんぐほう scrubbing method ブラッシング法の一つ．毛先を歯面に 90°に当て，小さなストロークで水平に加圧振動させる方法で歯ブラシの毛先を歯間部に入りやすく操作する方法である．【巻末表 5a 参照】

**スクラロース** すくろろーす sucralose

スクロースの一部が塩素に置換されたもの．甘味度はスクロースの約600倍．非う蝕誘発性．日本では1999年に食品添加物として認可された．

**スクリーニング** すくりーにんぐ screening 簡便で迅速に実施できる試験や検査によって，暫定的に要治療者，要観察者（要精密検査者）および健常者などにふるい分けることであり，多くの公衆衛生施策にて実施されている． ▣ ふるい分け

**スクリーンタイプフィルム** すくりーんたいぷふぃるむ screen type film 増感紙と一緒に使用するエックス線フィルム．口内法エックス線撮影以外のほぼすべての撮影に利用されている．ノンスクリーンタイプフィルムよりも少ないエックス線量で撮影できるため，患者被曝を低減できる．

**スクリュー型インプラント** すくりゅーがたいんぷらんと screw type implant, screw type dental implant ネジに類似した構造をもつ歯根型骨内インプラントで，インプラント体の表面にネジ山（スレッド）がある．ストレート型とテーパー型があり，埋入直後に強固な初期固定が得られやすく，現在主流の形状となっている．

**スクリューピン** すくりゅーぴん screwed pin コンポジットレジンを用いた支台築造時に，ポスト部に機械的維持を求める場合使用される真鍮製のスクリュー表面を金コーティングしたピン．支台築造時にポスト部分にねじ込んで使用する．

**スクロース** すくろーす sucrose 単糖のグルコースとフルクトースが α-1, β-2 グリコシド結合した二糖．光合成を行うあらゆる植物に多く存在．一般的にいう"砂糖"の多くが，これにあたる． ▣ ショ糖

**スケーラー** すけーらー scaler 歯肉縁上や歯肉縁下の歯面に付着したプラークや歯石などの沈着物を除去，歯根面を滑沢化する，病的セメント質の除去，軟組織の掻爬などに使用する器具．機械的に除去する器具と手用のものがある． ▣ インスツルメント

**スケーリング** すけーりんぐ scaling 歯面に付着したバイオフィルム（プラーク），歯石などを機械的に除去する操作である．歯肉縁上スケーリングと歯肉縁下スケーリングがある．手用スケーラー，超音波スケーラー，エアスケーラーが用いられる． ▣ 歯石除去

**スケーリング・ルートプレーニング** すけーりんぐ・るーとぷれーにんぐ scaling and root planing ▣ SRP

**健やか親子21** すこやかおやこにじゅういち healthy parents and children 21 第2次（2015～2024年度）では，10年後に目指す姿を「すべての子どもが健やかに育つ社会」とし，すべての国民が地域や家庭環境などの違いにかかわらず，同じ水準の母子保健サービスが受けられることを目指す国民運動計画である．

**スタンダードプレコーション** すたんだーどぷれこーしょん standard precaution ▣ 標準予防策，ユニバーサルプレコーション

**スタンプバー** すたんぷばー stump bur 外科では骨切削用に，補綴では石膏模型のトリミングやレジンの切削，軟金属の研削などの技工操作に使用する鋼製のバー．ラウンド，シリンダー，ペアなどの種々の形状がある．

**スチールバー** すちーるばー stainless steel bur 鉄を主成分とした合金（鋼）で作られた低速回転用切削器具．先の形はさまざまで，ラウンドタイプの使用頻度が高い．

**スティッキーフィッシャー** すてぃっきーふぃっしゃー sticky fissure 実質欠損を伴わない小窩裂溝で，脱灰エナメル質が存在する場合，探針で突き，引き抜くとき抵抗感のある小窩裂溝のこと．現在は，初期う蝕の再石灰化を優先させるため，探針を用いたスティッキーフィッシャーの検査は行わない．

**スティップリング** すてぃっぷりんぐ stippling 健康な付着歯肉や歯間乳頭の表面にみられる多数のミカンの皮状の小窩．舌側よりも唇（頰）側に多く認められる．歯肉組織の炎症進行や重症化に伴って消失し，健康な状態に回復すると再び認められるようになる．

**スティルマン改良法** すてぃるまんかいりょうほう modified Stillman method スティルマン法による振動のあとに回転運動を組み合わせた，歯頸部と歯冠部の清掃効果を高める方法．【巻末表5b参照】

**スティルマンのクレフト** すてぃるまんのくれふと Stillman's cleft ▣ クレフト

**スティルマン法** すてぃるまんほう Stillman method, Stillman brushing method

歯頸部付近の清掃，歯肉マッサージと適度な刺激を与えることを目的としたブラッシング法．毛先を歯肉辺縁と歯頸部の両方に当て，わずかに根尖方向に向け，歯肉が白くなる程度に圧力をかけ，歯肉のマッサージを行う．【巻末表5b参照】

**ステイン** すていん stains ➡ 着色性沈着物

**ステージ/病期【がんの】** すてーじ/びょうき stage 病期とはがんの進行具合を表すもので，ステージともいう．ステージⅠ〜Ⅳ期の4段階で分類され，Ⅰ期に近いほど早期でがんは小さく，Ⅳ期に近いほどがんが進行した状態をさす．臓器により，0〜Ⅳ期の5段階で分類する場合もある．TNM分類との組み合せによって，がんがどのステージにあるかを判定する方法で，これを基準に治療方法が選択される．

**Stenon管** すてのんかん Stenon duct 耳下腺の唾液腺管．咬筋外側を前走し，下顎枝前縁で深部に屈曲して走行する．頬筋を貫いて耳下腺乳頭から開口する．下顎運動やクレンチングなど周囲組織の動きによって影響を受けて，唾液分泌に影響が生じやすい．

**ステファンカーブ** すてふぁんかーぶ Stephan's curve 10％ブドウ糖溶液で洗口するとプラーク中の細菌が酸を産生し，pHが低下する．糖の供給がなくなると，唾液の洗い流し作用や緩衝作用により，pHは徐々に元の値にまで回復する．この一連のpH変化曲線のことで，最初に測定したStephanの名がついた．

**ステロイド性抗炎症薬** すてろいどせいこうえんしょうやく steroid anti-inflammatory drug きわめて強力な抗炎症，鎮痛，免疫抑制，抗アレルギー作用を有する薬物で，その本質は，ヒドロコルチゾンに代表される副腎皮質ホルモンのなかの糖質コルチコイドである．アラキドン酸カスケードにおけるホスホリパーゼ$A_2$と，シクロオキシゲナーゼの抑制による炎症性ケミカルメディエーターの産生抑制と，インターロイキンなどの炎症性サイトカインの遺伝子発現抑制などにより，抗炎症作用や免疫抑制作用を示す．慢性関節リウマチ，膠原病，気管支喘息などに用いられる．主な副作用に副腎皮質の萎縮と機能低下，満月様顔貌，感染症の増悪などがある．➡ アラキドン酸カスケード

**ステロール** すてろーる sterol 特徴的な骨格をもつステロイドのうち，3位に水酸基，側鎖に炭素が多数結合した，総炭素数が27〜30のものを総称してこう呼ぶ．コレステロールが代表例．

**ストーマ** すとーま stoma 手術により病巣を摘出後，消化管や尿路の一部を体外に誘導して造設する開放孔のこと．消化管ストーマは人工肛門，胃瘻などがあり，尿路ストーマは回腸導管，腎瘻などがある．使用期間により永久ストーマと一時的ストーマに分類される．

**ストッパー【根管拡大器具の】** すとっぱー rubber stopper 根管拡大器具（リーマー，ファイルなど）がオーバーインスツルメンテーションしないよう，器具に作業長以下の位置に付けるマーカーのこと．

**ストッピング** すとっぴんぐ temporary stopping 主に仮封材として用いられる熱可塑性の材料．酸化亜鉛，パラフィンワックス，ガッタパーチャ，蜜ろう（蠟）からなる．加熱して軟化させ，窩洞などに充填して使用する．

**ストリッピング** すとりっぴんぐ stripping アーチレングスディスクレパンシーがわずかである場合に，配列に必要なスペースを獲得するため，歯の近遠心隣接面のエナメル質を削合し幅径を小さくすること．

**ストレートハンドピース** すとれーとはんどぴーす straight handpiece マイクロモーターに装着し，主に口腔外や歯科技工時に用いるハンドピース．➡ マイクロモーターハンドピース

**ストレートワイヤーアプライアンス** すとれーとわいやーあぷらいあんす straight wire orthodontic appliance 歯種ごとに異なるブラケット自体の厚みと，歯面に対して異なる角度のスロットを付与したブラケットを使用することで，ワイヤーの屈曲を最小限にしたマルチブラケット装置．

**ストレス** すとれす stress 精神緊張，心労，苦痛，寒冷，感染など精神的・肉体的に負担となるさまざまな刺激と，それに対する生体反応．

**ストレスコーピング** すとれすこーぴんぐ stress coping ストレスを発生させるストレスの元（ストレッサー）に対して，

うまく対処するように努力すること．ストレッサーそのものへ働きかける問題焦点コーピングと，ストレッサーへの自分の感じ方，考え方を変えようとする情動焦点コーピングがある． ■ 対処行動

**ストレス反応** すとれすはんのう stress response, stress reaction ストレスの原因である「ストレッサー」に対抗して，自律神経やこれに関係したアドレナリン，副腎皮質ホルモンなどが働いて起こる，身体のさまざまな変化．

**ストレスマネジメント** すとれすまねじめんと stress management 過度なストレスによって心身に悪影響をきたさないよう，ストレス発生要因との関係を緩和・減少させるなどの対策やコントロールを行うこと．

**ストレッサー** すとれっさー stressor ストレスを引き起こす物理的・精神的因子．寒暑・外傷・怒り・不安・生物など，人によって異なる．

**ストレプトコッカス・ミュータンス** すとれぷとこっかす・みゅーたんす *Streptococcus mutans* う蝕原因菌のなかで最も重要視されている細菌．スクロースから不溶性グルカンを産生し，歯面に強く付着する細菌の塊であるプラークを形成する．プラーク内では，糖を利用して酸を産生する．産生された酸は拡散することなく，唾液の緩衝作用も及ばないため，プラーク直下の歯質は脱灰されていく．

**ストレプトコッカス・ミュータンス菌数測定** すとれぷとこっかす・みゅーたんすきんすうそくてい *Streptococcus mutans* count, count of *Streptococcus mutans* *Streptococcus mutans*の菌数により微生物要因のう蝕活動性を評価する方法．デントカルト®SM，CRT®bacteriaなどがある．菌数が多い場合は，う蝕活動性が高いと評価できる．

**ストローク** すとろーく stroke スケーリングやプロービングを行う際，歯面に対して器具を操作する動きのこと．

**スナイダーテスト** すないだーてすと Snyder test グルコースとpH指示薬のBCG（ブロムクレゾールグリーン）を添加したスナイダー培地に，唾液を添加して培養し，産生された酸を培地の色調の変化で判定するう蝕活動性試験．1940年，Snyder MLにより発表された．唾液中の微生物要因を評価できる．

**スピーチエイド** すぴーちえいど speech aid 鼻咽腔閉鎖不全による構音障害の改善を目的とした補綴装置．軟口蓋欠損部を物理的に閉塞する鼻咽腔閉鎖型と，軟口蓋部の運動障害などに適用される軟口蓋挙上型がある． ■ 軟口蓋挙上装置

**スピーの彎曲** すぴーのわんきょく curve of Spee 歯列を側方から見た場合の下顎犬歯の尖頭，小臼歯および大臼歯の頬側咬頭頂を連ねたときにみられる彎曲（円弧）．この円弧の中心は眼窩内涙骨上縁付近とされている．ドイツの解剖学者Speeが報告したため，「スピーの彎曲」という． ■ Speeの彎曲 ➡ ウィルソンの彎曲

**Speeの彎曲** すぴーのわんきょく curve of Spee ➡ スピーの彎曲

**スピットン** すぴっとん dental spittoon bowl 歯科用チェアユニットに取り付けてある洗口装置のこと．洗口用の水の供給装置と，洗口した水や唾液を吐き出して流すボウル型のベースンからなる．最近の歯科用ユニットでは，センサーにより常時適量の水を供給できる装置が多い．

**スピロヘータ** すぴろへーた Spirochaetaceae らせん状をしたグラム陰性菌で，鞭毛をもち，運動性がある．スピロヘータ科はスピロヘータ属，クリスチスピラ属，トレポネーマ属，ボレリア属に分類される．環境中に広く分布しており，梅毒，ライム病などの疾患の原因菌となる．

**スプーンエキスカベーター** すぷーんえきすかべーたー spoon excavator スプーン状の形の刃部で，軟化象牙質の除去に用いる． ➡ 手用切削器具，チゼル

**スプリットキャスト法** すぷりっときゃすとほう split cast method 作業用模型の基底部にくさび型の溝を形成し，これにより作業用模型を咬合器から容易に取り外し，かつ正確に復位することができる．また，半調節性咬合器の顆路調節に用いたり，採得した顎位の再現性を調べる目的にも利用できる．模型に溝をつける代わりに，既成のスプリットマウンティングプレートが使われることがある．

**スプリント療法** すぷりんとりょうほう splint therapy 上顎，あるいは下顎の歯に装着する口腔内装置を用いた治療．素材，咬合面形態などによりさまざまな

タイプがある．顎関節症の治療として一般的に使用されるのは，スタビライゼーションタイプのスプリントで，睡眠中に使用する．　■アプライアンス療法

**スペースリゲーナー**　すぺーすりげーなー　space regainer　乳臼歯の早期喪失などにより，第一大臼歯が近心転位を起こした状態から第二小臼歯萌出までに正常な位置に戻す咬合誘導装置をいう．装置には固定式（アダムスのスプリングリテーナーを用いたもの）と可撤式（拡大ネジを用いたもの）がある．

**スポンジブラシ**　すぽんじぶらし　sponge brush　頬粘膜や口蓋，舌などの口腔粘膜の清掃に用いるスポンジ製の清掃用具．食物残渣のみならず痂皮や痰の除去も可能であり，要介護高齢者や障害者の口腔清掃に用いられる．

**スミヤー層**　すみやーそう　smear layer　歯質，特に象牙質を切削器具で切削や擦過するとき，削られた削片が器具によって歯質表面に擦り付けられてできた削片層のこと．この層には象牙質成分のほかに細菌を含むので，EDTAなどの無機質溶解剤で除去する必要がある．

**スムースブローチ**　すむーすぶろーち　smooth broach　根管の探索や根管を換装する綿栓を巻き付ける針のような細い器具のこと．ブローチホルダーに付けて使用する．

**スモーカライザー**　すもーからいざー　smokerlyzer　吐く息（呼気）の中に一酸化炭素（CO）がどの程度含まれるかを測定する機械のこと．1日に吸うたばこの本数と呼気中の一酸化炭素濃度は相関するため，喫煙者や禁煙中の評価や禁煙維持の動機づけにも用いられる．

**スライスカット【窩洞の】**　すらいすかっと　slice-cut　歯の隣接面豊隆部をディスクやポイントなどで平面に切り落とす方法．

**スライディングプレート**　すらいでぃんぐぷれーと　sliding plate　前歯部の垂直的被蓋が深い反対咬合症例に用いられる床装置．一時的に咬合を挙上させることにより，被蓋を改善する際に起こる外傷性咬合を防止する．

**スラッジ【シャープニングの】**　すらっじ　sludge　スケーラーをシャープニングするときに出る金属の削りかすとオイルが混ざった泥状物のこと．スケーラーの研磨屑とシャープニングオイルが混ざってできる．

**スリーウェイシリンジ**　すりーうぇいしりんじ　three-way-syringe　空気（A）と水（W）のレバーがあり，A／Wを同時に押すと噴霧になる．3つの用途があるため3wayシリンジといわれる．歯科診療時に，患者の口腔内の洗浄や乾燥，デンタルミラーの粉塵による汚れの洗浄などを行う．歯科用ユニットの術者側と補助者側に設置されている．　■エアシリンジ

**すりつぶし機能獲得期**　すりつぶしきのうかくとくき　acquisition stage of chewing function　舌と口蓋で押しつぶせない食物を，左右の臼歯部歯槽堤に移送して噛みつぶす動作がみられる時期．離乳開始後に，顎のコントロールが発達するとみられる口の動きである．臼歯部へ移送するときに舌の左右動作がみられ，同時に頬粘膜で歯槽堤上に保持する．そのときに，頬筋が収縮して口角を引っ張るので，左右非対称の口角の収縮が特徴的な動きとしてみられる．

**スワブテスト**　すわぶてすと　swab test　検査対象部位から拭い取った付着物の性質を検査する方法．う蝕活動性試験では，歯面から滅菌綿棒で拭い取ったプラーク中の細菌の酸産生能を，pH指示薬で評価する方法のことをいう．

## せ

**生育歴** せいいくれき life history 子どもが誕生してから現在に至るまでの発達の経過．特に初期の運動面の発達は全体の発達を知るために必要である．また，発達初期においては，子どもの発達のみならず，母親に妊娠中の様子や母親と子どもの関係にも視点をもって聞くことが大切である．

**正円孔** せいえんこう foramen rotundum 蝶形骨大翼にある孔で，三叉神経第2枝の上顎神経が通過する．翼口蓋窩は正円孔を介し，中頭蓋窩と交通する．

**生化学的拮抗** せいかがくてききっこう biochemical antagonism 生化学的な生体反応の変化が，もう一方の薬物の薬効を下げる場合をさす．例えば，肝臓における薬物代謝酵素の活性を上げる薬物が，もう一方の薬物の活性を落とす場合などをさす． ➡ 生理学的拮抗

**生活援助** せいかつえんじょ life support 高齢者本人または同居の家族などが障害，疾病，その他，やむをえない理由により家事を行うことが困難な場合，ホームヘルパー（訪問介護員）が掃除，洗濯，調理などの日常生活の援助を行うことをいう． ＝ 生活介助　➡ IADL，身体介護

**生活介助** せいかつかいじょ life assistance ＝ 生活援助

**生活活動強度** せいかつかつどうきょうど degree of physical activity 個人が一日に消費するエネルギー量は，その人の基礎代謝量を生活の活動量で補正して求める．その補正のための指標を生活活動強度といい，第六次決定日本人の食事摂取基準では4段階に分けている．

**生活機能** せいかつきのう functioning ヒトが生きていくための機能全体を示すものであり，生命の維持に関わる「心身機能・身体構造」，日常生活動作機能などの「活動」，社会的役割としての「参加」の3つから構成される． ➡ 整容動作

**生活歯** せいかつし vital tooth 歯髄が生活反応を示す歯．歯髄の生死の判定には温度診，切削診，歯髄電気診などを用いる．

**生活歯髄切断法** せいかつしずいせつだんほう vital pulp amputation 冠部歯髄のみに炎症が起きている歯髄炎に対して行う歯髄除去療法の一つ．冠部歯髄を除去し，根管口で歯髄を切断，切断面に覆髄材（水酸化カルシウム）を貼薬し，根部歯髄を保存する方法である．

**生活歯漂白** せいかつしひょうはく vital bleaching 歯髄が生きている歯を対象として行う漂白．

**生活習慣指導** せいかつしゅうかんしどう medical control of life-style 日常生活で適度な運動，バランスの取れた食生活，禁煙，歯科保健行動を実践することによって，生活習慣病や口腔疾患を予防するよう指導すること．

**生活習慣の把握** せいかつしゅうかんのはあく grasp life-style 食習慣，運動習慣，休養，飲酒，喫煙などの日常的な習慣（生活習慣）を問診票や医療面接で知ること．歯科保健行動においても，習慣を把握することで個別的な指導が可能となる．

**生活習慣病** せいかつしゅうかんびょう life style related disease 食習慣，運動習慣，休養，喫煙，飲酒などの生活習慣が，その発症や進行に関与する疾患群と定義され，脳血管障害，心疾患，悪性新生物，糖尿病，肺気腫，高血圧症，う蝕，歯周病，骨粗鬆症などが該当する．一次予防が重要である． ➡ NCD(s)，メタボリックシンドローム

**生活年齢** せいかつねんれい career age, chronological age 人の誕生日から数える暦の上の年齢．満年齢と数え年がある．

**生活の質** せいかつのしつ quality of life ＝ QOL

**生活不活発病** せいかつふかっぱつびょう disuse syndrome ＝ 廃用症候群

**生活保護法** せいかつほごほう public assistance act 国が生活に困窮するすべての国民に対して，その程度に応じた必要な保護を行い，その最低限度の生活を保障するとともに，その自立を助けることを目的とする．

**生活様式** せいかつようしき life style ＝ ライフスタイル

**生活リズム** せいかつりずむ rhythm of life 一日のなかで，起床から就寝までの生活習慣のこと．ヒトの身体には体内時計と呼ばれる機能があり，約25時間周期で睡眠や体温，ホルモンの分泌などのリズムを刻んでおり，朝日を浴び，朝食を摂ると，この体内時計のずれがリセットさ

れ，一日の生活リズムを整えることができる．

**正規分布** せいきぶんぷ normal distribution 大集団の身長や体重など，自然科学で得られる多くのデータの分布である．その特徴は，連続的，対称的で，両側に無限にのびる曲線で，算術平均，中央値，最頻値は同一の値であり，平均値と標準偏差により分布型が決まる．　⇒ガウス分布

**静菌作用** せいきんさよう bacteriostatic action 細菌の増殖を抑制する作用のこと．増殖期にある細菌に対して効果があるが，積極的に細菌を殺傷しない．この作用を示す薬剤として，マクロライドやテトラサイクリンをはじめとしたタンパク質合成阻害薬が代表的である．

**成形鉗子** せいけいかんし contouring pliers　⇒帯環賦形鉗子

**成形修復** せいけいしゅうふく plastic restoration 泥状，あるいはペースト状の可塑性を有する修復材を形成した窩洞に，填塞および成形した後に硬化させて行う修復法．コンポジットレジンやグラスアイオノマーセメントが使用される．

**清潔域** せいけついき clean area 外科手術一般の手術環境または歯科治療において，すべての器具・器材が滅菌・消毒された区域．術者，直接介補はこの清潔域にて手術に携わるため，手術用手洗いをし無菌的装着法にてガウン・手袋・マスクなどを装着する．

**生歯** せいし dentition 上下顎の同一部位に歯が発生して生えてくること．最初に生えてくるものが第一生歯，2度目に生えてくるものが第二生歯である．

**清拭法** せいしきほう wiping method 消毒剤を染み込ませたガーゼなどで拭き取ることで汚物を除去し，殺菌すること．十分な量の消毒薬を含ませ，一方方向に拭き取る．

**生歯困難** せいしこんなん difficult eruption 萌出時期の異常であり，さまざまな原因により，歯の萌出が障害されている状態をいう．歯の位置異常，萌出方向の異常，萌出余地の不足，歯肉の肥厚，全身的な疾患などが原因である．乳歯・永久歯のいずれでもみられる．

**静止電位** せいしでんい resting membrane potential 静止時に維持されている細胞内外の電位差．

**生歯熱** せいしねつ teething fever 知恵熱ともいわれ，生後半年から1年ぐらいの乳児にみられる発熱で，母乳からの免疫が少なくなる時期と重なる．生歯熱は，歯が生え始める時期の熱という意味で用いられているが，乳児の歯の萌出と発熱との関連は疑問視されている．

**星状神経節ブロック** せいじょうしんけいせつぶろっく stellate ganglion block 頸部にある交感神経の星状神経節に局所麻酔薬を投与し，主に頭頸部の痛みを緩和させる方法．　⇒伝達麻酔

**星状網** せいじょうもう enamel pulp 帽状期後期に，エナメル質の内・外エナメル上皮で囲まれた部位でみられる，細胞間隙が広がった領域のこと．　⇒エナメル髄

**生殖型成長** せいしょくがたせいちょう genital type growth Scammonの発育曲線に示される，出生後の身体の成長発育パターンの一つ．10歳頃まではほとんど変化せず，思春期になると成長が始まり急激に成人の域に達する．　⇒Scammonの発育曲線

**精神依存** せいしんいぞん psychological dependence 薬物投与により得られる満足感を得ようとして，あるいは不安や抑うつ状態を解消しようとして繰り返し薬物を使用する状態．身体依存と異なり，薬物中断による手指振戦や意識障害などの離脱(退薬)症候は生じない状態．　⇒身体依存，退薬症候群

**精神運動発作** せいしんうんどうほっさ psychomotor seizure てんかんは臨床症状の特長から，強直性間代性痙攣(大発作)，欠神といって一瞬または短時間意識を失う小発作，またはもうろう状態でいわゆるひきつけを起こさない精神運動発作の3つに分けて考えられてきた．てんかん発作というのは，周産期，乳幼児期，児童期など小児期に多く発症し，年をとるに従って頻度，程度ともに小さくなる．　⇒小発作，大発作

**成人型嚥下** せいじんがたえんげ adult-type swallowing 幼児型嚥下と異なり，舌を突き出すことなく，上下顎の歯は接触(咬合)し，咀嚼筋によって顎位は安定しており，舌尖を口蓋前方部に押し付けた状態で固定し，食塊を後方へ送る波状運動を行う一連の動作．

**成人期** せいじんき adulthood 満20歳

以上の，医学的には発育の完了した前後から老化の始まる50歳前後までの時期をさす．主体的に行動様式や生活習慣を確立する時期である．さまざまなライフイベントや健康上の問題が生じやすく，40歳以降は加齢的に歯周病が増悪し，それとともに喪失歯数も増加する．

**精神機能検査** せいしんきのうけんさ examination of mental function, functional test of nervous system 広い意味では，すべての心理検査や神経心理学的検査のこと．知的能力を測定する検査として田中・ビネー式検査などがあり，高齢者の認知機能の評価法として，改訂長谷川式簡易知能評価スケール（HDS-R）やmini mental state examination（MMSE）などがある．

**成人矯正歯科** せいじんきょうせいしか adult orthodontics 顎骨の成長が利用できない，矯正力に対する組織反応が低い，処置歯や欠損歯の存在，歯周病を含む歯科疾患への罹患など，成人の特殊性を考慮した矯正歯科治療を行う．

**成人歯科保健** せいじんしかほけん adult dental health 20～64歳頃までを対象とした歯科保健のこと．この時期は歯周病罹患率が増加するため，定期的に歯科医を受診し，歯科疾患の予防，早期発見・早期治療に努めることやセルフケアの習慣化が重要となる．

**精神障害** せいしんしょうがい mental disorder 精神や行動における特定の症状を呈することにより，機能的な障害を伴っている状態をいう．定義はさまざまであるが，発達上の問題や統合失調症，うつ病や双極性障害，パニック障害，不安障害，薬物依存症も含まれる．

**精神鎮静法** せいしんちんせいほう psychosedation 歯科治療への恐怖心や不安を抑制し，全身的偶発症を防止するために亜酸化窒素や静脈麻酔薬などを投与する患者管理法．歯科治療での過剰な鎮静は誤嚥や気道閉塞の原因となるため，意識や上気道反射を保つことが重要．

**精神年齢** せいしんねんれい mental age 知能年齢ともいわれ，フランスの心理学者 Binet A の考案による．各年齢段階に応じて困難度の異なる標準化された問題を用いて，個人がどの程度の年齢段階の問題までを解くことができたかによって測定される．

**精神発達** せいしんはったつ mental development, psychogenesis 個体の成長の過程によって生じる系列的な心的機能の変化のこと．特に身体的な構造や機能の成長と区別しようとするときに用いられる概念．

**精神発達遅滞** せいしんはったつちたい mental retardation 発達期に発症し，概念的，社会的，現実的領域において，知的機能と適応機能が欠如している状態（DSM-5）．障害の程度については，以前は知能指数を基準に分類していたが，臨床的な評価と知能試験を行い，生活の困難さで分類するようになった．

**精神保健** せいしんほけん mental health 精神疾患に関わる保健の総称．精神保健および精神障害者福祉に関する法律にて，都道府県単位または政令指定都市に精神保健福祉センターが設置され，障害者総合支援法との関わり，医療および保護，社会復帰と自立を援助する．　➡ メンタルヘルス

**精神保健福祉士** せいしんほけんふくしし psychiatric social worker 精神保健福祉士法に基づく国家資格．精神障害者の医療や社会復帰の支援，日常生活などの心理的，社会的，経済的な問題解決のための相談・援助を行う．厚生労働大臣免許．

**清掃可能部位** せいそうかのうぶい cleansible area ➡ 可浄部位

**清掃性食品** せいそうせいしょくひん cleansing foods, detersive foods 繊維質を多く含む生野菜や果物，獣肉などは，咀嚼により歯面の自然的清掃がよく行われ，これらの食品は清掃性食品と呼ばれる．一方で，粘稠度の高い食品は口腔内の凹面に付着・停滞しやすく，自然的清掃が及びにくく停滞性食品と呼ばれこのる．

**清掃不能部位** せいそうふのうぶい uncleansible area 歯口清掃を行うにあたり，歯の表面において，人工的に清掃できない咬合面の小窩裂溝などの部位をさす．Hirschfeld は，歯の表面において，清掃可能な部位と清掃不可能な部位を示し，自浄部位，可浄部位，清掃不能部位の3つに分類した．➡ Hirschfeld の3部位

**清掃補助用具** せいそうほじょようぐ adjunctive oral hygiene devices ➡ 補助的清掃用具

**生存意志** せいぞんいし living will 🔲 リビングウィル

**声帯** せいたい vocal cords 声門に存在するひだ状構造物．これを使って声を出す． 🔲 嗄声

**生態学的プラーク仮説** せいたいがくてきプラークかせつ ecological plaque hypothesis 口腔細菌叢中に生息する細菌の代謝活性などの機能が環境を変え，その変化に細菌が適応したり，さらに生息できる細菌が選択されるというプロセスを経て，う蝕や歯周病が発症・進行するという学説であり，う蝕や歯周病の発症過程を説明しうる．

**生体計測** せいたいけいそく biometry 顔面各部の形や大きさなどの形態的特徴を定量的に評価するために，直接生体を計測する方法．頭部エックス線規格写真分析法の確立に伴い，通常は省略されることが多い．

**生体計測年齢** せいたいけいそくねんれい Bioinstrumentation age 🔲 形態年齢

**生体恒常性** せいたいこうじょうせい homeostasis, temperature regulation 生体が，外的環境の変化に対応して体内環境を一定に保ち生存を維持していること．主に内分泌系，神経系などによって制御されている． 🔲 ホメオスタシス

**生体適合性** せいたいてきごうせい biocompatibility 長期間，生体組織に有害な作用を及ぼさず，本来の機能を保ちながら生体になじむ性質．医療機器の使用される部位や用途により要求される性質は異なる． 🔲 生物学的適合性，バイオコンパティビリティ

**生体内活性材料** せいたいないかっせいざいりょう bioactive material 骨組織と化学的な結合が生じる材料．骨の無機成分と同じであるリン酸カルシウム系セラミックスのヒドロキシアパタイトやリン酸三カルシウム（TCP）が該当する．

**生体内許容性材料** せいたいないきょようせいざいりょう biotolerant material 顎骨とインプラントの間隙に，結合組織による被包化が生じる材料．骨組織との直接接触は望めない．コバルトクロム合金やステンレス鋼が該当する．

**正中口蓋縫合** せいちゅうこうがいほうごう median palatine suture 左右の上顎骨口蓋突起と口蓋骨水平板は正中で接合し，正中口蓋縫合を形成する．

**正中歯** せいちゅうし mesiodens 上顎の左右中切歯の間またはその舌側に現れる過剰歯．

**正中線** せいちゅうせん midline 身体（顔面）の正面からみた中心線．不正咬合患者は，上下顎歯列の正中（左右の中切歯のコンタクト）が顔面正中に対し偏位している場合がある．

**正中離開** せいちゅうりかい median diastema 上顎および下顎の左右中切歯間に空隙が存在するときの状態．一般に上顎に多いが，発育期の小児においては正常な成長パターンの一部と考えられる．

**正中菱形舌炎** せいちゅうりょうけいぜつえん median rhomboid glossitis 舌背の正中後方部に発生する限局性の菱形赤色斑で，同部では舌乳頭を欠く．以前は，胎生期の無対結節が残存した組織奇形と考えられていたが，現在は，慢性のカンジダ症による限局性の炎症と考えられている．
🔲 カンジダ症

**成長因子** せいちょういんし growth factor 🔲 増殖因子，細胞増殖因子

**成長曲線** せいちょうきょくせん growth curve 横軸に年齢，縦軸に身長や体重などをとったグラフで，成長評価を行う．子どもの現在の成長の状態がわかる．また，年齢ごとに記入することで成長の経過も確認できる．

**成長速度曲線** せいちょうそくどきょくせん growth velocity curve 横軸に年齢，縦軸に身長成長速度をとったグラフで，成長速度の評価を行う．成長速度のピークは，胎児期と思春期（男子では13～14歳，女子では10～12歳）の2回ある．

**成長発育** せいちょうはついく growth and development 成長とは，身長，体重，各臓器の増大などの量的な変化であり，発達とは，精神，運動，生理などに関する各器官の機能的成熟などの質的な変化である．なお，発育とは，成長と発達をまとめた用語であり，概念である．

**成長予測** せいちょうよそく growth prediction 生体の成長発育を予測すること．成長曲線や親の身長，骨年齢などから推測されるが，成長発育を具体的に予測することは困難である．

**整直** せいちょく upright 矯正治療により歯を直立させること．隣在歯の欠如や歯冠崩壊した例では，歯は近心や遠心に傾斜することが多い．このような例では

歯列不正や咬合不全が惹起されるため，矯正治療により当該歯の直立が図られる．

**制吐薬** せいとやく antiemetic, antiemetic drug 悪心や嘔吐を抑制する薬物であり，延髄の化学受容器引きがね帯（chemoreceptor trigger zone：CTZ）や嘔吐中枢および末梢に作用する薬物がある．

**成年後見制度** せいねんこうけんせいど adult guardianship system, adult guardianship 認知症や障害などにより物事の判断能力が十分でないため，自分一人では契約や財産の管理などすることが難しい場合，安心して暮らせるように，家庭裁判所によって選ばれた援助者などにより法律的に支援する制度である．

**生物学的効果比** せいぶつがくてきこうかひ relative biological effectiveness (RBE) 放射線による生物への影響がいつまでも続くと仮定して，ある年次に出生した男女それ等しい線量であっても，その種類，エネルギーの違いにより，その影響の程度に違いが生じる．この違いを基準放射線の比で表したものが生物学的効果比である． ➡ RBE

**生物学的適合性** せいぶつがくてきてきごうせい biocompatibility ➡ 生体適合性，バイオコンパティビリティ

**生物学的年齢** せいぶつがくてきねんれい biological age 老化の進行状態からみた年齢のこと．さまざまな加齢変化を示す観察値から統計処理によって推定する． ➡ 暦年齢，老化度

**生物学的半減期【薬物の】** せいぶつがくてきはんげんき biological half-life, biological half-time 薬物の最高血中濃度を示した時間以降の任意の時点から，薬物の血中濃度が半分になるまでに要する時間のこと．どこから計測しても血中濃度が半分になるまでの時間は変わらない．生物学的半減期の長い薬物は体内に蓄積をしやすい． ➡ 血中濃度，血中薬物濃度曲線下面積，薬物動態パラメーター

**生物学的幅径** せいぶつがくてきふくけい biological width 良好な歯周組織の確立と維持に必要とされる歯肉溝底部から歯槽骨頂までの距離．上皮性付着と結合組織性付着からなり，それぞれ約0.97mmと約1.07mmの距離幅である．

**生物学的利用能** せいぶつがくてきりようのう bioavailability ➡ バイオアベイラビリティ

**正放線投影** せいほうせんとうえい orthoradial projection 口内法エックス線撮影における水平的なエックス線投影方向の原則であり，目的とする歯列に対して垂直方向からエックス線を投影すること．

**精密印象** せいみついんしょう precise impression, final impression 適合の良い補綴装置を作るために，口腔内の状態を忠実に写し取った寸法精度や，表面精度の優れた印象のこと．

**生命表** せいめいひょう life table 一定期間の死亡状況がいつまでも続くと仮定して，ある年次に出生した男女それぞれ10万人の出生集団が，年齢の増加とともに死亡減少していく過程で，各年齢群がどのくらいの数になるか，平均して何年生きられるかなどを死亡率，生存数，死亡数，定常人口，平均余命などの生命関数を用いて表したものである．生命表は，人口の年齢構成の影響を受けないため，集団の健康水準をみる優れた指標となる． ➡ 平均寿命，平均余命

**声門** せいもん glottis 喉頭腔で声門裂と声帯ヒダを合わせて声門という．

**整容動作** せいようどうさ personal appearance activity 日常生活動作（ADL）の洗顔や化粧，歯磨きなどの外見を整えるおしゃれ的な動作のことをいう．爪の手入れや髪の毛をとかすこと，肌の手入れまで含むこともある．整容動作の確保は老年者が意欲をもって生きるための基本である． ➡ ADL，生活機能

**生理学的拮抗** せいりがくてききっこう physiological antagonism, functional antagonism 作用が生理的に逆となる薬物を組み合わせた際の拮抗状態をさす．呼吸抑制薬と中枢性興奮薬の組み合わせなど，薬物の作用点は異なっても，作用が打ち消される場合をいう． ➡ 機能的拮抗 ➡ 生化学的拮抗

**生理的歯根吸収** せいりてきしこんきゅうしゅう physiological root resorption ➡ 吸収期

**生理的体重減少** せいりてきたいじゅうげんしょう physiological decrease of body weight 生後3～5日で，一時的に体重が減少すること．1週目までに出生時体重に回復する．減少量は，出生時体重の5～7％（150g～200g）で，主に肺，体表面からの水分蒸発によるもの．その

ほかには，尿・胎便の排泄，身体脂肪の消費がある．

**生理的年齢** せいりてきねんれい physiological age 発育には個人差があり，生物学的な成熟度の年齢的な差異がはっきりしている器官の成熟度を用いて，その発達の段階を年齢単位で表現したもの．骨年齢，歯齢，第二次性徴年齢，歯の石灰化などがある．　⇒形態年齢

**生理的歯の移動** せいりてきはのいどう physiological tooth movement 生理的条件下では，舌や頬筋の力によって，歯は近心に移動する．

**生理的ブラッシング** せいりてきぶらっしんぐ physiologic method Smith TS (1940) と Bell DG (1948) によって提唱された．咀嚼運動すると歯ブラシが生理的な流れに沿って移動する原理に基づくもの．歯ブラシの脇腹を使ってブラッシングを行う方法の一つ．毛先を歯冠方向に向け，毛の脇腹を歯肉に押し当てて，歯肉に接触させて清掃する方法である．

**整流** せいりゅう rectification エックス線管に加える直流の高電圧を交流から得る方法．自己整流，半波整流，全波整流，インバータ方式がある．

**政令** せいれい cabinet order 憲法73条に基づき，行政機関である内閣によって制定される命令．憲法・法律の規定を実施するための執行命令と，法律の委任に基づいて制定される委任命令とがある．

**セーフティーマージン** せーふてぃーまーじん safety margin 悪性腫瘍の手術に際し病巣を確実に切除できるよう，可及的に安全域を確保して切除すること．部位，組織型などにもよるが，1.0〜2.0cmの安全域を確保する．

**セカンドオーダーベンド** せかんどおーだーべんど second order bend マルチブラケット装置のアーチワイヤーに付与される屈曲の一種で，歯を近心，あるいは遠心に傾斜させるためのもの．≡ティップバックベンド　⇒屈曲，サードオーダーベンド，ファーストオーダーベンド

**セカンドオピニオン** せかんどおぴにおん second opinion 患者が主治医の医療行為や診断に疑問を感じ，別の医療機関を受診して求める意見．　⇒インフォームドコンセント

**セカンドメッセンジャー** せかんどめっせんじゃー second messenger 細胞外からの情報伝達物質（一次情報伝達物質）が細胞表面の受容体に結合することで，細胞内で生ずる低分子物質，あるいはイオンである．cAMP, cGMP, イノシトール三リン酸 (IP3), カルシウムイオンなどがある．

**咳・強制呼出手技** せき・きょうせいこしゅつしゅぎ coughing, forced expiration ≡呼吸・排痰訓練，咳嗽訓練，ハフィング

**赤色舌炎** せきしょくぜつえん magenta tongue 舌全体が赤く変色すること．舌表面の糸状乳頭と茸状乳頭が著しく萎縮し，舌の表面が平滑になる．鉄欠乏性貧血や悪性貧血（ハンター舌炎）でみられる．鉄欠乏性貧血は鉄剤の内服，悪性貧血はビタミン $B_{12}$ の注射を行う．

**赤唇縁** せきしんえん vermillion border 角化重層扁平上皮の口唇皮膚部と，非角化重層扁平上皮の粘膜部の移行部にあり，錯角化した粘膜上皮に覆われる．

**脊髄性小児麻痺** せきずいせいしょうにまひ poliomyelitis ポリオウイルスによる急性伝染病で，脊髄神経の灰白質が侵され，夏風邪のような症状が現れたのち，急に足や腕が麻痺して動かなくなる疾患をいう．急性灰白髄炎，脊髄性小児麻痺，ハイネーメジン (Heine-Medin) 病とも呼ばれていたが，ワクチンの普及以来，単にポリオと略称されることが多くなった．

**脊髄損傷** せきずいそんしょう spinal cord injury, spinal cord lesion 椎骨の骨折・脱臼や外傷により脊髄が損傷を受けること．下肢の麻痺や呼吸麻痺・排尿障害などを伴う．

**脊髄反射** せきずいはんしゃ spinal reflex 反射の中枢が脊髄に存在している反射のこと．

**積層充填** せきそうじゅうてん layering technique コンポジットレジン充填で，何層かに分けて充填する方法．重合収縮応力の分散や色調適合の向上を目的とする．

**石炭酸** せきたんさん carbolic acid ≡フェノール

**石炭酸係数** せきたんさんけいすう phenol coefficient ≡フェノール係数

**脊柱側彎症** せきちゅうそくわんしょう scoliosis ≡側彎症

**赤道板** せきどうばん equatorial plate 細

胞分裂中期において核膜消失後に移動した染色体が,紡錘体装置に対して垂直に整列して,リング状にみられるもの.

**咳反射** せきはんしゃ cough reflex 気道が刺激されたときに起こる反射.気道の粘膜に生じた刺激が,迷走神経を通じて咳中枢に伝えられ発生する.原因として,煙やほこりなど体外由来のものと,呼吸器の炎症など体内で発生するものがある. ➡ むせ

**セクショナルアーチ** せくしょなるあーち sectional arch 全顎的でなく少数歯の移動を目的とした矯正装置で,混合歯列や minor tooth movement(MTM)を対象として用いられることが多い.マルチブラケット装置と同じバッカルチューブとブラケットが一部の歯に装着される.

**舌** ぜつ tongue 舌筋と呼ばれる横紋筋とその表面を覆う重層扁平上皮からなる筋性器官で,咀嚼・嚥下,構音,味覚の感知などの働きをもつ.舌の上面はV字形をなす分界溝によって舌体と舌根に分けられ,舌体の先端を舌尖,上面を舌背,下面を舌下面,側面を舌縁という.舌背正中部では舌正中溝が前後方向に走り,舌体表面には舌乳頭がみられる.舌根には,多数の舌小胞からなるリンパ組織である舌扁桃が存在する.分界溝のV字形の頂点には舌盲孔という小孔があり,この孔は胎生期に甲状腺が形成されたときの遺残である. ➡ 舌乳頭

**舌圧** ぜつあつ tongue pressure 咀嚼,嚥下時の硬口蓋における舌の接触圧のこと.舌圧は食塊を形成し,咽頭に送り込むことに関与する. ➡ 舌圧測定器

**舌圧計** ぜつあつけい tongue pressure meter ➡ 舌圧測定器

**舌圧子** ぜつあっし tongue depressor ステンレス製や木製で板状,あるいはL字型で,舌を圧排して術野の確保や精査のために用いられる器具.

**舌圧測定器** ぜつあつそくていき tongue pressure measuring device 舌機能を数値として測定し,定量的に評価する装置のこと.装置にはセンサー式舌圧測定器やバルーン式舌圧測定器がある. ➡ 舌圧計 ➡ 舌圧

**舌位** ぜつい tongue posture 舌の位置.正しい舌位では,舌尖が上顎前歯のすぐ後方にあり口蓋に密着している.舌位の不正は,開咬や顎骨成長の不正の原因となるため,矯正治療の対象となることが多い.

**舌咽神経** ぜついんしんけい glosso pharyngeal nerve 第Ⅸ脳神経で,頸静脈孔から頭蓋を出て,舌,咽頭,中耳に分布する.迷走神経とともに咽頭神経叢を形成し,咽頭と口蓋に分布する.知覚肢の一部は舌の後1/3の味覚と知覚を司り,運動枝は咽頭の筋と茎突咽頭筋を支配する.副交感性の神経(鼓室神経,小錐体神経)は,耳下腺の分泌や頸動脈小体(頸動脈洞枝)による血圧調整にも関与する.

**切縁** せつえん incisal edge 歯冠の先端の線状の突出部をいう.歯間の近心面と遠心面の移行部であり,切縁と犬歯にみられる.下顎中切歯の切縁はほぼ水平であるが,他の切縁では遠心に傾斜する.犬歯および犬歯化した側切歯では,歯冠の先が三角錐状の尖頭となって突出しているために,近心切縁と遠心切縁に2分される.なお,乳歯においても同様のことがいえる. ➡ 切端

**切縁結節** せつえんけっせつ mamelon 切歯の切縁に並ぶ3個の軽度の弧状の隆起.

**石灰化** せっかいか calcification, mineralization 血液や組織液に含まれるカルシウムが,リン酸カルシウムなどの無機結晶を形成して沈着すること.正常な石灰化を生理的石灰化と呼び,骨と歯(エナメル質,象牙質,セメント質)で起こっている.ほかに病的石灰化もある.

**石灰化球** せっかいかきゅう calcospherite 象牙質石灰化の際,核に次々とヒドロキシアパタイトが沈着してできる石灰化物の球状塊で,大きいものは歯冠象牙質にみられる.

**石灰化条** せっかいかじょう calcification striae, linear calcification 脱灰して鍍銀染色した歯冠象牙質にみられる細かい波状状の線条で,象牙質の1日の形成量を示す.石灰化によって生じると考えられている. ➡ 象牙質紋理

**石灰化前線** せっかいかぜんせん mineralization front H-E染色した象牙質の脱灰標本で明瞭に観察できる,象牙前質と石灰化象牙質の境界線.

**石灰化不全** せっかいかふぜん hypocalcification エナメル質の石灰化が,成熟化

**舌下錠** ぜっかじょう sublingual tablets
薬剤を舌下で速やかに溶解させ、口腔粘膜から急速に吸収させて薬効を発揮させるために用いる錠剤。全身作用を目的として用いられる。

**舌下神経** ぜっかしんけい hypoglossal nerve 第Ⅻ脳神経で、後頭骨の舌下神経管から頭蓋を出て舌筋やオトガイ舌筋に分布してその運動を支配する運動性神経である。

**舌下腺窩** ぜっかせんか sublingual fovea 下顎体内面で、顎舌骨筋線の前端上内側にみられる舌下腺の存在によりできた浅いくぼみ。

**舌下面** ぜっかめん inferior surface of tongue 舌体の下面部。正中部は舌下面粘膜のヒダである舌小帯によって口腔底と連結している。舌小帯下端の左右側には、後方に向かって内部に舌下腺を入れる舌下ヒダという堤状の隆起部が伸び、その前端部は盛り上がって舌下小丘をつくっている。舌下小丘には、顎下腺管と大舌下腺管が開口し、舌下ヒダには小舌下腺管が開口する。また、舌下小帯を挟んで舌根両側から舌尖に向かって鋸状を呈して采状ヒダという柔らかい粘膜のヒダが走行する。

**舌筋** ぜっきん muscles of tongue 下顎骨や側頭骨などの頭蓋骨から起こって舌内に入り舌の位置を変える外舌筋と、舌の内部にあって舌の形を変える内舌筋に分けられる。外舌筋にはオトガイ舌筋、舌骨舌筋、茎突舌筋があり、内舌筋には上・下縦舌筋、横舌筋、垂直舌筋がある。舌筋の運動はすべて舌下神経に支配される。

**舌クリーナー** ぜっくりーなー tongue cleaner 舌ブラシと同様の役割をもち、主に舌苔の除去に使用される。先端に植毛されたブラシや樹脂によって舌苔が除去される。操作法は、舌の分界溝から手前にゆっくり軽い力で操作する。

**舌訓練** ぜっくんれん tongue exercise, lingual exercise 舌をさまざまな方法により訓練すること。大別すると舌筋力強化を目的としたもの、舌運動範囲の拡大を目的としたものに区分される。また、舌運動により、間接的に舌骨上筋群の筋力強化を期待するものもある。 ➡ 舌背挙上訓練

**赤血球** せっけっきゅう red blood cell, erythrocyte 血球成分の大半を占める無核の扁平な細胞で直径は約 8μm である。主要成分の血色素は $O_2$ や $CO_2$ の運搬および酸塩基平衡の維持に働く。正常値は成人男性約500万/μL、成人女性約450万/μL である。

**赤血球沈降速度** せっけっきゅうちんこうそくど erythrocyte sedimentation rate 抗凝固剤を添加した静脈血をガラス管に入れて垂直に立て、赤血球の沈降速度を測定する検査。炎症時には赤血球の沈降速度が亢進する。

**石膏** せっこう gypsum, plaster, plaster of Paris 硫酸カルシウムからなる鉱物。二水石膏（$CaSO_4 \cdot 2H_2O$）と無水石膏（$CaSO_4$）が天然に存在するが、歯科用石膏粉末として使用されるのは半水石膏（$CaSO_4 \cdot 1/2H_2O$）である。半水石膏粉末を水と練和することにより、二水石膏が生成して石膏硬化体となる。半水石膏には結晶形態の違いから、α半水石膏とβ半水石膏がある。模型材、埋没材の結合材、印象材に使用される。

**石膏コア** せっこうこあ plaster core, plaster index 支台歯形成や補綴装置製作時に、支台歯や人工歯の形態、排列状態、位置関係などを保存するために、それらを石膏で記録したもの。ゴシックアーチ描記図上のそれぞれの顎間関係の記録に利用することもある。

**接合上皮** せつごうじょうひ junctional epithelium ☰ 付着上皮

**石膏用スパチュラ** せっこうようすぱちゅら plaster spatula 石膏や埋没材をラバーボウルで練和するときに使用する先の丸い、やや柔軟な平板状の金属製のへら。粉末と水の練和や練和物をラバーボウル面に擦り付けて延ばすことができる。 ➡ 印象用スパチュラ

**舌骨** ぜっこつ hyoid bone 下顎骨と喉頭の間に位置する頭蓋骨の一つで、体、大角、小角からなり、舌筋、舌骨筋や咽頭筋の付着部となる。

**舌骨下筋** ぜっこつかきん infrahyoid muscles 舌骨と甲状軟骨、胸骨、肩甲骨の間にある、胸骨舌骨筋、肩甲舌骨筋、甲状舌骨筋、胸骨甲状筋の4種の筋群。胸骨舌骨筋は胸骨柄、鎖骨後端から起こり、舌骨体下縁に停止する。肩甲舌骨筋は上腹と下腹からなる。上腹は肩甲骨上縁か

ら起こり，間の中間腱を介して後腹は舌骨体下縁に停止する．中間腱は頸筋膜気管前葉につく．甲状舌骨筋は甲状軟骨から起こり，舌骨体および大角の下縁に停止する．胸骨甲状筋は胸骨柄内部および第一肋骨肋軟骨後面から起こり，甲状軟骨に停止する．4つの筋は頸神経ワナに支配される．舌骨下筋は舌骨上筋と共同して舌骨を固定し，嚥下時には舌骨と喉頭の距離を近くする．

**舌骨弓** ぜっこつきゅう hyoid arch 胎生第4週初期に，胚子の将来，頭頸部になってゆく部位に出現する6対の隆起のうち，頭側から2番目のもの．由来する構造として，筋は表情筋・アブミ骨筋・茎突舌骨筋・顎二腹筋後腹が，骨と軟骨はアブミ骨・茎状突起・舌骨小角・舌骨体上部・ライヘルト軟骨が，神経は顔面神経が挙げられる． ■ 第二鰓弓 ➡ 鰓弓

**舌骨上筋** ぜっこつじょうきん suprahyoid muscles 頭蓋底，下顎骨と舌骨との間にある，顎舌骨筋，顎二腹筋，茎突舌骨筋，オトガイ舌骨筋の4種の筋群．顎舌骨筋は下顎骨内面の顎舌骨筋線から起こり，正中の顎舌骨筋縫線で対側の顎舌骨筋筋と合するとともに，舌骨体に停止する．顎二腹筋は前腹と後腹からなり，間に中間腱がある．前腹は下顎骨二腹筋窩，後腹は側頭骨乳突切痕から起こり，中間腱は舌骨体に固定される．茎突舌骨筋は側頭骨茎状突起から起こり，舌骨体に停止する．オトガイ舌骨筋は下顎体内面のオトガイ棘のうちのオトガイ舌骨筋棘から起こり，舌骨体に停止する．顎舌骨筋と顎二腹筋前腹は下顎神経の枝の顎舌骨筋神経に，顎二腹筋後腹と茎突舌骨筋は顔面神経に，オトガイ舌骨筋は舌下神経に支配される．舌骨上筋は口腔底を構成し，咀嚼時に舌骨が固定されているときは下顎を引き下げ，嚥下時に下顎が固定されているときは舌骨，口腔底，舌などを挙上する．

**節後ニューロン** せつごにゅーろん postganglionic neuron 自律神経の遠心性ニューロンのうち，細胞体が自律神経節にあり，軸索末端が効果器（組織）に至るもの．

**舌根後退運動** ぜっこんこうたいうんどう tongue retraction exercise 随意的な舌の後方運動ではなく，咽頭期に舌根部と咽頭壁が接触し，嚥下内圧が発生する際の舌が後方に引き込まれる動作を強化する訓練．間接訓練として前舌保持嚥下訓練，直接訓練として努力嚥下が該当する． ■ 舌根引き込み訓練 ➡ 努力嚥下

**舌根沈下** ぜっこんちんか glossoptosis 舌の基部が下降すること．気道の狭窄をきたす例が多く，重症例では気道確保が必要となることもある．小下顎や下顎の後退が原因となることがある．

**舌根引き込み訓練** ぜっこんひきこみくんれん tongue retraction exercise ■ 舌根後退運動

**切歯** せっし incisor 各歯列の最前部にある2本ずつのシャベルまたはノミ状をしている歯．正中線に近いものを中切歯，遠いものを側切歯と呼ぶ． ■ 門歯

**切歯窩** せっしか incisive fossa 上顎骨口蓋突起にある正中口蓋縫合の前端の凹みで，切歯管が開口し，切歯孔となる．

**切歯管** せっしかん incisive canal 翼口蓋窩から蝶口蓋孔に入る血管（蝶口蓋動脈）と神経（翼口蓋神経の枝である鼻口蓋神経）が鼻中隔を経て左右の切歯管に至り，切歯孔から口蓋に分布する．このため，この管はY字形を呈する．

**切歯管嚢胞** せっしかんのうほう incisive canal cyst 鼻口蓋管（切歯管）由来の上皮遺残がその発生に関与する非歯原性嚢胞．30～50歳代に多く，エックス線では上顎中切歯部歯根間に類円形やハート型の透過像を認める． ■ 鼻口蓋管嚢胞

**切歯結節** せっしけっせつ incisive tubercle 上顎切歯の基底結節が著しく隆起，突出したもの．

**切歯孔** せっしこう incisive foramen 上顎骨口蓋突起の先端（中切歯部）にある孔で，切歯孔から鼻口蓋神経や蝶口蓋動脈中隔後鼻枝が硬口蓋に分布する．

**切歯骨** せっしこつ incisive bone, premaxillary bone 胎生期にみられる一次口蓋に相当する骨片部で，二次口蓋との間に切歯縫合がみられることがある．上顎骨口蓋突起を形成する． ■ 顎間骨

**切歯斜面板** せっしゃめんばん inclined plane 前歯部反対咬合の改善のために使用される可撤式装置．舌側傾斜した上顎前歯を唇側移動させる効果がある．骨格性下顎前突症は適応でなく，通常1～数歯の歯性反対咬合に用いられる．

**切歯点** せっしてん incisal point 下顎両側中切歯の近心切端隅角の中点.

**切歯乳頭** せっしにゅうとう incisive papilla 上顎骨口蓋突起にある切歯孔からの神経や,血管が出てくるところが隆起してできたもの.

**切歯縫合** せっしほうごう incisive suture 胎生期にみられる一次口蓋と二次口蓋の間にみられる縫合で,上顎骨口蓋突起になる.

**舌習癖** ぜつしゅうへき tongue habit 舌尖で前歯舌側を押したり,歯の隙間に押し込んだりする弄舌癖と,嚥下時に舌を突き出す舌突出癖などがある.これにより歯周組織に外傷性の傷害を与えたり,開口などの歯列異常を引き起こすことがある. 🔲 舌突出癖,弄舌癖

**摂取許容一日量** せっしゅきょよういちにちりょう acceptable daily intake 🔲 一日許容摂取量,ADI

**摂食意欲** せっしょくいよく will of eating 自発的に食べたいと思う意欲をさす.摂食意欲は,健康の維持増進に大きく関与するが,心身の状態に影響される.疾患や口腔内,義歯の問題によって低下することがある一方で,認知症などでは食欲が亢進することもある.

**摂食嚥下機能** せっしょくえんげきのう eating and swallowing function 食物を認知し,口腔に取り込み,口腔,咽頭,食道を経て胃に送り込むまでの一連の運動のこと.食物の移送に合わせて,①先行期もしくは認知期,②準備期もしくは咀嚼期,③口腔期,④咽頭期,⑤食道期に分けられる.

**摂食嚥下状況スケール** せっしょくえんげじょうきょうすけーる eating status scale 摂食状況と医学的安定性の2つの側面から摂食嚥下障害の重症度を分類する.摂食状況は全量経管栄養から調整不要にて全量経口摂取可までの5段階に,医学的安定性は安定または不安定の2段階に分類される.

**摂食嚥下能力のグレード** せっしょくえんげのうりょくのぐれーど grade of ingestion swallowing ability 藤島らにより考案された摂食嚥下障害の重症度分類の一つ.重度嚥下障害により嚥下訓練の適応なしとされる「1」から正常な摂食嚥下能力を有する「10」までの10段階に分類される.

**摂食嚥下リハビリテーション** せっしょくえんげりはびりてーしょん swallowing rehabilitation 摂食嚥下障害患者に対して医学的・心理学的指導や機能訓練を行い,摂食嚥下機能の回復と社会復帰を図ること.誤嚥性肺炎,窒息,脱水,低栄養のリスクを低下させ,食べる機能の回復により QOL の向上に寄与できる.多職種のチームアプローチが重要.

**接触過敏反応** せっしょくかびんはんのう contact hypersensitivity reaction 🔲 接触皮膚炎

**接触感染** せっしょくかんせん contact infection 患者などがもつ感染源と直接接触することにより起こる感染のこと.インフルエンザなどの病原体が咳・くしゃみなど唾液とともに散る飛沫などで感染する間接接触感染もある.

**摂食機能** せっしょくきのう eating function (動物が)食物を摂ること.

**摂食機能訓練** せっしょくきのうくんれん feeding and swallowing training, therapy for dysphagia, feeding and swallowing therapy 摂食機能障害のリハビリテーションの一部.間接的訓練法と直接的訓練法に分けられる.間接的訓練法とは食物を用いずに行う基礎的訓練,直接的訓練法とは食物を少量用いるものから食事場面で行う訓練まで,幅広い内容を含む. 🔲 摂食機能療法

**摂食機能障害** せっしょくきのうしょうがい eating functional disorder 食物を認知し,口腔内に取り込み,舌や咀嚼で押しつぶし,嚥下するという機能における障害をさす.原因としては,形態的異常,神経・筋系の異常,その他(加齢や薬剤など)に大別される.

**摂食機能療法** せっしょくきのうりょうほう dysphagia rehabilitation 摂食機能障害に対して行われる治療法.国際生活機能分類の理念に基づき,摂食機能の維持・向上を目指し,退行性の病態を呈する場合においては緩和を目的に行われる.機能訓練,代償的アプローチ,環境改善的アプローチなどがある. 🔲 摂食機能訓練

**摂食行動** せっしょくこうどう feeding activity 視床下部に存在する満腹中枢や摂食中枢の働きにより出現する,哺乳類が有する本能行動の一つ.しかしながら,ヒトでは種々の内因性および外因性の情

**摂食障害** せっしょくしょうがい eating disorder 食行動に関する精神障害の一種であり、主に、神経性過食症（過食症）と神経性拒食症（拒食症）がある。過食と拒食、相互に移行することや重複することが多く、自傷行為や薬物依存とも関連があるとされている。

**接触点** せっしょくてん contact point 歯冠の近心および遠心隣接面で側方に突出した部分。臨在歯と接触するところであり、実際には点ではなく面で、加齢とともに広くなる。

**接触皮膚炎** せっしょくひふえん contact dermatitis, contact hypersensitivity reaction 特定の物質の皮膚接触によって発症する場合と、原因物質に対して皮膚の炎症細胞が感作された後に再度抗原接触によって発症するアレルギー性のものがある。 ➡ 接触過敏反応 ➡ 金属アレルギー

**切除療法** せつじょりょうほう methods of pocket elimination 歯周ポケットを構成する組織を除去することにより、確実にポケットを浅くする歯周外科治療法。プラークコントロールしやすい環境をつくることを目的としており、歯肉弁根尖側移動術、歯肉切除術などが含まれる。

**切歯路** せっしろ incisal path 開口運動、前方運動、側方運動、咀嚼運動など任意の顎運動の際に、切歯点、あるいは切歯部の前方に設けた点が描く運動路のこと。あるいは滑走運動時における切歯点の運動路。

**舌神経** ぜっしんけい lingual nerve 舌の味覚と知覚を支配するが、三叉神経の第3枝である下顎神経の終枝で、知覚線維と顔面神経の鼓索神経の味覚線維の2種類からなる。卵円孔を出たときは下歯槽神経と共同孵であるが、下顎孔に入る前に前方にある舌に入り込む。支配域は舌前2/3で、知覚線維と鼓索神経由来の味覚線維からなる。

**舌神経麻痺** ぜっしんけいまひ paralysis of lingual nerve 舌神経の損傷や圧迫による麻痺。舌の前方2/3の知覚異常。舌咽頭部の炎症・腫瘍・外傷などによる神経の圧迫や損傷、抜歯や局所麻酔などによる損傷が原因となる。治療はビタミン$B_{12}$製剤の投与や、外科的に神経修復処置が行われる。

**舌清掃** ぜっせいそう tongue cleaning 舌に剝離上皮と微生物からなる舌苔が付着する場合は、唾液の汚染や口臭の原因となるので、これを除去する清掃をいう。舌ブラシなどの専用器具があるが、舌苔の除去時に舌背の糸状乳頭も同時に除去すると痛みなどの問題が生じる場合がある。

**舌接触補助床** ぜっせっしょくほじょしょう palatal augmentation prosthesis 食塊形成や移送、嚥下圧産生の向上などの摂食嚥下機能の改善を目的として上顎に装着される補綴装置。固有口腔の容積を減少させ、舌と口蓋の距離を短くすることで、舌と口蓋の接触状況の改善を図る。

**舌尖挙上訓練** ぜっせんきょじょうくんれん tongue tip elevation exercise 舌尖を口蓋皺壁部に押しつけたり、舌圧子などで舌尖に負荷をかけるような抗抵抗運動を反復する訓練。舌背挙上訓練と同じく、舌筋のみならず、舌骨上筋群の筋力増強により、咽頭期障害の改善が期待される。 ➡ 舌の抵抗負荷訓練、舌背挙上訓練

**節前ニューロン** せつぜんにゅーろん preganglionic neuron 自律神経の遠心性ニューロンのうち、細胞体が中枢内にあり、軸索末端が自律神経節に至るもの。自律神経節内でシナプスを介し、中枢からの情報を節後ニューロンに伝える。

**舌側弧線装置** ぜっそくこせんそうち lingual arch appliance 0.9mmの主線と0.5mmの弾線および大臼歯（乳臼歯）の帯環（バンド）から構成される器械的矯正装置。弾線を活性化することにより、唇側や近遠心に歯が移動できる。乳歯列から永久歯列まで広く使用できる。 ➡ リンガルアーチ ➡ 維持バンド、主線、Nanceのホールディングアーチ、補助弾線

**舌側中間副結節** ぜっそくちゅうかんふくけつせつ median lingual accessory cusp ➡ 第七咬頭

**舌側面窩** ぜっそくめんか lingual fossa 切歯の舌側面で、近心および遠心辺縁隆線と基底結節とで囲まれた中央部の凹窩。

**舌側面歯頸隆線** ぜっそくめんしけいりゅうせん linguocervical ridge ➡ 基底結節

**舌側面歯頸裂溝** ぜっそくめんしけいれっこう linguogingival fissure ➡ 斜切痕

**舌苔** ぜったい coated tongue 微生物が舌表面に定着・増殖し、プラーク類似の付着物となったもの。舌表面は舌乳頭で覆われ、唾液が届きにくく洗浄作用が働きにくいため、種々の微生物が定着する場となりやすく、口臭の発生源となる。

**絶対不応期** ぜったいふおうき absolute refractory period 活動電位の発生直後、ニューロンは刺激閾値が無限大まで上昇し、いかなる刺激もニューロンを興奮させることができない。この一時期を、絶対不応期という。

**切端** せったん incisal edge ➡ 切縁

**切端咬合** せったんこうごう edge-to-edge bite 中心咬合位において上下顎の前歯切縁同士が咬合しているもの。

**接着性修復材** せっちゃくせいしゅうふくざい adhesive restorative material 歯質と化学的に接着する材料のこと。コンポジットレジンやグラスアイオノマーセメントのこと。

**接着性タンパク質** せっちゃくせいたんぱくしつ adhesive protein 分子内に細胞や結合組織成分と結合する領域（ドメイン）をもつフィブロネクチンやラミニンなどの糖タンパク質。細胞接着タンパクはRGD配列という特徴のあるアミノ酸配列をもち、細胞膜のインテグリンと結合することによって細胞に接着する。

**接着性モノマー** せっちゃくせいものまー adhesive monomer 各種材料と化学的に結合できる官能基をもつモノマー。レジンなどと結合するメタクリロイルオキシ基、歯質と結合するカルボキシ基、リン酸基、貴金属と接着するチオール基（イオウを含む官能基）をもつモノマーがある。

**接着性レジン固定** せっちゃくせいれじんこてい adhesive resin splint ➡ エナメルボンディングレジン固定、ダイレクトボンディングシステム固定、レジン隣接面間固定

**接着ブリッジ** せっちゃくぶりっじ resin-bonded fixed partial denture 支台歯形成をする際に、歯の切削量を最小限にとどめることができる（MI：ミニマルインタベーション）固定性ブリッジ。接着材を用いて装着する。審美性は良いが、脱離しやすい場合がある。

**舌中隔** ぜっちゅうかく lingual septum 舌の内部で舌筋群を左右に分かつ線維性の構造。

**舌痛症** ぜっつうしょう glossodynia, glossalgia 舌に器質的な変化を認めないが舌の痛みを訴える病態。中年以降の女性に多いといわれ、舌縁部に多く発症する。食事などの舌の運動時の痛みはまれで、安静時に出現することが多い。心因性の原因も考えられ精神的な関連を指摘されることがある。

**舌抵抗訓練** ぜっていこうくんれん tongue strengthening exercises ➡ 舌の抵抗負荷訓練

**舌動脈** ぜつどうみゃく lingual artery 外頸動脈の枝として、上甲状腺動脈の突起の上方の上行咽頭動脈とほぼ同じ高さで分かれ、舌骨舌筋の前縁で舌内に入る。

**舌突出癖** ぜっとっしゅつへき tongue thrusting habit ➡ 舌習癖、弄舌癖

**舌乳頭** ぜつにゅうとう lingual papillae 舌尖と舌体の舌背にある粘膜の突起で、形態から糸状乳頭、茸状乳頭、有郭乳頭、葉状乳頭の4つに分けられる。有郭乳頭と葉状乳頭の溝の底には、漿液性のエブネル腺が開口する。 ➡ 糸状乳頭、茸状乳頭、舌、有郭乳頭、葉状乳頭

**舌の運動範囲拡大訓練** ぜつのうんどうはんいかくだいくんれん tongue range-of-motion exercise 舌運動範囲拡大を目的として、能動的に舌を3次元的に最大限運動させることを反復する訓練。本人が鏡を見て自発的に行えるが、指導者の指示により模倣するほうが効果的である。

**舌の巧緻性** ぜつのこうちせい fine tongue control 咀嚼時に食物を臼歯の上に運ぶ、粉砕された食物をまとめるなどの細かな動作を行う能力のこと。舌の巧緻性の低下は咀嚼機能や嚥下機能の低下に直結すると考えられており、口腔機能低下の指標の一つとなる。

**舌の抵抗負荷訓練** ぜつのていこうふかくんれん tongue resistance exercise, tongue strengthening exercises 舌圧子などで舌に負荷をかけるような抵抗運動を反復し、主に舌筋力強化を目的とした訓練。比較的簡便、安全な間接訓練である。客観性を重視して、舌圧測定装置を訓練に応用する場合もある。 ➡ 舌抵抗訓練 ➡ 舌尖挙上訓練、舌背挙上訓練

**舌の発生** ぜつのはっせい development of tongue 胎生4週頃、第一鰓弓内腔面の正中前部において、前方に2つ、後方

に1つの隆起が出現する．前者を外側舌隆起，後者を無対舌結節（正中舌結節）という．この3つの隆起が増大・癒合して舌体が形成される．舌根は第二鰓弓の内面に形成されるコプラと，第三，第四鰓弓正中線上に出現する鰓下隆起からつくられる．舌が発達するにつれて，コプラは鰓下隆起に覆われて消失する．舌体と舌根の癒合により舌が形成され，両者の癒合部位は舌分界溝となる．

**舌背挙上訓練** ぜっぱいきょじょうくんれん dorsum of tongue elevation exercise, elevation exercise of the tongue dorsum 舌を口蓋に押しつけたり，舌圧子などで舌に負荷をかけるような抵抗運動を反復する訓練．舌筋のみならず，舌骨上筋群の筋力増強により，喉頭挙上，食道入口部開大の改善など咽頭期障害にも効果が期待される． ➡ 舌訓練，舌尖挙上訓練，舌の抵抗負荷訓練

**舌微生物叢** ぜつびせいぶつそう tongue coating microbiota, tongue coating microflora 舌表面の構造の複雑さにより，剝離上皮成分や細菌が沈着し，舌苔が形成される．この舌苔を構成する微生物叢を舌微生物叢という．Streptococcus, Actinomyces, Veillonella, Porphyromonas, Prevotella, Fusobacterium などで構成され，舌苔中のアミノ酸などを利用して硫化物や腐敗臭をもつ物質を産生する．

**舌ブラシ** ぜつぶらし tongue brush 舌表面に付着した舌苔を除去するための口腔清掃ブラシ．舌ブラシの形態は，T タイプと O タイプがあり，舌背の奥から前方へ軽い力でかき出すように擦過して舌苔を除去する．

**舌扁桃** ぜつへんとう lingual tonsil リンパ球が密集してできた舌小胞のこと．舌根部にはこの小さな粘膜の高まりがたくさんみられ，口蓋扁桃，咽頭扁桃，耳管扁桃とともにワルダイエルの咽頭輪を形成する．

**説明と同意** せつめいとどうい informed consent ➡ インフォームドコンセント，説明に基づく同意

**説明に基づく同意** せつめいにもとづくどうい informed consent ➡ インフォームドコンセント，説明と同意

**舌面小窩** ぜつめんしょうか lingual pit 上顎前歯部舌側歯頸部にみられる小さな窩のこと．

**セファログラム** せふぁろぐらむ cephalogram ➡ 頭部エックス線規格写真

**セファロ分析** せふぁろぶんせき cephalo-analysis, cephalometric analysis 規格化された頭部エックス線規格写真（セファログラム）を基にして，顎骨の位置や形態，歯軸を定量的に評価する分析．セファログラム上にさまざまな計測点を定め，角度や距離を計測して評価する．【巻末図3参照】 ➡ 距離的計測法，Downs分析法，Tweed分析法，頭部エックス線規格写真，Northwestern分析法，Ricketts分析法

**セフェム系抗菌薬** せふぇむけいこうきんやく cephem antibiotic ペプチドグリカンの合成に関与する酵素を阻害し，細菌の細胞壁合成を阻害するβ-ラクタム系抗菌薬．第一世代から第四世代まで抗菌スペクトルや抗菌活性，開発時期により分類される．

**セミファーラ位** せみふぁーらい semi-fowler's position 頭部を15～30°挙上した体位．比較的疲労が少なく，口腔清掃時には顔だけでも横に向ける（側臥位と組み合わせる）ことで誤嚥を防ぐことができる．【巻末表4参照】

**セメント** せめんと cement 無機化合物粉末と液剤を基本組成とし，水和反応によって硬化するが，広義では水を含まない組成物もある．装着，仮着，修復，支台築造，裏層など幅広い用途がある． ➡ 装着材料

**セメント-エナメル境** せめんとえなめるきょう cemento-enamel junction 歯頸部においてエナメル質がセメント質と接している境界．

**セメント芽細胞** せめんとがさいぼう cementoblast 歯小嚢の未分化間葉細胞が分化してできた細胞で，歯根象牙質表面に配列してセメント質をつくる．セメント質基質内に埋入したものはセメント細胞と呼ぶ． ➡ 歯髄細胞

**セメント質** せめんとしつ cementum 歯根表面を覆う硬組織で，歯根形成期にセメント芽細胞によって形成され，埋入したシャーピー線維によって歯槽骨と連結している．セメント細胞を含んだ有細胞セメント質と，含まない無細胞セメント質がある． ➡ 白亜質

**セメント質う蝕** せめんとしつうしょく cementum caries 加齢や歯周病などに

**セメント質形成** せめんとしつけいせい cementogenesis　ヘルトウィッヒ上皮鞘の網目を抜けて歯根象牙質表面に接触した未分化間葉細胞がセメント芽細胞へと分化し、歯根象牙質表面にセメント質を添加することで起こる．

**セメント質骨性異形成症** せめんとしつこつせいいけいせいしょう cemento-osseous dysplasia　顎骨部にセメント質と骨を形成しながら線維性結合組織が増生する非腫瘍性病変．比較的発生頻度が高いが、臨床的には症状に乏しく顎骨膨隆もみられないので、エックス線によって偶然発見されることが多い． ■骨性異形成症

**セメント質増殖症** せめんとしつぞうしょくしょう hypercementosis　セメント質は生理的にも持続的に形成されるが、異常な過剰形成をきたしたものをいう．根尖部の慢性刺激、対合歯喪失による咬合機能の消失、歯の破折などにより生じる．

**セメント質粒** せめんとしつりゅう cementicle　歯根膜内に存在する直径100〜400μmの顆粒状の石灰化物．根尖付近に好発し、セメント質に付着している場合もある． ■セメント粒

**セメント充填** せめんとじゅうてん cement restoration　セメントを窩洞に詰めること．

**セメント小舌** せめんとしょうぜつ cementum spur　歯頸部で、歯根部セメント質と連続してエナメル質の上に形成されたセメント質のこと．

**セメント小体** せめんとしょうたい cement corpuscle　有細胞セメント質では、セメント細胞の細胞体はセメント小腔の中に存在している．セメント小腔は内部にセメント細胞の突起を入れたセメント細管を歯根膜方向に伸ばしている．セメント細胞、セメント小腔、セメント細管を合わせてセメント小体という．

**セメントスパチュラ** せめんとすぱちゅら cement spatula　歯科用セメントを練板上で練和するためのへら．金属製とプラスチック製があり、セメントの種類により選択する．グラスアイオノマーセメント、レジンセメント、ポリカルボキシレートセメントの練和では、プラスチック製スパチュラを使用する．

**セメント前質** せめんとぜんしつ precementum ■類セメント質

**セメント粒** せめんとりゅう cementicle ■セメント質粒

**セメント練板** せめんとれんばん cement mixing pad　歯科用セメントの練和時に使用する練和板．ガラス練板と紙練板がある．

**セラミックインレー** せらみっくいんれー ceramic inlay　セラミックで作製されたインレー

**セラミックス** せらみっくす ceramics　酸化物、水和物、炭化物、窒化物、ホウ化物などの無機化合物からなる成形体材料の総称．耐火性、耐摩耗性に優れ、化学的に安定しており、生体適合性に優れる．反面、耐衝撃性が低く、脆い欠点をもつ．

**セラミックストーン** せらみっくすとーん ceramic sharpening stone　酸化アルミニウム陶材微粒子の砥石のことで、天然石と比べ均質である．熱を吸収しやすいため、シャープニング時に潤滑剤をあまり必要としない砥石である． ■セラミック砥石

**セラミック砥石** せらみっくといし ceramic sharpening stone ■セラミックストーン

**セルフ・エスティーム** せるふ・えすてぃーむ self esteem　自己価値についての基本的な感情、自分について抱いているイメージに対する自己評価、理想や一定の基準に照らし合わせたときに感じる個人的な自己認識を意味する．一般に、「自尊心」「自己尊厳」ともいわれ、自分の思惑や言動に自信をもち、自分の人格を大切にする気持ち．自分自身に対する心情的な評価のことで、身近な出来事、健康状態、周囲の評価など、外部からの影響を受けやすい．社会的役割の変化、地位の喪失によって大きなダメージを受ける． ■自己尊厳, 自尊感情, 自尊心

**セルフエッチングプライマー** せるふえっちんぐぷらいまー self-etching primer　象牙質面をレジンとの接着に適するように改質するためのプライマーに、歯面の酸処理機能を付加したもの．成分は酸性の機能性モノマーと水溶性モノマーのHEMAの組み合わせなどである．

**セルフエフィカシー** せるふえふぃかしー self-efficacy ■自己効力感

**セルフケア** せるふけあ self care 自分自身で自分の生命、健康を維持・管理するために、みずからの意思をもって自発的に行動し、またその技法を身につけ実践すること.

**セルロース** せるろーす cellulose グルコースがβ-1,4結合した多糖類。植物に存在する多糖の一つ. ヒトは分解酵素であるセルラーゼをもたないため、消化ができない. 一方、ウシでは腸管内にセルラーゼ産生細菌が棲息しているため、分解可能とされる.

**セロトニン** せろとにん serotonin, 5-hydroxytryptamine, 5-HT 生体に含まれるアミンの一種で、トリプトファンから生成. 消化管粘膜、血小板、中枢神経などに存在し、小腸の蠕動亢進や脳神経伝達物質として気分、生体リズム、痛み、食欲の制御など多様な機能をもつ.

**腺** せん gland 特定の物質を分泌する機能をもった上皮で、外界へ導管を通して分泌物を出す外分泌腺と、血液や組織液など体液中へ分泌物を出す内分泌腺が存在する.

**線維異形成症** せんいいけいせいしょう fibrous dysplasia 未熟な骨形成を伴う線維性組織が骨髄を置換する良性病変. 顎骨での発生頻度は比較的高く、10〜20歳代に好発する. 顎骨に生じると病変増大による顔面変形や咬合不正などを生じるが、一般に骨格成長後は病変の増大は停止傾向にある. ■ 線維骨異形成症

**線維骨異形成症** せんいこついけいせいしょう fibrous dysplasia ■ 線維異形成症

**線維腫** せんいしゅ fibroma 線維芽細胞由来の腫瘍細胞が、膠原線維を産生しながら増殖する良性腫瘍. 口腔では舌、歯肉、頬粘膜などにみられ、多くは炎症や傷害性刺激に対する反応性の線維性過形成であり、真の腫瘍は少ない.

**線維性セメント質** せんいせいせめんとしつ fiber cementum シャーピー線維（外来線維）を含むセメント質. エナメルセメント境以外のほとんどの無細胞セメント質を占める.

**線維性付着** せんいせいふちゃく fibrous attachment 歯根面のセメント質に歯肉や歯根膜のコラーゲン線維が入り込む付着様式. 正常な歯周組織では、生物学的幅径の一部として、上皮性付着の下部に約1mmの幅で存在する. 上皮性付着に比べ、その結合は強固である. ■ 結合組織性付着

**線維素** せんいそ fibrin 血液凝固の最終過程で生じるもの. フィブリノーゲンがトロンビンの作用によってフィブリン（線維素）になり、血小板血栓の周囲に線維網を形成し、最終的な止血（二次止血）を行う. ■ フィブリン

**線維素性炎** せんいそせいえん fibrinous inflammation フィブリノーゲンを含む血漿成分の滲出が著しい炎症で、炎症部に線維素（フィブリン）の析出を伴う. 例として、喉頭ジフテリア、大葉性肺炎、絨毛心がある.

**鮮鋭度** せんえいど sharpness エックス線写真の明瞭さのこと. 撮影時の患者の体動や散乱エックス線の影響があると低下する. また、エックス線撮影装置の焦点が大きいほど鮮鋭度は低下する.

**線角** せんかく line angle 歯冠で2つの面が交わるところ. ■ 稜角

**尖角** せんかく point angle ■ 点角

**穿下性う蝕** せんかせいうしょく undermining caries 一般に成人で多く認められるう蝕. 表在性に進行し、進行速度は遅い.

**穿下性骨吸収** せんかせいこつきゅうしゅう undermining resorption ■ 間接性骨吸収

**前癌病変** ぜんがんびょうへん precancerous lesion がんになる前段階の病変で、扁平上皮癌における白板症、肝細胞癌における肝硬変などが知られている.

**前期高齢者** ぜんきこうれいしゃ young old 高齢者（65歳以上人口）のうち、65歳から74歳までの者をいう. ■ 後期高齢者

**前臼歯** ぜんきゅうし premolar ■ 小臼歯、双頭歯

**腺腔** せんくう glandular cavity 腺房の分泌細胞に囲まれた内腔で、腺房細胞からの分泌物はここに排出される. 腺腔は介在部や導管とつながっており、分泌物はここを通って腺組織の外へと分泌される.

**前屈頸引き位** ぜんくつあごひきい head down 直接訓練時の喉頭蓋谷への残留防止、誤嚥防止のため、頭部屈曲位と頸部屈曲位が推奨される. 前屈頸引き位はこれらを同時に行うものであるが、顎を

引き過ぎて嚥下しにくくなる点を懸念する意見もある。 ➡ うなずき嚥下

**浅頸リンパ節** せんけいりんぱせつ superficial cervical lymph node 外頸静脈に沿って広頸筋と胸鎖乳突筋に間にみられる数個のリンパ節。頸部浅層、耳介周囲、顎下リンパ節、オトガイ下リンパ節などからのリンパが入り、上および下深頸リンパ節への輸出リンパ管が出る。

**潜血** せんけつ occult blood 肉眼で見分けられない微量の出血がある状態。出血した血液が唾液で希釈された場合は、潜血の状態になる場合が多い。

**線鉤** せんこう wire clasp, wrought wire clasp 既製の金属線を屈曲し、適合して製作されたクラスプ。 ➡ 屈曲鉤、ワイヤークラスプ

**洗口液** せんこうえき rinsing agent 口腔の消毒を目的とする消毒薬や口臭予防を目的とする塩化亜鉛が含まれている液。➡ 含嗽剤、洗口剤

**前口蓋弓冷圧刺激** ぜんこうがいきゅうれいあつしげき thermal-tactile stimulation (TTS) 嚥下反射惹起遅延や消失がみられる咽頭期の嚥下障害に用いる方法。凍らせた綿棒や氷水で冷やした喉頭鏡で、舌咽神経支配の前口蓋弓を上下に刺激する。延髄の嚥下中枢への感覚入力を高める。 ➡ TTS ➡ 嚥下促通訓練

**洗口剤** せんこうざい mouth wash 洗口液のうち、う蝕予防を目的とするフッ化ナトリウムが含まれているものを洗口剤と呼ぶ。 ➡ 洗口液

**先行歯** せんこうし predecessor tooth 最初に生えてくる第一生歯である乳歯のこと。 ➡ 後継歯

**穿孔術** せんこうじゅつ boring, drilling 急性化膿性根尖性歯周炎が顎骨内に膿瘍形成を生じ（骨内期）、激痛を伴うため、排膿路を確保するために根尖部の皮質骨を穿孔する術式。 ➡ 骨穿孔

**先行乳歯** せんこうにゅうし deciduous precessor 乳中切歯から第二乳臼歯は6歳頃から12歳頃にかけて抜け、あとに生えてくる永久歯に交換する。先に生えていた乳歯を先行乳歯といい、交換して後から生えてくる永久歯を後継永久歯という。

**洗口法** せんこうほう mouth rinse, mouth rinsing, rinsing method 口に水や薬液を含み、前後左右に液を動かす動作のこと。食物残渣の除去や歯科疾患の予防を目的として行う。一般に「ブクブクうがい」ともいう。 ➡ ブクブクうがい、リンシング

**全国歯科衛生士教育協議会** ぜんこくしかえいせいしきょういくきょうぎかい The Japan Association for Dental Hygienist Education 全国の歯科衛生士を養成する大学、短期大学、専門学校から構成されており、有能な歯科衛生士を養成するために必要な教育上の諸問題について研究、討議を行うとともに、指導する専任教員の資質向上を図り、歯科衛生士教育の充実発展に寄与することを目的とする組織。

**潜在脱灰能** せんざいだっかいのう potential decalcification efficiency Bibby BG が1951年に、食品ごとのう蝕誘発性を、口腔内での停滞量と、う蝕原性細菌による酸産生量により評価した。菓子パン、キャラメルなどの菓子類は高く、クラッカー、ニンジンなどは低い。

**前歯** ぜんし front tooth 切歯と犬歯の総称。

**線質** せんしつ radiation quality エックス線の透過力のこと。波長が短いエックス線ほど透過力は大きい。エックス線装置の管電圧と濾過によって決定される。

**栓状歯** せんじょうし peg-shaped tooth 矮小歯のうち、栓状を呈するもので、上顎側切歯に多くみられる。 ➡ 矮小歯

**前上歯槽枝** ぜんじょうしそうし anterior superior alveolar branches 上顎の歯と歯肉を支配する神経は、上・中・後上歯槽枝に分類される。上顎神経の枝で眼窩下溝から眼窩下管を経て前歯部に達する神経を前上歯槽枝という。前歯部の歯と歯肉を支配する知覚枝である。

**前上歯槽動脈** ぜんじょうしそうどうみゃく anterior superior alveolar artery 眼窩下溝から眼窩下管入口付近で眼窩下動脈から分かれて、上顎神経前上歯槽枝とともに眼窩下孔の下外側で上顎骨内に入り、後上歯槽動脈と吻合して上顎骨前壁に動脈網をつくる。この動脈網から多くの枝が出て、上顎の歯、歯根膜に分布する。

**線条部** せんじょうぶ striated duct 外分泌腺の導管系のうち基底線条がみられる部分で、介在部と導管の間に存在する比較的太い部分のこと。耳下腺や顎下腺で発達している。

**染色質** せんしょくしつ chromatin 分裂

間期の核内では，DNAがヒストンなどのタンパク質と結合してヌクレオソームを形成する．ヌクレオソームがさらに凝集して直径30nmの染色質フィラメント（クロマチンフィラメント）となり，これがさらに折りたたまれることで分裂期染色体を構成する．

**染色体** せんしょくたい chromosome 細胞周期の分裂期にみられる棒状構造で，DNAとヒストンからなるヌクレオソームが高次構造をもち，凝集している．ヒトでは細胞ごとに46本（常染色体22対44本と性染色体1対2本）あり，中央部に長腕と短腕を分けるセントロメア，両端にテロメアがある．細胞周期の間期には，凝集したヘテロクロマチンと，凝集せず遺伝子転写が起こるユークロマチンが細胞核内にみられる．分裂期には2倍になり姉妹染色分体を形成する．

**染色体異常** せんしょくたいいじょう chromosome aberration 染色体の数や構造の異常による疾患．常染色体数異常はトリソミー（1本過剰）が13番（Patau症候群），18番（Edwards症候群），21番（Down症候群）にみられ，性染色体数異常にはKlinefelter症候群（XXYなど），Turner症候群（XOなど），XYY症候群（XYYなど）がある．構造異常には転座，重複，逆位，欠失などがある．なお，転座で生じた融合遺伝子が多くの腫瘍で発がんに関与する．

**全身管理** ぜんしんかんり systemic management 呼吸，循環，代謝などの生体の諸機能を維持しながら安定した状態をつくり出すこと．医療面接に始まり，バイタルサインなどの各種の検査を行い，全身状態を評価し，適切にモニタリングから全身麻酔までを行うこと．

**全身倦怠感** ぜんしんけんたいかん general lassitude, general malaise ➡ 倦怠

**全身作用** ぜんしんさよう systemic effect 薬物が吸収され血液循環に入り，ターゲットとした組織において薬効を発揮する作用をいう．➡ 局所作用

**全身疾患関連性歯周炎** ぜんしんしっかんかんれんせいししゅうえん periodontitis associated with systemic disease, periodontitis as a manifestation of systemic disease 免疫機能，炎症性反応，組織形成に影響する全身疾患を背景にもつ歯周炎である．全身疾患としては血液疾患（後天性好中球減少症，白血病など）や遺伝性疾患（糖尿病，Down症候群，Papillon-Lefèvre症候群など）がある．

**全身性エリテマトーデス** ぜんしんせいえりてまとーです systemic lupus erythematosus (SLE) 全身性炎症性病変を主徴とする自己免疫疾患．顔面の両頬から鼻背部にかけての蝶形紅斑が特徴的である．20〜40歳代の女性に多く，以下11項目中4項目以上を満たすことが診断基準となる．①頬部紅斑，②ディスコイド疹，③光線過敏症，④口腔内潰瘍，⑤関節炎，⑥漿膜炎，⑦腎障害，⑧神経障害，⑨血液学的異常，⑩免疫学的異常，⑪抗核抗体陽性．治療には副腎皮質ホルモンや免疫抑制剤が用いられる．➡ SLE

**全身性止血薬** ぜんしんせいしけつやく systemic hemostatic 血管強化薬としてアドレノクロム，血液凝固促進薬としてビタミンK，抗線溶薬としてトラネキサム酸などがある．➡ 止血薬

**全身麻酔** ぜんしんますい general anesthesia 全身麻酔薬を用いて，一時的に意識，体動，痛みを取り去って手術を円滑に行う方法．手術侵襲が大きかったり，手術時間が長かったり，体動がコントロールできなかったりする場合に適応となる．➡ 麻酔

**全身麻酔下集中治療法** ぜんしんますいかしゅうちゅうちりょうほう comprehensive treatment under general anesthesia 自閉症，脳性麻痺，知的障害など意識のある状態でおとなしく歯科治療が受けられない人の場合に，全身麻酔下で歯科治療を行うことをいう．術前検査や準備をして全身麻酔をかけ，抜歯，歯髄処置，歯冠修復などすべての治療を1回で終了する．

**全身麻酔薬** ぜんしんますいやく general anesthetic 患者の意識消失，すべての感覚の喪失を伴う麻酔状態を起こし，手術侵襲に対するストレスを軽減する薬物である．肺から吸入させる吸入麻酔薬と，静脈注射により投与される静脈麻酔薬に大別される．➡ 亜酸化窒素

**全身免疫** ぜんしんめんえき systemic immunity 脾臓やリンパ節などの全身の器官で起こる免疫応答．好中球やリンパ球などの免疫細胞や，補体などの液性因子は常に全身の組織を循環しており，感染部位における微生物の侵入に対しても，

迅速に免疫応答を誘導する．

**全数調査** ぜんすうちょうさ complete survey 統計学の用語．対象となる集団に含まれている個体をすべて調査すること．悉皆調査ともいう．国勢調査は全数調査の一つである． ■ 悉皆調査

**前装冠** ぜんそうかん facing crown 天然歯を模倣した色調と形態を付与する目的で，金属製のフレームワークに審美的な修復材料が築盛された全部被覆冠．レジン前装冠，陶材焼付冠などが挙げられる．

**全層弁** ぜんそうべん full thickness flap ■ 粘膜骨膜弁，フルシックネスフラップ

**喘息** ぜんそく asthma ■ 気管支喘息

**栓塞子** せんそくし obturator 上下顎の穿孔部，あるいは欠損部を栓塞する顎顔面補綴装置．顔面または顎骨とその周囲組織に生じた欠損部を栓塞子で封鎖することによって，機能と形態を回復できる．

**浅側頭動脈** せんそくとうどうみゃく superficial temporal artery 外頸動脈の終枝の一つで，下顎骨頸部の高さで起こり，垂直に上行して側頭部に至る．主として，側頭部の皮下に広がり，周囲の筋や皮膚に分布する．

**選択的作用** せんたくてきさよう selective action 薬が特定の組織，器官，細胞に働くこと．分子標的薬は，選択的作用の強い薬物である． ■ 非選択的作用

**選択毒性** せんたくどくせい selective toxicity 抗感染症薬に兼ね備えるべき最も基本的な特性．病原微生物に対しては毒として作用するが，宿主細胞には有害作用を示さないという特徴をさす．

**先端巨大症** せんたんきょだいしょう acromegaly 額や鼻，顎，手足など身体の先端部が肥大する疾患．アクロメガリーとも呼ばれ，成長ホルモンの分泌過剰が原因となる．頭痛，高血圧，糖尿病，いびき，多汗などの症状を伴うことが多い．

**せん断強さ** せんだんつよさ shear strength 同種，あるいは異種の物質の面積を規定して合着・接着し，その面に平行かつ逆向きの力（せん断力）を負荷して破壊したときの最大荷重を，断面積で除して算出した値．

**穿通性う蝕** せんつうせいうしょく penetrating caries 急速に深部に進行するう蝕．急性う蝕でみられ，う蝕がエナメル象牙境で側方に拡大することなく，歯髄に向かって細く深く進行する．

**先天異常** せんてんいじょう congenital abnormality 出生前の段階で生じる形態的・機能的異常であり，新生児の約5％に，軽微なものも含めて何らかの先天異常が存在するといわれている．口腔内では，乳歯の癒合歯や，重篤な例では口唇・口蓋裂などが挙げられる．

**先天歯** せんてんし congenital tooth 生まれたときに既に生えている歯，あるいは生まれて1か月以内に生えてくる歯．

**先天性外胚葉異形成症** せんてんせいがいはいようけいせいしょう congenital ectodermal dysplasia 先天的に皮膚，髪の毛，歯などの外胚葉と呼ばれる部分の形成が不十分な状態で生まれてきた疾患の人．髪の毛や歯の本数が少なく，唾液量も少ないので，う蝕になりやすい．汗を出す汗腺数も少ないので，夏に体温調節がしにくい．

**先天性筋緊張症** せんてんせいきんきんちょうしょう myotonia congenita, congenital myotonia 筋緊張症とは，筋緊張を示す病気である先天性筋強直症，筋強直性ジストロフィー，先天性パラミオトニーなどをさす．筋強直症やミオトニーと呼ばれることもある．ものを握ったり目をぎゅっと閉じたりする際には，筋肉が収縮をしている．筋緊張とは，筋肉を収縮させたあと，すぐに筋肉を弛緩（緊張をほぐし，緩める）ことができない状態のことである．

**先天性筋ジストロフィー** せんてんせいきんじすとろふぃー congenital muscular dystrophy (CMD) 出生時より筋力の低下が認められる先天性疾患．中枢神経症状を合併する福山型と，中枢神経症状をみない非福山型に大別される．福山型は筋肉症状とともに知的発達の遅れ，痙攣などの中枢神経症状を合併することが特徴で，日本人にほぼ限られて発症する．遺伝子検査により確定診断される．非福山型の患者からメロシンタンパクの欠損型が見いだされたことにより，メロシン欠損型と陽性型に分けられている． ■ CMD

**先天性欠如** せんてんせいけつじょ congenital missing 先天的に形成されない歯で，第三大臼歯に多くみられ，下顎より上顎に，男性より女性に多くみられる．次いで多いのが上顎側切歯，上下顎第二小臼

歯である．

**先天性心疾患** せんてんせいしんしっかん congenital heart disease 胎児期に形成される心臓や大血管の異常により起こる心臓の奇形のこと．抜歯やスケーリングなど，観血処置の際に，血管の中に細菌が入り込んで心臓の内膜に付着すると，感染性心内膜炎を起こす．

**先天性代謝異常症** せんてんせいたいしゃじょうしょう inborn errors of metabolism (IEM) 先天性遺伝子異常によって代謝過程に障害が生じ，代謝異常による臨床症状をきたす疾患．多くは代謝酵素の欠損が原因．新生児を対象にフェニルケトン尿症，ガラクトース血症，メープルシロップ尿症，ホモシスチン尿症，クレチン症，先天性副腎過形成症のスクリーニングが実施されている．

**先天性梅毒** せんてんせいばいどく congenital syphilis 胎児が，胎盤を通じて母体から梅毒トレポネーマに感染したもの．患児にはハッチンソンの三徴候がみられる． ➡ 梅毒，ハッチンソンの三徴候

**先天性表皮水疱症** せんてんせいひょうひすいほうしょう epidermolysis bullosa hereditaria 手洗いや洗顔はもちろん，こするようなわずかな物理的刺激でも皮膚や口腔粘膜に反復して水疱やびらんを形成する．発症率10万人に1人のきわめてまれな疾患．水疱形成後に萎縮や瘢痕形成し，小口症や合指症を呈する場合がある．エナメル質の形成不全もみられ，歯垢清掃が困難で，う蝕が発生しやすい．できるだけ刺激を与えないようにしながら口腔管理を行う必要があり，予防が重要である．

**先天性ポルフィリン症** せんてんせいぽるふぃりんしょう congenital porphyria ヘム代謝系酵素の活性低下で，ポルフィリンの合成が増加し，種々の組織に異常蓄積するまれな常染色体劣性遺伝性疾患．ポルフィリンは形成途中の歯にも沈着し，歯が桃色から暗赤色の着色を呈するようになる．

**前頭蓋底** ぜんとうがいてい anterior cranial base 頭蓋の中で脳の下面となる脳底部の壁を頭蓋底という．このうち前頭蓋底は，セファログラムの計測点ではナジオン (N) からセラ (S) までに相当する．

**前頭骨** ぜんとうこつ frontal bone 脳頭蓋骨の一つで，頭蓋腔の前壁，眼窩の上壁および鼻腔の構成に関わる無対の骨．内部に副鼻腔の一つである前頭洞が存在する．眼窩の上縁には2つの切痕または孔がみられ，内側のものを前頭切痕（または前頭孔），外側のものを眼窩上切痕（または眼窩上孔）といい，眼窩上動・静脈，三叉神経第1枝の眼神経の枝である前頭神経から分枝した眼窩上神経の通路となる．

**尖頭歯** せんとうし cuspid ➡ 犬歯，隅角歯

**前頭神経** ぜんとうしんけい frontal nerve 三叉神経の第1枝である眼神経の枝で，眼窩の上壁で眼窩上神経と滑車上神経に分かれる．眼窩上神経は，さらに外側枝と内側枝に分かれ，前者は前頭孔（切痕），後者は眼窩上切痕（孔）を通過して前頭部の皮膚に分布する知覚性神経である．

**セントラルドグマ** せんとらるどぐま central dogma 生体が生命活動を維持するため，遺伝情報が DNA から mRNA へ転写され，さらに翻訳されタンパク質合成へとつながる反応が常に行われているという分子生物学的な概念のことをこう呼ぶ．

**全肺気量** ぜんはいきりょう total lung capacity 最大に息を吸い込んだ状態（最大吸気位）で肺内に存在するガス容量．

**全部床義歯** ぜんぶしょうぎし complete denture 上顎または下顎のすべての歯または歯冠部が喪失している（歯根が残存している）症例に対して装着される有床義歯．人工歯と義歯床で構成される． ➡ 総義歯

**全部床義歯補綴学** ぜんぶしょうぎしほてつがく complete denture prosthodontics, removable complete denture prosthodontics 歯科補綴学の一分野．主として無歯顎の歯列を全部床義歯で補い，形態，機能などを回復するための理論と技術を考究する学問．

**全部鋳造冠** ぜんぶちゅうぞうかん full cast crown 金属材料を素材として鋳造によって製作する歯冠全体を被覆するクラウン．金属として金合金，金銀パラジウム合金が用いられる．金属アレルギーがある場合にはチタン合金が用いられる．

**全部被覆冠** ぜんぶひふくかん full veneer crown, complete crown 広範囲の歯質欠損に対し，歯冠部全体を被覆することで歯の形態を修復する歯冠補綴装置．歯

科用合金，セラミックス，コンポジットレジンおよびそれらを組み合わせた材料を使用する．

**腺房** せんぼう　glandular acinus　腺組織において，分泌細胞が集まって腺腔に向けて分泌物を排出する房状の構造をとった部分のこと．

**前方位** ぜんぽうい　front position　= フロントポジション

**喘鳴** ぜんめい　wheezing　喘息患者など気道が部分的に閉塞している場合に呼吸をすると，ヒュウヒュウ，ゼイゼイと聞こえる音．

**線毛** せんもう　cilia　鼻腔，気管，気管支，卵管上皮などの細胞表面に存在する運動性の細胞突起で，鞭毛と同様に動・植物を問わず9組の周辺細管と2本の中心細管からなる共通構造をもっている．

**線毛【細菌の】** せんもう　pili　鞭毛より細く短い構造物で，生体細胞への粘着などに関わる．抗原性も示す．

**せん妄** せんもう　delirium　記憶欠損，認知障害，精神運動活動の変化のこと．睡眠リズムの障害を伴い，症状に日内変動がある．術後1〜3日に発症しやすい．危険因子に高齢，認知症，術後痛，電解質異常，向精神薬の使用などがある．

**全盲** ぜんもう　total blindness　視力が全くないこと．両眼とも失明の状態．

**線溶系** せんようけい　fibrinolytic system　二次止血完了後に，タンパク分解酵素であるプラスミンによりフィブリン（血栓）が溶解される機構のこと．

**腺様嚢胞癌** せんようのうほうがん　adenoid cystic carcinoma　悪性唾液腺腫瘍の一つ．小唾液腺での発生例が多く，大唾液腺では顎下腺や耳下腺に多い．好発年齢は40〜70歳代で，やや女性に多い．発育は緩慢で，限局性の腫瘤を呈することが多いが，局所の浸潤性増殖を示し，神経周囲浸潤に伴う疼痛や，肺などへの血行性転移を示す傾向がある．

**線量** せんりょう　radiation dose, dosage　エックス線の量のことであり，エックス線装置の管電圧，管電流と照射時間によって決定される．線量計によって測定することが可能であり，放射線診療従事者の被曝線量管理のためには，ガラスバッジ，ルミネスバッジなどのポケット線量計が利用されている．

**線量限度** せんりょうげんど　dose limits　放射線防護上の観点から，確定的影響を防止し，確率的影響を容認できるレベルに制限するために設定された線量のこと．国際放射線防護委員会が基準値を勧告しており，世界各国はこれを参考に法令で線量限度を定めている．一般公衆の線量限度は1mSv（ミリシーベルト）/年である．

**前臨床試験** ぜんりんしょうしけん　pre-clinical study, non-clinical study　新薬の開発において，基礎研究でスクリーニングされた医薬品の候補を対象に，実験動物を用いて薬理試験や毒性試験，薬物動態試験を行い，目的とする物質の有効性や安全性を確認する試験．　= 非臨床試験

**前腕回転運動** ぜんわんかいてんうんどう　forearm rotation　スケーリング実施時，インスツルメントを把持した指，手首，前腕を一体化させ，前腕を軸として左右にひねるように回転することで刃部が作動する方法．

## そ

**素因** そいん diathesis, predisposition 特定の疾患に罹患しやすい性質を素因といい、どの人にもみられる一般的素因として人種、年齢、性別などがあり、生理的素因ともいう。ある個体に特有な素因は個人的素因として、病的素因や特異体質ともいう。また、出血しやすい病的要因を有する者として、出血性素因（出血傾向）を有する患者のように用いることもある。

**造影剤** ぞうえいざい contrast medium エックス線検査で病変を見やすくするために体内に注入される薬剤のこと。エックス線不透過性のヨード造影剤が最も広く用いられている。造影剤を用いるエックス線検査を造影検査と呼び、軟組織の診断のために行われる。歯科領域では唾液腺や顎関節腔（関節円板）の診断、嚥下機能の評価などを目的として実施される。

**相加作用** そうかさよう additive effect 薬物を2種類以上同時に併用した際に、薬理学的効果が相加的に積み重なって作用すること。 ■ 協力作用

**増感紙** ぞうかんし intensifying screen スクリーンタイプフィルムと一緒に用いられる撮影器材。エックス線を吸収して蛍光を発し、フィルムを感光させる。

**早期効果** そうきこうか early effect 放射線障害の発生時期により、早期効果と晩発効果に分類を行っている。早期効果は、被曝直後から数か月以内に発現するもので、被曝との因果関係がわかりやすいものが多い。放射線治療後の皮膚炎の発現はこれに該当する。 ■ 急性障害

**総義歯** そうぎし complete denture ■ 全部床義歯

**早期接触** そうきせっしょく premature contact, occlusal prematurity 中心咬合位において、均衡のとれた顎間関係になる以前に起こる咬合接触、あるいは咬合干渉のことである。これにより咬合性外傷や顎関節部にストレスを与え、関節症の原因ともなる。 ■ 機能的偏位

**早期喪失** そうきそうしつ early loss, premature loss 通常、乳歯は6歳頃から12歳頃にかけて抜け、そのあとに永久歯が生えてくる。歯のう蝕や外傷などによって乳歯を通常よりも早く失ってしまうことを早期喪失という。

**早期治療** そうきちりょう early treatment 定期的な検診を行うことによって、う蝕を早期の段階で発見、治療すること。う蝕の重篤化を防ぐ狙いで行われる。

**早期低体重児出産** そうきていたいじゅうじしゅっさん preterm low birth weight 妊娠22週以降36週未満での分娩または体重2,500g未満の低体重児出産。PLBWともいう。 ■ 低体重児早産

**早期破水** そうきはすい premature rupture of the membrane, early rupture of the membrane 出産に際し、子宮口が全開大しないうちに破水すること。前期破水とともに非適時破水ともいう。比較的多く、必ずしも異常出産とはいえない。

**早期萌出** そうきほうしゅつ premature eruption 通常、乳歯は6か月頃から3歳頃までに生えてきて、乳歯列をつくる。また、永久歯は6歳頃から12歳頃にかけて生えてくる。体の何らかの異常により、通常よりも早く乳歯や永久歯が生えてくる場合を早期萌出という。

**総菌数測定** そうきんすうそくてい bacterial cell count 細菌の種類にかかわらず、唾液やプラークを検体としてう蝕原因菌の菌数を測定するう蝕活動性試験。RDテスト®、唾液検査システムSMT、CAT21®ファスト、CariScreen caries susceptibility testなどで測定できる。総菌数が多い場合は、う蝕活動性が高いと評価する。

**総頸動脈** そうけいどうみゃく common carotid artery 頭頸部に分布する動脈の主幹で、右側では右胸鎖関節の高さで腕頭動脈から分かれ、左側では左鎖骨下動脈のすぐ前方で大動脈弓から分かれる。総頸動脈は、気管および食道の外側を内頸静脈と迷走神経とともに垂直に上行し、甲状軟骨上縁の高さで外頸動脈と内頸動脈に分かれる。頸動脈三角で皮下にこの動脈の拍動に触れることができる。

**象牙芽細胞** ぞうげがさいぼう odontoblast 錘状期歯乳頭から形成され、象牙質を形成する細胞。 ■ 歯乳頭、トームス線維

**象牙芽細胞下神経叢** ぞうげがさいぼうかしんけいそう subodontoblastic plexus ■ ラシュコフ神経叢

**象牙基質** ぞうげきしつ dentin matrix 象

牙質を構成する石灰化した細胞外基質．約70％の無機質からなり，無機質のほとんどはヒドロキシアパタイトで，無機質の約90％はコラーゲンから構成されている． ■象牙質基質

**象牙細管** ぞうげさいかん dental tubule 歯髄腔からエナメル質，あるいはセメント質側へ放射状に延びる，象牙芽細胞突起（トームス線維）を収めた象牙質内の細管． ■死帯，トームス線維

**象牙歯髄境** ぞうげしずいきょう dentino-pulpal junction 象牙前質と象牙芽細胞層の間が，象牙質と歯髄の境界となる．

**象牙質** ぞうげしつ dentin エナメル質，セメント質とともに歯を構成する組織で内腔（歯髄腔）に歯髄を収容する．外表面は歯冠部がエナメル質，歯根部がセメント質で覆われる．歯乳頭由来の象牙芽細胞によって形成され，70％のヒドロキシアパタイトと，30％の有機質からなる．硬度はエナメル質より低いが，骨基質よりは高い．

**象牙質異形成症** ぞうげしついけいせいしょう dentin dysplasia 象牙質の形成不全を起こす常染色体優性遺伝病である．歯冠の形態は正常であるが，歯根は短小で歯の動揺や早期脱落をきたす．エックス線で歯髄腔や根管の閉鎖がみられる．

**象牙質基質** ぞうげしつきしつ dentin matrix ■象牙基質

**象牙質形成** ぞうげしつけいせい dentinogenesis 鐘状期後期に歯乳頭細胞より分化した象牙芽細胞によって，コラーゲン線維を主成分とする象牙前質が形成され，続いて起こるヒドロキシアパタイト結晶の沈着によって象牙質は形成される．

**象牙質形成不全症** ぞうげしつけいせいふぜんしょう dentinogenesis imperfecta 象牙質の形成不全を起こす常染色体優性遺伝病である．原因は，象牙質基質成分の象牙質シアロリンタンパク質（DSPP）の遺伝子変異による．歯は青灰色で透明感のある外観を呈し，歯根は短く，象牙質は軟らかく，エナメル質は容易に象牙質から剝離する．歯髄腔や根管は閉塞し，エックス線で写らない．一部は骨形成不全症の部分症として発症する．

**象牙質増生** ぞうげしつぞうせい thickening of the dentin 歯が萌出し，歯根が完了までに形成される象牙質を原生象牙質という．象牙質の増生は，原生象牙質の歯髄面に新たに象牙質が形成添加されることで，生理的条件下で形成される第二象牙質と病的条件下で形成される第三象牙質がある．

**象牙質知覚過敏症** ぞうげしつちかくかびんしょう dentin hypersensitivity 咬耗，摩耗，楔状欠損などにより，象牙質，すなわち象牙細管が露出した際，機械的刺激，冷刺激および温熱刺激によって生じる一過性の疼痛や不快感のことをいう．

**象牙質紋理** ぞうげしつもんり dentin ripple ■石灰化系

**象牙質粒** ぞうげしつりゅう denticle 歯髄にみられる塊状の石灰化物．高齢者によくみられ，歯髄結石とも呼ばれる．形成部位により，遊離性象牙質粒，壁着性象牙質粒，介在性象牙質粒に分けられ，象牙細管の有無により，真性象牙質粒と仮性象牙質粒に分けられる． ■歯髄結石，象牙粒

**象牙質リンタンパク質** ぞうげしつりんたんぱくしつ dentin phosphoprotein ■ホスホホリン

**象牙セメント境** ぞうげせめんときょう dentin-cement junction 象牙質がセメント質と接するところ．歯頸部と根尖部に2カ所ある．

**象牙線維** ぞうげせんい dentinal fiber ■トームス線維

**象牙前質** ぞうげぜんしつ predentin 象牙芽細胞によって形成される，コラーゲン線維を主体とする未石灰化象牙質のこと．

**造血幹細胞** ぞうけつかんさいぼう hematopoietic stem cell 骨髄に存在する細胞で，細胞分裂によって赤血球・白血球・血小板に分化する能力と，造血幹細胞を複製する自己複製の能力をもっている．

**造血幹細胞移植** ぞうけつかんさいぼういしょく hematopoietic stem cell transplantation 主に白血病患者に対して，造血幹細胞を移植して正常な血液をつくることができるようにする治療法．患者自身の造血幹細胞を採取して化学療法や放射線療法を行い，がん細胞を絶滅させたあとに体に戻す方法と，提供者（ドナー）の造血幹細胞を移植する方法がある．

**象牙粒** ぞうげりゅう denticle ■象牙質粒，歯髄結石

**操作時間** そうさじかん working time 石膏，埋没材，印象材，コンポジットレジン，セメントなどの材料の使用目的を達成するための操作可能な時間の長さ．

**早産** そうざん premature delivery, premature birth 通常より早い22週以後37週未満の間の出産．

**早産児** そうざんじ premature infant 妊娠37週未満で生まれた新生児のことを早産児といい，出産全体の約6％でみられる．体の機能が不十分で生まれるので，未熟児網膜症や未熟児呼吸ひっ迫症，感染症などの病気にかかりやすい．

**双子鉤** そうしこう embrasure clasp, double Akers clasp レスト付き二腕鉤を鉤体部で背中合わせに結合し，隣接する2本の支台歯に設置する形態のクラスプ．おのおの2個の鉤腕（維持腕と拮抗腕）が辺縁隆線から咬合面側鼓形空隙にかけて設置される．維持力の増強と支台歯の二次固定効果があり，直接および間接支台装置として用いられる． ➡ ダブルエーカースクラスプ

**喪失歯** そうしつし missing tooth 口腔内に存在したが喪失した歯を示す．特に齲蝕の疫学調査時には，う蝕を理由に抜去された歯のみをさす． ➡ 欠如歯

**桑実状歯** そうじつじょうし mulberry tooth ➡ フルニエ歯，ムーン歯

**相乗作用** そうじょうさよう synergy, synergistic effects 薬物を2種類以上同時に併用した際に，薬理学的効果が相乗的に作用すること．例として局所麻酔薬の麻酔作用が血管収縮薬との併用により著しく増強される場合が挙げられる． ➡ 協力作用

**創傷治癒** そうしょうちゆ wound healing 損傷を受けた組織が，壊死組織や異物の排除，細胞増殖，組織再構築を経て修復することをいう．清潔環境下で切開縫合された創傷治癒のように，瘢痕がわずかで，速やかに治癒するものを一次治癒という．これに対して，壊死や組織欠損がある場合は肉芽組織形成が起こり，瘢痕が残るものを二次治癒という． ➡ 一次治癒，二次治癒

**増殖因子** ぞうしょくいんし growth factor 細胞・組織・臓器・個体を問わず，数・重量・体積などを増加させる作用をもつ物質をいう．細胞では増殖や分化を促進させるものがある．一般的には，タンパク質で特異的にレセプターを介して標的細胞に作用する． ➡ 細胞増殖因子，成長因子 ➡ サイトカイン

**増殖曲線** ぞうしょくきょくせん growth curve 液体培地中の細菌の生菌数を経時的に対数値で表し，細菌の増殖過程を表現した曲線のこと．誘導期，対数増殖期，定常期（静止期），死滅期（減衰期）の4つの段階からなる．

**増殖性炎** ぞうしょくせいえん proliferative inflammation, productive inflammation 傷害された組織の再生や修復を伴った組織増生が特徴の慢性炎症．例として，慢性炎症による肝細胞の破壊と再生に，線維成分の増生を伴って偽小葉を形成する肝硬変がある． ➡ 慢性増殖性炎 ➡ 肉芽腫性炎，慢性炎症

**増生** ぞうせい hyperplasia 細胞数が増加することにより，臓器や組織の容積が増すこと．例として，バセドウ病における甲状腺の濾胞上皮の増生がある． ➡ 過形成

**双生歯** そうせいし geminated tooth 1つの歯胚が発育途中で，不完全に2つに分裂して形成された歯で，切歯，犬歯や小臼歯でみられる．外見は2つの歯胚が発育途中で結合した癒合歯と類似している．双生歯を1本の歯として数えた場合に歯数の異常はない． ➡ 癒合歯

**双生児** そうせいじ twin 同じ母体からほぼ同日に生まれた2人の児のこと．1個の受精卵から2人の児が育った場合を一卵性双生児といい，必ず同性である．2個の受精卵から2人の児が育った場合を二卵性双生児といい，同性，異性どちらもある．

**相対不応期** そうたいふおうき relative refractory period 活動電位の発生直後にみられる絶対不応期の後，時間とともに閾値は徐々に低下し，通常よりも強い刺激を与えれば神経を興奮させることができる時期に移行する．この一時期を相対不応期という．

**装着** そうちゃく seating インレーおよびクラウンなどの歯冠修復物，ブリッジなどの補綴装置およびインプラントの上部構造を，支台歯やインプラント体と一体化させること．

**装着材料** そうちゃくざいりょう luting agent, cementing material 補綴装置を口腔内に付着させる材料のこと． ➡

合着材，セメント

**双頭歯** そうとうし bicuspid ■ 小臼歯，前臼歯

**増粘剤** ぞうねんざい thickening agent 水分や食物に添加してまぜることにより，とろみを付けることができるものをさす．主成分は増粘多糖類であり，とろみ調整食品や増粘食品といわれることも多い．

**増粘食品** ぞうねんしょくひん food thickeners 食品や水分にとろみを付与するために用いる食品のこと．増粘剤やとろみ調整食品と同じ意味で用いられる．

**掻爬** そうは curettage 壊死組織や感染した肉芽組織などを，鋭匙を用いて掻き取る処置．歯科では根尖病巣や抜歯窩の治癒不全，骨髄炎における腐骨や感染組織の除去に適応される．先端がスプーン状になった鋭匙を用いて行う．

**層板顆粒** そうばんかりゅう membrane coating granule 重層扁平上皮の有棘細胞内にある層板状にみえる直径約250nmの顆粒．細胞間に放出され，内容物はセラミド（脂質）となって，水などの物質の細胞間輸送を防ぐ．■ オドランド小体

**層板間層** そうばんかんそう interlamellar layer セメント質の成長線で，セメント質形成に一定の周期があることに起因する．有細胞セメント質にみられる．

**層板骨** そうばんこつ lamellated bone 固有歯槽骨で，シャーピー線維を受け入れる束状骨（線維束骨）より深層にある骨．

**相反固定** そうはんこてい reciprocal anchorage 移動歯と固定源となる歯の双方が相互に固定源となって，共に移動する様式．相反固定による歯の移動では，通常移動が逆方向になる．➡ 固定

**相反神経支配** そうはんしんけいしはい reciprocal innervation 例えば，ある骨格筋群とそれに拮抗する筋群について，一方の筋群には促進的に，他方の筋群には抑制的に作用する神経支配の様式のこと．

**早老症** そうろうしょう progeria 老化に似た症状が小児期に発症し急速に進む遺伝病．低身長，白髪・脱毛，動脈硬化，白内障，糖尿病がみられる．ハッチンソン・ギルフォード・プロジェリア症候群，ウェルナー症候群などがある．■ 遺伝性早老症 ➡ ウェルナー症候群

**ソーシャル・キャピタル** そーしゃる・きゃぴたる social capital 日本語に訳すと「社会関係資本」で，「社会における人々の結束により得られるもの」のことである．「人々の絆」や「お互い様の文化」「地域の結束力」により，地域住民が生活のなかで得ているもの．「向こう三軒両隣」という言葉に象徴される．日本の「ソーシャル・キャピタル」は健康に与える影響が大きいと考えられている．■ 社会関係資本 ➡ ソーシャルサポート，ソーシャルネットワーク

**ソーシャルサポート** そーしゃるさぽーと social support 社会的支援のこと．情緒的サポート，道具的サポート，評価的サポート，情報的サポートに分類される．地域保健活動や地域包括ケアシステムの展開においてもソーシャルサポートの有無は重要な影響要因となる．➡ ソーシャル・キャピタル

**ソーシャルディスタンス【新型コロナウイルス感染症の】** そーしゃるでぃすたんす social distance, social distancing, physical distancing 感染症などの感染拡大防止のために，人と人との間に物理的な距離をとること．実際には1.8〜2m以上開けることが推奨されている．社会的距離，対人距離と呼ばれることもある．■ 社会的距離，対人距離

**ソーシャルネットワーク** そーしゃるねっとわーく social network 社会生活を送るうえでの諸問題についての身近な複数の個人や集団の連携による支援体制のこと．多くの関係者が関与することにより，サポートを必要とする者の生活状況に応じた個別のネットワーク形成が可能となる．➡ ソーシャル・キャピタル

**ソーシャルワーカー** そーしゃるわーかー social worker 生活するうえで困っている人々や，生活に不安を抱えている人々，社会的に疎外されている人々に対して，問題解決のために援助する職業で，一般的に国家資格の社会福祉士や精神保健福祉士の総称である．国家資格でない医療ソーシャルワーカーもある．

**ソーダライム** そーだらいむ soda lime 主成分は$Ca(OH)_2$で最も頻用される二酸化炭素吸収剤．麻酔回路内を循環する呼気の二酸化炭素を除去する目的で用いられる．

**側臥位** そくがい lateral recumbent posi-

**tion, side lying** 横向きに寝た状態の体位．顔が床につく側によって右側を下にした姿勢を右側臥位，左側を下にした姿勢を左側臥位という．片麻痺のある場合は原則として健側を下に，麻痺側を上にする．【巻末表4参照】

**側枝** そくし **lateral branch** 象牙細管が走行の途中で出す細管で，近傍の象牙細管と連絡している．歯根部で出現頻度が高い．

**側歯** そくし **lateral tooth** ➡ 臼歯，頬歯

**即時型アレルギー** そくじがたあれるぎー **immediate type allergy, immediate hypersensitivity** ➡ Ⅰ型アレルギー，アナフィラキシー型アレルギー

**即時根管充塡** そくじこんかんじゅうてん **immediate root canal filling** 抜髄，あるいは感染根管治療を，1回の治療で根管充塡までで完了する治療のこと．

**即時歯間分離** そくじしかんぶんり **immediate separation of tooth** 修復治療時にその場で歯間分離を行う方法で，歯間分離器を使用する方法と，ウェッジを用いた方法がある．歯間分離器には種類があり，くさび型にはアイボリー型・エリオット型があり，牽引型にはフェリアー型がある．

**即時歯肉排除** そくじしにくはいじょ **immediate gingival exclusion** 歯頸部歯肉に接する部分や歯肉縁下に及ぶ部分の診査や修復治療を行う場合，一時的に歯肉を排除する方法である．歯肉圧排用綿糸を挿入する方法と外科的切除があり，処置直前に行うのが即時歯肉排除法である．

**側切歯** そくせっし **lateral incisor** 上下顎歯列で正中から遠心に2本目の前歯．

**塞栓症** そくせんしょう **embolism** 血管を閉塞するものを塞栓，塞栓による血管閉塞状態を塞栓症という．最も頻度が高い塞栓は血栓であり，血栓塞栓症という．ほかに空気，羊水，脂肪，骨髄，腫瘍細胞，細菌塊，異物などが塞栓となる．また，減圧症（潜函病など）では血液中に溶存していた窒素ガスなどが減圧により気体となり，気泡を形成して塞栓となる．

**側頭窩** そくとうか **temporal fossa** 上部は頭頂骨と側頭骨の側頭線，前方部は蝶形骨と頬骨，下部は側頭下稜，外側に頬骨弓があるくぼみ領域で，全体から側頭筋が起始する．

**側頭下窩** そくとうかか **infratemporal fossa** 側頭窩の側頭下稜の下方をさし，上部は蝶形骨と側頭骨，前方は上顎骨，内側は蝶形骨の外側板に囲まれる領域で，外側・内側翼突筋が占めている．また，翼突筋静脈叢や顎動脈，下顎神経が位置する重要な部位である．

**側頭下面** そくとうかめん **infratemporal surface** 上顎骨の頬骨突起後方の面で，頭蓋の側頭下窩の前壁．上縁は眼窩面と接し，下眼窩裂との境界をつくる．外側翼突筋上頭の起始部となる．

**側頭下稜** そくとうかりょう **infratemporal crest** 蝶形骨大翼の側頭面と水平面の下部との間にある骨隆起で，外側翼突筋上頭の起始部となる．

**側頭筋** そくとうきん **temporal muscle** 咀嚼筋の一つで，側頭窩および側頭筋膜の内面から起始し，側頭窩全体を覆い，下顎骨筋突起の尖端から前縁にかけて付着する．前方の筋線維は下顎を挙上させ，後方の線維は下顎を後方に引く働きがある．三叉神経第3枝，下顎神経の枝である深側頭神経に支配される．➡ 下側頭線

**側頭骨** そくとうこつ **temporal bone** 脳頭蓋骨の一つで，頭頂骨の下方で，頭蓋の外側部と底部を構成する有対の骨．外面には外耳孔があり，骨の内方に外耳道を形成している．外耳孔後方の乳突突起内部は鼓室と連絡する乳突蜂巣（乳突洞）が存在する．乳様突起には胸鎖乳突筋が停止する．外耳孔の上前方からは頬骨突起が伸び，頬骨の側頭突起とともに頬骨弓を形成する．頬骨弓は咬筋の起始部となる．頬骨突起基部の下顎窩は，下顎骨下顎頭とともに顎関節を構成する．下顎窩前方には関節結節がある．乳様突起の前内方には茎状突起が下方に伸び，茎突舌骨筋や茎突舌筋，茎突舌骨靱帯，茎突下顎靱帯の起始部となる．茎状突起と乳様突起の間には茎乳突孔があり，顔面神経の通路となる．さらに，茎乳突孔と乳様突起の間の乳突切痕は，顎二腹筋後腹の起始部となる．茎状突起と後頭骨との間の頸静脈孔には内頸静脈が出るとともに，舌咽神経，迷走神経，副神経の通路となる．頸静脈孔の前方やや内側には，内頸動脈が頭蓋腔に入る入口となる頸動脈管内口がみられる．側頭骨内面にみられる内耳孔からは内方に内耳道が形成さ

れ，顔面神経と内耳神経の通路となる．

**続発症** ぞくはつしょう sequela, secondary disease ある疾患を原因として，別の疾患が発症すること． ■合併症，併発症 ➡偶発症

**側副循環** そくふくじゅんかん collateral circulation 血流を維持している血管が閉塞し，血流不全，あるいは途絶した場合に，平行して走行する血管に血流が多く流れ，血流を維持する状態．脳動脈（ウイリス動脈輪），上腸間膜動脈，四肢の静脈などでは，本来，側副循環路が発達しているが，肝硬変症時に生じる門脈圧亢進症の場合には，異常な側副循環の結果として，食道静脈瘤，腹壁静脈怒張（メズサの頭），肛門周囲静脈叢（痔核）などが生じる． ➡傍側循環

**側貌** そくぼう facial profile 横顔のこと，プロファイルともいう．矯正治療では治療目標や治療効果の判定において側貌評価は重要である．凸顔型，直顔型，凹顔型に分類される．また，エステティックライン（鼻尖とオトガイを結んだ線）を用いて，口唇の前突や後退により側貌を定量的に評価することがある．

**側方位** そくほうい side position ➡サイドポジション

**側方加圧根管充塡法** そくほうかあつこんかんじゅうてんほう lateral condensation of root canal filling 最終拡大ファイルで形成された根管に主ポイントを適合させ，ルートキャナルスプレッダーをポイントと根管壁の間に強く挿入しできた間隙に副ポイントを埋め，それらを繰り返すことで気密に根管充塡する方法のこと． ➡加圧根管充塡法，垂直加圧根管充塡法

**側方拡大装置** そくほうかくだいそうち lateral expander 歯列の拡大を目的とする矯正装置．可撤式と固定式の2種類がある．また上顎急速拡大装置のように顎整形力によって骨格性の拡大を図るものと，主として歯の頬側への移動や傾斜を目的とした緩徐拡大装置に分類される． ➡拡大床

**側方歯群** そくほうしぐん lateral dentition, lateral segment teeth 前歯（もしくは乳前歯）と大臼歯の間にある歯群．永久歯列では犬歯・第一および第二小臼歯をさし，乳歯列では，乳犬歯・第一および第二乳臼歯をさす． ➡リーウェイスペース

**側彎症** そくわんしょう scoliosis 脊柱を正面から見た場合に，左右に曲がっている状態で，上下で最も傾いている背骨うしのなす角度（コブ角）が，10°以上のもの． ➡脊柱側彎症

**組織加重係数** そしきかじゅうけいすう tissue weighting factor 放射線による確率的影響のリスクを組織ごとに表した数値であり，リスクが高い組織ほど数値が大きい．国際放射線防護委員会によって決定され，現在は同委員会の2007年勧告が用いられている．

**組織再生誘導法** そしきさいせいゆうどうほう guided tissue regeneration method ■GTR法，歯周組織再生誘導法

**組織線量** そしきせんりょう tissue dose 組織の等価線量に，組織加重係数を乗ずることで求められる．この計算により，組織ごとのリスク評価，身体全体の確率的影響のリスク評価を行うことができる．

**組織破壊酵素** そしきはかいこうそ tissue destruction enzyme 組織を破壊する酵素活性を有するタンパク質．代表的なものに，*Porphyromonas gingivalis* の産生するジンジパインや，レンサ球菌などの歯垢細菌が産生するヒアルロニダーゼなどがある． ➡ジンジパイン，ヌクレアーゼ，ヒアルロニダーゼ

**咀嚼** そしゃく mastication, chewing 食物を口腔内で切断・粉砕し，唾液と混ぜ合わせ，食塊を形成すること．咀嚼により消化液の分泌が促される．

**咀嚼機能** そしゃくきのう masticatory function 食物を摂取した後に，食物を切断，破砕，粉砕し，唾液と混和しながら食塊を形成する一連の生理的機能のこと．顎口腔系（歯，歯周組織，顎筋，顎骨，顎関節，顔面周囲筋，神経系）の多くの器官・組織が関与し，複雑な系を形成している． ➡咀嚼能力

**咀嚼機能検査** そしゃくきのうけんさ examination of masticatory function 咀嚼機能評価を行うための検査．咀嚼試料から直接判定する方法（篩分法など）と，咀嚼に関与するほかの要素から間接的に評価する方法（筋電図，咬合力計，下顎運動測定など）がある． ➡咀嚼機能評価

**咀嚼機能判定** そしゃくきのうはんてい

**咀嚼機能評価**

**咀嚼機能評価** そしゃくきのうひょうか examination of masticatory function, test for masticatory muscle 食物を摂取してから食塊にするまでの摂食，咬断（切断），粉砕，混合，食塊形成，送り込みなどの顎口腔系のさまざまな機能や能力を科学的に評価することをいう． ■

**咀嚼機能判定** ➡ 食品摂取受容，咀嚼機能検査

**咀嚼筋** そしゃくきん masticatory muscle 側頭部と顔面の深部に存在する筋で，咀嚼に働く重要な筋群であり，咬筋，側頭筋，外側翼突筋，内側翼突筋の4つからなっている．下顎骨を上方に上げる（側頭筋，咬筋）．両側の筋が同時に作用すると下顎骨を上方に上げ，一側のみが作用すると下顎骨を他側へ引く（内側翼突筋）．両側の筋が同時に作用した場合は下顎骨が前方に引かれ，一側のみが作用すれば，下顎骨が他側に向かって移動する（外側翼突筋）．

**咀嚼筋筋電図** そしゃくきんきんでんず electromyogram of masticatory muscle 下顎骨に付着して咀嚼のための下顎運動を営む筋（咬筋，側頭筋，内側翼突筋，外側翼突筋）の筋収縮に伴って，筋線維が発生する活動電位を電気的波形に変えて記録した図形のこと．筋の活動様相，活動量，発現時間，リズムなどを分析できる．

**咀嚼筋痛障害** そしゃくきんつうしょうがい myalgia of masticatory muscle 咀嚼筋の痛みと，それによって引き起こされる開口障害や咀嚼障害などの機能障害を主症状とする状態． ➡ 顎関節症

**咀嚼訓練** そしゃくくんれん chewing training 臼歯部での食塊形成能を獲得する目的で，咀嚼を必要とする食物を臼歯部に置き，舌・頬で保持させながら実際に食べさせる訓練．ロールワッテなどの模擬食物による間接訓練として適用する場合もある．

**咀嚼効率** そしゃくこうりつ masticatory efficiency ➡ 咀嚼能率

**咀嚼困難** そしゃくこんなん difficulty in mastication 咀嚼に関する筋の筋力低下や口腔状態の不良などの理由により，食べ物を噛み砕き，飲み込みやすい形にすることがうまくできなくなる状態のこと．

**咀嚼障害** そしゃくしょうがい masticatory disorder 食物を摂取し，唾液と混和し食塊にして嚥下するまでに口腔，咽頭で行われる生理的過程の障害．歯の欠損，歯周疾患，不正咬合，う蝕，口内炎，舌の炎症・潰瘍，咀嚼筋・顎関節の障害，中枢での問題などにより生じる．

**咀嚼スコア** そしゃくすこあ masticatory score 咀嚼能力を評価する方法の一つ．アンケート法やグミゼリーを用いる方法などがある．

**咀嚼能率** そしゃくのうりつ masticatory efficiency 咀嚼能力の評価法の一つ．食品を規定の程度まで粉砕するのに必要な仕事量のこと．一般に粉砕能力の評価に用いられる．咀嚼を一定回数行わせ，粉砕された食品の粒子の大きさや表面積の増加量を調べる方法などがある． ■ 咀嚼効率

**咀嚼能力** そしゃくのうりょく masticatory ability 顎口腔系（咀嚼系）が食物を切断，破砕，粉砕し，唾液との混和を行いながら食塊を形成して嚥下動作を遂行する前までの咀嚼に関連する能力のことをいう． ➡ 咀嚼機能

**塑性** そせい plasticity 材料が塑性変形（外力を取り除いても元に戻らない変形）を示す性質．塑性には展性，延性も含まれる．

**外開き形【窩洞の】** そとびらきがた tapered form インレー窩洞にみられる窩壁をある程度外開きにする形態のこと．外開きの程度が強いと修復物の保持力は弱くなるが，装着は容易になる． ➡ テーパー

**ソフト食** そふとしょく soft food 嚥下障害食のうちで，舌で押しつぶせる程度の硬さで，まとまりがよく付着性が少ない食品をさす．

**粗面小胞体** そめんしょうほうたい rough-surfaced endoplasmic reticulum (rER) 表面にリボソームが付着した小胞体で，リボソームが合成したタンパク質は粗面小胞体内に入るが，粗面小胞体膜に包まれた状態でちぎれて小胞となり，ゴルジ体へ移送される． ■ rER ➡ 付着リボソーム

**ソルビトール** そるびとーる sorbitol 六炭糖の糖アルコールの一種．グルコース

を還元してつくられる．甘味度はスクロースより小さい．天然ではリンゴ・モモなどの果汁に含まれる．特定の微生物により代謝されうるが，う蝕誘発性は低いとされる．

**尊厳死** そんげんし　death with dignity
死期が迫っていることが明らかとなった場合，本人のリビングウィル（延命治療を拒否する意思）を尊重し，生命維持治療などを施さず，人間としての尊厳を保たせつつ，自然な形で死を迎えさせることをいう． ➡ **安楽死**，リビングウィル

**ゾンデ** ぞんで　sonde, probe　＝ ブジー，消息子

## た

**ターナー症候群** たーなーしょうこうぐん Turner's syndrome 性染色体数の異常としてX染色体の一部,あるいは全体が欠失することにより生じ,女性の2,500〜4,000人に1人の頻度でみられる.性腺(卵巣)形成不全による卵巣機能不全のため二次性徴や月経の異常(無月経)のほか,低身長,心奇形(大動脈縮窄症など),腎奇形(馬蹄腎など),小顎症,骨粗鬆症,糖尿病,甲状腺機能障害などを伴う.

**ターナーの歯** たーなーのは Turner's tooth 乳歯根尖部の炎症が,近接する形成途中の後続永久歯歯胚に波及して,限局性のエナメル質の形成不全を起こしたもの.小臼歯頬側咬頭,または切歯や犬歯の唇側面の着色を伴う欠損としてみられる. ➡ エナメル質形成不全

**ターネラ・フォーサイシア** たーねれら・ふぉーさいしあ Tannerella forsythia 偏性嫌気性のグラム陰性桿菌で,黒色色素は産生しない.慢性歯周炎の活動期に高率に分離される(レッドコンプレックスの一つ).LPSやトリプシン用プロテアーゼが病原因子となる. ➡ ターネラ・フォーサイセンシス

**ターネラ・フォーサイセンシス** たーねれら・ふぉーさいせんしす Tannerella forsythensis ➡ ターネラ・フォーサイシア

**ターミナルケア** たーみなるけあ terminal care, palliative care 疾病や障害の回復が期待できない終末期に,苦痛を軽減し,心身に平安を与えるよう施される医療や介護. ➡ 終末期介護 ➡ 緩和ケア,終末期医療

**ターミナルステージ** たーみなるすてーじ terminal stage ➡ 終末期

**ターミナルプレーン** たーみなるぷれーん terminal plane 乳臼歯の前後的な歯並びの分類である.永久歯はⅠ級,Ⅱ級,Ⅲ級と分類するが,ターミナルプレーンでは,上顎第二乳臼歯遠心面を基準に下顎第二乳臼歯遠心面が近心にあるものを近心階段型(反対咬合が多い),下顎の第二乳臼歯の遠心面と一致するものを垂直型(切端咬合が多い),下顎第二乳臼歯遠心面が遠心にあるものを遠心階段型(上顎前突が多い)に分類する.

**胎位** たいい fetus presentation, fetal position 子宮腔内における胎児の位置関係のことである.胎児長軸(頭と尻・足を結ぶライン)と子宮縦軸との方向関係で示され,頭位,骨盤位,横位,斜位に大きく区分される.

**体位【歯科診療時の】** たいい body position, posture 治療を受ける際の立位,座位,臥位など患者の姿勢のこと.歯科診療は座位または臥位で行われ,特に上体を45°の角度で傾けた半座位,頭部から下肢まで横たわる仰臥位(別名水平位)で行われることが多い.

**体位性低血圧** たいいせいていけつあつ postural hypotension, orthostatic hypotension 低血圧の一種であり,安静仰臥位から立位になったときに生じる過度の低血圧.20mmHgを越える収縮期血圧の低下,10mmHgを越える拡張期血圧の低下またはその両方である.

**第1号被保険者** だいいちごうひほけんしゃ No.1 insured person 日本国内に住所を有する20歳以上60歳未満の者で,第2号被保険者または第3号被保険者でない自営業者,農業・漁業者とその家族,無職の者などをいう.

**第一鰓弓** だいいちさいきゅう first branchial arch ➡ 顎骨弓

**第1シャンク** だいいちしゃんく upper shank ➡ ローワーシャンク

**第一生歯** だいいちせいし first dentition 最初に生える歯で,乳歯と大臼歯が属する.

**体液** たいえき body fluid 体内(組織間,体腔内,循環系)を満たしている液体で,体重の60%を占める.細胞内液40%,組織液15%,血液・リンパ液4.5%程度.年齢とともに減少し,新生児では約80%であるのに対し,高齢者では約50%.

**体液性免疫** たいえきせいめんえき humoral immunity 微生物特異的な抗体が関与する免疫応答.微生物抗原がB細胞受容体に結合すると,B細胞は形質細胞に分化して抗体を産生する.抗体は微生物と結合することで,その増殖や宿主細胞内への侵入を妨害し,感染を阻止する.

**ダイエタリファイバー** だいえたりふぁいばー dietary fiber ➡ 食物繊維

**ダイエット症候群** だいえっとしょうこうぐん

diet syndrome　美容上，やせたスリムな体型を目指して，不必要なダイエットに励むこと．若い女性に多くみられ，肥満恐怖ややせ願望から摂食障害を発症することもある．

**体温**　たいおん　body temperature　視床下部により制御されている体の温度のこと．直腸，舌下，腋窩部で測定を行うが，それぞれ値は異なる．

**体温調節**　たいおんちょうせつ　thermoregulation　体温を一定に調節する機能．視床下部に中枢があり，外界の温度が高いときは発汗や呼吸を盛んにして放熱を促進し，低いときは体表の血管を収縮させて放熱を防いだり，筋肉を活動させて産熱を促したりする．

**体格指数**　たいかくしすう　body mass index　■ BMI

**対角隆線**　たいかくりゅうせん　diagonal ridge　■ 斜走隆線

**退化傾向**　たいかけいこう　reduction　歯の退化の現象は，歯数の異常，形態の異常，位置の異常，咬合の異常，萌出時期の異常などに現れるが，最も退化の過程にあるのは第三大臼歯，次いで上顎側切歯といわれている．

**耐火模型**　たいかもけい　refractory cast　作業用模型を複印象し，同様に耐火模型材を注いで製作された模型．耐火模型上に金属の形態をワックスアップし，スプルーを立てて鋳造を行う．そのため耐火模型材としては，耐熱性にすぐれ，焼成を繰り返しても十分な強度を有することが求められる．

**帯環**　たいかん　band　バンド．歯冠を帯状に1周取り囲むように製作された金属環．歯種それぞれにあったさまざまな大きさの既製のものから選択調整するもの，および帯環形成鉗子を用いて製作するものがある．咬合したときに対合歯と噛まないように，正しく装着された歯冠頂側の帯環辺縁は，咬頭頂よりも歯頸側寄りにある．マルチブラケット装置などに用いるブラケットやチューブを電気溶接して用いる．さらには舌側弧線装置などを装着する際にも用いられる．　■ 既製帯環，帯環適合，帯環撤去

**帯環形成鉗子**　たいかんけいせいかんし　band forming pliers　帯環を，口腔内で直接それぞれの歯種に当てて絞り込むようにして合わせる鉗子．歯種や歯の大きさにかかわらず，帯環を適合・調整できるという利点を有する一方，既製帯環に比して適合には熟練を要する．

**帯環調整**　たいかんちょうせい　construction of band　■ 帯環適合

**帯環追進器**　たいかんついしんき　band pusher　既製帯環や製作した帯環を歯冠の適切な場所に追進させて位置づけ，圧接するための器材．器材の尖端をバンドの各隅角に当てて少しずつ追進し適合させるため，尖端には溝が切ってある．　■ 帯環適合，帯環撤去鉗子，帯環賦形鉗子

**帯環適合**　たいかんてきごう　band fitting　帯環を歯に調整し，適合させること．既製帯環では，歯種に合わせた平均的な形態のものから最適の大きさのものを選択し，調整を行う．ピンチ法など帯環形成鉗子を用いて調整するものでは，歯面に密着させて絞り込むようにして調整し，適合させる．　■ 帯環調整　■ 帯環，帯環追進器，帯環賦形鉗子

**帯環撤去**　たいかんてっきょ　debanding　試適もしくは合着された帯環を撤去すること．撤去には帯環撤去鉗子を用いる．　■ 帯環，帯環撤去鉗子

**帯環撤去鉗子**　たいかんてっきょかんし　band removing pliers　帯環を撤去するために使う鉗子．前歯部用と臼歯部用の2種類がある．長さの異なるビークを有しており，切縁（前歯）や咬合面（臼歯）に長いビークを当て，短いビークを歯頸部の帯環辺縁に当てて栓拮きの要領で撤去する．　■ 帯環追進器，帯環撤去

**帯環賦形鉗子**　たいかんふけいかんし　band contouring pliers　帯環を口腔内で適合（調整）させる際に，帯環を彎曲のある歯面に適合させるために用いる鉗子．■ 成形鉗子　■ 帯環追進器，帯環適合

**待機的診断法**　たいきてきしんだんほう　expectative diagnosis　歯髄を鎮痛消炎療法や覆髄法を行った後に，不快症状の変化を観察して歯髄の保存の可否を判断する検査法．臨床症状がなければ歯髄は保存できると判断し，不快症状が消失しない場合は抜髄を行う．

**大規模災害被災者**　だいきぼさいがいひさいしゃ　large-scale disaster victim　自然災害や人的災害により，被害が広範囲にわたり，復興までに長時間を要し，地域の生活機能や社会維持機能が障害される

ような災害に見舞われた人をいう．

**大臼歯** だいきゅうし molar 歯列で，小臼歯の遠心に続く上下顎左右3本ずつ生える計12本の歯で，前歯に近いほうから第一大臼歯，第二大臼歯，第三大臼歯という．第一大臼歯には6歳臼歯，第二大臼歯には12歳臼歯，第三大臼歯には親知らずまたは智歯の別名がある．なお，第三大臼歯は萌出しない場合もある． ■ 後臼歯 ➡ 加生歯

**大頬骨筋** だいきょうこつきん zygomaticus major muscle 表情筋の一つで，頬骨側面縫合部である頬骨弓中央部の外面から起始し，一部は口角に，また一部は上・下唇に達する．働きは口角を上外側方に引く．

**体験学習型形式** たいけんがくしゅうがたけいしき experiential learning 学習者の体験から学ぶ学習方法．みずからの五感や頭脳，身体といった学習者のすべてを通して学ぶため，物事の本質に深く迫ることができ，総合的な知識や態度が身につく．

**大口蓋管** だいこうがいかん greater palatine canal 上顎骨口蓋突起の大口蓋溝と口蓋骨垂直板の大口蓋溝との間にできる管で，出口は大口蓋孔として骨口蓋に開き，大口蓋神経，大口蓋動・静脈が通る．

**大口蓋神経** だいこうがいしんけい greater palatine nerve 上顎神経の枝で大口蓋管を通り，大口蓋孔から出て，硬口蓋の粘膜や腺，口蓋側歯肉に分布する知覚性神経である．

**大口蓋動脈** だいこうがいどうみゃく greater palatine artery 翼口蓋窩中で顎動脈から下行口蓋動脈として起こり，大口蓋管中を垂直に下行して大口蓋孔を通り，主として硬口蓋に分布する．

**大口腔腺** だいこうくうせん large oral gland ➡ 大唾液腺

**対合歯** たいごうし dental antagonist, opposing tooth 1歯に対して同一口腔内で相対する顎にあり，咬合する歯をいう．

**退行性顎関節疾患** たいこうせいがくかんせつしっかん degenerative temporomandibular joint disease ➡ 変形性顎関節症，骨関節症

**第五咬頭** だいごこうとう fifth cusp 下顎大臼歯で，遠心咬頭を第五咬頭ということがある．

**第3号被保険者** だいさんごうひほけんしゃ No.3 insured person 国民年金の加入者のうち，厚生年金，共済組合に加入している第2号被保険者に扶養されている20歳以上60歳未満の配偶者（年収が130万円未満）．保険料は個別に納める必要はなく，事業主に届け出る必要がある．

**第三生歯** だいさんせいし third dentition 過剰歯や埋伏歯など，永久歯列完成後に萌出する歯．

**第三象牙質** だいさんぞうげしつ tertiary dentin 原生象牙質の歯髄面に新たに形成添加される象牙質であり，咬耗，摩耗やう蝕などの外来刺激に対する反応として形成される象牙質である．修復象牙質や病的第二象牙質などともいう．生理的条件下で形成される第二象牙質と比較すると，構造は不規則である． ■ 修復象牙質，病的第二象牙質

**胎児** たいじ fetus ヒトでは妊娠10週以降（排卵は最終月経から2週後に起こるため，妊娠10週は受精後8週）で出生前の個体のこと．

**体質** たいしつ constitution 身体が示す先天的，内在的な性質で病的素因ともいう．種々の遺伝子発現（内因）の総合として現れる身体的性質で，精神的性質は気質という．遺伝子的因子に加えて，自然地理的な環境因子や文化社会習慣などが加味されて形成される場合もある．アレルギー体質，虚弱体質，卒中体質，胸腺リンパ体質などがある．

**胎児毒性** たいじどくせい fetal toxicity, embryotoxicity 薬物が血液胎盤関門を通過して毒性を示すこと． ➡ 血液胎盤関門

**代謝【薬物動態の】** たいしゃ metabolism 薬物が吸収された後に，肝臓や小腸などに存在する薬物代謝酵素により分解を受けるなど，水に溶けやすい形に変わっていく過程をさす． ➡ 排泄

**代謝拮抗作用** たいしゃきっこうさよう antimetabolic action 抗がん剤や抗リウマチ薬，あるいは痛風治療薬などにおける薬物作用の一つ．例えば，葉酸の代謝物が細胞分裂に必要な核酸合成に利用されるため，細胞分裂を抑制する抗がん剤のなかには，葉酸の代謝拮抗作用を有するものがある． ➡ 抗がん剤

**代謝症候群** たいしゃしょうこうぐん metabolic syndrome ■ メタボリックシン

ドローム

**退縮エナメル上皮** たいしゅくえなめるじょうひ reduced enamel epithelium エナメル質を形成し終えたエナメル芽細胞が変化してできた構造で，歯の萌出までの間，エナメル質を保護し，エナメル質表面に歯小皮を形成する． ■ 縮合エナメル上皮 ➡ 歯小皮

**代償アプローチ** だいしょうあぷろーち compensatory approach 摂食嚥下リハビリテーション計画の一つで，障害のある機能を，別の残された機能で代償することにより能力的な向上を目指すもの．食形態の検討，栄養ルートの検討，利き手の交換，食具の改良が該当する． ■ 代償的アプローチ

**代償行動** だいしょうこうどう compensation behavior ある目標が達成困難になったとき，これに代わる満足を得るために，当初の目標に類似した別の目標を設定し，欲求を充足する行動のこと．

**台状根** だいじょうこん prism-shaped root 歯根全体が根尖部付近まで癒合し，内部に太い歯髄を入れた管状の根を形成し，根尖部で分岐している．上顎臼歯部にみられる．タウロドンティズムとほぼ同義である． ➡ プリズム状根

**代償的アプローチ** だいしょうてきあぷろーち compensatory approach ■ 代償アプローチ

**代償法** だいしょうほう compensatory techniques 摂食嚥下障害のさまざまな症状改善を目的に，食事時に適用する手技．例えば，食塊残留予防を目的とする交互嚥下や複数回嚥下，梨状窩への咽頭残留予防を目的とする頸部回旋嚥下などである． ➡ 嚥下代償手技

**帯状疱疹** たいじょうほうしん herpes zoster 体内に潜伏感染していた水痘・帯状疱疹ウイルスが体力低下時などに再活性化して，一定の神経支配領域に片側有痛性の小水疱を多発したもの．老人に発生しやすく，神経痛の後遺症が残ることがある． ➡ 水痘・帯状疱疹ウイルス感染症

**対症療法** たいしょうりょうほう symptomatic therapy 薬物療法の種類の一つ．疾病の原因に対してではなく，その症状を緩和軽減して自然治癒能力に期待する療法で，歯痛に対する鎮痛薬などが該当する．

**対処行動** たいしょどう coping behavior ■ ストレスコーピング

**対人関係** たいじんかんけい interpersonal relationship 人間と人間の関係のことである．社会や集団や組織の場，あるいは個人的な場における感情的な面も含めた，人と人の関係のことをいう．

**対人恐怖** たいじんきょうふ interpersonal fear 他人との交流や人前でのふるまいに不安や緊張を感じること．

**対人距離** たいじんきょり social distance ■ 社会的距離，ソーシャルディスタンス

**対人認知** たいじんにんち interpersonal cognition, interpersonal perception 人物を認識したり理解しようとする心の働きのこと．

**体性感覚** たいせいかんかく somatic sensation 一般的に皮膚・粘膜表面で感知される感覚のこと．触・圧・温・冷・痛覚がある．また，感覚の受容部位の違いにより表面（皮膚）感覚と深部感覚に分けられる．

**代生歯** だいせいし successional tooth 永久歯のうち，大臼歯以外の歯は，先行歯である乳歯の脱落後に生え変わる歯なので，代生歯と呼ばれる． ➡ 加生歯，後継歯

**代生歯胚** だいせいしはい successional tooth germ 代生歯（後継歯）の歯胚．乳歯の歯胚では後継永久歯の歯胚が付属し，成長して永久歯となるが，大臼歯は先行乳歯のない第一生歯のため，代生歯胚は途中で消失する．

**体性神経系** たいせいしんけいけい somatic nervous system 脳脊髄神経のうち，脊髄から脊髄神経（頸神経：8対，胸神経：12対，腰神経：5対，仙骨神経：5対，尾骨神経：1対）と脳から脳神経（12対）が出る．運動神経は全身の骨格筋の意識的運動，感覚神経は皮膚の知覚，脳神経では嗅覚や視覚，聴覚，平衡覚などの感覚を支配する．

**大舌下腺管** だいぜっかせんかん greater sublingual duct 舌下腺は口底にあり，顎舌骨筋の粘膜側，舌下腺窩に接し，顎下腺管の外側に位置する．導管には顎下腺管と合流し，舌下小丘に開口する大舌下腺管と，数本の腺管が舌下ひだに開口する小舌下腺管がある．

**代替療法** だいたいりょうほう alternative

**medicine** 日本補完代替医療学会では「現代西洋医学領域において，科学的未検証および臨床未応用の医学・医療体系の総称」と定義されている．鍼灸，気功などの中国医学やアロマセラピー，温泉療法などが含まれる．

**大唾液腺** だいだえきせん **large salivary gland, major salivary gland** 耳下腺，顎下腺，舌下腺の三大唾液腺の総称である．耳下腺は耳介の前下方に位置する漿液腺で，その導管である耳下腺管は咬筋表面を前走し，頬筋を貫いて上顎第二大臼歯に対向する頬粘膜の耳下腺乳頭に開口する．顎下腺は顎下三角に位置する漿液腺優位の混合腺で，導管である顎下腺管は舌下部の舌下小丘に開口する．舌下腺は舌下骨筋上に位置する粘液腺優位の混合腺で，導管のうち大部の大舌下腺管は顎下腺と同じ舌下小丘，小部である小舌下腺は舌下ヒダに開口する． ➡ 大口腔内

**タイト結合** たいとけつごう **tight junction** ➡ 閉鎖帯

**第七咬頭** だいななこうとう **seventh cusp** 下顎大臼歯の近心舌側咬頭と遠心舌側咬頭の間に出現する過剰咬頭． ➡ 舌側中間副結節

**ダイナペニア** だいなぺにあ **Dynapenia** サルコペニアは狭義では「加齢に伴う筋肉量の低下」，広義では「すべての原因による筋肉量と筋力の低下」をさすが，用語の混乱を避けるため，加齢による筋力低下をダイナペニアと呼ぶことが推奨されている． ➡ ミオペニア

**第2号被保険者** だいにごうひほけんしゃ **No.2 insured person** 国民年金の加入者のうち，会社員や公務員などの厚生年金，共済組合に加入している者．ただし，65歳以上の被保険者または共済組合の組合員で，老齢基礎・厚生年金，退職共済年金などの受給権を有する者は除く．

**第二鰓弓** だいにさいきゅう **secondary branchial arch** ➡ 舌骨弓

**第2シャンク** だいにしゃんく **upper shank** ➡ アッパーシャンク

**第二生歯** だいにせいし **secondary dentition** 乳歯の脱落後に生えてくる，中切歯から第二小臼歯までの歯．1度目に生えてくる乳歯から生え変わって萌出するので，第二生歯と呼ばれる．

**第二セメント質** だいにせめんとしつ **sec-**ondary cementum ➡ 有細胞セメント質

**第二象牙質** だいにぞうげしつ **secondary dentin** 歯根完成後に形成された象牙質で，それ以前に形成された原生象牙質と微細構造は同じである．分界線によって原生象牙質と分けられる．

**体熱** たいねつ **body temperature, body heat** 体温を維持するために生体が産生する熱のこと．

**タイプ別金合金** たいぷべつきんごうきん **dental gold alloy by type** JISに規定された鋳造用金合金．金単independent独で65％以上含有し，金・白金族元素の含有量が75％以上である．溶融温度は1,050℃以下である．タイプ1～4の4種類で，耐力や伸びの違いにより分類されている．耐食性に優れる．

**大発作** だいほっさ **grand mal, tonic-clonic seizure** てんかん発作と気管支喘息の発作の2つがある．てんかんは，強直性間代性痙攣のことで，突然意識を失って倒れ，全身の筋肉が強直する強直性痙攣のあと，筋肉の収縮・弛緩を反復する間代性痙攣に移行するもので，数分で治まる．気管支喘息の大発作は，歩くことができず，ぜん鳴が著明，呼気の延長，陥没呼吸，起坐呼吸がみられ，チアノーゼを認めることもある． ➡ 強直性間代性痙攣，強直間代発作 ➡ 強直性痙攣，小発作，精神運動発作

**タイポドント** たいぽどんと **typodont** 歯科矯正治療のシミュレーション教育・訓練に用いる器材．一般的にはワックスによって歯肉と歯槽骨部分を形成し，その中に歯根を有する歯を埋入して用いる．歯にブラケットや帯環を装着し，矯正用ワイヤーを装着，湯に浸漬することでワックスを軟化させて歯の移動を体現することができるため，さまざまな不正咬合の治療をシミュレーションできる．

**対麻痺** たいまひ **paraplegia** 脳性麻痺における障害の部位による分類の一つ．両下肢が対象性に障害され，上肢には障害がない場合である．ほかに片麻痺，四肢麻痺などがある． ➡ 片麻痺

**退薬症候群** たいやくしょうこうぐん **withdrawal syndrome** 離脱症候のこと．断薬により以前は認められなかった症状が出現することがあるので，薬物投与の中止にも配慮が必要である．例えば，ステ

ロイド性抗炎症薬の長期服用後，断薬により症状が悪化（反跳現象）することがある． ▶ 精神依存

**ダイヤモンドポイント** だいやもんどぽいんと diamond point, diamond instrument 高速回転切削用の一種で，ダイヤモンド微粉末を固着してある． ▶ カーボランダムポイント

**代用甘味料** だいようかんみりょう substitute sweetener/artificial sweetener ショ糖に代わる甘味物質の総称．歯科ではそのなかでも"う蝕誘発性のないもの"を呼ぶ．一般には，無カロリーのものや血糖値に影響しない甘味物質もこう呼ぶ．糖やその誘導体だけではなく，さまざまな化学構造をもつものが存在．

**耐容上限量** たいようじょうげんりょう tolerable upper intake level ある性・年齢階級に属するほとんどすべての人々が，過剰摂取による健康障害を起こすことのない栄養素摂取量の最大限の量．

**代用糖** だいようとう alternate sugar, sugar substitute う蝕や肥満予防のために開発された砂糖や異性化糖以外の甘味料．代用甘味料そのものにう蝕原性がない場合でも，砂糖やブドウ糖と併用されていることも多いので，代用糖を用いた食品がう蝕の原因にならないとは限らない．

**大理石骨病** だいりせきこつびょう osteopetrosis 長幹骨の形成障害に基づく骨組織異常を示す遺伝性疾患．常染色体優性遺伝を示すが，大部分は孤発例である．新生児より発症する早発性の悪性型と遅発性の良性型の2型があり，早発型の多くは乳児期に死亡する．

**耐量** たいりょう tolerance dose 投薬後生じた中毒作用が，許容される範囲（後遺症を残さないなど）の薬物の量． ▶ 最大耐量

**ダイレクトボンディングシステム固定** だいれくとぼんでぃんぐしすてむこてい direct bonding resin splint ▣ エナメルボンディングレジン固定，接着性レジン固定，レジン隣接面固定

**第六咬頭** だいろくこうとう sixth cusp 下顎大臼歯の遠心舌側咬頭と遠心咬頭の間に出現する過剰咬頭．Hellman の第六咬頭とも呼ばれる．

**ダウエルピン** だうえるぴん dowel pin 歯型可撤式模型などの可撤式作業模型において，歯型の着脱を容易にし，正確に元の位置に戻すための金属製の合釘（ピン）．

**タウロドンティズム** たうろどんてぃずむ taurodontism 歯の外形に歯頸部が存在せず円柱状を示し，歯根が短くなっている歯．この歯の歯髄腔は歯の外形に対して歯髄腔の占める割合が非常に大きく，歯冠部から歯根の先端にまでわたって存在する．

**タウロドント** たうろどんと taurodont タウロドンティズムを示す歯．

**ダウン症候群** だうんしょうこうぐん Down syndrome, trisomy 21 常染色体21番が1本多い（21トリソミー）染色体異常により生じる先天異常症候群で，1,000人に1人程度の頻度で発症する．特有の顔貌（眼瞼裂斜上，鼻根部平坦，内眼角贅皮，舌の突出），手掌単一屈曲線，筋緊張低下を主徴とし，心奇形，知的障害，甲状腺機能低下症などを伴う．卵子形成過程の減数分裂時に染色体不分離により生じる場合がほとんどで，母親の出産年齢が高いと発生頻度が高まる． ▣ 21トリソミー症候群

**Downs分析法** だうんずぶんせきほう Downs cephalometric analysis 側面頭部エックス線規格写真において，フランクフルト平面を基準平面として骨格系のパターンや歯軸，咬合平面の傾きなどの歯系のパターンを，角度計測を中心に評価する方法．下顎咬合者の基準値を基にして評価を行う． ▶ セファロ分析

**唾液** だえき saliva 主に三大唾液腺（耳下腺，顎下腺，舌下腺），さらに口唇や口蓋の小唾液腺から，通常，成人で1日約1.5 L，分泌される．生理機能の補助作用（食物の咀嚼，嚥下，味覚など），歯・口腔粘膜の保護作用（洗浄，緩衝，抗菌），義歯の保持作用などの機能がある．

**唾液αアミラーゼ** だえきあるふぁあみらーぜ salivary α-amylase 耳下腺，顎下線唾液に含まれる糖タンパク質．デンプンやグリコーゲンを加水分解する消化酵素．α-1,4 グリコシド結合を加水分解し，マルトースやグルコース，デキストリンを生成する．

**唾液緩衝能試験** だえきかんしょうのうしけん salivary buffering capacity test 唾液の緩衝能を測定し，う蝕活動性を判定する試験．試験紙に唾液を滴下，あるいは採

取した唾液に試験溶液を滴下し，pHの変化を色調の変化や実際pHの値により測定する．pHが速やかに中性領域に戻らない場合は，う蝕活動性は高いと評価する．

**唾液検査** だえきけんさ saliva test 唾液を使用した検査であり，唾液と密接に関連するう蝕，歯周病，口腔乾燥症などのリスク診断や口腔内科的に有用な情報（分泌量，緩衝能，各種細菌の検査，潜血の有無など）を得るために行う．総細菌数を測定する装置（細菌カウンター）や，酸化還元指示薬で細菌量を測定するRDテスト®などさまざまなキットが販売されており，唾液検査を行うには，自前で実施する場合と，外部の事業者に検査を委託する場合がある．

**唾液減少症** だえきげんしょうしょう oligoptyalism, oligosialia 唾液分泌の減少した状態．唾液分泌の阻害，減少により口腔内の粘膜が乾燥した状態を表した病状名である．その原因には，加齢（老人性萎縮），全身疾患（シェーグレン症候群，糖尿病，甲状腺機能亢進症など），医原性のもの（薬の副作用，放射線照射，経口挿管など），心因的なもの（ストレス），習慣性のもの（口呼吸など）がある．
➡ 唾液分泌障害

**唾液腺** だえきせん salivary gland 導管が口腔に開口する腺で，大唾液腺（耳下腺，顎下腺，舌下腺）と小唾液腺（口唇腺，頰腺，臼歯腺，口蓋腺，後舌腺など）に区別される．分泌する唾液の性状により粘液腺，漿液腺，混合腺に分けられる．　➡ 口腔腺

**唾液腺萎縮** だえきせんいしゅく atrophy of salivary gland いったん成長した唾液腺の細胞が，正常の大きさより小さくなる退行性変化．生理的には加齢による老人性萎縮として現れるが，病的には各種の全身性疾患，唾液腺炎や唾石症などの腺自身の疾患，囊胞や腫瘍による圧迫，局所に対する放射線の影響により起こりうる．　➡ 唾液分泌障害

**唾液腺炎** だえきせんえん sialadenitis 唾液腺に生じる炎症性疾患で，炎症の経過により，急性唾液腺炎と慢性唾液腺炎に分けられる．細菌やウイルス感染が原因で発症したり，全身疾患に関連して発症する．"おたふくかぜ"として知られている流行性耳下腺炎は，ムンプスウイルスの感染による伝染性疾患である．そのほか，唾石による排泄導管の閉塞や外傷などの局所原因，代謝性疾患，免疫抑制，悪性腫瘍などの全身疾患に起因して発症することもある．症状としては，有痛性の唾液腺腫脹，排泄導管開口部の発赤や腫脹，圧迫による膿汁排泄が認められる．慢性唾液腺炎で，高度な線維化を伴って顎下腺に発生するものはKüttner 腫瘍とも呼ばれてきたが，最近では，IgG4 関連疾患という自己免疫疾患の一つと考えられている．

**唾液潜血反応** だえきせんけつはんのう salivary occult blood test 歯周疾患の進行に伴う歯周組織などからの血液量について，唾液を検体とし，試験紙などを用いて潜血濃度を調べる反応．唾液潜血反応試験紙として，ヘモグロビン濃度を調べるペリオスクリーン®などが市販されている．

**唾液腺腫瘍** だえきせんしゅよう salivary gland tumor 唾液腺から発生する腫瘍．唾液腺腫瘍の大部分は良性腫瘍で，男女比では女性に多い．発生部位は耳下腺が最も多く，組織型別では多形腺腫が最も多い．

**唾液腺マッサージ** だえきせんまっさーじ salivary grand massage 刺激唾液の分泌を促進させるために唾液腺（耳下腺，顎下腺，舌下腺）をマッサージすること．口腔内自浄作用の促進，口腔乾燥の予防および改善などの効果がある．

**唾液中和能** だえきちゅうわのう neutralizing capacity of saliva 重炭酸イオン（$HCO_3^-$）が唾液のpHや緩衝作用に重要に関わっている．唾液に酸（$H^+$）が加わると $H^+ + HCO_3^- \rightleftarrows H_2CO_3 \rightleftarrows H_2O + CO_2$ の反応が右に進み，酸に対する緩衝作用がはたらき，中和される．

**唾液微生物叢** だえきびせいぶつそう salivary microbiota, salivary microflora 唾液腺から分泌される唾液は分泌直後は無菌であるが，口腔内にて，口腔粘膜，舌（舌苔），歯垢などの各微生物叢から多くの常在微生物（主に細菌）が混入し，微生物叢（唾液微生物叢）を形成している．したがって唾液微生物叢の構成は，それら微生物叢の菌叢を反映している（Streptococcus, Actinomyces, Veillonella などを主体として，1mLあたり $10^{6\sim12}$ 個程度）．

**唾液分泌** だえきぶんぴつ salivation 唾液腺の腺房部で生成された原唾液は，導管部を通り再吸収・分泌を受けた後，開口部より唾液として口腔内に排出される．唾液には刺激により分泌される刺激唾液（反射唾液）と，刺激のない安静時に分泌される安静時唾液がある．唾液分泌は自律神経によって調節され，交感神経の興奮では粘調性の，副交感神経の興奮では漿液性の唾液が分泌する．

**唾液分泌障害** だえきぶんぴつしょうがい altered salivation 生理的または病的な原因による唾液の分泌量の減少，あるいは消失．何らかの原因による脱水状態や，加齢とともに唾液腺の分泌機能は衰えていくため，老年者では口腔内が乾燥しやすくなり，女性の場合は閉経に伴い，ホルモンなどの関係で分泌障害が起こる．病的な原因としては，炎症や腫瘍を含む唾液腺疾患，全身疾患による唾液腺機能障害，放射線照射による唾液腺萎縮，咀嚼障害などが挙げられる．また，薬剤による唾液の分泌障害として，副交感神経抑制薬であるアトロピン，ロートエキスなど，ニコチン，コカイン，降圧剤，向精神薬，抗悪性腫瘍薬，抗ヒスタミン薬などでみられる．　▶ 口腔乾燥症，唾液減少症，唾液腺萎縮，唾液分泌促進剤

**唾液分泌促進剤** だえきぶんぴつそくしんざい sialogogue, saliva stimulating agent 唾液の分泌を促進する作用をもつ薬剤．塩酸セビメリンや塩酸ピロカルピンは副交感神経系の唾液腺内ムスカリン$M_3$受容体を刺激することにより，唾液の分泌を促進させる．これらの薬剤はシェーグレン症候群または頭頸部の放射線治療に伴う口腔乾燥症の治療薬として用いられる．　▶ 唾液分泌障害

**唾液分泌速度** だえきぶんぴつそくど salivary secretion rate, salivary flow rate mL/分で表す唾液分泌の速度．安静時約 0.32 ± 0.23，刺激時は約 2.08 ± 0.84 である．唾液分泌には日内変動や季節変動があり，睡眠時や夏期には低下する．う蝕活動性の評価として用いられ，分泌量が低い場合は，う蝕活動性が高いと判定する．　▶ 唾液分泌量

**唾液分泌量** だえきぶんぴつりょう salivary secretion rate, salivary flow rate　▶ 唾液分泌速度

**唾液ペルオキシダーゼ** だえきぺるおきしだーぜ salivary peroxidase 過酸化水素によるロダン塩（チオシアン酸イオン，$SCN^-$）の酸化反応を触媒し，抗菌因子（ヒポチオシアン酸イオン，$OSCN^-$）を生成する．エナメル質表面に結合し，活性を持続することで細菌が歯面に付着するのを防ぐ．

**唾液無機成分** だえきむきせいぶん mineral components in saliva 主なものとして，カリウム，塩素，ナトリウム，重炭酸塩，カルシウム，無機リン酸，微量元素としてフッ素などがある．唾液の種々の作用のうち，浸透圧，pH 緩衝作用，再石灰化作用に関わっている．

**唾液有機成分** だえきゆうきせいぶん organic components in saliva 主なものとして，糖タンパク質，カルシウム結合タンパク質・ペプチド，唾液α-アミラーゼなどの酵素，分泌型 IgA などの抗菌因子がある．唾液の消化作用，抗菌作用，潤滑作用や粘膜保護作用などに関わっている．主に漿液性糖タンパク質は耳下腺唾液に，粘液性糖タンパク質は顎下腺および舌下腺唾液に含まれる．唾液α-アミラーゼは耳下腺および顎下腺唾液に含まれる．

**他家骨移植** たかこついしょく heterogenous bone transplantation 患者本人以外からの骨移植の総称で，同じ動物種であるヒトからの移植を同種他家骨移植，違う動物種からの移植を異種他家骨移植と呼ぶ．同種他家骨移植では脱灰凍結乾燥骨が用いられるが，骨形成能はない．　▶ 骨移植

**蛇管** だかん corrugated tube 麻酔回路を構成する管．屈曲しても内腔がつぶれない構造になっている．方向や大きさ，長さなどを自由に設定でき，回路内の水が溜まっても溝に流れて呼吸の抵抗にならない構造になっている．　▶ 人工呼吸

**タキフィラキシー** たきふぃらきしー tachyphylaxis 耐性の一つで急性脱感作のこと．短時間（分単位以内）に薬物を反復投与すると，その薬物の薬理作用が急激に減弱する．エフェドリンを投与すると，交感神経終末からノルアドレナリンが放出されて血圧が上昇するが，反復投与すると，神経終末のノルアドレナリンが枯渇するため，効果を発揮しなく

なるのはタキフィラキシーによるものである．

**多形滲出性紅斑** たけいしんしゅつせいこうはん erythema exudativum multiforme 皮膚・粘膜に多発する同心円状の特徴的な紅斑を呈する疾患である．感染，あるいは薬物に対する反応性疾患で，口腔内にも紅斑が出現し，びらんや潰瘍を形成する．重症型はスティーブン・ジョンソン症候群という．

**多形腺腫** たけいせんしゅ pleomorphic adenoma 最も発生率の高い良性の唾液腺腫瘍で，全唾液腺腫瘍の約60％を占める．好発部位は耳下腺であるが，小唾液腺では口蓋腺に多い．30歳代の女性に多く，無痛性の発育緩慢な腫瘤を形成する．長期経過症例ではがん化のリスクが高くなるとされる．

**多血小板血漿** たけっしょうばんけっしょう platelet rich plasma (PRP) 自己血液を遠心分離することで得られる，濃縮された血小板を含む血漿．PDGF，TGF-β，IGF-1 などの増殖因子を含み，形成された豊富なフィブリノーゲン網が足場となるため，再生療法に用いられる． ➡ PRP

**多咬頭歯** たこうとうし multi tubercular tooth 歯冠に3つ以上の咬頭を有する歯．大臼歯は上顎で4つ，下顎で5つの咬頭が存在するので多咬頭歯である．下顎第二小臼歯は副咬頭が出現すると3咬頭性を示すが，多咬頭歯としては扱わない．

**多根歯** たこんし multirooted tooth 大臼歯のように歯根が2本以上の歯．

**多剤服用** たざいふくよう polypharmacy 多種類の薬剤を同時に服用すること．高齢者は一般に糖尿病や高血圧症などさまざまな疾患に罹患しており，同時に多くの種類の薬剤を服用していることがあるので，薬物相互作用などにも気をつけて投薬する必要がある． ➡ ポリファーマシー

**多剤併用療法** たざいへいようりょうほう polypharmacy 症状・体質に合わせて処方された複数の薬物を，同時に併用して症状を抑える治療法．悪性腫瘍，HIV感染症，結核などの治療で行われている．

**多重防護機構** たじゅうぼうごきこう multiple protection mechanisms 英国のReasonは，事故は複数からなる多重の防護壁をすり抜けて発生する状態とし，スライスした穴のあるスイスチーズを防護壁に例え，スイス・チーズ・モデルと称した．何事においても人間が行うことに完璧なものはなく，事故を防ぐためには何重にも防護対策を講じる必要があり，そのシステムをいう． ➡ ヒューマンエラー

**多職種連携** たしょくしゅれんけい interprofessional collaboration, team approach 保健・医療・福祉・介護など複数の領域で，対象者となる人と家族を中心に，異なる職種の者が，それぞれの専門的な立場から，相補的に能力を発揮しながら協働することにより，利用者に対応した医療や支援を進める体制． ➡ チームアプローチ

**打診** だしん percussion 指や器具によって身体の特定の部分を叩き，音や反応により診察を行うこと．歯科では歯を垂直方向，あるいは水平方向に槌打した場合に疼痛や動揺の有無を測定することがよく知られている．

**打診痛** だしんつう percussion pain ミラーやピンセットの後端を用いて患歯を叩いて行う打診による痛み．対照歯と痛みの程度を比較する．歯根膜の炎症の有無がわかり，垂直打診で反応する場合は根尖性歯周炎，水平打診で反応する場合は慢性歯周炎を疑う．

**多生歯性** たせいしせい polyphyodonty 両生類や爬虫類にみられるように，一生の間に歯が何度も生え変わること．

**唾石症** だせきしょう sialolithiasis 唾石が腺体内，あるいは導管various部にとどまり，唾液の流出障害や炎症を誘発し，唾仙痛や唾液腺の腫脹をきたす疾患．顎下腺に生じることが多く，感染が合併すると，口底部の腫脹，舌下小丘からの排膿がみられる．触診（双手診）による唾石の確認，唾液腺造影などのエックス線検査により行う．

**脱アミノ反応** だつあみのはんのう deamination 化合物からアミノ基 (-NH$_3$) が除かれる反応．酸化的脱アミノ反応ではアミノ酸からアンモニアと 2-オキソ酸が生成する．アミノ基転移反応ではアミノ酸のアミノ基が 2-オキソ酸に移され，2-オキソ酸がアミノ酸になる．

**脱灰** だっかい demineralization, decalcification 硬組織から無機質が溶出する

現象．歯の脱灰は，無機成分であるヒドロキシアパタイトが酸によって溶解する現象をいう．歯を脱灰する酸は，プラーク内の口腔細菌が糖質などから産生する有機酸である．

**脱灰・再石灰化平衡** だっかい・さいせっかいかへいこう decalcification-recalcification equilibrium, demineralization-remineralization equilibrium　エナメル質表層下のカルシウム，リン酸が唾液中に溶出する速度と，歯面に再度沈着する速度が同じ状態．エナメル質表層下は静的な状態で成分が固定しているのではなく，唾液との間で動的平衡状態にある．

**脱感作** だっかんさ desensitization　アレルギーの原因となる物質を少量ずつ定期的に投与し，徐々に過敏性を除去すること．

**脱感作療法** だっかんさりょうほう desensitization therapy　触覚などの過敏がある場合，感覚が正常に受容できるように実施する．過敏のある部位を広範囲に柔らかく触知し，慣れるまで数秒間触れる．食事以外の時間に実施し，食事への不快感と認識させないことが重要である．
➡ 感覚過敏

**脱臼** だっきゅう dislocation, luxation　関節を構成する２つの骨（関節頭と関節窩）の，関節頭が通常の可動域を越えて関節窩から逸脱すること．その程度により完全脱臼と亜脱臼に分類される．歯の脱臼は，歯を支持する歯根膜線維が断裂し，歯槽骨から逸脱した状態をさす．

**脱水素酵素** だっすいそこうそ dehydrogenase　酸化還元酵素の一種であり，水素原子の移動を伴う脱水素反応を触媒する酵素の総称．補酵素としてピリミジンヌクレオチド（NAD あるいは NADP）を用いる酵素群と，フラビン（FAD あるいは FMN）を用いる酵素群がある．
= デヒドロゲナーゼ　➡ 酸化還元酵素

**脱炭酸反応** だったんさんはんのう decarboxylation　化合物のカルボキシ基（-COOH）が二酸化炭素（$CO_2$）として遊離する反応．ピルビン酸の酸化的脱炭酸やクエン酸回路などでみられる．アミノ酸のカルボキシ基が脱炭酸されると，各種アミンが生成される．

**タッピング** たっぴんぐ tapping　上下の歯をカチカチと連続的に当てる行動．ブラキシズムにおける行動の一つ．また，咬合調整などの際にも行わせることがある．

**脱分極** だつぶんきょく depolarization　興奮性細胞（一般に神経細胞と筋細胞）では，静止時は細胞内外に電位差があり分極しているが，刺激時に細胞内の電位が減少して細胞外の電位に近づく．分極状態を脱することから脱分極という．

**脱落** だつらく shedding　歯がその支持組織から完全に離れた状態をいう．正常なものには交換期に生じる乳歯の自然脱落があり，病的には外傷によるもの，著明な根尖性歯周炎や辺縁性歯周炎に伴って生じるものがある．

**脱落因子** だつらくいんし factor of falling off　修復物が取れる原因．

**縦磨き法** たてみがきほう vertical tooth brushing method　= 垂直法

**多糖** たとう polysaccharide　単糖がグリコシド結合で多数結合したもの．デンプン（アミロース，アミロペクチン），グリコーゲン，セルロースなど．基本的に甘味はない．*Streptococcus mutans* のつくる不溶性グルカンも多糖の一種．

**多発がん／多重がん** たはつがん／たじゅうがん multicentric cancer/multiple primary cancer　原発がんが同じ臓器に複数できるものを多重がん，２個以上の異なる臓器に同時性，あるいは異時性に発生したものを重複がんといい，両者を合わせて多重がんという．

**タフトブラシ** たふとぶらし tuft brush　植毛が１束のものがほとんどなので，ワンタフトブラシともいう．刷毛部が小さく，毛束の形は，平切り型やテーパー型になっており，把柄部はストレート型とコントラアングル型がある．ブリッジや孤立歯などの歯垢が残りやすい部位を効果的に清掃することができる．特に最後臼歯にも届きやすいため，エンドタフトブラシともいう．毛束の形態や毛の長さ，硬さなどさまざまであり，目的に応じた選択が可能である．　= エンドタフトブラシ，ワンタフトブラシ

**WHO プローブ** だぶりゅーえいちおーぷろーぷ WHO probe　WHO が主に集団検診用とし提案した，Emslie の 621 プローブのことをいう．先端に直径 0.5mm の球が付いていて，断面は円形，目盛りは先端から 3.5-2-3-3mm となっている．　= CPI プローブ

**WSD** だぶりゅーえすでぃー wedge shaped defect ⇒ くさび状欠損

**ダブルエーカースクラスプ** だぶるえーかーすくらすぷ double Akers clasp ⇒ 双子鉤

**ダブルビークバンドフォーミングプライヤー** だぶるびーくばんどふぉーみんぐぷらいやー double beak band forming pliers 帯環形成鉗子の一つで，ループ型の帯環や帯状の帯環材料を用い，プライヤーを操作することで，材料を絞って歯に適合させるための鉗子．

**ダブルブラインドテスト** だぶるぶらいんどてすと double blind test ⇒ 二重盲検試験

**ダブルブラッシング** だぶるぶらっしんぐ double brushing 口腔内に有効濃度以上のフッ化物を保持させるために，1回目の歯磨きでプラークを徹底的に除去し，2回目にフッ化物配合歯磨剤を付けて塗布するように磨くという方法である．

**多毛束植** たもうそくしょく multi tufted brush 植毛状態について，毛束の間隔が空いているものを疎毛束，毛束の間隔が狭く密植しているものを多毛束という．

**樽状歯** たるじょうし barrel-shaped tooth ⇒ 円筒歯

**単一遺伝子病** たんいついでんしびょう single gene disease 単一遺伝子が原因で生じる遺伝病では，原則としてメンデルの法則に基づく遺伝形式がみられるため，メンデル遺伝病ともいう．ヒトゲノムは両親に由来する2倍体で，対立遺伝子(アレル)が常染色体上か性染色体上にあるかにより，常染色体優性遺伝，常染色体劣性遺伝，X連鎖優性遺伝，X連鎖劣性遺伝，Y連鎖遺伝の遺伝様式を示す．

**単一印象** たんいついんしょう single impression 1種類の材料を使用して採得する印象法である．

**単一式模型** たんいつしきもけい solid working cast ⇒ 歯型固着式模型，固着式模型

**単位胞** たんいほう unit cell 結晶を構成する因子の空間的位置関係を表現できる最小単位と定義される．ヒドロキシアパタイト結晶を構成する最小単位は平行六面体をした単位胞であり，組成は$Ca_{10}(PO_4)_6(OH)_2$である．

**単位膜** たんいまく unit membrane 生体膜の単位となっている三層構造の膜で，脂質二重層の基本構造に膜タンパク質が浮遊している．細胞膜以外の細胞内膜系(細胞小器官の膜)も同様の構造をとる．

**段階的摂食訓練** だんかいてきせっしょくくんれん stepwise food intake exercise 疾病治療の過程で，禁食の状態から段階的に経口摂取を進めること．病状に合わせて提供量，頻度(回数)，食形態をレベルアップするのが一般的である．なお，経口摂取で必要栄養量が不足する段階では，別の栄養ルートをも併用する．

**短期入所** たんきにゅうしょ short stay, short-stay at health service facilities ⇒ ショートステイ，短期入所生活介護，短期入所療養介護

**短期入所生活介護** たんきにゅうしょせいかつかいご short-stay living care ⇒ ショートステイ，短期入所，短期入所療養介護

**短期入所療養介護** たんきにゅうしょりょうようかいご short-stay nursing care ⇒ ショートステイ，短期入所，短期入所生活介護

**短期目標【歯科衛生過程の】** たんきもくひょう short-range goal 対象者の抱える問題を解決するための目標のこと．1日〜数週間で達成できる目標で，長期目標に結びつけるように設定する．

**タングガード** たんぐがーど tongue guard ⇒ タングクリブ

**タングクリブ** たんぐくりぶ tongue crib, tongue guard 習癖除去装置の一つ．舌突出癖が原因と考えられる開咬などに用いられ，多くの場合，第一大臼歯を固定源とした舌側弧線装置の主線部に柵状もしくはトゲ状のワイヤーをろう(鑞)着し，これにより舌の突出を防ぐことを目的とする．可撤式のものもあるが，いずれの場合も臼歯部での咬合を妨げないように製作することが必要である．⇒ タングガード

**タンク現像** たんくげんぞう tank development 自動現像機を用いずに，フィルムの現像処理を手作業で行うこと．暗室または暗箱内で操作を行う必要がある．

**タングステンカーバイド** たんぐすてんかーばいど tungsten carbide タングステンの炭化物．化学式はWC．コバルト粉末とともに形態を整えた後に焼結し，刃をつけたものが高速回転用に使用する

タングステンカーバイドバーに用いられる.

**単根歯** たんこんし single rooted tooth
歯根が1つの歯.切歯,犬歯,小臼歯がこれにあたる.

**単細胞生物** たんさいぼうせいぶつ unicellular organism 体が1つの細胞からなる生物のこと.細菌・古細菌から構成される原核生物のすべては単細胞生物である.真核生物にも酵母をはじめとした単細胞生物が一部存在する.

**探索反射** たんさくはんしゃ rooting reflex 哺乳反射の一つ.左右の頬を刺激すると,刺激を受けた方向に顔を向ける.口唇反射とあわせて,乳首を口腔内に取り込むための反射と考えられている.生後5〜6か月に消失する.

**炭酸ガス培養** たんさんがすばいよう capneic incubation 空気中よりも低い濃度の酸素分圧下や炭酸ガス条件下で最もよく生育する細菌を培養するために,5%前後の炭酸ガス分圧で培養すること.キャンドルジャーや専用のガスパックがよく用いられる. ➡ 微好気性菌

**炭酸脱水酵素** たんさんだっすいこうそ carbonic anhydrase 二酸化炭素と水を重炭酸イオンと水素イオンとに変換($CO_2 + H_2O \rightarrow HCO_3^- + H^+$).血液や唾液に存在し,酸-塩基平衡の維持や二酸化炭素の排出に関与.この酵素は逆反応も触媒.活性中心に亜鉛イオンをもつ. ➡ カーボニックアンヒドラーゼ,炭酸デヒドラターゼ

**炭酸デヒドラターゼ** たんさんでひどらたーぜ carbonate dehydratase ➡ 炭酸脱水酵素,カーボニックアンヒドラーゼ

**単式弾線** たんしきだんせん simple spring 主に舌側弧線装置(リンガルアーチ)に用いる補助弾線の一つ.0.4〜0.6mm程度の矯正用金属弾力線を主線から(鑞)着して,歯頸部に当てることで矯正力を発揮させる.主に歯の唇側移動を行う目的で用いる.通常は傾斜移動を生じる. ➡ 補助弾線

**胆汁** たんじゅう bile 肝臓で生成される黄褐色の消化液.胆嚢で貯蔵・濃縮され,必要に応じ総胆管を経て十二指腸に分泌される.主成分は胆汁酸と胆汁色素で,消化酵素は含まないが脂質の消化吸収に必須である.

**単純窩洞** たんじゅんかどう simple cavity 1歯面に限局されて形成された窩洞. ➡ 複雑窩洞

**単純脂質** たんじゅんししつ simple lipids グリセリン(グリセロール)に脂肪酸が結合したもの.単純脂質の多くは,グリセリンの水酸基に脂肪酸が3分子アシル結合した中性脂肪(トリグリセリド)の形をしている.

**単純ヘルペスウイルス感染** たんじゅんへるぺすういるすかんせん herpes simplex virus (HSV) infection HSVには1型と2型があり,口腔内の感染は大部分が1型である.小児期に初感染して小水疱を形成し,びらん・潰瘍を形成したあとに治癒して三叉神経節に潜伏する.成人になり,潜伏していたウイルスの再活性化により,口唇周辺に小水疱を形成する(口唇ヘルペス).

**単純縫合** たんじゅんほうごう simple suture ➡ 断続縫合,ループ状縫合

**単錐歯** たんすい haplodont 魚類や爬虫類,ハクジラにみられる単純な円錐形の歯. ➡ ハプロドント

**弾性印象材** だんせいいんしょうざい elastic impression material 硬化体がゴムのような弾性を有する印象材.有歯顎やアンダーカット部の印象採得に使用される.ハイドロコロイド系印象材(寒天,アルジネート),ゴム質印象材(シリコーンゴム,ポリエーテルゴム)に分類される.

**弾性係数** だんせいけいすう elastic modulus 単軸応力の下では,材料の応力とひずみが弾性変形範囲では比例関係にある.このときの比例定数をいう.単位はPa. ➡ 弾性率

**弾性限** だんせいげん elastic limit 引張試験において,荷重を除去したとき,材料に永久ひずみが生じない負荷応力の上限値.単位はPa. ➡ 弾性限度

**弾性限度** だんせいげんど elastic limit ➡ 弾性限

**弾性線維** だんせいせんい elastic fiber エラスチンによって形づくられる弾力に富んだ線維性結合組織.動脈や腱,皮膚などの伸展性に富む組織に含まれている.

**弾性変形** だんせいへんけい elastic deformation 材料に外力を加えたときに生じる変形のなかで,外力を取り除くとただちに元に戻る変形のこと.

**弾性率** だんせいりつ elastic modulus ➡

**弾性係数**

**断続的矯正力** だんぞくてききょうせいりょく interrupted orthodontic force 矯正力を力の作用時間によって分類したものの一つ．矯正力を加えたあとには，生体反応により急激な力の減衰が生じ，短時間で加えた矯正力が0に近くになる．急速拡大装置のネジの回転などが相当する． ➡ 間欠的矯正力，持続的矯正力

**断続縫合** だんぞくほうごう interrupted suture 頬側歯肉弁と舌側歯肉弁を歯間部ごとに単純縫合する方法．フラップ手術などで標準的に用いられる．連続縫合に比べて結紮する回数が多いが，縫合糸は弛緩しにくく，切開部の接合も正確に行うことができる． ➡ 単純縫合，ループ状縫合 ➡ 歯間縫合

**単糖** たんとう monosaccharide これ以上簡単な糖質に分解できない糖質をこう呼ぶ．構造中の炭素数やアルデヒド・ケトンのどちらを含むかで細かく分類されている．主なものにグルコース，フルクトース，ガラクトース，リボースなどがある．

**タンパク質** たんぱくしつ protein 生物の重要な構成成分の一つ．多数のアミノ酸がペプチド結合してできた化合物．結合するアミノ酸の数・種類・結合順序によって種類が異なる．生体の構成成分，代謝（酵素），免疫，物質の輸送などさまざまな生命活動に関与．

**タンパク質一次構造** たんぱくしついちじこうぞう primary structure of protein タンパク質の構造は一～四次に階層的に分類される．一次構造は，そのタンパク質が約20種の構成アミノ酸のうち，どれがどのような順番で直列的に結合しているかをさす．

**タンパク質高次構造** たんぱくしつこうじこうぞう higher order structure of protein タンパク質の二～四次構造を総称して高次構造という．直列的に並んだアミノ酸配列（一次構造）の側鎖，アミノ基，カルボキシ基間に，さまざまな結合力（水素結合，S-S結合，イオン結合，疎水結合）が働くことにより，αヘリックスやβシートと呼ばれる規則的構造（二次構造）がつくられ，さらに立体的にコンパクトに畳まれ（三次構造），さらに複数のタンパク質がお互いに会合した空間配置（四次構造）をつくることもある．

**タンパク質合成** たんぱくしつごうせい protein biosynthesis タンパク質の合成は，DNA上の遺伝子情報を転写したmRNA上の配列を基に，リボソームにおいて翻訳（アミノ酸を配列）されることで行われる．

**タンパク質代謝** たんぱくしつたいしゃ protein metabolism タンパク質の分解と合成の総称．摂取したタンパク質は消化酵素によってアミノ酸に分解され吸収される．アミノ酸は遺伝情報に従って新たなタンパク質となる．一方，アミノ酸の一部は代謝され生体に必要な物質に変換される．

**タンパク質リン酸化酵素** たんぱくしつりんさんかこうそ protein kinase ➡ プロテインキナーゼ

**ダンピング症候群** だんぴんぐしょうこうぐん dumping syndrome 胃がん手術後に生じる障害で，食後30分に起こる悪心・嘔吐・圧迫感・脱力感・めまいなどの一連の症状をいう．大量の食物が急速に小腸に移行することで，浸透圧効果により血漿から水分が取り除かれて，相対的循環血液量の減少が引き起こされて生じる．食後すぐに起こる早期ダンピング症候群と，2～3時間後に起こる晩期ダンピング症候群がある．

**淡明層** たんめいそう stratum lucidum 重層扁平上皮において，角質層と顆粒層の中間にみられる透明な層で，厚い皮膚で顕著にみられる．

## ち

**チアミラールナトリウム**　ちあみらーるなとりうむ　thiamylal sodium　超短時間作用のバルビツレートに分類される静脈麻酔薬．静注後急速に意識を消失させ，組織への再分布により速やかに効果が消失する．強アルカリ性で組織刺激性があり，血管外に漏出すると組織壊死を起こすことがある． ➡ 静脈麻酔薬

**チアミン**　ちあみん　thiamin ＝ ビタミンB₁

**地域医療構想**　ちいきいりょうこうそう　community healthcare vision　病床の機能分化ならびに連携を進めるために，医療機能ごとに2025年の医療需要と病床の必要量を推計し，地域ごとに提示したもの．2015年度より二次医療圏単位での地域医療構想が策定されている． ＝ 地域医療ビジョン

**地域医療支援病院**　ちいきいりょうしえんびょういん　regional medical care support hospital　地域医療の確保を図るための基幹医療施設の役割を担う．救急医療の提供，医療機器の共同利用ならびに地域の医療従事者への研修などを行う病床200床以上の病院．二次医療圏ごとに設置される． ➡ 特定機能病院

**地域医療ビジョン**　ちいきいりょうびじょん　community healthcare vision ＝ 地域医療構想

**地域がん診療病院**　ちいきがんしんりょうびょういん　regional cancer hospital　二次医療圏に原則1か所の設置とされる地域がん診療連携拠点病院が，未設置の二次医療圏を解消することを目的に設置される病院．地域がん診療連携拠点病院よりも指定要件が緩和され，厚生労働大臣が隣接する地域のがん診療連携拠点病院のグループとして指定する．

**地域がん診療連携拠点病院**　ちいきがんしんりょうれんけいきょてんびょういん　community designated cancer care hospitals　地域内でがん診療の中心的役割を果たすことを目的として厚生労働大臣が指定した病院で，原則として二次医療圏に1か所置かれている．専門的ながん医療の提供をはじめ，地域の連携・協力体制の整備，がんに関する相談支援，情報提供の役割を担っている．

**地域ケア会議**　ちいきけあかいぎ　community care conference　地域包括ケアシステムの実現のために，高齢者個人に対する支援の充実と，それを支える社会基盤の整備を同時に推進することを目的とする．実務者による地域ケア個別会議と，関係諸機関の代表者を包含する地域ケア推進会議がある． ➡ 地域包括ケアシステム

**地域支援事業**　ちいきしえんじぎょう　support project of local community　介護保険サービスの非該当者に対して，要介護状態などになることを予防するとともに，要介護状態などになった場合でも，可能なかぎり地域で自立した生活を営むことができるよう支援することを目的として，市区町村が提供する公的サービスのこと．2015年度の改正により，新たに在宅医療・介護連携などが推進され，地域支援事業の充実が図られている．

**地域歯科保健**　ちいきしかほけん　community dental health　地域住民の口腔の健康の保持増進や口腔衛生の向上を目指し，地域社会で展開される歯科保健活動をいう．母子歯科保健，学校歯科保健，成人および高齢者・要介護者の歯科保健，障害児（者）歯科保健，休日救急歯科診療などが含まれる．

**地域歯周疾患指数**　ちいきししゅうしっかんしすう　community periodontal index (CPI)　地域の歯周疾患の有病状況の比較に用いられる指標．WHOが提案したWHOプローブ（CPIプローブ）を使用して評価する．以前は口腔を6分画し代表歯による評価だったが，現在は存在するすべての歯の歯肉出血の有無（0：出血なし，1：出血あり）と歯周ポケットスコア（0:0～3mm以下，1:4～5mm，2:6mm以上）を独立して診査する． ＝ コミュニティペリオドンタルインデックス，CPI

**地域診断**　ちいきしんだん　community diagnosis　地域における健康情報を収集・分析することにより，その地域住民の保健ニーズや健康課題を明らかにし，それに対処するための活動について目標を設定し，計画，実施，評価に至るまでの一連のプロセスをさす．

**地域包括ケアシステム**　ちいきほうかつけあしすてむ　community-based integrated care system, integrated community care

**system** 高齢期を迎え，重度な要介護状態となっても，住み慣れた地域で自分らしい暮らしを人生の最期まで続けることができるよう，住まい・医療・介護・予防・生活支援が一体的に提供される支援体制のこと．自治体ごとに地域の特性に応じてつくり上げていくことが求められている． ➡ サービス付き高齢者向け住宅，地域ケア会議

**地域包括ケア病床** ちいきほうかつけあびょうしょう hospital for community-based care ≡ 地域包括ケア病棟

**地域包括ケア病棟** ちいきほうかつけあびょうとう hospital for community-based care 急性期治療後や在宅・施設療養中の患者の，在宅復帰に向けた効率的な医療・看護・リハビリを行うための病棟．2014年の診療報酬改定で新設された． ≡ 地域包括ケア病床

**地域包括支援センター** ちいきほうかつしえんせんたー community comprehensive care center, community health and care support center for aged 地域の保健医療福祉の包括的な支援や介護予防のための支援，マネジメントなどを行う中核機関．介護保険法により市町村が設置し，保健師，主任ケアマネジャー，社会福祉士の3職種などが配置されている． ➡ 在宅介護支援センター

**地域保健法** ちいきほけんほう community health act 旧法律名は保健所法．1994年に成立し，1997年に完全施行された．都道府県と市町村の役割が見直され，乳幼児健診などの母子保健サービスの実施主体を市町村とし，住民への保健サービス提供をより身近なものとした．

**地域密着型サービス** ちいきみっちゃくがたさーびす community-based care service 認知症や中等度の要介護高齢者などが，住み慣れた地域での生活を継続できるように，市町村で提供されるサービスのこと．2006年の介護保険法の改正で導入された． ➡ 介護保険法，グループホーム

**地域連携クリティカルパス** ちいきれんけいくりてぃかるぱす regional cooperation critical path, liaison critical path 医療機関から在宅まで継続して効率的かつ安全に医療を提供できるように作成した診療計画表であり，関係する全医療機関で共有して用いる．

**チームアプローチ** ちーむあぷろーち team approach ≡ 多職種連携

**チーム医療** ちーむいりょう team medical care 異なる職種の医療従事者が，患者を中心に，それぞれの専門的立場から考えられる能力を相補的に発揮しながら治療を提供する体制．

**チェアタイム** ちぇあたいむ chair time 患者が来院してから帰るまでの時間．短くすることで患者の負担は軽減する．

**チェアポジション** ちぇあぽじしょん chair position 歯科診療時における患者，術者および補助者の位置関係のこと．患者水平位の場合，術者は8～12時に位置することが多いが，施術部位や施術内容に応じて適宜位置を選択する．補助者は術者の位置に応じて反対側に位置することが多い．

**チェックバイト** ちぇっくばいと maxillo-mandibular relationship record 口腔内において咬合採得材で上下顎間の位置関係を記録すること．さらに偏心咬合位におけるチェックバイトは，調節性咬合器の顆路調節機構を調節して，顎運動時の偏心咬合位を咬合器上に再現する．

**遅延型アレルギー** ちえんがたあれるぎー delayed-type hypersensitivity, delayed allergy ≡ Ⅳ型アレルギー，ツベルクリン型アレルギー

**チオシアン酸** ちおしあんさん thiocyanate ≡ ロダン塩

**知覚** ちかく perception 感覚が，単純な一つの刺激を主観的に認めるものであるのに対し，さらに強さや質，時間経過など複数の感覚要素を加味したものを知覚という．なお，両者を区別しない場合もある．

**知覚運動検査** ちかくうんどうけんさ sensory-motor examination 精神発達の程度，神経機能や脳障害などを評価する検査のこと．脳血管障害や加齢により機能運動障害が生じた場合，検査が必要になることがある．

**知覚訓練** ちかくくんれん perceptual training 感じとった刺激に意味づけをするまでの過程を知覚といい，過去の経験に基づき把握するので，学習可能なものである．知覚を学習することを知覚訓練という．

**知覚神経** ちかくしんけい sensory nerve ≡ 感覚神経

**蓄積【薬物の】** ちくせき　accumulation
薬物を反復投与することにより，薬物吸収速度が代謝や排泄速度よりも高くなり，薬物血中濃度が上昇する現象．脂溶性の薬物や腎臓機能の低下した患者では蓄積しやすいので，薬物モニタリングが重要になる．

**蓄膿** ちくのう　empyema　体腔内に化膿性炎が生じて，膿が貯留する状態．副鼻腔，胸腔，胆嚢などに起こることがある．　■ 蓄膿症

**蓄膿症** ちくのうしょう　empyema　■ 蓄膿

**治験** ちけん　clinical trial　新薬の承認申請のために行う臨床試験．医薬品医療機器等法第2条第17項で規定されている試験で，ヒトにおける試験を一般に「臨床試験」というが，「薬の候補」を用いて国の承認を得るための成績を集める臨床試験を特に「治験」という．

**智歯** ちし　wisdom tooth　上下顎第三大臼歯のこと．この歯は10代後半から20代前半に萌出することが多く，親がこの歯の生え始めを知ることはないため，親知らずという名がついたといわれる．現代人では25％の割合で全く生えてこない人もいる．生えてくる場合も，現代人は顎が小さく第三大臼歯が生えるための十分なスペースがないことが多いため，横向きに生えたり，傾いて生えてきたりする場合がある．　■ 親知らず

**智歯周囲炎** ちししゅういえん　pericoronitis of wisdom tooth　智歯周囲の歯周組織に限局して発症する炎症．20歳前後，特に下顎智歯の萌出期にみられることが多い．智歯は位置異常歯となりやすく，智歯と智歯を覆う粘膜との間の歯肉嚢に細菌感染が生じて起こる．局所の清掃と消毒を行い，急性炎症期を避けて抜歯を行うことが多い．

**致死量** ちしりょう　lethal dose　薬物用量の一つ．有害反応を示す用量で，動物やヒトが死亡する薬物の量．致死量のなかで一番少ない用量を最小致死量という．致死量は，動物の種類や摂取方法などの違いによりきわめて多様に変化するため，一般に$LD_{50}$が目安として使用される．

**地図状舌** ちずじょうぜつ　geographic tongue　舌背を中心に生じる紅色不定形の斑状を呈する限局性の舌炎で，原因は不明である．日により形態や位置が移動し，地図のように見える．紅色部では糸状乳頭の消失がみられる．

**チゼル** ちぜる　chisel　手用切削器具の一種．遊離エナメル質の除去や窩壁の平坦化・斜面の付与に使用する．大工用具のノミの形状をしており，先に刃が付いている．　■ スプーンエキスカベーター

**Ti-Ni 形状記憶合金** ちたんにっけるけいじょうきおくごうきん　titanium-nickel shape memory alloy　チタンとニッケルが原子比でほぼ等量の金属間化合物を基本とする合金．温度変化による相変態により大きなひずみが生じる．このひずみは温度上昇により回復するため，変形した合金は加熱すると形状が回復する．

**チック** ちっく　tic　不随意で突発的で不規則な体の一部の速い動きや発声を繰り返す状態．運動性チックと音声チックに分かれ，それぞれ単純性，複雑性に分かれる．代表的なものに，瞬き，首振り，顔をしかめる，咳払いなどがある．

**窒息** ちっそく　suffocation, choke　気道が塞がれることなどにより，呼吸が阻害され血中の酸素濃度が低下し，二酸化炭素濃度が上昇すること．

**知的障害者福祉法** ちてきしょうがいしゃふくしほう　act on welfare of mentally retarded persons　障害者総合支援法と相まって，知的障害者の自立と社会経済活動への参加を促進するため，知的障害者を援助するとともに必要な保護を行い，知的障害者の福祉を図ることを目的とする法律．

**知能検査** ちのうけんさ　intelligence test　知能を測定するための心理検査である．知能検査の結果は，精神年齢，知能指数（IQ）で示される．

**知能指数** ちのうしすう　intelligence quotient (IQ)　知能検査の結果から知能の程度を指数として表現したもの．知能指数＝知能年齢（精神年齢）／暦齢×100として算出する．平均は100で，70以下を知的障害とする．　■ IQ

**チャーターズ法** ちゃーたーずほう　Charter's method　食物残渣と歯垢の除去，辺縁歯肉および歯間部歯肉マッサージと刺激を目的としたブラッシング法．毛先を歯冠方向に向けて脇腹を歯頸部付近に当て，把柄部を回転させながら圧迫振動を加える．毛先が歯間部に入るようにする．【巻末表5b参照】

**チャート用紙** ちゃーとようし chart paper 患者の健康保存記録の構成要素の一つとして使用する図形様式が記載されている用紙. 解剖学的な歯のスケッチを用いたデンタルチャートや歯と歯周組織のチャート, O'Leary の PCR のチャート用紙などがある.

**着色歯** ちゃくしょくし pigmented tooth, stained tooth う蝕・外来性色素などで着色した歯.

**着色性沈着物** ちゃくしょくせいちんちゃくぶつ stains 歯の表面に沈着した外来性または内部性の着色物質. 外来性のものは, お茶, コーヒー, たばこなどが原因となる非金属性着色性沈着物と, マンガンや水銀などの金属性粉塵が原因となる金属性着色性沈着物がある. 内因性のものは, 病的歯髄組織の分解産物や薬物に出来する. ≡ ステイン

**着色料** ちゃくしょくりょう coloring fee 食品, 医薬品, 化粧品などに色を付ける目的で使用する色素である. 口腔内の歯垢を可視化するために用いる着色料は, 食品衛生法で定められた食用色素である.

**チャネルブラケット** ちゃねるぶらけっと channel bracket 双線弧線装置に用いるブラケットの一種で, 2本のワイヤーをブラケットのチャ（ン）ネルに挿入し, キャップをかぶせる, あるいは結紮線で結紮するなどして固定する. ≡ チャンネルブラケット

**チャンネルブラケット** ちゃんねるぶらけっと channel bracket ≡ チャネルブラケット

**注意欠陥多動障害** ちゅういけっかんたどうしょうがい attention deficit hyperactivity disorder (ADHD) ≡ 注意欠陥多動性障害, ADHD, 注意欠如多動症

**注意欠陥多動性障害** ちゅういけっかんたどうせいしょうがい attention deficit hyperactivity disorder (ADHD) 典型的に不注意, 衝動性および多動を特徴とする. 小児期に診断され, 成人まで継続することが多い. ≡ ADHD, 注意欠陥多動障害, 注意欠如多動症

**注意欠如多動症** ちゅういけつじょたどうしょう attention deficit hyperactivity disorder (ADHD) ≡ 注意欠陥多動性障害, ADHD, 注意欠陥多動障害

**中央値** ちゅうおうち median データを小さい値から順に並べたときの中央の値.

**中隔後鼻枝** ちゅうかくこうびし posterior septal nasal branches 蝶口蓋動脈の枝. 翼口蓋窩にある顎動脈より起こる蝶口蓋動脈は, 蝶口蓋孔を通り上鼻道後方から鼻腔に入り, 最上鼻甲介動脈, 外側後鼻動脈（外側後鼻枝）を出たあと, 蝶形骨下面を経て, 鼻中隔で中隔後鼻枝となる.

**中間セメント質** ちゅうかんせめんとしつ intermediate cementum 有細胞セメント質と象牙質の間に存在する, セメント小腔様構造を含む層である. また, 透明層と同一の組織と考えられている.

**中間層** ちゅうかんそう stratum intermedium 鐘状期前期のエナメル器において, 星状網と内エナメル上皮の間に出現する2, 3層の扁平な細胞群.

**注射** ちゅうしゃ injections 薬物投与方法の一つで, 静脈内注射, 動脈内注射, 点滴静脈内注射, 筋肉内注射, 皮下注射などがある. 経口投与に比較すると, 疼痛を伴い, 器具の準備などの必要があるが, 薬理学的効果には確実性がある.

**中上歯槽枝** ちゅうじょうしそうし middle superior alveolar branch 上顎の歯と歯肉を支配する上顎神経の眼窩下神経の枝で, 眼窩下管から分かれて中上歯槽枝になる. 小臼歯, 側切歯部の歯と歯肉を支配する知覚枝である.

**中心窩** ちゅうしんか central fossa 臼歯の歯冠部に存在する, 反対側の歯の咬頭と咬み合うくぼみ.

**中心結節** ちゅうしんけっせつ central tubercle 歯の形態異常の一つで, 咬合面中央部に出現する円錐状や棒状の小突起. 下顎第二小臼歯で出現率が高い.

**中心溝** ちゅうしんこう central groove 上下顎臼歯咬合面で, 頬側咬面の舌側面と舌側咬面の頬側面が合するところにできる近遠心方向に走行する溝. ≡ 主溝

**中心咬合面稜線** ちゅうしんこうごうめんりょうせん central occlusal ridge 臼歯咬合面で, それぞれの咬頭頂から咬合面中央部に向かって伸びる隆線. ≡ 三角隆線

**中心細管** ちゅうしんさいかん central tubules 鞭毛や線毛において, 中心付近に2本存在している微小管でできた細管状の構造のこと.

**中心小体** ちゅうしんしょうたい central body, centrosome 多くの細胞の静止期には，核の近くの細胞質内に1～2個の中心体が存在する．核分裂が始まると，中心体は分裂して核の両極へと移動する．この中心体の間に紡錘糸が形成され，染色分体が両極へと移動する．

**中心静脈カテーテル** ちゅうしんじょうみゃくかてーてる central venous catheter 長期間におよぶ点滴や高濃度の輸液，抗がん剤などの特殊な薬剤の投与をする場合に，大静脈にカテーテルを挿入すること．中心静脈圧の測定にも使用される．

**中水準消毒剤** ちゅうすいじゅんしょうどくざい intermediate-level disinfection 芽胞細菌を除く微生物に効果がある消毒薬．次亜塩素酸ナトリウム，ポビドンヨード，消毒用エタノール，クレゾール石けんなどがある．Spauldingによる分類に準拠して，ほかに高水準，低水準の3つに分されている．

**注水冷却** ちゅうすいれいきゃく watering refrigeration 切削中の摩擦熱による過熱を防止する目的．エアータービンハンドピースやマイクロモーターハンドピースなどに組み込まれている．

**中枢神経系** ちゅうすうしんけいけい central nervous system 脳と脊髄に分ける．神経細胞は脳では皮質，核（白質中の灰白質），脊髄では髄質を形成する．脳は大脳，間脳，中脳，橋と小脳，延髄に分かれ，脊髄は頸髄，胸髄，腰髄，仙髄，尾髄に分かれる．

**中枢神経興奮薬** ちゅうすうしんけいこうふんやく central nervous system stimulant 中枢神経機能を亢進させる薬物．カフェイン，テオフィリンなどのキサンチン誘導体，覚醒剤であるアンフェタミンやメタンフェタミンなどが含まれる．

**中性紅溶液** ちゅうせいこうようえき neutral red solution 暗紅色に染まる歯垢染色剤．染色性が良く，時間の経過とともに細菌によって自然に脱色される．渋みはあるが，粘膜刺激性は弱く，安全かつ安価である．

**中性脂肪** ちゅうせいしぼう neutral fat グリセロールの水酸基に脂肪酸がエステル結合したものの総称．生体内では，3つの脂肪酸が結合したトリアシルグリセロールが圧倒的に多く，皮下・腹壁などに蓄えられる（いわゆる脂肪）．植物では種子に多く，油脂とも呼ばれる．

**中切歯** ちゅうせっし central incisor 上下顎歯列の正中線両側にある歯で，2対4本存在する．

**鋳造** ちゅうぞう casting 金属を溶かして型に流し込み，成形する操作をいう．歯科においてはロストワックス法があり，ろう（蠟）原型を埋没，焼却して，生じた空隙に金属を流し込む方法である．抜群の精度を有するが，生産性が低く，ハイコストが欠点とされているものの，歯科用には最も適している．

**鋳造インレー** ちゅうぞういんれー cast inlay 溶かした材料を型に流し込むことによって作製されたインレー．金属やキャスタブルセラミックを材料とする．

**鋳造冠** ちゅうぞうかん cast crown 金属を加熱溶融し，ワックスパターンを埋没した耐火性の鋳型の中に流し込んで製作する金属製の歯冠修復物．歯科材料で歯冠修復物を製作する方法は，鋳造による方法と機械加工による方法がある．

**鋳造鉤** ちゅうぞうこう cast clasp 合金を用いて鋳造法で製作したクラスプ．
■ キャストクラスプ

**鋳造収縮** ちゅうぞうしゅうしゅく casting shrinkage 鋳造により生じる合金の収縮．鋳造収縮は，溶融した合金の熱収縮，液体から固体に変化するときの凝固収縮ならびに凝固点から室温までの熱収縮の総和で表される．

**鋳造床** ちゅうぞうしょう cast plate 鋳造法を用いて製作された義歯床の基底部．鋳造床を用いた金属床義歯は設計の自由度が高く，レジン床義歯に比較して強度に優れ，薄くすることができ，熱伝導性が高いため装着感が良いが，修理や不適合の際の調整は難しい．

**鋳造バー** ちゅうぞうばー cast bar 鋳造法を用いて製作された部分床義歯の帯状の大連結子．金属線を曲げて作る屈曲バーに比較して，薄く粘膜面に沿った形状にできるため違和感が少ない．設置する部位によってパラタルバー，リンガルバー，外側バーに分類される．

**中毒** ちゅうどく intoxication 生体の許容量を超えて体内に取り込まれることにより，生体の正常な機能が阻害されること．覚せい剤や幻覚剤などの中枢神経系作用薬による薬物依存症などの依存症をさす場合もある．

**中毒域** ちゅうどくいき toxic range ➡ 中毒量

**中毒量** ちゅうどくりょう toxic dose 薬物用量の一つ．有害反応を示す用量であるが，死に至らない薬物の量．最大有効量を超えて用量を増やすと現れる．中毒のなかで一番少ない用量を最小中毒量という． ➡ 中毒域

**中胚葉** ちゅうはいよう mesoderm 発生2週目の胚で，外胚葉と内胚葉の間に生じる組織で，間葉，骨・筋肉，血管・造血器，泌尿生殖器の細胞へと分化する．

**超音波** ちょうおんぱ ultrasonic ➡ 高周波電気エネルギー

**超音波検査** ちょうおんぱけんさ ultrasonography 人体の表面に当てたプローブから超音波（周波数2MHz〈メガヘルツ〉以上）を発信し，臓器や組織の表面から生じた反射波を受信して，これを画像化する画像診断法．頸部リンパ節や唾液腺などの診断に利用される．

**超音波スケーラー** ちょうおんぱすけーらー ultrasonic scaler スケーリング時に用いられる機械．約25,000〜40,000Hzの超音波振動により，歯石を破砕する．周波数の違いで，磁歪式と電歪式があり，特に前者は心臓ペースメーカー使用患者に対しては禁忌である．軟組織を傷つけにくい，歯石除去効率が良い，キャビテーション効果が得られるなどの利点がある．歯肉縁下用，インプラント用のチップがあり，薬液の使用が可能な機種もある．
➡ キャビテーション，変換器

**超音波洗浄器** ちょうおんぱせんじょうき ultrasonic cleaner 超音波を電子的に発生させ，キャビテーション発生，撹拌，乳化，分散作用により洗浄液中の器具を洗浄する機器．超音波の周波数は16〜1,000Hz程度で，周波数が高いほど洗浄力は高い．バー，ポイントなどの洗浄に適する．

**超音波歯ブラシ** ちょうおんぱはぶらし ultrasonic toothbrush 超音波発振子が生み出す超音波と手の動きによって，歯垢を除去する歯ブラシである．超音波を毛先に発生させることにより，歯垢と歯の結合力を弱める．

**頂窩** ちょうか crestal pit 咬耗の起こっていない咬頭の先端や切縁にみられる陥凹．主に大臼歯の咬頭頂に観察される．

**蝶下顎靱帯** ちょうかがくじんたい spheno-mandibular ligament 顎関節の副靱帯で，蝶形骨大翼の蝶形骨棘と側頭骨錐体鼓室裂付近から起こって前下方に向かい，下顎枝内面の下顎小舌につく．

**聴覚** ちょうかく audition, auditory sensation 特殊感覚の一つで，適刺激は音波である．音波は，鼓膜の振動と中耳での増幅を経て，内耳にある有毛細胞により受容される．その後，蝸牛神経により中枢へ伝えられ，大脳皮質聴覚野で音として認知する．

**聴覚減痛法** ちょうかくげんつうほう audio-analgesia 患者の好きな音楽をヘッドフォンで聴かせることにより，切削音などを遮断し，患者の緊張や恐怖心，疼痛などを軽減する，鎮静減痛法の一つ．患者の注意力を分散させ，口腔周囲筋の緊張を軽減させる効果も期待できる．

**聴覚障害** ちょうかくしょうがい hearing impairment, hearing disorder 音が聞こえない，または聞こえにくい状態をいう．遺伝や母親の風疹感染によるなど先天性のものと，薬剤やストレス，加齢によるなど後天性のものがある．子どもの聴覚障害は1,000人に1人といわれている．

**長期目標【歯科衛生過程の】** ちょうきもくひょう long-range goal 対象者の問題解決に向けて，短期目標を段階的に達成させることにより，解決に結びつける目標のこと．1〜数か月で達成できる目標で，歯科衛生診断の問題句に対応して設定する．達成できたときには問題は解決する．

**腸球菌** ちょうきゅうきん Genus Enterococcus ➡ エンテロコッカス

**長期療養型病床群** ちょうきりょうようがたびょうしょうぐん long term care beds, long-stay beds ➡ 療養病床

**蝶形骨** ちょうけいこつ sphenoid bone 脳頭蓋骨の一つで，頭蓋底の中央部を占め，蝶が羽を広げたような形をするところからこの名がつけられている．体，大翼，小翼，翼状突起からなる．体の上面には下垂体が存在しているトルコ鞍，内部は副鼻腔の一つである蝶形骨洞が占めている．大翼の基部には，正円孔，卵円孔，棘孔がある．また，小翼の基部には視神経管が開いている．大翼と小翼との間には上眼窩裂がつくられる．

**張原線維** ちょうげんせんい tonofibril 張原フィラメントが詰まった線維構造で，

重層扁平上皮は，最深層が1層の円柱状の基底細胞で構成されているが，この基底細胞の細胞質に多く含まれる．

**蝶口蓋孔** ちょうこうがいこう sphenopalatine foramen 翼口蓋窩の上部に開口し，翼口蓋窩と鼻腔とを連絡する．蝶形骨と口蓋骨で構成され，蝶口蓋動脈と鼻口蓋神経が通過する．

**超硬質石膏** ちょうこうしつせっこう high-strength dental stone 硬質石膏（α半水石膏）に減水剤を加えて製造した石膏．普通石膏・硬質石膏に比べて圧縮強さは大きく，硬化膨張量，あるいは混水比は小さい．粉末粒子も小さく，表面性状も滑沢であり，作業模型製作に用いられる． ➡ 硬質石膏

**超高齢社会** ちょうこうれいしゃかい super aged society 少子高齢化が急速に進行し，65歳以上の人口が21％に達した状態をさして呼ぶ場合がある． ➡ 高齢化社会，高齢社会

**調剤** ちょうざい dispensing 医師や歯科医師から発行された処方せんに従い，医薬品を調合し，患者に交付すること．

**長寿医療制度** ちょうじゅいりょうせいど long life medical care system 75歳以上の後期高齢者が加入する公的医療保険制度．高齢者の医療の確保に関する法律に基づく．加入者からの保険料1割，税金約5割，ならびに74歳以下の各医療保険からの支援金約4割で財政運営される． ➡ 後期高齢者医療制度 ➡ 高齢者の医療の確保に関する法律

**調節呼吸** ちょうせつこきゅう controlled ventilation, controlled respiration 自発呼吸がないときの人工呼吸法で，用手的，あるいは人工呼吸器を用いて呼吸管理を行う．一回換気量，呼吸数などを人為的に設定する．吸気時の気道内圧が陽圧となる点が自発呼吸と異なる． ➡ 自発呼吸，補助呼吸

**調節性咬合器** ちょうせつせいこうごうき adjustable articulator 顆運動を再現するうえで，平衡側の顆路，あるいは平衡側，作業側の両側顆路と切歯路の再現機構を備え，さらにそれが個人ごとに調節できる咬合器．半調節性咬合器と全調節性咬合器がある．

**蝶番運動** ちょうばんうんどう hinge movement 左右の下顎頭が下顎最後退位から下顎が純粋な回転だけを行った運動．通常開口量が0～25mmの範囲の開閉運動内とされる．

**超微粒子ダイヤモンドポイント** ちょうびりゅうしだいやもんどぽいんと super fine diamond point 高速回転切削用ポイントの一種で，仕上げ・研磨に使用される．

**貼付試験** ちょうふしけん patch test ➡ パッチテスト

**跳躍伝導** ちょうやくでんどう saltatory conduction 髄鞘をもつ有髄神経線維のみにみられる興奮伝導様式．興奮が軸索を伝導する際，局所電流が髄鞘で覆われない部分（ランビエ絞輪）を選んで流れるため，興奮が飛び石を飛ぶように伝導する．

**腸溶コーティング** ちょうようこーてぃんぐ enteric coating 胃では溶けず，腸に移行して初めて溶けるように，薬剤に施すコーティング．胃酸によって薬効が失われる薬物，胃障害を起こす薬物または腸内へ高濃度に移行させたい薬物に対して行われている．

**聴力計** ちょうりょくけい audiometer 難聴の種類や程度を判定するための装置で，聴力検査法の一つ．電気的に純音（1つの周波数の正弦波からなる音）を異なる周波数，異なる音圧で発生させて検査を行う．

**聴力損失** ちょうりょくそんしつ hearing loss 聴力の閾値レベルの上昇のことである．聞こえていたものが聞こえにくくなる，もしくは聞こえなくなる．

**直接作用【薬物の】** ちょくせつさよう direct action 薬物が標的組織に作用して直接生じた変化で，強心薬のジゴキシンによる心筋の収縮力の増大作用などが該当する．

**直接性骨吸収** ちょくせつせいこつきゅうしゅう direct bone resorption 歯槽骨内で歯の移動を行う際，歯根面と相対する歯槽骨との間にある歯根膜に変性組織を生じず，かつ歯槽骨面に破骨細胞が連なるように出現して歯槽骨の吸収を行う様相．至適矯正力が歯に加わった際に生じる組織変化であり，穿下性骨吸収に比して比較的弱い矯正力によって生じ，歯の移動効率も良い． ➡ 間接性骨吸収，破骨細胞

**直接滴下法** ちょくせつてきかほう direct drip method 液体の歯垢染色剤を口腔内に垂らして歯垢を染色する方法．舌を

**直接覆髄法** ちょくせつふくずいほう direct pulp capping 露髄面に覆髄剤を貼付してデンティンブリッジ形成を促し, 歯髄を保存する治療法. 臨床的健康歯髄や歯髄充血歯で, 偶発的露髄で直径 2mm 以内が適応である. 直接覆髄剤として水酸化カルシウム製剤, MTA が用いられる. ➡ 間接覆髄法, 歯髄保存療法

**直達骨折** ちょくたつこっせつ direct fracture 外力の作用した部位に生じた骨折のこと. 直達骨折は, 直接外力を受けやすい部位で, 構造的に脆弱となる要因のある部位に好発する. 下顎骨では下顎角部の埋伏智歯, 犬歯部, オトガイ孔, オトガイ正中部などが好発部位である. ➡ 介達骨折

**直探針** ちょくたんしん endodontic explorer ➡ エンドドンティックエキスプローラー

**直腸内投与** ちょくちょうないとうよ intrarectal administration 薬物投与方法の一つで, 薬物を坐剤として肛門から直腸内に投与することにより, 大腸粘膜から吸収されるため, 肝臓における初回通過効果を受けずに効率的に作用し, 即効性が期待できる. 嘔吐や意思の疎通が困難な場合など, 経口投与ができないときに有効な投与方法であり, 鎮痛剤や解熱剤が利用されることが多い.

**治療域** ちりょういき therapeutic range ➡ 有効量, 治療量

**治療勧告** ちりょうかんこく dental treatment recommendation 定期健康診断の事後措置の一つ. 定期健診の結果から学校医または学校歯科医に処置を要すると判断された場合に, 治療の指示書によって治療処置の必要性が勧告される.

**治療計画** ちりょうけいかく treatment plan ➡ 診療計画

**治療係数** ちりょうけいすう therapeutic index, therapeutic ratio ➡ 安全域, 治療指数

**治療指数** ちりょうしすう therapeutic index, therapeutic indices ➡ 安全域, 治療係数

**治療姿勢** ちりょうしせい operating posture 術者は座位, 背筋を伸ばし大腿部は床面と平行. 患者は仰臥位 (水平位), 頭部をヘッドレストに位置させる.

**治療量** ちりょうりょう therapeutic dose ➡ 有効量, 治療域

**チロキシン** ちろきしん thyroxin 甲状腺ホルモンの一種であり, チロシンから生成. 同じく甲状腺ホルモンであるトリヨードサイロニンの前駆体. チロキシン結合グロブリンやアルブミンと結合して血中を運搬. 代謝の制御を介して成長に影響を及ぼす. ➡ サイロキシン

**鎮咳薬** ちんがいやく antitussive drug, cough suppressant 咳反射を抑制する薬物であり, 麻薬性のリン酸コデイン, リン酸ジヒドロコデインや非麻薬性のノスカピン, デキストロメトルファンなどがある.

**チンキャップ** ちんきゃっぷ chin cap ➡ チンリトラクター, オトガイ帽装置

**沈降反応** ちんこうはんのう precipitation reaction 可溶性抗原と抗体の結合により, 沈降物を生じる反応. 沈降物は抗原と抗体の量比率によって変化し, 最適な濃度比のところに沈降線を生じる. 血清タンパク質の分離で行われる免疫電気泳動法が代表的な応用例である.

**鎮静薬** ちんせいやく sedative 中枢神経系の病的興奮を軽減・抑制する薬剤. 不安, 不眠, 苦悶, 疼痛などの興奮状態を除去する.

**沈着物** ちんちゃくぶつ deposit 口腔内の沈着物として, ペリクル (獲得被膜), 歯垢, マテリアアルバ (白質), 唾液腺開口部に好発する歯肉縁上歯石, 歯周ポケット内や歯根面に沈着する歯肉縁下歯石, 外来性色素沈着物などがある. ➡ 付着物

**鎮痛薬** ちんつうやく analgesic 睡眠などの意識喪失を起こさず, 視覚, 聴覚, 触覚などの諸感覚にほとんど影響を与えない用量で, 選択的に痛みを抑制する薬物.

**チンリトラクター** ちんりとらくたー chin retractor, chin cap 下顎骨の成長抑制や成長方向の改善を目的に用いる可撤式装置で, 成長期に用いる際は顎整形力を期待することになる. 固定源となる頭部にヘッドキャップを付け, オトガイ部のチンカップとの間をゴムにて牽引する. ➡ オトガイ帽装置, チンキャップ ➡ フェイスマスク

## つ

**ツイストワイヤー** ついすとわいやー twisted wire 3〜8本の細いワイヤーを撚(よ)り合わせたワイヤーで，丸型と角型がある．一般名はマルチストランドワイヤー．変形しにくく，弱い力を発揮することから，マルチブラケット装置を用いた治療の初期に用いられることが多く，強い叢生のある歯列にも用いやすい．

**追跡調査** ついせきちょうさ follow-up survey 前回調査した後に起こった事象について継続的に調査を続けること．

**ツインステージオクルーダー** ついんすてーじおくるーだー twin-stage articulator FGPテクニックに用いる咬合器で，対合歯模型に解剖学的模型（機能コア）と機能的模型（ファンクショナルコア）の2種類の歯列模型を用いる．2組の調節条件を用いて，ツインステージ（2段階）方式で操作することにより，2つの対合歯模型が装着できるようになっている．顆路調節機構はもたない．

**ツインブラケット** ついんぶらけっと twin bracket エッジワイズブラケットの一つ．ワイヤーを装着（結紮）するためのブラケットウイングを近遠心に2組有する．隣接する歯とのブラケット間距離がシングルブラケットに比して短いため，ワイヤーを挿入した際のワイヤーの変形は強くなる．一方，ワイヤーはブラケットの近遠心で抑えられるため，歯の移動に伴う捻転や近・遠心的な傾斜には拮抗しやすい．　➡ シングルブラケット，ブラケット

**痛覚** つうかく pain sensation 生体組織に損傷が生じるような強い物理化学的刺激によって起こる感覚．生体に必須で，順応しにくい．口腔領域では舌尖，軟口蓋，舌下面が鋭敏で，逆に頰粘膜kiesow（キーゾウ）領域は最も鈍感である．

**痛覚閾値** つうかくいきち pain threshold 痛いと認識される刺激の最低限度のこと．末梢神経の活動電位と中枢神経の認識により変動する．

**通所介護** つうしょかいご day care services for the elderly　🟦 デイサービス

**通所介護事業所** つうしょかいごじぎょうしょ senior day care business　🟦 デイサービスセンター

**通所施設** つうしょしせつ day care center 日帰りで通って利用できる福祉施設である．障害児のための通所施設は，児童福祉法により児童発達支援センター，福祉型児童発達支援センター，医療型児童発達支援センターなどがある．大人の障害者を対象としたものは，障害者総合支援法により「生活介護」「自立訓練」「就労移行支援」「就労継続支援」などのサービスを目的とした障害福祉サービス事業所がある．高齢者では，老人福祉法による老人デイサービスセンター，介護保険法では，「認知症対応型通所介護施設」「通所介護施設」「通所リハビリテーション施設（介護老人保健施設，病院，診療所）」「療養通所介護施設」がある．

**通所リハビリテーション** つうしょはびりてーしょん day rehabilitation　🟦 デイケア

**通性嫌気性菌** つうせいけんきせいきん facultative anaerobe 酸素の存在にかかわらず，生存・増殖が可能な細菌．酸素がある環境のほうが，ない環境よりも増殖効率が高い．*Streptococcus*, *Actinomyces*, *Lactobacillus*など，多くの口腔細菌が含まれる．　➡ 偏性嫌気性菌

**突っ込み磨き** つっこみみがき tsukkomi-migaki 主に萌出途中の第一大臼歯に対するブラッシング法の一例．萌出途中の第一大臼歯は，第二乳臼歯の咬合面との間に段差が生じるため毛先が届かず，歯垢を十分に落とすことができないため，横から歯ブラシの毛先を当て磨く方法である．

**ツベルクリン型アレルギー** つべるくりんがたあれるぎー tuberculin reaction　🟦 Ⅳ型アレルギー，遅延型アレルギー

**ツベルクリン反応** つべるくりんはんのう tuberculin reaction Ⅳ型アレルギー反応を応用した結核感染の有無を調べる検査法で，ツベルクリン液の皮内投与48時間後の発赤，腫脹で確認する．

**ツルクシュガースタディー** つるくしゅがーすたでぃー Turku sugar study ツルクで行われた被験者にスクロース，フルクトースまたはキシリトールを甘味として含む食品を2年間摂らせてう蝕の発生を観察した研究．キシリトール群ではう蝕発生率が低下し，スクロース群とフルクトース群間ではあまり差がなかった．キ

シリトールのう蝕誘発性の低い代用糖としての可能性を確立した研究.

## て

**手足口病** てあしくちびょう hand, foot and mouth disease 五類感染症．手のひら，足底，口腔内などに水疱性の発疹を生じるウイルス性疾患．原因は主に腸管ウイルスであるコクサッキーA群16と，その変異型およびエンテロウイルス71の感染であり，まれにコクサッキーウイルスA群5，7，8，10，B群2，3，エコーウイルスが原因となる．好発年齢は1～5歳で，成人にも感染する．潜伏期間は3，4日である．

**手洗い** てあらい hand washing 医療現場では，衛生的手洗いと手術的手洗いがある．衛生的手洗いは，消毒剤と流水による手指消毒のこと．外科治療などの観血処置，根管治療などの観血処置に準ずる治療を行う前後に行う．抗菌性液体石けんと流水を用い，30秒間以上洗う．肉眼的に汚染がなければアルコール手指消毒薬でもよい．手術的手洗いは，手術時に消毒剤と流水下でネイルブラシを用いて時間をかけて行う手洗いをいう．

**定圧プローブ** ていあつぷろーぶ pressure sensitive probe ■ 規格荷重プローブ

**TIMP** てぃーあいえむぴー tissue inhibitor of metalloproteinase 内因性のMMP阻害因子であり，組織や体液に広く存在する．組織メタロプロテアーゼ阻害物質（tissue inhibitor of metalloproteinase）の略．MMPと複合体を形成することでMMP活性を抑制し，MMPの過剰な作用発現による組織破壊を防ぐ．

**DIC** でぃーあいしー disseminated intravascular coagulation syndrome ■ 播種性血管内凝固症候群

**def指数** でぃーいーえふしすう def index 個人の乳歯のう蝕歯，処置歯および要抜去乳歯の総数を集団で平均した指数．現在乳歯の状況の指数として，乳歯交換の始まる5歳以上の集団に使用する． ■ df

**THF** てぃーえいちえふ THF ■ テトラヒドロ葉酸，還元型葉酸

**Th細胞** てぃーえいちさいぼう helper T cell ■ ヘルパーT細胞，CD4 T細胞

**THP** てぃーえいちぴー total health promotion plan トータル・ヘルスプロモーション・プランの略称．労働安全衛生法に基づき，労働者の心身両面の健康づくりを目指した運動のこと．健康測定とそれに基づく健康指導（運動指導，保健指導，メンタルヘルスケア，栄養指導）からなる． ■ 心とからだの健康づくり

**TSD法** てぃーえすでぃーほう tell, show and do (TSD) system 系統的脱感作法の一つ．これから行うことを，まず話し（tell），次に見せて（show），そのあとに行う（do）という順序を守り，恐怖心を軽減し，患者の理解を得ることで，患者の協力度を良好にする行動調整法である．

**DNA** でぃーえぬえー deoxyribonucleic acid 遺伝子の本体であり，生体維持に必要な遺伝情報を搭載しているもの．核中に存在．アデニン，グアニン，チミン，シトシンの4種のデオキシリボヌクレオチドが多数重合したものである． ■ デオキシリボ核酸

**DNAウイルス** でぃーえぬえーういるす DNA virus 核酸としてDNAを有するウイルス．直鎖状または環状のどちらかのゲノムをもつ．ほとんどは二本鎖DNAウイルスで，一部が一本鎖DNAウイルスである．宿主細胞で自身のmRNAを合成し，ウイルスタンパクを合成して増殖する．

**DNA複製** でぃーえぬえーふくせい DNA replication 細胞分裂に伴い，遺伝情報を複製・伝達するため，二本鎖DNAのおのおのの鎖を鋳型にして，相補的な配列をもつ新しいDNA鎖が，DNAポリメラーゼの触媒下で生合成されること．その結果，鋳型となったDNAと同一のDNAが2本作成されることとなる．

**TNM分類** てぃーえぬえむぶんるい tumor-node-metastasis classification 悪性腫瘍の進行度を表す国際的な分類法の一つで，すべての部位に適応する分類基準が決められている．Tは原発腫瘍の大きさ，Nは所属リンパ節転移の有無と広がり，Mは遠隔転移の有無を示し，各評点から病期が決定される．

**df** でぃーえふ ■ def指数

**DMFS指数** でぃーえむえふえすしすう DMF tooth surface index 永久歯の歯面を前歯部4面，臼歯部5面に分けて，個人のう蝕歯面，う蝕が原因である喪失歯および処置歯面の総数を集団で平均した指数． ■ 一人平均う蝕経験歯面数

**dmf 指数** でぃーむえむふしすう dmf index 個人の乳歯のう蝕歯，喪失歯，および処置歯の総数を集団で平均した指数．う蝕が原因であるもののみを集計するので，乳歯交換の始まる前の5歳未満に使用する．

**DMF 歯面率** でぃーえむえむふしめんりつ DMF tooth surface rate 集団の総DMF歯面数を，喪失歯面を含む総歯面数で割ったパーセント値．

**DMF 者率** でぃーえむえむふしゃりつ percentage of person with one or more DMF teeth 集団のDMF歯をもつ者の数を，対象者数で割ったパーセント値．DMFT指数より個人のう蝕状態を反映しない指数と考えられる．

**DMF 歯率** でぃーえむえむふしりつ DMF tooth rate 集団の総DMF歯数を，喪失歯を含む総歯数で割ったパーセント値．

**DMFT 指数** でぃーえむえむふてぃーしすう DMF tooth index 集団の永久歯のう蝕歯，喪失歯および処置歯の総数を対象者数で割った指数．本来はう蝕が原因であるもののみを集計するが，30歳以上では，喪失歯の原因を問わずに用いる場合がある． ⇨ 一人平均う蝕経験歯数

**TMD** てぃーえむでぃー temporomandibular disorders ⇨ 顎関節症

**TLR** てぃーえるあーる Toll-like receptor ⇨ Toll 様レセプター

**DQ** でぃーきゅー developmental quotient ⇨ 発達指数

**T 細胞** てぃーさいぼう T cell 骨髄造血幹細胞から分化したリンパ球のうち，胸腺において分化・成熟した細胞．獲得免疫を担う主要なリンパ球で，特に細胞性免疫や体液性免疫において重要な役割を果たす．ヘルパーT細胞，細胞傷害性T細胞などに分類される．細胞表面にT細胞受容体と呼ばれる抗原結合分子をもち，抗原を認識すると免疫機能を発揮する． ⇨ Tリンパ球

**TCA 回路** てぃーしーえーかいろ TCA cycle, tricarboxylic acid cycle ⇨ クエン酸回路

**低位舌** ていいぜつ low tongue 舌小帯の短小や強直などにより生じることがある．上顎歯列弓に対する舌の機能圧が頬筋などの機能圧に比べ，弱まるため，上顎歯列弓の狭窄や下顎歯列弓の拡大の原因となる．

**TTS** てぃーてぃーえす thermal-tactile stimulation ⇨ 前口蓋弓冷圧刺激

**TDS ニコチン依存度テスト** てぃーでぃーえすにこちんいぞんどてすと TDS (tobacco dependence screener) nicotine dependence test ニコチンの精神的（心理的）依存度を簡易に判別する試験のこと．世界保健機関（WHO）の国際疾病分類第10版（ICD-10）やアメリカ精神医学会の「精神疾患の分類と診断の手引き」に準拠して開発された．全10問の質問で構成され，「はい」と答えると1点，「いいえ」と答えると0点，10問の点数の総計で依存度を判定する．5点以上が「ニコチン依存症」と診断される． ⇨ ニコチン依存度

**低位乳歯** ていいにゅうし submerged deciduous tooth 咬合面まで萌出した乳歯が，何らかの原因によって咬合平面より低位になったもの．下顎第一乳臼歯と第二乳臼歯に多くみられる．原因として乳歯根の骨性癒着などが考えられているが，明らかにはなっていない．

**TBI** てぃーびーあい tooth brushing instruction ⇨ ブラッシング指導，刷掃指導

**D-P 皮弁** でぃーぴーひべん DP flap ⇨ 胸三角筋部皮弁

**DMAT** でぃーまっと disaster medical assistance team DMATとは，disaster medical assistance teamの略．大地震および航空機・列車事故といった災害時に被災地に迅速に駆けつけ，救急治療を行うための専門的な訓練を受けた医療チームである．

**T リンパ球** てぃーりんぱきゅう T lymphocyte ⇨ T細胞

**低う蝕性糖質** ていうしょくせいとうしつ low cariogenic glucide 口腔内細菌によって利用されない，あるいは，されにくい性質をもつもの．オリゴ糖や糖アルコールなどが含まれる．

**低栄養** ていえいよう undernutrition 主に高齢期など，身体機能の低下，嗜好や味覚の変化などにより総摂食量が低下し，各種栄養成分が不足する状態のこと．歯の欠損，義歯の不具合や，口の周りの筋力が衰えるオーラルフレイルもその原因となる．

**低温蒸気ホルムアルデヒド滅菌法** てい

**おんじょうきほるむあるでひどめっきんほう** low temperature steam formaldehyde ホルムアルデヒドガスを用いた滅菌システム．ガスは滅菌後，アルカリ蒸気により無毒化される．リネン類は適さないが，50〜80℃で滅菌されるため，ほとんどの器材に適用できる．滅菌工程は4時間，陰圧下で行われるので安全である．

**低温プラズマ滅菌** ていおんぷらずまめっきん low temperature plasma sterilization 過酸化水素水低温プラズマを用いた滅菌システム．過酸化水素水に高周波エネルギーを与え，プラズマ状態をつくることで殺菌効果の高いフリーラジカルを生成し，微生物を殺滅させる．粉体，液体，セルロースは適さない．

**定額払い制度** ていがくばらいせいど prospective payment system 診療報酬支払い方式の一つで，入院などの一部の医療に導入されている投薬量や診断の回数に関係なく診療報酬が一定額となる診療報酬制度のこと．包括払い制度ともいう．

**釘管装置** ていかんそうち pin-and-tube appliance マルチブラケット装置の原型となった装置の一つ．1912年にAngleによって発表された． ➡ 紐状弧線装置

**定期健診** ていきけんしん periodic health examination 定期健康診断および診査を略したもので，定期的に健康状態を調べ，潜在する疾病を早期に発見し処置につなげるための医学的な検査をさす．通常は学校や事業所などにおいて年1回以上行うことが法的に義務づけられている．

**定期歯科健診** ていきしかけんしん periodical dental health examination 定期健康診断または定期歯科健康診査に由来する略語のこと．歯・口腔の健康の保持増進および歯・口腔疾患の早期発見や健康管理を目的に行われる．学校歯科健康診断と特殊健康診断は実施が義務づけられている．

**デイケア** でいけあ day rehabilitation 介護保険サービスでは「通所リハビリテーション」と呼ばれ，在宅高齢者が対象．自立した生活を送ることを目的として，介護老人保健施設・病院・診療所などの施設において，心身の機能の維持回復を図るリハビリテーションを提供する． ■ 通所リハビリテーション

**低血圧** ていけつあつ hypotension 血圧の低下．高血圧とは異なり明確に数値の定義はないが，低下の程度により循環不全や意識消失を伴う． ■ 循環不全 ➡ 血圧

**抵抗訓練** ていこうくんれん resistance exercise 筋に負荷をかける訓練全般が該当する．したがって，摂食嚥下リハビリテーションの間接訓練の多くは，抵抗訓練である．口腔領域では，特に舌，口唇，頬に徒手的，あるいは特定の器具により抵抗負荷をかける筋力増強訓練が該当する． ■ レジスタンス運動

**抵抗形態** ていこうけいたい resistance form 外力により歯質や修復物が損傷・変形されることを防ぐために付与された窩洞形態．基本形態は箱型．

**デイサービス** でいさーびす day care services for the elderly 介護保険サービスでは「通所介護」と呼ばれ，在宅高齢者が対象．日中の一定時間，施設に通い，食事や入浴，健康状態の確認，機能訓練，レクリエーションといった介護サービスを受けることができる．和製英語． ■ 通所介護

**デイサービスセンター** でいさーびすせんたー day care center for the elderly, social welfare for the elderly 65歳以上で身体上または精神上の障害がある者を対象に，主に日中の時間帯に入浴や食事，機能訓練などを提供することを目的とする施設．看護師，生活相談員などが常駐する．設置主体は社会福祉法人や市町村などである． ■ 通所介護事業所

**低酸素** ていさんそ hypoxia 組織で必要な酸素が不足している状態．原因には不十分な酸素供給，肺胞低換気，無気肺などの肺内シャント，換気血流不均衡，酸素運搬能の低下，心臓の右→左シャントなどがある．

**挺子** ていし elevator 抜歯に際して用いられる器具．先端が真っすぐなものと，彎曲しているものがある．歯の植立方向に沿って挿入し，先端を歯根膜腔に挿入して少しずつ回転しながら押し進め，てこ作用と，くさび作用によって歯根を歯槽から脱臼させる． ■ エレベーター，ヘーベル

**停止性う蝕** ていしせいうしょく arrested caries ほとんど進行しないう蝕で，高齢者の歯根面う蝕に多い．セメント質崩

壊後に唾液や咀嚼により食物残渣や軟化象牙質が流失して自浄域となる結果，硬化象牙質が形成されたり，う蝕原性菌の活性が抑制されるためと考えられる．隣在歯の消失やう蝕予防処置などによっても生じる．

**堤状隆起** ていじょうりゅうき　tension ridge　口呼吸患者の上顎口蓋側歯肉辺縁部にみられる堤状に腫脹した隆起．口呼吸による口腔内乾燥に伴い自浄作用が低下し，プラークが停滞しやすくなり，また組織抵抗性も低下するため，歯肉の炎症が増悪することにより生じる．　≡ テンションリッジ

**釘植** ていしょく　gomphosis　歯根が顎骨の歯槽に歯根膜を介してはまり込む，歯の結合様式の一種．

**低水準消毒剤** ていすいじゅんしょうどくざい　low-level disinfectant　消毒剤はその効果により，高・中・低水準の3つに分類される．低水準消毒剤は，ほとんどの栄養型細菌，真菌，一部のウイルスを死滅させるのに有効である．感染リスクの低い医療器具の洗浄処置に使用される．塩化ベンゼトニウム，塩化ベンザルコニウム，クロルヘキシジンなどがある．

**ディスタルシュー保隙装置** でぃすたるしゅーほげきそうち　distal shoe space maintainer　乳歯列における第二乳臼歯の保存不可能な症例に使用する保隙装置．支台歯に対する乳歯冠，シュー部（水平部と垂直部），ろう（鑞）着部から構成される．使用頻度は非常に少ないが，この症例に最適な装置は，ディスタルシュー保隙装置だけである．

**ディスタルステップタイプ** でぃすたるすてっぷたいぷ　distal step type　ターミナルプレーンの3つの型の一つ．乳歯列における中心咬合位で上顎第二乳臼歯遠心面に対し，下顎第二乳臼歯遠心面が遠心に位置している状態．上顎前突傾向を示す．

**挺舌反射** ていぜつはんしゃ　tongue protrusion reflex　哺乳反射の一つ．固形物が口腔内に入ってきたときに，舌で口腔外に押し出す動きがみられる．生後4～5か月頃に消失がみられる．

**低速切削装置** ていそくせっさくそうち　low speed cutting apparatus, electric engine　低速回転の切削装置，現在はマイクロモーターに代わっている．　≡ 電気エンジン

**低速用ハンドピース** ていそくようはんどぴーす　low speed cutting apparatus handpiece, electric engine handpiece　低速回転の切削装置の手で把持する部分（形状によってストレート，コントラアングルがある）．　≡ 電気エンジン用ハンドピース

**低体重児早産** ていたいじゅうじそうざん　preterm low birth weight　≡ 早期低体重児出産

**低体重出生児** ていたいじゅうしゅっせいじ　low birth weight infant　定義は，出生時体重が2,500g未満の新生児である．さらに1,500g未満を「極低出生体重児」，1,000g未満を「超低出生体重児」という．原因には，早産，子宮内発育制限がある．

**定着液** ていちゃくえき　fixer　フィルム現像処理の定着の過程で使用される．酸性の溶液であり，未感光のハロゲン化銀を溶かしてフィルム面から除去する．

**ティッシュコンディショナー** てぃっしゅこんでぃしょなー　tissue conditioner　義歯床粘膜面に使用され，異常な形態，性状を示す義歯床下粘膜を健全な状態に回復させるために使用する材料．　≡ 粘膜調整材

**ティップバックベンド** てぃっぷばっくべんど　tip back bend　≡ セカンドオーダーベンド

**低粘度食** ていねんどしょく　thin liquid　とろみがあまり付いていない水分のような状態の食品をさし，お茶汁や薄いとろみが付与されたスープ程度の状態である．

**ディヒーセンス** でぃひーせんす　dehiscence　≡ 裂開

**低フェニルアラニン食** ていふぇにるあらにんしょく　low phenylalanine diet　フェニルケトン尿症患者のための食事である．フェニルケトン尿症は，先天的にフェニルアラニンをチロシンに代謝するフェニルアラニン水酸化酵素または補酵素が弱いか欠損しているために，神経発達の障害をきたす疾患である．生涯にわたり食事療法として，フェニルアラニンが少ない低フェニルアラニン食が必要になる．

**ディフェンシン** でぃふぇんしん　defensin　抗菌ペプチドと呼ばれる，可溶性エフェクター分子の一種．好中球などに発現するα型と，皮膚や肺などに発現するβ型が代表的である．自然免疫において効果

を発揮し、細胞膜を貫通させて穴を開け、標的細胞を破壊する. 🔲 抗菌ペプチド

**低フォスファターゼ症** ていふぉすふぁたーぜしょう hypophosphatasia 骨の形成に必要な酵素であるアルカリフォスファターゼの欠損により、骨の低石灰化、骨変形、四肢短縮、低身長、骨折、乳歯の早期脱落などの症状を呈する. 血液検査で血清アルカリフォスファターゼ値は低下し、高カルシウム血症を呈する.

**ディプラーキング** でぃぷらーきんぐ de-plaquing 歯周ポケット内にスケーラーを挿入して、側方圧をかけずに病原性プラークをかきだし、病原性細菌による炎症を防ぐことをいう.

**ディボンディング** でぃぼんでぃんぐ debonding, brackets removal 歯を動かしていた装置(主にブラケット)を歯から撤去すること. 🔲 ブラケット撤去

**ディマンド** でぃまんど demand 対象者がこうしてほしいと望むことであり、要望、希望、要求をさす. 歯科衛生アセスメントでニーズと迷うことがある. ➡ ニーズ判断

**テーパー** てーぱー taper インレー窩洞などの側壁に与えられる外開きの傾斜をいう. 把持効力による保持形態と、ワックスパターン採得のための便宜形態である. 🔲 外開き形

**デオキシリボ核酸** でおきしりぼかくさん deoxyribonucleic acid 🔲 DNA

**適応行動** てきおうこうどう adaptive behavior 個人が社会的役割に応じた課題を遂行する行動である. または、環境や状況から要求されることを有効に取り入れることであり、生命体のあらゆる応答のことである.

**適合検査材** てきごうけんさざい fitness test material 静的、あるいは動的な状態下での補綴装置と口腔内諸組織の適合状態を検査するときに用いる材料. 通常、シリコーンゴムやペースト材が用いられる.

**デキストラン** できすとらん dextran 🔲 水溶性グルカン

**出来高払い制度** できだかばらいせいど fee-for-service payments system 保険適用内の医療サービス、医薬品、医療機器に個別に設定された点数に基づいて各医療機関が実際に行った医療行為に対する診療報酬を算出し、診療報酬点数を基に保険者から払い戻しを受ける制度のこと.

**適用方法【薬物の】** てきようほうほう means of application さまざまな種類と特徴があり、これらを理解して適切な経路の選択が重要である. 適用方法には①経口投与、②舌下投与、③注射投与、④直腸内投与、⑤皮膚投与、⑥吸入投与、⑦その他：点眼、膣内投与、経鼻投与、尿道粘膜投与などがある.

**デジタルエックス線画像** でじたるえっくすせんがぞう digital X-ray image デジタル画像システムによって得られるエックス線写真. モニター上で画像処理が可能、写真の保管や検索が容易、経年的な画像の劣化がないなどの利点がある.

**デジタルエックス線画像システム** でじたるえっくすせんがぞうしすてむ digital X-ray imaging system エックス線写真のデジタル化を行うシステムであり、フィルムの代わりにエックス線センサーを用いて撮影を行う. 画像はモニター上に表示されるため、撮影後の現像処理は不要である.

**撤去用突起** てっきょようとっき removal knob 部分床義歯において、鉤腕を変形させないために付与され、患者が日常的に利用する撤去用の突起. 鋳造冠において、合着前に支台歯から仮着された冠を撤去する際、辺縁を損なわないようにクラウンリムーバーなどがかかるように付与される突起. 基本的に咬合と関係のないところに付与する. 🔲 リムーバルノブ

**鉄欠乏性貧血** てつけつぼうせいひんけつ sideropenic anemia 鉄不足によりヘモグロビン合成が十分に行われないために発症する貧血である. 萎縮性舌炎、口角炎、嚥下障害が合併するとプランマー・ビンソン症候群と呼ばれる. ➡ 萎縮性舌炎

**鉄剤** てつざい iron preparation 鉄欠乏性貧血の治療に用いる.

**デッドマンスイッチ** でっどまんすいっち dead-man switch エックス線撮影装置に採用されているエックス線照射スイッチのこと. エックス線照射中にスイッチから手を離せば、エックス線の発生はただちに中止される.

**テトラサイクリン塩酸塩** てとらさいくりん

えんさんえん tetracycline hydrochloride テトラサイクリン系抗生物質の一つ．作用機序は細菌のリボソームの30Sサブユニットに特異的に結合し，タンパク質合成を阻害する．

テトラサイクリン系抗菌薬 てとらさいくりんけいこうきんやく tetracycline 細菌リボソームの30Sサブユニットに結合し，タンパク質合成を阻害する薬剤．静菌的に作用する．代表的な薬剤にテトラサイクリンやミノサイクリンなどがある．抗菌域が広く，抗酸菌を除くほぼすべての細菌に効果を発揮する．

テトラサイクリンによる歯の着色 てとらさいくりんによるはのちゃくしょく tetracycline pigmentation of teeth 歯の形成時期に全身的に長期間投与されたテトラサイクリン系抗生物質は，形成途中の象牙質やセメント質に沈着し，黄色から灰褐色の着色をきたす．テトラサイクリンは胎盤を通過し，胎児の歯にも沈着する．

テトラヒドロ葉酸 てとらひどろようさん tetrahydrofolic acid 水溶性ビタミンの一種である葉酸の還元型．炭素1個を受け取り，反応性の高い炭素基をもった活性C1体となり，アミノ酸や核酸の代謝における1炭素基供与体として機能．欠乏により核酸代謝異常が生ずる． ■ 還元型葉酸，THF

手の巧緻動作 てのこうちどうさ miscellaneous hand activity 手の指先を使った細かく，精巧で緻密な動作である．発達によって手の巧緻動作のレベルは高くなり，加齢により低下し，老化の指標の参考にされる．

デヒドロゲナーゼ でひどろげなーぜ dehydrogenase ■ 脱水素酵素

デブライドメント でぶらいどめんと debridement 生体外の物質，細菌と細菌などに関連した刺激物質，さらに炎症や損傷により変性した組織などを除去することをいう．歯周治療では，歯肉縁下ポケット内のプラーク，歯石，汚染歯根面と炎症性肉芽組織の除去を行うこと．

デュアルキュア でゅあるきゅあ dual cure 光重合，加熱重合ならびに化学重合のうち，2つの機構を利用した重合のこと．

デュアルキュア型レジンセメント でゅあるきゅあがたれじんせめんと dual cured resin cement レジンモノマーを重合，硬化させて使用する合着材料で，化学重合と光重合を兼ね備えたもの．金属の修復物にも使用でき，光照射によりマージン部のセメントを短時間で硬化させることができる．

デュアルバイト でゅあるばいと dual bite ■ 二態咬合

Duane-Hunt の法則 でゅえーんはんとのほうそく Duane-Hunt law エックス線の最短波長は管電圧に反比例することを示した法則．すなわち管電圧が高いほど，エックス線の波長は短い（エネルギーが大きく，透過力が強い）．

デュサンジュの指数 でゅさんじゅのしすう Duchange's index ブリッジの製作において，支台歯の負担能力を判定する方法の一つで，各歯の歯根表面積を基に係数がつけられており，支台歯の係数の合計－欠損歯の係数の合計で，ブリッジ適応の可否を判定する．0以上でブリッジ適応となる． ■ Duchange の指数

Duchange の指数 でゅさんじゅのしすう Duchange's index ■ デュサンジュの指数

テレスコープ義歯 てれすこーぷぎし telescopic denture 内冠，外冠に分かれる二重構造の金属冠（テレスコープクラウン）を維持装置とする可撤性義歯．鉤腕をもたないため審美性に優れ，咬合力を歯根膜に効率よく伝えるが，維持力の調整や破損時の修理が難しい． ■ 内冠

テレラジオロジー てれらじおろじー teleradiology ネットワークを介して専門医のいる他の病院や診療所にデジタル画像を送信し，診断してもらうこと．遠隔画像診断ともいう．

転位 てんい transversion 個々の歯の位置異常の一つ．歯が歯列弓の正しい位置から外れている状態．例えば，舌側転位は，歯が歯列弓より内側に位置を変えている状態．

転移【がんの】 てんい metastasis がん細胞が血管，あるいはリンパ管を通って遠隔臓器に移動し，がんの病巣を形成すること．

転位歯 てんいし displaced tooth 正常な歯並びから，舌側や頰側に萌出位置がずれている歯．

転移抑制薬 てんいよくせいやく metastasis Inhibitor がんの転移を防ぐことを目的として用いられる薬剤のこと．骨転移予防に用いられるビスホスホネート製剤や

抗 RANKL 抗体は顎骨壊死のリスクがあるため，医科と歯科の連携が重要である．

**天蓋** てんがい ceiling of pulp chamber 髄室（冠部歯髄腔）の咬合面側の壁のこと．

**電解質コルチコイド** でんかいしつこるちこいど mineralocorticoid 主要なものはアルドステロンで，体液の電解質調節に関与する．なお，副腎皮質で産生・分泌される副腎皮質ホルモンは，作用の点から3つ（電解質コルチコイド，糖質コルチコイド，副腎アンドロゲン）に分類される． ➡ 鉱質コルチコイド，ミネラルコルチコイド

**点角** てんかく point angle 歯冠で3つの面が合してつくられる点状の突出部． ➡ 尖角

**電荷結合素子** でんかけつごうそし charge-coupled device (CCD) ➡ CCD

**てんかん** epilepsy 脳内の神経細胞の過剰な電気的興奮に伴って，反復性の発作を起こす慢性の脳疾患である．脳性律動異常の発生する部位により，意識障害や痙攣などのさまざまな臨床症状および検査所見を伴う．

**電気エンジン** でんきえんじん electric engine ➡ 低速切削装置

**電気エンジン用ハンドピース** でんきえんじんようはんどぴーす electric engine handpiece ➡ 低速用ハンドピース

**電気歯髄診断器** でんきしずいしんだんき electric pulp tester ➡ 歯髄診断器

**電気シナプス** でんきしなぷす electric synapse ニューロン間やニューロンと効果器の間に介在し情報を伝達する部位をシナプスといい，化学シナプスと電気シナプスに大別される．電気シナプスではギャップ結合を介して電気的変化が伝達される．

**電気抵抗値測定** でんきていこうちそくてい impedance measurement 電気抵抗（インピーダンス）値を利用して，歯の実質欠損の深さの程度を検査する． ➡ インピーダンス測定

**電気的根管長測定器** でんきてきこんかんちょうそくていき apex locator ➡ 根管長測定器

**典型正常咬合** てんけいせいじょうこうごう typical normal occlusion 正常咬合の種類の一つ．人種的もしくは民族的に共通する特徴をもつ正常咬合．

**電子伝達系** でんしでんたつけい electron transfer system, electron transport chain ミトコンドリアの内膜にある一連の酵素群．還元力（NADH，FADH$_2$）を用いて外膜と内膜の隙間に水素イオン（H$^+$）を汲み出し，内膜を境に H$^+$ 濃度勾配を形成．H$^+$ は濃度勾配に従って，内膜にある ATP 合成酵素の中を流れ，その過程で ADP にリン酸が結合し ATP となる．これを酸化的リン酸化という．還元力に由来する電子と H$^+$ は最終的に酸素と結合して水になる．

**電子密度** でんしみつど electron density 電子顕微鏡観察の際，電子線が組織に当たって散乱する．散乱度が大きい部分ほど暗い像（電子密度が高い）となる．電子顕微鏡観察では，重金属で特定の部分を標識してコントラストを上げる染色法を用いる．

**転写【DNA の】** てんしゃ transcription DNA の遺伝情報を RNA に写し取る過程のこと．その際，DNA のアデニン，チミン，グアニン，シトシンは，それぞれ RNA のウラシル，アデニン，シトシン，グアニンというように相補的になる．

**テンションリッジ** てんしょんりっじ tension ridge ➡ 堤状隆起

**伝達物質** でんたつぶっしつ transmitter 化学シナプスのシナプス前部から放出されてシナプス後部の受容体に作用し，膜電位変化をもたらす化学物質．

**伝達麻酔** でんたつますい conduction anesthesia 神経が密集している神経幹または神経幹に局所麻酔薬を注入し，末梢の神経支配領域に麻酔効果を得る方法．神経の走行の解剖学と神経幹と神経叢に局所麻酔薬を到達させる技術が必要となる． ➡ 星状神経節ブロック，リドカイン

**デンタルカリエス** でんたるかりえす dental caries ➡ う蝕

**デンタルコーン** でんたるこーん dental cone 円錐形または楕円形に成型された薬剤．感染予防を目的として用いる場合は，抗生物質が配合されたデンタルコーンを抜歯窩や手術創に挿入する．

**デンタルテープ** でんたるてーぷ dental tape 歯間清掃用具の一つ．デンタルフロスより幅が広く，およそ 2mm 幅のリボン状のもので，撚（よ）っていないナイロン糸や絹糸でできている．歯ブラ

シなどでは十分に清掃できない歯間部の歯垢や食物残渣を取り除くために使用される.

**デンタルハイジーン** でんたるはいじーん dental hygiene ■ 歯科衛生

**デンタルハイジニスト** でんたるはいじにすと dental hygienist ■ 歯科衛生士

**デンタルピンセット** でんたるぴんせっと dental tweezers, dental forceps 綿球やロール綿などの小材料や小器具を把持し,運搬するために使用される.歯科診療時の一般検査用機器として,歯の動揺度の検査にも用いられる.そのほか,用途に応じて根管充填用や口腔外科用などさまざまな形態のものがある. ■ 歯科用摂子

**デンタルプラーク** でんたるぷらーく dental plaque ■ プラーク,歯垢

**デンタルフロス** でんたるふろす dental floss 多繊維ナイロンやモノフィラメントタイプがあり,歯ブラシでは十分に清掃できない歯間部の歯垢や食物残渣を取り除くために使用される糸状の歯間清掃用具.ワックスタイプとアンワックスタイプがあり,ワックスタイプは,ろう(蠟)で覆われているため,アンワックスタイプと比べると表面が滑らかで,ほつれにくい.アンワックスタイプはフィラメントが広がりやすく,歯面への適合も良いので歯垢除去効果は高いが,ほつれやすい.ホルダーに糸が張られたものや,糸の太さなども種々のものがある. ■ 塗ろう(蠟)絹糸

**デンタルミラー** でんたるみらー dental mirror 口腔内で直視ができない部位を鏡面に映し出し見えるようにする投影(鏡視)や,鏡面に照明を当て反射させて術野を明るくする明視のほか,頰,舌,口唇などの排除に使用される.鏡面の直径は一般的な20mmのほか,用途に合わせた大きさや形態ものがある.

**デンチャープラーク** でんちゃーぷらーく denture plaque 義歯床(デンチャー)上に形成される微生物付着物(プラークバイオフィルム)のこと.有機材料か金属かで付着程度は異なるが,その構成は歯垢や口腔粘膜,舌苔と類似している.義歯性口内炎の原因ともなるため,義歯清掃によるデンチャープラークの除去が推奨される.

**デンティンブリッジ** でんてぃんぶりっじ dentin bridge 水酸化カルシウム製剤を使用した生活歯髄切断法により,歯髄切断面直下に形成される象牙質による被蓋硬組織である.デンティンブリッジ下の根部歯髄は健康に維持される.

**点滴静注** てんてきじょうちゅう drip infusion 上肢や下肢などの末梢静脈や中心静脈に留置したカテーテルから,輸液剤や薬剤を投与すること.

**点滴注入法** てんてきちゅうにゅうほう intravenous drip infusion 薬物を静脈内に点滴により持続的に投与する方法である.利点:①確実に薬物を血中に投与できる,②徐々に投与できるので,静脈内注射のときに生じる血中薬物濃度の高いピークを避けることができる,③滴下速度の調節が可能であり薬物の血中濃度を長時間維持できる.欠点:①患者の行動が制限される,②感染に注意が必要.

**伝導** でんどう conduction 物体の中を熱や電気が伝わる現象.そのほか,神経細胞の軸索や筋細胞の中を活動電位(興奮)が伝わる様子をさす.

**電動歯ブラシ** でんどうはぶらし electric toothbrush 手で動作を与える手用歯ブラシとは異なり,歯ブラシの運動を電気的に発生するものである.振動様式として,前後運動,回転運動や振動運動などがある.

**デントカルト®SM** でんとかるとえすえむ Dentcult®SM *Streptococcus mutans* のみが生育できる培養液に唾液もしくは歯垢を塗抹したストリップスを入れ,37℃で2日培養する.*Streptococcus mutans* の菌数としてストリップス上のコロニー数をモデルと比較することで,おおよその菌数を推測するう蝕活動性試験.

**デントカルト®LB** でんとかるとえるびー Dentcult®LB Rogosaの寒天培地でできたスライドに唾液を滴下し,37℃で4日間,乳酸桿菌を培養する.乳酸桿菌の菌数としてスライド上のコロニー数をモデルと比較することで,おおよその菌数を推測するう蝕活動性試験.

**デントバフ®ストリップ** でんとばふすとりっぷ Dentbuff®Strip 唾液が口腔内のpHの変動を元に戻す作用である唾液緩衝能を調べるう蝕活動性試験.専用のストリップスに唾液を1滴落とし,5分後変色状況をカラーチャートと比較し判定する.

**添付文書【医薬品の】** てんぷぶんしょ package insert 医薬品の添付文書は,医薬品の適性使用を行ううえで最も基本的かつ重要な公的文書である.添付文書には,医薬品の名称,組成・性状,効能または効果,用法および用量,注意や副作用などの重要な情報が記載されている.

**デンプン** でんぷん starch 植物の種子や根茎に含まれる多糖.多数のグルコースがα-1,4結合もしくはα-1,6結合したもの.唾液中のアミラーゼにより分解されると,マルトース(麦芽糖)まで分解される. ➡ 澱粉

**澱粉** でんぷん starch ➡ デンプン

**天疱瘡** てんぽうそう pemphigus 上皮内に水疱または裂隙を生じる水疱症.皮膚や口腔粘膜を中心とした自己免疫疾患と考えられている.尋常性天疱瘡と落葉状天疱瘡に大別される.尋常性天疱瘡は亜型として増殖性,落葉状天疱瘡は亜型として紅斑性天疱瘡がある.口腔粘膜では尋常性天疱瘡が最も多く,頬粘膜,歯肉,軟口蓋に生じる.病変を擦過すると,容易に剥離するNikolsky現象が特徴的である.上皮細胞間にIgG,C3が沈着し,患者血清中に抗表皮細胞間物質であるデスモグレイン1,3に対しての自己抗体(抗デスモグレイン抗体)が認められる.難治性で,治療としては副腎皮質ホルモンの大量投与を行う. ➡ 類天疱瘡

**テンポラリークラウン** てんぽらりーくらうん temporary crown ➡ プロビジョナルレストレーション,**暫間被覆冠**,プロビジョナルクラウン

**電歪振動子** でんわいしんどうし piezoelectric ➡ ピエゾ方式

## と

**砥石** といし sharpening stones スケーラーを研ぐ道具.天然の石を使用する天然砥石と,セラミックなどの人工の砥石がある. ➡ シャープニングストーン

**樋状根** といじょうこん gutter-shaped root 近心根と遠心根が頬側部分で癒合した異常歯.舌側には深い溝がみられ,樋のような形態をしている.下顎第二大臼歯や第三大臼歯に好発する.

**糖** とう sugar 単糖,単糖が2~20分子程度連結したオリゴ糖,多数連結した多糖がある.一般的に,単糖類やオリゴ糖は水に溶けやすく甘みがあるものが多いが,多糖は水に溶けにくい.代表的な単糖類として,ブドウ糖(グルコース)と果糖(フルクトース)が挙げられ,この2分子が結合すると二糖類のショ糖(スクロース)になる.単糖類と二糖類を合わせて糖類と呼ぶ.

**糖アルコール** とうあるこーる sugar alcohol 単糖類のカルボニル基を還元して得られる多価アルコールの総称.キシリトール,ソルビトール,マルチトール,エリスリトールなど.非う蝕誘発性のものが多い.大量に摂取すると下痢を起こすことも知られる.

**頭位** とうい cephalic presentation 子宮内胎児の位置を表す胎位のなかで,分娩時に先進する胎児の頭部の位置のこと.全ець位分娩の92%を占める後頭位のほかに,前頭位,額位,顔位がある.

**糖衣** とうい glycocalyx 細胞膜の膜表在性タンパク質表面や一部の脂質に,細胞外に向けて糖鎖が結合した構造のこと.粘膜上皮などで特に発達し,この構造がPAS染色にて陽性を示す.

**Tweed分析法** とぅぃーどぶんせきほう Tweed cephalometric analysis 側面頭部エックス線規格写真分析法の一つ.FMA(下顎下縁平面とフランクフルト平面とのなす角度),FMIA(下顎中切歯歯軸とフランクフルト平面とのなす角度),IMPA(下顎中切歯歯軸と下顎下縁平面とのなす角度)の3計測項目が三角形(Tweedの三角)をなす.マルチブラケット装置による治療の際の抜歯・非抜歯の判定に用いられる. ➡ セファロ分析

**同意能力** どういのうりょく capacity to consent 患者が医療者の説明を理解し,その内容を自分の価値観に照らして判断し,自分の希望を医療者に伝えることができる能力.インフォームドコンセントが成立するために必要な条件となる.
➡ インフォームドコンセント

**同意文書** どういぶんしょ consent form 患者に行おうとしている医療行為に対して十分な説明を受けたのち,患者自身が最終的に意思決定を行うときの文書のこと. ➡ 患者説明文書

**トゥースウェア** とぅーすうぇあ tooth wear 酸蝕,咬耗,摩耗によって生じた歯の実質欠損のこと.酸蝕は酸によって歯が化学的に溶解されること,咬耗は歯と歯の接触によりすり減ること,摩耗は歯以外の物理的な方法・手段によりすり減ることと定義されている.

**トゥースサイズレシオ** とぅーすさいずれしお tooth size ratio 下顎歯冠の近遠心幅径の総和を上顎歯冠の近遠心幅径の総和で除したもの.オーバージェット,オーバーバイトに影響するため,矯正歯科治療における最終段階での咬合状態を推測する際に参考として用いられる. ➡ オーバーオールレシオ

**トゥースピック** とぅーすぴっく tooth pick 歯間部に圧入した食物残渣を除去する目的で作られた木製またはプラスチック製の細片.断面は歯間空隙の形状に合わせた二等辺三角形のものが多い.一般的になつまようじをさす場合もある.

**トゥースポジショナー** とぅーすぽじしょなー tooth positioner 可撤式保定装置の一つ.高弾性樹脂製のブロック様の保定装置.予測模型上で一部の歯を排列してトゥースポジショナーを作製した場合は歯の多少の移動が可能となり,この場合はダイナミックポジショナーと呼ばれる.

**頭蓋** とうがい skull 脊柱の上端に位置し,脳を入れる脳頭蓋と顔面の基礎をつくり,消化器・呼吸器の初部を構成する顔面頭蓋に分けられる.15種23個の骨からなり,下顎骨と舌骨以外は不動的に結合している. ➡ 頭蓋骨

**頭蓋骨** とうがいこつ cranial bone 脳頭蓋を構成する骨で,後頭骨(1個),蝶形骨(1個),側頭骨(2個),前頭骨(1個),頭頂骨(2個),篩骨(1個),下鼻甲介(2個),涙骨(2個),鼻骨(2個),鋤骨(1

個)の10種15個からなるが,分類は学者により異なっている. 🔲 頭蓋

**頭蓋泉門** とうがいせんもん cranial fontanelles 新生児の頭蓋の縫合部に結合組織性の膜のまま残っている部分で,大泉門,小泉門,前側頭泉門,後側頭泉門の4種類がある.大泉門は矢状縫合と冠状縫合の会合部で菱形をなして最も大きく,生後1.5〜2年で閉鎖する.小泉門は矢状縫合とラムダ縫合の会合部にあって,生後0.5〜1年で閉鎖する.前側頭泉門は蝶形骨大翼と頭頂骨の間,後側頭泉門は側頭骨乳突部の上にあって,それぞれ生後0.5〜1年,1〜1.5年で閉鎖する.

**頭蓋底** とうがいてい cranial base 前頭蓋窩,中頭蓋窩,後頭蓋窩に区別される.前頭蓋窩は前頭骨,篩骨,蝶形骨からなり,中頭蓋窩は蝶形骨と側頭骨,後頭蓋窩は側頭骨と後頭骨からなる.蝶形篩骨軟骨結合,蝶形骨間軟骨結合,蝶形後頭軟骨結合などの軟骨性成長によって,頭蓋底の前後径が増加する.

**動機づけ** どうきづけ motivation 人や動植物を行動へ駆り立て,目標へ向かわせるような内的過程.行動の原因となる人などの内部の動因と,その目標となる外部の誘因が元となる.生活指導や口腔清掃指導などにおいて重要な要素となる. 🔲 モチベーション

**動機づけ支援** どうきづけしえん motivational support 主として生活習慣に関わる疾患予防のために実施される特定保健指導で採用される指導方法の一つ.対象者がみずからの健康状態を自覚し,生活習慣改善のための取り組みを自主的かつ継続的に行えることを目的とし,医師らの面接・指導の下に行動計画を作り,生活習慣改善のための支援と行動計画の評価を行う保健指導のこと.

**動機づけ面接法** どうきづけめんせつほう motivational interviewing, motivational interview method 対象者が本来もっている行動変容に向かう動機を引き出すこと.「禁煙すべきだが,禁煙したくない」といった変わりたい,変わりたくない対象者の気持ちや状況を引き出し,対象者みずからに気づかせ,行動変容を起こさせる方法のこと.

**同形歯性** どうけいしせい homodonty 顎骨の存在する部位が異なっても,どの歯も似たような形をしており,歯種の区別がないこと.主に爬虫類以下の脊椎動物にみられる.

**統合失調症** とうごうしっちょうしょう schizophrenia (SZ) 以前は躁鬱病などといわれた精神疾患で,陽性症状(幻覚や妄想)や陰性症状(感情の平板化,意欲の低下)がみられ,慢性的に進行することが多い.主に若年から壮年期に発症し,有病率は1%前後である.う蝕や歯周病の罹患誘発のみならず,服薬の影響により口腔機能の運動障害や唾液分泌低下をきたす.

**陶材** とうざい porcelain オールセラミッククラウンなどの歯冠修復用材料や義歯の人工歯に用いられるセラミックス.長石を主成分とし,石英,カオリン(陶土)が含まれる.天然歯に似た色調,透明性を有する.硬いが,脆い性質をもつ. 🔲 ポーセレン

**陶材焼付冠** とうざいやきつけかん porcelain fused to metal restoration, metal ceramic restoration 金属を鋳造したフレームワークに陶材を焼き付けたクラウンで,前装冠の一種である.ブリッジの支台装置としても使用される.陶材による審美性と,鋳造で製作されたフレームワークの高い強度と適合精度をあわせもつ.

**頭指数** とうしすう cephalic index 頭蓋計測の手段の一つ.最大頭幅を最大頭長で除したもの.ヒトの人種的集団の分類基準の一つとして人類学で重要視されていて,パーセンテージ表示された値が75以下を長頭型,80以上を短頭型,その中間を中頭型に分類する.

**糖質** とうしつ glucide 脂質・タンパク質とともに,生体のエネルギー源や構成成分として重要.多価アルコールのケトンやアルデヒド(含誘導体).構造により,単糖,二糖,多糖,オリゴ糖,アミノ糖,糖アルコール,糖タンパク質,プロテオグリカンなどに分けられる.

**糖質コルチコイド** とうしつこるちこいど glucocorticoid 副腎皮質ホルモンの一つで,ヒトではコルチゾルが多くを占める.糖新生を促進して血糖値を上昇させるほか,抗炎症作用や中枢神経系への作用などがある. 🔲 グルココルチコイド

**当日全身麻酔** とうじつぜんしんますい on the day general anesthesia 🔲 日帰り

全身麻酔，外来全身麻酔

**糖質代謝** とうしつたいしゃ sugar metabolism, carbohydrate metabolism 解糖，クエン酸回路，糖新生，グリコーゲン合成・分解，ペントースリン酸回路などの糖質の代謝系の総称．解糖，クエン酸回路，電子伝達系を経る過程で大量のATPが産生され，脂質代謝とともにヒトの代表的エネルギー産生系．プラーク細菌は糖質代謝で酸を産生し，う蝕の原因となる．

**透照診査** とうしょうしんさ transillumination test 専用機器の透過光による検査．主に隣接面う蝕に使用される．

**糖蝕症** とうしょくしょう confectioner's dental caries, occupational caries by sugar 日常的に高頻度で発酵性糖質を摂取することで発症する多数歯う蝕．菓子製造従事者の職業病として知られる．
▶ 菓子屋う蝕症

**糖新生** とうしんせい gluconeogenesis ピルビン酸からグルコースを合成する代謝経路．基本的に解糖を逆行するが，3か所の不可逆反応は別の酵素群で迂回する．筋では乳酸からピルビン酸を経て，脂質からはグリセロールを経て，アミノ酸からはピルビン酸やクエン酸回路を経てグルコースが合成．糖新生が可能なアミノ酸を糖原性アミノ酸という．

**透析** とうせき dialysis 腎機能が失われた患者に対しての代替法．人工腎臓フィルターや腹腔に注入した透析液を介して，老廃物や水分を適切に排出し，尿毒症や水分過剰になることを防ぐ．

**糖タンパク質** とうたんぱくしつ glycoprotein タンパク質に糖やその誘導体（糖鎖）が結合した化合物の総称．血液や唾液，結合組織，細胞膜などに広く分布．ムチンなどが有名．糖鎖はABO血液型として認識される．

**等張液** とうちょうえき isotonic solution 生体における等張液とは，体液と等しい浸透圧を示す溶液をいう．0.9%塩化ナトリウム溶液（生理食塩水）などがこれに相当する．注射剤・点眼剤も等張液で作られている．

**頭頂骨** とうちょうこつ parietal bone 脳頭蓋骨の一つで，頭頂部とその外側部をつくり，外側に向かって凸面となっている，四角形の皿状をした1対の扁平骨である．外面中央部には骨化点にあたる頭頂結節が認められる．頭頂結節の下方には上側頭線，下側頭線という平行して前後に走る弓型の線がみられる．上側頭線には側頭筋膜がつき，下側頭線からは側頭筋が起始する．左右の頭頂骨間で矢状縫合，前方は前頭骨と冠状縫合をつくる．後部で後頭骨，外側で側頭骨と縫合をつくる．

**等長法** とうちょうほう isometric method ▶ 二等分法

**疼痛** とうつう pain 痛み．侵害性刺激によって生じる侵害受容性疼痛，神経に障害があり発症する神経障害性疼痛，精神的因子に関与する心因性疼痛に分類される．▶ ペインクリニック

**動的咬合誘導** どうてきこうごうゆうどう dynamic occlusal guidance ▶ 能動的咬合誘導

**糖尿病** とうにょうびょう glycogen storage disease, diabetes mellitus インスリン作用の著しい欠乏に基づく代謝の異常な状態をいう．持続的な血液（または血漿）中のブドウ糖濃度の上昇（高血糖），酸血症，血清浸透圧上昇などがみられる．1型と2型がある．糖尿病患者では，歯肉が易感染に陥り，歯肉の炎症が増強されやすい．▶ 1型糖尿病，2型糖尿病

**糖尿病治療薬** とうにょうびょうちりょうやく antidiabetics 糖尿病患者の血糖値を良好な状態にコントロールし，合併症の発症や症状を抑制する薬物．経口糖尿病薬とインスリン製剤があり，副作用としての低血糖には注意が必要である．

**頭部エックス線規格写真** とうぶえっくすせんきかくしゃしん roentgenographic cephalogram エックス線管球，頭部およびフィルムの方向と距離を一定に保って撮影した写真．規格化により定量的な評価が可能となるので，患者の顎顔面の定量的評価に用いられる．撮影方向の違いにより正面頭部エックス線規格写真（前後頭部エックス線規格写真），側面頭部エックス線規格写真および斜位頭部エックス線規格写真がある．▶ セファログラム ▶ セファロ分析

**頭部挙上訓練** とうぶきょじょうくんれん head raising exercise, head lift exercise ▶ シャキア訓練

**頭部後屈** とうぶこうくつ head tilt 舌根沈下による上気道閉塞を解除するための

用手的気道確保法. 患者の前額部から頭部を手掌で後方にそらせ, 顎先を挙上し, 喉を伸展させることにより舌根部が咽頭後壁を離れて上気道が開通する. ➡ 気道確保

**頭部伸展姿勢** とうぶしんてんしせい head back　重力を用いて食塊を口腔から咽頭へ流し込む姿勢. 舌運動機能障害のある患者に適応されるが, 食塊が喉頭・気管内に侵入しやすくなるため, 注意可能な認知機能の保たれている患者が適応である. また, 同時に息こらえ嚥下法や強い息こらえ嚥下法を併用するとよい.

**動物性タンパク質** どうぶつせいたんぱくしつ animal protein　動物性食品由来のタンパク質のこと. おおむね動物性タンパク質のほうが植物性タンパク質より栄養価が高い. 総タンパク質摂取量に対する動物性タンパク質比が 40% 以上であれば, タンパク質の栄養価は十分に高いといえる.

**動脈硬化症** どうみゃくこうかしょう arteriosclerosis　動脈壁に脂質沈着, 肥厚, 石灰化などの硬化性変化が生じ, 血管機能低下を示す病態である. 粥状硬化症, 筋型動脈中膜石灰化, 細動脈硬化症がある. 粥状硬化症は大動脈や臓器動脈（冠動脈や脳底動脈）などの大・中型動脈に内皮細胞傷害が起こり, 長期間にわたる動脈壁の生体反応として生じる. 経時的に脂肪線条, 線維斑, 粥腫, 複合病変（潰瘍, 血栓, 石灰沈着など）の変化がみられ, 血管内腔狭窄や閉塞により支配領域に虚血性変化をもたらす.

**動脈性出血** どうみゃくせいしゅっけつ arterial bleeding　動脈からの出血. 拍動性で鮮紅色を呈し, 大血管の破綻では短時間に多量の出血を伴い, 失血死のおそれもある. 止血には直接圧迫法, 間接圧迫法, 高位保持, 止血帯法などの応急処置をまず実施し, 出血部位を同定することができれば, 電気凝固, 結紮などにより永久止血を行う.

**動脈内投与** どうみゃくないとうよ intraarterial administration　動脈に薬物を注射投与すること. 化学療法薬で用いることがあり, ある動脈支配の支配域のみに薬物を選択的に投与したい場合に選択される.

**透明層** とうめいそう transparent layer　有細胞セメント質と象牙質の間に存在し, 中間セメント質と同一の組織と考えられている.

**東洋医学** とうよういがく oriental medicine, traditional Chinese medicine　東洋起源の伝統医学. 主に中国から伝来し, 日本で発展した漢方医学をさすことが多い. ➡ ペインクリニック

**動揺度【歯の】** どうようど tooth mobility　歯肉炎症状態, 歯周組織の量, 外傷力（咬合力も含む）の影響を表す指標で, ピンセットによる加圧で調べる. 判定については Miller の分類を参照. ➡ Miller の分類

**トータルエッチング** とーたるえっちんぐ total etching　コンポジットレジン修復で, エナメル質と象牙質を同時に酸処理する方法. ➡ エッチング

**ドーパミン受容体** どーぱみんじゅようたい dopamine receptor　現在 5 種類（D1 〜 D5）がクローン化され, すべて代謝型 G タンパク質共役型受容体である. 脳内の特定部位に存在し, ドーパミンと結合して運動や精神の調節に関与する.

**トームス顆粒層** とーむすかりゅうそう Tomes' granular layer　研磨標本において, セメント質近傍の象牙質に存在する球間象牙質や象牙細管末端が膨大した部分で, 帯状の顆粒状構造として観察される.

**トームス線維** とーむすせんい Tomes' fiber　象牙芽細胞の突起で, 象牙細胞が象牙質を形成しながら象牙細管方向に移動する際に象牙細管中に残す, 象牙質表層で直径 3 〜 4μm, 歯髄側で直径 10μm の構造. ≡ 象牙線維 ➡ 象牙芽細胞, 象牙細管

**トームス突起** とーむすとっき Tomes' process　形成期エナメル芽細胞のエナメル質形成側に存在する円錐状の突起で, エナメル質形成が終了すると消失する.

**Toll 様レセプター** とーるようれせぷたー Toll-like receptor (TLR)　樹状細胞やマクロファージに発現する受容体. ヒトでは 9 種類が知られている. 微生物由来のタンパク質や核酸を認識することで, 炎症反応を誘導する. また, 細胞破壊により生じる内因性分子への反応にも関与する. ≡ TLR

**鍍銀法** とぎんほう silver impregnation method, silver plating treatment　結合組織線維の細網線維を銀メッキする染色法. 歯科では硝酸銀溶液による根管治療

法として開発され，現在はフッ化ジアンミン銀または硝酸銀を歯面塗布し，歯質の耐酸性向上やタンパク凝固，微生物を静菌してう蝕予防・抑制を行う方法．

**特異的プラーク仮説** とくいてきぷらーくかせつ specific plaque hypothesis ある特定の細菌が，う蝕や歯周病の原因であるとする学説．研究が進むにつれ，ミュータンスレンサ球菌や *Prophyromonas gingivalis* のような特定の細菌だけでう蝕や歯周病の全体像を説明することは難しいことが示されるようになった．

**特異的防御** とくいてきぼうぎょ specific protection 一次予防の手段として，特定の疾病に特異的に対応する予防法を示す．例として感染症に対するワクチン接種やう蝕に対するフッ化物応用が挙げられる． ➡ 特異的予防

**特異的防御機構** とくいてきぼうぎょきこう specific protective system 微生物特異的な免疫応答のことで，獲得免疫ともいう．リンパ球が主に関与し，抗体産生による微生物排除を特徴とする体液性免疫と，微生物特異的なT細胞などによる感染細胞の傷害を特徴とする細胞性免疫がある．

**特異的予防** とくいてきよぼう specific protection ➡ 特異的防御

**特殊感覚** とくしゅかんかく special sense 視覚，聴覚，嗅覚，味覚，平衡感覚の5つの感覚の総称．おのおの，特異的な刺激（適刺激）とその受容器をもつ．

**特殊心筋** とくしゅしんきん specialized cardiac muscle 心臓の刺激伝導系を構成する筋線維．一般の心筋より筋形質が豊富で介在板も不明瞭である．また，弾性線維に包まれて一般心筋から隔てられている部分が存在する．

**読唇** どくしん lipreading 話し手の口の動き，顔の表情から得る視覚情報を言葉として理解することである．聞こえなくても口唇の動きから発話の内容を読みとる技術（読唇術）は，聾児に対して聾学校などで教育されている． ➡ 口話, 読話

**特性曲線** とくせいきょくせん characteristic curve エックス線量（対数値）を横軸，写真濃度を縦軸にとったグラフのこと．フィルム感度などを評価することができる．

**毒素中和反応** どくそちゅうわはんのう tox-in-antitoxin neutralization test 抗原（毒素）と抗体（抗毒素）の反応により，毒素が無毒化される反応．主に感染症診断に応用され，A群溶血性レンサ球菌感染症における抗ストレプトリジンO（ASO）抗体の検出（ASO試験）が代表的である．

**ドクターショッピング** どくたーしょっぴんぐ doctor shopping 患者が抱えているさまざまな問題に対して，自身に適した医療を求めて，自分の判断のみで医療機関を転々と，もしくは同時に受診（はしご受診）すること．医療費の無駄や治療の遅れ，検査や薬の重複など患者の体に負担がかかるおそれがある．

**特定機能病院** とくていきのうびょういん advanced treatment hospital 高度医療の提供，高度医療技術の開発・評価，高度医療に関する研修を行う．病床400床以上を有する大規模病院であり，三次医療圏（都道府県）ごとに設置される． ➡ 地域医療支援病院

**特定健康診査** とくていけんこうしんさ specific health check up 高齢者の医療の確保に関する法律を根拠法とする．40〜74歳の人を対象に，メタボリックシンドローム（内臓脂肪症候群）のリスクについて階層的に評価を行うことにより，生活習慣病の重症化予防を図ることを目的にする． ➡ 特定保健指導

**特定高齢者** とくていこうれいしゃ high-risk elderly 2006年の改正介護保険法の施行による予防重視型システムの導入で，要支援，要介護状態となる可能性が高いと考えられる65歳以上の高齢者．介護予防健診で生活機能についてのリスクを問診，理学的検査，血液化学検査などによる把握と，保健師などの訪問指導により，生活機能が低下していると思われる高齢者の把握を行うこととなった．これらの高齢者は地域包括支援センターにおいて作成される介護予防ケアプランに基づき，みずからの意思によって地域支援事業としての介護予防事業に参加できる「特定高齢者」と呼ばれた．その後，2010年には「二次予防事業対象者」と名称が変更された． ➡ 二次予防事業対象者

**特定保健指導** とくていほけんしどう specific health guidance 特定健康診査による生活習慣病リスクに基づいて実施される保健指導のこと．生活習慣改善の必

要度に応じて「積極的支援レベル」「動機づけ支援レベル」「情報提供レベル」といった階層に分け,リスクに見合った具体的な生活習慣の改善を図る. ➡
**特定健康診査**

**特定保健用食品** とくていほけんようしょくひん food for specified health use, specified health food 通常の食生活において,それを摂取することで特定の保健効果があることが承認された食品.製品ごとに有効性や安全性についての科学的根拠を示し,国の審査を受け,消費者庁の認可を受けている.トクホマークを使用できる.

**特発性血小板減少性紫斑病** とくはつせいけっしょうばんげんしょうせいしはんびょう idiopathic thrombocytopenic purpura (ITP) 血小板数が10万個/μL以下になる疾患.さまざまな原因で生じるが,自分自身の血小板を破壊する自己抗体(抗血小板抗体,免疫複合体の出現)が病因となっている.通常血小板数は15〜40万個/μLであるが,10万個/μL以下になる場合に血小板減少症と呼び,5万個/μL以下となると止血異常となり,紫斑や出血がみられるようになる.ITPの臨床症状としては,紫斑,歯肉出血,鼻出血,月経過多などで,6か月以内に治癒する急性型と,それ以上遷延化する慢性型があり,小児では急性型が多く,成人では慢性型が多い.治療としては薬物療法(副腎皮質ホルモン剤),ヘリコバクター・ピロリ除菌療法,脾臓摘出,免疫グロブリン療法などがある. ◼
ITP ➡ **紫斑病**

**特発性三叉神経痛** とくはつせいさんさしんけいつう idiopathic trigeminal neuralgia 三叉神経支配領域の電撃様疼痛を主訴とする疾患で,症候性三叉神経痛に対して,原因が特定できないもの.三叉神経痛の診断には,脳MRIによる画像診断が必要である.頭蓋内での三叉神経の血管や腫瘍による圧迫・刺激を認めることが多いためである.特発性三叉神経痛では,口唇,鼻翼,側面部などの特定の部位に加わる機械的刺激が引き金になり,激痛が生じる(Patrickの発痛帯).通常は片側性にみられ,神経が骨孔から出る部位を圧迫すると,疼痛を訴えるValleix(バレー)の圧痛点がある.カルバマゼピンが有効なことが多い.

**特発性歯髄炎** とくはつせいしずいえん idiopathic pulpitis 特に異常を認めない歯が突然痛み出す急性歯髄炎.原因は不明だが,歯髄の石灰変性,象牙粒による神経の圧迫が関与する.

**毒物** どくぶつ poison 医薬品とは別に,毒物及び劇物取締法で定められた毒性のある物質.劇物よりは毒性が高い.毒物及び劇物取締法で,容器に医薬用外の文字および赤地に白色で「毒物」の表示が義務づけられている.例としてヒ素化合物などがある.

**特別支援学校** とくべつしえんがっこう special education school, special support education schools 視覚障害者,聴覚障害者,知的障害者,肢体不自由者または病弱者(身体虚弱者を含む)に対して,幼稚園,小学校,中学校または高等学校に準ずる教育を施すとともに,障害による学習上または生活上の困難を克服し,自立を図るために必要な知識技能を授ける教育施設である.旧盲学校,旧聾学校,旧養護学校は,2007年4月1日より,学校種が「特別支援学校」となった.

**特別支援教育** とくべつしえんきょういく special needs education, special support education 心身に障害があるため,教育上特別な配慮を必要とする児童・生徒を対象として,その特性や能力に応じて行われる教育である.特殊教育の対象であった障害に加えて学習障害や注意欠陥多動性障害,知的障害のない自閉症も対象である.

**特別養護老人ホーム** とくべつようごろうじんほーむ special nursing homes for the elderly 常時介護が必要で,在宅での生活が困難な要介護者が入所し,入浴,食事などの介護,その他,日常生活上の支援,機能訓練,健康管理などを行うことを目的とする施設のこと.通称,特養. ➡ **老人ホーム**

**特別用途食品** とくべつようとしょくひん special-use food 乳児,幼児,妊産婦,病者などの発育,健康の保持・回復などに適するという特別の用途の表示を許可された食品.病者用食品,妊産婦・授乳婦用粉乳,乳児用調製粉乳および嚥下困難者用食品がある.

**特別用途食品制度** とくべつようとしょくひんせいど special-use food system 特別用途食品として表示・販売するためには,

内閣総理大臣から権限を委任された消費者庁長官の許可を得なければならないという制度のこと.

**毒薬** どくやく poisonous drugs 医薬品医療機器等法第44条の1により,毒性の強いものとして厚生労働大臣が薬事・食品衛生審議会の意見を聴いて指定する医薬品のこと.保管の際には施錠の必要がある.筋弛緩薬のロクロニウム臭化物などが該当する.

**独立栄養生物** どくりつえいようせいぶつ autotroph 有機物の摂取を必要とせず,無機物のみを炭素源・エネルギー源として利用(光合成・化学合成)し,生命活動を営むことができる生物のこと.細菌では,鉄や硫黄をエネルギー源とする独立栄養細菌が存在する.従属栄養生物に対する概念. ⇒ 従属栄養生物

**独立行政法人医薬品医療機器総合機構** どくりつぎょうせいほうじんいやくひんいりょうききそうごうきこう Pharmaceuticals and Medical Devices Agency (PMDA) 国民保健の向上に貢献することを目的として,医薬品の副作用や生物由来製品を介した感染などに対する健康被害救済,医薬品や医療機器などの品質,有効性および安全性の承認審査,市販後における安全対策を行っている. ⇒ PMDA

**読話** どくわ speech reading ⇒ 読唇,口話

**トコフェロール** とこふぇろーる tocopherol ⇒ ビタミンE

**都市封鎖【新型コロナウイルス感染症の】** としふうさ lock down ⇒ ロックダウン

**ドパミン** どぱみん dopamine 中枢神経系に存在する神経伝達物質で,チロシンから生成されるカテコールアミンの一種.運動調節,ホルモン調節,感情,意欲,学習などに多様な機能をもつ.

**ドベネックの桶** どべねっくのおけ Dobeneck's barrel 植物が生育するのに必要とされる元素のうち,生育速度や収量は最も不足する元素に左右されるというリービッヒの最小律の考えを,ドベネックがわかりやすく桶の形で表したもの.桶を形作る板の幅で各元素などの必要量を,高さで充足率を示す.桶に水を入れた際,最も欠乏している元素,すなわち,最も低い板までしか水が入らないため,他の元素などもその量しか利用されないと表現した.この考え方を応用し,タンパク質の合成量は,最も不足する必須アミノ酸の量で決まるという概念をドベネックの桶に例えて示すことがある.

**ドライゼンテスト** どらいぜんてすて Dreizen test 採取した唾液に0.1N乳酸を滴下し,pH4.0になるまでの乳酸量を測定,唾液緩衝能を判定するう蝕活動性試験.唾液に指示薬を加えたあと,0.1N乳酸を滴下し,標準pH5.0までの乳酸滴下数を緩衝能とする saliva-modified Dreizen test も開発されている.

**ドライソケット** どらいそけっと dry socket 抜歯窩の治癒不全により歯槽骨が露出して,強い疼痛をきたしている状態.抜歯後の過剰な含嗽や創への接触などにより,血餅の脱落や血餅形成不全から起こるとされている.また,感染のため血餅が溶解しやすくなり生じる場合もある.

**ドライマウス** どらいまうす xerostomia, xerosyomiasis ⇒ 口腔乾燥症

**トランスアミナーゼ** とらんすあみなーぜ transaminase ⇒ アミノトランスフェラーゼ,アミノ基転移酵素

**トランスディシプリナリーチーム** とらんすでぃしぷりなりーちーむ transdisciplinary team チームアプローチの形態の一つ. trans「超えて」,disciplinary「専門分野の」という意味で,患者のニーズに対してそこに存在する医療者で区分し担当する形態のこと.つまり,チーム構成の差によって各専門職の実際の役割を変えるという考え方.例えば,摂食嚥下リハビリテーションの分野では,チームに言語聴覚士がいなければその状況に合わせて歯科衛生士の役割を変化させる.各専門職は,独自の知識・技術の範囲を越えて幅広い共通の基本的機能を有することが求められる.

**トランスパラタルアーチ** とらんすぱらたるあーち transpalatal arch 固定式装置の一つ.口蓋を横切る矯正線で,左右の大臼歯を連結した装置.大臼歯の捻転の改善,大臼歯の挺出防止および加強固定に用いられる. ⇒ パラタルアーチ

**tRNA** とらんすふぁーるえぬえー transfer RNA mRNAの情報を基にリボソーム上でタンパク質合成を行う際,必要なアミノ酸をmRNA上の遺伝情報(コドン)から認識し,リボソームへ運搬する

**トリアージ** とりあーじ triage 大災害時など，人材や資材が制限される状況のなかで，多数の傷病者を短時間に判断し，「重症度」と「緊急度」で搬送と治療の優先度を分類すること．

**トリアムシノロン** とりあむしのろん triamcinolone 合成ステロイド性抗炎症薬で，抗炎症，解熱，鎮痛，免疫抑制作用を示す．天然の副腎皮質ホルモンであるヒドロコルチゾンなどと比較すると，$Na^+$貯留や浮腫を起こしにくい．

**ドリオピテクス型** どりおぴてくすがた Dryopithecus pattern ヒトの下顎大臼歯咬合面にみられるような，頰側溝，遠心頰側溝と舌側溝の位置関係がY字型を形成し，5咬頭を有する歯の形式．Y5と表示される．

**トリゴニッド切痕** とりごにっどせっこん trigonid notch 下顎第一乳臼歯の歯冠で，近心舌側咬頭と近心辺縁隆線の間にみられる深い切痕．

**トリプシノーゲン** とりぷしのーげん trypsinogen 膵臓から分泌されるトリプシンの不活性な前駆体（プロ酵素）．エンテロキナーゼで活性化されトリプシンとなる． ▶ トリプシン

**トリプシン** とりぷしん trypsin 膵液中のタンパク分解酵素で消化酵素の一種．分子量約24,000で至適pH 8〜9．塩基性アミノ酸（リシン，アルギニン）のカルボキシ基側のペプチド結合を切断．膵臓からトリプシノーゲンとして分泌され，エンテロキナーゼにより活性化． ▶ トリプシノーゲン

**トリミング** とりみんぐ trimming 製作された石膏模型の製作過程で発生した辺縁やバリなどの不要な部位を削除し，作業に適した形態に整形すること．

**努力嚥下** どりょくえんげ effortful swallow, hard swallow 喉頭蓋谷の食塊残留予防を目的に，食事中に，舌に力を入れ口蓋に強く押しつけながら嚥下を指示する．これにより，舌による送り込みや，舌根部の後退運動が強まることが期待される． ▶ 舌根後退運動

**トルキング** とるきんぐ torquing マルチブラケット装置の角型ワイヤーにねじりの屈曲を与え，歯にトルクを生じさせること．

**トルク** とるく torque 歯の移動様式の一つ．歯冠部を回転中心として主に歯根が頰舌的に移動すること．マルチブラケット装置の角型ワイヤーにねじりの屈曲を与える（トルキング）と，この様式での移動が可能となる．

**トレー** とれー tray ①印象用トレーの略称，②歯科用器具などをのせる盆状の器． ▶ 印象用トレー

**トレー法** とれーほう tray technique フッ化物歯面塗布法の一つ．比較的高濃度のフッ化物製剤の薬液やゲルを，歯列にフィットさせたトレーにのせて塗布を行う．

**トレー用レジン** とれーようれじん tray resin 個人トレー（各個トレー）を作製するために使用する常温重合アクリルレジン．

**ドレナージ** どれなーじ drainage 切開創内にドレーン（誘導管）を置き，創内の滲出液，血液を体外へ向かって持続的に誘導させる方法．

**トレポネーマ** とれぽねーま Genus Treponema らせん状の細菌で，動物の口腔や腸管に寄生しており，多くは非病原性である．病原性のある代表的な菌種は，梅毒の原因菌である Treponema pallidum（梅毒トレポネーマ）である．口腔では歯周炎の原因となる Treponema denticola などが検出される．

**塗ろう（蠟）絹糸** とろうけんし waxed floss silk ▶ デンタルフロス

**トローチ剤** とろーちざい troches, lozenges 口腔用錠剤の一つで，口腔内で徐々に溶解または崩壊させ，口腔，咽頭などの局所に適用する．

**とろみ** thickness 水分など液体に粘度が付いている状態をさす．現在は粘度計での粘度および物性試験による値を基に，薄いとろみ，中間のとろみ，濃いとろみの3段階に分類されている．

**トロミ食** とろみしょく mixed meal, blended meal, liquized meal, blender food 主に咀嚼の機能が著しく不良であることを原因として，食事の摂取が困難な嚥下障害患者に対して用いられる食品．

**とろみ調整食品** とろみちょうせいしょくひん thickening agent 水分や食物の粘度を増やすために用いられる食品で，増粘剤や増粘食品と同様の意味合いで用いられる．

**トンネリング**　とんねりんぐ　tunnel preparation　🟰 トンネル形成術

**トンネル形成術**　とんねるけいせいじゅつ　tunnel preparation　歯間ブラシで清掃しやすいように根分岐部を貫通させ，根分岐部の清掃性の改善や歯周ポケットの除去を目的とした治療法．主に下顎大臼歯のLindhe分類Ⅲ度に適応される．
🟰 トンネリング

## な

**ナイアシン** ないあしん niacin ビタミンB群の一つで，糖質，脂質，アミノ酸代謝のほか，アルコールの代謝にも重要な働きをする．必須アミノ酸であるトリプトファンからも生成されるため欠乏はまれであるが，不足するとペラグラが起こり，皮膚炎や消化障害，精神機能障害になる．

**内因** ないいん intrinsic cause 個体内部に存在する病因であり，ゲノム遺伝子の発現パターンによると考えられる．両親から引き継がれるゲノム遺伝子は，配偶子形成時の相同組み換えやインプリンティングなどのエピジェネティック制御により兄弟姉妹でも遺伝子発現パターンは異なり，個性を生み出しているが，それは同時に疾病感受性や遺伝子変異として病因にもなる．

**内因性オピオイド** ないいんせいおぴおいど endogenous opioid 生体内で合成される内因性のモルヒネ様物質の総称で，エンケファリン，ダイノルフィン，β-エンドルフィンなどが知られる．モルヒネと結合するオピオイド受容体に特異的に結合し，下行性疼痛抑制系にも関与する．

**内因性オピオイドペプチド** ないいんせいおぴおいどぺぷちど endogenous opioid peptide ◨ 内因性モルヒネ様物質

**内因性感染** ないいんせいかんせん endogenous infection 発症要因が宿主の中に存在し，常在菌が原因微生物となる感染．院内感染・日和見感染・菌交代現象による感染症などは内因性感染によるものである．口腔内感染症の多くも口腔内常在菌による内因性感染である． ➡ 外因性感染

**内因性色素沈着** ないいんせいしきそちんちゃく intrinsic pigmentation 色素沈着のうち，薬剤の影響によって起こる歯の色調異常をいう．歯の形成期である乳幼児期に，テトラサイクリン系抗菌薬を服用した場合にテトラサイクリン変色歯が生ずる．また打撲などの外傷によって歯の変色をきたす． ➡ 外来性色素沈着，色素沈着

**内因性発痛物質** ないいんせいはつつうぶっしつ endogenous pain producing substance 侵害性の刺激により組織が損傷されると，損傷部位に侵害受容器を興奮させる内因性発痛物質が生成される．発痛物質としてはヒスタミン，プロスタグランジン，ブラジキニン，セロトニンなどが知られている．

**内因性モルヒネ様物質** ないいんせいもるひねようぶっしつ endogenous morphine-like substance 生体が強い痛みやストレスを受けた際に生成される，苦痛を和らげる作用をもつ物質．オピオイド受容体に結合してモルヒネ様作用を発現するベータ・エンドルフィンや，エンケファリンなどの内因性オピオイドがある． ➡ 内因性オピオイドペプチド

**内エナメル上皮** ないえなめるじょうひ inner enamel epithelium 帽状期に入ると区別できるようになる．エナメル質底面をなす円柱状の細胞集団で，エナメル芽細胞へと分化するほか，ヘルトウィッヒ上皮鞘を形成して歯根形成を誘導する． ➡ エナメル芽細胞，エナメル器

**内縁上皮** ないえんじょうひ inner marginal epithelium 歯肉縁（歯肉頂）よりも歯面側の歯肉上皮のことで，歯肉溝上皮と付着上皮（接合上皮）の両者をさす． ➡ 歯肉溝上皮，付着上皮

**内冠** ないかん coping, inner crown 支台歯に装着して使用するテレスコープクラウンの一部．対になる外冠を可撤性義歯に組み込み，両者のくさび状効果を伴う摩擦力によって義歯の維持力を得る．自家製の歯冠内アタッチメントとして分類される． ➡ テレスコープ義歯

**内頸動脈** ないけいどうみゃく internal carotid artery 主として脳，眼窩，前頭部に分布する．喉頭の上縁の高さで総頸動脈から分かれ，咽頭の外側壁に沿って上行して頭蓋底に至り，側頭骨の頸動脈管を通って頭蓋腔に入る．視神経管の後ろで眼動脈を分枝したのち，脳硬膜を貫き中大脳動脈となる．内頸動脈が総頸動脈から分かれる部位は，ふくらんで頸動脈洞と呼ばれ，血圧受容器がある．また，内頸動脈と外頸動脈との分岐部には，米粒大の頸動脈小体という，血中の酸素，二酸化炭素の量の化学受容器がある．

**内呼吸** ないこきゅう cellular respiration, internal respiration 毛細血管での血液と細胞間における $CO_2$ と $O_2$ のガス交換である．酸素は拡散により移動し，最終的には組織に運ばれる． ➡ 外呼吸

**内視鏡下副鼻腔手術** ないしきょうかふくびくうしゅじゅつ endoscopic sinus surgery (ESS) 慢性副鼻腔炎に対して，鼻腔内に挿入した硬性内視鏡下で施行する手術．中鼻道経由で各副鼻腔を開放することで，通気と排泄の改善を図る．従来の上顎洞根本術（根治術）は骨削除を大きく行い上顎洞を開放し，可及的に病的組織の除去を行うのに対して，本法は副鼻腔の機能と形態を可及的に温存しつつ，各副鼻腔からの自律的な換気・排泄機能を回復させることで洞粘膜の正常化を図る保存的手術法で，近年，耳鼻咽喉科でよく行われている．歯性上顎洞炎の場合には術前に抜歯，あるいは感染根管治療などの歯科治療が必要である．　⇨ ESS

**内斜切開** ないしゃせっかい inverse bevel incision 歯肉辺縁よりやや根尖側に離れた部位から歯槽骨面に向けてメスを入れ，歯頚部の彎曲に沿う形でスキャロップ状に進めていく切開．歯周ポケット内面の炎症性組織を除去することができるため，フラップ手術に用いられる．

**内歯瘻** ないしろう internal dental fistula 歯科疾患に由来する顎骨内の化膿性炎症が，骨膜下膿瘍，粘膜下膿瘍を形成し，やがて粘膜を破って，口腔内に排膿したものである．これに対し，口腔外の皮膚に開口するものを外歯瘻という．　⇨ 外歯瘻，歯肉膿瘍

**ナイセリア** ないせりあ Genus Neisseria 直径1μm前後の通性嫌気性グラム陰性双球菌で，約20菌種に分類されている．ヒトの鼻腔や口腔，泌尿器などに生息し，日和見感染の原因となる．ヒトに病原性を示すのは，Neisseria gonorrhoeae（淋菌）と Neisseria meningitidis（髄膜炎菌）である．治療にはセフェム系抗菌薬が用いられる．

**内臓感覚** ないぞうかんかく visceral sensation 内臓痛と臓器感覚（渇き，空腹，便意，悪心）のこと．体性感覚に対して用いられることがある．内臓痛は局在性が不明瞭で，皮膚面に投射した痛みを伴うことが多く，これを関連痛という．

**内側性固定** ないそくせいこてい internal splint 歯を切削し窩洞を形成して，窩洞内にワイヤーや形状記憶合金などをレジンで埋め込み，固定する方法．この方法は固定力が強いことから，臼歯部に応用することが多い．主な方法にワイヤーレジン固定がある．　⇨ 暫間固定

**内側性修復物** ないそくせいしゅうふくぶつ internal restoration 歯に形成した窩洞に対して，材料を詰めて塞ぐ形態の修復物．インレーが該当する．

**内側鼻突起** ないそくびとっき medial nasal prominence 胎児の前頭隆起の鼻板の内側に生じた突起（隆起）で，外側鼻突起（隆起）と対になる．正中で左右の内側鼻突起（隆起）が癒合して鼻背と人中を形成する．　⇨ 内側鼻隆起　⇨ 一次口蓋

**内側鼻隆起** ないそくびりゅうき medial nasal prominence　⇨ 内側鼻突起

**内側翼突筋** ないそくよくとつきん medial pterygoid muscle 深頭（大部）と浅頭（小部）に分けられ，大部の深頭は翼状突起外側板の内側面と翼窩から起始し，小部の浅頭は上顎結節と翼状突起外側板外側面の一部から起始する．筋束は下顎角内面の翼突筋粗面に停止する．この筋の働きは下顎骨を挙上させ，また，下顎骨が前方に移動する際には補助的に働く．

**内側翼突筋神経** ないそくよくとつきんしんけい medial pterygoid nerve 三叉神経の第3枝である下顎神経の運動枝で，内側翼突筋の運動を支配する．一部は口蓋に至り，軟口蓋の筋である口蓋帆張筋の運動を支配する．

**ナイトガード** ないとがーど night-guard ブラキシズムの治療目的で装着するレジン製の咬合床で，上顎に装着することが多い．就寝中に用いることが多く，咀嚼筋群のリラクセーションを促し，また強い持続性の咬合力を分散させ，過度な力を伝達しにくくすることで，歯と歯周組織の損傷を防ぐ．　⇨ オクルーザルスプリント

**内毒素** ないどくそ endotoxin グラム陰性菌の細胞壁の構成成分であるリポ多糖体（LPS）のこと．内毒素は細菌が死滅し，細胞壁が壊れた際に放出され，毒素活性を示す．耐熱性で毒性そのものは弱いが，多彩な生理的，病理的な作用を示す．　⇨ 外毒素

**ナイトケア事業** ないとけあじぎょう night care service 介護保険サービスによる制度．夜間の介護が困難な寝たきりの高齢者や認知症高齢者などを，一時的に夜間のみ福祉施設に入所させるサービス．

**内軟骨性骨化** ないなんこつせいこっか endochondral ossification ■ 軟骨性骨化, 軟骨内骨化

**内胚葉** ないはいよう endoderm 発生初期に原腸を形成する細胞集団で, 発生が進むにつれて消化管, 気道, 甲状腺, 上皮小体, 肝臓などへ分化していく.

**ナイフエッジ** ないふえっじ knife edge finish line 全部金属冠を製作する際の歯頸部辺縁形態の一つである. ナイフの刃状に支台歯形成を行う. 辺縁部が薄いため, セラミックスや高強度コンポジットレジンによるクラウンを製作する場合は使用しない.

**ナイフエッジ状** ないふえっじじょう knife edge appearance 遊離歯肉の正常像. 歯肉辺縁部がナイフの刃のように尖って, 歯頸線に沿っている状態をいう.

**内部吸収** ないぶきゅうしゅう internal resorption 歯髄側から象牙質吸収が起こる歯髄疾患の一種である. 歯髄内に肉芽組織が形成され, 破歯細胞により象牙質吸収が起こるが, 無症状に経過することが多い. 歯髄側の象牙質が吸収されて薄くなり, 内部の肉芽組織の色を反映して肉眼的にピンク色を呈するためピンクスポットともいわれる. ■ 内部肉芽腫

**内服薬** ないふくやく oral medicine ■ 内用薬

**内部肉芽腫** ないぶにくげしゅ internal granuloma ■ 内部吸収

**内分泌** ないぶんぴつ endocrine, internal secretion 腺細胞から分泌物を体液中に直接放出する腺で, 導管をもたない. 副腎や膵臓ランゲルハンス島, 精巣, 卵巣などがこれにあたる. 一方, 導管を経て外へと排出する腺は, 外分泌腺という.

**内分泌異常** ないぶんぴついじょう endocrine disorder, endocrine abnormalities ホルモンを産生する内分泌臓器やその調節中枢である脳下垂体や視床下部などの異常, または腫瘍により, ホルモンの量や機能が異常になり生じる疾患. ホルモンの血中濃度は微量で, 狭い範囲内に調整されているが, ホルモン受容体の異常や自己抗体により, 特定のホルモンの過剰症（機能亢進症）や減少症（機能低下症）が生じる.

**内用薬** ないようやく oral medicine 経口投与される薬剤. 消化管を通り, 主に胃や小腸で溶けて吸収される. 飲み薬とも呼ばれる. 剤形で分けると, 錠剤, カプセル剤, 顆粒剤, 散剤, 経口液剤, シロップ剤, 経口ゼリー剤がある. ■ 内服薬

**中食** なかしょく Home-meal 店で買って家に持ち帰り, すぐに食べられる調理済みの食品をいう. 外食・内食に対していう.

**ナスミス膜** なすみすまく Nasmyth's membrane ■ 歯小皮

**ナチュラルキラー細胞** なちゅらるきらーさいぼう natural killer cell 自然免疫において, ウイルスなどの細胞内増殖性微生物に感染した細胞を傷害する大型のリンパ球. 炎症反応の成立にも関与しており, IFN-γなどのサイトカインを分泌することで, 感染部位の炎症を増強させる. ■ NK細胞

**ナディア期** なでぃあき nadir 抗がん剤治療時に血球数が最も少なくなる状態で, 通常は7日目から減少し, 10〜14日で最下点となる. 白血球数 1,000/μL 以下, 好中球 500/μL 以下の場合は特に注意が必要で, 好中球減少時の発熱は死に至ることもあり緊急治療を要する.

**ナトリウムイオンポンプ** なとりうむいおんぽんぷ sodium pump 生体膜を貫通しているタンパク質で, エネルギー（ATP）を使ってナトリウムイオンを細胞内から細胞外に, 同時にカリウムイオンを細胞外から細胞内に移動させる経路. $Na^+$/$K^+$ ポンプとも呼ばれる.

**ナトリウムチャネル** なとりうむちゃねる sodium channel 生体膜を貫通しているタンパク質で, ゲートの開閉でナトリウムイオンを通過させる経路. ■ $Na^+$ チャネル

**$Na^+$ チャネル** なとりうむちゃねる sodium channel ■ ナトリウムチャネル

**鉛縁** なまりえん lead line, blue line 血中や外来由来の鉛が口腔内の硫化水素と反応し, 硫化鉛として歯肉縁が暗青色に着色する症状を呈する. 職業性歯科疾患で, 鉛蓄電池, 塗料などの製造, はんだづけ, 印刷および金属焼き入れの職場などで認められることがある.

**軟化セメント質** なんかせめんとしつ softened cementum ■ 病的セメント質,

**壊死セメント質**

**軟化象牙質** なんかぞうげしつ softened dentin, soft dentin　う蝕によって軟化した象牙質.　➡ 感染歯質

**喃語** なんご babbling　乳児が発する意味のない音声. 言語を獲得する前段階で, 口蓋や声帯, 横隔膜の動きを学習し, より精緻な発声の仕方を覚えていく過程でみられる. 母音を使用するクーイングに始まり, その後にみられる多様な子音の同音反復からなる音声(「ばばばぶ」など)が喃語である.

**軟口蓋** なんこうがい soft palate　硬口蓋の後方部分で口蓋の後方約1/3を占め, 内部の口蓋筋を非角化性の軟口蓋粘膜が覆って構成される. 後端の自由縁は口蓋帆と呼ばれ, 中央部は口蓋垂を形成している.

**軟口蓋音** なんこうがいおん velar consonant　舌後方部と軟口蓋の間で調音される音. [k] [g] [ŋ] [w] などのこと.

**軟口蓋挙上装置** なんこうがいきょじょうそうち palatal lift prosthesis (PLP)　嚥下の際には軟口蓋を挙上させ, 鼻咽腔を閉鎖する必要がある. 脳血管障害などの神経筋疾患などで鼻咽腔閉鎖機能不全が認められた場合に, 軟口蓋部を口腔側から物理的に挙上させるための口腔内装置.　➡ PLP　➡ スピーチエイド

**軟骨外骨化** なんこつがいこっか perichondral ossification　軟骨膜での膜性骨化. 骨幹部の軟骨性骨化と同時に軟骨膜の内層に骨芽細胞の層が形成され, 骨幹の周囲を取り巻くように骨組織がつくられること. 長管骨の太さの成長を掌る.

**軟骨外肺葉異形成症** なんこつがいはいようけいせいしょう chondroectodermal dysplasia　➡ Ellis-vanCreveld 症候群

**軟骨性骨化** なんこつせいこっか cartilaginous ossification, endochondral ossification　骨の形成過程の一つ. ほかに膜性骨化がある. 軟骨性骨化は, 骨端軟骨, あるいは成長板軟骨の肥大化細胞層における基質石灰化と, 骨組織からの血管侵入によって営まれる. 長管骨の長さの成長を掌る.　➡ 内軟骨性骨化, 軟骨内骨化

**軟骨性成長** なんこつせいせいちょう cartilaginous growth, endochondral growth　骨が成長する場合に, まず軟骨が形成され, その後, 軟骨が骨へ置換される形式で成長する様式. 顎顔面頭蓋領域では, ①下顎頭, ②脳頭蓋底, ③鼻中隔軟骨においてこの成長様式を示す.

**軟骨内異骨症** なんこつないいこつしょう endochondral dysostosis　骨または軟骨の成長異常が生じ, 四肢短縮型小人症を示す. 著しい低身長.　➡ 骨軟骨異形成症

**軟骨内骨化** なんこつないこっか endochondral ossification　➡ 軟骨性骨化, 内軟骨性骨化

**軟質義歯裏装材** なんしつぎしりそうざい soft lining material　➡ 床裏装用軟性レジン, 軟質ライニング材

**軟質ライニング材** なんしつらいにんぐざい soft lining material　➡ 床裏装用軟性レジン, 軟質義歯裏装材

**軟食** なんしょく soft food　常食よりも軟らかい食事をさす. 主食は粥もしくはそれに準じた内容で, 副菜は軟らかく煮る, 蒸すなどの調理を行い, 軟らかく, 消化がしやすい食事として提供される.

**Nance のホールディングアーチ** なんすのほーるでぃんぐあーち Nance's holding arch　上顎に用いる固定式矯正装置の一つ. 上顎のリーウェイスペースの確保(保隙)や, 永久歯抜歯を伴う矯正歯科治療での加強固定などに用いる.　➡ 加強固定, 舌側弧線装置

**難聴** なんちょう hearing difficulty, hard of hearing　音の聞こえが悪化した状態をさす. 病変が外耳道, 鼓膜, 耳小骨などの伝音器にある場合を伝音難聴, 蝸牛より皮質までの感音器にある場合を感音難聴, この2つが合併した場合を混合難聴という.

## に

**ニーズ判断【歯科衛生過程の】** にーずはんだん outcomes of dental hygiene diagnoses 対象者にとって必要なこと，満たされるべきことを見極めること． ➡ ディマンド

**Ⅱ型アレルギー** にがたあれるぎー type Ⅱ hypersensitivity, cytotoxic reaction 細胞表面の抗原に対してIgG抗体が結合することにより免疫細胞の標的となる反応である．例として自己免疫性溶血性貧血，血液型不適合輸血などが挙げられる． ＝ 細胞傷害型アレルギー

**2型糖尿病** にがたとうにょうびょう diabetes mellitus,type2, non insulin dependent diabetes mellitus インスリンの分泌低下以外にインスリンの感受性低下という遺伝因子に加え，過食・肥満・運動不足，ストレスといった環境因子に，加齢が加わり発症する．糖尿病のうち最も頻度が高く，全体のおよそ90％を占める． ➡ インスリン非依存型糖尿病 ➡ 糖尿病

**肉芽腫性炎** にくげしゅせいえん granulomatous inflammation 類上皮細胞や多核巨細胞が出現する肉芽腫（肉芽組織の結節状病変）形成が特徴の慢性炎症．例として，結核，サルコイドーシス，梅毒などがある． ➡ 増殖性炎

**肉芽組織** にくげそしき granulation tissue 肉眼的には表面が赤い顆粒状の軟らかい組織である．主に線維芽細胞と毛細血管から構成され，炎症細胞浸潤を伴う．組織修復や異物処理の過程で形成される．感染や異物混入などの原因により，修復過程が進まず，肉芽組織の状態のままのものを不良肉芽 (unhealthy granulation tissue) と呼ぶことがある． ➡ 器質化

**ニコチン** にこちん nicotine 主としてたばこの葉に含まれる塩基性の有機化合物の一種である．揮発性がある無色の油状液体で，精神刺激楽に分類される．耐性と依存を生じる．血管を収縮し血圧を高める作用がある．毒物に分類される． ➡ コチニン

**ニコチン依存度** にこちんいぞんど nicotine dependence ニコチンに頼りきっている度合いのこと．生理的依存度を測るファーガストロームニコチン依存度テストや，心理的依存を測るTDSニコチン依存度テストがある．ニコチン依存度が高いほど離脱症状が強く出るため，禁煙が困難となる． ➡ TDSニコチン依存度テスト，ファーガストロームニコチン依存度テスト

**ニコチン性受容体** にこちんせいじゅようたい nicotinic receptor, nicotine receptor アセチルコリン受容体はムスカリン性受容体とニコチン性受容体に大別される．ニコチン性受容体は自律神経節（節後ニューロン）と骨格筋（神経筋接合部）に存在する．

**ニコチン代替療法** にこちんだいたいりょうほう nicotine alternative therapy ＝ ニコチン置換療法

**ニコチン置換療法** にこちんちかんりょうほう nicotine replacement therapy 喫煙以外の方法で体内にニコチンを補給して，一時的に離脱症状を軽減し，禁煙を持続しやすくする方法．ニコチンガムやニコチンパッチなどが使用される． ＝ ニコチン代替療法

**ニコチンパッチ** にこちんぱっち nicotine patch 肌に貼る禁煙補助薬のこと．皮膚からニコチンを吸収させ，離脱症状を和らげる効果がある．薬局・薬店で購入できる低濃度のタイプと，医師の処方が必要な高濃度タイプがある．喫煙本数が多い人や，これまでの禁煙で離脱症状が強く出た人などに効果が高い．副作用として皮膚の症状や不眠の症状が出ることがある．

**ニコチンレセプター** にこちんれせぷたー nicotinic receptor 神経伝達物質であるアセチルコリンの受容体のうち，ニコチンが受容体に結合し作用する受容体をいう．ニコチンが受容体に結合すると，快感を生じさせる物質（ドーパミン）が大量に放出され，喫煙者は快感を味わうことができる．

**二次医療** にじいりょう secondary medical care 虫垂炎や胃潰瘍など，比較的専門性の高い外来医療や一般的な入院医療を対象としたもの．主として地域医療支援病院を主体とする病院がその役割を担っている． ➡ 一次医療，医療圏，三次医療

**二次医療圏** にじいりょうけん secondary medical service area, secondary medical care area 医療法による医療計画にお

いて規定される区域のうち、病院などにおける入院に関わる医療（高度な医療を除く）を提供することが相当である単位として設定した区域．病院病床数を整備する際の地理的単位となる．

**二次う蝕** にじしょく　secondary caries
う蝕治療後の修復物周囲から生じるう蝕で、再発性う蝕ともいう．窩洞形成の不良、窩洞と充塡物の不適合、充塡物辺縁の破折などによって発生する．　➡ 再発性う蝕

**二次感染** にじかんせん　secondary infection　通常2つの意味がある．1つは、ある病原微生物に感染したことで宿主の抵抗力が低下したところに、別の病原微生物が重ねて感染すること．呼吸器感染症の多くはこの状態である．もう1つは、ある感染症に初発感染した個体から続発的に他の個体が感染を受けることで、赤痢や腸管出血性大腸菌食中毒などでは患者から他人への二次感染が認められる．

**二次救命処置** にじきゅうめいしょち　advanced cardiac life support (ACLS)　心肺蘇生法のうち、一次救命処置（BLS）に引き続いて、訓練を受けた医療従事者チーム（専門チームなど）が、医療補助器具や薬剤などを用いて行う処置．内容には一次救命処置、確実な気道確保、有効な換気と循環の確保と維持、心電図モニターと波形の解釈、静脈路の確保と維持、蘇生後の管理を含む心肺停止患者の治療などが含まれている．　➡ ACLS　➡ 一次救命処置、救急蘇生法、心肺蘇生

**二次性咬合性外傷** にじせいこうごうせいがいしょう　secondary occlusal trauma　すでに歯周疾患に罹患している歯に、正常の生理的な咬合力が引き起こす咬合性外傷のこと．　➡ 一次性咬合性外傷

**二次治癒** にじちゆ　secondary healing
創面が大きかったり感染を伴う場合の治癒形式で、治癒に時間を要する．肉芽組織形成のあと、瘢痕化する．　➡ 創傷治癒

**二次乳頭** にじにゅうとう　secondary papilla　有郭乳頭および葉状乳頭上面にみられ、上皮突起と嵌合している結合組織性の構造．

**二次病巣** にじびょうそう　secondary focus
原病巣から隣接、もしくは遠隔した部位へ疾患が転移した部位を示す．歯性病巣感染では、口腔由来の原病巣由来の他の部位での病変部位を示し、心臓病、腎臓病、関節リウマチ、掌蹠膿疱症などがその代表例である．

**21トリソミー症候群** にじゅういちとりそみーしょうこうぐん　trisomy 21　➡ ダウン症候群

**二重仮封** にじゅうかふう　temporary double sealing　2種類の材料を用いて仮封すること．外側は封鎖がよく強度のある材料、内側は除去が容易で根管貼薬剤と化学反応を起こさない材料が用いられる．内側の材料が窩底を平坦にし、外側のセメントを確実に埋めることができ、封鎖性の向上が図れる．

**二重神経支配** にじゅうしんけいしはい　double innervation　交感神経と副交感神経という2種類の自律神経が1つの臓器を支配している状態、あるいは2つの運動神経が1つの骨格筋線維（＝骨格筋細胞）を支配している状態をいう．

**二重体** にじゅうたい　conjoined twin　2つの十分に発達した個体が、ある部分で結合している状態の奇形で、完全に発達した個体に不完全な胎児が結合した状態もある．結合双生児．

**二重痛覚** にじゅうつうかく　double pain
1つの侵害刺激により引き起こされる2種類の痛みのこと．例えば指先を刺したとき、まず鋭い痛み（一次痛）、その後に鈍い痛み（二次痛）が生じる．痛みを伝える神経線維の伝達速度により、このような差異が生じる．

**二重盲検試験** にじゅうもうけんしけん　double blind test　新薬開発の臨床試験の第Ⅲ相試験において実施される．新薬などが投与される処置群と、既存薬、あるいは効果のない偽薬が投与される対照群に分けて行われるが、直接担当する医師も患者も双方の思い込みによるバイアスを排除するために、使用される被検薬が治験薬（実薬）なのか偽薬なのか知らされないまま実施され、統計学的に検定がされる．　➡ ダブルブラインドテスト

**二重らせん構造** にじゅうらせんこうぞう　double-helix structure　DNAにみられる特徴的な分子構造で、2本のデオキシリボヌクレオチド鎖が、グアニンとシトシン、アデニンとチミンの各間で水素結合し、らせん状をとることにより形成される．

**二次予防** にじよぼう　secondary prevention　LeavellとClarkによって提唱された疾病の自然史に基づいた予防医学のレベルで，疾病の潜伏期から発症初期に行う予防を示す．予防手段として早期発見・早期治療と「進行阻止」が挙げられる．

**二次予防事業対象者** にじよぼうじぎょうたいしょうしゃ　subjects with secondary prevention for long-term care　要支援・要介護状態にはないが，そのおそれがあると考えられる65歳以上の者を対象として実施する介護予防事業の該当者のこと．　➡ 一次予防事業対象者，特定高齢者

**二生歯性** にせいしせい　diphyodonty　哺乳類にみられるように，乳歯が抜け落ちたあとに代生歯が1度だけ生え代わり，歯が生涯で2回生えてくる様式のこと．

**二態咬合** にたいこうごう　dual bite　咬み合う位置が複数ある状態．上顎前突症例や幼児にみられやすい．例えば，上顎前突の患者に対して下顎歯列を前方へ位置づけるような矯正治療（Ⅱ級ゴム，機能的顎矯正装置）を行った際にみられることがある．　＝ デュアルバイト

**日常身辺介護** にちじょうしんぺんかいご　attendant care　障害者や高齢者の歩行，更衣，入浴，口腔ケア，洗面，排泄など日常生活に密接した身の回りの困難なことに対して，援助や支援，あるいは看護したりすることである．

**日常生活自立度** にちじょうせいかつじりつど　daily life independence level　高齢者の日常生活自立の程度を表す．障害高齢者の日常生活自立度（寝たきり度）と，認知症高齢者の日常生活自立度の2つがある．

**日常生活自立度判定基準** にちじょうせいかつじりつどはんていきじゅん　standards for determining the independence of daily life　障害高齢者の日常生活自立度（寝たきり度）の判定基準は，生活自立（ランクJ），準寝たきり（ランクA），寝たきり（ランクB，ランクC）で，さらに各ランクでそれぞれ1・2の細分された基準がある．認知症高齢者の日常生活自立度は，ほぼ自立のⅠから，Ⅱ，Ⅱa，Ⅱb，Ⅲ，Ⅲa，Ⅲb，Ⅳ，専門医療を必要とするMまでの基準がある．

**日常生活動作** にちじょうせいかつどうさ　activities of daily living (ADL)　＝ ADL

**Ni-Tiファイル** にっけるちたんふぁいる　nickel-titanium file　＝ ニッケルチタンロータリーファイル

**ニッケルチタンロータリーファイル** にっけるちたんろーたりーふぁいる　nickel-titanium rotary file　超弾性と形状記憶性を有するニッケルチタン合金で作られたファイル．トルクコントロールエンジンに装着してクラウンダウン法による根管形成に用いる．彎曲根管に適したファイルで刃部の形態やテーパーは製品によりそれぞれ特徴がある．ファイル破折までの金属疲労がファイル形状に現れにくい特徴をもつ．　＝ Ni-Tiファイル

**ニッチ** にっち　niche　ピンレッジ（ニッチ，レッジ，およびピンで構成）の構造の一つで，ピンホールの基部のくぼみ状の面の部分をさす．

**二点弁別閾** にてんべんべついき　two point threshold　触・圧覚に識別的要素を加えて測る尺度である．ノギス様の道具を用いて同時に2点の皮膚に触れ，徐々に距離を伸ばし，2点として識別できる最短距離を測る．舌尖部は約1mmで最も値が小さい部位の一つである．

**二糖** にとう　disaccharide　2つの単糖がグリコシド結合したもの．還元力を示す還元型と，示さない非還元型がある．主なものにスクロース，マルトース，ラクトースなど．スクロースは特にヒトの重要な栄養源として知られる．

**二等分法** にとうぶんぽう　bisecting-angle technique　最も標準的な口内法エックス線撮影法．エックス線の投影方向は，水平的には正放線投影とし，垂直的には歯軸とフィルムとの二等分線に対して垂直方向から投影する．理論的に歯の実長と等しい像が得られるため，等長法とも呼ばれる．　＝ 等長法

**2% NaF溶液** にぱーせんとえぬえーえふようえき　2% sodium fluoride solution　＝ 2%フッ化ナトリウム溶液

**2%フッ化ナトリウム溶液** にぱーせんとふっかなとりうむようえき　2% sodium fluoride solution　フッ化物歯面塗布に用いられるフッ化物製剤．無味，無臭，無色の液体．通常2%溶液を利用する．化学的に安定しており，ポリエチレン容器に入れて冷所で長期保存ができる．歯肉に対する刺激や着色はない．　＝ 2% NaF溶液

**二腹筋窩** にふくきんか　digastric fossa

下顎体内側面で,オトガイ棘の下外側方にある小陥凹で顎二腹筋前腹がつく.

**2壁性骨欠損** にへきせいこつけっそん two wall infrabony defect 1壁性から4壁性に分類される歯槽骨の骨縁下欠損形態の一つ.当該歯の歯間隣接部には,2面の骨壁が存在している.最も骨再生が高いとされる3壁性骨欠損に次いで,骨再生の予後が良いとされている.

**日本工業規格** にほんこうぎょうきかく Japanese Industrial Standards 🔲 JIS

**日本昏睡尺度** にほんこんすいしゃくど Japan Coma Scale 🔲 JCS, ジャパンコーマスケール

**日本歯科衛生学会** にほんしかえいせいがっかい Japan Society for Dental Hygiene 2006年に設立され,歯科衛生士の実践に根ざした学術研究の振興に努め,人々の健康と福祉に貢献することを目的に,歯科衛生実践者ならびに教育・指導者の学術研究活動の場として,公益社団法人日本歯科衛生士会が設立した学会である.

**日本歯科衛生教育学会** にほんしかえいせいきょういくがっかい Japan Society of Dental Hygiene Education 2010年に設立され,歯科保健・医療・福祉の社会的要請に応えるべく,歯科衛生学教育の向上と発展に寄与することを目的に,歯科衛生学の教育者,指導者ならびに実践者の学術研究活動の場として,全国歯科衛生士教育協議会から独立した学会である.

**日本歯科衛生士会** にほんしかえいせいしかい Japan Dental Hygienists' Association 1951年に設立され,全国47都道府県の歯科衛生士会と連携を図り,歯科衛生士の資質の向上および倫理の高揚ならびに歯科衛生士の実践に根ざした学術研究の振興を推進し,歯科衛生の普及啓発を図ることで,国民の健康と福祉の増進に寄与することを目的としている.

**日本歯科衛生士憲章** にほんしかえいせいしけんしょう Japan Dental Hygienists' Charter 1981年に日本歯科衛生士会の創立30周年を記念して起草された憲章で,職業の重要性と社会的使命を強く自覚し,その実践を期するものとして5つの項目より成り立っている.

**日本人の食事摂取基準** にほんじんのしょくじせっしゅきじゅん dietary reference intakes for Japanese 「日本人の食事摂取基準」は,健康増進法(2002年)に基づき,国民の健康の保持・増進,生活習慣病の発症・重症化予防,高齢者の低栄養・フレイル予防を図るうえで,摂取することが望ましいエネルギーおよび栄養素の量の基準を厚生労働大臣が定めたものである.5年ごとに改定を行っている.

**日本薬局方** にほんやっきょくほう Japanese Pharmacopoeia 厚生労働大臣が薬事・食品衛生審議会の意見を聴いて定めた医薬品の規格基準書.「医薬品,医療機器などの品質,有効性および安全性の確保等に関する法律 第41条」により,医薬品の性状および品質の適正を図るために定められた.わが国で繁用されている医薬品が中心に収載されている.

**乳臼歯** にゅうきゅうし deciduous molar 乳歯列のうち後方に上下左右合わせて8本生えてくる歯で,上・下顎第一乳臼歯・第二乳臼歯に区別される.

**乳犬歯** にゅうけんし deciduous canine 乳歯列のうち正中から遠心方向に数えて3番目の歯で,上下左右合わせて4本生える歯である.

**乳酸菌** にゅうさんきん lactic acid bacteria 糖質からの最終代謝産物が主に乳酸である無芽胞・嫌気性・非運動性のグラム陽性菌の総称.ヨーグルト,乳酸飲料,漬物などの食品の発酵に関与する.代表菌種として,*Lactobacillus delbrueckii* や *Streptococcus thermophilus* がある.

**乳酸菌数測定** にゅうさんきんすうそくてい lactobacillus count, lactic acid bacterial cell count 唾液中の乳酸桿菌を培養し,コロニー数から菌数を推測しうる齲蝕活動性試験.Hardley培地を用いたHardley(ハードレイ)テスト法や Rogosa 培地を応用したデントカルト®LBがある.

**乳歯** にゅうし deciduous tooth, primary tooth 生後6〜7か月から3歳までに萌出する,上下各10本,計20本の歯.6歳頃から,順次代生歯(永久歯)と交換していく.代生歯より小さく,歯冠色は白い.エナメル質および象牙質の厚さも薄い.

**乳児** にゅうじ infant, nursing infant 出生から満1歳までの児をいう.栄養補給が母乳または人工乳が主体な時期で,生理機能が未熟であり,外的刺激に対する

**乳児嚥下** にゅうじえんげ infantile swallowing 哺乳動作にみられる嚥下で舌と顎が同期して動き，乳首をくわえた状態で吸啜運動をしながら嚥下動作を行う．正常（定型的）な発達過程としてみられる．中枢機能障害，吸指癖，口呼吸などがあると残存する場合がある．乳児型嚥下の残存では，舌突出，異常嚥下，幼児様発音などの症状がみられる． ➡ 吸啜の動き

**乳歯咬合** にゅうしこうごう deciduous occlusion, primary occlusion 乳歯のみで構成される咬合．上下左右それぞれ乳中切歯，乳側切歯，乳犬歯，第一乳臼歯，第二乳臼歯の計 20 本で構成される．乳歯は生後 6 か月頃から萌出し始め，乳歯咬合完成は 3 歳頃である．

**乳歯晩期残存** にゅうしばんきざんぞん prolonged retention of deciduous tooth 自然脱落が一般的な年齢となっても乳歯が残存している状態．後継永久歯の先天性欠如や歯胚位置・方向異常に伴うことが多い．また，乳歯歯根が骨性癒着したために晩期残存することもある．

**乳歯萌出期** にゅうしほうしゅつき eruption stage of deciduous tooth 乳歯が口腔内に萌出してくる時期で，生後 6～7 か月の下顎乳中切歯の萌出から始まり，第二乳臼歯が萌出する 3 歳頃までをいう．Hellman のデンタルエイジでは，ⅠC 期にあたる．乳歯の萌出に伴い，顎は成長し，咀嚼などの機能が発達する．

**乳歯用既製冠** にゅうしようきせいかん preformed crown for the deciduous tooth 乳臼歯用の既製の金属冠．材質はニッケルクロム合金など．各歯種に数種類の大きさがある．著しい歯冠崩壊や多歯面にわたる齲を有する歯，歯髄処置歯，エナメル質形成不全歯，保隙装置の支台歯などに使用される．

**乳歯列弓** にゅうしれつきゅう deciduous dental arch 乳歯のみで構成される歯列弓．上下左右それぞれ乳中切歯，乳側切歯，乳犬歯，第一乳臼歯，第二乳臼歯の計 20 本で構成される．

**乳切歯** にゅうせっし deciduous incisor 乳歯列のうち正中から遠心方向に数えて 1，2 番目の歯で，上・下顎乳中切歯・乳側切歯に区別され，上下左右合わせて 8 本生えてくる．

**乳糖** にゅうとう lactose ▣ ラクトース

**乳頭腫** にゅうとうしゅ papilloma 粘膜の表面から上皮組織が結合組織を伴って乳頭状に隆起した病変．肉眼的には白色，カリフラワー状を呈することが多く，各年齢に発生するが，高齢者に多い．発生にはヒト乳頭腫ウイルスとの関連が示唆されている．

**乳糖不耐症** にゅうとうふたいしょう lactose intolerance 乳糖を分解する酵素であるラクターゼが先天的に欠損しているまたは働きが弱いため，乳製品を摂取すると下痢や腹痛を起こす症状のこと．黒人やアジア人は，加齢とともにラクターゼの働きが低下するといわれている．

**ニューブランの 4 つの輪** にゅーぶらんのよっつのわ Newbrun's four overlapping circles Keyes が提唱する細菌，食餌性基質，宿主の条件（輪）が重なる部分にう蝕が発生するという考え方（3 つの輪）に対し，時間の条件（輪）を加えた 4 つの輪が重なる部分にう蝕が発生するという Newbrun により提唱された考え方をいう．

**ニューモシスチス肺炎** にゅーもしすちすはいえん Pneumocystis pneumonia, Pneumocystis carinii 真菌である Pneumocystis jirovecii の感染による肺疾患で，エイズの末期などの免疫不全状態で発症する日和見感染症． ▣ カリニ肺炎

**乳幼児栄養調査** にゅうようじえいようちょうさ national nutrition survey on preschool children 全国の乳幼児の栄養方法および食事の状況などの実態を把握し，授乳・離乳の支援，乳幼児の食生活改善のための基礎資料を得ることを目的に行われる．調査項目は，授乳や離乳食の状況，子どもの健康状態などがある．

**ニューロン** にゅーろん neuron 1 つの神経細胞体と，そこから出る突起を合わせてニューロンと呼ぶ．興奮が 1 つのニューロンへ伝わるところはシナプスと呼ばれる．

**ニュルンベルグ綱領** にゅるんべるぐこうりょう Nuremberg Code 第二次世界大戦時のナチスに属する医師たちが行った非人道的人体実験の猛省から，1947 年，人体を用いる医学研究に関する基本原則をまとめた基本方針．

**尿細管** にょうさいかん renal tubule 腎臓のボーマン嚢から集合管までの導管で，近位尿細管，ヘンレループ，遠位尿細管，接合尿細管そして集合管へと続く．尿細管では再吸収と分泌が行われる．

**尿素** にょうそ urea 哺乳類などの主な窒素代謝産物．肝にある尿素回路によってアンモニアから産生され，尿中に排泄される．ヒト成人は尿素を1日30gほど排泄．

**尿素回路** にょうそかいろ urea cycle 哺乳類など尿素排出型生物の肝にある，アンモニアから尿素を生成する代謝回路．タンパク質・アミノ酸の代謝で生ずる細胞毒性の高いアンモニアを，ATPを利用する複数の酵素反応を経て，無毒の尿素に変える解毒機構． ■ オルニチン回路

**尿閉** にょうへい urinary retention 膀胱に尿は溜まるが排出できない状態．器質的な原因として先天性では尿道憩室，後天性では前立腺疾患，結石などがある．オピオイドの使用で膀胱括約筋の緊張増加と排尿筋反射の抑制が起こり，尿閉を起こすことがある．

**尿量** にょうりょう urinary volume 輸液のモニタや重要臓器血流のモニタとして重要．正常な尿量は正常な腎血流を示唆し，他の重要臓器血流も維持されていることを意味する．周術期は正常尿量が確保できるような輸液・循環管理を行う．

**妊産婦期** にんさんぷき period of expectant and nursing mother 妊娠開始から産後6〜8週の女性のこと．児童福祉法や母子保健上では，妊娠中または出産後1年以内の女子をさし，授乳婦まで含める．この時期の母体の健康は胎児に影響するため，日常生活全般への配慮が必要となる．

**妊娠悪阻** にんしんおそ hyperemesis gravidarum 妊娠6週頃からみられるつわりの症状が悪化して，水分や食物の摂取が困難となり，脱水症状や栄養障害，代謝障害，臓器障害を起こすこと．生命に危険を及ぼすような状態になることもある．

**妊娠関連歯肉炎** にんしんかんれんしにくえん pregnancy-associated gingivitis ■ 妊娠性歯肉炎

**妊娠期歯科健診** にんしんきしかけんしん prenatal dental health examination 市町村が定めた方法で健康診査を受けることができる．診査項目は現在，歯の状況，う蝕や歯周病，歯石沈着の有無，その他があり，母子健康手帳に記入欄がある．妊娠安定期（4〜7か月頃）に受けるのが望ましい．

**妊娠期の体位** にんしんきのたいい position of the pregnancy 妊娠後期は子宮の重さが増大し，妊婦を仰臥位にすると，子宮が脊柱の右側を上行する下大静脈を圧迫し，心臓への循環血流が減少して仰臥位性低血圧症候群を起こすことがあるため，患者の右骨盤下にクッションなどをあてがい，左側臥位の体位で行う必要がある．

**妊娠性エプーリス** にんしんせいえぷーりす pregnancy epulis 歯肉部に妊娠時に生じる良性で限局性の腫瘤．妊娠3か月頃に発生し次第に増大するが，分娩後は発育が停止し，縮小したり消失したりすることがある． ■ エプーリス

**妊娠性歯肉炎** にんしんせいしにくえん pregnancy gingivitis 妊娠そのものが原因ではなく，妊娠期に特有の女性ホルモンのバランスの変化によって局所刺激に対する組織の反応が著明になり，発症する．歯冠乳頭が腫脹し軟らかく，わずかな刺激で出血する．プラークコントロールによって，症状は軽減・消退する． ■ 妊娠関連歯肉炎

**妊娠中毒症** にんしんちゅうどくしょう gestosis 妊娠中に高血圧，タンパク尿，浮腫のうち1つないしは2つ以上がみられ，かつこれらの症状が単なる妊娠偶発合併症によらないもの．通常妊娠24週以降に出現し，分娩後速やかに症状は回復する．

**認知機能** にんちきのう cognitive function 物事を記憶する，言葉を使う，計算する，問題解決のために深く考えるなどの知的機能のこと．精神医学的には知能に類似した意味として，心理学では知覚・判断・想像・推論・決定・記憶・言語理解を包括して表現されることもある．

**認知機能障害** にんちきのうしょうがい cognitive impairment 感覚・記憶・判断・計算・理解・学習・思考・言語などの脳機能の不全により，対象となる外部の情報を能動的に収集し，処理する過程が障害されることをいう．発達障害，認知症，うつ病，統合失調症などでみられる．

**認知行動療法** にんちこうどうりょうほう cognitive behavioral therapy 不安障害,情緒障害などの場合,ある事柄をはっきり認めることができず,認知の歪みが原因になっている場合,その認知をみずから修正し,よりよい行動に移す治療のこと.

**認知症** にんちしょう dementia WHO は「いったんは正常に発達した知的機能が,その後に起こった慢性の脳の器質的障害のために広汎に断続的に低下し,社会生活を営めない状態」と定義している.症状として最も重視されるのは認知機能,すなわち記憶,思考,判断力,言語などの障害であるが,感情や意欲の低下,人格面での変化,身体症状の異常なども現れることが多い.また精神症状としては,抑うつ状態,幻覚・妄想状態,不安・心気状態,せん妄状態など,問題行動には徘徊,異食,不潔行為などが挙げられる.老年期の認知症の原因疾患としての主要なものは,アルツハイマー型認知症と脳血管性認知症であるが,そのほか老年期,初老期に脳の広汎な障害をきたす疾患・病態はすべて原因となりうる.

**認知症施策推進総合戦略** にんちしょうしさくすいしんそうごうせんりゃく comprehensive strategy to promote dementia measures 住み慣れた地域環境で自分らしく暮らし続けるために,普及啓発活動,医療・介護,若年性認知症施策の強化,介護者支援,高齢者にやさしい地域づくり,研究開発を推進し,認知症の人やその家族の視点を重視する,という7つの柱に沿って施策を推進する国の戦略のこと. 🔲 新オレンジプラン

**認知症治療薬** にんちしょうちりょうやく antidementia medicine コリンエステラーゼ阻害薬(ドネペジル)にはアルツハイマー型認知症やレビー小体型認知症への適応があり,抗認知症薬とも呼ばれる.アルツハイマー型認知症にはグルタミン酸 NMDA 受容体拮抗薬(メマンチン)も使用されている.

**人中** にんちゅう philtrum 上唇の皮膚部の正中にある溝.

**認定歯科衛生士** にんていしかえいせいし authorized dental hygienist 歯科衛生士が各専門分野においてさまざまな学会や団体の認定研修を修了し,認定要件を満たし,高度な業務実践の知識・技能を有すると認められた場合に,歯科衛生士に対して学会や団体から認定証を交付する制度のことである.

## ぬ

**ヌクレアーゼ** ぬくれあーぜ nuclease 核酸分解酵素. RNA を分解するリボヌクレアーゼと, DNA を分解するデオキシリボヌクレアーゼがある. また, 核酸の内部を切断するものはエンドヌクレアーゼ, 核酸の端から切断するものはエキソヌクレアーゼと呼ばれる. 　■ 核酸分解酵素　⇨ 組織破壊酵素

## ね

**ネイバースプローブ** ねいばーすぷろーぶ Nabers probe 主に根分岐部病変の検査のためにデザインされた彎曲つきプローブのことをいう．1N，2N，Q2Nなどの種類がある．　⇨ ファーケーションプローブ

**ネオジウムヤグレーザー** ねおじうむやぐれーざー Neodymium YAG laser, Nd: YAG laser 1,064nmの波長を有するレーザー．止血，凝固，蒸散，切開などに用いることができ，水分に吸収されにくいため組織透過型である．　＝ Nd：YAGレーザー

**Nd：YAGレーザー** ねおじうむやぐれーざー Neodymium YAG laser　＝ ネオジウムヤグレーザー

**寝かせ磨き** ねかせみがき laying toothbrush 乳幼児が自分で十分なブラッシングができるようになるまで，保護者が行う刷掃法である．乳幼児の頭部を膝に乗せ，仰向けに寝かせてブラッシングを行う．保護者が口腔内を覗き込むことにより，口腔内を直視することが可能となる．

**ネクサス** ねくさす nexus　＝ ギャップ結合，細隙結合

**寝たきり老人** ねたきりろうじん bedridden elderly, bed-bound elderly 1984年の厚生行政基礎調査においては「病気（老衰を含む），けが等で日常生活のほとんどを寝ている状態にある者」が「ねたきり者」とされ，1986年の国民生活基礎調査では「要介護者で病気（老衰を含む）やけが等で日常生活をほとんど寝ている状態が6か月以上続いている者」とされている．介護保険の導入また自治体が支給していた介護手当の条件としての「寝たきり老人」も，おおむねこれらの概念に該当する65歳以上の老人とされていた．1980年前後から頻繁に用いられるようになったが，今日では慣用語としての「寝たきり」という言葉を避け，「要介護高齢者」という言葉が用いられることが多くなった．　⇨ 要介護高齢者

**熱伝導率** ねつでんどうりつ thermal conductivity 温度勾配のある均質な物質内で，熱が単位断面積を通って伝導する速度を温度勾配で除した物理量．単位体積の立方体の相対する面が1℃の温度差のとき，立方体を単位時間で通過する熱量に等しい．単位はJ/s・cm・℃

**熱湯消毒法** ねっとうしょうどくほう hot water disinfection 65℃以上の温水と強力な水流によって，金属，ゴム，ガラス，プラスチック器具に付着した微生物を希釈，除去すること．設備の外観は大型の食洗器と類似しているが，汚染物を処理するチャンバーから，給水設備への逆汚染を防止するシステムが装着されている．　⇨ 煮沸消毒法

**熱膨張係数** ねつぼうちょうけいすう coefficient of thermal expansion 物質の1℃の温度変化に伴う単位長さ，あるいは単位体積当たりの熱膨張の割合．単位は℃$^{-1}$．長さ，あるいは体積の膨張係数をそれぞれ線膨張係数，体積膨張係数という．　＝ 熱膨張率

**熱膨張率** ねつぼうちょうりつ coefficient of thermal expansion　＝ 熱膨張係数

**ネフローゼ症候群** ねふろーぜしょうこうぐん nephrotic syndrome 高度の浮腫，低タンパク血症，脂質異常症，高度のタンパク尿の排泄を主症状とする腎疾患．幼児期に好発する．感染に対する抵抗力の低下，創傷の治癒不全，出血傾向などを生じる．

**練り砥石** ねりといし ruby sharpening stone　＝ ルビーストーン，ルビー砥石

**粘液細胞** ねんえきさいぼう mucous cell 腺房細胞を構成する分泌細胞のうち，粘度の高いムチンを多く含んだ分泌物をつくるもの．

**粘液囊胞** ねんえきのうほう mucous cyst, mucocele 唾液腺排出導管の破綻や閉塞により，唾液が組織内に貯留することで生じる囊胞．粘膜下の小唾液腺に生じることが多い．好発部位は下唇で若年者に多い．舌下腺に生じた大型の粘液囊胞はガマ腫（ラヌーラ）と呼ばれる．　＝ 粘液瘤　⇨ ガマ腫

**粘液変性** ねんえきへんせい mucous degeneration 粘液が細胞内外に異常に蓄積すること．例として，胃癌の一種の印環細胞癌では，粘液は細胞内に蓄積し，甲状腺機能低下症では細胞外に蓄積する．

**粘液瘤** ねんえきりゅう mucous cyst, mucocele　＝ 粘液囊胞

**粘着** ねんちゃく sticking 食物が口腔や

咽頭などの器官にどれだけ張り付きやすいかという性状のこと．付着性ともいわれる．

**粘稠度** ねんちょうど consistency ペースト状の食品やミキサー食，とろみが付いた水分の流動性や硬さのこと．

**粘表皮癌** ねんひょうひがん mucoepidermoid carcinoma 発生頻度が最も高い悪性唾液腺腫瘍．大部分は耳下腺に発生し，小唾液腺では口蓋腺に好発する．年齢的には30～40歳代に多い．病理組織型に，高悪性型や低悪性型があり，予後が異なる．

**粘膜** ねんまく mucous membrane 中空性器官の内面を覆う膜で，粘膜上皮，粘膜固有層，粘膜筋板，粘膜下組織から構成されるが，粘膜上皮の種類や各組織の形態，有無は，存在する器官，部位によって異なる．

**粘膜骨膜弁** ねんまくこつまくべん full thickness flap 歯槽骨面を露出させるために形成される歯肉，歯槽粘膜，骨膜を含む全層の歯肉弁．骨面に達する切開を加え，粘膜剥離子を挿入することで剥離・形成する．抜歯術，フラップ手術，インプラント手術などで広く用いられる．🟰 **全層弁**，フルシックネスフラップ

**粘膜調整材** ねんまくちょうせいざい tissue conditioner 🟰 ティッシュコンディショナー

**粘膜弁** ねんまくべん mucosal flap 🟰 部分弁，パーシャルシックネスフラップ

**粘膜免疫** ねんまくめんえき mucosal immunity 消化器や呼吸器などを覆う粘膜で起こる免疫応答．粘膜関連リンパ組織と呼ばれる組織が存在し，パイエル板（腸管）や扁桃（消化器）といった特有の構造を有している．粘膜固有層のT細胞やB細胞などが主に関与している．

## の

**脳血管障害** のうけっかんしょうがい cerebrovascular disease 脳の血管が障害を受けることによって生じる疾患の総称．大きく虚血性と出血性の2つに分類される．虚血性は脳梗塞，出血性は脳内出血とくも膜下出血に分類される． ➡ 脳出血，脳塞栓症

**脳梗塞** のうこうそく stroke, brain infarction 脳の血管が突然詰まって脳の神経細胞が死んだ状態．脳血管が細くなったり，血栓によって脳に酸素や栄養が送られなくなるために，脳の細胞が障害を受ける．詰まる血管の太さや，その詰まり方によって，ラクナ梗塞，アテローム血栓性脳梗塞，心原性脳塞栓症の3つのタイプに分けられ，症状やその程度は障害を受けた脳の部位と範囲によって異なる．

**濃厚流動食** のうこうりゅうどうしょく thick fluid diet 経管栄養に用いられる流動食のことをさし，天然食品を原料とした天然濃厚流動食と，天然食品を人工的に処理もしくは合成した人工濃厚流動食に分けられる．さらに人工濃厚流動は，消化の過程が必要な半消化態栄養剤と，消化の過程が不要な消化態栄養剤，成分栄養剤に分類される．

**脳死** のうし brain death, cerebral death 脳機能が不可逆的に喪失した状態．

**脳出血** のうしゅっけつ brain hemorrhage 脳の血管が破れて脳の中に出血し，血液塊が脳細胞を圧迫して障害する疾患．頭痛，運動麻痺や言葉の障害，意識の混濁，喪失などさまざまな症状が突発的に起こる． ➡ 脳血管障害

**脳神経** のうしんけい cranial nerves 脳に出入する末梢神経をいい，脊髄神経と区別する．脳の底面で前方から12対（嗅神経・視神経・動眼神経・滑車神経・三叉神経・外転神経・顔面神経・内耳神経・舌咽神経・迷走神経・副神経・舌下神経），主に頭頸部，また胸部や腹部内臓へ達している．これらの神経には，知覚性の求心性神経と運動性の遠心性神経，さらに一部の神経では副交感神経（動眼・顔面・舌咽・迷走神経）を含むものがある．

**脳性麻痺** のうせいまひ cerebral palsy 受胎から新生児（生後4週）までに生じた脳の非進行性病変に基づく永続的な，しかし変化しうる運動および姿勢の異常である．症状は満2歳までに発現する．診療においては，運動および姿勢の異常，不随意運動への対応が必要である．

**脳塞栓症** のうそくせんしょう cerebral embolism 心房細動，心臓弁膜症などにより局所に血栓ができ，それが血流によって脳まで運ばれ，血管を塞ぎ，血流が障害される状態． ➡ 脳血管障害

**脳損傷** のうそんしょう brain injury 交通事故や転落による頭蓋骨の外傷や神経毒，感染症，腫瘍，脳の血管系の異常，代謝異常などの疾病，ゆさぶられっ子症候群などにより，脳の機能障害を生じることである．

**脳頭蓋** のうとうがい neurocranium 頭蓋のなかで，脳を取り囲んでいる部分．頭頂骨・後頭骨・前頭骨・側頭骨・篩骨・蝶形骨で構成される． ➡ 顔面頭蓋

**能動的咬合誘導** のうどうてきこうごうゆうどう active denture guidance, active occlusal guidance 小児期において正常な歯列と咬合を育成し，健全な顎口腔機能を獲得できるよう，歯や歯列に能動的に働きかけて電的な改善を図ることをいう．治療には主に動的咬合誘導装置が用いられる．対義語は受動的咬合誘導である．
⊟ 動的咬合誘導

**能動免疫** のうどうめんえき active immunity 生体に抗原を投与し，抗原特異的な免疫応答を誘導すること．ワクチン接種が代表的である．ワクチン接種は，毒性を弱めた抗原や，不活化させた抗原を投与することで抗体産生を誘導し，防御免疫効果を付与する．

**濃度計** のうどけい densitometer エックス線写真の写真濃度を測定するための機器．

**脳波** のうは brain wave, electroencephalogram 脳の電気的な活動を捉えて記録したもの． ⊟ EEG

**囊胞** のうほう cyst 体内に病的に形成された袋状構造物で，内腔に液体などの内容物を入れている．囊胞の内壁が上皮に被覆されたものを真の囊胞と呼び，上皮を欠いたものは偽囊胞と呼ばれる．

**囊胞摘出術** のうほうてきしゅつじゅつ enucleation of cyst 顎骨囊胞の治療には，Partsch（パルチェ）1法：囊胞開窓と，Partsch（パルチェ）2法：囊胞摘出術

がある．比較的大きな囊胞にはパルチェ1法が適応され，小さい囊胞にはパルチェ2法が適応される．切開線の設定も囊胞の大きさ，術式などで異なる．パルチェ1法では手術創は術後開放され，パルチェ2法では1次閉鎖される．

**膿瘍** のうよう abscess 多数の好中球が組織内で限局して分布し，中心部が融解壊死を起こして，膿が貯留した状態．例として，肝膿瘍，歯肉膿瘍，急性歯槽膿瘍がある． ▶ 蜂窩織炎

**能力不全** のうりょくふぜん disability 国際障害分類（ICIDH）において，機能・形態の障害（生物レベル）から生じる二次的な障害として，活動能力の制限ないし欠如により生じる個人の生活面（個人レベル）における障害であり，社会的不利を生じる．

**Northwestern 分析法** のーすうぇすたんぶんせきほう Northwestern analysis method 側面頭部エックス線規格写真において，SN 平面を基準平面として骨格系のパターンや歯軸の傾きなどの歯系のパターンを，角度計測を中心に評価する方法．正常咬合者の基準値を基にして評価を行う． ▶ セファロ分析

**ノーマ** のーま noma ▶ 壊疽性口内炎

**ノーマライゼーション** のーまらいぜーしょん normalization 障害のある人にも普通の生活のリズムがあり，生涯を通してその人の年齢にふさわしい生活ができ，個人の尊厳と自己決定の権利があり，普通の経済と環境水準の下で生活することが正常な社会のあり方であるとする考え方である．

**Nolla の石灰化年齢** のらのせっかいかねんれい Nolla's calcification age 歯の発育段階を，骨包の出現を目印とする歯の形成開始から歯根の完成ならびに根尖の閉鎖まで10段階に分類したもので，Nolla によって示された．経年的に撮影されたエックス線写真に基づいて作成されたもので，生理的年齢の一つである．

**ノルアドレナリン** のるあどれなりん noradrenaline 生体に含まれるカテコールアミンの一種．生体が興奮すると主に中枢神経系と交感神経（アドレナリン作動性神経）の末端から分泌される．感情など脳の働きに強い影響を与える． ▶ ノルエピネフリン

**ノルエピネフリン** のるえぴねふりん nor-epinephrine ▶ ノルアドレナリン

## は

**歯** は tooth 動物の口腔ないしその近辺に，食物の摂取を主な目的として存在する器官．哺乳類では，内部の歯髄を囲む象牙質の表面をエナメル質とセメント質が覆い，それぞれ歯冠，歯根と呼ばれる．歯根は歯根膜を介して顎骨の歯槽に固着している．歯は食物の摂取以外に，闘争の武器，道具などの補助的な機能を有しており，ヒトではさらに発音や表情の発現に重要な役割を果たし，審美的な要素も有している．

**バー【義歯の】** ばー bar 義歯の構成要素の一つであり，咬合力に耐える幅および厚みを有する金属構造物である．1顎の2か所以上の離れた部位に設置される義歯床や支台（維持）装置を互いにつなぐ装置をいう．その代表的なものは，パラタルバーとリンガルバーである．

**バー【切削具の】** ばー bur 頭部に切削刃をもつステンレス鋼もしくはタングステンカーバイトなどでできた切削，研削工具であり，ハンドピースに装着して使用する．

**パーキンソン病** ぱーきんそんびょう Parkinson disease, Parkinson's disease 神経変性疾患の一つ．脳内の神経伝達物質であるドーパミンが減少するために，大脳の運動調節機能が障害を受け，運動性・精神性の活動が低下し，スムーズな運動ができなくなる病気．わが国の患者数は人口10万人につき100～500人で，まれな疾患ではない．発病するのは50～70代が多く，20～80歳近くまで幅広い年齢で発症し，男女差はない．症状は手足のふるえ（振戦），筋肉縮，無動，姿勢反射障害が特徴的である．そのほかに，うつ病などの精神症状，自律神経症状（起立性低血圧，流涎）などがある．嚥下障害がみられることがあるので，歯科治療において誤嚥の防止が重要である．

**把握反射** はあくはんしゃ grasp reflex 新生児期にみられる原始反射の一つで，手掌把握反射と足底把握反射があり，前者では手掌を指で押すと強く握りしめ，後者では足の指の付け根に触ると指を屈曲する．出生時からみられ，3～4か月頃から消失する．

**パーシャルシックネスフラップ** ぱーしゃるしっくねすふらっぷ partial thickness flap ▣ 部分層弁，粘膜弁

**バーセル指数** ばーせるしすう Barthel Index (BI) 日常生活動作（ADL）の評価法の一つで，10項目（食事，椅子ベッド移乗，整容，トイレ動作，入浴，平地歩行，階段，更衣，排便コントロール，排尿コントロール）について評価し，要介護と自立の基準がある．リハビリテーション医学の領域で普及し，BIと略される．▣ BI ➡ ADL，機能的自立度評価法

**バーティカルタイプ** ばーてぃかるたいぷ vertical type 乳歯列期の上下顎第二乳臼歯遠心面の位置関係を分類したターミナルプレーン3種類のうちの一つである．バーティカルタイプは上下顎第二乳臼歯遠心面の関係が垂直であるものをいい，左右側とも垂直のものが77.8％を占める．

**バーティカルフック** ばーてぃかるふっく vertical hook マルチブラケット装置において，アーチワイヤーに対してvertical（垂直）に立てたフックのこと．顎間ゴムやエラスティックチェーンを掛けるために使用される．一般的には，「フック」と称される．

**バーティキュレーター** ばーてぃきゅれーたー verticulator 2種類の模型を使用することで，下顎の機能運動に調和した咬合面形態を備えた補綴装置の製作を可能とするFGPテクニックを応用する際に使用される顆路調節機構をもたない特殊な咬合器．

**バーニッシュ** ばーにっしゅ varnish 松脂などの天然樹脂や合成樹脂を有機溶媒に溶解した材料で，窩洞の裏層などに用いられる．また，グラスアイオノマーセメントの初期感水の影響を防ぐために用いる．

**バーニングマウス症候群** ばーにんぐまうすしょうこうぐん burning mouth syndrome (BMS) 舌または口腔粘膜の灼熱感を主な徴候とした病態．60歳以上が好発年齢とされ，性差はないが，閉経後の女性にやや多いともいわれている．▣ BMS ➡ 灼熱感

**パームグリップ** ぱーむぐりっぷ palm grip ▣ 掌握状把持法

**バイアル瓶** ばいあるびん vial 広口のガ

ラス容器.薬剤を充填後,ゴム栓と金属キャップなどで密閉する.注射剤や凍結乾燥製剤の保存などに用いられる.バイアル剤のゴム栓は複数回刺針することが可能で,薬剤を複数回に分割して採取できる.

**ハイアングルケース** はいあんぐるけーす high angle case 下顎下縁平面角(下顎下縁平面とフランクフルト平面のなす角)が大きい症例のこと.骨格的に面長な顔面形態を示し,前歯部開咬や口唇閉鎖不全などを発症しやすい.

**肺炎** はいえん pneumonia 病原微生物などにより肺胞が炎症をきたした状態.発熱や咳などで始まり,進行すると呼吸機能が低下する.抗菌薬により予後は比較的良好といわれるが,高齢者にみられる誤嚥性肺炎は予後が不良となることが多い.

**バイオアベイラビリティ** ばいおあべいらびりてぃ bioavailability 投与した薬物のうち体循環に入る薬物のこと.注射投与の場合はこの割合が高くなるが,経口投与の場合は低くなる.バイオアベイラビリティに影響を与える因子:①初回通過効果,②薬物の脂溶性,③化学的安定性,④製剤の性質など. ➡ 生物学的利用能

**バイオコンパティビリティ** ばいおこんぱてぃびりてぃ biocompatibility ➡ 生体適合性,生物学的適合性

**バイオネイター** ばいおねいたー bionator 機能的顎矯正装置の一種.下顎骨が小さく,前方位を示す成長期の骨格性上顎前突症患児へ適用され,下顎骨の前方成長促進を目的として使用される. ➡ ファンクションレギュレーター

**バイオハザードマーク** ばいおはざーどまーく biohazard mark 医療機関からの感染性廃棄物を入れる容器に記すマークのこと.3色の種類があり,赤色は血液などの液状または泥状のもの,橙色は血液が付着したガーゼなどの固形状のもの,黄色は注射針などの鋭利なものを廃棄する.【巻末図4参照】

**バイオフィルム** ばいおふぃるむ biofilm 微生物の集団が粘着性の強いマトリックスに包まれ,薄い膜状になって固体表面に強く付着したもの.バイオフィルムの一種である成熟プラークは唾液で洗い流すことができず,薬剤も表面の細菌にしか作用しない. ➡ プラーク

**バイオフィルム感染症** ばいおふぃるむかんせんしょう biofilm infection 多数の微生物が産生した菌体表層物質を主成分とするマトリックスとともに接着し,形成した3次元構造をバイオフィルムと呼び,歯垢や舌苔,デンチャープラークなどものこの一種.内部は環境の変動を受けにくく,薬剤も最深層までは容易に至らないため,これに関係して発症するバイオフィルム感染症への抗菌薬などの治療効果は一般に弱い(例えば,感染性の口腔病患,感染性心内膜炎など). ➡ メディカルデバイス感染症

**バイオプログレッシブテクニック** ばいおぷろぐれっしぶてくにっく bioprogressive technique 矯正歯科治療における診断・治療に関するやり方の一つ.Ricketts により提唱された.顔面骨格パターンに応じた成長予測を行い,これを加味した VTO(visual treatment objectives:視覚化された治療目的)作成を特徴とする.

**肺活量** はいかつりょう vital capacity 息を最大に吸い込んだ後,できるかぎり吐き出しうるガスの量.

**肺換気** はいかんき lung ventilation ➡ 換気

**廃棄物処理** はいきぶつしょり waste treatment, waste disposal 廃棄物は,不用になって捨てるものことで,事業所から出る産業廃棄物と,家庭から出る一般廃棄物の2つに大別される.それぞれに特別管理廃棄物があり,さらに,血液・体液が付着したものは感染性廃棄物に区分される.血液の付着したグローブ,注射針,メスなどは感染性産業廃棄物で,血液が付着した紙くず,ガーゼ,綿花などは感染性一般廃棄物になる.産業廃棄物の処理責務は排出事業所で,一般廃棄物は市町村になる.

**肺気量** はいきりょう lung volume, lung capacity スパイロメータで測定される.重複のない単一の分画を volume,複数の volume を合わせたものを capacity という.

**敗血症** はいけつしょう sepsis 感染に対する制御不能な宿主反応によって生じる,生命を脅かすような臓器障害をいう.呼吸,凝固,肝機能,心血管,中枢神経,腎機能の6項目を基に診断される.根尖性歯周炎などの感染病巣が原因で生じ

る場合がある． ➡ 菌血症

**配合変化** はいごうへんか compatibility
複数の薬剤を調合する際に，薬剤同士が影響して物理的・化学的変化が生じることをいう．配合変化には，配合を避ける配合不可（配合禁忌），調剤に工夫を要する配合不適，変化が生じても投与が可能な配合注意がある．

**胚子** はいし embryo 多細胞生物における個体発生初期の姿で，受精卵が発生を開始してから孵化もしくは出生するまでをさす．

**肺循環** はいじゅんかん pulmonary circulation 血液が心臓を出て肺を介し，再び心臓に戻る循環回路．血液は右心室から駆出され，肺動脈，肺毛細血管，肺静脈をめぐって左心房に戻る．

**排水トラップ** はいすいとらっぷ drainage trap 歯科用チェアユニットに設置されている装置で，洗口時にスピットンから流れる唾液，血液などの汚染物が直接排水管に流れ込むのを防ぎ，排水管の詰まりを防止する装置．毎診療後のフィルター清掃や定期的な排水トラップ，バキュームタンクの清掃が必要である．

**排泄【薬物動態の】** はいせつ excretion 薬物動態のステップの一つで，多くの薬物は尿中か肝臓から胆汁中へ排泄される．その他の排泄経路としては糞便，肺からの呼気，唾液，乳腺，汗腺，涙腺，毛髪などがある．乳汁中にエタノールなどが排泄されるため，授乳婦は乳児への配慮が必要である． ➡ 代謝

**肺塞栓症** はいそくせんしょう pulmonary embolism 下肢などの部位にできた血栓が血液の流れによって運ばれ，肺の動脈を塞ぐ状態．その結果，全身の臓器に必要な酸素が供給されなくなる． ➡ エコノミークラス症候群

**排唾管** はいだかん saliva ejector, saliva pump 治療時，口腔内に溜まった唾液や水を吸引し排唾器へ送る器具．

**バイタルサイン** ばいたるさいん vital signs 意識，脈拍，呼吸，血圧，体温の5つで，人間の生命を維持する指標． ➡ モニタリング

**梅毒** ばいどく syphilis 五類感染症．梅毒トレポネーマによる性感染症で，性的接触により感染する後天性梅毒と，胎児が母胎から感染する先天性梅毒がある．後天性梅毒の進行は3期に分類され，1期は感染部位と所属リンパ節の病変，2期は皮膚病変，3期は各臓器にゴム腫という肉芽腫を形成する． ➡ 先天性梅毒

**バイトゲージ** ばいとげーじ bite gauge 咬合高径の決定に用いられ，顔面皮膚上の計測基準点間距離の測定に用いられる測定装置である．坪根式バイトゲージ，Willisのバイトゲージなどがある．

**バイトスプリント** ばいとすぷりんと bite splint ➡ オクルーザルスプリント

**バイトトレー** ばいととれー bite tray 咬合印象に使用する器具である．上下顎の歯列および顎堤の印象を咬合採得と同時に行うことができる．また，総義歯製作にあたり，バイトトレーにておおよその咬合採得を行った後，この咬合関係を基に咬合床製作を行う．このことにより咬合採得時の調整時間を短縮することができる．

**バイトフォーク** ばいとふぉーく bite fork フェイスボウトランスファーをする際にフェイスボウとともに使用し，上顎歯列の位置を記録する器具．

**バイトブロック** ばいとぶろっく bite block 経口挿管の場合に患者が気管チューブを噛んで閉塞しないように，口腔内に挿入・留置するゴムまたはプラスチック製のブロック．

**ハイドロキシアパタイト** はいどろきしあぱたいと hydroxyapatite ➡ ヒドロキシアパタイト

**ハイドロコロイド印象材** はいどろころいどいんしょうざい hydrocolloid impression material 水分を分散媒とするコロイドが硬化する印象材．寒天印象材とアルジネート印象材がある．水分を含むため，乾燥や水中での膨潤，あるいは離液現象により寸法安定性，表面性状が劣化しやすいので，保存には注意を要する． ➡ アルジネート印象材，寒天印象材

**バイトワックス** ばいとわっくす bite wax 咬合関係（顎間関係）を記録するために使用される板状，あるいは馬蹄形のワックス．軟化させて咬合させ，咬合関係を記録する．

**排尿反射** はいにょうはんしゃ micturition reflex 膀胱に尿がたまってくると膀胱壁への内圧が高まり，閾値を超えると，そのシグナルが脊髄の排尿反射中枢に伝わる．そこから自律神経を介して反射的

**排膿** はいのう drainage 化膿性炎症が慢性化し膿瘍形成され，びまん性に疎性結合組織に波及した状態．嫌気性菌が原因となっていることも多く，切開排膿を行いドレーンを留置して閉鎖することを防ぐ．

**バイファーケショナルリッジ** ばいふぁーけしょなるりっじ bifurcational ridge 下顎大臼歯の根分岐部底部に認められる隆起．その形態が自浄性や口腔清掃性を悪化させ，根分岐部の炎症性病変を進行させる．出現頻度は70%以上である． ■ 根間稜

**バイブレーター** ばいぶれーたー vibrator 石膏や埋没材の練和・注入時に細かい振動を与えて，気泡の除去や流動性を与え，注入作業を容易にする器械．歯科技工操作時に使用する．

**排便** はいべん defecation 消化吸収後の残渣物を肛門から体外に排出すること．

**肺胞ガス交換** はいほうがすこうかん alveolar gas exchange 肺胞におけるガス交換．肺胞は酸素と二酸化炭素の交換が行われる場であり，分圧差に従い酸素は肺胞内から肺毛細血管内血液へ，二酸化炭素は肺毛細血管血液から肺胞内へ，拡散によって移動する．

**肺胞換気量** はいほうかんきりょう alveolar ventilation 1分間に肺胞まで達した空気の量であり，分時換気量から死腔換気量を差し引いたものである．死腔は，気管など壁が厚く，直接ガス交換に関与しない部分である．

**ハイムリッヒ法** はいむりっひほう Heimlich method, Heimlich maneuver 窒息の解除法である．一方の手で握りこぶしを作り，他方の手をその上に載せるようにして患者を抱きかかえる．手で患者の横隔膜を押し上げるように腹部に圧を与え，気道を閉塞している異物を除去する．

**培養** ばいよう culture 微生物，多細胞生物の細胞，あるいは動植物組織の一部を人工環境下で育てることをいう．

**廃用萎縮** はいよういしゅく disuse atrophy 寝たきりや，安静状態が長く続くことで，筋肉や関節その他の器官に生じる萎縮で，機能的にも減退する．口腔内でも歯の喪失に伴い，顎骨の吸収や咀嚼筋の萎縮が生じる．

**廃用症候群** はいようしょうこうぐん disuse syndrome 過度に安静にすることや，活動性が低下することにより生じる身体的・精神的症状をさす．その症状は，筋骨格系，循環・呼吸系，内分泌・代謝系，精神神経系など多岐に現れ，活動性をさらに低下させ廃用症候群を増悪させる原因となる． ■ 生活不活発病

**排卵** はいらん ovulation 卵巣内の成熟卵胞から，卵が卵巣外へ放出されること．成熟卵胞から大量のエストロゲンが分泌されることで，間脳下垂体から大量の黄体化ホルモン（LH）が分泌される．この一連の現象が引き金となって排卵が起こる．

**ハイリスク・アプローチ** はいりすく・あぷろーち high risk approach 診療所や病院などで，病気のリスクが高い人たち一人ひとりに働きかけること．ハイリスクアプローチは，う蝕の治療や予防のみならず，一気に何十mmHgも血圧を下げたり，人の命を救ったりなど，一人ひとりの視点ではインパクトが大きいが（川の下流での問題解決），病因根源の解消による社会全体としての影響は小さい． ■ ポピュレーション・アプローチ

**ハイリスク・ストラテジー** はいりすく・すとらてじー high-risk strategy 厚生労働省は，病んだ個人をハイリスク・ストラテジーとしている．心疾患・脳血管疾患・糖尿病など生命に関わる疾患にかかるリスクの高い人の発見や，病気の進行を予防するための対策のこと．

**ハインリッヒの法則** はいんりっひのほうそく Heinrich's law 1：29：300の法則ともいう．米国のHeinrich HWが，労働災害の発生状況を調査したところ，重傷以上の災害1件が発生するときに，29件の軽傷の災害が，そして300件の傷害のない災害が発生していることを導き出した．このことから1件の重大事故の背景には軽微な事故やニアミスが多数存在することをいう．

**ハウシップ窩** はうしっぷか Hawship lacunae 破骨細胞が骨吸収を行う際に，付着した骨の表面に形成する構造．骨吸収が優位に行われている骨表面ではハウシップ窩が連続的に連なり，鋸歯状の骨表面を呈することが多い．

**吐き気** はきけ nausea ■ 悪心

**歯ぎしり** はぎしり bruxism 睡眠中に上下顎の歯を強くこする習慣。不快な摩擦音を発し、歯の咬耗が促進される。咬合異常、全身疾患の一症状、心理的障害などにより生じると考えられ、心理的アプローチ、咬合の改善、ナイトガードの使用などにより対処する。 ■ ブラキシズム ➡ グラインディング、クレンチング

**バキューム** ばきゅーむ vacuum 吸引装置のこと。歯科では口腔内用と口腔外用がある。口腔内用は歯科用チェアユニットに設置されており、歯科診療時に口腔内に貯留する切削片、余剰水、唾液などを吸引したり、レーザーや電気メス使用時に発生するにおいの吸引などを行うもの。

**バキュームチップ** ばきゅーむちっぷ vacuum chip バキュームの先に取り付ける金属やプラスチックでできた器具で、直や曲のタイプの標準用と、先端が細い外科用などがある。先端に斜めに切り口のあるラバーチップを付けて吸引する。また舌や頰粘膜の排除・牽引なども行う。

**バキュームテクニック** ばきゅーむてくにっく vacuum technique 歯科診療時に術者の施術に応じて行うバキューム操作技術のこと。施術部位の視野ならびに作業空間の確保・保護を行い、術者の操作を優先させ、患者に不快感を与えないバキューム操作が必要である。特に、挿入禁忌部位である軟口蓋、咽頭部、舌根部はバキュームチップが触れると嘔吐反射を起こさせる危険性があり、前歯部の口腔前庭部も痛みを感じやすいので注意が必要である。

**白亜質** はくあしつ cementum ■ セメント質

**麦芽糖** ばくがとう maltose ■ マルトース

**白質** はくしつ materia alba ■ マテリアアルバ

**白色苺舌** はくしょくいちごぜつ white strawberry tongue 猩紅熱に罹患した場合における舌の病的変化の一つである。A群溶血性レンサ球菌が原因で発症する。白色苺舌は発症早期にみられ、苺のように赤みのある舌が白苔に覆われている状態をいう。その後、白苔は剝離して苺舌となる。

**拍動痛** はくどうつう throbbing pain 脈を打つような痛み。急性化膿性歯髄炎で認められる。

**白内障** はくないしょう cataract 水晶体を構成するタンパク質クリスタリンが変性し、白く濁る疾患。ものが霞んだりぼやけて見える。発症は45歳以上に多く、80歳にはほとんどすべての人が何らかの症状を有す。原因は不明。点眼薬、手術などで対応する。

**白斑** はくはん white spot, white spot lesion ■ ホワイトスポット、エナメル白斑

**白板症** はくばんしょう leukoplakia 口腔粘膜に生じる白色の板状ないし斑状の隆起性病変をさす臨床的な診断名である。中年以降の男性に多い。組織学的に上皮過形成、上皮性異形成が多く、上皮内癌や扁平上皮癌のこともある。前癌病変に含まれる。

**剝離子** はくりし raspatory, elevator 骨膜や粘膜を剝離する外科用器具。骨膜剝離子は先端が鋭利でヘラ状になっている。一方、粘膜剝離子は粘膜組織や軟組織病変を周囲組織から剝離するための手術器具で、先端部は扁平で丸みを帯びた鈍になっている。 ➡ 骨膜剝離子

**剝離性歯肉炎** はくりせいしにくえん desquamative gingivitis 剝離性びらん、小水疱、浮腫性紅斑が持続的に生じ、接触痛や灼熱感を伴う歯肉病変。特に唇頰側歯肉に生じやすい。皮膚科的疾患(扁平苔癬、類天疱瘡など)の一症状として現れ、慢性経過をたどることが多い。 ■ 慢性剝離性歯肉炎

**剝離剪刀** はくりせんとう preparation scissors 組織を鈍的に剝がしていく剝離のための剪刀。筋膜や靱帯などの硬い組織にはメイヨーやクーパーなどの比較的厚い刃が使用される。血管や粘膜組織などの繊細な軟部組織には、両刃で先端部分が細くなっているメッツェンバームを用いる。

**破骨鉗子** はこつかんし bone cutting forceps 手術時に骨や組織を把持したり除去したりするために用いる手術器具。さまざまな種類があり、先端は使用目的によって異なる。

**破骨細胞** はこつさいぼう osteoclast 吸収窩(ハウシップ窩)を形成しながら骨吸収を行う多核の巨細胞で、骨基質に面する側に波状縁をもつ。造血幹細胞由

**破骨細胞活性化機構** はこつさいぼうかっせいかきこう osteoclast activation mechanism　破骨細胞の前駆細胞は，骨芽細胞の分泌するM-CFSによって活性化され，さらにその表面にあるRANKが骨芽細胞の表面のRANKLと結合すると破骨細胞に分化する．OPGはRANKLと先に結合することでRANKとRANKLの結合を抑制し，分化を阻害する．炎症性サイトカインであるTNF-αやIL-1は，破骨細胞の分化を促進することで骨吸収を促進する．

**把持** はじ bracing　義歯が側方力によって動揺するのを防ぐ作用．支台歯からはクラスプの鉤腕や隣接面板，またこれに接触する連結子や義歯床によってもたらされ，顎堤粘膜からは義歯床粘膜面との垂直方向の接触によってもたらされる．

**把持形態** はじけいたい nipping form　修復物が窩洞に把持される，あるいは逆に修復物が歯質を把持するように付与された窩洞形態で，保持形態の一つである．

**破歯細胞** はしさいぼう odontoclast　乳歯の歯根吸収を行う細胞および機能が，破骨細胞と類似した多核の巨細胞．波状縁をもち，酒石酸抵抗性酸フォスファターゼ（TRAP）活性がある．

**橋本病** はしもとびょう Hashimoto thyroiditis, Hashimoto's disease　甲状腺組織が免疫反応の標的とされ，甲状腺機能低下が観察される．抗サイログロブリン抗体が検出される．

**播種性血管内凝固症候群** はしゅせいけっかんないぎょうこしょうこうぐん disseminated intravascular coagulation syndrome (DIC)　長時間の手術や，悪性腫瘍，白血病，敗血症，広範な組織破壊を伴う病変などで発症しやすい．微小血管内に血栓が多発し，それに伴う線溶亢進，凝固障害によって出血傾向を呈する病態．　▶ **DIC**

**破傷風** はしょうふう tetanus, lockjaw　五類感染症．土壌中の破傷風菌による感染症．頸部や顎の疲労感，寝汗，歯ぎしりで始まり，開口障害が発現するのが特徴となる．その後嚥下障害や四肢硬直が起き，全身痙攣に移行する．抗菌薬による治療が行われる．　▶ **牙関緊急**

**破傷風菌** はしょうふうきん Clostridium tetani Clostridium tetani として知られる，破傷風の原因菌．芽胞の組織侵入・増殖により，強力な毒素（テタノスパスミン）を産生し，神経障害などを引き起こす．予防にはジフテリア・百日咳・破傷風の混合ワクチン（DPTワクチン）が実施されている．

**バス改良法** ばすかいりょうほう modified Bass method　バス法でブラッシングを行ったあと，歯冠方向へ歯ブラシを回転させる方法．歯頸部の清掃を補うために回転を加えた方法である．【巻末表5a参照】

**バス法** ばすほう Bass method, Bass brushing method, Bass technique　歯肉辺縁付近と歯肉縁下の歯垢を除去するのに効果的なブラッシング法．毛先を歯軸に対して約45°の角度で歯肉溝内に向け，軽く圧力をかけ，細かく近遠心方向に振動させるように操作する．【巻末表5a参照】

**長谷川式簡易知能評価スケール** はせがわしきかんいちのうひょうかすけーる Hasegawa dementia scale　1974年に，長谷川らが作成した認知機能検査のこと．しかし，その質問項目が現代社会に適合していない部分があること，また，質問項目のなかで統一性に欠ける問題があることから，1991年に「改訂長谷川式簡易知能評価スケール」として，質問項目と採点基準などの内容が改訂された．　▶ **改訂長谷川式簡易知能評価スケール**

**バソプレッシン** ばそぷれっしん Vasopressin　▶ **抗利尿ホルモン，ADH**

**パターナリズム** ぱたーなりずむ paternalism　患者の自己決定権よりも，医師が一方的に主導権を握って診療を進め，患者はすべてを医師に委ねればよいという考え方．父権主義．ラテン語の"Pater（父）"が語源．　▶ **自己決定**

**パターンレジン** ぱたーんれじん pattern resin　クラスプやバーなどの補綴装置を鋳造して製作するときに原型となるレジン．光重合型と化学重合型レジンがあり，ワックスに比べて変形しにくい．

**8の字縫合** はちのじほうごう figure-eight suture　縫合糸を切開部で8の字に交叉させる縫合方法で，単純縫合の一つである．針は頰側歯肉弁，舌側歯肉弁ともに外側から刺入されるため，歯肉弁の把

持を必要としないが，歯肉弁の接合部分に縫合糸が通過する． ➡ 歯間縫合

**8020運動** はちまるにいまるうんどう 8020 movement 80歳になっても自分の歯を20本以上保つことを目標とする口腔保健のスローガン．80歳は日本人の平均寿命を意味しており，20本の歯はなんでもおいしく食べることができるという咀嚼機能に主眼をおいた数値である．

**発育空隙** はついくくうげき developmental space 小児においてみられる歯列の空隙の一つ．成長に伴い顎骨の歯槽基底幅径が増大するのに合わせて出現する．特に前歯部でよくみられる．この空隙によって，乳前歯よりも大きな永久切歯が萌出するスペースが得られる． ➡ 霊長空隙

**発育葉** はついくよう developmental lobe 歯の発育過程において，歯冠部の石灰化が切縁結節部，あるいは咬頭頂部から進行する際に，発育葉と呼ばれる組織が形成される．切歯では近心葉，中心葉，遠心葉，舌側歯頸葉の4つの発育葉がみられる．

**発音障害** はつおんしょうがい speech disorder 発音器官の器質的・機能的要因による，音を出すことへの障害のこと．歯科に関わる要因としては唇顎口蓋裂，舌小帯短縮症，咬合異常，歯列不正，歯の欠損，義歯の不適合などがある． ➡ 構音障害

**バッカル錠** ばっかるじょう buccal tablets 口腔内に適用する錠剤の一つで，薬剤を歯肉と頬の間で徐々に溶解させ，口腔粘膜から吸収させる．口腔粘膜から吸収されて循環血中に入るため，初回通過効果を受けない．

**バッカルチューブ** ばっかるちゅーぶ buccal tube ➡ 頬側管

**発汗** はっかん sweating 汗腺から汗を分泌すること．主に体温調節に寄与している．汗にはNaClなどの電解質その他が含まれている．1日の発汗量は，夏季には約1～1.5Lである．

**発がん因子** はつがんいんし carcinogen, carcinogenic factor 正常な細胞をがん化させる可能性のある因子で，たばこ，化学物質，放射線などに加え，一部のウイルス感染により，がん化が誘導される． ➡ 発がん性，発がん物質

**発がん性** はつがんせい carcinogenicity ➡ 発がん因子，発がん物質

**発がん物質** はつがんぶっしつ carcinogen ➡ 発がん因子，発がん性

**白筋** はっきん pale muscle 解糖系酵素を多く含み，迅速な収縮を行う白筋線維を多く含んだ筋．

**白金加金** はっきんかきん platinum-added gold alloy 日本独自の呼称で，18カラット程度の金合金に白金またはその一部にパラジウムを約5％程度加えた合金である．タイプ4金合金と同程度であり，熱処理硬化性がある． ➡ 白金加金合金

**白金加金合金** はっきんかきんごうきん platinum-added gold alloy ➡ 白金加金

**バックアクションクラスプ** ばっくあくしょんくらすぷ back action clasp 鉤腕が支台歯の近心舌側から歯冠を取りまくように走行し，鉤尖が支台歯の近心頬側に届くよう設計されたクラスプ．支台歯に対する緩圧効果が期待でき，両側遊離端義歯の欠損部に隣接する支台歯に用いられることが多い．

**バックポジション** ばっくぽじしょん back position 歯科診療時の術者位置のことで，患者仰臥位で頭部を12時としたとき，術者が11時～1時の位置に入るポジション（患者の頭部よりアプローチする）．

**白血球** はっけっきゅう white blood cell, leukocyte 血液成分に含まれる．核をもち，顆粒球（好中球，好酸球，好塩基球），単球，リンパ球からなり，生体防御に働く．好中球と単球は，異物を分解消化する食作用をもつ．正常値は成人で約7,000/μLである．

**白血病性歯肉炎** はっけつびょうせいしにくえん leukemic gingivitis 急性白血病患者の口腔内症状としてみられる歯肉炎．歯肉辺縁部や歯間乳頭の浮腫性腫脹，蒼白色もしくは青紫色（チアノーゼ）を呈する易出血性の歯肉を認める．これらの所見は，慢性白血病患者ではほとんどみられない．

**発酵性糖質** はっこうせいとうしつ fermentable carbohydrate 細菌や酵母によって発酵され，酸の原料となる糖質．歯科では，う蝕に関連する酸の原料となる糖質をこう呼ぶ．グルコース，スクロース，フルクトースなどは特に発酵性が高い．

**抜歯** ばっし tooth extraction, odontectomy 歯槽から歯を脱臼させて摘出すること.

**抜歯窩** ばっしか socket 抜歯後の歯肉,歯槽骨の開放性の欠損. 抜歯窩の治癒にはまず血餅が充満し,次いで線維素苔が被覆し,肉芽組織の増生,線維組織による器質化が生じて,仮骨形成が始まる. 抜歯窩辺縁からの上皮の再生の過程を経て,成熟骨に置換され,12か月程度で治癒する.

**抜歯鉗子** ばっしかんし dental extracting forceps 抜歯時,歯冠ないし歯根を把持し,歯を抜去するための手術器具. 先端部の形態は,歯頸部に適合できるようにいくつかの種類がある. 永久歯,乳歯,上顎,下顎用に分けられ,それぞれに前歯,小臼歯,大臼歯,残根,智歯用がある. 上顎大臼歯鉗子には左右の区別もある.

**抜歯空隙** ばっしくうげき extraction space 抜歯した部分に生じる歯列の空隙. 叢生の程度が著しい患者や前歯部突出が強い患者では,それらの問題を解消する目的のため抜歯をし,その空隙を用いる矯正治療を行うことがある. ➡ 固定

**抜歯創の治癒** ばっしそうのちゆ healing of extraction wound 抜歯後は開放創となり,歯槽骨と歯肉の治癒が必要で,肉芽組織形成を伴う二次治癒の形式をとる. 治癒過程は,凝血期(血餅期),肉芽組織期,仮骨期,治癒期の4期に分けられる.

**抜髄** ばつずい pulpectomy ➡ 麻酔抜髄

**抜髄針** ばつずいしん barbed broach スムースブローチに多数の棘(とげ)を付した歯髄を除去する器具のこと.

**発声** はっせい phonation, vocalization 呼気によって声帯を振動させて喉頭原音をつくり,共鳴腔を経て,音声として発すること.

**発生開始期【歯胚の】** はっせいかいしき initiation stage 歯の発育は歯胚の発生から始まる. 上皮と外胚葉性間葉との相互作用により口腔上皮の一部が肥厚して歯堤が形成され,歯堤に沿って一定の位置で乳歯の歯胚の形成が始まる. この時期を発生開始期という.

**発達検査** はったつけんさ developmental test 特定の子どもの発達が,正常な発達過程のどの段階であるかを評価する検査である. 検査によって測定領域に違いがあり,運動・精神・身辺自立・言語・社会性などの領域別に検査して発達のバランスをみる.

**発達指数** はったつしすう developmental index 乳幼児の発達の程度を評価する際の指標であり,発達年齢(精神年齢)を暦年齢(生活年齢)で除して100倍した値である. 通常は標準化された発達検査により,運動発達,適応行動,言語能力,社会性などを評価し点数化して算出する. ➡ DQ

**発達障害** はったつしょうがい developmental disability 心身の成長・発達の途上にかけて生物学的原因(遺伝・体質・脳機能の異常)によって,通常みられるべき発達が損なわれ,成長・発達に歪みや遅滞が生じ,そのために日常生活や社会適応に困難をきたしている状態をいう.

**発達障害支援法** はったつしょうがいしえんほう act on support for persons with developmental disabilities 発達障害児(者)の早期発見と支援を目的とした法律. 2004年に施行された. 自閉症,アスペルガー症候群,その他,広汎性発達障害,学習障害,注意欠陥多動性障害など脳機能の障害で,通常低年齢で発現する障害を発達障害として定義した.

**ハッチェット** はっちぇっと hatchet 手用切削器具の一種. 側室の形成および仕上げに用いる.

**パッチテスト** ぱっちてすと patch test アレルギー性接触性皮膚炎や薬剤アレルギー,金属アレルギーなどの遅延型アレルギーの原因を探る検査. 被検材料を皮膚に貼り,反応をみる. 通常,背部皮膚に貼付し,24〜48時間後に除去して20分後に判定する. 除去した部分に潮紅,小水疱などを認めたときに,陽性と判定する. ➡ 貼付試験

**ハッチンソン歯** はっちんそんし Hutchinson's tooth 先天性梅毒のハッチンソンの三徴候の一つ. 母胎から胎児に感染した梅毒スピロヘーターが形成途中の上顎中切歯歯胚を直接傷害し,形成異常を生じたもの. 切縁中央部に半月状の欠損を伴い歯冠がビア樽状を呈する. ➡ フルニエ歯

**ハッチンソンの三徴候** はっちんそんのさんちょうこう Hutchinson's triad 先天性梅毒の患児にみられる実質性角膜炎,

ハッチンソン歯，迷路性聾の３つの異常のこと． ▶ 先天性梅毒

**発痛物質**　はつつうぶっしつ　algogenic substance　痛みを惹起する物質の総称．

**バットジョイント**　ばっとじょいんと　butt joint　２つの構造物の端と端が重なることなく，接合面を表面と直角に接合することにより形成される継ぎ目．歯冠補綴装置では，支台歯に形成されたショルダー部と，そこに装着された修復物で形成される重なりを伴わない継ぎ目．また，金属床義歯においては金属部とレジン部との接合部．

**発熱**　はつねつ　fever　感染などによって体温調節中枢のセットポイントが上昇し，体温を上昇させる反応が起こる．その結果，体温が 37.0 〜 37.5℃ 以上に上昇することをいう．

**VAP**　ventilator associated pneumonia　▶ 人工呼吸器関連肺炎

**ハッフィング**　はっふぃんぐ　huffing　摂食嚥下リハビリテーションの間接訓練の呼吸訓練の一つ．喉頭侵入，誤嚥した食塊を吐き出すのに有効である．できるだけ前傾姿勢をとらせ，腹式呼吸で大きく吸気を行い，その後，強く呼気を行う．その際，咳を出すようにするとさらに有効である．

**発問型形式**　はつもんがたけいしき　asking questions　学習者に対して発問を投げかけ，興味や関心，問題意識などを高めて，学習者の思考や活動を促す学習方法．発問はわかりやすい，考えようとする意欲を引き出す内容であることが求められる．

**歯と口の健康週間**　はとくちのけんこうしゅうかん　Dental Health Week, Dental Hygiene Week　毎年６月４〜 10 日の１週間を「歯と口の健康週間」とし，歯と口の健康に関する正しい知識を国民に対して普及啓発するとともに，歯科疾患の予防に関する適切な習慣の定着を図り，あわせてその早期発見および早期治療を徹底することにより歯の寿命を延ばし，国民の歯科の保持増進に寄与することを目的としている．厚生労働省，文部科学省，日本歯科医師会が 1958 年から実施しており，全国各地で独自に啓発イベントなどを展開している．

**歯の移植**　はのいしょく　tooth transplantation　抜歯適応の歯があり，抜歯による機能障害を防ぐために，機能していない歯を抜歯して移植する自家歯牙移植．大臼歯部で行われることが多く，第一大臼歯，あるいは第二大臼歯の抜歯が必要となる場合に，健全な第三大臼歯を抜歯して移植することが多い．歯根吸収やアンキローシスを起こす可能性がある．

**歯の記号**　はのきごう　dental symbol　歯の名称を略号で表したもの．ラテン語名の頭文字で乳歯は小文字の i, c, m, 永久歯は大文字の I, C, P, M で表し，同一歯種が複数あるものは番号の数字を右下に小さく付記する．臨床的には乳歯はアルファベットの A 〜 E, 永久歯は１〜８で表す方法が用いられる．

**歯の健康力**　はのけんこうりょく　dental health　新健康フロンティア戦略アクションプランの国民が取り組むべき分野の一つ．「健康は，おいしく，楽しく食事をして，健康的な生活を維持・向上するうえできわめて重要であり，幼児・学童を対象としたう蝕予防対策，主に成人を対象とした歯周疾患対策，主に高齢者・寝たきり者等を対象とした口腔ケアに関する普及啓発を行うとともに，生涯を通じた 8020 運動を推進し，歯の健康力を高める」とした．

**歯の交換様式**　はのこうかんようしき　tooth replacement patterns　多くの哺乳類では，代生歯は乳歯歯根の下で形成され，乳歯が脱落するとその下から萌出してくる．この交換様式を垂直交換という．一方，ゾウやジュゴンでは機能を営んでいる歯が咬耗すると，後方にある臼歯が機能する位置に移動してくる．この交換様式を水平置換という．

**歯の再植**　はのさいしょく　teeth replantion　事故や外傷などで脱落した歯を歯槽窩に戻し，機能の維持を図る方法である．外科的歯内療法にも応用される．

**歯の弛緩**　はのしかん　tooth loosening　歯周病の歯の支持骨が失われた場合，歯の動揺が生じる．この歯が動揺してうまく咀嚼できない状態を，歯が弛緩していると表現することもある．

**歯の整形術**　はのせいけいじゅつ　odontoplasty　▶ オドントプラスティ

**歯の破折**　はのはせつ　tooth fracture　天然歯が何らかの理由で破折した状態．破折部位で歯冠破折，歯根破折，歯冠歯根破折に分けられる．

**歯のフッ素症** はのふっそしょう dental fluorosis フッ化物による慢性中毒の一つ．エナメル質の形成期に過量のフッ素を長期間にわたって摂取した場合に生じるエナメル質の形成不全．問題となる歯のフッ素症は中程度以上のものである．
= フッ素症歯，慢性歯牙フッ素症

**パノラマエックス線撮影** ぱのらまえっくすせんさつえい panoramic radiography パノラマエックス線撮影装置を用いる歯科特有のエックス線撮影法であり，全歯列と上下顎骨の全体が1つの展開像（パノラマ像）として表示される．エックス線管とフィルムまたはセンサーが患者の頭部の周りを約3/4回転することで撮影を行う．撮影時間は7〜15秒程度である．

**ハバース層板** はばーすそうばん Haversian lamella 骨の長軸方向に向かって走るハバース管を同心円状に取り囲む骨の層板状構造で，全体としては円柱状構造となる．

**パピヨン・ルフェーブル症候群** はぴよん・るふぇーぶるしょうこうぐん Papillon-Lefèvre syndrome 常染色体劣性遺伝で，重度歯周炎と掌蹠（手と足底）角化症が認められる．思春期前に発症し，乳歯や永久歯の早期脱落がみられる．

**バビンスキー反射** ばびんすきーはんしゃ Babinski's reflex 尖ったもので足底外側部を指に向かって擦ると，母指の異常な背屈と同時に他の足指の開扇現象を伴う．原始反射の一つで，正常児であれば1〜2歳頃に消失する．それ以降に残存または出現する場合は，錐体路系障害による病的な反射となる．

**バフ** ばふ buff 金属，レジンならびに陶材などの仕上げ研磨用のホイールやコーンに使用される鹿革，フェルト，綿布のこと．通常，研磨材と併用する．

**ハフィング** はふぃんぐ huffing = 呼吸・排痰訓練，咳嗽訓練，咳・強制呼出手技

**パフォーマンスステータス** ぱふぉーまんすすてーたす performance status (PS) 全身症状の医学的指標で，患者の日常生活の制限程度を0〜4の5段階で示す．進行がんの予後に深く関連する因子である．= PS

**歯ブラシ** はぶらし tooth brush 物理的に歯垢を除去する手法であるブラッシングに使用される．手で動作を与える手用歯ブラシと，歯ブラシの運動を電気的に発生する電動歯ブラシに大別される．毛束が植毛されている頭部，頸部，把柄部からなる．

**ハプロドント** はぷろどんと haplodont = 単錐歯

**把柄部** はへいぶ handle 手で把持する部分．変形，変質せず，握りやすいものとされている．歯ブラシやスケーラーなど手で持つ部分をさす．

**歯磨き** はみがき tooth brushing method = ブラッシング

**歯無機成分** はむきせいぶん mineral components of tooth 歯を形成する無機質は骨と同様にリン酸カルシウムで，ヒドロキシアパタイトの結晶が基本構造である．不定形リン酸カルシウム，第二リン酸カルシウム，第三リン酸カルシウム，リン酸オクタカルシウムなども存在する．

**歯有機成分** はゆうきせいぶん organic components of tooth 歯の有機成分の比率は，エナメル質では約1％，象牙質では約20％である．エナメル質の有機成分は，石灰化の過程でタンパク質が分解・消失し，エナメルタンパク質としてわずかな量だけが成熟エナメル質中に残存している．主なエナメルタンパク質は，エナメリンが最も多く，アメロゲニン，アメロブラスチンは，エナメル質が成熟するとともに分解され，消失していく．象牙質の有機成分は約90％がタンパク質であるが，象牙質に特有なタンパク質としてホスホホリンがある．

**Hallermann-Streiff症候群** はらーまんすとらいふしょうこうぐん Hallermann-Streiff syndrome 鳥貌（小顎症，狭い鼻堤などによる），低身長，減毛症，小眼球症，先天性白内障を特徴とする疾患で，発生機序は不明である．高口蓋，歯の先天欠如，歯列不正などがみられ，乳児期には哺乳障害や上気道感染が多くみられる．

**パラソルモン** ぱらそるもん parathormone = パラトルモン

**パラタルアーチ** ぱらたるあーち palatal arch = トランスパラタルアーチ

**パラタルストラップ** ぱらたるすとらっぷ palatal strap 上顎の口蓋粘膜面に設置する大連結子で，パラタルバーよりも薄く，幅広い帯状の形態をしたもの．パラタルバーと比較して薄いため，異物感が

少なく，装着感に優れ，構音障害などを起こすことが少ない．

**パラタルバー** ぱらたるばー palatal bar
上顎の口蓋粘膜面に設置する帯状の大連結子．口蓋部の前方，中央，後方を横方向に走行する前・中・後パラタルバーと，臼歯部舌側を縦方向に走行する側方パラタルバーに分類される．金属線の屈曲または鋳造法により製作される．

**パラタルプレート** ぱらたるぷれーと palatal plate 上顎の口蓋粘膜面に設置する大連結子で，パラタルストラップよりも広く，口蓋粘膜面を覆う形態をしたもの．薄いため，床面積に比較して異物感が少なく，義歯床の一部として咬合圧を顎堤に効率的に伝達することができる．

**パラチノース** ぱらちのーす palatinose
グルコースとフルクトースがα1-6結合した二糖類．ショ糖と構成単糖は同一だが，結合様式が異なるため性質が異なる．口腔細菌の酸産生の原料になりにくく，低う蝕誘発性．甘味度もスクロースの半分ほど．

**パラトグラム** ぱらとぐらむ palatogram
舌と口蓋との接触を示す図で，口蓋図ともいう．ある音を発する際に舌が口蓋のどの部分に触れるかがわかるので，主に調音運動の分析や発音訓練に用いられ，義歯の適切な口蓋形態の確認に用いられる．

**パラトルモン** ぱらとるもん parathormone 副甲状腺ホルモンともいう．血中カルシウム濃度の低下が刺激となって副甲状腺から分泌される．骨吸収や腎でのカルシウム再吸収およびビタミン$D_3$活性化などを促し，その結果，血中のカルシウム濃度を上昇させる． ⇒ パラソルモン

**パラファンクション** ぱらふぁんくしょん parafunction 非機能的な運動．顎口腔系に関するものとしては，ブラキシズムや口唇咬み，頬粘膜咬みなどがある．
⇒ 習癖行動

**パラフィンワックス** ぱらふぃんわっくす paraffin wax パラフィンを主成分としてカルナウバ，蜜ろう（蠟），ダンマーなどを配合したワックスで，厚さ1～1.5mm程度の板状に成形されている．咬合堤，ろう（蠟）義歯や，基礎床作製時・印象採得時のスペーサーや咬合採得などに使用する．

**パラミクソウイルス** ぱらみくそういるす Paramyxoviridae 直径150～250nmの一本鎖RNAウイルス．赤血球凝集能とノイラミニダーゼ活性をもつHNスパイクと，膜融合能をもつFスパイクという2種類のスパイクをもつ．ムンプスウイルス，麻疹ウイルスなどが代表的である．

**バリアフリー** ばりあふりー impediment removal 従来は住宅建築用語として，物理的障壁の除去を意味したが，現在は，障害のある人が社会生活をしていくうえで障壁（バリア）となるものを除去することをさし，物理的，社会や制度，文化や情報，心理的なすべての障壁の除去を意味する．

**針刺し事故** はりさしじこ needlestick injury 医療従事者が職務上，注射針などの鋭利な器材で偶発的に傷を受けること．これにより，病原体が体内に入り込み，感染事故を引き起こすことが多く報告されている．リキャップ時の針刺しなどがある．

**パルーリス** ぱるーりす parulis ⇒ 歯肉膿瘍

**バルカン金属線結紮法** ばるかんきんぞくせんけっさつほう Barkann's metal wire ligature 外側性固定法の一つで，直径0.2～0.25mmのワイヤーを二重にして固定する歯を取り囲む．次いで歯間部にワイヤーを通して，頰舌側にある二重線を結紮することで固定する方法．現在では審美的な理由から使用頻度は低い．
⇒ Bスプリント ⇒ 暫間固定

**バルクウィル角** ばるくうぃるかく Balkwill angle 咬合平面とボンウィル三角のなす角をいう．Balkwillの設定値によると，23°～30°（平均26°）とされ，咬合器設計の重要な基準となっている．

**パルスオキシメーター** ぱるすおきしめーたー pulse oximeter 赤色光と赤外光を用いて経皮的に，血中ヘモグロビンのうち酸素と結合しているヘモグロビンの割合をパーセント表記で測定する．一般に正常値は96～99％とされる．また，同時に脈拍数も測定することができる．
⇒ 経皮的動脈血酸素飽和度

**バルビツール酸誘導体** ばるびつーるさんゆうどうたい barbiturate 神経活動を低下させる薬物で，ベンゾジアゼピン系薬物の登場までは，主要な鎮静薬・催眠薬

として使用されてきた．現在は，抗痙攣薬や静脈麻酔薬として使用されることが多い． ➡ バルビツレート

**バルビツレート** ばるびつれーと barbiturate ➡ バルビツール酸誘導体

**バレーの圧痛点** ばれーのあっつうてん Valleix pain point 神経痛の診断に利用され，神経が骨むより出る部位の皮膚や，体表付近を走行している神経の直上を圧迫することで圧痛を感じる部位のこと．三叉神経痛では眼窩上孔，眼窩下孔，オトガイ孔を刺激することで，異常な神経枝を特定することに役立つ． ➡ 眼窩上神経

**バレニクリン** ばれにくりん varenicline 経口禁煙補助薬のこと．ニコチンを含まず，ニコチン依存に関わる脳内の仕組みに作用し，離脱症状を和らげるとともに，喫煙から得られる満足感を抑える働きがある．禁煙の1週間前から服用を開始する．

**半円管** はんえんかん half round tube リンガルアーチの維持装置の一つ．大臼歯舌側に半円管を咬合面に対して垂直にろう（鑞）着し，そこへ半円線を挿入することで主線を装置に保持する仕組み．半円線がペアで用いられる．

**半価層** はんかそう half-value layer (HVL) 物質に対するエックス線の透過力（線質）を示す指標．アルミニウムの板にエックス線を照射し，透過したエックス線の線量が入射エックス線量の1/2となるときのアルミニウムの厚さによって表す． ➡ HVL

**晩期萌生歯** ばんきせいし delayed eruption of tooth 自然萌出が一般的な年齢となって，歯が萌出しない状態．歯胚位置・方向異常に伴うものが多い．

**反響言語** はんきょうげんご echolalia 会話の相手の発話をほぼ正確に繰り返す言語反応である．完全型では相手の発話を文字通りに言い返すもので，人称代名詞や疑問文の抑揚などもそのままに反響する．発達障害や失語症などでみられる．

**バンゲード法** ばんげーどほう the Vangade method, methods of Vangede デンマークのバンゲード小児病院で開発された，口腔内外の筋肉群（主として，口唇，頬，舌）を刺激することによって，吸啜，咀嚼のパターンを改善するための訓練法．受動的訓練法，半他動的訓練法，能動的訓練法がある．

**半月裂孔** はんげつれっこう semilunar hiatus 鼻腔の中鼻道にある副鼻腔の一つである上顎洞の入口．篩骨の篩骨胞と鉤状突起の間にある空間で，半月状にみえることからこの名がついた．篩骨・前頭洞ともつながる． ➡ 上顎洞

**半固形食** はんこけいしょく semisolid food シェイク状のやや強いとろみを帯びた状態の食品をさす．胃瘻などから注入した液体が食道へ逆流しないように，注入後に液体と固体の中間の状態（半固形化）になる栄養剤も使用される．

**半固定式装置** はんこていしきそうち semi-fixed appliance 矯正装置のなかで，患者が取り外しできる部分とできない部分で構成される装置．例えばリップバンパーは，大臼歯に装着するバンドは歯面に合着されているが，バンパーは患者が取り外しできる．

**バンコマイシン** ばんこまいしん vancomycin β-ラクタム系抗菌薬とは異なる機序により細胞壁合成を阻害し，殺菌的に作用する薬剤．メチシリン耐性黄色ブドウ球菌（MRSA）感染症に有効なため，治療にしばしば用いられる．バンコマイシン耐性腸球菌（VRE）が問題となっている．

**バンコマイシン塩酸塩** ばんこまいしんえんさんえん vancomycin hydrochloride グリコペプチド系抗生物質製剤であり，バンコマイシンに感性のメチシリン耐性黄色ブドウ球菌（MRSA），クロストリジウム・ディフィシルに有効である．

**瘢痕** はんこん scar 肉芽組織が器質化を完了して，最終的に変化した緻密な線維性結合組織のこと． ➡ 瘢痕組織

**瘢痕組織** はんこんそしき scar tissue ➡ 瘢痕

**半座位** はんざい half sitting position ➡ ファーラ位

**反射** はんしゃ reflex 刺激に対して無意識のまま受容器から中枢そして効果器へと興奮が伝わり反応が起こること．

**反射抑制姿勢** はんしゃよくせいしせい reflex inhibiting posture 頭部と肩甲骨を前屈させ，バスタオルやクッションを利用して股関節と膝関節を屈曲させることで，安定する姿勢をいう．脳性麻痺などにみられる不随意運動や筋緊張，反射を緩和することができる． ➡ 姿勢緊張

調整パターン，反射抑制体位

**反射抑制体位** はんしゃよくせいたいい　reflex inhibiting posture ➡ 反射抑制姿勢，姿勢緊張調整パターン

**晩熟児** ばんじゅくじ　late maturing child　身体および精神，運動の成熟において，平均より成熟が遅い児をいう．身体の成熟は身長最大増加期，身長増加停止，第二次性徴，初経，骨年令などで捉える．早い段階で身体および精神，運動の成熟がみられる場合は早熟児に該当する．

**斑状歯** はんじょうし　mottled tooth, dental fluorosis　飲料水から長期にわたり過剰に摂取されたフッ素（1～2ppm以上）によって，エナメル質形成不全や石灰化不全が生じたもの．主に永久歯唇側面に生じる．エナメル質表面の白濁から着色を伴う実質欠損まで種々の症状を呈する．➡ エナメル質形成不全

**半身不随** はんしんふずい　hemiplegia ➡ 片麻痺

**伴性遺伝病** ばんせいいでんびょう　sex-linked genetic disease　ホモ型性染色体（ヒトではX染色体）上の遺伝子異常により特定の性に生じる遺伝病である．X連鎖劣性遺伝病（血友病，Duchenne型筋ジストロフィー，先天赤緑色覚異常など）ではX染色体を1本だけもつ男性は発症し，2本もつ女性の多くは発症せず保因者となる．X連鎖優性遺伝病（Rett症候群など）は女性に発症し，男性は致死性である．Y染色体は男性のみがもつので限性遺伝という．

**半接着斑** はんせっちゃくはん　half desmosome, hemidesmosome　ヘミデスモソームとも呼ばれ，上皮組織と上皮下組織を接着させている．構造はデスモソームと似るが，細胞膜貫通部分がインテグリンファミリーで構成されている．

**ハンター舌炎** はんたーぜつえん　Hunter glossitis　ビタミン$B_{12}$欠乏による悪性貧血でみられる舌病変で，糸状乳頭の萎縮による舌表面の平坦化，発赤，灼熱感，潰瘍形成などを伴う．診断は血液検査により大球性貧血に分類され，臨床症状からの判断となる．

**反対咬合** はんたいこうごう　anterior crossbite　正常咬合では下顎前歯を上顎前歯が2mm程度覆っているが，不正咬合においては下顎前歯が上顎前歯よりも唇側に位置する場合がある．そのように反対に咬み合っている状態をいう．➡ 開咬

**半調節性咬合器** はんちょうせつせいこうごうき　semi-adjustable articulator　患者個々の下顎運動を再現する機構を備えた調節性咬合器の一種で，矢状顆路傾斜角と平衡側の側方顆路角が調節できるもの．調節にはチェックバイト法という下顎運動の測定が必要で，システム上顆路は直線的に再現される．

**パンデミック** ぱんでみっく　pandemic　広範囲に及ぶ流行病や感染症の世界的大流行のこと．

**半導体レーザー** はんどうたいれーざー　semiconductor laser, laser diode　活性層を2種類の半導体が挟み，電流を流すと活性層内で光が往復し，位相（波の山と谷の位置）の一致したレーザー光を発する原理を用いて発するレーザー光のこと．

**ハンドオーバーマウス法** はんどおーばーまうすほう　hand-over-mouth technique　診療室で泣き叫んだり，興奮して術者の話を聞こうとしない小児に対して，口を手で覆うことで術者に注意を引きつけ，穏やかに語りかけてコミュニケーションを図る方法である．事前に保護者に目的を説明して同意を得ておく必要がある．

**ハンドスケーラー** はんどすけーらー　hand scaler ➡ 手用スケーラー

**ハンドピース** はんどぴーす　handpiece　電気エンジン，マイクロモーター，エアスケーラー，超音波スケーラー，レーザーなどの歯科用機械の術者が把持する部分をいう．

**ハンドピース用ストーン** はんどぴーすようすとーん　point sharpening stone ➡ ポイント型ストーン，回転砥石

**バンドループ保隙装置** ばんどるーぷほげきそうち　band loop space maintainer　乳臼歯1歯の早期喪失に対し，生じることが予想される後継永久歯の萌出スペースの縮小を防止するために使用する保隙装置の一つである．ワイヤーループを矯正用バンドにろう（鑞）着して作製する．セメントを用いてバンドを支台歯に装着する．

**晩発効果** ばんぱつこうか　late effect　放射線障害の発生時期により，早期効果と晩発効果に分類を行っている．晩発効果は，被曝から数か月から数年後に発現するもので，被曝との因果関係を見いだす

ことが困難な場合がある．発がんや遺伝的障害，白内障，再生不良性貧血などが該当する．

**反復唾液嚥下テスト** はんぷくだえきえんげてすと　repetitive saliva swallowing test
嚥下機能低下を判定する試験で，誤嚥リスクを見いだす最も簡便な方法の一つ．患者の甲状軟骨を触知して空嚥下をさせると，嚥下できた場合には挙上が確認される．30秒間繰り返し空嚥下を指示し，3回以上の挙上が確認された場合を誤嚥なしと判定するスクリーニングテスト．
≡ RSST　⇨ 空嚥下

**半萌出** はんほうしゅつ　partial eruption
乳歯，あるいは永久歯が十分には萌出しておらず，歯冠の一部，あるいは大部分が歯肉に覆われている状態をいう．

## ひ

**ヒアルロニダーゼ** ひあるろにだーぜ hyaluronidase ヒアルロン酸を分解する酵素．口腔内においては，歯肉の間質組織の主成分であるヒアルロン酸を分解し，組織破壊することで，歯周病を進行させる． ➡ 組織破壊酵素

**PRP** ぴーあーるぴー platelet rich plasma ➡ 多血小板血漿

**BI** びーあい Barthel Index ➡ バーセル指数

**PI** ぴーあい periodontal index ➡ 歯周疾患指数，ペリオドンタルインデックス

**BHI 培地** びーえいちあいばいち brain heart infusion agar 栄養が足りず，培養が難しい細菌を培養するために，ペプトンに，ウシの脳および心臓の抽出液，グルコース，食塩などを加えた非選択培地（寒天平板）のこと．さらに栄養要求の厳しい菌種の培養のために，動物の血液や血清，ヘミン，ビタミンKを加えることがある． ➡ ブレインハートインフュージョン培地 ➡ 血液寒天培地

**PHC** ぴーえいちしー primary health care ➡ プライマリヘルスケア

**PHP** ぴーえいちぴー patient hygiene performance PodshadlyとHaley（1968）が考案した，口腔の有機性沈着物を評価する指標で，対象歯は16, 11, 26, 31の唇頰側と，36, 46の舌側とし，被検歯面のスコアの合計を被検歯面数で割り，算定する．最小値は0，最高値は5．

**PAC** ぴーえーしー premature atrial contraction ➡ 心房性期外収縮

**PS** ぴーえす performance status ➡ パフォーマンスステータス

**BMI** びーえむあい body mass index 健康の維持，生活習慣病の予防の要素の一つとして示した体重の目安で，体重（kg）÷身長（m）÷身長（m）の値．22のときが最も病気になりにくいとされ，18.5未満はやせ，18.5以上25未満は普通，25以上は肥満に分類される． ➡ 体格指数

**PMA 指数** ぴーえむえーしすう PMA index 歯肉炎の広がりを評価する．上下顎前歯部の唇側歯肉または上下顎全歯の唇頰側歯肉を視診で評価する．歯間乳頭部（P），辺縁歯肉部（M），付着歯肉部（A）の部位に分割し，炎症のみられる部位の総数を求める． ➡ 歯肉炎指数

**BMS** びーえむえす burning mouth syndrome ➡ バーニングマウス症候群

**PMDA** ぴーえむでぃーえー Pharmaceuticals and Medical Devices Agency ➡ 独立行政法人医薬品医療機器総合機構

**PMTC** ぴーえむてぃーしー professional mechanical tooth cleaning ➡ プロフェッショナルメカニカルトゥースクリーニング

**PlI** ぴーえるあい plaque index ➡ プラーク指数，歯垢指数

**BLS** びーえるえす basic life support ➡ 一次救命処置

**PLP** ぴーえるぴー palatal lift prosthesis ➡ 軟口蓋挙上装置

**POMR** ぴーおーえむあーる problem oriented medical record ➡ 問題志向型診療記録

**BOP** びーおーぴー bleeding on probing ➡ プロービング時の出血

**B 型肝炎** びーがたかんえん hepatitis B virus ➡ HBV

**B 細胞** びーさいぼう B cell 骨髄造血幹細胞から分化したリンパ球のうち，骨髄において分化・成熟した細胞．獲得免疫を担う主要なリンパ球で，細胞表面にB細胞受容体と呼ばれる膜結合型免疫グロブリンを発現している．これに微生物などの抗原が結合して機能すると抗原提示細胞となる．ヘルパーT細胞の補助により形質細胞へと分化し，抗体を産生する． ➡ Bリンパ球

**PCR** ぴーしーあーる polymerase chain reaction DNA 鎖の特定部位を繰り返し複製する反応のことで，少量の遺伝子を大量に複製・増幅する方法．具体的には，①高温による二本鎖DNAの一本鎖への解離，②プライマー（複製したいDNA配列の前後を挟むオリゴヌクレオチド鎖）の一本鎖DNAへの結合（アニーリング），③DNAポリメラーゼによる相補鎖合成の各ステップを20〜40回繰り返すことで行われる． ➡ ポリメラーゼ・チェーン・リアクション

**PCR** ぴーしーあーる plaque control record ➡ プラークコントロールレコード，オレリーのPCR，オレリーのプラークコントロールレコード

**Pg 菌** ぴーじーきん Porphyromonas gin-

*givalis* ◨ ポルフィロモナス・ジンジバリス，ジンジバリス菌

**PGC モラールスケール**　ぴーじーしーもらーるすけーる　Philadelphia Geriatric Center morale scale　高齢者における生きがいの尺度として開発された質問紙法であり，主観的QOLの評価を目的としている．1972年に22質問項目で構成された原版が発表され，1975年に17質問項目で構成された改訂版が発表された．17質問項目は，「心理的動揺・安定に関わる因子」「健康・老いに伴う情緒安定に関わる因子」「孤独感・不満感に関わる因子」に分類されている．

**B スプリント**　びーすぷりんと　B-splint ◨ バルカン金属線結紮法

**ピーソー鉗子**　ぴーそーかんし　Peeso pliers　部分床義歯のクラスプや矯正線の屈曲に用いる鉗子．矯正線の屈曲においては，リンガルアーチ主線など太めのワイヤー屈曲に用い，補助弾線など細めのワイヤー屈曲には適さない．

**ピーソーリーマー**　ぴーそーりーまー　peeso reamer　根管口付近のロート状拡大に用いる長円形で，マイクロモータに付ける切削器具のこと．

**PT**　ぴーてぃー　physical therapist ◨ 理学療法士

**BDR 指標**　びーでぃーあーるしひょう　BDR index　1993年に，寝たきり者の口腔衛生指導マニュアル作成委員会が口腔清掃の自立度判定基準として作成した．「歯磨き（brushing），義歯着脱（denture wearing），うがい（mouth rinsing）」の3項目と，歯磨きの状況（功緻度，自発性，習慣性）について，「自立，一部介助，全介助」の3段階と，介護困難の有無に評価するもの．BDR 指標は口腔衛生管理の目安となる．◨ 口腔清掃自立度判定基準　改訂 BDR 指標

**PTH**　ぴーてぃーえいち　PTH ◨ 副甲状腺ホルモン

**PTSD**　ぴーてぃーえすでぃー　post traumatic stress disorder　強烈なショック体験や強い精神的ストレスが心のダメージとなり，時間が経過したときからも，その経験に対して強い恐怖を感じるもの．心的外傷後ストレス障害ともいう．震災などの自然災害，火事，事故，暴力，犯罪被害などが原因になるといわれ，突然，怖い体験を思い出す，不安や緊張が続く，眠れないといった症状が1か月以上続く場合をいう．

**PTC**　ぴーてぃーしー　professional tooth cleaning　すべての歯面を機械的に付着物・沈着物の除去を行うことをいう．メインテナンスや SPT において，患者自身によるセルフケアではコントロールできない部位の歯面清掃を行い，再度付着しにくいようにする．口腔衛生管理として歯科衛生業務の一つとして行うことが多い．◨ プロフェッショナルトゥースクリーニング

**PTCA**　ぴーてぃーしーえー　percutaneous transluminal coronary angioplasty ◨ 経皮的冠動脈形成術

**PDCA 型指導案**　ぴーでぃーしーえーがたしどうあん　PDCA type teaching plan　学習目的を達成するための具体的な計画（plan）→学習者の活動内容（do）→学習者の評価（check）→評価に基づいた学習者への支援（action）の流れが書かれた指導計画．

**PDCA サイクル**　ぴーでぃーしーえーさいくる　PDCA cycle　事業活動を実施する際の基本的な展開方法．臨床や地域保健活動は，患者の主訴や住民の声を基にして計画（plan）を策定，実施（do）し，それを評価（check）することで計画の見直しを行い，改善（act）し次の計画に生かす連続的なアプローチを行う．

**PPE**　ぴーぴーいー　personal protection equipment ◨ 防護用具

**ppm**　ぴーぴーえむ　parts per million　100万分の1の割合を示す．主に濃度を表すときに用いる．気体では体積，溶液や固体では重量比で示すことが多い．10,000 ppm = 1 %，1 ppm = 0.0001 %，1 ppm = 0.0001 g/L = 1 mg/L である．◨ 100万分率

**BBB**　びーびーびー　blood brain barrier ◨ 血液脳関門

**PVC**　ぴーぶいしー　premature ventricular contraction ◨ 心室性期外収縮，VPC

**B リンパ球**　びーりんぱきゅう　B lymphocyte ◨ B細胞

**鼻咽腔閉鎖不全**　びいんくうへいさふぜん　velopharyngeal incompetence　口蓋閉鎖術後や外傷，あるいは神経障害などによって，軟口蓋の可動性の悪化や口蓋帆挙筋の機能低下により，口腔と鼻腔を分離できなくなった状態のこと．摂食嚥

**鼻咽道** びいんどう nasopharyngeal meatus　消化管と気道の交叉する部位で，上咽頭ともいう．粘膜上皮は多列線毛円柱上皮である．ワルダイエルの咽頭輪である耳管扁桃や耳管咽頭筋，上咽頭収縮筋がある．また，上部は耳管で鼓室と連絡する．

**非う蝕性糖質** ひうしょくせいとうしつ non-cariogenic glucides　う蝕の原因となる有機酸を産生しない甘味料．代用甘味料には非糖質甘味料と糖質甘味料がある．非糖質甘味料は天然甘味料と合成甘味料に分けられる．

**ピエゾ方式** ぴえぞほうしき piezoelectric　強誘電体の交流電圧をかけることで伸縮させる動きを発生させ，直線的な振動を発生させる．超音波スケーラーに用いられている．　⇒電歪振動子　⇒磁歪振動子

**鼻窩** びか nasal pit　胎生5週頃，鼻板が陥入してできる構造で，この外縁にあたる隆起が外側鼻突起（隆起），内縁が内側鼻突起（隆起）となる．

**日帰り全身麻酔** ひがえりぜんしんますい day care anesthesia　事前に麻酔管理に必要な術前検査や診察を行い，治療当日に来院させ，歯科治療や手術を行い，麻酔から十分に覚醒させた後，その日のうちに帰宅させる麻酔管理法．入院による環境変化が少なく，医療費が軽減される．　⇒外来全身麻酔，当日全身麻酔

**皮下注射** ひかちゅうしゃ subcutaneous injection　皮下の結合組織へ薬物を注射する方法．経口投与よりも吸収が確実で早い作用が期待できる．吸収は毛細血管の血流に影響されるため，血管収縮薬と併用すると吸収が遅延する．　⇒筋肉内注射

**光重合型ボンディング剤** ひかりじゅうごうがたぼんでぃんぐざい light cure type bonding agent　歯面へのブラケットなどの接着や帯環の合着などに用いられ，光線照射により重合反応が開始されて硬化するボンディング剤をいう．紫外線や可視光線によって重合する．操作が簡単で均質な重合体が得られるなどの特徴がある．

**光重合型レジン** ひかりじゅうごうがたれじん light cured resin composite, resin composite　⇒コンポジットレジン

**光照射器** ひかりしょうしゃき curing light illuminator　光重合型コンポジットレジンや光硬化型グラスアイオノマーセメントなど重合または硬化させるために光照射する機器．波長は470nm付近の可視光線が使用される．光源として，ハロゲンランプ，キセノンランプ，発光ダイオード（light emitting diode:LED）が用いられている．

**非観血的モニタ** ひかんけつてきもにた noninvasive monitoring　皮膚や粘膜を切開せず，出血を伴わない非侵襲的な生体モニタのこと．カフを使用した血圧計，心電図，動脈血酸素飽和度，心拍数などを測定するモニタ．

**非感染性疾患** ひかんせんせいしっかん non-communicable disease (s)　⇒NCD(s)

**非貴金属** ひききんぞく base metal　貴金属以外の金属の総称．化学的特性は貴金属より劣るが，生産量が多く安価である．アルミニウム，クロムならびにチタンのように不動態化により貴金属に匹敵する耐食性をもつものもある．

**非吸収性メンブレン** ひきゅうしゅうせいめんぶれん non-absorbable membrane　GTR法で用いる組織遮断膜のなかで，手術後生体内で吸収されない材料でつくられたもの．吸収性メンブレンと比較すると，強度があり，組織内での安定性は良いが，メンブレン除去の二次手術を必要とする．

**非競合的拮抗** ひきょうごうてきこう non-competitive antagonism　拮抗薬が受容体と不可逆的結合を生じたり，受容体作動薬とは異なる部位に作用したりして引き起こす拮抗作用．受容体作動薬の用量を増加しても反応は回復しない．

**鼻腔** びくう nasal cavity　鼻腔の入口で，入口は左右の外鼻孔で，中央で二分する篩骨の垂直板と鋤骨でつくる．鼻中隔は膜，軟骨，骨性部からなる．後方は後鼻孔となり，咽頭（咽頭鼻部）につながる．内側壁には下鼻甲介，上壁にある篩骨の中鼻甲介，上鼻甲介があり，下壁と下鼻甲介で下鼻道，下鼻甲介と中鼻甲介で中鼻道，上鼻甲介の下壁は上鼻道と呼ばれる．また，鼻腔下壁は口蓋で口腔と隔てられる．

**ピグマリオン効果** ぴぐまりおんこうか pygmalion effect　親や教師が学習者の

学業成績や態度・行動に対してポジティブな期待を抱くことによって，学習者の成績や成果などが向上する現象のこと．反対に，ネガティブな期待は学習者の能力や発達を抑制する場合もある．

**非経口栄養** ひけいこうえいよう parenteral nutrition 栄養補給方法の一つであり，口腔の機能である摂食，嚥下を行わずに，栄養を摂取する方法．消化管に栄養を投与する経腸栄養と，静脈に投与する経静脈栄養がある．　→経腸栄養

**非言語的コミュニケーション** ひげんごてきこみゅにけーしょん nonverbal communication 言語以外の声の大きさ，トーン(強弱)，話しの早さ，間，ジェスチャー，表情，姿勢，動きなどでとるコミュニケーションのこと．「メラビアンの法則」によると，ボディランゲージからが55％，声のトーンからが38％，言葉そのものからは7％である．　→言語的コミュニケーション

**鼻口蓋管嚢胞** びこうがいかんのうほう nasopalatine duct cyst　→切歯管嚢胞

**鼻口蓋動脈** びこうがいどうみゃく nasopalatine artery 中隔後鼻枝ともいう．顎動脈の枝で，蝶口蓋動脈から鼻腔に向かう枝で，鼻中隔の後下部に分布し，一部が切歯管を通過して鼻口蓋動脈となり，口蓋の前歯部と口蓋に栄養を送り，大口蓋動脈と吻合する．

**微好気性菌** びこうきせいきん microaerophilic bacteria 酸素の存在が生育に必要であっても，空気中よりも低い濃度の酸素分圧下で最もよく生育する細菌のこと．Campylobacterなどが含まれる．　→炭酸ガス培養

**鼻骨** びこつ nasal bone 顔面頭蓋骨の一つで，梨状孔(鼻の骨性部)の上部を構成する有対性の骨．前頭骨，上顎骨に接する．

**非コラーゲン性タンパク質** ひこらーげんせいたんぱくしつ non-collagenous protein コラーゲン以外のタンパク質であり，骨や歯に存在するものは酸性タンパク質が多く，ヒドロキシアパタイトとの相互作用により石灰化に関与すると考えられる．細胞接着タンパク質とカルシウム結合タンパク質に大別できる．骨では，オステオネクチン，α2-HS糖タンパク質，オステオカルシン，骨シアルタンパク質，オステオポンチン，エナメル質では，エナメリン，アメロゲニン，アメロブラスチン，象牙質では，ホスホホリンなどがある．

**ピコルナウイルス** ぴこるなういるす Picornaviridae 直径20～30nmの一本鎖RNAウイルスで，RNAウイルスのなかで最も小さい．「小さい」を意味するPicoとRNAを合わせて名づけられた．腸管から分離されるエンテロウイルス属や，鼻咽腔から分離されるライノウイルス属が代表的である．

**微細管** びさいかん microtubule 細胞骨格の一つで，α-チュブリンとβ-チュブリンの球状サブユニットが重合してできる．ほとんどの細胞にみられ，細胞分裂時の紡錘糸，繊毛や鞭毛，精子の尾部などがこれにあたる．

**微細脳障害症候群** びさいのうしょうがいしょうこうぐん minimal brain dysfunction syndrome 明確な中枢神経系障害による運動や知能の障害はみられないが，中枢神経系の微細な機能異常によって学習ないし行動異常がみられる小児疾患をさした．現在では，学習面の障害は特異的(限局性)学習障害，行動面の障害は注意欠陥多動性障害に分類される．

**非刺激唾液** ひしげきだえき resting saliva　→安静時唾液

**非歯原性嚢胞** ひしげんせいのうほう non-odontogenic cyst 嚢胞の裏装上皮が歯原性上皮に由来しない嚢胞．顎骨内に生じる非歯原性嚢胞には，鼻口蓋管嚢胞(切歯管嚢胞)・術後性上顎嚢胞・単純性骨嚢胞・脈瘤性骨嚢胞，口腔の軟組織に生じるものに頬舌嚢胞・頬表皮嚢胞・鼻歯槽嚢胞・鰓嚢胞などがある．

**非社会的行動** ひしゃかいてきこうどう asocial behavior 自身の社会的な立場から意図せず乖離することで，接的社会に悪影響を与える行動である．社会的な価値や規範への攻撃性は強くみられず，社会的挫折，希薄な人間関係などにより生じることが多い．学童期の不登校，青年期のひきこもりなどがある．

**微絨毛** びじゅうもう microvilli 腸管の吸収上皮や尿細管上皮などの管腔に面した自由面で多数みられる極小の突起で，細胞表面積を広げる効果がある．

**鼻上顎複合体** びじょうがくふくごうたい nasomaxillary complex 顔面頭蓋における成長発育を考える場合，中顔面部に

おいては上顎骨と縫合する周辺の骨も含めて1つの複合体として扱うのが一般的であり，これを鼻上顎複合体と呼ぶ．全体としては前下方に成長する．　➡ 縫合性成長

**微小原生生物**　びしょうげんせいせいぶつ　microscopic protist　単細胞性の真核生物を原生動物と呼ぶが，この原生生物のうち微小なものをさす．ヒトに病原性を示すものとして，原虫や真菌がある．いずれも細菌とは異なる細胞壁構造をとるため，抗菌薬は無効である．

**非上皮性腫瘍**　ひじょうひせいしゅよう　non-epithelial tumor, sarcoma　上皮以外の細胞が由来となる腫瘍である．良性では線維腫・脂肪腫，悪性では骨肉腫・血管肉腫などがある．

**微少漏洩**　びしょうろうえい　microleakage　充填材料と歯質の間や，材料内部のわずかな間隙（マイクロメータ単位）を液体が漏れ流れる状態のこと．

**鼻唇角**　びしんかく　nasolabial angle　側貌での軟組織を評価する分析法の一種で，鼻尖点と鼻下点を結ぶ線と鼻下点と上唇点を結ぶ直線でつくられる角度．日本人においては 90～100°が正常といわれており，上顎前歯の軸傾斜と深く関連する．

**鼻唇溝**　びしんこう　nasolabial sulcus　口唇の境界は，上方は外鼻，側方は鼻唇溝（鼻翼上縁から口角の少し外方にかけて斜めに走る溝），下方はオトガイ唇溝（下口唇の下方で口裂と平行して水平に走る溝）でオトガイ部と境をする．鼻唇溝は加齢とともに下方へ伸びて長くなり，深さも深くなる．オトガイ唇溝は鼻唇溝に比べると不明瞭であるが，高齢者では左右の口角より外側に伸びて，深さも深くなる．

**非侵襲的修復法**　ひしんしゅうてきしゅうふくほう　atraumatic restorative treatment　➡ ART

**Bis-GMA 系レジン**　びすじーえむえーけいれじん　Bis-GMA composite resin, Bis-GMA based resin composite　成形修復材．マトリックスレジンに Bis-GMA（bisphenol-A glycidylmethacrylate）を用いたコンポジットレジン．硬化反応は化学重合型と光重合型がある．小窩裂溝填塞法にも用いられる．ラバーダム防湿と酸処理が必要である．酸処理はエナメル質を 10～30μm 脱灰することで，填塞材の保持を強くする．

**ヒスタチン**　ひすたちん　histatin　唾液中から検出されるヒスチジンに富むタンパク質．カルシウム結合性ペプチドとして，唾液中のカルシウム濃度の維持に関わる一方で，細菌と結合することにより，細菌が口腔内に定着することを防ぐ．

**ヒスタミン**　ひすたみん　histamine　生体に含まれるアミンの一種で，ヒスチジンの脱炭酸反応で生成される．起炎性物質であり，通常は肥満細胞に蓄積され必要に応じて分泌される．炎症初期における血管拡張作用，血管透過性亢進作用をもつ．

**非ステロイド性抗炎症薬**　ひすてろいどせいこうえんしょうやく　non-steroid anti-inflammatory drug (NSAID)　酸性非ステロイド性抗炎症薬と塩基性非ステロイド性抗炎症薬に大別される．酸性非ステロイド性抗炎症薬は，シクロオキシゲナーゼを阻害してプロスタグランジン類とトロンボキサン類の産生を抑制し，抗炎症，鎮痛，解熱作用を示す．主な副作用は胃腸障害など．また，塩基性非ステロイド性抗炎症薬は，弱い抗炎症，鎮痛，解熱作用を示す．　➡ NSAID　➡ アラキドン酸カスケード

**ビスホスホネート**　びすほすほねーと　bisphosphonate　骨量の低下を抑える骨粗鬆症の治療薬である．破骨細胞のアポトーシスを引き起こし骨吸収抑制作用を現す．副作用として重篤な顎骨壊死が頻度は低いが起こる．

**ビスホスホネート関連顎骨壊死**　びすほすほねーとかんれんがっこつえし　bisphosphonate related osteonecrosis of the jaw (BRONJ)　ビスホスホネート製剤を投与された患者が，抜歯などの歯科治療を受けたあとに顎骨壊死を起こす現象があると報告されたことから，ビスホスホネート関連顎骨壊死と呼ばれるようになった．また，ビスホスホネートと異なる骨吸収抑制薬デノスマブ（抗ランクル抗体）や，抗がん薬と併用される血管新生阻害薬（抗 VGEF 抗体）に関連する顎骨壊死が報告され，最近では薬剤関連性顎骨壊死（MRONJ）と呼ばれている．　➡ BRONJ

**ビスマス性口内炎**　びすますせいこうないえん　bismuth stomatitis　ビスマスおよびビ

スマス化合物による職業性歯科疾患であり，ヒトへの一般的な毒性影響として，脳症，腎症，骨関節症，歯肉炎，大腸炎などとともに，口内炎を引き起こすことが知られている．

**ビスマルクブラウン** びすまるくぶらうん bismarck brown 黄褐色の塩基性色素．味，染色性，易脱色性，発がん性の問題から現在は使用されていない．

**非選択的作用** ひせんたくてきさよう non-selective action 薬物の作用の選択性において，選択的作用の逆で，投与した薬物が，すべての組織，器官に対しても同一に作用する作用．腐食薬や収斂薬のように局所的に適用することが多い．
⇒一般作用 ⇒選択的作用

**肥大** ひだい hypertrophy 個々の細胞の容積が増大することにより，本来の構造を保持したまま，臓器や組織の容積が増すこと．例として，高血圧症患者の心肥大がある．

**非対称緊張性頸反射** ひたいしょうきんちょうせいけいはんしゃ asymmetric tonic neck reflex 仰向けの姿勢で頭を横にすると，顔の向いている側の上下肢が伸展して，反対側の上下肢が屈曲する原始反射．受胎後18週頃から出現し，生後6か月で統合される．脳性麻痺患者では持続して認められることが多く，運動・姿勢の異常の誘因となる．

**ビタミン** びたみん vitamin さまざまな生理機能の維持に働く微量栄養素であり，五大栄養素に含まれる．体内で合成されないか，合成されても必要量に満たないため，食事から摂取する．必要量が満たされないと，特有の欠乏症を起こす．

**ビタミンE** びたみんいー vitamin E 抗酸化作用をもつため，食品中では油脂の酸化防止，生体内では細胞膜の酸化障害を防止する．赤血球膜を安定化させるため溶血防止の効果がある．活性酸素を無毒化する作用をもち，体内が酸化されるのを防ぐ．⇒トコフェロール

**ビタミンA** びたみんえー vitamin A 動物性食品に含まれるビタミンAは，主にレチノールとして存在する．視細胞に含まれるロドプシンの構成物であり，視覚機能の維持，上皮細胞の正常化などに関与する．細胞の分化・成長に関与することから，欠乏すると夜盲症，歯の形成不全や歯槽骨の骨吸収が起こる．⇒レチノール

**ビタミンK** びたみんけー vitamin K 血液凝固因子のプロトロンビン合成や骨へのカルシウム沈着を促すオステオカルシン（骨Glaタンパク質）の合成の補酵素．タンパク質のグルタミン（Glu）残基をγカルボキシグルタミン酸（Gla）残基にすることで，カルシウムイオン結合能を付与．腸内細菌により産生されるため欠乏はまれだが，新生児では頭蓋骨内出血が起こる場合がある．⇒フィロキノン，メナキノン

**ビタミン欠乏症** びたみんけつぼうしょう avitaminosis, vitamin deficiency 各種ビタミンの不足により特有の疾病（ビタミンA：夜盲症，ビタミン$B_1$：脚気・Welniche脳症，ビタミン$B_6$：小球性貧血，ビタミン$B_{12}$と葉酸：巨赤芽球性貧血〈悪性貧血〉・ハンター舌炎，ビタミンC：壊血病，ビタミンD：くる病や骨軟化症など）が生じる．機序には摂取不足，吸収不足および利用障害がある．

**ビタミンC** びたみんしー vitamin C 細胞内の酸化還元反応やコラーゲンの生成に関与する．欠乏すると全身倦怠，関節痛，歯肉の腫脹や出血など壊血病の症状が現れる．また，抗ストレスホルモンである副腎皮質ホルモンの生成にも関与しているため，ストレス時には必要量が高まる．⇒アスコルビン酸

**ビタミンD** びたみんでぃー vitamin D 食物から摂取したビタミンDは，肝臓で水酸化され，腎臓へ運ばれた後，さらに水酸化され，小腸や骨組織で作用を発現する活性型ビタミン$D_3$となる．カルシウムやリンの吸収に関与し，骨や歯の形成を促進する．欠乏すると幼児ではくる病，成人では骨軟化症を引き起こす．⇒カルシフェロール

**ビタミン$B_{12}$** びたみんびーじゅうに vitamin $B_{12}$ 核酸の合成やアミノ酸や糖質の代謝に関与する．胃を手術した場合，内因子の不足からビタミン$B_{12}$の吸収が低下する．欠乏すると悪性貧血や舌炎，下痢，めまいなどの症状が現れる．⇒コバラミン

**ビタミン$B_2$** びたみんびーつー vitamin $B_2$ 糖質，脂質，アミノ酸代謝に重要な働きをする．正常な発育を維持するために不可欠で，皮膚・粘膜の性状を維持する働きもある．欠乏すると口角炎，口唇炎，

舌炎などを起こす. 🔁 リボフラビン

**ビタミン B₆** びたみんびーろく vitamin B₆
生体内ではピリドキサルリン酸となり,アミノ酸代謝に関わる酵素の補酵素として機能. また,ドーパミンやアドレナリンなどの神経伝達物質の合成にも関わる. 腸内細菌により合成されるため,欠乏症は起こりにくいが,不足すると食欲不振,成長の抑制,中枢神経の異常が起こりやすくなる.

**ビタミン B₁** びたみんびーわん vitamin B₁
糖質,脂質,アミノ酸代謝に関わる酵素の補酵素として機能. 不足すると神経や筋肉の機能が衰え,食欲不振や心臓肥大が起こる. 主な欠乏症は脚気やウェルニッケ脳症である. 🔁 チアミン

**非弾性印象材** ひだんせいいんしょうざい non-elastic impression material 印象材硬化物がゴム弾性を有しない印象材. インプレッションコンパウンド,酸化亜鉛ユージノール印象材,印象用石膏,印象用ワックスがある.

**鼻中隔** びちゅうかく nasal septum 鼻腔の正中部に存在し,鼻腔を左右に二分する隔壁性骨器官である. 上部が篩骨の垂直板,下部は鋤骨から構成される. この鼻中隔は左右どちらかに軽く彎曲するが,強く彎曲すると鼻詰まり,口呼吸,いびきなどの症状がある(鼻中隔彎曲症).

**必須アミノ酸** ひっすあみのさん essential amino acid 生体内で使われるアミノ酸のうち,生体内で合成できないため,食物として摂取しなければならないアミノ酸のこと. ヒトでは,ロイシン,イソロイシン,バリン,スレオニン,リジン,メチオニン,フェニルアラニン,トリプトファン,ヒスチジンがこれにあたる.

**必須脂肪酸** ひっすしぼうさん essential fatty acids ヒトの体内で合成できない,あるいは十分量合成できない脂肪酸のこと. そのため,必須脂肪酸は食事から摂取しなければならない. リノール酸,α-リノレン酸,アラキドン酸の3つがある.

**非定型顔面痛** ひていけいがんめんつう atypical facial pain 口腔顎顔面領域の痛みで,精査をしても診断がつかないものの総称. 持続性の灼熱感,深部痛などが中心で,発作性・電撃性の痛みではない. 中年の女性に多い傾向がある. 心理社会的要因の関連が関与している.

**ビデオ嚥下造影検査** びでおえんげぞうえいけんさ videofluoroscopic examination of swallowing, videofluoroscopy 🔁 嚥下造影検査,嚥下透視検査, VF

**非特異的作用** ひとくいてきさよう non-specific effect 薬理作用が特異的ではないことで,非選択的作用よりも,よりさらに広く均一的に作用すること.

**非特異的防御機構** ひとくいてきぼうぎょきこう non-specific protective system 抗原の区別を必要としない生体防御の仕組み. 具体的には,①皮膚や粘膜での物理的・化学的バリア,②食細胞による微生物の食食作用,③受容体による微生物構成成分の認識と炎症誘導などがある.

**一口量** ひとくちりょう one bite amount 1回の動作で口に入れる食物の量. スプーンなどの食具を用いる場合も,手で食べる(かじりとる)場合のいずれにも用いる.

**ヒト白血球抗原** ひとはっけっきゅうこうげん human leukocyte antigen (HLA) ヒトにおける主要組織適合遺伝子複合体(MHC)をさす. 6番染色体短腕に位置し,多型に富む. クラスI遺伝子はA, B, Cの3種類,クラスII遺伝子はDP, DQ, DRの3種類がある. T細胞への抗原提示のほか,移植免疫にも関与する. ➡ **主要組織適合遺伝子複合体**

**ヒト免疫不全ウイルス** ひとめんえきふぜんういるす human immunodeficiency virus 🔁 HIV

**ひとり食べ** ひとりたべ eat alone 乳児が食事介助を受けずに自分で食べられるようになること. 乳切歯が生えそろう1歳頃から,自分で食物を手づかみし,一口で食べられる量を学習する.

**一人平均う蝕経験歯数** ひとりへいきんうしょくけいけんしすう mean number of DMFT 🔁 **DMFT指数**

**一人平均う蝕経験歯面数** ひとりへいきんうしょくけいけんしめんすう mean number of DMFS 🔁 **DMFS指数**

**ヒドロキシアパタイト** ひどろきしあぱたいと hydroxyapatite エナメル質,象牙質,セメント質などの主成分の無機質である. エナメル質では約97%,象牙質では約69%,セメント質では約65%含まれる. 🔁 ハイドロキシアパタイト ➡ **骨補填材**

**ヒドロキシプロリン** ひどろきしぷろりん

**hydroxyproline** コラーゲンに特有なアミノ酸で、全体の約1/9を占める。その存在量から組織中のコラーゲン含量が推定される。コラーゲン遺伝子のアミノ酸配列情報にはなく、翻訳後にコラーゲンタンパク質に含まれるプロリン残基が水酸化されてつくられる。この反応にはビタミンCと二価鉄が必要である。

**ヒドロキシリシン** ひどろきしりしん hydroxylysine コラーゲンに少量含まれるアミノ酸。コラーゲン遺伝子のアミノ酸配列情報にはなく、翻訳後にコラーゲンタンパク質に含まれるリシン残基が水酸化されてつくられる。この反応にはビタミンCと二価鉄が必要である。

**ヒドロコルチゾン** ひどろこるちぞん hydrocortisone 副腎皮質ホルモンの糖質コルチコイドである。抗炎症作用、免疫抑制作用などを有する。主に抗炎症作用を主作用として臨床応用されており、代表的なステロイド性抗炎症薬である。

**皮内注射** ひないちゅうしゃ intradermal injection 皮膚の局所や皮膚に限局した反応を調べるために、真皮内、あるいは皮膚実質内に薬液を注入する方法。アレルギーテストやツベルクリン反応がある。

**微熱** びねつ slight fever 平熱よりも体温がやや高い状態をいい、一般的には安静を保っていても腋窩温が37.0～37.4℃程度を示している場合をいう。

**鼻板** びばん nasal placode ヒトでは胎生4週末までに、前頭鼻突起（隆起）の腹側外側部に形成される鼻および鼻腔の原基。鼻プラコードともいう。

**批判的思考** ひはんてきしこう critical thinking ▶ クリティカルシンキング

**非必須アミノ酸** ひひっすあみのさん non-essential amino acid ヒトの体内で合成することができるアミノ酸のこと。不必要なアミノ酸というわけではない。
▶ 可欠アミノ酸

**皮膚感覚** ひふかんかく cutaneous sensation, superficial sensation 体性感覚の一つで、皮膚、粘膜、皮下組織など浅層に受容器が存在する。触・圧・温・冷・痛覚のこと。▶ 表面感覚

**非復位性顎関節円板障害** ひふくいせいがくかんせつえんばんしょうがい temporomandibular joint disc displacement without reduction 閉口位において転位した顎関節円板が、下顎頭が前方滑走する際に復位せず、それによって開口障害が生じている状態。強制開口でも開口量の増加がわずかである。本障害があっても、臨床的に開口障害を示さないこともある。
▶ クローズドロック ▶ 顎関節円板、クレピタス音

**皮膚線量** ひふせんりょう skin dose 放射線防護においては実効線量を求め、確率的影響のリスク判定を行う。しかしながら、実効線量の算出は複雑なので、しばしば皮膚表面の入射線量を算出し、被曝線量の評価を行うことがある。

**非付着性プラーク** ひふちゃくせいぷらーく non-adherent plaque 歯根面に付着していないプラーク。ポケット内に浮遊しているプラークと、ポケット上皮に付着しているプラークがある。疾患の進行に伴い、歯周病原性の高いスピロヘータや運動性球菌、桿菌が増加する。▶ 付着性プラーク

**非プラーク性歯肉病変** ひぷらーくせいしにくびょうへん non plaque-induced gingivitis lesions プラーク以外の原因により生じる歯肉病変。日本歯周病学会による分類（2006年）では、①プラーク細菌以外の感染による歯肉病変、②粘膜皮膚病変、③アレルギー性歯肉病変、④外傷性歯肉病変の総称としている。

**ビブリオ** びぶりお Genus Vibrio コンマ状をしている通性嫌気性のグラム陰性桿菌。コレラの原因菌である Vibrio cholerae（コレラ菌）や、食中毒の重要な原因菌である Vibrio parahaemolyticus（腸炎ビブリオ）が代表的な菌種である。治療にはニューキノロン系やテトラサイクリン系抗菌薬が用いられる。

**ビペホルム・スタディー** びぺほるむ・すたでぃー Vipeholm study スウェーデンのビペホルム精神病院で行われた糖質摂取の仕方とう蝕の関係を明らかにした研究。スクロースを含んだ甘味食品を食事中に食べる場合と比べ、食間に食べる場合にう蝕の発生が増加した。

**鼻胞** びほう nasal sac 鼻殻、鼻嚢とともに鼻腔を囲んでいる軟骨。

**飛沫感染** ひまつかんせん droplet infection インフルエンザなどの病原体をもつ患者の咳・くしゃみなどが唾液とともに空気中に飛び散り、それを吸入することによって感染すること。感冒、インフルエ

**非麻薬性鎮痛薬** ひまやくせいちんつうやく non-narcotic analgesic オピオイド受容体にアゴニストとして働き、鎮痛作用を示すが、麻薬性鎮痛薬の存在下では、その作用に競合的拮抗を現す薬物. ペンタゾシン、トラマドールなどがある.
■ 麻薬拮抗性鎮痛薬

**肥満判定基準** ひまんはんていきじゅん obesity criteria 男女とも BMI が 25 以上の場合は肥満と判定される. 肥満度はBMI が 25 以上 30 未満が肥満度 1, 30 以上 35 未満が肥満度 2, 35 以上 40 未満が肥満度 3, 40 以上が肥満度 4 の 4 段階に分類される.

**紐状弧線装置** ひもじょうこせんそうち ribbon arch appliance Angle が考案した装置であり、それ以前の釘管装置の難しさを、ロックピンによりワイヤーを維持するように改良した. この装置のあとにエッジワイズブラケットへとさらに改良されていく. ➡ エッジワイズ法、釘管装置

**100万分率** ひゃくまんぶんりつ parts per million, ppm ■ ppm

**ヒヤリハット** ひやりはっと near-miss incident 医療行為、あるいは医療に関わることで、"ヒヤリ"または"ハッとした"事例のこと. 患者に害を及ぼす可能性があったが、エラーを施行する前にそれに気づいてやめた場合. 患者影響レベルでは「レベル 0」に分類される.

**ヒューマンエラー** ひゅーまんえらー human error 意図しない結果を生じる人間の行為のこと. 人為的過誤や失敗(ミス)のこと. 人災と呼ばれることもある. 人はミスを犯すものであり、人を介する医療においてヒューマンエラーは必ず存在する. ➡ アフォーダンス、多重防護機構、フールプルーフ、フェールセーフ

**ヒューマンニーズ** ひゅーまんにーず the human needs model ■ 歯科衛生ヒューマンニーズ

**ピューレ状食品** ぴゅーれじょうしょくひん pureed food 食物をすりつぶしたりミキサーにかけるなどして、細かく砕いた状態でとろみが付与されている食品をさす. ゼリーなどと違い、完全に粒がなくなっていない.

**病因** びょういん pathogenesis 病気(疾病)の原因を病因といい、内因と外因がある. 病因論(etiology)として扱われる. 内因は個体の内部に存在し、遺伝子の発現により生じ、また、外因は個体を取り巻く環境(物理的、化学的、生物学的)因子である. 単一の外因で生じる外傷などの例外もあるが、ほとんどの疾患は複数の病因により生じる多因子疾患といえる.

**病院機能評価** びょういんきのうひょうか hospital accreditation, hospital function evaluation 病院が保有している医療機能を明確にし、患者に適切な医療を提供しているか否かを自主的に評価することによって、医療の質やサービスの向上、効率化や改善を図ることを目的としたもの.

**描円法** びょうえんほう circular brushing method ■ フォーンズ法

**病原因子** びょうげんいんし virulence factor 微生物による疾患を引き起こす微生物の原因物質または作用、能力. ビルレンス因子ともいう. 付着・定着因子、組織侵襲因子、毒素、酵素、代謝産物、宿主の防御能に抵抗する組織内での寄生性因子がある.

**病原微生物** びょうげんびせいぶつ pathogenic microorganism, pathogen ヒトや動物に対して特定の感染症を引き起こす微生物. 微生物の約 1 ％に該当するとされている. 感染症を引き起こす因子として、線毛などの宿主の細胞に付着する物質や、宿主の組織を破壊する酵素や毒素などを有している.

**表在性う蝕** ひょうざいせいうしょく superficial caries 歯質表面に限局したう蝕のこと. 穿下性に進行するため、一般的に進行速度は遅い.

**表出言語** ひょうしゅつげんご expressive language 言語能力のうち、自分の言いたいことを伝える能力. 生後 3 〜 4 か月:笑う、生後 7 か月:喃語が相当し、1 歳〜 1 歳 6 か月頃には有意語としてみられる. 言語能力には、ほかに受容言語(相手の言葉を理解する能力)や読字能力、書字能力がある.

**標準温度** ひょうじゅんおんど standard temperature 日本薬局方では、薬物の試験または貯蔵に用いる温度が定義されており、標準温度は 20 ℃である. ほかに、常温は 15 〜 25 ℃、室温は 1 〜 30 ℃、

冷所は1～15℃の場所と定められている．

**標準誤差** ひょうじゅんごさ standard error 標本調査を行う場合に，標本から得られた数値（例えば平均値など）と母集団の値の差を標準誤差という．調査結果の信頼度を示す．

**標準治療** ひょうじゅんちりょう standard therapy 各学会から臓器ごとに提示されているガイドラインに準じて行われる治療法のこと．これらは大規模な臨床試験により効果が証明され，最も成績の良い治療方法が標準化されている．

**標準偏差** ひょうじゅんへんさ standard deviation 母集団から得られた標本の分布を，平均値からのばらつきの程度で表すもの．分散の平方根で表される．

**標準予防策** ひょうじゅんよぼうさく standard precaution すべての人は伝播する病原体を保有していると考え，患者および周囲の環境に接触する前後には手指衛生を行い，血液・体液・粘膜などに曝露するおそれのあるときは個人防護具を用いて，患者間と，患者と医療従事者間の感染を予防すること．健康な口腔の唾液は，歯科では標準予防策の対象となっている．■ スタンダードプレコーション，ユニバーサルプレコーション

**表情筋** ひょうじょうきん facial muscle 顔面の皮下に存在し，頭蓋骨から起こって皮膚に停止する皮筋で，本来，目，鼻，口，耳などの開口部の開閉，変形のために発達したものであるが，ヒトではさまざまな表情をつくる筋となっている．頭蓋表筋，耳介周囲の筋，眼裂周囲の筋，鼻部の筋，口裂周囲の筋などに分けられ，特に口裂周囲の筋は，上方にある大頬骨筋，小頬骨筋，上唇鼻翼挙筋，口角挙筋，上唇挙筋など，口裂周囲には頬筋，笑筋など，下方には口角下制筋，下唇下制筋，オトガイ筋，周囲を取り巻く口輪筋などがみられる．口裂周囲では口輪筋が閉口筋であるが，ほかは開口筋として働く．表情筋はすべて顔面神経によって支配される．

**標的器官** ひょうてききかん target organ ある物質に対して特異的な受容器をもつ器官．例として，血中のあるホルモンが特異的に作用する器官を，そのホルモンに対する標的器官という．

**病的セメント質** びょうてきセメントしつ pathological cementum 露出根面に付着したプラークや歯石により生じた壊死，あるいは軟化したセメント質．表面に付着したリポ多糖やその他の有害物質は，歯肉との付着を阻害するため，ルートプレーニングにより機械的に除去する必要がある．■ 壊死セメント質，軟化セメント質

**病的第二象牙質** びょうてきだいにぞうげしつ pathologic secondary dentin ■ 第三象牙質，修復象牙質

**漂白剤** ひょうはくざい bleaching agent, bleach 歯の漂白に用いられる薬剤．

**標本抽出** ひょうほんちゅうしゅつ sampling 標本調査の際に行われる標本の選択をいう．偏りのない抽出を行うため，一般的には無作為抽出法が採用される．

**標本調査** ひょうほんちょうさ sample survey 全数調査をするためには多くの費用，手間が必要となる．それを省くために，母集団から標本を抽出して調査，解析し，そのデータから母集団の性質を統計的に推測する方法．

**表面感覚** ひょうめんかんかく cutaneous sensation, superficial sensation ■ 皮膚感覚

**表面麻酔** ひょうめんますい surface anesthesia, topical anesthesia さまざまな表皮や鼻腔，口腔，咽頭，喉頭，気管の粘膜に局所麻酔薬を塗布または噴霧する局所麻酔法．噴霧法では8％リドカインスプレーが使用される．塗布法では浸潤麻酔の注射前に，粘膜面に2％リドカインを染み込ませた綿球などを当てる．■ ベンゾカイン

**病歴調査** びょうれきちょうさ case history study 医療面接において，主訴，現病歴，既往歴などを聴取すること．病歴聴取と同義．

**日和見感染** ひよりみかんせん opportunistic infection 正常な宿主に対しては本来，病原性を示さない病原体による感染症．疾患や医療行為によって感染に対する抵抗力の弱った易感染性宿主に起こる．サイトメガロウイルス感染症や多剤耐性緑膿菌感染症などが含まれる．

**びらん** erosion 皮膚や粘膜の上皮層内，あるいは上皮下層の局所的な浅い結合組織の欠損をいう．口腔粘膜の炎症性疾患でみられる．

**非臨床試験** ひりんしょうしけん non-clini-

**鼻涙管** びるいかん nasolacrimal canal
涙腺から分泌された涙は，上・下眼瞼結膜の内眼角付近に存在する上・下涙小管に流入し，内側に存在する涙嚢へと流れる．涙嚢からは下方に連続する鼻涙管を経て，下鼻道に流出する．内視鏡下鼻副鼻腔手術では重要な解剖学的構造物の一つである．骨性部では，眼窩の涙骨にある涙嚢窩を経て鼻涙管となる．

**Hirschfeldの3部位** ひるしゅふぇるどのさんぶい three parts of tooth surface by Hirschfeld Hirschfeldは歯の表面の清掃の有無から，自浄部位，可浄部位および清掃不能部位の3部位に分類した． ➡ 可浄部位，自浄部位，清掃不能部位

**ビルトアップ支点** びるとあっぷしてん build up finger fixed piggyback 口腔内手指固定の方法のことで，インスツルメントを利き手で把持し，薬指で固定した指の上に中指を重ねる方法．口腔内が狭い場合や強固な歯石除去など，力を入れたいときの再固定時に応用する．

**ピロカルピン** ぴろかるぴん pilocarpine アセチルコリンのムスカリン受容体作動薬で副交感神経興奮薬に属する．天然アルカロイドとして，唾液分泌を促す口腔乾燥症の治療薬となる．コリンエステラーゼに対する感受性が低く，アセチルコリンより分解されにくい． ➡ 副交感神経興奮薬

**ピンホール** ぴんほーる pin hole ピンレッジの構造のうち，主たる維持作用をもつピンによる嵌合を得るために，前歯舌面に形成する小さい穴の部分をさす．

**ピンレッジ** ぴんれっじ pinledge 有髄歯の前歯舌側面に適応される部分被覆冠である．ピン，ニッチ，レッジで構成されており，主たる維持はピンとピンホールとの嵌合による．ブリッジの支台装置にも使用する場合は隣接面も形成する．

## ふ

**ファーガストロームニコチン依存度テスト** ふぁーがすとろーむにこちんいぞんどてすと Furgustoloam nicotine dependence test (FTND) ニコチンの身体的（生理学的）依存度を簡易的に判別する試験のこと．6つの質問からなり，点数の総計が0〜2点で低い，3〜6点で普通，7〜10点で高いと診断される． ■ FTND ➡ ニコチン依存度

**ファーケーションプラスティ** ふぁーけーしょんぷらすてぃ furcation plasty 根分岐部の歯周ポケットの除去を目的とした治療法．エナメル突起の除去などの歯の形態修正（オドントプラスティ）と，歯槽骨の形態修正（オステオプラスティ）からなる．Lindhe 分類のⅠ度に適応される． ■ ファルカプラスティ，分岐部形態修正 ➡ オドントプラスティ

**ファーケーションプローブ** ふぁーけーしょんぷろーぶ furcation probe 根分岐部病変の検査のためにデザインされた彎曲のついたプローブ． ■ 根分岐部用探針 ➡ ネイバースプローブ

**ファーストオーダーベンド** ふぁーすとおーだーべんど first order bend エッジワイズ法におけるワイヤーベンディングのうち，最も基本的な屈曲の一つである．弧線に屈曲したワイヤーに，個々の歯の厚みを考慮した唇（頬）舌側方向への屈曲をいう． ➡ 屈曲，サードオーダーベンド，セカンドオーダーベンド

**ファーター・パチニ小体** ふぁーたー・ぱちにしょうたい corpuscule of Vater-Pacini 結合組織内に存在し，大きな楕円形の構造をもった機械的圧力と振動の受容器．

**ファーラ位** ふぁーらい fowler's position 仰臥位（仰向け）で下肢を水平にしたまま上半身を45°程度上げた体位をさす．腹部内臓が下がるので呼吸の改善，嚥下，喀痰排出などが容易になる．疲労しにくく，食事や座位の休息時にも適している．【巻末表4参照】 ■ 半座位

**ファイル** ふぁいる file 手用の根管拡大器具のこと．先端の太さと先端からのテーパーなどが規格化され，根管内を往復または回転によって根管を拡大する．刃の形でK型とH型がある． ➡ Kファイル，Hedstroem ファイル

**ファイル型スケーラー** ふぁいるがたすけーらー file type scaler 刃部がやすり状になっており，強固な歯石や付着物を砕いて，除去するのに使用する．頰舌側用，近遠心用，前歯用がある．プルストロークで使用する． ■ ヤスリ型スケーラー

**ファストフード** ふぁすとふーど fast food 注文してすぐ（速く）食べられ，また持ち帰ることのできる食品をいう．アメリカから始まり，ハンバーガー，ホットドッグ，フライドチキンなどがある．

**ファセット** ふぁせっと occlusal facet, wear facet ■ 咬合小面

**ファルカプラスティ** ふぁるかぷらすてぃ furcaplasty ➡ ファーケーションプラスティ，分岐部形態修正

**Fallot 四徴** ふぁろーしちょう Fallot tetralogy 心室中隔欠損，肺動脈狭窄，右室肥大，大動脈騎乗の4つをいい，これらの先天性心奇形を伴う心疾患を Fallot 四徴症という．フランス人医師 Fallot が最初に報告した．チアノーゼ性心疾患のなかでは最も高い頻度でみられる．

**ファンクションレギュレーター** ふぁんくしょんれぎゅれーたー function regulator 粘膜で支持する唯一の機能的矯正装置．構成咬合の位置でバッカルシールドとリップパッドが口腔前庭粘膜を刺激し，軟組織包を拡大させ，歯列・顎骨の成長を促すと同時に，頰筋・口輪筋の異常な筋圧を是正する筋訓練装置． ■ フレンケル装置 ➡ アクチバトール，バイオネイター，リップバンパー

**ファントーム** ふぁんとーむ phantom ■ マネキン，マニキン

**不安反応** ふあんはんのう anxiety reaction 直接的な不安刺激の有無にかかわらず，不安や恐怖を感じた場合に表出される情動反応のことをいう．反応として発汗，震え，めまい，動悸，過呼吸，嘔吐などがある．

**VE** ぶいいー videoendoscopic evaluation of swallowing, videoendoscopic examination of swallowing ■ 嚥下内視鏡検査

**VSC** ぶいえすしー volatile sulfur compounds ■ 揮発性硫黄化合物

**VSD** ぶいえすでぃー ventricular septum defect ■ 心室中隔欠損

**VF** ぶいえふ ventricular fibrillation ■ 心室細動

## ぶいえふ

- **VF** ぶいえふ videofluoroscopic examination of swallowing, videofluoroscopy ➡ 嚥下造影検査, 嚥下透視検査, ビデオ嚥下造影検査
- **V字形歯列弓** ぶいじがたしれつきゅう V-shaped dental arch 歯列弓形態の不正の一種で, 咬合面からみたときの形態がV字型をした歯列弓のことをいう. 特に犬歯部が狭窄するとともに, 前歯が唇側傾斜してこのような形態になる. ➡ 鞍状歯列弓, 歯列弓形態
- **フィジカルアセスメント** ふぃじかるあせすめんと physical assessment 身体的な情報となるデータの収集とその評価.
- **フィッシャーシーラント** ふぃっしゃーしーらんと pit and fissure sealant ➡ 小窩裂溝填塞, 窩溝填塞, 予防填塞
- **フィッシャーバー** ふぃっしゃーばー fissure bur 回転切削器具の一種. 円柱形で窩壁の整理などに使用.
- **フィニッシュライン** ふぃにっしゅらいん finish line 支台歯形成面の辺縁部における非形成部との境界線. 支台歯のフィニッシュラインから軸面までの形態を歯頸部辺縁形態という.
- **VPC** ぶいぴーしー ventricular premature contraction ➡ 心室性期外収縮, PVC
- **フィブリノーゲン** ふぃぶりのーげん fibrinogen 血漿タンパク質に含まれる血液凝固因子 (第Ⅰ因子) である. 血液凝固の最終過程において, トロンビン (第Ⅱ因子) によりフィブリンに変換される.
- **フィブリノリジン** ふぃぶりのりじん fibrinolysin ➡ プラスミン
- **フィブリン** ふぃぶりん fibrin ➡ 線維素
- **フィブロネクチン** ふぃぶろねくちん fibronectin 細胞の膜表面や血漿に存在する高分子の接着性タンパク質. RGD配列による細胞結合領域やコラーゲン結合領域をもつ. 細胞の接着, 進展, 移動, 分化, 食作用など, さまざまな生理活性をもち, がんの転移や創傷治癒などの重要な過程に関与している.
- **FIM** ふぃむ functional independence measure ➡ 機能的自立度評価法
- **フィラー** ふぃらー filler コンポジットレジンに含まれる, 主として無機質の充填材の総称. フィラーの添加によりレジンの機械的強さ, 耐摩耗性が増大し, 重合収縮, 熱膨張係数が減少する. シリカ, アルミノシリケートガラス, ジルコニアなどが用いられる.
- **フィラメント** ふぃらめんと filament ナイロンなどの集束した糸のこと. デンタルフロスなど糸状に束になったもの.
- **フィルム感度** ふぃるむかんど film speed エックス線フィルムで, 一定の写真濃度を得るために必要なエックス線量のこと. 感度が高いフィルムほど少ないエックス線量で写真が得られるので, 患者被曝の低減に有効である.
- **フィルム写真処理** ふぃるむしゃしんしょり film processing ➡ 現像処理
- **フィロキノン** ふぃろきのん phylloquinone ➡ ビタミンK, メナキノン
- **フィンガーレスト** ふぃんがーれすと finger rest ➡ 手指固定
- **風疹ウイルス** ふうしんういるす Rubella virus 直径70nmの球状一本鎖RNAウイルス. 飛沫感染で発症し, 三大症状として紅色斑丘疹, 発熱, リンパ節腫脹を呈する. 妊娠初期の女性に感染すると, 経胎盤感染により死産や流産をきたすほか, 新生児に障害をもたらすことがある.
- **フードテスト** ふーどてすと food test 茶さじ1杯 (約4g) のプリンを舌背に置き, 嚥下させ, 嚥下機能を評価するスクリーニングテスト. 嚥下反射の誘発の有無, むせの有無, 呼吸の変化, 湿性嗄声の有無を評価し, 口腔内残留を確認する. 嚥下後, 反復嚥下を2回行わせる. 嚥下が可能であれば最大2回繰り返し, 最も悪い場合を評価とする.
- **フールプルーフ** ふーるぷるーふ fool-proof 愚か者がいたずらをしたとしても間違いようがない安全設計のことをいう. 例えば, 手術室の医療ガスの接続部は, 酸素, 窒素など, それぞれに応じた接続部同士でないと接続できないようなピン配置形状になっている. ➡ ヒューマンエラー
- **フェイシャルダイアグラム** ふぇいしゃるだいあぐらむ facial diagram ➡ プロフィログラム
- **フェイスシールド** ふぇいすしーるど face shield ① 呼気吹き込み人工呼吸で使用する補助器具のこと. 感染防御用に一歩方向弁のフィルターが付加されている. ゴーグルのように用いるタイプもあり, これは前頭部から顎の下まで広げて顔の側面を覆うものである. ② 治療時の切削粉塵や唾液・血液などの飛沫, エアロゾルから術者および診療補助者の目・口・

鼻を保護するために装着する，プラスチック製の顔面を覆うタイプの防護具である．

**フェイスボウトランスファー** ふぇいすぼうとらんすふぁー facebow transfer フェイスボウという器具を用いて，患者の顔面頭蓋に対する上顎歯列の位置関係を記録し，患者の下顎頭の開閉軸と咬合器の開閉軸が一致する位置に上顎模型を装着するための一連の操作．

**フェイスマスク** ふぇいすますく facial mask, maxillary protractive appliance 顎外固定装置の一種で，上顎骨の劣成長に適用する．前額とオトガイを固定源として，口腔内に装着された装置とフェイスマスクに付けられたフックとの間にエラスティックを掛けて，上顎を前方に牽引する． ◳ 上顎前方牽引装置，プロトラクター ⇒ チンリトラクター，ヘッドギア

**フェーズ** ふぇーず phase 局面・段階などを意味し，災害時には発災直後から復興までの時間の経過や生活の場の変化に伴い，人々の生活や心身の状況，保健医療福祉ニーズの変化を表す．

**フェールセーフ** ふぇーるせーふ fail-safe たとえ失敗したとしても，安全な状態にしておくことをいう．例えば，家庭用電器のブレーカーは，一定以上の電流が流れると危険であることから，自動的に電力が供給されない仕組みになっている． ⇒ ヒューマンエラー

**フェストゥーン** ふぇすとぅーん festoon 辺縁歯肉が肥厚し，形態的にロール状を呈する状態の歯肉．主に犬歯や小臼歯の唇頰側にみられる．原因として，咬合性外傷，不適切な歯ブラシの使用，プラークの停滞などが考えられており，炎症性変化が生じやすい． ◳ McCallのフェストゥーン，McCallの辺縁ロール

**フェニトイン歯肉増殖症** ふぇにといんしくぞうしょくしょう phenytoin-induced gingival hyperplasia, phenytoin hyperplastic gingivitis 薬物性歯肉増殖症で，抗てんかん薬であるフェニトイン（ダイランチン）が歯肉の線維芽細胞に作用して歯肉増殖が亢進する．歯肉の増殖は口腔内全体に及ぶが，上下顎前歯部に著しい．プラークコントロールで症状は軽減する． ◳ フェニトイン増殖性歯肉炎 ⇒ 歯肉増殖症

**フェニトイン増殖性歯肉炎** ふぇにといんぞうしょくせいしにくえん phenytoin hyperplastic gingivitis ◳ フェニトイン歯肉増殖症

**フェニルケトン尿症** ふぇにるけとんにょうしょう phenylketonuria フェニルアラニンをチロシンに変換する酵素の先天的機能低下のため，フェニルアラニンが蓄積しチロシンが減少する疾患．蓄積したフェニルアラニンの一部はフェニルケトンとなり尿中に排出．フェニルアラニン蓄積による精神発達障害，チロシン減少による甲状腺ホルモン，メラニン，カテコールアミン不足が起こる．アスパルテームはフェニルアラニンを含むため注意が必要．治療の基本はフェニルアラニン摂取をコントロールする食事療法．

**フェネストレーション** ふぇねすとれーしょん fenestration ◳ 開窓

**フェノール** ふぇのーる phenol 強い殺菌消毒作用，腐食作用を有している．歯科ではフェノールカンフルやキャンホフェニックなどに配合され，根管消毒や歯髄鎮静および鎮痛作用などとしても用いられる． ◳ 石炭酸

**フェノールカンフル** ふぇのーるかんふる phenol camphor う蝕消毒薬，歯髄鎮静薬，歯髄鎮痛薬として使用される薬物．カンフル（樟脳）を加えることにより，フェノールの組織に対する腐食性が軽減される．

**フェノール係数** ふぇのーるけいすう phenol coefficient フェノールは消毒薬の効力を比較する基準となっている．フェノールに対して，ある消毒薬の効力がどのくらいであるかを測定した数値である． ◳ 石炭酸係数

**フェルトホイール** ふぇるとほいーる felt wheel フェルトを車輪状にした研磨用具．大きいものは電気レーズ，小さいものはマンドレールに付けて回転させながら研磨材を付けて修復物，補綴装置を研磨する．

**フェンタニル** ふぇんたにる fentanyl μ受容体作動性オピオイド．強力な鎮痛作用を有する．呼吸抑制が強いが，循環系への影響は少ない．最大効果発現時間は3～5分，効果持続時間は0.5～1時間．肝臓で主に代謝され，腎臓で排泄される．

**フォーダイス顆粒** ふぉーだいすかりゅう Fordyce spots, Fordyce granules 黄色

顆粒状隆起物として認められる口腔粘膜の異所性脂腺である．頬粘膜に好発し，青年期以降に顕在化してくる．発生異常と考えられ，病的な意義はない．　■フォーダイス病

**フォーダイス病**　ふぉーだいすびょう　Fordyce spots　■ フォーダイス顆粒

**フォーハンドデンティストリー**　ふぉーはんどでんていすとりー　four handed dentistry　歯科診療時に術者と補助者の両手4本で，共同のルールに基づいて効率的に診療を進めることをいう．術者は切削器具とデンタルミラーを持ち，補助者は原則的として右手でバキューム，左手でスリーウェイシリンジを操作する．術者のミラー面が汚染されたときはスリーウェイシリンジで汚染の除去を行う．

**フォーラム**　ふぉーらむ　forum　公開討論会や集団討議会など，与えられたテーマについて参加者全員が討議に参加する会または場所のこと．

**フォーンズ法**　ふぉーんずほう　Fone's method, circular method　歯ブラシの毛先を使ったブラッシング方法の一つである．操作が容易であり，短時間で口腔内の顕著な汚れを落とす効果がある．刷毛部を歯面に90°に当て，唇・頬側面は描円運動を行い，舌側面は前後運動を行う．【巻末表5a参照】　■ 描円法

**付加型シリコーンゴム印象材**　ふかがたしりこーんごむいんしょうざい　polyaddition silicone rubber impression material　シリコーンゴム印象材の一つで，重付加により高分子化するシリコーンゴムを用いた印象材．印象精度，寸法安定性，弾性回復性に優れ，精密印象に使用する．

**不可逆性歯髄炎**　ふかぎゃくせいしずいえん　irreversible pulpitis　炎症が進行し，正常で健康な状態の歯髄に回復しないと考えられる歯髄炎．　➡ 可逆性歯髄炎

**吹き抜け骨折**　ふきぬけこっせつ　blow-out fracture　顔面の外傷で，眼窩前方から眼球に外力が加わることで眼窩底の薄い骨が骨折すること．眼窩内容の上顎洞への逸脱を伴うことも多い．眼球の陥凹，複視，眼球運動障害が生じ，眼瞼の皮下出血，眼球結膜，眼瞼結膜の内出血などが特徴．眼窩底再建術を行うこともある．

**復位性顎関節円板障害**　ふくいせいがくかんせつえんばんしょうがい　temporomandibular joint disc displacement with reduction　閉口位において顎関節円板が転位しているが，下顎頭が前方滑走する際に復位する状態．閉口すると顎関節円板は再び転位した状態となる．復位と再転位の際に関節雑音（クリック音）を生じることがある．　■ 顎関節円板

**腹腔内投与**　ふくくうないとうよ　intraperitoneal injection　主に実験動物に対して行われる注射方法の一つ．門脈を経由するので，投与した薬物は肝臓の初回通過効果を受けるが，腹膜などの吸収面積が広いので，薬物の吸収も薬効の発現も速やかである．刺激性物質の場合には，腹膜炎を引き起こすおそれもあるので注意が必要である．

**副形質**　ふくけいしつ　paraplasm　■ 後形質

**副溝**　ふくこう　accessory groove　咬合面にみられる溝のうち，主要な溝以外の小さな溝．各咬頭の中心咬合面隆線と副隆線との境界にあるものや，近・遠心小窩から頬・舌側に伸びるものなどがある．

**副交感神経**　ふくこうかんしんけい　parasympathetic nerve　自律神経を構成する神経の一つ．末梢神経系に属し，交感神経との二重拮抗支配により，体の恒常性を保っている．神経終末の神経伝達物質はアセチルコリンであり，消化吸収時や夜休む際に活発に働く神経である．
➡ 交感神経

**副交感神経興奮薬**　ふくこうかんしんけいこうふんやく　parasympathomimetic agent, cholinergic drug　ムスカリン受容体に結合する直接型と，アセチルコリンエステラーゼの働きを抑える間接型がある．漿液性唾液分泌が亢進するため，口腔乾燥症の治療に使う．サリンやVXガスなどの毒ガスは間接型であり，不可逆的に副交感神経を興奮させ，死に至らしめる．　■ コリン作動薬，副交感神経作動薬　➡ コリンエステラーゼ阻害薬，ピロカルピン

**副交感神経作動薬**　ふくこうかんしんけいさどうやく　parasympathomimetics, parasympathomimetic drug　■ 副交感神経興奮薬，コリン作動薬

**副交感神経遮断薬**　ふくこうかんしんけいしゃだんやく　parasympatholytic drug, cholinergic blocker　副交感神経を抑制した結果，交感神経が優位になり，散瞳薬，頻尿治療，消化性潰瘍治療，麻酔前

投薬などに応用される．アトロピン硫酸塩水和物やスコポラミン臭化水素酸塩水和物などのアルカロイド，また合成抗ムスカリン薬がこの範疇の薬物である．　➡ 抗コリン薬　➡ アトロピン硫酸塩水和物

**複合脂質**　ふくごうししつ　complex lipids　グリセリンに脂肪酸のほか，リン酸，コリン，アミノ酸，タンパク質などが結合したもので，代表的なのはリン脂質や糖脂質である．細胞膜などに分布する．

**副甲状腺**　ふくこうじょうせん　parathyroid　甲状腺の裏側に左右2対（合計4個）ある小さい腺組織であるが，血中カルシウム濃度の調節に重要な働きをもつパラトルモン（副甲状腺ホルモン）を分泌する．　➡ 上皮小体

**副甲状腺ホルモン**　ふくこうじょうせんほるもん　parathyroid hormone　副甲状腺から分泌されるホルモン．骨吸収を促進し，血清カルシウム濃度を高める．副甲状腺にはカルシウム受容体があり，血清カルシウム濃度の上昇を感知して合成を抑制し，低下した場合は合成を促進する．　➡ PTH

**副咬頭**　ふくこうとう　accessory cusp　咬頭より発達は悪いが，出現部位が安定しているもの．下顎第二小臼歯の舌側遠心隅角部などにみられる．

**副根管**　ふくこんかん　accessory root canal　主根管から分岐したもの．側枝，根尖分岐，髄管などがある．

**複雑窩洞**　ふくざつかどう　complex cavity　2歯面以上にわたって形成された窩洞．　➡ 単純窩洞

**副作用**　ふくさよう　side effect　通常用いる用量で発現する，治療には用いられない作用．薬は病気に有効な主作用のみをもつことが理想であるが，副作用の全くない薬物は非常に少ない．一方，副作用のなかには有害ではなく，場合によっては主作用に変更する場合もあるので，主観的な概念ともいえる．例）抗ヒスタミン薬の副作用である中枢神経抑制作用を，催眠薬の主作用として利用しているものがある．　➡ 主作用

**副子**　ふくし　splint　外傷後の安静を図るための器具．線副子と床副子がある．線副子は顎骨の単純骨折，歯槽突起骨折，歯の脱臼，下顎骨切断手術，下顎骨移植手術の際に行う顎骨固定用副子で，単純

金属線，あるいは有鈎金属線を歯列舌唇側に合わせて，歯に直接結紮するか接着性レジンセメントなどによるダイレクトボンディング法にて接着する．線副子用の主線として三内式，Erich 式，Schuchardt 式，Hammond 式などがある．

**複式弾線**　ふくしきだんせん　double spring, recurved spring　0.5mmの矯正用線で，舌側弧線装置（リンガルアーチ）の主線にろう（鑞）着し，歯の唇側または頬側の傾斜移動に用いられる．一度折り返しの屈曲を付与することで，ある程度，移動方向を近遠心方向へコントロールできる．　➡ 補助弾線

**副歯型式模型**　ふくしけいしきもけい　working cast with individual die　クラウンブリッジを製作するときの作業模型の一形態．支台歯模型1歯のみからなる副歯型と，歯列全体からなる歯型固着式模型を併用する．装置の内外と辺縁は副歯型上で，臨在歯や対合歯との関係は歯型固着式模型で調整する．

**福祉事務所**　ふくしじむしょ　social welfare office　社会福祉法に規定されている「福祉に関する事務所」のこと．福祉六法（生活保護法，児童福祉法，母子及び寡婦福祉法，老人福祉法，身体障害者福祉法及び知的障害者福祉法）に定める援護，育成または更生の措置に関する事務を司る．　➡ 社会福祉法

**副食**　ふくしょく　side diet, side dishes　米・小麦などの炭水化物である主食に添えて食べるおかずのこと．副食は主にタンパク質（肉・魚・卵・豆など）である主菜と，ビタミン・ミネラル・食物繊維の供給源である副菜（野菜・海藻・キノコなど）に分けられる．

**フクシン液**　ふくしんえき　fuchsin solution　赤色の塩基性色素．味，染色性，易脱色性，発がん性の問題から現在は使用されていない．

**副腎クリーゼ**　ふくじんくりーぜ　adrenal crisis　➡ クリーゼ，甲状腺クリーゼ

**副腎皮質機能亢進症**　ふくじんひしつきのうこうしんしょう　hypercorticosteroidism　副腎皮質は数種類のホルモンが分泌されているが，コルチゾールの分泌亢進症はクッシング症候群といい，満月様顔貌や腹部肥満と手足の筋力が低下するなどの特徴がある．またアルドステロン分泌亢進症では高血圧や低カリウム血症とな

る.

**副腎皮質刺激ホルモン** ふくじんひしつしげきほるもん adrenocorticotropic hormone (ACTH) 下垂体前葉から分泌されるホルモン．副腎皮質を刺激して，コルチゾル（糖質コルチコイド）とアンドロゲンの産生・分泌を促進する．ストレス応答として分泌・増加する． ＝ ACTH

**副腎皮質ホルモン** ふくじんひしつほるもん adrenocortical hormone 副腎皮質では，ステロイド核をもつ脂溶性ホルモンが分泌される．抗炎症作用，糖代謝作用，脂肪代謝作用，タンパク異化作用，免疫作用などを有する糖質コルチコイドと，電解質代謝に関与する鉱質コルチコイドに大別される．

**複数回嚥下** ふくすうかいえんげ multiple swallow 一口の食物について複数回嚥下を行うことで，喉頭蓋谷や梨状窩などの咽頭残留を除去し，咽頭後誤嚥を防止する目的で行う．食物を嚥下したあとに，空嚥下を何回か行わせる．

**副鼻腔** ふくびくう paranasal sinuses 鼻腔を取り囲む周囲の骨内部にある空洞．前頭洞（前頭骨），篩骨洞，上顎洞（上顎骨），蝶形骨洞の4つがある．これらをもつ骨を含気骨と呼ぶ．粘膜で覆われた骨壁で囲まれているが，鼻腔とは狭い管でつながっている．副鼻腔炎はここに炎症性の分泌物がたまっている状態を示す．

**ブクブクうがい** ぶくぶくうがい mouth rinse ＝ 洗口法，リンシング

**複模型** ふくもけい duplication model, duplicated model 模型を印象採得して複製した模型．鋳造用耐火模型の製作や，作業模型を保存するとき作製される．

**服薬** ふくやく taking medicine 薬を飲むこと．

**服薬指導** ふくやくしどう drug administration guidance 正確な服薬は，効果的かつ安全な薬物療法に必須である．医療従事者が患者に対して薬物の服用法・使用法，服用回数，服用時間，保管法などの諸注意を伝えることをさす．

**副流煙** ふくりゅうえん sidestream smoke たばこの先から立ち上る煙のこと．副流煙は燃焼温度が低く，十分な酸素が供給されないため不完全燃焼になりやすく，またフィルターを通っていないため有害成分の濃度が高くなり，発がん性物質も副流煙のほうが多いことが分かっている．

**副隆線** ふくりゅうせん accessory ridge 歯冠にみられる主要な隆線以外の線状の隆起部．

**不潔域** ふけついき unclean area ① 外科手術一般の手術環境または歯科治療において，滅菌・消毒された部位以外のすべての区域のこと．② 口腔内において，解剖学的理由から自浄作用が低く，プラークが停滞しやすい歯面の領域のことをさす．

**不顕性感染** ふけんせいかんせん latent infection, inapparent infection 病原体に感染したにもかかわらず，感染症状が現れない，またはきわめて軽い症状で経過する状態．ウイルス感染症の多くは不顕性感染となる．不顕性感染の人は，しばしば病原体を排泄し，感染源となる可能性がある．

**不顕性誤嚥** ふけんせいごえん silent aspiration 嚥下反射や咳反射が低下して，本人が気づかないうちに食物や口腔内の雑菌を含んだ唾液などを誤嚥すること．高齢者の肺炎は口腔内細菌の不顕性誤嚥により発症する場合が多い．

**不顕性露髄** ふけんせいろずい indefinite pulp exposure, inapparent pulp exposure ＝ 仮性露髄

**ブジー** ぶじー bougie 狭い管腔に挿入する細い弾力性または可塑性のある棒や管のこと．異物の除去，狭窄の拡張，薬物の塗布などの目的で用いられる．口腔外科領域では，耳下腺管や顎下腺管内に挿入することが多い． ＝ 消息子，ゾンデ

**浮腫** ふしゅ edema ＝ 水腫

**浮腫性歯肉** ふしゅせいしにく edematous gingival 浮腫とは組織液やリンパ液が組織間に貯留した状態をいい，歯肉の毛細血管圧や組織液の浸透圧が上昇する．そのため歯肉は赤く易出血性で，仮性ポケットが形成される．炎症が表面に現れているので確認しやすい．

**腐食薬** ふしょくやく caustic 組織や細胞を破壊し壊死させる薬物で，タンパク質を凝固・沈殿させ，腐食，殺菌，制臭，止血作用がある．

**不随意運動** ふずいいうんどう involuntary movement 意識のない状況や，本人の意思に反して起こる骨格筋の運動のこ

**不随意筋** ふずいいきん involuntary muscle 自分の意思に関係なく（不随意）動く筋肉．正常では，心筋と平滑筋のこと．

**不正咬合** ふせいこうごう malocclusion 骨格や歯の萌出状態など，多くの原因により，上下歯が正常に咬合しない状態をいう．不正咬合により，咀嚼不全，発音障害，う蝕や歯周疾患の誘因，心理社会的問題などの障害を生じることがある． ➡ 咬合異常 ➡ アングルの分類，機能性不正咬合，骨格性不正咬合

**不整脈** ふせいみゃく arrhythmia 心臓の拍動は一定の規則的なリズムを刻んでいるが，そのリズムが崩れること．

**フソバクテリウム・ヌクレアタム** ふそばくてりうむ・ぬくれあたむ Fusobacterium nucleatum 偏性嫌気性のグラム陰性桿菌で，紡錘状の特徴的な形態を示し，黒色色素は産生しない．さまざまなヒト感染症から高頻度に分離され，慢性歯周炎の原因細菌の一つとされる．悪臭の素となる酪酸を多量に産生する．壊死性潰瘍性歯肉炎（NUG）からも分離される．

**付着歯肉** ふちゃくしにく attached gingiva 歯面や歯槽骨に強く付着した可動性のない歯肉．歯肉溝底，あるいはポケット底から歯肉歯槽粘膜境までの部位で，遊離歯肉に連続している．上皮は角化または錯角化しており，内層ではセメント質と骨膜に結合している．

**付着上皮** ふちゃくじょうひ junctional epithelium, attachment epithelium 歯肉上皮の一部であり，エナメル質やセメント質などの硬組織表面に付着している上皮組織をいう．基底細胞と有棘細胞で構成され，角化していない．エナメル質との接着はヘミデスモゾームを介しており，強固である． ➡ 接合上皮 ➡ 内縁上皮

**付着性プラーク** ふちゃくせいぷらーく adherent plaque, attached plaque 歯肉縁下プラークのうち，歯根面に付着しているプラーク．その細菌構成は，グラム陽性の糸状菌，桿菌および球菌が主で成熟した歯肉縁上プラークとほぼ同じである．付着性のプラークは，歯石と根面う蝕の形成に関係している． ➡ 歯肉縁下プラーク，非付着性プラーク

**付着の獲得** ふちゃくのかくとく attach-ment gain ➡ アタッチメントゲイン

**付着の喪失** ふちゃくのそうしつ attachment loss ➡ アタッチメントロス

**付着物** ふちゃくぶつ adhesive material 口腔内の付着物には，無色透明の細菌を含まない有機性の被膜のペリクル（獲得被膜），プラーク（歯肉縁上・歯肉縁下），剝離した上皮，白血球，細菌，唾液などを含んだ白色またはクリーム色をしたマテリアアルバ（白質）などがある． ➡ 沈着物

**付着リボソーム** ふちゃくりぼそーむ attached ribosome 小胞体表面に付着したリボソームで，細胞質にある tRNA が運んできたアミノ酸をペプチド結合させ，ポリペプチドを合成する． ➡ 粗面小胞体

**普通食** ふつうしょく ordinary diet, normal diet ➡ 常食

**普通石膏** ふつうせっこう plaster, gypsum $\beta$ 半水石膏で，歯科用石膏のなかでは最も一般的に使用されている．化学式は硫酸カルシウム半水塩（$CaSO_4 \cdot 1/2H_2O$）．硬質石膏，超硬質石膏と比べ，混水比は 0.3〜0.5 で大きく，圧縮強さは小さい．研究用模型などの模型材や，レジン重合操作時の埋没などに使用される． ➡ $\beta$ 半水石膏

**普通薬** ふつうやく common drugs 医薬品医療機器等法で，厚生労働大臣の指定する毒薬，劇薬以外の使用を許可されている医薬品のこと．毒薬や劇薬のような取り扱い上の注意を要しないため，一般の人が薬局で特別の手続きを必要としないで購入が可能．経口 $LD_{50}$ が 300mg/kg 以上で急性毒性の弱いものが多い．

**フッ化アパタイト** ふっかあぱたいと fluorapatite ➡ フルオロアパタイト

**フッ化カルシウム** ふっかかるしうむ fluoride calcium 2つのフッ化物イオンと1つのカルシウムイオンが結合したもの（$CaF_2$）．高濃度フッ化物塗布を行った際に主に形成され，その後，徐々にフッ化アパタイトの形成に使用される．

**フッ化ジアンミン銀** ふっかじあんみんぎん diammine silver fluoride, ammonium silver fluoride フッ化ジアンミン銀（$Ag(NH_3)_2F$）は，歯質と反応してフッ化カルシウムを生成し，耐酸性を向上させ有機質と反応しタンパク質を凝固す

る．また，銀イオンによる殺菌・静菌効果をもたらし，軽度う蝕の進行を抑制する．現在は38％フッ化ジアンミン銀溶液（F：45,000ppm）が商品化（商品名：サホライド®）されている．

**フッ化第一スズ**　ふっかだいいちすず　stannous fluoride　フッ化物歯面塗布に用いられるフッ化物製剤．2〜8％の溶液が用いられる．8％溶液はpH2.8の酸性で，渋味と収斂性がある．歯肉や粘膜に付着すると白斑を生じたり，歯表面や修復物を黒染させることがある．溶液は不安定で，白色沈殿を生じると効果が失われる．フッ化第一スズは，S mutansの発育抑制効果を示す特徴がある．

**フッ化ナトリウム**　ふっかなとりうむ　sodium fluoride　ナトリウムのフッ化物である．化学式はNaFで分子量は41.99．う蝕予防を目的としたフッ化物応用を実施する際の薬剤として用いられる．

**フッ化物**　ふっかぶつ　fluoride　フッ化物イオンが含まれる化合物．フッ素（Fluorine）は自然界では単一の元素として存在せず，フッ化物イオンとなって他の元素と結合している．自然界に広く分布し，上水道，簡易水道水，井戸水，緑茶などの飲料水や海草などの海産物をはじめ，飲食物にも含まれている．う蝕予防効果が認められ，局所や全身に応用されている．

**フッ化物イオン導入法**　ふっかぶついおんどうにゅうほう　iontophoresis of fluoride　う蝕予防を目的として，微小電流を用いて人体を（＋）に荷電し，歯の表面からフッ化物イオン（−）を浸透させようとするもの．

**フッ化物局所応用**　ふっかぶつきょくしょおうよう　topical fluoride application　う蝕予防を目的に，歯面に局所的にフッ化物を応用させること．フッ化物洗口，フッ化物配合歯磨剤およびフッ化物歯面塗布がある．

**フッ化物ゲル**　ふっかぶつげる　fluoride gel　フッ化物歯面塗布に用いられるゲル（ゼリー）状のリン酸酸性フッ化ナトリウム．歯面への停滞性はよいが，隣接面に応用しにくい．綿球・綿棒塗布法やトレー法などで使用される．塗布後は口腔内のフッ化物残留量減少のため，余剰分を拭き取る必要がある．常温で保管する．

**フッ化物サプリメント**　ふっかぶつさぷりめんと　fluoride supplement　う蝕予防を目的としたフッ化物の全身応用法の一つ．錠剤の形態をしているフッ化物補充剤である．フッ化物の量は0.25，0.5および1.0mgの3種類ある．

**フッ化物歯面塗布**　ふっかぶつしめんとふ　fluoride application, professional application of topical fluoride　高濃度のフッ化物を直接歯面に塗布すること．う蝕予防のためのフッ化物局所応用法．歯科医師や歯科衛生士が歯に直接フッ化物溶液を塗布する．綿球・綿棒塗布法，トレー法，イオン導入法などがある．フッ化物の取り込み量が多い萌出直後の塗布が望ましい．

**フッ化物洗口**　ふっかぶつせんこう　fluoride mouth-rinsing　う蝕予防を目的としたフッ化物の局所応用法の一つ．洗口と吐き出し動作を本人が行う自己応用法である．日本では4歳以降の保育園・幼稚園児から学童期を中心とした永久歯のう蝕予防対策として有用である．近年は成人・高齢期の歯根面う蝕の予防にも有効であることが示されている．

**フッ化物全身応用**　ふっかぶつぜんしんおうよう　systemic fluoride application　う蝕予防を目的に，歯の形成期に全身的にフッ化物を応用させること．水道水フッ化物濃度調整（フロリデーション），フッ化物錠剤，ミルク・食塩フッ化物添加などがある．

**フッ化物中毒**　ふっかぶつちゅうどく　fluoride poisoning, fluorosis　フッ化物の過量摂取により起こる中毒のことをいう．急性中毒と慢性中毒がある．急性中毒の症状は，悪心，嘔吐，下痢，腹痛などがあり，重篤な場合は脱力感，麻痺，痙攣，呼吸困難などが加わる．慢性中毒は，長期にわたりフッ化物を過剰摂取することにより起こる．　■ フッ素症

**フッ化物添加歯面清掃剤**　ふっかぶつてんかしめんせいそうざい　fluoridated prophylaxis paste　歯科医院で実施される専門家が行う歯面清掃をPMTC（professional mechanical tooth cleaning）またはPTCという．その際使用する歯面研磨剤でフッ化物の含まれているものをいう．

**フッ化物濃度調整水**　ふっかぶつのうどちょうせいすい　fluoridation, water fluoridation　■ 水道水フロリデーション，上水道フッ化物添加，水道水フッ化物濃度調整

**フッ化物配合歯磨剤** ふっかぶつはいごうしまざい　fluoride tooth paste, fluoride-containing dentifrice　フッ化物を含有している歯磨剤．医薬部外品であるが，フッ化物は薬用成分として扱われている．フッ化ナトリウム，モノフルオロリン酸ナトリウム，フッ化第一スズなどが利用されている．

**フッ化物慢性中毒** ふっかぶつまんせいちゅうどく　chronic fluoride poisoning, fluorosis　主にフッ化物イオン濃度が1〜2ppmを超える飲料水を，歯の形成期のステージである石灰化期に長期間摂取したときのエナメル質の白濁や形成不全の発現（歯のフッ素症）を示す．飲料水のフッ化物イオン濃度が8ppm前後を超えると，骨硬化症や骨多孔症，100ppm程度では腎障害などが生じる．

**フック** hook　部分床義歯に用いられる補助支台装置の一つで，隣在歯間の上部鼓形空隙に伸ばした鉤状の小突起．単独では維持力をもたないが，義歯の沈下や回転を防止する目的で用いる．

**物質代謝** ぶっしつたいしゃ　substance metabolism　生体が糖質，脂質，タンパク質などの生体物質を化学反応で分解，あるいは合成することを物質代謝という．生体内で生ずる化学反応は代謝と呼ばれ，この反応は酵素によって触媒される．

**プッシング・プリング訓練** ぷっしんぐ・ぷりんぐくんれん　pushing exercise/pulling exercise　声門閉鎖不全のある患者に対し，上肢に力を入れて押したり持ち上げたりする運動によって，反射的に息こらえが起こることを利用する．軟口蓋の挙上，声帯の内転運動を強化して誤嚥を防止することを目的とする．

**物性・テクスチャー** ぶっせい・てくすちゃー　texture　食感や感触のこと．テクスチャーは硬さ，脆さ，粘着性，付着性のほかに，口腔内における咀嚼性などがあり，おいしさと密接に関わっている．
⇒ 食物形態

**フッ素症** ふっそしょう　fluorosis ＝ フッ化物中毒

**フッ素症歯** ふっそしょうし　dental fluorosis ＝ 歯のフッ素症，慢性歯牙フッ素症

**フッ素徐放性** ふっそじょほうせい　fluoride-releasing property　水分の存在下においてイオン反応が起こり，フッ素を放出する性質のこと．主にグラスアイオノマーセメントの特徴として挙げられる．口腔内でフッ素を放出することにより，歯質中のヒドロキシアパタイトを，より耐酸性の高いフルオロアパタイトに変換する効果をもつ．

**フッ素による細菌の阻害** ふっそによるさいきんのそがい　inhibition of bacterial metabolism by fluoride　フッ素イオン存在下で，口腔内細菌による酸産生などの代謝活動が阻害されること．解糖系酵素の一つであるエノラーゼの阻害に加え，糖取り込み酵素系や菌体内pH維持機構（菌体内からの水素イオン排出系）が阻害されることが示唆されている．

**フットコントローラー** ふっとこんとろーらー　foot controller　歯科用チェアユニットの回転切削機器や切削時の注水のスイッチ，マイクロモーターの正逆回転の切り替えや回転速度の調整などを足元のペダルでコントロールする装置．デンタルチェアーの昇降，背板の傾斜角度などの調整もできる．

**物理的清掃法** ぶつりてきせいそうほう　physical plaque control ＝ 機械的プラークコントロール，機械的清掃法

**筆積み法** ふでづみほう　brush technique　筆を用いて成形する方法のこと．陶材では蒸留水で濡らした筆に陶材泥を付けて築盛する．レジンでは，モノマー（液）で濡らした筆にポリマー（粉末）を付けて盛り上げる．

**不動固定** ふどうこてい　stationary anchorage　固定の種類のうち，抵抗の性質による分類に含まれる固定の一種．移動させたい歯に矯正力を作用させるときに，固定歯に歯体移動の力が作用するようにした場合の固定をいう．⇒ 固定

**ブドウ糖** ぶどうとう　glucose ＝ グルコース

**船底型ポンティック** ふなぞこがたぽんてぃっく　bottom pontic　ブリッジのポンティック基底面の形態で，基底面が楕円形で船底の形に似ている．基底面の先端がわずかに欠損部粘膜に接触している．清掃性は良い．下顎の前歯，臼歯部に適応する．

**部分床義歯** ぶぶんしょうぎし　removable partial denture　上顎または下顎歯列の一部が欠損している場合，症例に対して装着される有床義歯．一般的に人工歯，

粘膜を被覆する義歯床，支台歯に設置される支台装置，各部をつなぐ連結子で構成される．

**部分床義歯補綴学** ぶぶんしょうぎしほてつがく partial denture prosthodontics, removable partial denture prosthodontics 歯科補綴学の一分野．歯が欠損した歯列を部分床義歯で補い，形態，機能などを回復するための理論と技術を考究する学問．

**部分性無歯症** ぶぶんせいむししょう partial anodontia, oligodontia 先天的に歯胚が欠如したために歯数が不足し，部分的に歯が欠損した状態をいう．6歯以上の欠損を乏歯症（oligodontia），6歯未満の欠損を減歯症（hypodontia）という．またすべての歯が欠如したものを完全無歯症（total anodontia）という．

**部分層弁** ぶぶんそうべん partial thickness flap 骨膜を除いた歯肉，歯槽粘膜から形成される歯肉弁．歯槽骨に骨膜が存在するため，移動した歯肉弁を骨膜に縫合して固定することができる．遊離歯肉移植術や歯肉結合組織移植術などの歯周形成術で多く用いられる． ■ 粘膜弁，パーシャルシックネスフラップ

**部分被覆冠** ぶぶんひふくかん partial coverage crown, partial coverage restoration 歯質の一部の欠損に対し，セラミックスおよび金属などの材料で歯冠の一部を被覆することで，歯の形態を修復する歯冠補綴装置．

**不飽和脂肪酸** ふほうわしぼうさん unsaturated fatty acid 炭化水素部分に1個以上の二重結合や三重結合をもつ脂肪酸．二重結合の位置によりn-3（ω-3）やn-6（ω-6）などに分類され，栄養学的にしばしば注目される．必須脂肪酸のリノール酸，リノレン酸，アラキドン酸もこれに含まれる．

**不溶性グルカン** ふようせいぐるかん water insoluble glucan 主に，ミュータンスレンサ球菌がグルコシルトランスフェラーゼによってスクロースから生成する，水に不溶性の菌体外多糖．グルコースのα-1,6結合構造にα-1,3結合した枝分かれ構造をもつ．粘着性が高く，強力な細菌の付着凝集能がある． ■ ムタン

**不溶性食物繊維** ふようせいしょくもつせんい insoluble dietary fiber 水に溶けにくい食物繊維のこと．野菜や豆類に含まれるセルロース，ヘミセルロース，リグニンなどがある．

**プラーク** ぷらーく dental plaque, plaque, bacterial plaque 歯面に付着した細菌と，その代謝産物の集塊したもののことをいう．成分は70～80%が水分で，残りは固形物である．固形物は主として細菌の集合体からなっている．細菌のほかに，剝離上皮，好中球，食物残渣なども含まれ，口腔内で放置すると厚い粘着性の層となり堆積し，洗口やジェット洗浄でも容易に除去できなくなる．古くなると石灰化し歯石となる．歯肉縁上プラークと歯肉縁下プラークに区別している． ■ 歯垢，デンタルプラーク ➡ バイオフィルム

**プラークコントロール** ぷらーくこんとろーる plaque control う蝕や歯周病の原因となるプラーク（歯垢）を除去し再付着を防止すること．主に患者が行う歯肉縁上プラークコントロールと，歯科医院で行う歯肉縁下プラークコントロールに分けられる． ➡ 化学的プラークコントロール，機械的プラークコントロール，口腔清掃指導

**プラークコントロールレコード** ぷらーくこんとろーるれこーど plaque control record（PCR）歯頸部にプラークが付着した歯面の割合を評価する．プラーク染色後，すべての現在歯の頰・唇面，近心面，遠心面，舌面の4歯面を対象に，プラークが付着した歯面を短針で確認し，総被検歯面数に対する割合で表す． ■ オレリーのPCR，オレリーのプラークコントロールレコード，PCR

**プラーク指数** ぷらーくしすう plaque index（PlI）歯肉縁のプラーク量を評価する．代表歯6歯の頰・唇面，近心面，遠心面，舌面の4歯面を対象に視診で診査する．歯肉縁のプラークの量に応じて各歯面に点数（0, 1, 2, 3点）を与える．GIと診査部位が同じである． ■ 歯垢指数，PlI

**プラーク性歯肉炎** ぷらーくせいしにくえん plaque induced gingivitis プラークによって生じる歯肉炎で，アタッチメントロスおよび歯槽骨吸収はみられない．日本歯周病学会による分類（2006年）では，①プラーク単純性歯肉炎，②全身因子関連歯肉炎，③栄養障害関連歯肉炎の総称としている．

### プラーク染色剤　ぷらーくせんしょくざい
plaque disclosing agent　⇒ 歯垢染色剤, 歯垢染め出し剤

### プラーク増加因子　ぷらーくぞうかいんし
plaque retention factor　⇒ プラークリテンションファクター, プラーク蓄積因子

### プラーク蓄積因子　ぷらーくちくせきいんし
plaque retention factor　⇒ プラークリテンションファクター, プラーク増加因子

### プラークフリースコア　ぷらーくふりーすこあ
plaque free score　口腔衛生状態を評価する指標の一つ．口腔内を歯垢染色剤にて染め出しを行ったあと，各歯面のうち，染め出されなかった歯面，すなわち歯垢が沈着していない歯面を数え，検査歯面に対する割合を求めていく．

### プラークリテンションファクター　ぷらーくりてんしょんふぁくたー　plaque retention factor　プラークの付着を促したり除去を困難にしている要素．⇒ プラーク増加因子, プラーク蓄積因子

### プライマー　ぷらいまー　primer　歯面処理材．コンポジットレジン修復で主に象牙質へのボンディング材浸透を向上させるために用いる．

### プライマリケア　ぷらいまりけあ　primary care　緊急時の対応から一般的な診療，健康診断の結果・相談まで，幅広く行う医療のことである．すなわち，国民のあらゆる健康上の問題，疾病に対し，総合的・継続的，そして全人的に対応する地域の保健医療福祉機能と考えられる．

### プライマリヘルスケア　ぷらいまりへるすけあ　primary health care (PHC)　アルマ・アタ宣言で定義づけられた，疾病治療や健康の保持増進のために人々が基本的に利用する保健サービスのこと．それぞれの地域に合わせた生活基盤システムの整備を含む．⇒ PHC　⇒ アルマ・アタ宣言

### プライヤー　ぷらいやー　plier　矯正治療に関わる各種ワイヤーの屈曲・切断・装着・結紮，帯環の作製・撤去，歯間離開など，口腔内での操作や技工室での操作など，それぞれに適したプライヤーが数多く製作されている．⇒ 鉗子

### ブラキシズム　ぶらきしずむ　bruxism　⇒ 歯ぎしり

### ブラケット　ぶらけっと　bracket　歯に取り付ける小さな部品の一種．歯に対して直接，矯正用のワイヤーを装着できないので，歯に装着したこの部品にワイヤーを挿入して矯正力を作用させるのに用いる．⇒ シングルブラケット, ツインブラケット

### ブラケットアンギュレーション　ぶらけっとあんぎゅれーしょん　bracket angulation　歯の長軸に対するブラケットの近遠心的な傾斜のこと．歯に装着するブラケットを歯面に対して適当な角度をもって付けることにより，アーチワイヤーの水平面に対する近遠心的屈曲（セカンドオーダーベンド）が不要となる．

### ブラケットテーブル　ぶらけっとてーぶる　bracket table　基本診療器具や頻繁に使用する薬剤，材料などを載せる可動式のテーブル．歯科用チェアユニットに設置されていて上下左右に動き，術者の希望の位置に停止できる．術者が操作しやすいよう回転切削機器や超音波スケーラーなどが収納でき，各操作スイッチが装備されているものもある．

### ブラケット撤去　ぶらけっとてっきょ　removal of brackets　⇒ ディボンディング

### ブラケットポジション　ぶらけっとぽじしょん　bracket position　マルチブラケット装置において，歯に装着するブラケットの位置のことをいう．隣接する歯と調和のとれた位置にブラケットを付けることで，アーチワイヤーに余分な屈曲を組み込むことを避けることができるようになる．⇒ エッジワイズ法

### ブラジキニン　ぶらじきにん　bradykinin　血管拡張性ペプチドで，血圧を下げる．また，唾液腺などの外分泌腺では血流を増加させ，分泌量を亢進させる．

### ブラスト処理　ぶらすとしょり　air abrasion, airborne particle abrasion, sand blasting　アルミナ粉末やガラスビーズなどの砥粒を，対象物に高圧で噴射する処理法．埋没材の除去，表面の研削や粗造化などの目的がある．装置として大型の技工用サンドブラスターと，チェアサイドで用いることができる小型のポータブルブラスターがある．

### プラスミノーゲンアクチベーター　ぷらすみのーげんあくちべーたー　plasminogen activator　プラスミノーゲンを活性化する物質．プラスミノーゲンはプラスミ

ンの前駆物質で，線溶に関与する．

**プラスミン** ぷらすみん plasmin 線溶系で，フィブリン血栓を溶かすタンパク質分解酵素である． ■ フィブリノリジン

**プラセボ効果** ぷらせぼこうか placebo effect 本来ヒトに対して，ブドウ糖や乳糖などの薬理効果が期待されない偽薬（プラセボ）を用いたときに，薬理効果が発現すること．主に催眠や鎮痛，抗不安，覚醒などの大脳皮質機能に関連する中枢神経系の現象において発現する．

**ブラッシング** ぶらっしんぐ tooth brushing method 歯ブラシを使用して歯垢除去を行う手法で，一般的には歯磨きのことをいう． ■ 歯磨き

**ブラッシング指導** ぶらっしんぐしどう brushing instruction, tooth brushing instruction (TBI) プラークコントロールを上達させるポイントを診断結果や問診，実際の患者のブラッシング法などから分析して個人に合った指導方法を工夫する． ■ 刷掃指導，TBI ■ 口腔清掃指導

**ブラッシングの為害作用** ぶらっしんぐのいがいさよう adverse effect due to improper tooth brushing 歯ブラシの不適切な使用や損耗した歯ブラシでのブラッシングなどによって引き起こされる，歯や口腔軟組織の損傷をさす．歯では楔状欠損，口腔軟組織ではクレフトなどが挙げられる．

**ブラッシング法** ぶらっしんぐほう brushing method 歯磨きの方法．スクラッビング法やバス法など歯ブラシの毛先を用いる方法と，チャーターズ法やローリング法など毛束の脇腹を用いる方法がある．長所・短所を十分に理解し，患者に適した方法を指導する．【巻末表 5ab 参照】 ■ 毛先を使ったブラッシング法，脇腹を使ったブラッシング法

**フラップ手術** ふらっぷしゅじゅつ flap surgery, flap operation 全層弁または部分層弁を剝離し，明視下で炎症性肉芽組織の搔爬や歯根面の SRP を行い縫合し，歯周ポケットの除去や減少を図る歯周外科手術．歯周組織再生療法など多くの歯周外科手術に応用される基本的手術法． ■ 歯肉剝離搔爬術 ■ Widman 改良フラップ手術

**フラビーガム** ふらびーがむ flabby tissue 無歯顎者の上顎前歯部に好発する可動性の大きい粘膜組織．歯槽骨は大きく吸収して骨の裏打ちがない状態であるが，粘膜は肥厚して内部に線維性の増殖がみられる．この部位は選択的に無圧的な印象を採得する必要がある．

**プラン** ぷらん dental hygiene care plan ■ 歯科衛生計画

**Frank 法** ふらんくほう Frank technique 根未完成永久歯に対する歯内療法のうち，抜髄法，あるいは感染根管治療を行った歯に対して実施する．水酸化カルシウムと CMCP を混和した糊剤による暫間的な根管充塡法をいう．根尖の閉鎖と予後の向上を目的として Frank が考案した．

**プランジャーカスプ** ぷらんじゃーかすぷ plunger cusp 歯冠近遠心部の咬耗により咬頭傾斜が強くなり，対合の歯間部にくさび状に咬み込む咬頭のことである．上顎臼歯部に多く，食片圧入の原因となる．治療は咬頭頂を丸め短くしたり，固定により隣接面部の保護を図る． ■ くさび状咬頭，プランジャー咬頭

**プランジャー咬頭** ぷらんじゃーこうとう plunger cusp ■ プランジャーカスプ，くさび状咬頭

**フランネルグラフ** ふらんねるぐらふ flannel board presentation フランネル（ネルとも呼ばれる毛織物）が貼られたパネルに，裏にフランネルを貼った絵人形を貼ったり外したりしながら物語を展開する表現方法のこと．パネルシアターの原形である．

**ブリーデングオンプロービング** ぶりーでんぐおんぷろーびんぐ bleeding on probing (BOP) 歯科用プローブをポケット内に挿入し，引き抜いたあと（20～30秒後）の滴状出血のこと．歯周ポケットからの出血は，プラークによるポケット底部の炎症を反映する．

**プリオン** ぷりおん prion クロイツフェルト・ヤコブ病やウシ海綿状脳症（BSE）の原因となるタンパク質．DNA および RNA は検出されず，不溶性のタンパク質として検出される．生物としての特徴は有していないが，感染性因子として重要である．

**フリクショングリップ** ふりくしょんぐりっぷ friction grip エアータービンハンドピースと回転工具を装着する様式．摩擦保持．

**プリシード・プロシードモデル** ぶりしーど・ぷろしーどもでる Precede-Proceed model　Green LW と Kreuter MW によって開発された，ヘルスプロモーションや保健プログラムの企画・評価のモデルのこと．このモデルは，「診断と計画」のプリシードの部分と，「実施，評価」のプロシードの部分から成り立っている．

**プリズム状根** ぷりずむじょうこん prism-shaped root　■ 台状根

**ブリッジ** ぶりっじ fixed partial denture, fixed complete denture　歯の欠損部に対して装着される補綴装置のうち，歯またはインプラントに固定されるもの．支台装置，欠損部を補うポンティック，支台装置とポンティックをつなぐ連結部から構成される．　■ 架橋義歯，架工義歯　⇒ 固定性補綴装置

**不良習癖** ふりょうしゅうへき bad habit, abnormal habit　■ 悪習癖，口腔習癖

**不良肉芽【歯周病の】** ふりょうにくげ infected granulation tissue, diseased granulation tissue　歯周炎により，歯槽骨が破壊されてできたスペースに形成される毛細血管に富む幼若な結合組織のこと．歯周病菌に感染しており，増殖して周囲の骨を破壊していく．これを除去するには1本1本丁寧に掻爬する必要がある．　■ 炎症性肉芽

**ブリリアントブルーFCF** ぶりりあんとぶるーえふしーえふ brilliant blue FCF　食用青色1号．食用タール系色素で，歯垢染色剤に使用される合成着色料．青色を呈する．　■ 食用青色1号

**ブリンクマン指数** ぶりんくまんしすう Brinkman index　1日の喫煙本数×喫煙年数で表される．この数値が400を超えると，肺癌発生率が非喫煙者より約5倍高いといわれる．また，保険で禁煙治療を受ける条件の一つに，ブリンクマン指数が200以上という条件がある．

**ふるい分け** ふるいわけ screening　■ スクリーニング

**フルオロアパタイト** ふるおろあぱたいと fluorapatite　ヒトの歯や骨組織は主にヒドロキシアパタイト($Ca_{10}(PO_4)_6(OH)_2$)の結晶で構成される．ヒドロキシアパタイトの水酸基（$OH^-$）がフッ化物イオン（$F^-$）に置換した物質がフルオロアパタイト（$Ca_{10}(PO_4)_6F_2$）である．歯の結晶にフッ化物が取り込まれると結晶の一部がフルオロアパタイトに置換される．　■ フッ化アパタイト

**フルクタン** ふるくたん fructan　フルクトシルトランスフェラーゼによってスクロースから生成される菌体外多糖．フルクトースの結合様式により，レバン型（β-2,6結合）とイヌリン型（β-2,1結合）がある．細菌のエネルギー源となり，付着にも関与する．

**フルクトース** ふるくとーす fructose　単糖の一つ．化学式はグルコースと同じ $C_6H_{12}O_6$ であるが構造が異なる．グルコースとともに二糖のスクロースを構成する．また，多糖であるフルクタンの構成糖としても知られる．　■ 果糖

**フルクトオリゴ糖** ふるくとおりごとう fructooligosaccharide　グルコースにフルクトースが2個以上結合した構造をしている難消化性オリゴ糖の一つ．難消化性オリゴ糖は，単糖に消化されないため，低エネルギーまたはエネルギー源にならない人工甘味料として用いられる．低う蝕性および腸内有用菌であるビフィズス菌の生育因子をもつ．

**フルシックネスフラップ** ふるしっくねすらっぷ full thickness flap　■ 粘膜骨膜弁，全層弁

**フルニエ歯** ふるにえし Fournier's tooth　先天性梅毒によって生じる大臼歯の形成異常．梅毒スピロヘーターが，形成途中の大臼歯歯胚を傷害した結果，歯冠が短く，咬頭が萎縮して蕾状を呈するようになる．　■ 桑実状歯，ムーン歯　⇒ ハッチンソン歯

**フルバランスドオクルージョン** ふるばらんすどおくるーじょん balanced articulation, bilateral balanced articulation　偏心運動時に前歯，作業側および平衡側のすべての歯が同時に接触滑走する咬合様式．全部床義歯に付与される理想的な咬合様式の一つとされる．両側性平衡咬合を，前方運動を含むあらゆる下顎位に拡大したものといえる．

**フレアーアウト** ふれあーあうと flareout　全顎的に歯周炎に罹患することで臼歯部の咬合が崩壊し，上顎前歯部が下顎前部により突き上げられ，上顎前歯部は接触点を失い，歯軸が唇側に傾斜した状態をいう．

**フレアー形成** ふれあーけいせい flare

preparation　ボックス型2級メタルインレー窩洞の峡部から頬側・舌側に向かう外径線を，自然な末広がりの状態に形成すること．

**フレイル**　ふれいる　frailty　Friedらが提唱したfrailty（フレイルティ）のこと．日本語では虚弱と訳すこともある．健常な状態と要介護状態の中間の状態として扱われ，老年期に生理的予備機能が低下することでストレスに対する脆弱性が亢進し，生活機能障害，要介護状態などの転帰に陥りやすい状態で，身体的問題のみならず，認知機能障害やうつなどの精神・心理的問題，社会的問題を含む概念である．　⇒虚弱　⇒オーラルフレイル

**ブレインストーミング**　ぶれいんすとーみんぐ　brain storming　少人数のグループに分かれ，あるテーマについてアイディアを順に出し合うことで，優れた発想を引き出す技法のこと．他人の考えやアイディアについての批判や評価は禁止されている．　⇒KJ法

**ブレインハートインフュージョン培地**　ぶれいんはーといんふゅーじょんばいち　brain heart infusion agar　⇒BHI培地

**プレウェッジ法**　ぷれうぇっじほう　pre-wedge, pre-wedging　隣接面にかかるう蝕の治療に際し，窩洞形成を行う前に木片のウェッジを歯間部に挿入する方法で，ウェッジを挿入したまま窩洞形成を行う．ウェッジを挿入することによって歯間分離を行うと同時に，窩洞形成時の隣接歯の歯面および歯間乳頭の保護を目的とする．

**ブレード**　ぶれーど　blade　刃物の刃のこと．切断・切削するための道具のこと．スケーラーや歯周外科に用いる小刃，外科用メスなどがある．固定刃タイプと替刃タイプのものがある．　⇒メス

**フレームワーク**　ふれーむわーく　framework　①硬質レジン前装冠や陶材焼付鋳造冠の金属部分をさし，メタルコーピングとも呼ばれる．②金属床義歯の支台装置，連結子および維持格子などが一塊として鋳造，製作されたものをいう．

**ブレオマイシン塩酸塩**　ぶれおまいしんえんさんえん　bleomycin hydrochloride　抗腫瘍薬の一つであり，作用機序は，DNA合成阻害とDNA鎖の切断作用である．

**ブレスローの健康習慣**　ぶれすろーのけんこうしゅうかん　seven habits of Breslow　米国のBreslowが生活習慣と身体的健康度との関係を調査した結果から「7つの健康習慣」を実践している者ほど，健康度が高いとしている．

**プレドニゾロン**　ぷれどにぞろん　prednisolone　合成ステロイド性抗炎症薬で，抗炎症，解熱，鎮痛，免疫抑制作用を示す．

**プレボテーラ・インターメディア**　ぷれぼてーら・いんたーめでぃあ　*Prevotella intermedia*　偏性嫌気性のグラム陰性桿菌で，黒色色素を産生する．慢性歯周炎の原因細菌の一つとされる．女性ホルモンであるエストロゲンにより発育が促進されることから，妊娠性歯肉炎や思春期性の歯肉炎に関連するとされている．

**フレミタス**　ふれみたす　fremitus　上下の歯の接触によって起こる振動のことをいう．上顎前歯部の頬側歯面に指の腹をあて歯をタッピングさせる，あるいは側方に振動させるときの振動を移動量として感知することをいう．　⇒震盪音

**フレンケル装置**　ふれんけるそうち　Fränkel appliance　⇒ファンクションレギュレーター

**フレンジテクニック**　ふれんじてくにっく　flange technique　全部床義歯の維持，安定を強化するために考案された術式の一つ．舌圧と口唇圧や頬圧が拮抗するいわゆる筋圧中立帯を求め，ここに人工歯を排列し，その後，義歯床研磨面の歯肉の形態を筋圧中立帯と調和させて形成する．

**フロアブルレジン**　ふろあぶるれじん　flowable resin　コンポジットレジンの一つ．ガラスフィラーの含有量やモノマーの構造を調整して流れを良くしたもの．

**ブローイング訓練**　ぶろーいんぐくんれん　blowing exercise　開鼻声や鼻腔逆流など鼻咽腔閉鎖不全がある場合に行う．コップの中の水をストローで吹く．目的によって静かに長く吹いたり，強く短く吹いたりする．ティッシュの小片や羽毛を吹き飛ばしたり，風船を膨らませるなどを行うのも良い．

**プロービング**　ぷろーびんぐ　probing　歯周プローブを軽圧（通常は20～25g程度）でポケット内に挿入する動作をいう．PPD，CAL，BOPの有無などを測定する．頬側近心，頬側中央，頬側遠心の3点と舌側中央の1点の4点法と，頬側近心，

頰側中央，頰側遠心，舌側近心，舌側中央，舌側遠心の6点法がある．

**プロービングアタッチメントレベル** ぷろーびんぐあたっちめんとれべる probing attachment level (PAL) ● クリニカルアタッチメントレベル

**プロービング圧** ぷろーびんぐあつ probing force 歯科用プローブを使用して，歯周ポケットを測定する際の荷重のことであり，20〜25g前後で一定の圧力で行うことが適切といわれている．ただし患者により痛みの程度は異なるため，加減して行うことが望ましい．

**プロービング時の出血** ぷろーびんぐじのしゅっけつ bleeding on probing ポケット底部の炎症の存在を示す臨床的指標．歯肉に炎症があると，結合組織の主成分であるコラーゲン線維が部分的に崩壊しており，プロービング圧に対する抵抗性が減弱し，プローブの先端がより深く入り込むために起こる． ● BOP

**プロービングポケットデプス** ぷろーびんぐぽけっとでぷす probing pocket depth プロービングにより歯肉辺縁からプローブが入ったところまでを測定した値．歯肉に炎症がある場合には，解剖学的なポケット底部よりもプローブが深く入り込み，健康な場合も，ある程度，接合上皮内にプローブが入るので，解剖学的なポケットデプスと一致しないことが多い．
● ポケットプロービング値

**プローブ** ぷろーぶ probe 一般的には探査，精査という意味である．歯科用プローブとは，炎症による歯の結合組織性付着の消失や歯槽骨の吸収が原因で，歯肉溝の内側上皮が歯根に添って深部に移行し，形成する歯周ポケットの診査を行う際に使用する歯科用器具である．手用式，電動式，バネ式などがあり，断面が平坦型，丸型，球状のもの，目盛りが溝状のもの，帯状のマークが付いたものなどさまざまなものがある． ● 歯周プローブ

**プロカイン塩酸塩** ぷろかいんえんさんえん procaine hydrochloride エステル型局所麻酔薬．浸潤麻酔，伝達麻酔に使用するが，粘膜からの浸透性が低いために表面麻酔には用いられない．

**プロキシマルハーフクラウン** ぷろきしまるはーふくらうん proximal half crown 臼歯の有髄歯に対し，欠損側の半分を被覆した部分被覆冠．咬合面に鳩尾形，イスムス，ピンホールを付与し，頰舌側面にグルーブを付与することで保持力を発揮する．ブリッジの支台装置として使用され，主に下顎第一大臼歯欠損症例で，近心傾斜した第二大臼歯近心面に適応される．

**フロキシン** ふろきしん phloxine 食用赤色104号．食用タール系色素で，歯垢染色剤に使用される合成着色料．赤色を呈する． ● 食用赤色104号

**フロススレッダー** ふろすすれっだー dental floss threader 補綴装置連結部や歯肉に接したブリッジなどデンタルフロスの最初の通過が困難な部位に用いる，専用の糸通し器のこと． ● 誘導針

**プロスチオン** ぷろすちおん Prosthion (Pr) 頭部エックス線規格写真上での上顎歯槽突起の最前下方の解剖学的点をいう．上顎中切歯のエナメル質とセメント質の境近くに設定される．上顎に設定されるこの点に対して，下顎においてはインフラデンターレという名称が付けられている．

**フロスホルダー** ふろすほるだー dental floss holder 適切な長さに切ったデンタルフロスを巻き付けて使用する器具．Y字型のものとF字型のものがあり，それぞれ対象者や清掃部位に合わせて使用する．

**プロセスモデル** ぷろせすもでる process model 食物の咀嚼，嚥下時の動態に対する摂食嚥下モデル．咀嚼された食物は，嚥下の咽頭期が始まる前に一部が咽頭へ送り込まれ集積される．その間も口腔内の食物は引き続き咀嚼される．このように咀嚼中に食物が口腔と咽頭両方に存在する事象を説明するもの．

**プロダクティビティ** ぷろだくてぃびてぃ productivity 就労，ボランティア，近隣や友人との助け合い，家事など，有償・無償の生産的で社会的な役割を担う活動全般をさす．超高齢社会では，女性とならんで高齢者の生産的な側面に大きな期待が寄せられている．

**ブロックアウト** ぶろっくあうと block out 模型や口腔内のアンダーカットを塞ぐ操作．模型上では主に可撤性有床義歯の製作過程で支台歯や軟組織のアンダーカットに対して行われる．口腔内では印象の精度を高め，あるいは印象撤去時の苦痛を軽減するために行われる．

**フロッシング** ふろっしんぐ flossing　デンタルフロスを用いて歯垢除去を行う手法．ブラッシングで汚れのとれない隣接面の清掃時に行うが，特に歯頸部を歯肉が満たしている部位や叢生のある部位に有効である．

**ブロッティング法** ぶろってぃんぐほう blotting method　歯ブラシの毛先を歯肉溝内に挿入し，力を加えずに微振動させるブラッシング法である．微振動させることで，毛管現象を起こし，歯肉溝内の微生物などを吸い出す効果がある．

**プロテアーゼ** ぷろてあーぜ protease, proteinase　タンパク質を分解する酵素の総称で，ペプチド結合を加水分解する．消化液に含まれる消化酵素，結合組織や唾液に含まれるMMP，血液に含まれる血液凝固因子など多様．口腔細菌の酵素は歯周病との関連が指摘されている．

**プロテインキナーゼ** ぷろていんきなーぜ protein kinase　タンパク質のリン酸化反応を触媒する酵素の総称．細胞内では，他の情報伝達物質により活性化されると，タンパク質のリン酸化に関与して細胞機能の発現に寄与する．全身の細胞に広く分布し，さまざまな細胞機能発現に関連するMAPK（mitogen-activated protein kinase：分裂促進因子活性化プロテインキナーゼ）もその一つ．　■ **タンパク質リン酸化酵素**

**プロテオグリカン** ぷろておぐりかん proteoglycan　グリコサミノグリカン（ムコ多糖）とタンパク質が結合したもの．構造や糖含有量の違いから，糖タンパク質とは区別されている．臓器，脳，皮膚など体全体の組織中の細胞外マトリックスや細胞表面に存在するほか，軟骨の主成分としても存在している．

**プロトスタイリッド** ぷろとすたいりっど protostylid　下顎大臼歯の近心頬側面に現れる小結節．下顎第一大臼歯に多く出現する．

**プロトラクター** ぷろとらくたー protractor　■ **フェイスマスク，上顎前方牽引装置**

**プロトロンビン** ぷろとろんびん prothrombin　血液凝固過程で活性化され，血液凝固因子（第II因子）であるトロンビンとなる．トロンビンは肝臓で合成される血漿タンパク質で，フィブリノーゲンをフィブリンに変換する．

**プロトロンビン時間** ぷろとろんびんじかん prothrombin time　血液の外に由来する組織因子の働きで反応が始まる（外因系）凝固活性を評価する検査法で，外因系の凝固過程が阻止されると時間が延長する．例えば，抗凝固薬のワルファリン治療モニターとして用いられる．

**プロビジョナルクラウン** ぷろびじょなるくらうん provisional crown　■ **プロビジョナルレストレーション，暫間被覆冠，テンポラリークラウン**

**プロビジョナルレストレーション** ぷろびじょなるれすとれーしょん provisional restoration, interim prosthesis　最終的な補綴装置が装着されるまでの期間に，支台歯の保護，口腔機能の維持，歯周組織の保護，咬合，歯列の保全などを目的に暫間的に使用する被覆冠．　■ **暫間被覆冠，テンポラリークラウン，プロビジョナルクラウン**

**プロピトカイン** ぷろぴとかいん propitocaine, prilocaine　アミド型局所麻酔薬の一つ．代謝が早く毒性が低い．血管収縮薬としてフェリプレシンが添加されたものが歯科で使用されている．600mg以上の投与でメトヘモグロビン血症を起こすため，使用量に注意する．　➡ **局所麻酔薬，浸潤麻酔**

**プロフィログラム** ぷろふぃろぐらむ profilogram　側面頭部エックス線規格写真における顎顔面頭蓋の分析法の一種であり，視覚的に把握しやすいように多角形で描いている．各年齢での標準的なプロフィログラムと重ね合わせることで，側貌を評価しやすいような図形である．　■ **フェイシャルダイアグラム**

**プロフェッショナルケア** ぷろふぇっしょなるけあ professional care　歯科医師や歯科衛生士が行う口腔の管理．口腔内のプラークや歯石の除去に加えて，栄養指導や生活指導も含まれる．

**プロフェッショナルトゥースクリーニング** ぷろふぇっしょなるとぅーすくりーにんぐ professional tooth cleaning　■ **PTC**

**プロフェッショナルメカニカルトゥースクリーニング** ぷろふぇっしょなるめかにかるとぅーすくりーにんぐ professional mechanical tooth cleaning (PMTC)　歯科医師，歯科衛生士がフッ化物ペーストおよび機械的清掃器具を用いて，すべての歯面の歯肉縁上および歯肉縁下1〜

3mmのプラークを除去する方法．スケーリングやルートプレーニングは原則として含まれない． ➡ PMTC

**プロブレム【歯科衛生過程の】** ぶろぶれむ problem　歯科衛生業務を行うにあたり，対象者から得られた情報を整理・分類するなかで，取り上げる必要がある点や気がかりな点などをいうもので，単に歯科衛生の問題点を捉えたものではない．

**プロポフォール** ぷろぽふぉーる propofol　全身麻酔の導入・維持および鎮静に日常的に使用される静脈麻酔薬．GABA_A 受容体に作用して抑制性神経伝達を増強する．作用時間が短く調節性がよい．用量依存性に呼吸・循環を抑制する． ➡ 静脈麻酔薬

**BRONJ** ぶろんじぇ bisphosphonate related osteonecrosis of the jaw ➡ ビスホスホネート関連顎骨壊死

**フロントポジション** ふろんとぽじしょん front position　歯科診療時の術者位置のことで，患者仰臥位で頭部を12時としたとき，術者が8時の位置に入るポジション（患者の前方部より対面する方向からアプローチする）． ➡ 前方位

**分化** ぶんか differentiation　形態的・機能的に特徴をもたない未分化な細胞が集団を形成し，個体の発生が進むにつれて，それぞれ特徴ある組織や器官を形成すること．

**分割式模型** ぶんかつしきもけい working cast with divided die　クラウン・ブリッジを製作する際の作業模型で，歯列模型から歯牙の部分を分割して着脱可能にした模型．

**分割支台築造** ぶんかつしだいちくぞう interlocking cast core　根管数が複数あり，それらが平行でないときに，最も傾斜したポストを本体とは別に分割して製作し，口腔内で合体させ上部構造を装着することのできる支台築造形態に回復する操作．

**分割練和** ぶんかつれんわ subdivided mixing　粉末と液（または水）を練和する際に，規定量の粉末を分割し，液に少量ずつ加えて混ぜ合わせること．リン酸亜鉛セメントは発熱反応で練和操作が妨げられないように分割練和を行い，ガラス練板に反応熱を放散する．

**分岐根管** ぶんきこんかん furcated root canal　歯根が単根で根管が分岐しているもの．根管が途中で二分され，根尖で

も分岐している完全分岐根管や，根管が途中で二分されるが根尖までに再度合流して単根管で終わる不完全分岐根管などがみられる．

**分岐部形態修正** ぶんきぶけいたいしゅうせい furcaplasty ➡ ファーケーションプラスティ，ファルカプラスティ

**分岐部病変** ぶんきぶびょうへん furcation involvement ➡ 根分岐部病変

**分散** ぶんさん variance　データの散らばりを数値化した指標．分散が大きいほど，全体的にデータの平均値からの散らばりが大きい．ただ，分散はデータを2乗したものを扱っているので，平均からのばらつきを表す場合には標準偏差を用いる．

**分子標的治療薬** ぶんしひょうてきちりょうやく molecular target drug　がん細胞がもつ特定の分子をターゲットに作用する抗がん剤の一種．殺細胞性抗がん剤より有害事象が比較的少ないといわれるが，異なる有害事象，特に皮膚障害を生じることが特徴的である．効果や副作用を予測するコンパニオン診断薬のある薬剤を用いる場合には，治療開始前に検査が必須となる．

**分析疫学** ぶんせきえきがく analytic epidemiology　記述疫学（健康異常の頻度や分布を調べることにより，原因と結果に関する特性を調べる）によって立てられた仮説を数学的に証明する方法．患者対照研究，前向きコホート研究などがある．

**分泌型 IgA** ぶんぴつがたあいじーえー secretory IgA　唾液に含まれる免疫グロブリン中で最も多く，口腔内生体防御機構の中心である．B細胞が分化した形質細胞から作られたIgAはJ鎖によって二量体を形成し，さらに二量体は分泌過程で分泌成分と結合し分泌型IgAとなって分泌される．細菌のタンパク質分解酵素で分解されにくい構造であり，微生物が歯や粘膜へ付着・吸着することを阻止している．

**分泌顆粒** ぶんぴつかりゅう secretory granule　内・外分泌腺において，分泌細胞が生産した分泌物が顆粒状になって細胞内に蓄えられている状態．

**分泌調節** ぶんぴつちょうせつ secretory regulation　分泌を制御する機構．例えば反射性の唾液分泌調節や，ホルモン分泌のフィードバック機構など．

**分布【薬物動態の】** ぶんぷ distribution
薬物動態のステップの一つで，薬物が可逆的に血管内から出て細胞間隙や組織の細胞内に移行する過程．血液中から細胞間隙への移行は，血液量や血管透過性，薬物と血漿中のタンパク質との結合程度などに依存する．

**分娩** ぶんべん delivery, parturition 胎児およびその付属物（胎盤，臍帯，羊水，卵膜）を娩出力により産道を通り，母体外へ完全に排出または娩出する一連の生理現象．その時期により，流産（妊娠満22週未満），早産，正期産，過期産に分類される．

**噴霧冷却** ふんむれいきゃく spray cooling, mist flow cooling 液体を靄（もや）状にして噴出させることで，蒸発時に周囲の吸熱を伴う現象を利用し，冷却すること．

**分裂期** ぶんれつき mitotic stage 細胞分裂において，間期でない段階のことで，前期，前中期，中期，後期，終期に分けられる．後期から終期にかけて収縮環の働きで細胞質分裂が起こり，細胞は2つに分裂する．

**分裂周期** ぶんれつしゅうき mitotic cycle 細胞分裂の周期で，G1期・S期・G2期からなる間期と，前期・前中期・中期・後期・終期からなる分裂期に分けられる．

## へ

**平滑筋** へいかつきん smooth muscle 細長い紡錘形の単核細胞である平滑筋細胞と，細胞間を結合する膠原線維・弾性線維によって構成される不随意筋．筋線維の走る方向が一定しないため，横紋はみられない．

**平滑面う蝕** へいかつめんうしょく smooth surface caries 主に歯頚部付近などの清掃の行われにくい平滑面に生じるう蝕のこと．特に歯頚部は，隣接面，小窩裂溝と並び，う蝕の好発部位である．

**平均寿命** へいきんじゅみょう average life expectancy, life span, average life span 0歳の平均余命を平均寿命と呼ぶ．国別，地域別に求めた数値は，その国の国民または地域住民の保健衛生状態を評価する重要な指標となる．➡ 健康寿命，生命表，平均余命

**平均成長** へいきんせいちょう average growth ある任意の母集団の成長記録から算出した平均値である．ある個人の成長評価を行う際に，この平均成長の値を対比として使用される．

**平均値咬合器** へいきんちこうごうき average value articulator, class Ⅲ articulator 顆頭間距離，矢状顆路傾斜角，平衡側の側方顆路角およびバルクウィル角などの下顎運動各要素が，解剖学的平均値に設定された咬合器．咬合平面板を用いて上顎模型を所定の位置に装着すれば，平均的な運動をさせることができる．

**平均余命** へいきんよみょう expectation of life, mean life expectancy その年の生存者が今後何年生きられるかを示す数字．国レベルでは，国勢調査などの人口静態統計に人口動態統計を合わせた生存数と死亡数の資料から生命表を作成して，その表に基づいて計算する．その中で，0歳の平均余命を平均寿命と呼ぶ．➡ 健康寿命，生命表，平均寿命

**平衡感覚** へいこうかんかく equilibrium, static sense 特殊感覚の一つで，適刺激は直線加速度と回転加速度．回転には半規管内のリンパ液に流れをつくり，直線運動や頭部の傾きは平衡斑の耳石を移動させ，内耳にある有毛細胞が屈曲して，その興奮が中枢に伝達される．

**平衡側** へいこうそく balancing side, non-working side 下顎の側方運動時に下顎頭が前下内方に大きく移動する側．咀嚼運動時に食物を咀嚼する作業側の反対側なので，非作業側ともいう．全部床義歯では咬合の平衡を保つために，平衡側の人工歯を均等に接触滑走させる咬合様式がある．

**平行測定器** へいこうそくていき parallelometer ブリッジの支台歯形成後，支台歯の平行性を確認する際に使用する器具のこと．口腔内で平行性を確認する平行測定ミラーや多和田式平行測定器，模型上で平行性を確認するサベイヤーなどがある．

**平衡斑** へいこうはん macula statica 内耳の前庭にある．球形嚢と卵形嚢にある炭酸カルシウムの結晶でできた平衡砂（耳石）と，それに覆われた有毛細胞のこと．頭部の動きによって耳石が移動すると，有毛細胞の毛（感覚毛）が傾き，興奮を起こす．

**閉口反射** へいこうはんしゃ jaw closing reflex 閉口筋の急激かつ一過性の伸展により生じる反射．膝蓋腱反射と同様な伸展（伸張）反射である．➡ 下顎張反射

**平行法** へいこうほう paralleling technique 口内法エックス線撮影法の一つ．専用のホルダーを用いてフィルムまたはセンサーを歯軸と平行に置き，両者に対して垂直方向からエックス線を投影する．二等分法よりも像の歪みが少なく，画質が優れている．

**平行模型** へいこうもけい paralleling model 咬合平面と模型の基底面を平行になるように仕上げた模型である．上下を咬合させた状態で，後面，側面を基底面と垂直にすることで模型を安定して置けるようになり，咬合位の再現が容易になる．➡ 顎態模型，予測模型

**閉鎖型歯列弓** へいさがたしれつきゅう closed type dental arch 乳歯列期に多くみられる歯列弓の特徴として，発育空隙や霊長空隙の存在による空隙型歯列弓が挙げられるが，閉鎖型歯列弓ではそのような空隙がみられない．上顎よりも下顎にみられ，永久歯萌出のためのスペースの不足を招きやすい．

**閉鎖帯** へいさたい tight junction, zonula occludens 細胞間接着装置の一種で，主に単層上皮の腔側の側面細胞膜の全

周に帯状に形成される．細胞間隙がほとんどなく，強固な細胞接着とともに細胞間の物資透過を制限する働きをもつ．
➡ タイト結合

**併発症** へいはつしょう complication
続発症，合併症

**併用薬** へいようやく concomitant drug
同時に投与する2種類以上の薬物を示す用語．協力作用や拮抗作用を生じることがあるので，薬物の併用時は十分な注意が必要である．

**ペインクリニック** ぺいんくりにっく pain clinic 痛みを専門に診断し治療する診療科．扱う疾患には三叉神経痛や舌咽神経痛などの神経障害性疼痛や癌性疼痛がある．星状神経節ブロックなどの治療を行うほか，漢方薬や向精神薬を投与するなど，精神科的な知識も要求される．
➡ 神経ブロック，疼痛，東洋医学

**Baker固定** ベーかーこてい Baker's anchorage 移動する歯の対顎に固定源が存在する顎間固定法の一つ．固定の概念を上顎対下顎として上下顎に適応し，上下顎にゴムを掛ける現在のⅡ級顎間ゴムをさす．

**ペーシング** ぺーしんぐ pacing 本人の摂食嚥下能力に合わせて，食事のペースや一口量が適切になるよう，声かけや介助を行うこと．食べるペースが速すぎたり一口量が多すぎると，詰め込み食べや食べこぼし，むせ，などにつながる可能性がある．

**ベース【窩洞の】** ぺーす base 深い窩洞に対してグラスアイオノマーセメントなどのセメント類を用いて，ある程度の厚みをもって覆う処置法．歯髄に対する熱的，あるいは化学的刺激の遮断や失われた歯質の代替，歯質の補強を目的としている．

**ペースト食** ぺーすとしょく paste 均質で，なめらかな形態の食事のこと．2013年に規定された摂食嚥下リハビリテーション学会分類では，小さな粒などを含むものもペースト食に分類されている．べたつかず，まとまりやすく，口腔内で容易に適切な食塊にまとめられ，多少意識して口蓋に舌を押し付けて送り込むものと定義している．

**ベースプレート** ぺーすぷれーと baseplate, record base 咬合床の基礎床部分．シート状の材料を加熱，軟化後，手指で，あるいは吸引成形器を用いて模型に圧接し，冷却して硬化させる樹脂や，化学重合，あるいは光重合レジンが用いられる．これらの材料で個人トレーを作製することもある．

**ペースメーカ** ぺーすめーか artificial cardiac pacemaker 心臓の拍動数とリズムを監視し，心臓が正常に拍動しない場合には電気刺激を心筋に与え，正常に拍動させる機器．

**ベース用セメント** ぺーすようせめんと base cement 歯髄保護や窩底の整理のために用いるセメントのこと．グラスアイオノマーセメント，レジン添加型グラスアイオノマーセメントなどが用いられている．

**β酸化** ベーたさんか β-oxidation 脂肪酸のβ位の炭素を酸化し，NADHとアセチルCoAを産生する代謝系．ミトコンドリアに存在．アセチルCoAが産生すると2炭素が減じ，新たにβ位となった炭素が同様に代謝され，以降これを繰り返す．

**β遮断薬** ベーたしゃだんやく β-blocker 心機能を抑えて血圧を下げたり，心臓の負担を減らして心不全の治療に用いたりする薬物．気管支平滑筋に多い$β_2$受容体遮断による喘息発作の危険を減らすために，心筋に多い$β_1$受容体選択的に遮断する薬物が開発された． ➡ βブロッカー

**β半水石膏** ベーたはんすいせっこう beta calcium sulfate hemihydrate ➡ 普通石膏

**βブロッカー** ベーたぶろっかー β-blocker
➡ β遮断薬

**β-ラクタム系抗菌薬** ベーたらくたむけいこうきんやく β-lactam antimicrobial agent 細菌の細胞壁合成を阻害し，殺菌的に作用する薬剤．β-ラクタム環を含む構造で，ペニシリン系，セフェム系，カルバペネム系などがある．β-ラクタマーゼをもつ細菌は，β-ラクタム環を加水分解するため，β-ラクタム系抗菌薬に耐性となる．

**ベーチェット病** ベーちぇっとびょう Behçet disease 口腔粘膜のアフタ性潰瘍，外陰部潰瘍，皮膚症状，眼症状の4つの症状を主症状とする慢性再発性の全身性炎症性疾患．特に口腔粘膜の再発性アフタ性潰瘍は，初発症状として最も頻度

が高く、経過を通して繰り返し生じる特徴を有する． ▶ アフタ性口内炎

**pH** ぺーはー 水溶液中の水素イオン($H^+$)濃度を表す尺度のこと．$pH = -\log_{10}[H^+]$である（$[H^+]$は水溶液中のモル濃度〈M〉を表す）．pH 7を中性といい，pHが7より低い場合は酸性，高い場合はアルカリ性（あるいは塩基性）という． ■ 水素イオン濃度

**pH緩衝作用** ぺーはーかんしょうさよう pH buffer action 水溶液中において，外界から酸やアルカリが加わってもpHが大きく変わらない作用のこと．血液や唾液は重炭酸（$HCO_3^-$）を多く含み，酸（$H^+$）が加わっても $HCO_3^- + H^+ \rightleftarrows H_2CO_3 \rightleftarrows H_2O + CO_2$ の反応が右に進むことでpH緩衝作用を示す．

**ペーパーポイント** ぺーぱーぽいんと paper point 吸水性の高い紙製で，根管内に挿入するための円錐状のポイントのこと．根管内の乾燥，根管内への貼薬に用いられる．

**ペープサート** ぺーぷさーと paper puppet theater 物や動物などの登場人物を描いた紙に，割り箸や棒を付けて動かす紙人形劇のこと．表と裏で別の絵が描かれており，背景の前で人形を動かすことと，人形の表裏を返すことで動作を表現する．

**ヘーベル** へーべる hebel ■ 挺子，エレベーター

**ペクチン** ぺくちん pectin ガラクツロン酸と，カルボキシ基がメチルエステル化したガラクツロン酸メチルエステルが結合した多糖のこと．食物繊維の一つで，果物や野菜の細胞壁にセルロースと結合している．糖と酸を加えて加熱するとゼリー状になる性質をもつ．加工食品の増粘安定剤や乳化剤などに用いられる．

**ベッグ矯正法** べっぐきょうせいほう Begg orthodontic technique Beggにより考案された矯正歯科治療法の一つ．傾斜移動を主体とし，細くて弾力性の強いラウンドワイヤーをリボンアーチブラケットにピンでロックし，ゴムによる light force（弱い力）を使用する．

**ヘッドギア** へっどぎあ headgear 上顎顎外固定装置の一つ．鼻上顎複合体の成長抑制，上顎大臼歯の圧下や遠心移動，抜歯を伴う治療時の加強固定などとして用いる．ヘッドキャップ，あるいはネックストラップとフェイスボウ，牽引用ゴム，バッカルチューブを付与した大臼歯バンドが基本構成となっている． ▶ 加強固定，フェイスマスク

**PET検査／ポジトロンCT検査** ぺっとけんさ／ぽじとろんしーてぃーけんさ positron emission tomography (PET) がん細胞が正常細胞よりもブドウ糖を取り込む特徴を利用し，FDGと呼ばれるブドウ糖にポジトロン核種を合成した放射性医薬品を投与して，放出されるγ線を撮影する画像診断法である．解析画像のγ線の集約程度から，がんの部位や病期および転移・再発が推定される．FDGはインスリンの影響を受けやすく，4時間以上の絶食が必要なため，糖尿病患者は注意を要する検査である．

**Hedstroemファイル** へっどすとろーむふぁいる Hedstroem file 手用の根管拡大器具の一つ．ステンレススチールの鋼材を切削して作られ，円錐を重ねた形態をしている．手用切削器具のなかで最も切削能力が高いが，根管壁に食い込みやすいので回転操作は避ける．他のファイルと同様に太さ，テーパーなどは規格化されている． ▶ Hファイル ▶ Kファイル，ファイル

**ペットボトル症候群** ぺっとぼとるしょうこうぐん PET bottle syndrome ジュース，コーヒー，スポーツ飲料などの糖質を含むソフトドリンクを大量に飲み続けることによって，血糖値が上昇して起こる「急性の糖尿病」のこと．正式には「ソフトドリンク（清涼飲料水）ケトーシス」と呼ばれる．過剰摂取した糖分を体が処理しきれなくなってしまうことが原因で，吐き気，腹痛，喉が渇く，意識が朦朧とする，といったさまざまな症状が出現する．

**ヘッドレスト** へっどれすと head rest 歯科用チェアユニットで患者の頭部を載せて固定する部分のこと．按頭台ともいう．レバーで角度や上下の位置を変えることができるので，施術部位に応じて調整をする． ■ 按頭台

**ヘッドローテーション** へっどろーてーしょん head rotation 歯科診療時の患者頭部を設定するとき，患者仰臥位で頭部左右の向きを示す．真上を向いているときを基本として(0°)患者の顔の向きを「左△°」「右△°」と表現する． ■ 左右別

**ペニシリン系抗生物質** べにしりんけいこうせいぶっしつ penicillin antibiotic　天然ペニシリンと合成ペニシリンがあり，β-ラクタム系抗生物質の一つである．合成ペニシリンでは，より広範囲の細菌に有効である．副作用としてショックや過敏症などがある．

**ベネット運動** べねっとうんどう Bennett movement, laterotrusion, Bennett side sift, mandibular lateral translation　下顎の側方運動時の作業側下顎頭の運動．平衡側の下顎頭が前下内方に大きく動くのに対し，長さ約1mmで角度約60°の円錐形内のわずかな外側方移動である．側方運動時の平衡側を含めた下顎全体の動きをさす場合もある．

**ヘビーシャンファー** へびーしゃんふぁー heavy chamfer finish line　歯頸部辺縁形態の一つ．前装冠の前装面やジャケットクラウンなどの歯冠色材料を使用した被覆冠に対して，十分な強度と審美性をもたせるため，シャンファー形態よりも辺縁部の削除量を多くさせる．

**ペプシノーゲン** ぺぷしのーげん pepsinogen　胃から分泌されるペプシンの不活性な前駆体（プロ酵素）．胃液中の塩酸による低pHで活性化されペプシンとなる．また，活性化されたペプシンによっても活性化される．　➡ ペプシン

**ペプシン** ぺぷしん pepsin　胃液中のタンパク分解酵素で消化酵素の一種．分子量約35,000で至適pH 2.0．胃からペプシノーゲンとして分泌され，胃液中の塩酸による低pHで活性化．活性化されたペプシンもペプシノーゲンを活性化する．　➡ ペプシノーゲン

**ペプチダーゼ** ぺぷちだーぜ peptidase　ペプチドを分解する酵素の総称で，ペプチド結合を加水分解する．

**ペプチド結合** ぺぷちどけつごう peptide bond　2つのアミノ酸分子が結合する際，一方のアミノ基と，もう一方のカルボキシ基とが脱水縮合し，-CO-NH- の形で結ばれること．

**ベベルドショルダー** べべるどしょるだー beveled shoulder finish line　歯頸部辺縁形態の一つ．ショルダー型のフィニッシュラインに小さくベベルを付与した形態．前装冠の前装面に使用されている．

**ヘマトクリット** へまとくりっと hematocrit　血球と血漿の容積比率のこと．主に赤血球の割合をさし，貧血では低値を示す．正常値は男性約47％，女性約42％である．

**ヘミセクション** へみせくしょん hemisection　多根歯において，う蝕や根尖性歯周炎，歯周炎が原因となって保存不可能となった1根を，根分岐部で歯冠とともに切断し，抜去すること．上顎大臼歯ではトライセクション，下顎大臼歯ではヘミセクションと呼ばれる．Lindhe分類のⅡ度からⅢ度に適応される．　➡ 歯根分割抜去

**ヘミセプター状骨欠損** へみせぷたーじょうこつけっそん hemisepta bone defect　歯間隣接部の近心側もしくは遠心側の一つの骨壁のみからなる1壁性骨欠損形態．頬側および舌側の歯槽骨は顕著に吸収されているため，エックス線撮影画像においては，歯根に近接した逆三角形状の不透過像を呈する．

**ヘモグロビン** へもぐろびん hemoglobin　➡ 血色素

**ベラパミル塩酸塩** べらぱみるえんさんえん verapamil hydrochloride　頻脈性不整脈や狭心症などに使用される薬物．細胞内へのカルシウムの流入を減少させ，冠血管や末梢血管を弛緩させる作用がある．

**ペリインプランタイティス** ぺりいんぷらんたいてぃす peri-implantitis　➡ インプラント周囲炎

**ペリインプラントサルカス** ぺりいんぷらんとさるかす peri-implant sulcus　➡ インプラント周囲溝

**ペリオドンタルインデックス** ぺりおどんたるいんでっくす periodontal index　➡ 歯周疾患指数，PI

**ペリオドンタルキュレット** ぺりおどんたるきゅれっと periodontal curette　➡ キュレット型スケーラー，鋭匙型スケーラー

**ペリオドンタルメディシン** ぺりおどんたるめでぃしん periodontal medicine　全身疾患は歯周病のリスク因子となる．一方，歯周病が全身疾患のリスク因子にもなり，全身疾患と歯周病はお互いに影響を及ぼし合っている．ペリオドンタルメディシンは，この双方向性の関係を考究する分野である．

**ペリクル** ぺりくる pellicle　糖タンパク質を主成分とする0.1～1μm厚さの歯の表面被膜である．唾液由来であり，ブラッシングや歯面研磨などによりある程

度除去されるが，数分以内に再形成される．歯面着色，細菌の歯面への付着に関与する． ■ アクワイアードペリクル，獲得被膜

### ヘリコバクター　へりこばくたー　Genus Helicobacter
数本の鞭毛をもつ微好気性のグラム陰性のらせん状菌で，代表的な菌種は *Helicobacter pylori* である．急性胃炎の原因となるほか，胃潰瘍や胃癌の成立にも関与する．高いウレアーゼ活性があるため，ウレアーゼ試験や尿素呼気試験などにより同定される．

### ペリプラズム　ぺりぷらずむ　periplasm
通常，グラム陰性菌の細胞膜と外膜の間の隙間のことをさす．最大で菌体体積の40%を占めることもある．グラム陽性菌でも細胞膜と細胞壁の間をペリプラズムと呼ぶことがあるが，グラム陰性菌に比べるとかなり狭い．

### Bergonie-Tribondeau の法則　べるごにーとりぼんどーのほうそく　Bergonie-Tribondeau law
放射線の影響に関する法則で，細胞分裂頻度が高いほど，細胞分裂の数が多いほど，形態および機能が未分化なほど，放射線の影響が強く現れるとされる．この法則で説明のつく事象もあるが，例えば神経細胞など，本法則と矛盾する場合も多くあることが指摘されている．

### ヘルシンキ宣言　へるしんきせんげん　Declaration of Helsinki
1964年，フィンランド・ヘルシンキで開催された第18回世界医師会総会で採択された宣言．ヒトを対象とする医学研究に関わる医師，その他の関係者が守るべき倫理原則．1947年のニュルンベルグ綱領を踏襲している．

### ヘルスアセスメント　へるすあせすめんと　health assessment
健康に関する情報を収集・分析し，個人の健康状態を身体的，精神的，社会的側面から総合的に評価すること． ■ 健康度評価

### ヘルス・ビリーフモデル　へるす・びりーふもでる　health belief model ■ 健康信念モデル，保健信念モデル

### ヘルスプロモーション　へるすぷろもーしょん　health promotion
1986年，世界保健機関（WHO）がオタワ憲章のなかで提案した概念で「人々が自らの健康をコントロールし，改善できるようにするプロセスである」と定義されている．「健康的な公共政策づくり」「健康を支援する環境づくり」「地域活動の強化」「個人技術の強化」および「ヘルスサービスの方向転換」を柱とする． ■ オタワ憲章

### ヘルスプロモーション型【歯科衛生過程の】　へるすぷろもーしょんがた　health promotion
歯科衛生診断の型の一つ．今は，原因や症状・徴候もなく，現在の状態を維持する，またもっと高い健康レベルにしようとする望みや動機づけがある状態．診断句のみで表現する．

### ヘルス・リテラシー　へるす・りてらしー　health literacy
健康のための情報を収集し，評価して活用するための知識，意欲，能力のこと．さらにその情報を日常生活における健康維持・増進，疾病予防に活かし，生涯を通じて生活の質を維持・向上させること．

### ヘルス・ローカス・オブ・コントロール　へるす・ろーかす・おぶ・こんとろーる　health locus-of-control, health locus of control
健康や病気の原因をどこに求めるかという考え方で，大きく２つあり，それが内因的原因か外因的要因か分かれる．自分の考え方を客観的に知り，行動変容に活かすということ．

### ヘルトウィッヒ上皮鞘　へるとうぃっひじょうひしょう　Hertwig epithelial sheath
歯根形成期に出現する，内・外エナメル上皮が互いに密接した構造で，歯乳頭の細胞を象牙芽細胞へと分化させる役割をもつ．歯根形成後は断裂して，一部がマラッセの上皮遺残として歯根膜中に残存する． ■ マラッセの上皮遺残

### ヘルパーT細胞　へるぱーてぃーさいぼう　helper T cell
細胞表面にCD4分子を発現するT細胞で，細胞性免疫において重要な役割を担う．MHCクラスⅡ分子によって提示された微生物断片を認識し，特定の型に分化する．B細胞の抗体産生など，他の免疫細胞の働きを助ける役割を担う． ■ CD4 T細胞，Th細胞

### ヘルパンギーナ　へるぱんぎーな　herpangina
五類感染症．主に夏に流行し，コクサッキーA群ウイルスを主な原因として，飛沫感染や経口・接触感染で伝播する．潜伏期は2～4日，突然の高熱，咽頭痛や咽頭発赤を呈し，口腔内に水疱や発赤が現れ，水疱が破れることで疼痛を生じる．

### ヘルペスウイルス　へるぺすういるす　Her-

*pesviridae* 150〜200nm の大型球状の DNA ウイルス．代表的なウイルスとして，単純ヘルペスウイルス，水痘・帯状疱疹ウイルス，サイトメガロウイルスなどがある．宿主と共存しながら持続感染または潜伏感染するのが特徴で，潜伏感染は終生続く場合もある．

**ヘルペス性歯肉口内炎** へるぺすせいしにくこうないえん herpetic stomatitis 単純ヘルペスウイルスの初感染像としてよくみられ，水疱形成性口腔粘膜急性感染症である．口唇や頬粘膜，歯肉などに水疱が群をなして発生する．摂食痛が強いため，摂食困難となる．全身的には発熱，倦怠感がある．　■ ヘルペス疱疹性口内炎，疱疹性歯肉口内炎

**ヘルペス疱疹性口内炎** へるぺすほうしんせいこうないえん herpetic stomatitis ■ ヘルペス性歯肉口内炎，疱疹性歯肉口内炎

**Bell 麻痺** べるまひ Bell palsy 片側性の末梢性顔面神経麻痺．顔面表情筋の麻痺が突発的に生じる．前額のしわの消失，閉眼不能，鼻唇溝消失，口笛不能などがみられる．さらに味覚低下，涙腺分泌異常，唾液分泌異常，聴覚過敏を伴うことがある．病因として，顔面神経管内の血液循環障害，単純ヘルペス，水痘・帯状疱疹ウイルス感染などの説がある．■ ベル麻痺

**ベル麻痺** べるまひ Bell palsy ■ Bell 麻痺

**Hellman の咬合発育段階** へるまんのこうごうはついくだんかい Hellman's dental age ■ Hellman の歯齢

**Hellman の歯齢** へるまんのしれい Hellman's dental age Hellman の咬合発育段階ともいう．歯列・咬合の発育段階を無歯期，乳歯列期から第一大臼歯・切歯萌出期，第二大臼歯萌出開始期を経て第三大臼歯萌出完了に至るまでを ⅠA〜ⅤA までの 10 段階に分類したもの．■ Hellman の咬合発育段階　◨ 歯齢

**辺縁** へんえん margin 面の限界，境のことで，単に縁ともいい，それぞれの位置に従って命名される．すなわち，前歯の唇側面・舌側面は切縁・近心縁・遠心縁・歯頸縁の 4 縁，臼歯の頬側面・舌側面は咬合縁・近心縁・遠心縁・歯頸縁の 4 縁で囲まれ，咬合面は頬側縁・舌側縁・近心縁・遠心縁で囲まれる．また，隣接面は前歯では唇側縁・舌側縁・歯頸縁の 3 縁，臼歯では咬合縁・頬側縁・舌側縁・歯頸縁の 4 縁で囲まれる．

**辺縁形成** へんえんけいせい border molding 有床義歯の印象採得時に欠損部辺縁を機能的な形態に形成する操作．個人トレーの欠損部周縁にモデリングコンパウンドなどを盛り，舌，口唇および頬の機能時の運動を記録する．その後精密印象材を用いて最終印象を採得する．◨ 筋圧形成

**辺縁歯肉** へんえんしにく marginal gingiva 歯や歯槽骨と付着していないため，遊離歯肉とも呼ばれる．重層扁平上皮で覆われており，内部は結合組織からなる．歯冠部に近接し，歯頸部を輪状に囲む歯肉をいう．■ 遊離歯肉

**辺縁神経叢** へんえんしんけいそう marginal plexus 歯髄において，象牙芽細胞層の下にあるラシュコフ神経叢を出た神経線維が，象牙芽細胞層を通り抜けて象牙前質表面で形成した神経叢のこと．

**辺縁性歯周炎** へんえんせいししゅうえん marginal periodontitis ■ 歯周炎

**辺縁封鎖** へんえんふうさ border seal 義歯床の辺縁で床下粘膜や周囲軟組織が封鎖されている状態．食物残渣などの侵入を防ぐだけでなく，義歯の維持力の発現に寄与する．義歯の粘膜支持の割合が大きくなるほど重要で，特に全部床義歯では辺縁封鎖の役割は決定的である．

**辺縁隆線** へんえんりゅうせん marginal ridge 前歯では舌側面，臼歯では咬合面の近心縁・遠心縁にみられる堤状の高まり．

**辺縁漏洩** へんえんろうえい marginal leakage 修復物と歯質の間から細菌が侵入すること．

**変化のステージモデル** へんかのすてーじもでる stages of change model, transtheoretical model Prochaska らによる行動変容のステージモデル（段階的変化モデル）は，保健行動への変容のプロセスとして捉え，人の行動が変わり，維持されるまでには 5 つのステージを経るものであると示した．①無関心期，②関心期，③準備期，④行動期，⑤維持期のステージである．

**変換器** へんかんき transducer エネルギーや電圧，電流などの力を変換する装置のこと．超音波スケーラーでは，ハン

ドピース部分がこの役割を果たしており，電気，磁気エネルギーから超音波振動に変換している． ➡ 超音波スケーラー

**便宜形態【窩洞の】** べんぎけいたい convenience form 形成や修復操作のために便宜的に窩洞に与える形態．インレー窩洞の外開きや，直接金修復窩洞の起始点などである．

**ペングリップ** ぺんぐりっぷ pen grip ➡ 執筆状把持法

**変形性顎関節症** へんけいせいがくかんせつしょう osteoarthrosis of the temporomandibular joint 顎関節の骨辺縁部の局所的不透過性増生，皮質骨，あるいは軟骨下骨断裂を伴う吸収性変化を伴う疾患．下顎頭の縮小化を伴うことがある． ＝ 骨関節症，退行性顎関節疾患 ➡ 顎関節症

**ベンザルコニウム塩化物** べんざるこにうむえんかぶつ benzalkonium chloride 陽イオン界面活性剤（逆性石けん）であり，栄養型細菌や一部の真菌には有効であるが，結核菌や一部の真菌および大部分のウイルスには無効である．

**変質性炎** へんしつせいえん alterative inflammation 炎症部位の変性や壊死が高度であり，滲出や線維化をほとんど伴わない炎症．例として，劇症肝炎がある．

**偏食** へんしょく deviated food habit, unbalanced diet 栄養素の配分が著しく偏った食物の摂り方をいう．食物の好き嫌いが激しい場合や長年の習慣からみられるが，経済・精神的理由や口腔内の不調も原因となる．長く偏食を続けると適切な栄養素の摂取ができず，健康障害に陥る．

**偏心位** へんしんい eccentric position, eccentric position of mandible 下顎運動のうち，開閉口運動以外の運動すなわち前方，後方，側方運動を総称して下顎の偏心運動と呼び，下顎が偏心運動したときの下顎位を偏心位と呼ぶ．

**偏心投影** へんしんとうえい eccentric projection 口内法エックス線撮影で，正放線投影よりも近心または遠心方向からエックス線を投影すること．像の歪みは大きいが，煩側と舌側の構造物を重ねずに別々に写し出すことができる．

**変性** へんせい degeneration 細胞の代謝障害により，生理的に存在しない異常物質が細胞内外に沈着すること，あるいは生理的な物質でも，異常な量が沈着したり，異常な部位に沈着すること．

**偏性嫌気性菌** へんせいけんきせいきん obligate anaerobe, strict anaerobe 酸素の存在が増殖に有害で，全く酸素がない条件で増殖する細菌．Porphyromonas, Prevotella, Fusobacterium, Veillonella など，多数の口腔細菌が含まれる． ➡ 通性嫌気性菌

**偏性好気性菌** へんせいこうきせいきん obligate aerobe, strict aerobe 酸素の存在が生育に絶対，必要な（酸素がないと全く生育できない）細菌．緑膿菌 (Pseudomonas aeruginosa) などが含まれる．

**ベンゾカイン** べんぞかいん benzocaine, ethyl aminobenzoate エステル型局所麻酔薬の一つ．組織浸透性，麻酔作用は発現・持続時間ともに弱く，表面麻酔に使用される． ＝ アミノ安息香酸エチル ➡ 表面麻酔

**片側性平衡咬合** へんそくせいへいこうこうごう unilateral balanced articulation, unilateral balanced occlusion 下顎側方運動時に，作業側人工臼歯の頬舌側咬頭のみの咬合接触があり，平衡側の上下顎臼歯部人工歯間に咬合接触を与えない咬合状態．

**ベンゾジアゼピン系薬物** べんぞじあぜぴんけいやくぶつ benzodiazepines 中枢神経系の GABA 神経系の抑制機能を増強して，催眠薬，抗不安薬，鎮静薬，抗痙攣薬，筋弛緩薬として用いられる．ジアゼパム，ニトラゼパム，フルニトラゼパム，トリアゾラムなどがある．

**ペントースリン酸回路** ぺんとーすりんさんかいろ pentose phosphate cycle, pentose phosphate pathway 核酸などの合成に必要な五炭糖と脂肪酸合成に必要な NADPH を供給する代謝経路で，解糖の代謝中間体であるグルコース６リン酸から分岐する．生体構成物質合成が盛んな肝，脂肪酸合成が盛んな脂肪組織でよく機能．

**扁平細胞層** へんぺいさいぼうそう flat cell layer, squamous cell layer 重層扁平上皮細胞の表層付近にある扁平な細胞の層．

**扁平上皮癌** へんぺいじょうひがん squamous cell carcinoma 扁平上皮への分化傾向を示す上皮性悪性腫瘍．口腔悪性

腫瘍の大部分は口腔粘膜上皮由来の扁平上皮癌であり，扁平上皮への分化の程度により高分化型，中分化型，低分化型に分類される．口腔では舌や歯肉に好発する．

**扁平苔癬** へんぺいたいせん lichen planus 皮膚や粘膜にみられる角化異常を伴う原因不明の慢性炎症性疾患である．口腔扁平苔癬は口腔潜在的悪性疾患に含まれる．中年女性の頬粘膜に好発し，白色レース状病変とびらんが混在する．

**弁別閾** べんべついき discrimination threshold 2つの刺激を区別できる最小の差異のこと．

**鞭毛【細菌の】** べんもう flagellum 細菌がもつらせん状の繊維構造をした運動器官であり，抗原性も示す．細胞膜にモータータンパク質があり，これにより鞭毛を回転させ，推進力を得る．

## ほ

**保育器** ほいくき incubator 分娩直後の新生児を保温や加湿により,母体外環境に順化するのを支援する医療機器.酸素供給や感染防止のためにも用いられる.「定置型保育器」やフードのない「開放式保育器」,乳児の搬送に使用する「運搬用保育器」がある.

**保育所,幼稚園** ほいくしょ,ようちえん day-care center, kindergarten 保育所は,厚生労働省の管轄で,0歳から就学前まで利用できる児童福祉施設(児童福祉法,厚生労働省管轄).幼稚園は,文部科学省の管轄で,3歳から就学前まで利用できる教育施設(学校教育法・学校保健安全法,文部科学省管轄).近年は両方の特徴をあわせもつ,複合型保育施設「認定こども園」が増えている.

**ポイント型ストーン** ぽいんとがたすとーん point sharpening stone 円柱形に成型した酸化アルミナなどの砥石をハンドピースに取り付け,回転させて形態修正などに使用する砥石. ➡ 回転砥石,ハンドピース用ストーン

**ホウ** ほう hoe クワ型の形態をした手用切削器具の一種.窩壁の平坦化に使用する.

**蜂窩織炎** ほうかしきえん phlegmonous inflammation, cellulitis 多数の好中球が限局せずに,組織間隙に広範囲にびまん性に広がった状態.疎な結合組織に起こりやすく,例として,頰部や口底部の化膿性炎症でみられる. ➡ 膿瘍

**ホウ型スケーラー** ほうがたすけーらー hoe type scaler 刃部が鉤形をしているスケーラーで,強固な歯石や付着物を砕いて除去するのに使用する.プルストロークで使用する. ➡ くわ型スケーラー

**包括的口腔ケア** ほうかつてきこうくうけあ holistic oral care 口腔機能を維持・向上させることを目的に,歯科保健予防,口腔清掃,歯科治療,口腔機能訓練などについて,要介護高齢者のみならず急性期・周術期・終末期などのライフステージを対象に実践するもの.

**包括的高齢者評価** ほうかつてきこうれいしゃひょうか comprehensive geriatric assessment (CGA) ➡ 高齢者総合的機能評価,CGA,老年医学的総合評価

**包括的歯科医療** ほうかつてきしかいりょう comprehensive dental care 歯科医療機関における診断や治療だけでなく,保健サービス,在宅ケア,リハビリテーション,福祉・介護サービスなどの領域で展開される健康増進や予防からリハビリテーションまでも取り入れた歯科医療をさす.

**抱合** ほうごう conjugation 薬物代謝過程の一つで,酸化や還元などの第1相反応の後,第2相としてグルクロン酸や硫酸塩などの水溶性物質と結合される反応のこと.これにより親水性が高められて,腎臓から尿中排泄されるか,または胆汁中に排泄される.

**縫合** ほうごう suture 外傷や手術による創縁(切り口)を糸で縫い合わせ創を閉鎖する外科処置.このほか,血管吻合や血管結紮,移植組織片の固定などに用いられる.縫合針,持針器および縫合糸を用いる.縫合糸には,絹糸,ナイロン糸,ポリエステル糸のほか,ポリアミノ酸糸など体内で分解吸収される吸収性糸がある.縫合針は一般に彎曲針が用いられる.糸と針を一体化した糸付き針は無傷針と呼ばれ,最近ではよく使用されるようになっている.

**縫合【解剖の】** ほうごう suture 頭蓋にみられる骨の連結で,連結部に線維性結合組織が介在している.頭蓋冠では左右の頭頂骨を連結する矢状縫合,左右の頭頂骨と前頭骨を連結する冠状縫合,左右の頭頂骨と後頭骨を連結するラムダ(状)縫合,左右の頭頂骨と側頭骨を連結する鱗状縫合などが存在する.

**縫合性成長** ほうごうせいせいちょう sutural growth 骨膜性成長様式の一つ.主に頭蓋冠縫合部および上顎骨・口蓋骨縫合部で認められる.思春期頃に成長が終わり,最終的に骨結合となる.縫合部での骨の張力により,補償的な骨の成長が生じると考えられている. ➡ 鼻上顎複合体

**防護エプロン** ぼうごえぷろん protective apron 主にエックス線撮影において,患者本人および介助者が不要なエックス線を防護するために装着するエプロンのこと.エプロンは,エックス線を吸収する物質が含まれており,その性能は鉛当量で表される.

**傍骨膜注射** ぼうこつまくちゅうしゃ para-

**periosteal injection** 浸潤麻酔法の一つで，骨膜の近傍で局所麻酔薬を注入する方法． ➡ 局所麻酔薬，浸潤麻酔

**防護用具** ぼうごようぐ personal protection equipment (PPE) グローブ，マスク，ゴーグル，エプロンなどの用具で，医療従事者の皮膚，目，鼻，口の粘膜を患者の血液および体液などの曝露から守るもの． ➡ PPE

**放散性疼痛** ほうさんせいとうつう diffused pain 急性歯髄炎にみられる病変部の周囲にまで広がって感じられる疼痛．患歯の明示が困難な場合がある．

**法歯学** ほうしがく forensic dentistry 法の適応に関わる歯科医学的事項を研究する学問分野．歯科は歯の所見などから個人識別を行い，事故・事件・災害時の身元確認に関わる場合がある．

**房室結節リズム** ぼうしつけっせつりずむ atrioventricular rhythm 房室結節に由来するリズムのこと．ただし通常の心拍動は，洞房結節から発生した興奮が洞房結節を通り，心臓全体に伝わることによって起こる．

**房室伝導** ぼうしつでんどう atrioventricular conduction 洞房結節で発生した興奮が興奮伝導系を通って，心房から心室へ伝導すること．

**房室ブロック** ぼうしつぶろっく atrioventricular block 心房から心室への興奮伝導がブロックされること．

**防湿法** ぼうしつほう exclusion ロール綿花などの吸湿材により，唾液などの湿気を吸湿する簡易防湿と，ラバーダム防湿法がある．ラバーダム防湿法は患歯にラバーシートを装着して，患歯を唾液から隔離することができる．

**放射性同位体** ほうしゃせいどういたい radioisotope (RI) 元素には，同一の原子番号であり元素としての振る舞いが同じでありながら，中性子の数が異なる核種が存在する場合があり，これを同位体と呼ぶ．このうち，状態が不安定で放射線を放出して壊変する能力をもつものを放射性同位体と呼ぶ．放射性同位体からは，既知のエネルギーをもつ特定の放射線が得られるため，特定のいくつかのものが放射線診断や治療に利用されている． ➡ RI

**放射線** ほうしゃせん radiation 高いエネルギーをもち，物質や人体を電離させる能力を有する電磁波や粒子線の総称．電磁波にはエックス線やガンマ線，粒子線にはアルファ線・ベータ線・陽子線などが含まれる．

**放射線感受性** ほうしゃせんかんじゅせい radiosensitivity 放射線が身体の組織や臓器に照射された際，その影響の発現は一律ではなく，対象によりその表現型と程度は異なることが多い．この違いのことを，放射線感受性と呼ぶ．

**放射線管理区域** ほうしゃせんかんりくいき radiation controlled area 放射性同位体や放射線発生装置を取り扱う施設では，作業者や周辺公衆の放射線被曝を防ぐため，放射線量が一定の基準を超えるおそれのある場所を放射線管理区域として設定することが法令で求められている．

**放射線診療従事者** ほうしゃせんしんりょうじゅうじしゃ radiological staff 管理区域内において放射線業務に従事する労働者のこと．電離放射線障害防止規則（国家公務員の場合には人事院規則）により定義される．

**放射線治療** ほうしゃせんちりょう radiotherapy, radiation therapy がんなどの悪性腫瘍に対して放射線を照射する治療法のこと．加速器を用いて，エックス線，電子線，陽子線，重粒子線，中性子線などを患部に照射する．一部のがんでは，放射性同位体を患部に埋め込んだり，経口や経静脈から投与したりすることもある． ➡ 放射線療法

**放射線治療補助装置** ほうしゃせんちりょうほじょそうち radiation shield, radiotherapy prosthesis 顔面・口腔領域において，悪性腫瘍部に必要線量を照射しつつ，周辺正常組織の被曝を防ぐことを目的として，患部に適用する装置のこと．

**放射線被曝** ほうしゃせんひばく radiation exposure 人体が放射線にさらされることを被曝と呼ぶ．体外から浴びる外部被曝と，体内から浴びる内部被曝に分別される．被曝量は，吸収線量 (Gy 〈J/kg〉，グレイ)，等価線量 (Sv 〈J/kg〉，シーベルト)，実効線量 (Sv 〈J/kg〉，シーベルト) で表される．

**放射線防護** ほうしゃせんぼうご radiation protection 放射線による被曝や放射性物質の汚染から生物や環境を守り，放射線障害の発生を予防すること．放射線防護の目的は，確率的影響を容認できるレ

**放射線滅菌** ほうしゃせんめっきん radiation sterilization 放射線を照射することで微生物のDNAや酵素を損傷させ、微生物を死滅させる方法．一般にコバルト60から放出されるガンマ線が用いられる．透過力が大きく有害残留物もないが、装置が大がかりで取り扱いにも注意を要する．

**放射線モニタリング** ほうしゃせんもにたりんぐ radiation monitoring 環境の放射線量を、定期的、あるいは連続的に監視および測定を行うこと．主に、原子力施設、放射線を取り扱う施設やその周辺で、作業従事者や一般住民が不要な放射線を被曝しないように測定を行う．

**放射線量単位** ほうしゃせんりょうたんい radiation dose unit 放射線の単位は、空気中の電離として表される照射線量（C/kg）、被曝を考慮した場合の吸収線量（Gy〈J/kg〉、グレイ）、放射線の種類による影響の違いをエックス線と同等に扱えるように考慮した等価線量（Sv〈J/kg〉、シーベルト）、人体の局所被曝による発がんの影響を考慮した実効線量（Sv〈J/kg〉、シーベルト）によって表される．

**放射線療法** ほうしゃせんりょうほう radiotherapy, radiation therapy ■ 放射線治療

**放射能** ほうしゃのう radioactivity 放射線を放出する能力のこと．放射能をもつ物質のことを放射性物質（放射性同位体）と呼ぶ．

**萌出歯** ほうしゅつし erupted tooth 口腔内に存在する歯を示す．

**萌出障害** ほうしゅつしょうがい eruption hematoma 歯の萌出時には萌出時期、方向・位置、萌出量などの異常を伴うことがある．また、萌出前期に当該の歯槽部歯肉に萌出性血腫、萌出性腐骨が現れることがある．乳歯萌出に一致して発熱（生歯熱）を伴うことがあるとされているが、その関連性は疑問視されている．

**萌出嚢胞** ほうしゅつのうほう eruption cyst 歯の萌出時に生じる嚢胞．萌出中の歯冠を取り囲む嚢胞で、歯槽粘膜部の軟組織に生じる．嚢胞内には組織液や血液が貯留しており、萌出期血腫とも呼ばれる．萌出中の歯槽粘膜に限局性の膨隆を生じ、青紫色を呈し波動を触れる．歯が萌出すると自然に消失する．

**萌出余地** ほうしゅつよち available arch space for eruption 歯の交換期に永久歯の萌出に利用できる歯列弓の長さをいう．乳臼歯の早期喪失、永久前歯部叢生などの場合、萌出した永久4前歯の歯冠近遠心径幅径総和から未萌出の永久側方歯群の萌出余地を予測する方法として、小野の回帰方程式、あるいはMoyersの推定表を用いる方法がある．
■ Moyerの混合歯列分析法

**萌出力** ほうしゅつりょく eruptive forces 歯根形成に伴い生じる歯の萌出力は、隣接歯に影響を与えることがあり、この萌出力の大きさや方向は上下顎や歯種によっても異なり、なかでも上下第一大臼歯の萌出が歯列咬合に与える影響は大きい．

**帽状期** ぼうじょうき cap stage 蕾状期のエナメル器は胎生9～10週に入るとエナメル器の発生がさらに進み、形態が帽子状へと変化する．帽状期後期には、内・外エナメル上皮で囲まれるエナメル器内部の細胞は細胞間隙が拡大して星状網となる．

**疱疹性歯肉口内炎** ほうしんせいしにくこうないえん herpetic gingivostomatitis ■ ヘルペス性歯肉口内炎、ヘルペス疱疹性口内炎

**紡錘糸** ぼうすいし spindle fiber 有糸分裂の際に出現し、両極の中心体と染色分体とを結ぶことで、両極への染色分体の移動を行う、中心体で構成された構造．

**紡錘体** ぼうすいたい spindle 有糸分裂の際に出現し、分裂した染色分体を両極へ移動させる役割をもつ、微小管で構成された構造のこと．紡錘体極と呼ばれる2個の中心体と、極間微小管からなる．

**放線菌** ほうせんきん Genus *Actinomyces* アクチノマイセスと呼ばれるグラム陽性通性嫌気性桿菌であり、多様な形態をとる．口腔や消化管に存在し、場合によっては放線菌症の原因となる．歯科領域では、口腔外傷に続発して内因性感染し、感染部の腫脹や硬結を起こす．■ アクチノマイセス

**傍側循環** ぼうそくじゅんかん collateral circulation ■ 側副循環

**防腐剤** ぼうふざい preservative ■ 防腐

**防腐薬** ぼうふやく antiseptic 腐敗を防止する薬物であり,微生物の増殖を阻止する.パラオキシ安息香酸エステル類や塩化ベンザルコニウムなどがある. ■ 防腐剤,保存剤

**訪問介護** ほうもんかいご visiting long-term care, home help service 要介護者が可能なかぎり自宅で自立した日常生活を送ることができるよう,訪問介護員が利用者の居宅などを訪問して行う身体介護(食事・排泄・入浴など)や生活援助(掃除・洗濯・調理など),通院・外出の介助をいう. ■ 在宅介護,ホームヘルプサービス ⇨ 居宅介護サービス

**訪問看護** ほうもんかんご home-visit nursing care 疾病または負傷により居宅において継続して療養を受ける状態にある者に対し,その者の居宅を訪問して,看護師らが主治医の指示や連携により行う療養上の世話または必要な診療の補助をいう. ■ 在宅看護

**訪問看護ステーション** ほうもんかんごすてーしょん home nursing station, senile visiting care system 自宅で療養する人に対して訪問看護を行う目的で運営される事業所.看護師・保健師・助産師・理学療法士などが所属し,医師や関係機関と連携して在宅ケア,自立を目指した支援を行う.医療保険や介護保険を利用する場合には,かかりつけ医の訪問看護指示書が必要となる.

**訪問口腔衛生指導** ほうもんこうくうえいせいしどう home-visit oral health instruction ■ 訪問歯科衛生指導,訪問歯科保健指導

**訪問歯科衛生指導** ほうもんしかえいせいしどう home-visit dental health instruction 要介護者などを対象として歯科衛生士が行う訪問歯科保健指導のうち,医療保険または介護保険法に基づく居宅療養管理指導の一環として行われる事業名.自治体によって訪問口腔衛生指導,訪問歯科保健指導ともいう. ■ 訪問口腔衛生指導,訪問歯科保健指導

**訪問歯科診療** ほうもんしかしんりょう home-visit dental treatment 通院が困難な要介護者などに対して,歯科医師が自宅や施設などを訪問して歯科診療を行うこと.歯科治療や,口腔機能の維持・管理が行われる.医療保険においては「歯科訪問診療」の用語が使用される.

**訪問歯科保健指導** ほうもんしかほけんしどう home-visit dental health instruction ■ 訪問歯科衛生指導,訪問口腔衛生指導

**訪問指導** ほうもんしどう home visiting health instruction 通院が困難な要介護者,難病患者やその家族に対し,看護師,保健師,歯科衛生士,栄養士,薬剤師などが,居宅もしくは施設で行う療養もしくは介護の方法などの指導.妊産婦,乳幼児に対する指導もある.

**訪問リハビリテーション** ほうもんりはびりてーしょん home-visit rehabilitation 要介護者を対象にしたサービス.医師の指示に基づき理学療法士や作業療法士らが利用者の居宅を訪問し,利用者の心身機能の維持回復および日常生活の自立を助けるために理学療法,作業療法その他必要なリハビリテーションを行う.

**法律** ほうりつ act, law 憲法 59 条に基づき,国会両院の議決で成立する法の形式.法律案の提案権は議員(議員立法)と内閣(閣法)にある.

**琺瑯質** ほうろうしつ enamel ■ エナメル質

**飽和脂肪酸** ほうわしぼうさん saturated fatty acid 炭化水素部分に二重結合や三重結合をもたない脂肪酸.乳脂や種子油,ココナッツ油などが該当.動物の生体内で主要なものはパルミチン酸,ステアリン酸など.

**ポーセレン** ぽーせれん porcelain ■ 陶材

**Bowman 嚢** ぼーまんのう Bowman's capsule 腎臓で血液を濾過する糸球体を包み込み,糸球体からの濾液(原尿)を集積する部位.

**ホームケア** ほーむけあ home care がんの末期患者などを自宅に戻し,医療従事者が定期的に訪問して治療・看護・介護を行うこと.

**ホームブリーチング** ほーむぶりーちんぐ home bleaching カスタムトレーを用いて,患者自身が一般家庭で行える歯の漂白法のこと. ⇨ オフィスブリーチング

**ホームヘルパー** ほーむへるぱー home helper 寝たきりや 1 人暮らしの高齢者,介護を必要とする人々の家庭を訪問し,身体介護および家事援助介護サービ

スを行う．訪問介護員ともいう．

**ホームヘルパー派遣事業** ほーむへるぱーはけんじぎょう home help service 日常生活に支援を要する高齢者に対して，自立した日常生活を安心して営むように，訪問介護員（ホームヘルパー）を派遣または費用の一部を助成する事業のこと．

**ホームヘルプサービス** ほーむへるぷさーびす home help service ▶ 訪問介護，在宅介護

**ホーレー式保定装置** ほーれーしきほていそうち Hawley type retainer Hawley が考案した可撤式保定装置の一つ．犬歯遠心から出た唇側線とレジン床で構成され，維持のための単純鉤やボールクラスプ，レストなどが付与されることがある． ▶ 可撤式保定装置

**ボーンサウンディング** ぼーんさうんでぃんぐ bone sounding 歯槽骨形態を把握するために，歯周外科の前に行う検査．浸潤麻酔下で，プローブや麻酔針などを歯肉に刺入して，歯肉表面から歯槽骨までの距離を直接計測することにより，骨欠損形態をおおむね確認する．

**補強線** ほきょうせん reinforcing wire 義歯床，特にレジン床義歯の変形や破折を防止する目的で，義歯床内に埋め込んで用いる金属線．ステンレス鋼線やコバルト・クロム合金線などを屈曲して使用し，上顎義歯では口蓋部，下顎義歯では舌側に用いることが多い．

**ボクシング** ぼくしんぐ boxing an impression 印象辺縁を保護し辺縁形態を適切に再現するために，印象辺縁の外周に沿ってワックスなどを巻き付け，外枠を形成すること．これにより印象辺縁の形態を整え，模型基底部の厚みを一定に保つことができる．

**保隙** ほげき space maintenance 乳歯や永久歯の早期喪失に伴う隣接歯の傾斜移動，対合歯の挺出の危険性を防止し喪失部空隙を垂直的，近遠心的に保持しておくことをいう．そのための装置を保隙装置といい，固定保隙装置と可撤保隙装置がある．

**ポケット上皮** ぽけっとじょうひ pocket epithelium 歯肉（仮性）および歯周（真性）ポケットを裏装する上皮である．歯周ポケットに面するポケット上皮のほとんどが重層扁平上皮である．ポケット上皮細胞はさらに，根尖側の接合上皮細胞と似ており，分裂を繰り返し修復している．

**ポケットデプス** ぽけっとでぷす pocket depth 歯肉辺縁からポケット底部までの深さ．解剖学的なポケットデプス歯肉辺縁から接合上皮の辺縁までの距離であるが，臨床的に測定されるプロービングポケットデプスとは一致しない． ▶ ポケットの深さ

**ポケットの深さ** ぽけっとのふかさ pocket depth ▶ ポケットデプス

**ポケットプロービング値** ぽけっとぷろーびんぐち pocket probing measurement ▶ プロービングポケットデプス

**ポケットマーカー** ぽけっとまーかー pocket marker ▶ クレーン・カプランピンセット

**保健・医療・福祉の統合** ほけん・いりょう・ふくしのとうごう integration of health care, medical service and welfare service 保健・医療・福祉が相互に連携して行う必要が生まれた老年者に対するサービス．福祉の流れも，救貧的なものからノーマライゼーションの理念に立つ地域福祉の推進へと変化している．このため，サービスの受け手である一人ひとりの住民に，どのようなサービスがどの程度，誰によって提供されるのが適当かを検討し，各種のサービスを効率的に組み合わせて提供できる機能を求め，市町村を単位とした保健・医療・福祉の統合が必要となった．

**保健管理** ほけんかんり health care ▶ 健康管理

**保健機能食品** ほけんきのうしょくひん food with health claims 体の調子を整えて健康状態を良くする効果の認められた食品成分を効率よく摂取できるように加工した食品のこと．表示されている効果や安全性が審査され，消費者庁によって許可された「特定保健用食品（トクホ）」と，科学的根拠が確認された栄養機能成分を一定の基準含めば事業者の責任において販売できる「栄養機能食品」「機能性表示食品」の３つを合わせて保健機能食品という．

**保健教育** ほけんきょういく health education ▶ 保健指導，健康指導

**保健行動** ほけんこうどう health behavior 狭義には「症状のない状態における病気予防や疾患の発見を目的として自覚症状

のない段階で行う行動」，広義には「健康のあらゆる段階にみられる，健康保持，回復，増進を目的として，人々が行うあらゆる行動」である． ◨健康行動

**保健師** ほけんし public health nurse 保健師助産師看護師法に基づく国家資格．保健師の名称を用いて，健康診断・健康指導などの保健指導を行う．厚生労働大臣免許．

**保健師助産師看護師法** ほけんしじょさんしかんごしほう act on public health nurses, midwives and nurses 1948年に制定され，保健師，助産師および看護師の資格と業務内容などを定めている．その資質を向上し，医療および公衆衛生の普及向上を図ることを目的としている．

**保健指導** ほけんしどう health guidance, health instruction 健康についての関心を高め，健康の保持・増進を行う．健康を維持するために疾病予防の能力を向上させ，学校や公共の現場では健康教育や健康指導を行い，医療機関においては個別指導や助言などを行う．歯科保健指導は歯科衛生士法の改正（1992年）により歯科衛生士の業務とされている．学校で行う健康に関する教育は，保健教育，保健指導という．一般住民を対象とする保健教育のことを健康教育という．しかし，必ずしも一定しているわけではない． ◨健康指導，保健教育 ▶患者教育，患者指導

**保険者** ほけんじゃ insurer 健康保険事業の運営主体のことで，保険料を徴収し保険事故に際して保険給付を行う．健康保険の保険者には，全国健康保険協会と健康保険組合がある．介護保険における保険者は全国の市町村および特別区（東京23区）である．

**保健所** ほけんじょ health center 地域住民の保持増進を目的に，広域的な展開や専門的技術，多種の保健医療職種によるチームワークを要する対人保健サービスや対物保健業務を実施する総合的な保健衛生行政機関．その設置，事業，職員などは地域保健法で定められている．

**保健信念モデル** ほけんしんねんもでる health belief model ◨健康信念モデル，ヘルス・ビリーフモデル

**補酵素** ほこうそ coenzyme 酵素に結合してその働きを助けるタンパク質以外の物質を補因子といい，広義の補酵素と呼ぶ．そのうち酵素に強く結合するものを補欠分子族，反応時のみ結合するものを狭義の補酵素と呼ぶ．NADやCoAは後者の代表．

**保持** ほじ retention ◨維持

**母子健康手帳** ぼしけんこうてちょう mother and child health notebook 市町村に妊娠の届け出を行うと母子健康手帳の交付を受ける．行政や保健・育児の情報が掲載されているとともに，妊娠・出産の経過，妊婦や乳幼児の健康診査，予防接種など，育児に関する記録がなされる．

**ポジショニング** ぽじしょにんぐ positioning ◨姿勢調整法，姿勢調節法

**母子保健法** ぼしほけんほう maternal and child health act 母性および乳幼児の健康の保持と増進を図ることを目的とする法律．妊娠・出産・育児などの知識普及，母子健康手帳の交付，妊産婦や乳幼児に対する保健指導，健康診査などを定めている．

**補修修復** ほしゅうしゅうふく repair restoration 部分的に修復物に不具合が生じたとき（二次う蝕など），全部を再修復せずにその部分だけを修復する方法．

**補充療法** ほじゅうりょうほう substitution therapy 薬物療法の種類の一つ．生体の機能の維持に必要なホルモンやビタミン，微量元素などが不足して起こる疾病に対して不足しているそれらを補う療法．

**捕食** ほしょく food taking 摂食嚥下の過程において，食物を上下の口唇で挟んで摂り込む動きのこと．捕食の動きは，下唇に食具（食器）が触れる刺激などにより，下顎の開口の運動が誘発される．食具の上の食物を上唇で触知，認知して，口唇で食物を口腔内に擦り取るようにして，舌の前方に摂り込まれる．

**捕食機能獲得期** ほしょくきのうかくとくき acquisition stage of capture food at lip スプーン上の食べ物を随意的に口へ取り込む時期．自発的な顎の開閉運動がスムーズになり，上下口唇で食べ物を捉える動きがみられる．口唇閉鎖の力が徐々に安定して上手になる．

**捕食訓練** ほしょくくんれん ingestion exercise, capture food training 摂食訓練の一つ．口唇で食物を取り込むことがで

きない患者に対して実施する．スプーン上の食物を顎や口唇を介助して取り込む動作や感覚を体験学習させる．

**補助呼吸** ほじょこきゅう assisted respiration, assisted ventilation 自発呼吸はあるが換気量が不十分なとき，患者の吸気に合せて呼吸バッグを加圧し，換気量を増大させる方法．通常，自発呼吸2～3回に1回程度行う． ➡ **自発呼吸，調節呼吸**

**補助者の位置** ほじょしゃのいち position of assistant 患者の口腔を中心に，術者と対称となる位置を基準とすることが多い．基本的には3時の位置で補助する場合が多いが，術者の位置に応じて施術を妨げないように適宜位置を選ぶ．

**補助者の姿勢** ほじょしゃのしせい posture of assistant 動作がしやすく，疲労を軽減し，かつ術者の明視や操作を妨げないことが基本である．補助者のスツールを術者より10～15cm程度高くし，術者より目線を高くし視野を広げ，診療全体を把握できるようにする．

**補助弾線** ほじょだんせん auxiliary spring 舌側弧線装置（リンガルアーチ）の主線などにろう（鑞）着した直径0.5mmの矯正用弾力線．歯の唇側・頬側移動，近遠心移動を行う．弾線には単式弾線，複式弾線，指様弾線，連続弾線がある． ➡ **指様弾線，舌側弧線装置，単式弾線，複式弾線，連続弾線**

**補助的清掃用具** ほじょてきせいそうようぐ adjunctive oral hygiene devices 歯ブラシによるブラッシングだけでは歯垢除去は困難なので，歯ブラシと併用するデンタルフロスや歯間ブラシなど，歯口清掃を補助する用具をいう．歯垢除去効果を高めることができる． ➡ **清掃補助用具**

**補助ポイント** ほじょぽいんと accessory point 側方加圧根管充塡に用いるガッタパーチャポイントの一つ．ルートキャナルスプレッダーによって，主ポイントと根管壁の間に作られた間隙を埋めるガッタパーチャポイントである． ➡ **ガッタパーチャポイント，メインポイント**

**POS** ぽす problem oriented system, POS system 1958年，Weed LLによって開発された記録法で問題志向型病歴システムのこと．3段階で構成され，1段階は問題志向型診療録を作成，2段階で記載内容を監査，3段階で記録の修正を行いながら対象者のケアにあたる作業システムのこと． ➡ **問題志向型システム**

**ホスト** ほすと host ➡ **宿主**

**ポストクラウン** ぽすとくらうん post crown ➡ **継続歯**

**ポスト孔** ぽすとこう prepared root canal for post 支台築造の窩洞形成において，ポストが入り込む根管部に形成する孔のこと．ポストクラウンのポスト部が入り込む部分のこともさす．

**ポストダム** ぽすとだむ post dam 上顎の口蓋部後縁の辺縁封鎖を向上する目的で設ける，粘膜面後縁部の堤状の隆起．口蓋の可動部と不動部の境界線（アーライン）付近の粘膜を床縁で加圧することで，後縁部からの空気の侵入を防ぎ，義歯の吸着力を保つよう作用する．

**ホスピス** ほすぴす hospice 回復を目指した治療が有効ではなくなった末期患者に対して，痛みをはじめとするさまざまな苦痛を緩和し，その人らしい生を支えるための施設や活動をいう． ➡ **緩和ケア**

**ホスフォリパーゼ** ほすふぉりぱーぜ phospholipase リン脂質を加水分解する酵素の総称．生体内では，単純なリン脂質分解作用のほか，特異なアシルトランスフェラーゼと共役した脂肪酸の交換に関わる．また，情報伝達系での律速酵素として働く．

**ホスホホリン** ほすほほりん phosphophoryn 象牙質に特有な非コラーゲン性タンパク質．アスパラギン酸とセリンを多く含み，セリンの多くは側鎖がリン酸化されホスホセリンとなっている．象牙芽細胞で合成され，象牙前室と象牙境の象牙質側の石灰化前線に集中して存在するため，象牙質における石灰化の開始やリン酸カルシウムの沈着に関与すると考えられる． ➡ **象牙質リンタンパク質**

**保存剤** ほぞんざい preservative ➡ **防腐薬，防腐剤**

**補体** ほたい complement 血液やリンパ液などに存在する血漿タンパク質で，肝臓において産生される．感染が起こると，連続的な酵素反応により活性化される．これにより，食細胞による微生物の食食や，細胞膜傷害による感染細胞の殺

傷が誘導される.

**補体依存性細胞傷害** ほたいぞんせいさいぼうしょうがい complement-dependent cellular cytotoxicity (CDC) 標的細胞の表面抗原に結合した抗体の定常領域に血清中の補体が結合すると、補体活性を介して、細胞溶解が誘導される免疫反応. ■ CDC

**補体結合反応** ほたいけつごうはんのう complement fixation test 抗原，抗体および補体の連携した反応により、細胞が溶解する反応．赤血球の溶解は溶血，細菌の溶解は溶菌と呼ばれる．補体活性化の中心的な機能であり，微生物抗原や対応する抗体の検出に応用される.

**ポッセルトの図形** ぽっせるとのずけい Posselt's three dimensional representation, Posselt's figure 切歯点における正中矢状面内の下顎限界運動路や、立体的な限界運動範囲を表した図形．すべての機能運動はこの範囲内に収まる. ■ Posseltの図形

Posseltの図形 ぽっせるとのずけい Posselt's figure, Posselt's three dimensional representation ■ ポッセルトの図形

**Hotz床** ほっつしょう Hotz plate 人工口蓋床（口蓋形成術前顎誘導装置）のこと. ■ 口蓋床

**ボツリヌス菌** ぼつりぬすきん *Clostridium botulinum* *Clostridium botulinum* として知られる，食中毒などの原因菌．ボツリヌス毒素を産生し，複視や呼吸麻痺を起こし，死に至る例もある．近年は乳幼児に起こる乳幼児ボツリヌス症がしばしば問題となる．毒素の検出は、マウスを用いた毒素試験が行われる.

**ボディランゲージ** ぼでぃらんげーじ body language 非言語的コミュニケーションの一つ.

**補綴前矯正** ほてつぜんきょうせい pre-prosthodontic orthodontic treatment インプラント埋入やブリッジ・義歯作製などの補綴処置のために行う矯正治療をさす．限局矯正治療で行うことも多い.

**ボトルカリエス** ぼとるかりえす bottle caries, nursing bottle caries 哺乳瓶でう蝕誘発性成分を多く含む液体を飲用することにより生じる乳幼児のう蝕の状態をいう．乳前歯を中心に平滑面も含めて急速かつ広範囲に生じる. ■ 哺乳瓶う蝕

**哺乳** ほにゅう nursing 新生児期の哺乳は口からの乳汁摂取に関連した原始反射により行われる．哺乳に関連した反射には口唇探索反射，口唇反射（捕捉反射），吸啜反射，嚥下反射（原始反射ではない）咬反射，舌突出反射などがある.

**哺乳訓練** ほにゅうくんれん suckling exercise 哺乳力の弱い乳児が自力哺乳できるように，口腔内外の哺乳に関連する筋群を刺激したり，哺乳しやすい抱っこの姿勢などを設定し、哺乳の練習を行う．口蓋裂児の場合は専用の乳首を用いる．また，口蓋裂の手術までの期間，哺乳を補助するため裂を塞ぐHotz（ホッツ）床を利用することが多い.

**哺乳反射の消失** ほにゅうはんしゃのしょうしつ disappearance of feeding reflex 乳児期において大脳皮質の発達に伴い、反射が消失してくる．生後4～6か月頃に消失がみられ，哺乳動作が反射から能動的な動きへと変化する．哺乳反射の消失が離乳開始の時期である.

**哺乳瓶う蝕** ほにゅうびんうしょく bottle caries, nursing bottle caries ■ ボトルカリエス

**Bobath法** ぼばーすほう Bobath's method, Bobath's approach 医師であるBobath Kと理学療法士であるBobath B夫妻により開発された治療法．日本のみならず、世界的にも脳性麻痺訓練の中心的技法になっており、正式には神経発達学的治療法と呼ばれ，中枢神経系の可塑性を活用し，中枢神経疾患をもつ人々の機能改善を目指すものである.

**ポビドンヨード** ぽびどんよーど povidone-iodine ヨウ素を遊離して殺菌作用を示す中水準消毒薬．副作用が比較的少なく、抗微生物スペクトルが広いため、手術部位の皮膚や粘膜、皮膚・粘膜の創傷部位および口腔粘膜などの生体の消毒に用いられる.

**ポピュレーション・アプローチ** ぽぴゅれーしょん・あぷろーち population approach リスクの高低にかかわらず、対象の集団全員の健康リスクを少しでも下げる取り組みをいう．これは，公衆衛生的な政策や法律などで社会の仕組みを変えることで（川の上流での問題解決），社会全体の人々の健康改善を働きかけるものである. ■ ハイリスク・アプローチ

**ポピュレーション・ストラテジー** ぽ

ぴゅれーしょん・すとらてじー population strategy 厚生労働省は，病んだ集団をポピュレーション・ストラテジーとしている．集団全体の疾患や障害の危険因子を下げる取り組みのこと．「集団戦略」ともいう．

**頬** ほほ cheek, bucca 鼻唇溝によって上唇から区分され，口唇と同様に外面が皮膚，内面が粘膜で覆われ，内部の特に粘膜の近くに頬腺がある．頬筋の表層には頬脂肪体があって頬の丸みをつくっている．

**ホメオスタシス** ほめおすたしす homeostasis ≡ 生体恒常性

**ポリアクリル酸** ぽりあくりるさん polyacrylic acid アクリル酸（$CH_2=CH-COOH$）の重合体．その 30～50%水溶液はポリカルボキシレートセメントやグラスアイオノマーセメントの液部の主成分となる．

**ポリエーテルゴム印象材** ぽりえーてるごむいんしょうざい polyether rubber impression material 主鎖にエーテル結合を有するポリマーで，分子両末端にエチレンイミン環を有するポリエーテルを主成分とするゴム質弾性印象材．寸法安定性に優れるが，弾性ひずみが小さいため，深いアンダーカットの印象には不向きである．水分に触れると吸水膨張を起こす．

**ポリカーボネート** ぽりかーぼねーと polycarbonate 主鎖内にカーボネート結合－OC（O）O－をもつ高分子化合物の総称．透明性が高く，衝撃強さが大きい．義歯床の作製は射出成形法によって行われる． ≡ ポリカーボネート樹脂

**ポリカーボネート樹脂** ぽりかーぼねーとじゅし polycarbonate ≡ ポリカーボネート

**ポリカルボキシレートセメント** ぽりかるぼきしれーとせめんと polycarboxylate cement ウォーターベースセメントの一つで，粉部の主成分は酸化亜鉛，液部はポリアクリル酸水溶液を主成分とするセメント．練和により，亜鉛イオンが液中のカルボキシ基とイオン結合する酸・塩基反応により硬化する．歯質や非貴金属表面に対して接着性を有する．

**ポリゴン表** ぽりごんひょう polygon diagram 側面頭部エックス線規格写真分析や模型分析の各計測項目について，標準値を中心とし統計学的に±1標準偏差の範囲を示した表．

**ポリサルファイドゴム印象材** ぽりさるふぁいどごむいんしょうざい polysulfide rubber impression material 両末端および側鎖の一部に－SH基を有し，主鎖に－S－S－結合を有するポリサルファイドを基材とするゴム質弾性印象材．硬化は重縮合による網目高分子の生成によるが，副生成物として水を生成する．硬化時間，永久ひずみがゴム質印象材の中で大きい．

**ポリッシング** ぽりっしんぐ polishing ≡ 歯面研磨

**ポリッシングブラシ** ぽりっしんぐぶらし polishing brush コントラアングルハンドピースに装着して用いる回転器具のブラシ．主に咬合面の研磨・清掃に用いる．先端の形状はポイント型やフラット型などがある．

**ポリファーマシー** ぽりふぁーましー polypharmacy ≡ 多剤服用

**ポリメラーゼ・チェーン・リアクション** ぽりめらーぜ・ちぇーん・りあくしょん polymerase chain reaction ≡ PCR

**ポリリボソーム** ぽりりぼそーむ polyribosome 1本のmRNA上にリボソームが多量に付着して一斉に翻訳を行っている状態で，このリボソームが数珠状に連なってみられる構造をさす．

**ボルデテラ** ぼるでてら Genus Bordetella 多形性がみられる好気性グラム陰性球桿菌で，代表的な菌種はBordetella pertussis（百日咳）である．飛沫または接触により呼吸器粘膜に感染し，百日咳を引き起こす．治療にはマクロライド系抗菌薬が有効である．予防にはDPT三種混合ワクチンが用いられる．

**ポルフィロモナス・ジンジバリス** ぽるふぃろもなす・じんじばりす Porphyromonas gingivalis 偏性嫌気性のグラム陰性桿菌で，黒色色素を産生する．慢性歯周炎の病巣から特異的に分離されることから，原因細菌の一つとされる（レッドコンプレックスの一つ）．ジンジパインやLPSなどの病原因子や，悪臭の素となる酪酸や硫化水素などを産生する． ≡ ジンジバリス菌，Pg菌

**ホルマリン** ほるまりん formalin 強力なタンパク質凝固と殺菌作用を有している消毒薬．抗菌スペクトルはウイルス，芽胞および一般細菌まで有効である．刺激

性が強いので，生体の消毒には適さない．

**ホルマリンクレゾール**　ほるまりんくれぞーる　formalin cresol　➡ ホルムクレゾール

**ホルミシス効果**　ほるみしすこうか　hormesis effect　通常では生体に有害作用をもたらすものが，少量だと反対に生体に好ましい作用を及ぼすとする刺激のこと．例えば，放射線は生体に有害であるが，ごく少量であれば反対に生体の活動を活発にするというもの．

**ホルムクレゾール**　ほるむくれぞーる　formocresol　根管消毒薬であり，ホルマリンの殺菌作用とクレゾールの腐食性は，両者の配合により組織への障害性を低下させている　➡ ホルマリンクレゾール

**ホルモン**　ほるもん　hormone　生体内において，特定器官が産生・分泌し，ごく微量で他の細胞や組織の働きを調節するような物質．狭義のホルモンは，分泌後に血中を流れて標的となる組織に至り，特異的な効果を表す．　➡ オータコイド

**ホルモン療法**　ほるもんりょうほう　hormonotherapy　ホルモン剤を用いる治療法で，内分泌機能の不全や欠損に対する補充療法と，ホルモンの特性を利用した疾患の治療法がある．がん治療では，性ホルモン依存性にがん細胞が増殖する特性がある乳癌，前立腺癌，子宮内膜癌に対して行われている．

**ホワイトアウト**　ほわいとあうと　whiteout　嚥下内視鏡検査中，嚥下反射時には，軟口蓋，舌根，咽頭後壁，あるいは咽頭側壁の粘膜と内視鏡先端部が接近し，一瞬何も見えなくなること．

**ホワイトスポット**　ほわいとすぽっと　white spot, white spot lesion　エナメル質が白濁して見える部位．エナメル質表層はミネラルに富み，硬く耐酸性に優れる．う蝕などでエナメル質が酸に触れると，表層下エナメル質から脱灰が始まり，光の屈折率が変化してエナメル質は透明感を失い白濁する．　➡ エナメル白斑，白斑

**ホワイトニング**　ほわいとにんぐ　whitening　広義には歯の色調を改善し，明度を高くすること．方法は専門的歯面清掃（PTC），漂白，歯のマニキュア，ラミネートベニア修復などがある．狭義では，漂白をさすことが一般的である．

**ホワイトマージン**　ほわいとまーじん　white margin, white line　直接法のコンポジットレジン修復後に，辺縁エナメル質にみられることがある白濁した線．重合収縮応力によるエナメル質剥離が原因．

**ボンウィル三角**　ぼんうぃるさんかく　Bonwill triangle　下顎中切歯近心隅角間の中点と左右の下顎頭上面の中央部頂点を結んだ線で形成される一辺4インチ（約10cm）の正三角形といわれる．　➡ Bonwill三角

**Bonwill三角**　ぼんうぃるさんかく　Bonwill triangle　➡ ボンウィル三角

**ポンティック**　ぽんてぃっく　pontic　欠損部を補う人工歯のことで，支台装置に連結される．さまざまな型の基底面形態がある．求められる条件として，審美性，装着感，清掃性と自浄性などに優れていることが挙げられる．　➡ 架工歯

**ボンディング**　ぼんでぃんぐ　bonding　接着，あるいは結合のこと．歯科領域では歯質と修復物の接着を示す場合が多い．接着力を高めるために用いる材料をボンディング材と呼ぶ．コンポジットレジン修復では，接着性モノマーを含むボンディング材が用いられる．

**翻訳【mRNAの】**　ほんやく　translation　DNAから遺伝子情報を転写してmRNAを合成し，次いでmRNAの情報（遺伝暗号：コドン）に対応するアミノ酸をtRNAが運搬し，そしてリボソーム上でアミノ酸を結合しタンパク質を生合成する一連の過程をこう呼ぶ．

## ま

**マイクロスコープ** まいくろすこーぷ microscope 双眼実体顕微鏡であり,落射光で対象を照明し,表面構造を拡大して観察する.カメラとモニターを使用して動画や静止画を記録できる.主に根管治療に使用され,根管口,イスムスやフィンの探索に適している.歯質の破折線,亀裂の発見や根管内での破折したファイル片の発見にも有効である. ■ 歯科用実体顕微鏡

**マイクロモーター** まいくろもーたー micromotor 小型の電気モーターをハンドピースに直結し,そのモーターの回転による動力をハンドピースに取り付けた切削器具に直接伝達して,切削,研磨を行う低速回転切削機器.回転数は100～40,000rpmで,ハンドピースの形態にはコントラアングル型とストレート型がある.

**マイクロモーターハンドピース** まいくろもーたーはんどぴーす micromotor handpiece 小型直流モーターを内蔵,電気エンジンを駆動力とした切削装置.エアータービンハンドピースと比較し,低速・高トルクである. ■ エアータービンハンドピース,コントラアングルハンドピース,ストレートハンドピース

**マイコバクテリウム** まいこばくてりうむ Genus *Mycobacterium* やや彎曲した好気性のグラム陽性桿菌で,一度染色されると酸やアルコールで脱色されにくいことから抗酸菌と呼ばれる.Runyonの分類によりⅠ群からⅣ群に分類される.代表的な菌種として,*Mycobacterium tuberculosis*(結核菌)や*Mycobacterium leprae*(らい菌)がある.

**マイコプラズマ** まいこぷらずま Genus *Mycoplasma* 細胞壁がなく,多様な形態をとる.自己増殖する微生物のなかでは最小である.飛沫または接触感染により,主に若年層において原発性異型肺炎(マイコプラズマ肺炎)を引き起こす.治療にはマクロライド系抗菌薬が用いられる.

**マイスナー神経叢** まいすなーしんけいそう Meissner plexus 消化管の粘膜筋板と内輪層筋間の粘膜下組織内に存在する神経叢で,粘膜筋板の運動や粘膜内の腺の分泌に関与する.

**マイナーツースムーブメント** まいなーつーすむーぶめんと minor tooth movement (MTM) 全顎ではなく,一部分に矯正装置を装着する治療法.補綴前矯正などに多くみられる. ■ MTM,限局矯正治療

**埋伏歯** まいふくし impacted tooth 萌出時期が過ぎても歯冠のすべてまたは一部が,顎骨内や歯肉粘膜下に留まっている歯のこと.歯が顎骨に完全に埋まっている状態を完全埋伏,歯冠の一部が萌出している状態を不完全埋伏という.萌出スペース不足が主な原因である.

**マウスウォッシュ** まうすうぉっしゅ mouth wash 洗口液または水歯磨きとも呼ばれ,薬事法により化粧品と医薬部外品に分けられる.20mL程度を口に含み,20～30秒間洗口後に吐き出す.そのあとは,水で洗口しない.

**マウスガード** まうすがーど mouth guard ラグビーやボクシングなど,顔面への直接打撃や転倒に伴う歯の破折や脱臼,脳への強い打撃などの外傷を防止する装置.マウスピースともいわれる.

**マウススクリーン** まうすすくりーん mouth screen 口呼吸癖のある患者に対し,筋機能の正常化や口腔乾燥防止の目的で口腔前庭に装着するプラスチック製の装置.

**マキシラアングル** まきしらあんぐる maxilla angle 患者ヘッドレストの設定時に,水平位診療時では上顎の咬合平面を床と垂直の状態を0°,患者座位診療時は下顎咬合平面を床と平行の状態を0°とし,頭部を後方に倒した場合をプラス(+)で,頭部を前方に倒した場合をマイナス(-)で表現すること. ■ 仰角

**マギル疼痛質問票** まぎるとうつうしつもんひょう McGill pain questionnaire 1975年にMcGill大学のMelzack(心理学者)が開発した,痛みを評価するための質問票.痛みの強さと質的評価が可能である.

**膜安定化作用** まくあんていかさよう membrane stabilizing effect 細胞膜のNa$^+$チャネルやCa$^{2+}$チャネルを遮断する作用のことで,活動電位を阻害する.キニジン様作用と呼ばれることもある.β遮断薬は膜安定化作用を有しており,心筋

の活動電位の生成と調節に関与するイオンチャネルを抑制するため，不整脈の治療に有用である．

**膜性骨化** まくせいこっか membranous ossification, periosteum ossification 骨の形成過程の一つ．ほかに軟骨性骨化がある．骨膜または骨内膜由来の未分化間葉系細胞が骨芽細胞へと分化し，直接骨を形成する． ➡ 膜内骨化，骨膜性骨化

**膜電位** まくでんい membrane potential 選択的透過性をもつ細胞膜を境に，内外のイオン組成やイオン透過性の差異によって生じる細胞膜内外の電位の差．

**膜電流** まくでんりゅう membrane current 細胞内から細胞外，あるいは細胞外から細胞内へ，細胞膜を通過して流れる電流．

**膜内骨化** まくないこっか intramembranous ossification ➡ 膜性骨化，骨膜性骨化

**膜内粒子** まくないりゅうし intramembranous particle, membrane associated particle 細胞膜を凍結レプリカ法で割断して電子顕微鏡観察を行った際，細胞膜内面にみられる 8〜15nm 程度の粒子のこと．流動モザイクモデルにおける膜内在性タンパク質と考えられている．

**マグネット方式** まぐねっとほうしき magnetostrictive ➡ 磁歪振動子

**マクロファージ** まくろふぁーじ macrophage 食作用を担う大型の細胞．単球が組織において分化・成熟してマクロファージとなる．食食以外にも，食食により断片化した微生物を未感作Ｔ細胞に提示して活性化させ，微生物排除や炎症反応を促進させる．

**マクロライド系抗菌薬** まくろらいどけいこうきんやく macrolide 細菌リボソームの 50S サブユニットに結合し，タンパク質合成を阻害する薬剤．炭素数 12 以上の大型ラクトン環をもつ．代表的な薬剤にエリスロマイシンやクラリスロマイシンなどがある．グラム陽性菌に強い効果を発揮する．

**麻疹** ましん measles 五類感染症．麻疹ウイルスによる感染症で"はしか"と呼ばれる．小児に好発し，発疹と発熱が主症状だが，肺炎，中耳炎などを合併することもある．感染力はきわめて高く，飛沫感染，空気感染，接触感染により伝播する． ➡ コップリック斑

**麻酔** ますい anesthesia 薬により人為的に痛みや感覚をなくす方法．大きく分けて局所麻酔と全身麻酔がある．局所麻酔は局所の痛みを除去し，全身麻酔は中枢神経に作用し中枢性に痛みを除去し，意識を消失させる． ➡ 局所麻酔，全身麻酔

**麻酔抜髄** ますいばつずい pulpectomy under anesthesia 局所麻酔によって除痛を行い抜髄する術式のこと．抜髄は歯髄除去療法の一つで，炎症を引き起こされた歯髄組織を，根尖歯周組織への拡大を避けるためにすべて除去する処置法である． ➡ 抜髄

**マスターポイント** ますたーぽいんと master point ➡ メインポイント

**マスメディア** ますめでぃあ mass media 新聞，雑誌，パンフレット，テレビ，ラジオなど，不特定多数の人に情報を伝達できる媒体のこと．

**末期がん** まっきがん terminal cancer がんが進行して複数の臓器やリンパ節に転移し，手術不可能な状態をさす．全身状態も非常に悪化した状態で生命を脅かされるに至ったがんをいう．

**McCoy 印象** まっこいいんしょう McCoy impression 閉口印象の採得方法の一つ．

**McCall のフェストゥーン** まっこーるのふぇすとぅーん McCall's festoon ➡ フェストゥーン，McCall の辺縁ロール

**McCall の辺縁ロール** まっこーるのへんえんろーる McCall's festoon ➡ フェストゥーン，McCall のフェストゥーン

**末梢血管拡張薬** まっしょうけっかんかくちょうやく peripheral vasodilator アドレナリン $\alpha_1$ 受容体遮断薬は，血管平滑筋の $\alpha_1$ 受容体を遮断することにより末梢血管を拡張させ，血圧を下げる．カルシウム拮抗薬，$K^+$ チャンネル開口薬，有機硝酸薬，心房性ナトリウム利尿ペプチド（ANP）なども血管拡張作用をもつ． ➡ 高血圧治療薬

**末梢神経系** まっしょうしんけいけい peripheral nervous system 神経細胞からの突起が，脳・脊髄外に出たもので，筋，皮膚に分布する脳・脊髄神経と，内臓，血管，腺に分布する自律神経に分ける．

**末梢神経系作用薬物** まっしょうしんけいけいさようやくぶつ peripheral-nervous systemic drugs, peripheral-nervous sys-

**temic agents** 末梢神経系, 特に自律神経系の交感神経と副交感神経, および体性神経系の運動神経に作用する薬物.

**マットレス縫合** まっとれすほうごう mattress suture 切開部の両端において縫合糸が平行になる状態で縫合する水平マットレス縫合, 縫合糸が切開部に対して垂直になる状態で縫合する垂直マットレス縫合に分類される. 創縁が合わせやすく, 死腔ができにくいのが特徴である.

**マッハ効果** まっはこうか Mach effect エックス線写真で濃度の異なる領域が接している場合, その境界面において, 黒いほうはより黒く, 白いほうはより白く見える現象. 目の錯覚による生理的現象であるが, う蝕と誤診される場合がある.

**マテリアアルバ** まてりああるば materia alba 歯の沈着物の一つで, 剝離上皮細胞, 細菌, 細菌産生物, 白血球や唾液糖タンパク質などからなっている. 歯の表面や歯肉辺縁部に付着している灰白色もしくは黄色の物質である. 構造に規則性がなく, 付着が弱い. ➡ 白質

**窓開け** まどあけ cut-back 前装冠のフレームワークの製作において, ワックスパターンの歯冠概形を形成した後に, 前装部のワックスを削除する工程のこと. ➡ カットバック

**マトリックス** まとりっくす mitochondrial matrix ミトコンドリア内膜で囲まれた区画で, ピルビン酸と脂肪酸から合成されたアセチルCoAの代謝が起こるクエン酸回路が存在する.

**マトリックス金属プロテアーゼ** まとりっくすきんぞくぷろてあーぜ matrix metalloproteinase ➡ MMP

**マトリックスバンド** まとりっくすばんど matrix band ステンレス製のバンドであり, マトリックスバンドリテーナーに取り付けて, 2級複雑窩洞などに成形修復材を填塞する際の隔壁として使用する. マトリックスバンドを装着することで, 接触点部と歯頸部を緊密に適合させることができる.

**マトリックスリテーナー** まとりっくすりてーなー matrix band retainer マトリックスバンドを歯に保持させるための器具. マトリックスリテーナーは, マトリックスバンドを固定するためのねじと, バンドを締めつけるためのねじ, バイスからなる. トッフルマイヤーマトリックスリテーナーやアイボリーマトリックスリテーナーなどがある.

**マニキン** まにきん manikin ➡ マネキン, ファントーム

**マネキン** まねきん manikin 人体模型のことで, 歯科領域で使用しているものは頭部に顎模型を取り付け, 基礎実習としてトレーニングに使用する. ➡ ファントーム, マニキン

**麻痺** まひ paralysis, palsy 随意運動の障害のこと. その程度により不完全麻痺と完全麻痺に分けられる. 一肢のみを単麻痺, 一側上下肢の麻痺を片麻痺, 対称的に両側の上肢または下肢の麻痺を対麻痺, 両側上下肢の麻痺を四肢麻痺という.

**摩耗** まもう abrasion 咬合や咀嚼以外の機械的刺激によって起こる歯質の表在性欠損をいう. 歯ブラシによる歯頸部の欠損をはじめとして, 習慣や職業的原因によるものがある. 欠損が象牙質に達すると, 硬化象牙質や第三象牙質が出現する. ➡ 摩耗症 ➡ くさび状欠損, 咬合小面

**摩耗症** まもうしょう abrasion ➡ 摩耗

**麻薬** まやく narcotic 麻薬及び向精神薬取締法に定められた薬物で, 中枢神経に作用して精神機能に影響を及ぼす. 連用により耐性や依存性が形成される. 麻薬の容器には麻の記号を記載し, 鍵をかけた堅固な設備に保管しなければならない.

**麻薬拮抗性鎮痛薬** まやくきっこうせいちんつうやく narcotic antagonist analgesic ➡ 非麻薬性鎮痛薬

**麻薬拮抗薬** まやくきっこうやく narcotic antagonist オピオイド受容体に対してアンタゴニストとして働き, 麻薬性鎮痛薬と非麻薬性鎮痛薬に競合的拮抗を示す. 麻薬による呼吸抑制ならびに覚醒遅延の改善などに用いられる.

**麻薬性鎮痛薬** まやくせいちんつうやく narcotic sedative, narcotic analgesic 睡眠や意識消失なしに, 強力な鎮痛作用を示す. 多幸感などを生じ, 連用により耐性や依存が形成される. このため, 麻薬に指定されている. 最近では, 末期癌患者の鎮痛のために用いられている.

**マラッセの上皮遺残** まらっせのじょうひいざん Malassez epithelial rest 象牙質形成誘導を終えたヘルトウィッヒ上皮鞘が断裂してできた上皮の網目状構造で, 歯

根完成後も長く歯根膜中にとどまる. ➡ ヘルトウィッヒ上皮鞘

**マルチトール** まるちとーる maltitol 糖アルコールの一種. マルトース（麦芽糖）を還元してつくられる. 甘味度はスクロースよりやや小さい. う蝕誘発性は低い. ➡ 還元麦芽糖

**マルチブラケット装置** まるちぶらけっとそうち multi-bracket orthodontic appliance 多数歯にブラケットを装着し, アーチワイヤーにて歯の移動を行う装置. エッジワイズ法とベッグ法があるが, 現在ではエッジワイズ装置が最も使用される. ➡ エッジワイズ法

**マルトース** まるとーす maltose 2分子のグルコースがα-1,4 グリコシド結合した二糖. デンプンが唾液中のαアミラーゼにより分解されると主にこれとなる. 水あめの主成分としても知られる. ➡ 麦芽糖

**マルピギー小体** まるぴぎーしょうたい malpighian corpuscle ➡ 腎小体

**満期児** まんきじ full term baby 在胎37週以上42週未満の分娩で出生した児. 37週未満では早産児, 42週以上では過期児という.

**マンシェット** まんしぇっと manschette 血圧計の環状帯（または圧迫帯）のこと. 通常, 上腕に巻き空気を送り込んで上腕動脈の血流を遮断し血圧を測定する. ➡ カフ

**慢性う蝕** まんせいうしょく chronic caries 進行速度が遅く, 成人に生じるう蝕に多い. う窩は浅く, エナメル質直下でう蝕が側方に拡大する下掘れう蝕を起こす. 軟化象牙質は, 茶色から黒褐色と着色の度合は強いが, 水分に乏しく, 軟化象牙質の量も少ない.

**慢性炎症** まんせいえんしょう chronic inflammation 炎症の持続時間が長く, 数か月から数年の長期にわたる炎症である. 急性炎症から移行することも多い. 炎症部位には, リンパ球, マクロファージ, 形質細胞の浸潤がみられ, 血管新生や線維化を伴う. ➡ 増殖性炎

**慢性潰瘍性歯髄炎** まんせいかいようせいしずいえん chronic ulcerative pulpitis 露髄して開放された歯髄の炎症. 急性化膿性歯髄炎の排膿の結果生じる. 臨床症状は軽度である. しかし, 食片圧入や探針による刺激が潰瘍面に加わると急激に疼痛が生じる.

**慢性化膿性根尖性歯周炎** まんせいかのうせいこんせんせいししゅうえん chronic suppurative apical periodontitis 根尖部の歯周組織に慢性の化膿性炎が起こる疾患. 多くは急性化膿性根尖歯周炎が慢性化したもので, 慢性膿瘍を形成する. 自覚症状はほとんどなく, 軽度の咬合痛や打診痛, 弛緩動揺を伴う. エックス線で球状または半球状の透過像を示す. 内歯瘻や外歯瘻が形成されることがある. ➡ 慢性根尖周囲膿瘍, 慢性歯槽膿瘍

**慢性感染症** まんせいかんせんしょう chronic infection 微生物が感染者, 宿主に残存し, 発症後の経過が緩やかで, 数年にわたって経過するもの. HIV感染症のように潜伏期が長いものや, HBウイルスなどが含まれ, 慢性歯周炎も慢性感染症に属する. ➡ 急性感染症

**慢性硬化性骨髄炎** まんせいこうかせいこつずいえん chronic sclerosing osteomyelitis 骨形成を伴う慢性骨髄炎. 骨形成の状態により慢性巣状硬化性骨髄炎と, 慢性びまん性硬化性骨髄炎に分けられる. 前者は特定の症状に乏しく根尖性歯周炎に関連して発生することが多く, 後者は疼痛と腫脹を伴い, 骨硬化性変化が広範にびまん性にみられる.

**慢性根尖周囲膿瘍** まんせいこんせんしゅういのうよう chronic periapical abscess ➡ 慢性化膿性根尖性歯周炎, 慢性歯槽膿瘍

**慢性再発性アフタ** まんせいさいはつせいあふた chromic recurrent aphtha ➡ アフタ性口内炎

**慢性作用** まんせいさよう chronic effect 薬理作用の分類の一つで, 薬物を長期間に頻回摂取することによって起こる作用. 急性作用の逆. ➡ 急性作用

**慢性歯牙フッ素症** まんせいしがふっそしょう chronic dental fluorosis ➡ 歯のフッ素症, フッ素症歯

**慢性歯周炎** まんせいししゅうえん chronic periodontitis 歯周病原細菌によって生じるアタッチメントロスおよび歯槽骨吸収を伴う炎症性病変. 多くは35歳以後に発症し, 慢性の経過をたどる. 歯周ポケット形成, 出血, 排膿, 歯槽骨吸収, 歯の動揺を認める.

**慢性歯槽膿瘍** まんせいしそうのうよう chronic alveolar abscess ➡ 慢性化膿

性根尖性歯周炎，慢性根尖周囲膿瘍

**慢性漿液性根尖性歯周炎** まんせいしょうえきせいこんせんせいししゅうえん chronic serous apical periodontitis 軽度の刺激によって根尖歯周組織に起こる炎症．滲出は少なく，マクロファージやリンパ球および形質細胞の浸潤がみられる．自覚症状はほとんどなく，エックス線で根尖部歯根膜腔の拡大や歯槽硬線の消失がみられる． ■ 慢性単純性根尖性歯周炎

**慢性腎不全** まんせいじんふぜん chronic renal failure 慢性に経過する腎不全で，数か月から数十年かけて腎機能が徐々に低下する．腎機能の回復は見込めないため，高度な腎機能低下では多くが末期腎不全へと進行し，最終的には腎移植や透析療法が必要になる．

**慢性増殖性炎** まんせいぞうしょくせいえん chronic proliferative inflammation ■ 増殖性炎

**慢性増殖性歯髄炎** まんせいぞうしょくせいしずいえん chronic hyperplastic pulpitis, chronic hypertrophic pulpitis 慢性潰瘍性歯髄炎から肉芽組織がポリープ状に増殖したもの．根尖孔からの血液供給が豊富で，生活力の旺盛な乳歯や若年者の歯に好発する．臨床症状は軽度であるが，食片圧入などの機械的圧迫により痛みが生じる． ■ 歯髄息肉，歯髄ポリープ

**慢性単純性根尖性歯周炎** まんせいたんじゅんせいこんせんせいししゅうえん chronic simple apical periodontitis ■ 慢性漿液性根尖性歯周炎

**慢性中毒** まんせいちゅうどく chronic intoxication 薬毒物などを長期にわたり摂取することにより，徐々に生体機能に異常をきたす疾病状態．麻薬やアルコールなどにより薬物依存を生じて慢性中毒になることがある． ■ 急性中毒

**慢性毒性** まんせいどくせい chronic toxicity 長期間（通常6か月以上）の連続または反復投与によって生じる毒性のこと．毒性は，急性毒性と慢性毒性に分類される．

**慢性肉芽性根尖性歯周炎** まんせいにくげせいこんせんせいししゅうえん chronic granulomatous apical periodontitis 根尖歯周組織の慢性膿瘍が器質化して肉芽組織で置換された病変．歯根肉芽腫と歯根嚢胞がある．

**慢性剝離性歯肉炎** まんせいはくりせいしに

くえん chronic desquamative gingivitis ■ 剝離性歯肉炎

**慢性閉鎖性歯髄炎** まんせいへいさせいしずいえん chronic closed pulpitis 露髄のない状態で，歯髄に肉芽組織または線維性結合組織の形成などの慢性炎症のみられるもの．象牙質う蝕の治療後に残された感染象牙質からの弱い細菌刺激や，修復材料からの弱い化学的刺激などで生じる．自覚症状はほとんどない．

**慢性閉塞性肺疾患** まんせいへいそくせいはいしっかん chronic obstructive pulmonary disease, chronic obstructive lung disease ■ COPD

**マンナン** まんなん mannan 食物繊維の一つで，単糖のマンノースから構成される多糖のこと．種子や果実の表皮に含まれる．コンニャクイモから抽出されるグルコマンナンは加工食品の増粘安定剤などに用いられる．グルコマンナンはグルコースとマンノースから構成される多糖である．

**マンモグラフィー** まんもぐらふぃー mammography 乳癌の診査のために行う乳房エックス線撮影の手法またはその装置のことで，この画像から腫瘍や石灰化の有無を判断する．

## み

**ミールラウンド**　みーるらうんど　meal round　施設入所者が認知機能や摂食嚥下機能の低下により食事の経口摂取が困難となっても，自分の口から食べる楽しみを得られるように，多職種で食事場面を観察すること．　➡ 経口維持加算

**ミオクローヌス発作**　みおくろーぬすほっさ　myoclonic epilepsy　てんかん性に生じる不随意運動のこと．急に体の一部，手指，手足，顔面，まぶたなどが，ピクッとして，あるかも電気に打たれたように一瞬だけ動く，持続時間の短い不随意な筋肉の収縮（あるいは収縮の消減）をいう．

**ミオシンフィラメント**　みおしんふぃらめんと　myosin filament　筋細糸を構成する収縮タンパク質の一つで，筋肉内ではミオシン分子が集まって直径 12〜18nm の太いフィラメントを形成する．　➡ 筋原線維

**ミオペニア**　みおぺにあ　Myopenia　サルコペニアは狭義では「加齢に伴う筋肉量の低下」，広義では「すべての原因による筋肉量と筋力の低下」をさすが，用語の混乱を避けるため，広義の「すべての原因による筋肉量と筋力の低下」をミオペニアと呼ぶことが推奨されている．　➡ ダイナペニア

**味覚**　みかく　gustatory sensation, taste sensation　特殊感覚の一つである．適刺激は水溶性の化学物質で，口腔内の味細胞で受容された後，部位別に顔面，舌咽，迷走神経から延髄孤束核，さらに視床後内側腹側核を経て大脳皮質味覚野に伝わり，認知される．ヒトでは味細胞は，舌，軟口蓋，口蓋弓，咽頭，喉頭の味蕾に存在する．

**味覚刺激**　みかくしげき　taste stimulation　実質的な食物の嚥下を練習する前の段階で行う直接訓練．下唇内側に甘味などを塗り，その刺激によって分泌される唾液を嚥下する．できるだけ下顎を閉鎖して嚥下するように介助する．

**味覚試験**　みかくしけん　gustometry, gustation, test dysgeusia　味覚異常の患者の診断の際に行われている味覚の検査法．全口腔法，電気味覚試験，ろ紙ディスク試験などがある．そのほか，原因精査のために血液検査による微量金属の測定，心理テスト，口腔乾燥や感染症の検査を行うこともある．

**味覚障害**　みかくしょうがい　taste disorder, dysgeusia　何らかの原因で生じる味覚の減退から完全な味覚消失までの味覚の異常のこと．血中亜鉛濃度の低下，薬の副作用，全身疾患，口腔疾患，心因的な原因などにより生じる．

**ミキサー食**　みきさーしょく　mixed meal, blended meal, liquized meal　主食，副菜をミキサーに掛けて，ペースト状，液体状にして提供される食事．咀嚼機能が低下した人のみならず，嚥下機能が低下した人に対して提供される．誤嚥のリスクを軽減するために，とろみを付与することもある．

**味孔**　みこう　gustatory pore, taste pore　味蕾は舌乳頭表層下に存在するが，味蕾細胞が形づくる落ち込んだ管状の構造．

**味細胞**　みさいぼう　gustatory cell　味蕾に存在する味覚の化学受容器としての機能をもつ細胞で，細胞下半部に明暗の小胞を含む．

**未熟児**　みじゅくじ　premature baby　早産児（在胎 37 週未満），あるいは低出生体重児（出生体重 2,500g 未満）を示す言葉．最近では医学的用語としては用いられず，在胎週数および体重で区分することが多い．

**未処置う歯**　みしょちうし　decayed tooth　≡ 未処置歯

**未処置歯**　みしょちし　untreated tooth　治療が必要な疾患がある歯を示す．二次う蝕の発生時でも，未処置のう蝕部分があれば未処置歯とする．　≡ 未処置う歯

**未処置歯率**　みしょちしりつ　decayed tooth rate　集団のう蝕の総未処置歯数を，喪失歯を含む総歯数で割ったパーセント値．分母を総 DMF 歯数とする場合もあるので注意する．

**水代謝**　みずたいしゃ　water metabolism　水はさまざまな物質を溶かす性質があり，消化・吸収した栄養素を各臓器に運搬する．体内の老廃物を溶かし，尿として排出させる．また各種体成分を溶かし，酵素反応，加水分解などの場を提供する．

**水飲みテスト**　みずのみてすと　water swallowing test　被験者に一定量の水を飲ませ，その状況から嚥下機能，特に誤嚥リスクをスクリーニングするテスト．

30 mLの水を用いる窪田の方法が用いられてきたが,現在は重症例に配慮した才藤の改訂水飲みテストが広く用いられている. 🔁 改訂水飲みテスト

**密封容器** みっぷうようき hermetic container 日本薬局方が定める密封容器とは,通常の取り扱い,運搬または保存状態において,気体の侵入しない容器をいう.バイアル瓶やアンプルなどがある.

**密閉容器** みっぺいようき well-closed container 日本薬局方が定める密閉容器とは,通常の取り扱い,運搬または保存状態において,固形の異物が混入することを防ぎ,内容医薬品の損失を防ぐことができる容器をいう.紙袋や紙箱などが含まれる.

**ミティス・サリバリウス培地** みてぃす・さりばりうすばいち mitis-salivarius agar 🔁 MS培地

**ミトコンドリア** みとこんどりあ mitochondria ATP合成を担う球状,あるいは棒状の細胞小器官で,器官内に内膜が折れ込んでヒダ状となったクリステと,基質部分のマトリクスで構成される.固有のDNA,RNAをもち,自己増殖能とタンパク質合成能をもつ. 🔁 糸粒体

**看取り** みとり end of life care 死が避けられないとされた人に対し,身体的・精神的苦痛を緩和・軽減するとともに,延命治療のような積極的な医療行為は行わず,慣れ親しんだ自宅や施設で,人生の最期まで尊厳ある生活を支援することをいう.

**ミドリモデル** みどりもでる MIDORI model プリシード・プロシードモデルのこと.ヘルスプロモーションを展開していくための理論モデル.みんなで目指すゴールである「生活の質の向上」を目標とした.9段階を設定し,社会診断,疫学診断,行動・環境診断,教育・組織診断,運営・政策診断,実施,経過評価,影響評価,結果評価の手順で実施する.

**みにくいあひるの子の時代** みにくいあひるのこのじだい ugly duckling stage 上顎永久切歯萌出期に正中離開,歯軸の遠心傾斜などがみられる.この現象は正常な咬合発育の一過程で咬合発育が進むに従い自然に正常となるため,この時期をみにくいあひるの子の時代(ugly duckling stage)という.

**ミニマルインターベンション** みにまるいんたーべんしょん minimal intervention (MI) 歯への最小の侵襲によるう蝕治療. 🔁 MI,最小の侵襲

**ミニメンタルステート検査** みにめんたるすてーとけんさ mini-mental state examination 🔁 MMSE

**ミネソタ多面人格テスト** みねそたためんじんかくてすと Minnesota multiphasic personality inventory test 1943年に,ミネソタ大学のHathawayとMcKinleyによって考案された質問紙法の性格検査のこと.日本語版は1963年に阿部らによって発刊,1993年に再翻訳・標準化され新日本版が発刊された.結果は4つの妥当性尺度と10の臨床尺度の各尺度得点として採点され,プロフィールが診断される. 🔁 MMPIテスト

**ミネラル** みねらる mineral 無機質のこと.人体を構成するミネラルはカルシウム,リン,マグネシウムなど体内存在量の多い主要元素と,鉄,亜鉛,銅などの体内存在量の少ない微量元素など約40種ある.生体の形態維持や酵素反応などに必要である.

**ミネラルコルチコイド** みねらるこるちこいど mineralocorticoid 🔁 電解質コルチコイド,鉱質コルチコイド

**ミノサイクリン塩酸塩** みのさいくりんえんさんえん minocycline hydrochloride テトラサイクリン系抗生物質であり,作用機序は,細菌のタンパク質合成阻害である.aminoacyl tRNAがmRNA・リボソームに結合することを阻害する.

**身振り言語** みぶりげんご gesture language 非音声言語の一つ.叙述的身振りで示されることが多く,事物や事象の特徴を手や身体の動きで描き出すものである.音声言語に比べ,視覚的であり,手指の形態や動きを主体として表現され,提示速度が遅く,厳密な文法法則がないことも特徴である.

**未分化間葉細胞** みぶんかかんようさいぼう undifferentiated mesenchymal cell 間葉組織を構成し,線維芽細胞,脂肪細胞,軟骨細胞,骨細胞,筋細胞などの種々の細胞への分化能をもつ細胞.大きな核をもった多角形の大型細胞で,歯髄内では細胞稠密層から歯髄中央の血管付近に認められる.

**未萌出歯** みほうしゅつし unerupted tooth 口腔内に萌出していない歯を示す.口腔

内診査だけでは埋伏した歯があるか確認できないため，便宜上，萌出すべき部位の未萌出の歯が含まれる．

**味盲** みもう taste blindness 通常は強い苦味を感じさせるフェニルチオカーバマイト（PTC）に対する味覚を先天的に欠如した人．劣性遺伝し，日本人においては約11％の確率でみられる．

**脈拍数** みゃくはくすう pulse rate 1分間に末梢の動脈が拍動する回数のこと．総頸，橈骨動脈の拍動する回数が使われる．成人の基準値は55〜100回/分．

**脈管神経隙** みゃっかんしんけいげき interstitial space in periodontal ligament 歯根膜の歯槽骨寄りに存在する，血管・神経を含んだ領域で，歯根膜主線維束の間の線維がまばらな領域に存在する．➡ 歯根膜

**ミュータンスレンサ球菌** みゅーたんすれんさきゅうきん mutans streptococci *Streptococcus mutans*, *Streptococcus sobrinus*などが含まれ，MSB培地などで検ル・同定鑑別される．酸産生能，耐酸性能，および不溶性グルカン産生能が高いことから，う蝕病原性が高いとされている．血清学的に，c, e, fおよびk型が*Streptococcus mutans*, また，dおよびg型が*Streptococcus sobrinus*. ➡ う蝕病原性菌, 口腔レンサ球菌

**ミュータンスレンサ球菌選択培地** みゅーたんすれんさきゅうきんせんたくばいち mitis-salivarius-bacitracin agar ➡ MSB培地

**ミュールライターの三徴候** みゅーるらいたーのさんちょうこう three symbols of Mühlreiter 歯の近心側と遠心側を区別し，歯の左右の識別の目安となる3つの特徴で，隅角徴，彎曲徴，歯根徴からなる．①隅角徴：歯冠を唇側面または頰側面からみたときの近心隅角と遠心隅角の差異で，近心隅角は鋭角的に突出し，遠心隅角はそれより鈍角的である．②彎曲徴：歯冠を切縁または咬合面からみたとき，唇側面または頰側面と隣接面との移行部の彎曲度は近心側のほうが遠心側よりも大きい．③歯根徴：歯を唇側面または頰側面からみたとき，切縁や咬合縁に対して歯根軸がつくる角度は近心側に鈍角，遠心側に鋭角をつくる．

**Miller の分類** みらーのぶんるい Miller classification of gingival recession 歯の動揺度の分類．判定は0〜3度の範囲で行う．0度：生理的な動揺（0.2mm以内），1度：唇（頰）舌（口蓋）的にわずかに動揺（0.2〜1.0mm），2度：唇（頰）舌（口蓋）的，近遠心方向に中程度動揺（1.0〜2.0mm），3度：唇（頰）舌（口蓋）的，近遠心方向に動揺（2.0mm以上）または垂直方向に動揺．➡ 動揺度

**味蕾** みらい taste bud 舌表面の葉状乳頭，有郭乳頭，茸状乳頭に存在する味を感じる感覚器．ヒトでは舌のほか，軟口蓋・口蓋垂・咽頭・喉頭に分布する．各味蕾は複数の細胞から構成され，形態学的特徴の違いからⅠ型〜Ⅳ型の4種類の細胞に分類される．

**ミリングテクニック** みりんぐてくにっく milling technique 平行切削器を用いて，作業模型上のワックスパターンを形成し，精密なテーパーを付与する技術．テレスコープクラウンやバーアタッチメントなど，可撤性義歯の維持装置として使用する自家製アタッチメントの製作に用いる．

**民事責任** みんじせきにん civil liability, civil responsibility 業務上必要な注意を怠り，人に損害を与えた場合，被害者に及んだ損害を賠償する責任．民法により規定されている．

**民生委員** みんせいいいん social welfare commissioner 厚生労働大臣から委嘱され，それぞれの地域において，常に住民の立場に立って相談に応じ，必要な援助を行い，社会福祉の増進に努める者．

## む

**ムーン歯** むーんし Moon's tooth ⇒ フルニエ歯, 桑実状歯

**無影灯** むえいとう shadowless light 口腔内を照らすために, 術者の手や器具などが生じないように作られた照明. 光源はハロゲンランプが用いられている.

**無汗型外胚葉異形成症** むかんがたがいはいよういけいせいしょう anhidrotic ectodermal dysplasia 外胚葉異形成症は, 先天的に毛髪, 歯, 爪, 汗腺をはじめとするさまざまな外胚葉組織に形成異常を認める疾患の総称である. 無汗型は歯が少ない, 毛髪の発育不全, 汗腺が少なく皮膚が乾燥するなどの特徴をもつ.

**無関心期** むかんしんき precontemplation 変化のステージモデルにおけるヒトの行動の変化を表しているもので, 6か月以内に行動を変える気がない時期のこと. ⇒ 関心期, 行動期, 準備期

**無機骨基質** むきこつきしつ bone mineral ⇒ 骨塩

**無機物** むきぶつ inorganic matter 炭素を含まない物質の総称. ヒトを構成する無機物は約40種で, 体内存在量の多いものから順に, カルシウム, リン, イオウ, カリウム, ナトリウム, 塩素, マグネシウムを多量元素, それ以外を微量元素という. ⇒ 有機物

**無口蓋義歯** むこうがいぎし roofless denture 口蓋部の義歯床を抜き取り, 馬蹄形状に加工した上顎の全部床義歯. 嘔吐反射などによって口蓋部に床縁を延長することが難しい症例に用いるが, 義歯後縁の封鎖が得られないため, 義歯床の吸着を得ることが困難な場合が多い.

**無咬頭臼歯** むこうとうきゅうし cuspless tooth, nonanatomic tooth 咬頭傾斜角がなく, 咬合面が平坦にデザインされた人工歯. 機能運動時に咬頭傾斜による側方力が発生しないのが利点であり, 顎堤吸収の進んだ症例に用いられることが多い. 非解剖学的人工歯に分類される.

**無効量** むこうりょう ineffective dose 薬物が薬効を示すには一定以上の用量が必要であり, 薬効を示さない用量を無効量と呼ぶ.

**無言症** むごんしょう mutism 緘黙(かんもく)のこと. 原因によらず, 明瞭な言語反応が欠如した状態をさす. 統合失調症, うつ病, 心因反応の際にみられ, その他の精神障害でも生じることがある. 無動無言症では, 睡眠, 覚醒はあるが知的活動がない状態となる.

**無細胞セメント質** むさいぼうせめんとしつ acellular cementum 歯頸部付近の歯根象牙質を覆うセメント質で, セメント細胞が埋入していないもの. 一次セメント質ともいう. ⇒ 原生セメント質

**無作為抽出** むさくいちゅうしゅつ random sampling 主観的, あるいは恣意的な評価のバイアスを避けるために, どの被験者を対照とするかを乱数表などを用いてランダムに決定する手法. 単純無作為抽出法, 系統(等間隔)抽出法, 集落抽出法, 層化抽出法多段抽出法などがある.

**無歯顎** むしがく edentulous, edentulous jaw 歯をすべて喪失した, もしくは歯が存在しない上顎, あるいは下顎を意味する.

**無歯症** むししょう anodontia 歯胚の無形成や発育障害が起こり, 多数歯が欠如すること. 比較的多くの歯が欠損する部分的無歯症と, すべての歯が欠損する完全無歯症がある. 原因には外胚葉性異形成症などの遺伝的要因, 内分泌障害や栄養障害がある. ⇒ 歯数の不足

**無小柱エナメル質** むしょうちゅうえなめるしつ prismless enamel, aprismatic enamel エナメル質の最表層と最深部のエナメル小柱を欠く領域.

**ムスカリン性受容体** むすかりんせいじゅようたい muscarinic receptor, muscarine receptor アセチルコリン受容体はムスカリン性受容体とニコチン性受容体に大別される. ムスカリン性受容体は腺組織などに分布し, 自律神経の節後ニューロンから分泌されるアセチルコリンと結合し, 腺分泌などを促す.

**むせ** cough 嚥下時に何らかの原因で唾液や飲食物が気管に侵入したとき, 爆発的な呼気で気管から異物を排出させようとする防御反応のこと. 咳嗽反射. ⇒ 咳反射

**ムタン** むたん mutan ⇒ 不溶性グルカン

**むち打ち損傷** むちうちそんしょう wiplash injury 頸椎捻挫, 腰椎捻挫や外傷性頸部症候群のこと. 主に自動車の追突や急

発進などにより，首が弓を打つようにしなることによって生じる症状の総称．

**ムチン** むちん mucin 顎下腺，舌下腺，小唾液腺から分泌される粘液性糖タンパク質．糖鎖が多く，保水性に富み，潤滑作用や粘膜保護作用がある．高分子量ムチンは，粘性が高く，血液型活性が強い．低分子量ムチンは，細菌凝集活性が強い．歯表面に形成される獲得被膜（ペリクル）の主な成分の一つ．

**無縫帯環** むほうたいかん seamless band
≡ 既製帯環，シームレスバンド

**ムンプスウイルス** むんぷすういるす mumps virus 流行性耳下腺炎の原因となるウイルス．感染経路は主に飛沫感染で，2〜3週間の潜伏期（平均18日前後）を経る．一度感染すると終生免疫を獲得する．流行は春が多い．予防するためにはワクチンが有効． ➡ 流行性耳下腺炎

## め

**明確化【歯科衛生過程の】** めいかくか diagnosis 歯科衛生アセスメントで，対象者から引き出した情報を歯科衛生ニーズに分類し，歯科衛生上の問題を生じさせた原因・関連因子は何かを解釈・分析し，問題と原因を明らかにして，問題点を明確にすること． ■ 問題の明確化

**名称独占** めいしょうどくせん name monopoly 有資格者だけが名乗ることを認められている資格で，資格取得者以外の者がその資格の呼称を利用することが法律で禁止されている．歯科衛生士法では，歯科保健指導が名称独占と定められている． ■ 業務独占

**迷走神経** めいそうしんけい vagus nerve 第Ⅹ脳神経で，延髄からの線維は頚静脈孔から脳底に出る．混合性（知覚，味覚，運動）で副交感神経を含む．咽頭，喉頭，硬膜，耳，さらには心臓，気管，食道，胃，小腸，大腸の一部を支配する．

**明度** めいど value 色相，彩度とともに色の三属性の一つであり，同様に照明された白色面の明るさと比較して，相対的に判断される対象面の明るさおよびそれを数値化した値を表す．

**メインテナンス【歯周治療の】** めいんてなんす maintenance 歯周治療により「治癒」し獲得されたアタッチメントレベルを長期間維持することを目的とした健康管理のこと．モチベーションの維持やセルフコントロールの適切な維持について確認を行い，プロフェッショナルケアを行う． ➡ サポーティブペリオドンタルセラピー

**メインポイント** めいんぽいんと main point, master point 側方加圧根管充填に用い，アピカルシートに到達し，アピカルカラーで適合する規格型ガッタパーチャポイントのこと．最終拡大ファイルと同じ規格のガッタパーチャポイントを用いる． ■ マスターポイント ➡ ガッタパーチャポイント，補助ポイント

**メジアルステップタイプ** めじあるすてっぷたいぷ mesial step type 上下顎第二乳臼歯の咬合関係は，おのおのの遠心面（ターミナルプレーン）の前後的位置関係により3型に分類され，メジアルステップタイプは上顎遠心面に対し下顎遠心面が近心位にあるものをいう．

**メジャリングデバイス** めじゃりんぐでばいす measuring device 金属やワックスの厚さを簡易的に測定する装置．

**メス** めす surgical knife, surgical blade ■ ブレード

**メタ認知能力** めたにんちのうりょく meta-cognition 考える過程で自分の思考や行動を客観的に把握し，理解し，認識する能力． ➡ 自己コントロール，自己モニタリング

**メタボリックシンドローム** めたぼりっくしんどろーむ metabolic syndrome 内臓脂肪型の肥満のほか，高血圧，高血糖，脂質異常の3種のうち2種を合併した状態．腹囲，血圧，血糖値，中性脂肪，HDLコレステロールを基に診断する．治療法には運動療法や食事療法がある． ■ 代謝症候群 ➡ NCD (s)，生活習慣病

**メタルインレー** めたるいんれー metal inlay 金属によって作製されたインレー．

**メタルコア** めたるこあ cast metal core 間接法支台築造の一つで，作業用模型上でワックスパターンを形成し，埋没，鋳造して製作する金属製の支台築造体のことをさす．

**メタルコーピング** めたるこーぴんぐ coping, framework 前装冠における支台歯に適合する骨格となる部分．金属や高強度焼結セラミックスなどで製作することで補綴装置の強度を確保する．

**メタルストリップス** めたるすとりっぷす metal strips 研削粒子が片面にコーティングされた金属製の細帯状の器材で，歯牙または修復物の隣接部の研磨・清掃に用いる．粒度が粗いものから細かいものへと段階的に使用する．

**メタルブラケット** めたるぶらけっと metal bracket 金属製のエッジワイズブラケットのこと．プラスチック製のブラケットに比べ耐久性に優れ，形状も小さくできる反面，審美性に欠ける．

**メチシリン耐性黄色ブドウ球菌** めちしりんたいせいおうしょくぶどうきゅうきん methicillin-resistant *Staphylococcus aureus* (MRSA) 抗菌薬の一種であるメチシリンに耐性を示す黄色ブドウ球菌．高齢者や大きな手術の術後患者など易感染性宿主に感染者が多くみられ，一度感染すると難治性である．この菌に有効な抗菌薬

**メチルメルカプタン** めちるめるかぷたん methylmercaptan 化学式 CH₃SH. 腐ったタマネギ臭のある揮発性硫化物. 代表的な特定悪臭物質で, 口臭の原因物質の一つであり, 口腔内細菌がメチオニンを分解して生じる.

**滅菌** めっきん sterilization すべての微生物を完全に死滅, あるいは除去し無菌状態にすること. 火炎滅菌法, 湿熱滅菌法 (加圧蒸気), 乾熱滅菌法, 濾過滅菌法, 放射線滅菌法, ガス滅菌法 (エチレンオキサイド, ホルムアルデヒド) がある.

**メッケル軟骨** めっけるなんこつ Meckel cartilage 第一鰓弓から生じる一次軟骨で, 下顎骨の形成が始まる骨化点の内側にある. 下顎骨の骨化はメッケル軟骨に沿って起こる.

**mRNA** めっせんじゃーあーるえぬえー messenger RNA DNA から遺伝子情報を転写した RNA のことをこう呼ぶ. 転写の際には, DNA のアデニン, チミン, グアニン, シトシンを, それぞれ R ウラシル, アデニン, シトシン, グアニンというように相補的な配列で写し取る.

**メディカルインタビュー** めでぃかるいんたびゅー medical interview ➡ 医療面接

**メディカルデバイス感染症** めでぃかるでばいすかんせんしょう medical device infectious disease 医療を行うために生体内に埋め込まれた医療器具や材料. 例えば, 経管栄養のためのチューブ, 尿路カテーテル, 心臓の人工弁などが原因になって起こる難治性の感染症. 細菌性心内膜炎や複雑性尿路感染症などがある.
➡ バイオフィルム感染症

**メナキノン** めなきのん menaquinone ➡ ビタミン K, フィロキノン

**メピバカイン** めぴばかいん mepivacaine アミド型局所麻酔薬の一つ. 血管収縮薬が添加されずに使用される. 作用持続時間が短いが, 効力はリドカインとほぼ同じである. 医科でも硬膜外麻酔などで使用される.

**メフェナム酸** めふぇなむさん mefenamic acid アントラニル酸系の酸性非ステロイド性抗炎症薬で, 抗炎症, 解熱, 鎮痛作用を有する. 歯科領域においては, 抜歯後や歯髄炎, 歯根膜炎の消炎・鎮痛を目的として用いられる.

**めまい** vertigo 回転性眩暈 (vertigo) に伴う異常感覚のこと. 患者は静かに座っているにもかかわらず, 周囲が回って見える, あるいは右から左に動いて見えると体験を語るように, 錯視体験の一つである. 三半規管や前庭神経などの急性障害によって大きな前庭眼振が生じているために感じる錯覚.

**目安量** めやすりょう adequate intake 推定平均必要量・推奨量を算定するのに十分な科学的根拠が得られない場合に, ある性・年齢階級に属する人々が, 良好な栄養状態を維持するのに十分な量のこと.

**メラニン色素** めらにんしきそ melanin pigment チロシンから生成される色素. 黒褐色の真性メラニンと橙赤色の亜メラニンの 2 種. 主に, 皮膚表皮の基底層や毛髪の毛母などのメラノサイトで生成. 紫外線から DNA を保護する. 先天的にメラニン合成能がない個体をアルビノという. 歯肉上皮細胞基底細胞層にあるメラノサイトにより産生されたメラニンが, 口腔上皮に黒褐色のメラニン色素沈着として現れることがある.

**メラニン沈着症** めらにんちんちゃくしょう melanin pigmentation, melanosis 粘膜上皮の基底細胞にメラニン色素が沈着し, 肉眼的に黒褐色を帯びる. 口腔では歯肉や口蓋にメラニン沈着傾向が認められ, 後天的な反応によるものもある.
➡ アジソン病

**免疫** めんえき immunity 微生物感染に対する宿主の抵抗能力のこと. 生体においてあらかじめ備わっている防御機構である自然免疫と, 体内に侵入した微生物を強力に排除するために誘導される防御機構である獲得免疫に大別される.

**免疫応答** めんえきおうとう immune response 微生物の侵入により, 免疫細胞や関連する分子が連動して機能を発揮する反応. 微生物以外にも自己の細胞やがん細胞, 移植片などによって誘導される場合もある. 細胞性免疫や体液性免疫が代表的である.

**免疫寛容** めんえきかんよう immune tolerance 自己の免疫機構が自己の正常な構成成分に対して, 免疫応答を起こさないこと. 胸腺や骨髄において, 自己反応性 T 細胞や B 細胞が除去される中枢性寛容と, 中枢で除去しきれなかった自己

反応性細胞を除去する末梢性寛容がある.

**免疫関連臓器** めんえきかんれんぞうき immune-associated organ　免疫応答に関与する臓器の総称. 中枢リンパ組織と末梢リンパ組織に大別される. 前者はT細胞やB細胞が分化・成熟する場である胸腺や骨髄をさし, 後者はリンパ球の活性化などが起こる場である脾臓やリンパ節をさす.

**免疫担当細胞** めんえきたんとうさいぼう immunocompetent cell　免疫応答に関与する細胞の総称. 分化クラスター(CD)抗原と呼ばれる分子によって細胞種や機能を区別する. T細胞やB細胞に代表されるリンパ球, 好中球や好酸球に代表される顆粒球, マクロファージや樹状細胞などをさす.

**免疫チェックポイント阻害薬** めんえきちぇっくぽいんとそがいやく immune checkpoint blockade　ヒトがもっている免疫力を用いてがん細胞を攻撃する抗がん剤の一種. 殺細胞性抗がん剤よりも副作用は少ないといわれるが, 自己免疫疾患様の副作用に注意が必要である.

**免疫複合体** めんえきふくごうたい immune complex　可溶性の抗原と抗体が結合した複合体で, Ⅲ型アレルギー反応の原因となる.

**免疫複合体型アレルギー** めんえきふくごうたいがたあれるぎー immune complex hypersensitivity, arthus reaction　🟰 Ⅲ型アレルギー.

**免疫不全** めんえきふぜん immunodeficiency　何らかの原因で, 自己の生体防御機構が破綻した状態. 先天性(原発性)と後天性(続発性)に大別される. 前者は遺伝子変異や発生異常によるものが多く, 後者は免疫抑制剤投与やエイズ感染によるものが多い.

**免疫抑制薬** めんえきよくせいやく immunosuppressant　自己免疫疾患のように自己の正常な組織を破壊する場合や, 臓器移植などの際に移植側の組織に対する拒絶反応に対して, 免疫系を抑える目的で使用される薬物.

**免疫療法** めんえきりょうほう immunotherapy　がんや感染症をはじめとして, 疾患への免疫力を促進したり回復させることにより, 防御機構を調整, あるいは増強させる治療法.

**綿球塗布法** めんきゅうとふほう topical application of fluoride, topical fluoride application　フッ化物歯面塗布法の一つ. 綿球にフッ化物溶液を浸して歯面に塗布する方法.

**面接調査法** めんせつちょうさほう interview survey　調査担当者が, 対象者と直接顔を合わせて話や要望を聞くこと. 対象者本人から回答をその場で確実に得るための最も基本的な手法である.

**メンタルヘルス** めんたるへるす mental health　🟰 精神保健

**メンデルソン手技** めんでるそんしゅぎ Mendelsohn maneuver　嚥下の代償法(直接訓練)と間接訓練で行う2通りがある. 喉頭挙上量と挙上時間を増大させ, 輪状咽頭筋の開大時間の延長, 開大幅の増大を図る訓練. 飲み込んだらその位置で数秒間, 喉頭挙上位を保つようにする.

**メンデルの法則** めんでるのほうそく Mendel's law of inheritance　Mendel GJがエンドウ豆の観察から発見した遺伝に関する法則で, 分離, 独立, 優性の3法則があり, 遺伝子による世代間の形質伝播という遺伝学の基になった. 分離の法則は減数分裂による対立遺伝子の分離に, 独立の法則は異なる染色体上の遺伝子の独立性に, 優性の法則は対立形質のうち一方のみが発現することに対応する.

## も

**Moyer の混合歯列分析法** もいやーのこんごうしれつぶんせきほう Moyer's mixed dentition analysis 永久側方歯群の萌出余地を予測する方法の一つ．下顎永久4前歯の歯冠近遠心幅径総和から未萌出の上下顎の側方歯群歯冠近遠心幅径の総和を，Moyers の推定表を用いて予測する方法で，通常推定表の確率 75％値を用いる． ➡ 萌出余地

**盲孔** もうこう lingual pit 切歯の舌側面窩が基底結節内に入り込んで形成した陥凹で，上顎側切歯に多くみられる．

**網状根管** もうじょうこんかん reticular root canal 分岐根管において多数の側枝などにより網状となったもの．

**毛状白板症** もうじょうはくばんしょう hairy leukoplakia エイズ患者の舌縁部にみられる毛状の白色病変で，角質層の肥厚がみられる．Epstein-Barr ウイルス感染が関与する．

**毛束** もうそく tuft 歯ブラシの刷毛部にある1つの穴に固定された天然毛や繊維の束のこと．

**モード** もーど mode ■ 最頻値

**モールドガイド** もーるどがいど mold guide 有床義歯に用いる人工歯の大きさや形を決めるために用いる形態見本．前歯部用と臼歯部用がある．色調見本であるシェードガイドと合わせて，患者ごとの個性に合わせた人工歯の形態，色調，大きさを選択するために使用する． ➡ シェードガイド

**目標設定スキル** もくひょうせっていすきる goal setting skill 目標設定項目は，達成可能な内容・期日の設定であり，期限のない目標は現実的でない．目標設定スキルの目的は，計画的に設定した目標を達成することで自分に自信をつけること．

**目標量【栄養の】** もくひょうりょう tentative dietary goal for preventing life-style related diseases 生活習慣病の一次予防（疾病の発生を未然に防ぐこと）のために，現在の日本人が当面の目標とすべき摂取量（または，その範囲）のこと．

**模型分析** もけいぶんせき model analysis ノギスや大平式模型計測器を用いて個々の歯の歯冠幅径，歯列弓幅径・長径，歯槽底弓幅径・長径，アーチレングスディスクレパンシー，トゥースサイズレイシオなどを計測し，標準偏差図表上で標準値と比較検討する方法．

**モダイオラス** もだいおらす modiolus ■ 口角結節

**餅状化時間** もちじょうかじかん doughing time 義歯床用アクリルレジンのポリマー/モノマー混和泥が餅状化するまでの時間．室温が高い，ポリマー量が多い，ポリマーの分子量ならびに粒径が小さい場合に餅状化時間は短くなる．

**モチベーション** もちべーしょん motivation ■ 動機づけ

**モデリング** もでりんぐ modeling 子が親の行動を真似することで成長していく．対象者が他者の動作や行動を見て模倣し，同じような動作や行動をすること．

**モデリングコンパウンド** もでりんぐこんぱうんど modeling compound 天然樹脂（カウリ樹脂）とワックスを主としてフィラーを加えた非弾性印象材．加熱により熱可塑性を示す可逆性印象材である．個人トレーの作製や粘膜面の印象に使用される．

**モデルトリマー** もでるとりまー model trimmer 石膏模型のトリミングを行う器械．作業テーブルに模型を置き，モーターで回転する砥石に当てて注水下で切削を行う．

**モニタリング** もにたりんぐ monitoring 人間の生命兆候を数値で表し観察すること．一般のモニタリングの機器には血圧，心拍数，脈拍数，動脈血酸素飽和度，心電図などを測定する機能がある． ➡ バイタルサイン

**モノフルオロリン酸ナトリウム** ものふるおろりんさんなとりうむ sodium monofluorophosphate, MFP フッ化物配合歯磨剤に用いられるフッ素化合物の一つで，化学式は $Na_2PO_4F$，通称 MFP：モノフロ．日本では，フッ素濃度は 0.07～0.76％（フッ素として 1,000ppm 以下）とされている．

**Moro 反射** もろーはんしゃ Moro's reaction 原始反射の一つ．仰臥位から座位の方向に頭を 30°ほど持ち上げた後，突然支えをはずし頭を落下させると両手を開き，その後，抱きつくように腕を内転させる反射．突然の大きな音でも誘発される．生後4か月頃に消失する． ■

**モロー反射**

**モロー反射** もろーはんしゃ Moro's reaction ▣ Moro 反射

**門歯** もんし incisor tooth ▣ 切歯

**問診** もんしん inquiry 患者との対話による診断のための病歴聴取である．患者やその家族から現在の症状と経過，これまでの病歴や家族歴，生活歴などを意識的に分類しながら聴取していく． ▣ 患者背景

**モンソンカーブ** もんそんかーぶ curve of Monson, Monson curve 前後的歯列彎曲と側方彎曲の双方を含む咬合彎曲が，左右の下顎骨，前歯切縁，臼歯部頬舌側咬頭頂の一つの球面上に存在し，このカーブの中心は篩骨鶏冠にあり，半径は4 インチ（約 10cm）といわれる． ▣ Monson カーブ

**Monson カーブ** もんそんかーぶ curve of Monson, Monson curve ▣ モンソンカーブ

**問題解決学習** もんだいかいけつがくしゅう problem-solving learning PDCA サイクルの流れに沿って学習者が観察・気づきから問題点を把握し，主体的な解決策を考えることができる学習活動のこと．自主性，創造性，批判的な思考能力を高める学習形態．地域歯科保健指導の学校保健における歯科保健指導を行う場合に活用する．

**問題解決型思考** もんだいかいけつがたしこう problem-solving method 問題に焦点を合わせ，解決していくための思考プロセスのことで，問題解決にあたり，このプロセスを意識化することが重要となる．〔問題解決のプロセス〕①問題を認識する．②現状を分析し，取り組むべき課題を明確にする．③目標を設定する．④計画を立案する．⑤実行する．⑥問題の解決と思考過程を検証する．

**問題解決能力** もんだいかいけつのうりょく problem-solving ability 日常生活において問題が生じたとき，自分で解決しようとする能力のこと．

**問題志向型システム** もんだいしこうがたしすてむ problem oriented system ▣ POS

**問題志向型診療記録** もんだいしこうがたしんりょうきろく problem oriented medical record (POMR) 問題志向型システムのこと．5 つの要素，①基礎データ，②問題リスト，③初期計画，④経過記録，⑤最終的経過記録が含まれている．問題点の一つ一つに対して患者のケアに必要な作業計画・教育計画が含まれ，経過記録には対象者の主観的情報，客観的情報，歯科医師や歯科衛生士の判断，実施した作業記録や教育・指導記録などが記載される． ▣ POMR

**問題の明確化** もんだいのめいかくか diagnosis ▣ 明確化

**門脈圧亢進症** もんみゃくあつこうしんしょう portal hypertension 門脈圧の亢進は，肝前性（門脈の狭窄・閉塞をもたらす門脈血栓症や腫瘍による圧迫），肝内性（肝疾患：肝硬変症，肝炎，肝腫瘍など），肝後性（肝静脈や下大静脈の閉塞をもたらす塞栓症や腫瘍による圧迫）の機序により生じる．また，症状には腹水貯留，側副循環（食道静脈瘤，腹壁静脈怒張：メズサの頭），脾腫，胃粘膜異常症（門脈圧亢進症性胃症）などがある．

## や

**八重歯** やえば high canine ➡ **犬歯低位唇側転位**

**薬液消毒法** やくえきしょうどくほう drug disinfection 殺菌作用のある消毒薬を用いて消毒する方法. 一般的に菌体成分との化学反応で菌体を死滅させる. 消毒薬には多種類あり, 有効な微生物の種類, 対象物の種類, 消毒薬の特徴に留意して適切な消毒薬を選択する必要がある.

**薬害** やくがい pharmaceutical damage 開発段階では予期できなかった医薬品の副作用により重大な健康被害を発生することがあり, これを薬害と呼ぶ. 報告されている事例として, クロロキン網膜症やキノホルムによるスモン病, サリドマイドによる奇形, 薬害エイズ, ソリブジンなどが知られている.

**薬剤感受性** やくざいかんじゅせい drug susceptibility, drug sensitivity 薬物による影響の受けやすさを示す. 感染症に対する抗菌薬選択の際には, 感受性検査の結果を受けて薬物を選択することが必要である.

**薬剤感受性試験** やくざいかんじゅせいしけん drug susceptibility test 感染症の治療において, 適切な薬剤を選択するために行われる試験. ディスク法と希釈法が主に行われている. 細菌が殺菌または静菌される薬剤から, 標的の微生物により有効な薬剤をスクリーニングし, 治療薬を選択する.

**薬剤師** やくざいし pharmacist 薬剤師法に基づく国家資格. 調剤, 医薬品の供給, その他, 薬事衛生をつかさどることによって, 公衆衛生の向上および増進に寄与し, 国民の健康な生活を確保する. 厚生労働大臣免許.

**薬剤耐性** やくざいたいせい drug resistant 微生物の増殖抑制や死滅作用のある薬剤が無効となる状態. 主な耐性機序として, 薬剤の不活化, 薬剤の作用点における親和性の低下などが考えられている. 化学療法薬の不適切な使用が, 耐性菌出現の大きな原因となっている.

**薬剤服用歴** やくざいふくようれき drug history ➡ **薬歴**

**薬疹** やくしん drug eruption 薬剤に対する過剰反応の結果生じた皮膚症状の総称. 使用を始めた時期により即時型と遅延型に分けられ, 前者は数分から30分後に蕁麻疹の症状が認められ, 重篤になるとアナフィラキシーショックに陥ることがある.

**薬物アレルギー** やくぶつあれるぎー drug allergy ➡ **薬物過敏症**

**薬物依存** やくぶついぞん drug dependence 薬物投与を繰り返した結果, 脳に慢性的な異常を生じ, 精神および身体的依存を形成した状態. 薬物依存を生じる薬物は, 依存性薬物と呼ばれ, 覚せい剤やアルコール, 大麻, オピオイド系薬物などがある. ➡ **身体依存**

**薬物過敏症** やくぶつかびんしょう drug hypersensitivity 有害反応のなかで頻度が高い副作用の一つ. 体内に吸収された薬物が, 通常示す作用ではない有害な症状や所見を示すこと. ①薬物アレルギー反応:抗原抗体反応を引き起こし, ショックや炎症, 臓器障害などを起こす有害反応. アナフィラキシーショック. ②薬理作用増強反応:常用量の薬物を用いたにもかかわらず, 薬理作用が増強した有害反応. ③先天的素因に基づく薬物代謝異常による有害反応. ➡ **薬物アレルギー**

**薬物受容体** やくぶつじゅようたい drug receptor 特定の薬物に対して強い選択性と立体特異性をもつタンパク質のこと. 受容体には細胞表面の細胞膜受容体と, 細胞質内の受容体および核内受容体があり, それぞれの受容体が薬物と強く結合し薬理作用を発現する. ➡ **細胞内情報伝達**

**薬物受容体相互作用** やくぶつじゅようたいそうごさよう drug receptor interaction 薬物は受容体に結合し, 受容体を活性化または不活化し, その結果, 特定の細胞機能が上昇もしくは低下するが, 複数の受容体サブタイプと相互作用しており, 1種類の受容体またはサブタイプに完全に特異的な薬物はごくわずかで, ほとんどは相対的な選択性を有している.

**薬物性肝障害** やくぶつせいかんしょうがい drug-induced liver injury 薬物摂取により生じた肝障害. 発生機序により3つに分類される. ①中毒性肝障害:例としてアセトアミノフェンがある. ②アレルギー性特異体質. ③代謝性特異体質:例としてイソニアジドがある.

**薬物性歯肉増殖症** やくぶつせいしにくぞうしょくしょう drug-induced gingival hyperplasia, drug-induced gingival overgrowth　プラークコントロールが不良で，特定の薬剤を長期服用している患者に頻度が高く認められる歯肉の増殖性病変．原因となる薬剤には，フェニトイン（抗痙攣薬），ニフェジピン（カルシウム拮抗薬），シクロスポリンA（免疫抑制薬）がある．　⇒歯肉増殖症

**薬物相互作用** やくぶつそうごさよう drug interaction　薬力学的相互作用と薬物動態学的相互作用の2種類がある．薬力学的相互作用とは，薬物の作用部位または受容体に対する作用が，併用薬物により影響を受けることである．例えば，ニューキノロン系抗菌薬とNSAIDsの併用による痙攣発作がある．薬物動態学的相互作用とは，薬物の体内における吸収，分布，代謝，排泄の過程が併用した薬物により影響を受けることである．例えば，テトラサイクリン系抗菌薬と制酸薬の併用による消化管からの吸収の低下がある．

**薬物代謝** やくぶつたいしゃ drug metabolism　薬物は主に肝臓に存在する薬物代謝酵素（cytochrome P-450など）により，酸化，還元，加水分解，抱合の反応を受けて，生体外に排出される．　⇒初回通過効果

**薬物耐性** やくぶつたいせい drug resistance　薬物を反復投与した結果，薬理作用が減弱すること．耐性が獲得された場合，同じ効果を得るためには投与量を増加させる必要がある．代表的な例として，モルヒネ塩酸塩の連用による鎮痛効果の減弱などがある．

**薬物動態** やくぶつどうたい pharmacokinetics　投与された薬物は時間経過に伴い体内を移動し，4つの過程，吸収（absorption）・分布（distribution）・代謝（metabolism）・排泄（excretion）の段階をたどるため，この4つの頭文字をとってADME（アドメ）と表現されることが多い．

**薬物動態パラメーター** やくぶつどうたいぱらめーたー pharmacokinetic parameter　体内に吸収された後に代謝されて体外へ排泄される薬物の過程の状態を，生物学的半減期と腎クリアランスから把握することが可能となる．　⇒生物学的半減期

**薬物乱用** やくぶつらんよう substance abuse　中枢神経系に作用する医薬品を医療目的から外れて使ったり，医療目的のない薬物を不正に使ったりすること．依存性のある薬物が多く使用されるため，乱用を防止するために覚せい剤取締法や大麻取締法などで法的に規制がされている．

**薬物療法／抗がん薬治療** やくぶつりょうほう／こうがんやくちりょう chemotherapy　殺細胞薬，分子標的治療薬，ホルモン療法を用いてがん細胞の増殖を抑える治療法．薬剤によって内服，あるいは点滴，注射による投与法がある．固形がんには効果が不十分であるため，手術療法や放射線療法の前，あるいは後に行われる．

**薬用量** やくようりょう therapeutic dose　=用量

**薬理学的拮抗** やくりがくてききっこう pharmacological antagonism　薬物併用時の拮抗作用の一つで，競合的拮抗と非競合的拮抗がある．同一の受容体へ作用する薬物が，競い合って受容体に結合しようとするため，一方の薬の作用が減弱することを競合的拮抗という．また，薬のレセプター結合部位を作用薬と競合薬が奪い合うのではなく，拮抗薬がレセプターと不可逆的結合を起こす場合や，他の部位に作用することで薬の反応性を低下させることを非競合的拮抗という．濃度-作用曲線を描くと，競合的拮抗薬の場合は高濃度側（右側）へカーブが移動するが，非競合的拮抗薬の場合は最大反応の低下（波高の低下）が起こる．

**薬理活性** やくりかっせい pharmacological activity　薬としての効果のこと．薬の生物学的活性とその化学構造との間には量的な相関関係が成り立つことがある．これにより構造的に類似した化合物の薬理活性について予測が可能となる．

**薬理作用** やくりさよう pharmacological action　薬が生体に及ぼす作用のこと．機能面から分類すると，興奮作用と抑制作用など，作用範囲からは局所作用と全身作用，選択性の面からは選択作用と一般作用，作用発現の順序からは直接作用と間接作用，治療面からは主作用と副作用とに分けられる．

**薬歴** やくれき drug history　患者の薬学的管理のために，患者氏名，生年月日，性別などの患者基本情報，処方および調

剤内容,患者の体質や服薬指導の要点などが記録されたものである. ≡ 薬剤服用歴

**役割演技** やくわりえんぎ role playing ≡ ロールプレイ

**ヤスリ型スケーラー** やすりがたすけーらー file type scaler ≡ ファイル型スケーラー

**薬機法** やっきほう act on securing quality, efficacy and safety of products including pharmaceuticals and medical devices ≡ 医薬品医療機器等法,医薬品,医療機器等の品質,有効性及び安全性の確保等に関する法律

## ゆ

**融解壊死** ゆうかいえし colliquative necrosis 壊死組織のタンパク質の分解が進み，組織が融解して液状になる壊死のこと．脳梗塞などでみられる． ➡ 液化壊死

**有害作用** ゆうがいさよう adverse drug reaction 薬物を薬用量で用いたときに現れる好ましくない作用で，薬物の副作用のなかで生体にとって有害な作用． ➡ 主作用

**有郭乳頭** ゆうかくにゅうとう vallate papilla 分界溝の前に1列に数個配列する大きな乳頭で，周囲を輪状の溝で囲まれる．溝に面した粘膜内に味蕾がみられる． ➡ 舌乳頭

**有機物** ゆうきぶつ organic matter 炭素を含む生体構成物質の総称．糖質，脂質，タンパク質など．ただし，二酸化炭素（$CO_2$），ダイヤモンドや黒鉛（C）は慣例として有機物には含めない． ➡ 無機物

**有棘細胞層** ゆうきょくさいぼうそう prickle cell layer 表皮の基底細胞層より上で，ケラトヒアリン顆粒をもった顆粒層より下の5～10層の細胞層のことで，表皮の大部分を占めている．

**有茎弁歯肉移植術** ゆうけいべんしにくいしょくじゅつ pedicle gingival graft 歯肉切開，剝離，形成した歯肉弁を，移植部位に遊離させることなく移動させる歯周形成手術．歯肉弁根尖側移動術，歯肉弁側方移動術，歯肉弁歯冠側移動術がある．

**有隙型歯列弓** ゆうげきがたしれつきゅう spaced type dental arch 乳歯列には生理的空隙として霊長空隙と発育空隙がみられる．空隙がある場合を有隙型歯列弓といい，ない場合を閉鎖型歯列弓という．これらの空隙は，後継永久歯の配列に利用される．

**有効歯列弓長** ゆうこうしれつきゅうちょう available arch length 混合歯列期に永久側方歯群の萌出余地を予測するときに用いられる計測値で，歯列模型を用いて行い，上下顎おのおのについて第一大臼歯近心から反対側第一大臼歯近心までの歯列弓周長の距離をいう．

**有鉤探針** ゆうこうたんしん explorer with hook 半円の形をした針の先端が内側に折れ曲がった形態の探針のこと．髄室開拡時の天蓋の取り残しのチェックや，修復物のマージンのチェックに用いる． ➡ 歯科用探針

**有効量** ゆうこうりょう effective dose 薬物用量の一つで，治療効果が期待できる用量．最小有効量と最大有効量の間の範囲．治療域，治療量 ➡ 最小有効量，最大有効量

**有根型ポンティック** ゆうこんがたぽんてぃっく root pontic ブリッジのポンティック基底面の形態で，違和感は少なく審美性に優れているが，基底面が抜歯窩に1/3ほど入っているため，清掃性に劣る．抜歯前にあらかじめブリッジを作製しておき，抜歯後すぐに装着する．前歯部に適応する．

**有細胞セメント質** ゆうさいぼうせめんとしつ cellular cementum セメント細胞を含むセメント質で，主に歯根尖側の比較的厚いセメント質を構成している． ➡ 第二セメント質

**有歯顎** ゆうしがく dentulous, dentulous jaw 無歯顎に対する用語．顎に歯がすべて存在している状態から，歯の欠損が進み1歯のみ存在している状態までを意味する．

**ユージノールセメント** ゆーじのーるせめんと zinc oxide eugenol cement 粉末（酸化亜鉛粉末）と液（ユージノール液）が主な成分である．粉末と液を練和して用いる．歯髄に対する消炎鎮痛剤，間接覆髄剤，仮封材，根管充塡材などに用いられている．

**有床義歯** ゆうしょうぎし removable denture, removable dental prosthesis 歯の欠損部に対して装着される補綴装置のうち，粘膜面を覆う構造（義歯床）を有するもの．一般的に義歯床は粘膜に接触して支持力を担う． ➡ 可撤性補綴装置

**有髄歯** ゆうずいし vital tooth 歯髄が生きている歯．痛みを感じる，修復象牙質産生，炎症などへの防御反応などの役割がある．

**優生保護** ゆうせいほご eugenic protection 遺伝性の疾患や精神障害，知的障害などの「不良な子孫の出生を防止」する考え方．優生保護法は1948年に施行された．診断や都道府県の審査会で「適当」とされた場合，本人の同意がなくて

**優先順位【歯科衛生過程の】** ゆうせんじゅんい　establish priorities　歯科衛生ケアを展開するにあたり、対象者が抱える問題が複数ある場合、プロブレムリストを作成し、緊急度、重要度、対象者の苦痛の程度などから判断して、どの問題から解決するかの順位. ➡ 優先順位の決定

**優先順位の決定** ゆうせんじゅんいのけってい　establish priorities　➡ 優先順位

**ユーティリティアーチ** ゆーてぃりてぃあーち　utility arch　上下顎前歯の圧下と臼歯部の挺出により咬合挙上を行うアーチワイヤーの一つ. 側方歯部のワイヤーは歯頸側に大きく屈曲してあり、4前歯と大臼歯に装着したブラケットに結紮する. ➡ アーチワイヤー

**ユーティリティワックス** ゆーてぃりてぃわっくす　utility wax　蜜ろう（蠟）にワセリン、軟性ワックスなどを配合したワックスで、室温で柔軟性があり、粘着性を示す. 印象トレー周縁の修正や技工操作時に使用する.

**誘導針** ゆうどうしん　induction needle　➡ フロスレッダー

**誘導線【アクチバトールの】** ゆうどうせん　guide wire　直接矯正力を発揮するものではなく、間接的に口腔周囲筋の機能力を歯に伝えたり、排除するもの. 上顎前突の治療に用いる上顎唇側誘導線、下顎唇側誘導線、下顎前突の治療に用いる顎間誘導線、数歯の移動に用いる小誘導線がある.

**誘発痛** ゆうはつつう　induced pain, provoked pain　冷たいものや温かいものなどの温度刺激や、歯ブラシなどの物理的な刺激が加わると生じる痛みのこと.

**有病率** ゆうびょうりつ　prevalence rate　ある時点における疾病をもっている人の割合. 慢性疾患のようにいつから病気になったかわかりにくい病気は、罹患率が把握できないので、有病率を使うことが多い.

**遊離歯肉** ゆうりしにく　free gingiva　➡ 辺縁歯肉

**遊離歯肉移植術** ゆうりしにくいしょくじゅつ　free gingival graft　口蓋部より採取した上皮と結合組織を含んだ移植片を、歯肉退縮部位や歯根露出部位、付着歯肉幅の狭い部位に移植する歯周形成手術.

**遊離歯肉溝** ゆうりしにくこう　free gingival groove　付着歯肉と遊離歯肉の境界で、これより歯槽骨寄りの歯肉は、歯面や歯槽骨と上皮性、あるいは線維性に接合している.

**遊離端義歯** ゆうりたんぎし　distal extension partial denture, extension base removable partial denture　支台歯となる残存歯が欠損部の近心側にのみに認められ、欠損部遠心に残存歯のない遊離端欠損に用いられる部分床義歯. 片側のみ遊離端欠損と両側の遊離端欠損に用いる、片側・両側遊離端義歯に分類される.

**遊離端ブリッジ** ゆうりたんぶりっじ　free-end bridge　➡ 延長ブリッジ

**有料老人ホーム** ゆうりょうろうじんほーむ　private residential home, private nursing home　老年者を対象として入居させ、入浴、排泄、食事、そのほかの日常生活に必要な便宜を供与する事業を行う施設. 設置主体に法律上の制限はなく、届出制であるため、入居者は、設置者との間で契約を結ぶことになるので、支払う金額と期待できるサービスとを慎重に検討する必要がある. ➡ 老人ホーム

**遊離リボソーム** ゆうりりぼそーむ　free ribosome　小胞体に付着していないリボソームで、細胞質ゾルを構成する構造タンパク質や酵素をつくる.

**輸血** ゆけつ　blood transfusion　血液の量的な減少や機能的な低下に対して、全血や血液成分を補充すること. 輸血の前に必ず交差適合試験を行う.

**癒合歯** ゆごうし　fused tooth　歯の形態異常の一つ. 複数の歯が融合しているもので、その結合が歯胚時に起こったため、さまざまな結合の段階がみられるが、一般に歯根の一部の象牙質が癒合していて、この癒合部では歯髄腔も共通していることが多い. 発現は永久歯より乳歯に多く、特に下顎乳前歯部に最も多くみられる. ➡ 双生歯

**癒着歯** ゆちゃくし　concrescent teeth　近接する歯が歯根のセメント質の肥厚により結合したもの. 歯髄、象牙質やエナメル質の結合はない. 上顎第二大臼歯と第三大臼歯の癒着が多い.

**ユニバーサル型スケーラー** ゆにばーさるがたすけーらー　universal curette　カッティングエッジが刃部の両端にあるスケーラーで、刃部内面は第1シャンク

に対して 90°である．すべての歯面に使用可能で，特に手術時のスケーリング・ルートプレーニングに便利である．

**ユニバーサルデザインフード** ゆにばーさるでざいんふーど universal design food 日本介護食品協議会が制定した規格に基づき，4 段階（容易に噛める，歯ぐきでつぶせる，舌でつぶせる，噛まなくてよい）に分類した製品．そのほか，液体に粘度を付ける製品は，とろみ調整，とろみ調整ゼリー状と表記され，それぞれ同一のマークが付いている．

**ユニバーサルプレコーション** ゆにばーさるぷれこーしょん universal precaution 🔲 標準予防策，スタンダードプレコーション

**指さし行為** ゆびさしこうい pointing behavior 指先の延長線上にある対象を，周囲にある他の事物から抽出し，特定してさし示す行為．対象指示（reference）活動としての指さし行為は，象徴（symbol）機能の一典型のため，乳幼児のコミュニケーション機能の一手段として有効な役割を果たすことが知られている．

**指文字** ゆびもじ fingerspelling 手の形を文字言語に対応させた視覚言語の一つ．五十音とアルファベットを 1 文字ずつ表現できるので，普通の手話よりも細かい会話が可能．一方，地域や定義による差があり，音節が長くなったり，書写を早めたり，長文を指文字で表現し続けると，読みが難しくなる．

## よ

**要介護高齢者** ようかいごこうれいしゃ dependent elderly, elderly with care needs, frail elderly　65歳以上（第1号被保険者）で要介護状態にある者．　➡ 寝たきり老人，要介護認定

**要介護者** ようかいごしゃ people requiring long-term care　介護保険法において，①要介護状態にある65歳以上の者，②要介護状態にある40歳以上65歳未満であって，要介護状態の原因である障害が特定疾病によって生じた者，のいずれかに該当する者をいう．

**要介護度** ようかいごど stage of long-term care need　介護サービスの必要度を表した指標．疾患の重症度とは必ずしも一致しない．要支援1，2，要介護1〜5の7段階で判定される．要介護1〜5へなるにしたがい，介護を要する度合いが高くなる．

**要介護認定** ようかいごにんてい care need certification　介護給付を受けようとする被保険者が，給付要件を満たしているかを全国一律の客観的基準に基づいて判定する仕組み．一次判定の結果を基に，市町村などに設置される介護認定審査会において二次判定を行う．　➡ 要介護高齢者，要支援認定

**要観察歯** ようかんさつし caries observation tooth　う窩は存在しないが，う蝕様病変を示す歯か，う蝕の精密検査が必要な歯を示す．学校歯科健康診断で使用され，保有者は保健指導の対象となる．

**溶血性貧血** ようけつせいひんけつ hemolytic anemia　赤血球が破壊されることによって起こる貧血．アレルギーが原因の場合は，免疫反応を抑えるためにプレドニゾロン（ステロイド剤）を経口投与する．

**養護教諭** ようごきょうゆ nurse-teacher　学校教育法に基づき，学校に置く教育職員．児童・生徒の健康増進のための活動を掌る．学校保健安全法の施行（2009年4月1日）により，養護教諭を中心として関係教職員などと連携した組織的な保健指導の充実を図ることとなった．小中学校では必須（学校教育法第37条），高校では不在でもよい．

**養護老人ホーム** ようごろうじんほーむ nursing home for the elderly　老人福祉法第20条の4により規定される老人福祉施設で，65歳以上の者であって，身体上もしくは精神上または環境上の理由および経済的な理由により，居宅での生活が困難な者を入所させる施設のこと．特別養護老人ホームと違い，介護保健施設ではない．　➡ 老人ホーム

**葉酸** ようさん folic acid　ビタミンB群の一種で，テトラヒドロ葉酸に変えられ補酵素として機能．正常な造血機能を維持するために働く．腸内細菌からも合成されるため欠乏しにくいが，不足すると巨赤芽球性貧血や神経障害が起こる．妊娠初期の欠乏は，胎児の神経管閉鎖障害（二分脊椎症）を引き起こす危険性がある．

**楊枝** ようじ tooth pick　歯間部清掃用具・歯間刺激子の一つで，歯間部の食物残渣を取り除くために用いられる．先端が尖っているため，歯肉を傷つけないように使用する．　➡ インターデンタルスティムレーター

**要支援者** ようしえんしゃ long-term assist needed, long-term support needed　65歳以上（第1号被保険者）で要支援状態にある者または40歳以上65歳未満（第2号被保険者）で特定疾患によって要支援状態になった者のこと．要支援状態とは，日常生活に見守りや手助けを必要とし，要介護状態への進行を予防するために何らかの支援が必要な状態のこと．　➡ 要支援認定

**要支援認定** ようしえんにんてい support need certification　介護保険制度の認定過程において，日常生活に見守りや手助けが必要となった要支援状態を認定すること．身体などの状態により要支援1と2に区分され，認定されるとそれぞれ介護保険の介護予防サービスを受けることができる．　➡ 要介護認定，要支援者

**幼児経管栄養依存症** ようじけいかんえいよういぞんしょう tube dependency in infancy, tube-dependent children　生後早期からの経管栄養が持続し，成長して経口摂取が可能となったにもかかわらず，経管栄養から脱却できない状態．経口摂取に関する感覚体験不足により，経口摂取に対する拒否や不快感を示すことがある．

**幼児性発音** ようじせいはつおん lisping

幼児特有の滑舌の悪さに起因する不明瞭な音声を幼児性発音と呼び，舌たらず(lisping)と表現することもある．幼児では舌による構音に習熟しておらず，特にサ行，ハ行，ラ行の発音が困難とされる．

**要指導医薬品** ようしどういやくひん drug requiring guidance　要指導医薬品は，医療用医薬品から市販薬に転用されたばかりの薬やリスクが高い薬であるため，インターネット販売が認められていない．したがって，必ず薬剤師が対面で指導を行ったうえで販売する必要がある．要指導医薬品は，原則3年間市販薬として販売された後，安全性に問題がなければ一般用医薬品へ移行される．一般用医薬品は，厚生労働省が許可した業者はインターネット販売が認められている．

**幼若永久歯** ようじゃくえいきゅうし immatured permanent tooth　口腔内に萌出して間もない歯根が完成していない永久歯をさす．咬合していないため，裂溝，隆線が明瞭で自浄作用が悪く，歯質が未成熟なため，う蝕に罹患しやすい．

**葉状乳頭** ようじょうにゅうとう foliate papilla　舌縁後方に並ぶ縦に長いヒダ状の乳頭で，ヒダの間の溝に面した粘膜内に味蕾がみられる．　➡ 舌乳頭

**陽性石けん** ようせいせっけん cationic soap　➡ 逆性石けん液

**要咀嚼食品** ようそしゃくしょくひん chewable food, chew necessary food　咀嚼（食物を口腔内で切断，破砕，粉砕し，唾液と混和しながら食塊を形成する一連の生理的過程）を要する食品．

**用法** ようほう application　医薬品の使用方法．薬品を飲む回数や時間のこと．一般的によく使われる用法は，①食後，②食直後，③食前，④食直前，⑤食間．

**用量** ようりょう dosage　添付文書や処方せんに記載されている，医薬品の1回ないし1日の使用分量．　➡ 薬用量　➡ 常用量

**ヨードホルム** よーどほるむ iodoform　ヨウ素の遊離により，持続的な消毒や制臭作用がある．ヨードホルムパスタはヨードホルムを主薬とした根管充塡剤である．

**抑うつ尺度** よくうつしゃくど depression scale　抑うつ傾向の度合いを数値化することにより客観的に評価すること．評価法には geriatric depression scale (GDS), self-rating depression scale (SDS), center for epidemiological studies depression (CES-D) などがある．

**翼口蓋窩** よくこうがいか pterygopalatine fossa　上部は蝶形骨大翼の基部，前方は上顎結節の内側部，後方は蝶形骨翼状突起の前面，内側は口蓋骨垂直板で囲まれた空間で，この中には上顎神経，あるいは顎動脈および翼口蓋神経節が存在している．臨床的にも上顎神経の局所麻酔に重要な部位である．

**翼口蓋神経節** よくこうがいしんけいせつ pterygopalatine ganglion　上唾液核から出た大錐体神経は翼突管神経となり，翼口蓋窩で翼口蓋神経節に入り，涙腺，口蓋や鼻腔の腺の分泌を支配する．神経節から出る枝には涙腺，鼻腔や口蓋の腺に分布する副交感神経，鼻腔や口蓋の粘膜に分布する知覚性の枝がある．

**翼状突起** よくじょうとっき pterygoid process　蝶形骨体から下方に伸びる1対の骨性突起で，外側板，内側板と，両者でつくられる凹部の翼突窩からなり，外側板は外側翼突筋，翼突窩は内側翼突筋の起始部になる．

**翼状捻転** よくじょうねんてん winging　上顎両側中切歯の近心が舌側に，遠心が唇側に捻転している状態．永久前歯の萌出時期に，乳側切歯の残存による左右中切歯の萌出スペース不足などで生じることがある．

**抑制矯正治療** よくせいきょうせいちりょう interceptive orthodontic treatment　乳歯列期，混合歯列前期において認められる不正咬合の原因を除去することで，予想される不正咬合の増悪を抑制することを目的とした矯正治療をいう．

**抑制作用** よくせいさよう inhibitory action　薬理作用の基本形式の一つ．薬の作用により特定の器官や組織，細胞の機能が弱められる作用で，例としては睡眠薬や抗不安薬による中枢神経系に対する作用などがある．

**抑制性シナプス** よくせいせいしなぷす inhibitory synapse　シナプス前細胞と後細胞からなるシナプスにおいて，シナプス後細胞の活動が抑制されるようなシナプスのこと．

**抑制性伝達物質** よくせいせいでんたつぶっしつ inhibitory transmitter　シナプス前細胞から放出されてシナプス後細胞の受

容体と結合し,シナプス後細胞の膜電位を過分極側にシフトさせて興奮しにくくさせる伝達物質.例としてγ-アミノ酪酸(GABA)がある.

**抑制帯** よくせいたい restrainer 小児,障害児の歯科診療時の安全確保のために体動をコントロールするときに用いる身体抑制用のベルト,あるいはネットの付きの身体抑制装置.レストレーナーとも呼ばれる.

**翼突下顎隙** よくつかがくげき pterygomandibular space 下歯槽神経が下顎孔に進入するところが蝶下顎靱帯で覆われているが,この空間は翼突下顎隙と呼ばれ,外側(頰側)が下顎枝内面,内側(舌側)が内側翼突筋,上方が外側翼突筋,前方が頰筋と翼突下顎ヒダ(粘膜下で翼突下顎縫線に対応),後方が耳下腺に囲まれて,下方に向かうほど狭くなる空間である.下顎孔伝達麻酔は,翼突下顎隙への浸潤麻酔である.

**翼突筋窩** よくとつきんか pterygoid fovea 下顎骨の下顎関節突起の下顎頸にあるくぼみで,外側翼突筋の下頭の停止部になる.下顎の開口時にこの筋が強く働くことで閉顎の緊張として働く.Gow-Gates 法による伝達麻酔の部位でもある.

**翼突筋枝** よくとつきんし pterygoid branches 顎動脈は下顎部,翼突部,蝶上顎部の枝と終枝に分かれるが,咀嚼筋や頰筋に栄養を与える翼突筋枝は翼突部の枝で,内側翼突筋と外側翼突筋に栄養を供給する.

**翼突筋静脈叢** よくとつきんじょうみゃくそう pterygoid venous plexus 顎動脈の分布区域から血液を集めるものは翼突筋静脈叢を形成する.深側頭静脈,前耳介静脈,耳下腺静脈,中硬膜静脈,翼突管静脈,鼓室静脈,茎乳突孔静脈,顎関節静脈などがある.この静脈叢から前方へは深顔面静脈,頰静脈が顔面静脈に,後下方へは顎静脈が浅側頭静脈と合流して下顎後静脈となる.

**予後** よご prognosis 手術や病気,損傷の状態や回復に関する見込みを意味する.

**予後因子** よごいんし prognostic factor 疾患の回復,あるいは再発,死亡などを推測するための因子.この組み合わせによって予後が良好か不良かを予測し,それぞれの治療方針に反映される.

**横磨き法** よこみがきほう horizontal method ➡ 水平法

**横向き嚥下** よこむきえんげ head rotation ➡ 頸部回旋

**予測模型** よそくもけい diagnostic set-up model 口腔模型において,分割した個々の歯を治療の目標となる位置に移動させ,再配列したもの.診断ならびに装置製作のために用い,治療計画立案の一助となる. ➡ 平行模型

**欲求階層理論** よっきゅうかいそうりろん desire hierarchy theory 米国心理学者の Maslow によって理論化されたもので,人間の欲求を低次から高次の順に分類した.①生理的欲求,②安全の欲求,③社会的欲求,④自我欲求,⑤自己実現の欲求の5段階からなり,低次の欲求が満たされることにより次の段階の欲求が芽生える.それを満たすために行動を起こすとしている.

**予防** よぼう preventive 疾病にかからないように未然に防止する対策を講じ,疾病を早期に発見することにより,疾病の進行を抑制し,その影響を最小限にとどめる取り組みのことである.Leavell & Clark は,疾病の自然経過の過程に応じて3段階5つの予防手段を示している.

**予防技術** よぼうぎじゅつ preventing technique 歯科衛生士業務を行ううえで,歯牙および口腔の疾患の予防処置のほか,口腔機能の向上に関する評価やリハビリテーションなど,一次予防から三次予防までの専門的な予防処置のこと.

**予防給付** よぼうきゅうふ preventive benefit 要介護認定審査を受けて,要支援1,要支援2と判定された要支援者に対して,介護予防サービス計画(介護予防ケアプラン)に基づいて提供されるサービスのこと.介護予防サービス(介護予防訪問看護など)と地域密着型介護予防サービス(介護予防小規模多機能型居宅介護など)の2種類からなる.

**予防矯正治療** よぼうきょうせいちりょう preventive orthodontic treatment 小児期から将来予測される不正咬合の発症を予防する目的で行う治療のこと.因果関係が明らかな不正咬合に対しては,その原因を除去することで,発症を予防する.

**予防歯学** よぼうしがく preventive dentistry　口腔に関わる疾患を予防し，歯と口の健康と機能の保持増進を図る学問とその臨床と社会での応用をいう．

**予防処置**　よぼうしょち　prophylactic treatment　歯科疾患予防のために口腔内の環境を整える歯科的処置のこと．特に口腔の衛生状態を高めるために，歯の表面から歯石や歯垢を除去する専門的処置をいう場合がある．

**予防接種**　よぼうせっしゅ　vaccination　病原体の免疫原性製剤（生ワクチン，不活化ワクチン，コンポーネントワクチン，トキソイド）を接種することにより，宿主に特異的な免疫を与えること．各種の病原体に対して免疫を持たない感受性者への免疫付与，あるいは免疫の増強効果（ブースター効果）のために行われるもので，感染予防，発病予防，重症化予防，感染症のまん延予防，感染症の排除・根絶などを目的として行われる．

**予防接種法**　よぼうせっしゅほう　vaccination law　従来，国民に接種を義務づけることにより集団の免疫保有率を上げ，感染症の流行を防止する集団予防の主な目的として実施されてきたが，近年のわが国では感染症の大規模な流行が減少し，相対的に予防接種による副作用が重要視されるようになり，現行の予防接種法における被接種者の責務規定は「受けるよう努めなければならない」（努力義務）となった．また，同法では対象疾病を集団予防に比重を置いた「A類疾病」と，個人予防に比重をおいた「B類疾病」に分けている．B類疾病については接種を受ける努力義務も課せられておらず，各自の判断で接種を受けることとなっている．予防接種法では，法に基づく予防接種の副作用により，疾病，障害，死亡が生じた場合の救済制度（予防接種健康被害救済制度）を策定しているほか，国の責務として，予防接種に関する知識の普及や安全な予防接種のための従事者の研修などを規定している．【巻末表1参照】

**予防的歯石除去**　よぼうてきしせきじょきょ　preventive scaling　歯の露出面と，歯と歯肉が接している部分を取り囲んでいる溝の歯面（正常な歯肉の遊離縁下）に，機械的操作で付着物や沈着物を取り除くことをいう．

**予防的治療**　よぼうてきちりょう　preventive treatment　歯科疾患予防のために口腔内の環境を整える歯科的治療を行うこと．例として，咬合の機能的問題発生を回避するための矯正治療や，歯垢付着を減らす歯冠形態修正などがある．

**予防填塞**　よぼうてんそく　pit and fissure sealing　■ 小窩裂溝塡塞，窩溝塡塞，フィッシャーシーラント

**予防療法**　よぼうりょうほう　prophylactic therapy　薬物療法の種類の一つ．病気の発生をあらかじめ抑える目的で用いる療法で，インフルエンザワクチンの接種などが該当する．

**余命**　よめい　life expectancy　これから生存していると推測される期間のこと．がんの場合には，発生部位とその5年生存率を基に推定している．

**Ⅳ型アレルギー**　よんがたあれるぎー　type Ⅳ hypersensitivity, delayed-type hypersensitivity　抗原に対する感作リンパ球の反応による細胞傷害で，抗体は関与しない．遅延型アレルギーともいわれる．金属アレルギーや接触皮膚炎が代表的である．■ 遅延型アレルギー，ツベルクリン型アレルギー

## ら

**らい菌** らいきん Mycobacterium leprae
やや彎曲した桿菌で,人工培地で培養不能な菌である.皮膚や末梢神経に炎症を起こすハンセン病(らい病)の原因となる微生物だが,潜伏期間が長く,感染することはまれである.診断として病巣からの抗酸菌の検出を行う.

**ライソゾーム** らいそぞーむ lysosome 1枚膜で覆われ,酸性のpH領域で活性が高まる加水分解酵素を含んだ細胞小器官で,細胞内消化に関わる. ■水解小体

**ライティング** らいてぃんぐ lighting 歯科診療時に,口腔内の施術部位を明るく照らし,操作がしやすいように照明を当てること.無影灯が使用される.水平位での焦点距離は60〜80cm,基本は患者口腔の真上から当てるが,施術部位に応じてライトの位置を操作する.患者の目に直接光を当てないように注意する.

**ライトフォース** らいとふぉーす light force 矯正力の強さを表す言葉で,「弱い力」ともいう.圧迫側の歯根膜を完全に圧閉させることがなく,毛細血管の血流も維持されるため,組織内には充血帯を生じて歯槽骨表面に直接性骨吸収が惹起される.

**ライトワイヤー矯正法** らいとわいやーきょうせいほう light wire orthodontic technique 主として細い丸型のワイヤーを屈曲し,弱い持続的な力を個々の歯に対して発揮させるために考案された方法.ベッグ法やジャラバック法が代表的な方法として知られている.

**ライフサイクル** らいふさいくる life cycle 人の生涯を環状に表現したもの,または乳児期,幼児期,学童期,青年期,成人期,老年期といった人生の段階の生活史を記述したものをいう.生物の成長や生殖に伴う変化,製品の製造から廃棄までをさす場合もある.

**ライフスキル** らいふすきる life skill 世界保健機関(WHO)は「日常のさまざまな問題や要求に対し,より建設的かつ効果的に対処するために必要な能力」と定義している.最も重要な項目に,①意思決定能力,②問題解決能力,③創造的思考,④批判的思考,⑤効果的なコミュニケーション能力,⑥対人関係の構築と維持能力,⑦自己認識,⑧共感する能力,⑨感情を制御する能力,⑩緊張とストレスに対処する能力を挙げている.

**ライフスタイル** らいふすたいる life style 本来は,個人が生活していくなかでの認識や行動の枠組みとなるものであったが,今日では,趣味や交際といったその人の個性を形づくる価値観という意味が付与されている.生活習慣病との関連性が指摘されている. ■生活様式

**ライフステージ** らいふすてーじ life stage ヒトが生まれてから死ぬまでの生涯を通じた各段階のことである.乳幼児期から始まり,学齢期,青年期,成人期,老年期に分けられ,各ステージの特徴や保健行動,発達や健康の課題などを把握したうえで歯科衛生活動を行うことが望ましい.

**ライフステージに応じた指導** らいふすてーじにおうじたしどう instruction depending on a life stage 人の生涯を幼年期・少年期・青年期・壮年期・中年期・高齢期などに分けたそれぞれの段階をライフステージという.各ステージにおいて心身の変化・特徴があるため,その一般的特徴を理解し,望ましい歯科保健行動がとれるように総合的な支援を行う.

**ラウンド処理** らうんどしょり end rounded 先端を丸く処理されたもの.歯ブラシの毛先を丸く処理することにより,ブラッシング時の歯肉や歯質の損傷を防ぐ.毛先の特殊な先端を丸まった形態になるように特殊な加工を行うこと.

**ラウンドショルダー** らうんどしょるだー rounded shoulder finish line 歯頸部辺縁形態の一つ.支台歯軸面と直角に形成されるショルダー型の角に丸みを帯びた形態.前装冠やジャケットクラウンの辺縁形態に使用される.

**ラウンドバー** らうんどばー round bur 低速回転用の切削バーで,主に軟化象牙質の除去に使用. ■球状バー

**ラクトース** らくとーす lactose ガラクトースとグルコースが$\beta$-1,4グリコシド結合した二糖.母乳に含まれることからこのように呼ばれる.そのため特に授乳期の幼児においては,重要な炭水化物源となる. ■乳糖

**ラクトフェリン** らくとふぇりん lactoferrin 漿液性腺房細胞や好中球で合成さ

れる鉄結合性タンパク質．唾液腺からは，鉄を含まない形（アポタンパク質）で分泌され，細菌の増殖に必要な鉄を奪うことによって，抗菌作用を発揮する．

**ラシュコフ神経叢** らしゅこふしんけいそう Raschkow plexus 歯髄の神経線維が，歯冠部の広範囲にわたって象牙芽細胞直下の細胞希薄層で形成する神経叢． ➡ 象牙芽細胞下神経叢

**らせん菌** らせんきん spiral bacterium らせん状の細菌の総称．桿菌の菌体がねじれた形状を呈する．胃癌の原因となるピロリ菌（*Helicobacter pylori*）や食中毒の起因菌として重要な *Campylobacter jejuni* などのほか，歯周病原細菌群レッドコンプレックスの一つ，*Treponema denticola* もこれに含まれる． ➡ 桿菌, 球菌

**ラテックスアレルギー** らてっくすあれるぎー latex allergy 天然ゴムの一種であるラテックスにより引き起こされるアレルギー．手袋をはじめとする医療器具との接触による即時型のアレルギーで，重篤な場合はアナフィラキシーショックを起こし，死亡することがある．

**ラテラルサーフェイス** らてらるさーふぇいす lateral surface スケーラー刃部の側面部分のことで，シャープニング時にはストーンを当てる面である．

**ラトケ嚢** らとけのう Rathke pouch 下垂体前葉の起源で，胎生4週半ばに上方に向かって陥入した外胚葉性上皮が形成する憩室のこと．

**ラバーカップ** らばーかっぷ rubber cup ゴム製のカップ状をした歯面研磨用器具．歯面の研磨材を用いて低速回転にて歯面研磨を行う．

**ラバーダム** らばーだむ rubber dam ラバーダム防湿法の略語．本法は患歯を呼気や唾液などの口腔環境から隔離し，防湿を図るための処置である．応用により無菌的な処置が可能であると同時に，処置中に小器具や切削片などの口腔内への落下や誤飲・誤嚥の防止が可能となる． ➡ ラバーダム防湿法

**ラバーダムクランプ** らばーだむくらんぷ rubber dam clamp ➡ クランプ

**ラバーダムクランプフォーセップス** らばーだむくらんぷふぉーせっぷす rubber dam cramp forceps ➡ クランプフォーセップス

**ラバーダムシート** らばーだむしーと rubber dam sheet ラバーダム防湿に用いる薄いゴム製のシート．正方形のタイプとロール状のタイプがある．厚さはライト，ミディアム，ヘビーなどに分けられ，ミディアムの0.2mmが標準である．色は淡黄色，黒褐色，緑色，青色などがあり，光の反射や処置歯を明視しやすいように工夫されている．

**ラバーダムパンチ** らばーだむぱんち rubber dam punch ラバーダム防湿の際，ラバーシートに患歯の大きさに合わせた孔を穿孔するための鉗子．歯種に応じた大きさの孔がある円形の回転板が付いている．アイボリー型とエインスワース型がある．

**ラバーダムフレーム** らばーだむふれーむ rubber dam frame ラバーシートを広げた状態で固定させるために使用する器具．金属製またはプラスチック製の枠で，枠の外側に小突起があり，これにラバーシートを引っ掛けて固定させる．ヤングのフレームなどがある．

**ラバーダム防湿** らばーだむぼうしつ rubber dam dry field technique 患歯にラバーシートを装着して治療を行う方法で，完全な防湿状態を保ち，無菌的に治療を行うことができる．また，術部を明視することで作業効率の向上，舌・頰粘膜・口唇などの損傷防止と保護，治療器具などの誤飲・誤嚥を防止する． ➡ 簡易防湿

**ラバーダム防湿法** らばーだむぼうしつほう rubberdam dry field technique ➡ ラバーダム

**ラバーチップ** らばーちっぷ rubber tip 歯間部の清掃と，歯肉の適度なマッサージを目的としたゴム製の円錐形の清掃用具．歯ブラシの柄の一端に取り付けたものと，ホルダーに装着するものがある．

**ラバーポイント** らばーぽいんと rubber point 円錐形をしたゴム製の回転器具で，コントラアングルハンドピースに装着して使用する．主に隣接面や歯列不正の部位の研磨・清掃に用いる．

**ラバーボウル** らばーぼうる rubber bowl 椀型のゴム製容器で，石膏，埋没材，アルジネート印象材の練和のときに使用する．ラバーボウルに粉末と水を入れ，スパチュラをボウル内で回転させて練和する．

**ラポールの形成** らぽーるのけいせい formation of rapol 相互に信頼している関係のこと．ラポールが築けているということは，良好な関係にあるということ．対象者と医療従事者がラポールを築くことで，良好なコミュニケーションを図ることができる．

**ラミニン** らみにん laminin 基底膜の重要な構成成分として見いだされたタンパク質．種々の分子および細胞表面のインテグリン受容体に認識される RGD 配列が存在する．Ⅳ型コラーゲンやプロテオグリカン（パールカン）とともに基底膜を構成する．

**ラミネートベニア** らみねーとべにあ laminate veneer 変色歯や形態異常歯に対し，陶材やコンポジットレジンなどで製作した薄いシェル状のベニアで修復する部分被覆冠．支台歯およびラミネートベニアに対して表面処理を行った後に，レジン系の装着材料で装着する．

**Ramfjord 歯垢指数** らむひょーどしこうすう Ramfjord plaque index プラークが付着した歯面の面積を評価する．代表歯（Ramfjord の6歯）を対象に，プラーク染色後，プラーク付着面積に応じた点数（0，1，2，3点）を与える．この点数を合計し，被検歯総数で割る．

**卵円孔** らんえんこう oval foramen 蝶形骨大翼にある孔で，三叉神経第3枝の下顎神経が通過する．

**RANK** らんく receptor activation of NF-κB 破骨前駆細胞である単球・マクロファージ系細胞に発現する RANKL 受容体．骨芽細胞が発現する RANKL のシグナルを受け取ることで，前駆細胞は破骨細胞に分化する．

**ラングハンス型巨細胞** らんぐはんすがたきょさいぼう Langhans giant cell 結核やサルコイドーシスなどの肉芽腫性炎に出現する多核巨細胞で，核の馬蹄形配列が特徴．サイトカインにより活性化したマクロファージが融合して多核化したもの．

**RANKL** らんくる receptor activation of NF-κB ligand 骨芽細胞が分泌する前駆細胞から破骨細胞へ分化誘導を促す分子で，副甲状腺ホルモン，活性型ビタミン D などの骨吸収因子により誘導される．分泌後，拡散せず骨芽細胞の表面に結合したままシグナル分子として働く．

**ランパントカリエス** らんぱんとかりえす rampant caries 急速で広範囲にわたるう蝕で，通常，う蝕感受性が低い下顎前歯部もう蝕に罹患するという特徴をもつ悪性度の高いう蝕である．

## り

**リーウェイスペース** りーうぇいすぺーす leeway space 上下顎における，乳歯側方歯群（乳犬歯・第一乳臼歯・第二乳臼歯）の歯冠近遠心幅径の総和と，永久歯側方歯群（永久犬歯・第一小臼歯・第二小臼歯）の歯冠近遠心幅径の総和の差をいう．永久歯よりも乳歯の方が大きく，上顎で約1mm，下顎は約3mmである．永久歯への正常な交換に必要なスペースであると考えられている． ➡ 側方歯群

**リーフレット** りーふれっと leaflet 必要な情報を1枚の紙に掲載し，折りたたんで作成する．絵や図に説明をわかりやすく加え，手軽に読むことができるようにしたもの．

**リーマー** りーまー reamer 手用根管拡大器具の一つ．根管内で回転させながら穿通と拡大を行う．回転での切削が有効になるよう，軸に対して刃の角度が少ない．

**リーミング** りーみんぐ reaming テーパーの形態をした根管拡大器具を根管内で回転させ，穿通と拡大を同時に行う器具操作のこと．回転で切削すると器具が均等な力で全周の根管壁にあたるため，根管の中心が変位せず拡大できる．

**離液** りえき syneresis アルジネート印象材や寒天印象材などのハイドロコロイドのゲル状態固体から水などの液体成分が放出される現象．離液によりハイドロコロイド印象材は大きな収縮を示す．また石膏模型の表面荒れの原因ともなる．

**理学療法** りがくりょうほう physical therapy 疾患などにより身体機能が低下した者および障害の発生が予測される者に対して，主に基本的動作能力の回復を目的に，運動，温熱，電気刺激，マッサージ，その他の物理的手段を用いて行われる治療法． ➡ 運動療法, 作業療法, 理学療法士

**理学療法士** りがくりょうほうし physical therapist (PT) 理学療法士法に基づく国家資格．医師の指示の下に，身体障害のある者に，基本的動作能力の回復を図るため，治療体操，その他の運動を行わせ，電気刺激，マッサージ，温熱，その他の物理的手段を加える．厚生労働大臣免許． ➡ PT ➡ 理学療法

**リガ・フェーデ病** りが・ふぇーでびょう Riga-Fede disease 出産歯や新生歯により新生児の舌小帯や舌尖部下面に形成される潰瘍のこと．早期に萌出した下顎乳中切歯は哺乳時に舌下面に接触し，慢性的機械的刺激による外傷性潰瘍を形成する．

**リガンド** りがんど ligand 受容体に結合する分子で作動薬（アゴニスト）として働いたり，拮抗薬（アンタゴニスト）として働いたりする． ➡ 拮抗薬, 作動薬

**罹患率** りかんりつ morbidity rate 一定期間（通常1年）に新たに病気が発生した罹患数を危険人口で除した値．危険人口としてはその都市の年央人口（7月1日の人口）を便宜的に使用する．

**力系【矯正力の】** りきけい force system フォースシステムとも呼ばれ，歯および顎の移動を目的として負荷する矯正力の体系をいう．フォースシステムには，使用する矯正装置の選択および設計のチャートが含まれる．

**リキャップ** りきゃっぷ recap 一度外した注射針のキャップを，使用後に再度かぶせること．針刺し事故防止の観点から禁止されている．

**リクライニング位** りくらいにんぐい reclining posture, tilting to the side or back 姿勢を調整し，重力の影響を用いて口腔内の食塊の流れをコントロールする手段．上体を後傾した姿勢をとらせるが，その角度は患者の状態によって異なる．身体の各関節が適度に屈曲しリラックスすることが必要．

**リケッチア** りけっちあ Rickettsiaceae リケッチア属，オリエンティア属，エールリキア属の総称．グラム陰性好気性桿菌で多形性を示す．偏性細胞寄生性であり，ダニなどの節足動物を介して感染し，病原性を発現する．治療にはテトラサイクリン系抗菌薬が用いられる．

**Ricketts分析法** りけっつぶんせきほう Ricketts analysis Ricketts RMによって開発されたセファロ分析法の一つである．標準値との比較による現状の分析に加え，各計測項目の標準年間変化量からの成長予測が含まれる． ➡ セファロ分析

**リコール** りこーる recall メインテンス，サポーティブペリオドンタルセラピーの

**リコールカード** りこーるかーど recall card　患者に定期健診やメインテナンスのために再受診する時期を歯科医院からお知らせするためのカード（はがき）をいう．

**リコールシステム** りこーるしすてむ recall system　治療終了後の健康状態を維持するために行う定期診査方法．

**リジッドサポート** りじっどさぽーと rigid support　部分床義歯の設計様式の一つ．義歯と残存歯の連結を強固にすることで，機能時に義歯に加わる咬合力の歯根膜負担の割合を増やし，粘膜負担の要素が少なくなるように設計された義歯の構造をいう．

**リジットタイプ** りじっとたいぷ rigid type　スケーラーのシャンク部分が太く製造されているため，比較的強固な歯石を除去するときに用いる．

**梨状口** りじょうこう piriform aperture　鼻腔の入口の骨性部分で，形が西洋梨に似ていることからこの名称がついた．上部は左右の鼻骨，その他の大部分は上顎骨からできている．

**リスク因子** りすくいんし risk factor ■ リスクファクター，危険因子

**リスク型【歯科衛生過程の】** りすくがた risk　歯科衛生診断において，今後問題が生じる可能性や危険性があると予測できる問題に関するもののこと．症状や徴候はないが，それが生じる危険性のあるもの．

**リスク診断** りすくしんだん risk diagnosis　「危険」「危険度」予想した通りにうまくいかない可能性」「不確実性」を判断すること．

**リスク・ストラテジー** りすく・すとらてじー risk strategy　公衆衛生活動と健康政策上の重要な概念になったものである．疾病や障害を起こす危険因子をもつ集団のうち，特に高い危険度を有する者に対して，その危険を軽減するような介入を実施する方法をハイリスク・ストラテジー（高リスク戦略）と呼び，集団全体の危険因子を下げる取り組みをポピュレーション・ストラテジー（集団戦略）と呼ぶ．この両方の戦略を適切に組み合わせて対策を進めることが必要である．

**リスクファクター** りすくふぁくたー risk factor　特定の疾病にかかる可能性が高くなる因子のこと．その因子が存在すれば疾患が発症する確率が高くなる．歯周病のリスクファクターには，細菌因子（プラーク，歯周病原細菌），宿主因子（免疫応答，炎症反応，全身疾患，遺伝因子），環境因子（喫煙，ストレス，食生活，薬物）がある．■ 危険因子，リスク因子

**リスクマネジメント** りすくまねじめんと risk management ■ 医療危機管理

**リスボン宣言** りすぼんせんげん Declaration of Lisbon on the rights of the patient　1981年，ポルトガル・リスボンで開催された第34回世界医師会総会で，患者の権利として良質な医療を受ける，選択の自由，自己決定など11の権利が採択された宣言．

**裏層【窩洞の】** りそう cavity lining　修復材を窩洞に填塞，もしくは合着する際に，歯髄に対する熱的，あるいは化学的刺激の遮断や失われた歯質の代替，歯質の補強を，グラスアイオノマーセメントやコンポジットレジンを使用して行う操作．

**理想咬合** りそうこうごう ideal occlusion　適切に配置された歯によって構成された歯列弓および調和のとれた顎間関係によって構成される理想的な咬合を意味する概念的用語．

**リゾチーム** りぞちーむ lysozyme　塩基性タンパク質からなる酵素で，唾液，鼻汁中などに存在する．細菌細胞壁を構成するペプチドグリカンのうち，N-アセチルムラミン酸とN-アセチルグルコサミン間のβ-1,4結合を加水分解し，溶菌効果を発揮する．

**離脱症候群** りだつしょうこうぐん withdrawal syndrome ■ 禁断症候群

**離脱症状** りだつしょうじょう withdrawal symptom　依存性のある薬物やたばこなどの反復使用を中止することから起こる病的な症状．長期使用した薬剤や依存性の高い薬剤でも，医師の指導の下，徐々に量を減らすなど適切な使用中止を行えば，禁断症状は緩和される．

**リッジラップ型ポンティック** りっじらっぷがたぽんてぃっく ridge lap pontic　ブリッジのポンティック基底面の形態で，

違和感が少なく審美性に優れるが、基底面が欠損部粘膜の歯槽頂部まで接触しているため、清掃性はやや劣る。上顎前歯・臼歯部に適応する。

**リップバンパー**　りっぷばんぱー　lip bumper　ワイヤーとパッドにて構成される矯正装置である。口唇に接したパッドにより、口唇圧は排除され、切歯は唇側方向の力が、また、パッドにかかる口唇の力はワイヤーを通じ、大臼歯には遠心方向の力が作用する。　▶ 機能的矯正装置，ファンクションレギュレーター

**離底型ポンティック**　りていがたぽんてぃっく　hygienic pontic　ブリッジのポンティック基底面の形態で、違和感が強く審美性に劣るが、基底面は欠損部粘膜に接触しておらず離れているため、清掃性に優れている。下顎臼歯部に適応する。

**リテーナー**　りてーなー　retainer　保定器。タッフルマイヤー型などがある。

**リテンションビーズ**　りてんしょんびーず　retention beads　レジン前装冠のフレームワークにおいて、前装用レジンと金属との機械的嵌合を獲得するために、ワックスパターンの前装部に付与する球状のビーズ。

**リドカイン**　りどかいん　lidocaine　アミド型局所麻酔薬の一つ。医科、歯科で広く使用されている。作用発現がきわめて速やかで、血管収縮薬としてアドレナリンが添加されている。　▶ 局所麻酔薬，浸潤麻酔，伝達麻酔

**リトラクション**　りとらくしょん　retraction　犬歯や切歯を後方（遠心・舌側）に移動させること。例えば第一小臼歯を抜歯した場合、その抜歯スペースに犬歯を遠心移動したり、犬歯を抜歯スペースに移動後、切歯を舌側移動すること。

**離乳期**　りにゅうき　period of weaning　母乳または乳汁栄養から幼児食に移行し、摂食嚥下機能を獲得する時期（生後5カ月～1歳6カ月頃）である。咀嚼機能の発達に合わせて、口唇食べ期、舌食べ期、歯ぐき食べ期、歯食べ期の4期に分けられる。

**利尿薬**　りにょうやく　diuretics diuretic　尿の量を増加させる薬物。$Na^+$などの再吸収を抑制し、尿中への排泄量を増加させ尿量を増加させる。浮腫や高血圧の治療などに用いられる。

**リネン**　りねん　linen　本来の意味は亜麻糸でできた織物をいう。医療領域では、布製のシーツ、枕カバー、タオルなどをさす。

**リハビリテーション**　りはびりてーしょん　rehabilitation　1969年に世界保健機関（WHO）が発表した医学的リハビリテーションの定義は、「個人の身体的機能と心理的能力、また必要な場合には補償的な機能を伸ばすことを目的にし、自立を獲得し、積極的な人生を営めるようにする医学的ケアのプロセスである」とされている。ほかに、社会、職業、教育の視点からの定義がある。　▶ 機能回復訓練，機能訓練　▶ 医学的リハビリテーション

**リビングウィル**　りびんぐうぃる　living will　自分の死に際して実施される医療に関する指示を、あらかじめ知的判断力のあるうちに文書化したもの。慢性的な経過をとっての死や、意識消失に続く死に備えて、生命維持装置の拒否、苦痛除去治療実施の希望表明などに用いられる。　▶ 生前意志　▶ 安楽死，尊厳死

**リファンピシン**　りふぁんぴしん　rifampicin　抗結核薬であり、結核菌のDNA依存性RNAポリメラーゼに作用し、RNA合成を阻害する。副作用としては、発疹やショック、アナフィラキシー、胃腸障害などがある。ハンセン病治療薬としても使用される。

**リベース**　りべーす　rebase　義歯床の粘膜面と床下粘膜との間に不適合が生じた際に用いる術式の一つ（改床法）。義歯を用いて粘膜面の印象を行い、模型上で人工歯以外の義歯床の大部分の交換を行う。　▶ リライニング

**リボ核酸**　りぼかくさん　ribonucleic acid　= RNA

**rRNA**　りぼそーむあーるえぬえー　ribosome RNA　mRNAの情報とtRNAが運搬してきたアミノ酸からタンパク質合成を行うリボソームを、リボソームタンパク質とともに構成している。

**リボフラビン**　りぼふらびん　riboflavin　ビタミン$B_2$

**リムーバルノブ**　りむーばるのぶ　removal knob　▶ 撤去用突起

**リモデリング【骨の】**　りもでりんぐ　bone remodeling　骨は吸収と添加を常に繰り返しながら、形態修正や恒常性維持を営んでいる。例えば、矯正力による歯の

移動時の歯槽骨表面では、圧迫側で骨吸収が、牽引側で骨形成が誘導される。このような一連の骨の改造現象のことをいう。

**硫化水素** りゅうかすいそ hydrogen sulfide 化学式 $H_2S$. 腐卵臭のある揮発性硫化物。代表的な特定悪臭物質であり猛毒。口臭の原因物質の一つであり、口腔内細菌がシステインを分解して生じる。

**流行性耳下腺炎** りゅうこうせいじかせんえん epidemic parotitis ムンプスウイルスによる感染症。2～3週間の潜伏期を経て発症する。片側性、あるいは両側性の耳下腺の腫脹を特徴とする。一般に、おたふくかぜとして知られる。発熱を伴うことが多い。通常1～2週間で軽快する。髄膜炎を合併することも多い。 ➡ 耳下腺炎、ムンプスウイルス

**硫酸アトロピン** りゅうさんあとろぴん atropine sulfate, atropine sulfate hydrate ➡ アトロピン硫酸塩水和物

**硫酸ストレプトマイシン** りゅうさんすとれぷとまいしん streptomycin sulfate アミノグリコシド系抗生物質で、タンパク質の合成阻害を作用機序とし、抗菌活性は濃度依存性である。ほかにはゲンタマイシン、カナマイシンなどがある。

**硫酸抱合** りゅうさんほうごう sulfate conjugation 肝臓において薬物代謝の第2相で行われる。薬物を体外に排出するために水溶性を向上させる必要があり、硫酸塩を結合させる反応。

**隆線** りゅうせん crest 歯の表面にみられる線状もしくは堤状の高まり。

**流涎** りゅうぜん sialorrhea 唾液の分泌過多、あるいは嚥下障害のために、口から唾液が流れ出す状態。原因として、炎症性、薬物中毒、脳血管障害、心因性などがあり、唾液の分泌量が多くなった真性分泌過多と、先天性、口腔咽頭部の腫瘍、手術により舌下神経障害などが生じたことによる嚥下障害の仮性分泌過多(嚥下障害)がある。 ➡ 流涎症

**流涎症** りゅうぜんしょう sialorrhea ➡ 流涎

**流動食** りゅうどうしょく fluid diet, liquid diet 摂食嚥下機能に問題がある場合に提供される食、消化器官にも負担が少ない食事。重湯、くず湯、牛乳、果汁、スープなどがあるが、流動食のみでは栄養摂取量が十分に確保できないため、栄養アセスメントが必要となる。

**稜角** りょうかく line angle ➡ 線角

**両性界面活性剤** りょうせいかいめんかっせいざい surfactant 表面張力を減少させる物質。陰イオン界面活性剤には石けんや中性洗剤などがあり、陽イオン界面活性剤には塩化ベンザルコニウムなどがある。また両界面活性剤にはアルキルジアミノエチルグリシンなどがある。

**良性腫瘍** りょうせいしゅよう benign tumor, benign neoplasm 原発巣で緩慢に増殖し、浸潤、転移、再発が少なく、生命の危険性が低い腫瘍。 ➡ 良性新生物 ➡ 腫瘍

**良性新生物** りょうせいしんせいぶつ benign neoplasm ➡ 良性腫瘍

**良性伴性型筋ジストロフィー** りょうせいはんせいがたきんじすとろふぃー benign sex-linked muscular dystrophy Becker型筋ジストロフィーのうち、同じく男子のみに発症するもの。発病初期の症状はデュシェンヌ型に似ているが、発病がやや遅く、進行は緩徐で、天命を全うすることが多い。特徴のある症状から診断されるが、筋電図、血液の酵素測定、筋生検なども指標となる。

**利用線錐** りようせん useful X-ray beam エックス線撮影装置から発生するエックス線束の広がりのこと。口内法撮影ではエックス線は円錐状に広がるため、通常は利用線錐も円錐形である。

**両側性平衡咬合** りょうそくせいへいこうこうごう bilateral balanced articulation, bilateral balanced occlusion 下顎側方運動時に作業側、平衡側の両者において咬合接触を与え、義歯の回転や離脱にかかる力の発現を抑制し、義歯を安定させる咬合。全部床義歯に望ましい咬合様式の一つとされている。

**両麻痺** りょうまひ diplegia 両上肢か両下肢または顔面を対称性に侵す麻痺をいう。両側上肢筋に生じれば上肢両麻痺、両側顔面筋に生じれば顔面両麻痺である。下肢の症状が強い傾向がある。両麻痺の主原因は錐体路の損傷である。特に、脳室白質軟化症か内包付近の脳内出血に起因することが多い。

**療養病床** りょうようびょうしょう long term care bed 主として長期にわたり療養を必要とする患者を入院させる病床。医療療養病床と介護療養病床がある。

介護療養病床については，2017年度をもって設置期限としていたが，その経過措置期間を6年間延長することとした. ■長期療養型病床群 ▶一般病床

**緑内障** りょくないしょう glaucoma 視神経乳頭の異常と特徴的な視野狭窄の両方またはどちらかの症状を有する疾患．進行すると視力の低下や失明することもある．わが国の失明原因の第1位であるが，最近では早期発見早期治療で失明の危険を減らすことが可能．

**リライニング** りらいにんぐ relining 義歯床の粘膜面と床下粘膜との間に不適合が生じた際に用いる術式の一つ（裏装法）．義歯床粘膜面にレジンなどの床用材料を薄く敷いて，適合状態の改善を図る．口腔内で行う直接法と，模型上で行う間接法がある． ■リライン ▶リベース

**リライン** りらいん reline ■リライニング

**リラプス** りらぷす relapse ■後戻り

**リリーフ** りりーふ relief 義歯床粘膜面と顎堤粘膜の間の一部分に間隙をつくることで，床下特定部位に加わる圧力を軽減して咬合力を緩和することにより，疼痛や義歯破折を防ぐこと．

**臨界pH** りんかいぺーはー critical pH pHが低下すると，ある点を境に急激にヒドロキシアパタイトの溶解度が増加する．その境目のpHのこと．ヒドロキシアパタイトでは，pH5.5付近である．

**リンガライズドオクルージョン** りんがらいずどおくるーじょん lingualized occlusion 中心咬合位および側方滑走運動時に，上顎臼歯の舌側咬頭だけが下顎臼歯に接触する咬合様式．全部床義歯の咬合様式の一つ．

**リンガルアーチ** りんがるあーち lingual arch ■舌側弧線装置

**リンガルエプロン** りんがるえぷろん lingual apron 下顎部分床義歯に用いられる大連結子でリンガルプレートの一つ．舌側歯面の一部を覆うように設計される．

**リンガルバー** りんがるばー lingual bar 下顎部分床義歯に用いられる大連結子の一つで，下顎舌側粘膜面に沿って設置される．金属製の大連結子．

**リンガルブラケット矯正法** りんがるぶらけっときょうせいほう lingual bracket orthodontic technique 舌側にブラケットやワイヤーを装着する審美性に配慮した矯正治療法．唇側からの治療法と比較し，ブラケット間距離が小さくアーチフォームが異なる，歯に加わる矯正力の作用点が異なるため歯の動きにも相違が生じるなどの特徴がある．

**リンガルプレート** りんがるぷれーと lingual plate 下顎部分床義歯に用いられる大連結子の一つで，下顎舌側粘膜面に沿って設置される．リンガルバーより幅広く，厚さは薄く設計される．金属製の大連結子．

**リンガルボタン** りんがるぼたん lingual button 歯面に直接接着する，あるいはバンドに溶接するためのベース面と，エラスティックやワイヤーを装着するためのボタン様突起からなる．埋伏歯の牽引や歯の移動に用いられる．

**リングクラスプ** りんぐくらすぷ ring clasp 支台歯の歯冠ほぼ全周を取り巻いた環状のクラスプ．

**隣在歯** りんざいし adjacent tooth 歯列上で対象とする歯の近心または遠心に隣接して植立する歯．

**リン酸亜鉛セメント** りんさんあえんせめんと zinc phosphate cement 酸化亜鉛を主成分とする粉末と，リン酸水溶液を主体とする液部からなるウォーターベースセメント．リン酸と酸化亜鉛の酸塩基反応により，リン酸亜鉛が生成されて硬化する．ガラス練板上で金属製スパチュラを使用して練和する．合着，裏層，仮封に使用されるが接着性はない．

**リン酸化酵素** りんさんかこうそ phosphorylating enzyme ATPなどの高エネルギーリン酸結合をもつ分子のリン酸基を基質に転移する酵素．$Mg^{2+}$, $Mn^{2+}$などの2価金属イオンを要し，代謝経路で機能する酵素より，タンパク質をリン酸化し機能調節や細胞内シグナル伝達を担う酵素に大別． ■キナーゼ

**リン酸酸性フッ化ナトリウム溶液** りんさんさんせいふっかなとりうむようえき acidulated phosphate fluoride solution ■酸性フッ素リン酸溶液，APF溶液

**リン脂質** りんししつ phospholipid 生体膜の主要な構成成分．構造中にリン酸エステルをもつ脂質の総称．グリセロールを骨格とするホスホグリセリドと，スフィンゴシンを骨格とするスフィンゴエ

ミリンに大別される. ➡ リン脂質二重層

**リン脂質二重層** りんししつにじゅうそう phospholipid bilayer 細胞膜の特徴的な構造をこう呼ぶ. 主成分であるリン脂質は両親媒性をもっており, 2層のリン脂質が, 親水性部分を外側に, 疎水性部分を内側に向けた構造を形成することで, 細胞膜表面は親水性, 内部は疎水性という, 細胞内外を遮断可能な膜となっている. ➡ リン脂質

**臨床検査** りんしょうけんさ clinical test 病気の診断, 治療方針の選択, 検診などのために行われる検査. 採取した尿, 血液, 痰, 組織などの検体を調べる「検体検査」と, 患者の心電図や脳波などを直接調べる「生理機能検査」がある. 健常者の測定値の中央95%の区間を基準範囲 (基準値) としている. 【巻末表6〜9参照】

**臨床検査技師** りんしょうけんさぎし medical technologist 臨床検査技師等に関する法律に基づく国家資格. 臨床検査技師の名称を用いて, 医師・歯科医師の指示の下に, 微生物学的検査, 血清学的検査, 血液学的検査, 病理学的検査, 寄生虫学的検査, 生化学的検査, 生理学的検査を行う. 厚生労働大臣免許.

**臨床試験** りんしょうしけん clinical study 新薬開発において, 非臨床試験で薬理学的有効性や安全性が確認された医薬品候補物質をヒトを対象に行う試験. 健康な少人数を対象にした第Ⅰ相試験 (フェーズⅠ) から, 少数の患者を対象にした第Ⅱ相試験 (フェーズⅡ), 多数の患者を対象にした第Ⅲ相試験 (フェーズⅢ) があり, その後に新薬としての承認申請と審査がある.

**リンシング** りんしんぐ mouth rinsing ➡ 洗口法, ブクブクうがい

**隣接面** りんせつめん proximal surface 歯列内で隣り合う歯同士が接する歯面のことをいう. デンタルフロスなどを用いて清掃を行う.

**隣接面う蝕** りんせつめんうしょく proximal surface caries 隣接面に生じたう蝕のこと. 主にデンタルエックス線写真やデンタルフロスにて確認されることが多い. 歯頸部, 小窩裂溝と並び, う蝕の好発部位である.

**隣接面削除【矯正の】** りんせつめんさくじょ interproximation 歯列内で隣り合う歯同士が接する歯面のエナメル質を, ダイヤモンドバーやストリップスなどを用いて削合すること. 削合により得られた空隙を歯の排列に利用することがある.

**リンデとニーマンの根分岐部病変分類** りんでとにーまんのこんぶんきぶびょうへんぶんるい Lindhe & Nyman's furcation classification Lindhe と Nyman (1982) による, 根分岐部における歯周組織の水平的破壊程度による分類法. 判定は, 1度：骨の吸収が歯冠幅径の1/3以内のもの, 2度：骨の吸収が歯冠幅径の1/3を越えるが貫通しないもの, 3度：プローブを水平方向に挿入すると貫通するもの, である.

**リンパ管腫** りんぱかんしゅ lymphangioma リンパ管の増殖からなる過誤腫的な病変で, 口腔では舌, 頰粘膜, 口底部, 口唇などにみられる. 表在性の場合は半透明の顆粒状腫瘤が多数現れる. 一般的に無症状だが, 感染などにより腫大することがある.

**リンパ球** りんぱきゅう lymphocyte 白血球の一種で, 胸腺で分化するT細胞と, 骨髄で分化するB細胞が代表的であり, 主に獲得免疫において重要である. また, 自然免疫において, 微生物感染細胞の傷害や炎症反応誘導を積極的に行うナチュラルキラー細胞などがある.

**リンパ循環** りんぱじゅんかん lymphatic circulation リンパ液はリンパ管を流れる細胞外液であり, 毛細血管から漏れ出た間質液の一部を回収し, 静脈に戻す. このリンパ液の一連の流れをリンパ循環という.

# る

**涙骨** るいこつ lacrimal bone 頭蓋骨の一つで，眼窩口の内側縁寄りに存在する薄い小さな骨であり，涙嚢を入れる．

**類上皮細胞** るいじょうひさいぼう epithelioid cell サイトカインによりマクロファージが活性化し，大型化して上皮様細胞に変化したもの．結核やサルコイドーシスなどの肉芽腫性炎に出現する．
➡ 結核結節

**類セメント質** るいせめんしつ cementoid 未石灰化状態のセメント質． ➡ セメント質

**類天疱瘡** るいてんぽうそう pemphigoid 水疱が表皮下に形成される皮膚・粘膜疾患で，天疱瘡に類似する．水疱は基底膜下に形成される．表皮と真皮の境界部にBP180抗原，BP230抗原に対する自己抗体（抗ヘミデスモゾーム抗体）に起因するとされる．口腔領域では粘膜類天疱瘡が多い．口腔粘膜に水疱，びらんの症状が生じ，咽頭，喉頭，食道，外陰部などにも発生しやすい．眼症状を伴う場合もある．治療法として副腎皮質ホルモン，免疫抑制剤投与が行われる． ➡ 天疱瘡

**累年資料** るいねんしりょう longitudinal material 何年にもわたって蓄積された資料をいう．

**類皮嚢胞** るいひのうほう dermoid cyst 体表外胚葉由来の上皮組織が軟組織内へ迷入することにより生じる非歯原性嚢胞．嚢胞内壁は表皮に裏装され，汗腺や皮脂腺，毛根などの皮膚付属器を伴う．10〜30代に多く，口腔領域では口腔底に好発する．

**類表皮嚢胞** るいひょうひのうほう epidermoid cyst 体表外胚葉由来の上皮組織が軟組織内へ迷入することにより生じる非歯原性嚢胞．嚢胞内壁は表皮に裏装されるが，皮膚付属器は伴わない．10〜30代に多く，口腔領域では口腔底に好発する．

**ルーツェピンセット** るーつぇぴんせっと Lucae tweezer 膝状鑷子ともいい，途中が屈曲していてその先端が細長いため，細長いところにあるものをつかんだり，膿瘍切開時のガーゼドレーンなどを切開創から膿瘍腔に挿入するときなどに使用する．

**ルートカナルスプレッダー** るーとかなるすぷれっだー root canal spreader 側方加圧根管充填に用いる手用の根管充填用器具の一つ．先端が鋭く20〜30mmの長さにテーパーを付している．根管壁とガッタパーチャポイントと間の挿入によって根管壁にガッタパーチャポイントを押し付け，間隙のない根管充填を行うことができる．

**ルートカナルプラガー** るーとかなるぶらがー root canal plugger 根管充填に用いる手用の根管充填用器具の一つ．先端が直径1mm以下〜2mm程度の円形の平坦な形態で，軟化したガッタパーチャを根尖方向に加圧し，間隙のない根管充填ができる．

**ルートキュレッタージ** るーときゅれったーじ root curettage 細菌や内毒素などによって汚染されたポケット内の病的セメント質や象牙質を除去すること． ➡ ルートプレーニング

**ルートセパレーション** るーとせぱれーしょん root separation ➡ 歯根分離

**ルートティッピングスプリング** るーとてぃっぴんぐすぷりんぐ root tipping spring 傾斜している歯の近遠心的な整直や，抜歯空隙の閉鎖に伴い生じた歯の傾斜を整直する目的で使用するスプリングである．傾斜歯の整直を図ることで，術後の安定性を得ることが可能となる場合がある．

**ルートトランク** るーととらんく root trunk 臼歯のセメント－エナメル境から根分岐部最上端までの歯根部のことである．下顎3〜5mm，上顎4〜6mm程度である．この長さが長ければ，歯周病が進行しても根分岐部の露出を起こしにくく，GTR法の遮蔽膜は設置しやすい． ➡ 根幹部

**ルートプレーニング** るーとぷれーにんぐ root planing 歯周病原細菌の内毒素など，および歯石などで汚染された歯根面（病的セメント質）を除去し，硬く滑沢で，生物学的に為害性のない歯根表面をつくり出す操作である． ➡ 根面滑沢 ➡ ルートキュレッタージ

**ルートリセクション** るーとりせくしょん root resection ➡ 歯根切除

**ループ** るーぷ loop ワイヤーを屈曲させ作製する．用途によってループの形状

は異なり，単独，あるいは組み合わせて歯の移動に用いる．

**ループ状縫合** るーぷじょうほうごう circumferential suture ≡ 断続縫合，単純縫合

**ルビーストーン** るびーすとーん ruby sharpening stone 切れ味の鈍った手用スケーラーの研磨に使用する砥石のことで，炭化ケイ素，溶融アルミナを主成分として整形したもの．≡ 練り砥石，ルビー砥石

**ルビー砥石** るびーといし ruby sharpening stone ≡ ルビーストーン，練り砥石

**Le Fort Ⅰ型骨切り術** るふぉーいちがたこつきりじゅつ Le Fort 1 osteotomy 上顎骨に対する外科的矯正治療の骨切り術．Le Fort Ⅰ型の骨折線に類似した骨切り線で，鼻腔，上顎骨，頰骨突起の低位を通り，蝶形骨翼状突起基部に達する範囲で骨を離断する．適応として上顎劣成長による上顎後退症などがある．

**Le Fort Ⅲ型骨切り術** るふぉーさんがたこつきりじゅつ Le Fort 3 osteotomy 眼窩周囲を含む中顔面の劣成長や後退を呈する顎顔面の変形に対して，頰骨を含めた移動のために行われる骨切り術．鼻根部，上顎前頭縫合，眼窩内壁を横送し，下眼窩裂，頰骨前頭縫合に至る骨切り線．眼窩，頭蓋骨の発育不全を呈する，Crouzon 症候群（頭蓋顔面異骨症）などが適応となる．

**Le Fort Ⅱ型骨切り術** るふぉーにがたこつきりじゅつ Le Fort 2 osteotomy 上顎骨および鼻骨の後退を示す顎顔面の変形に対して行われる骨切り術．骨切り線は，鼻骨・上顎骨複合体を移動させるため，鼻骨，上顎前頭突起を横断し眼窩内に入り，翼口蓋窩，翼状突起に達する．上顎劣成長を示す Crouzon 症候群（頭蓋顔面異骨症）などが適応となる．

**Le Fort 分類** るふぉーぶんるい Le Fort classification ル・フォーにより行われた，上顎骨の水平性骨折の分類．3つに分類され，Ⅰ型は梨状口外側縁から翼口蓋窩へ横走する．Ⅱ型は上顎骨と鼻骨が一塊として分離する．Ⅲ型は中顔面部が一塊として分離し，鼻根部，上顎前頭縫合，眼窩内壁を横送し，下眼窩裂，頰骨前頭縫合に至る．

**流ろう（蠟）** るろう wax elimination 温水や蒸気を用いてワックスパターンを除去する操作．

# れ

**冷水痛** れいすいつう cold water pain ➡ 寒冷痛

**霊長空隙** れいちょうくうげき primate space 乳歯列期にみられる生理的歯間空隙のうち，上顎では乳側切歯と乳犬歯，下顎では乳犬歯と第一乳臼歯間に観察されるもの．これ以外の乳歯列の生理的歯間空隙を発育空隙と呼ぶ．➡ 発育空隙

**レーザー装置** れーざーそうち laser equipment 患部にレーザーを照射して歯科治療をする装置．使用されるレーザー装置は炭酸ガス，Er：YAG，半導体，Nd：YAG レーザーなどである．Er：YAG レーザーは，熱的な損傷なく歯質の切削ができる．レーザー装置の使用時は拡散反射光の危険性を防ぐために，患者，術者，補助者ともゴーグルを着用する．

**レーザー溶接** れーざーようせつ laser beam welding 高エネルギー密度のレーザー光を用いて同種または異種金属を接合させるため，接合部分を局所的に高温加熱し，直接融解させ接合する方法．

**暦年齢** れきねんれい chronological age 出生からの時間的経過を表す年齢．➡ 生物学的年齢，老化度

**暦齢正常咬合** れきれいせいじょうこうごう chronological normal occlusion 乳歯列にみられる生理的な空隙や，11，21萌出時に，歯冠が遠心に傾斜し正中に間隙を有する（ugly duckling stage）など，その年齢の時期では正常と考えられる咬合．

**レクロン彫刻刀** れくろんちょうこくとう LeCron carver 前装冠製作時におけるワックスパターンの窓開けの際に使用する彫刻刀．把持部の刻み目を利用して陶材築盛時のコンデンスを行うこともある．

**レサズリン・ディスクテスト** れさずりん・でぃすくてすと Resazurin disk test ➡ RDテスト®

**レジオネラ** れじおねら Genus Legionella 1～2本の極鞭毛をもつ好気性のグラム陰性桿菌で，代表的な菌種は Legionella pneumophila である．温泉や噴水などの水を吸入することで気道感染し，肺炎や筋肉痛などを発症する．治療にはエリスロマイシンやニューキノロン系抗菌薬が用いられる．

**レジスタンス運動** れじすたんすうんどう resistance exercise ➡ 抵抗訓練

**レジメン** れじめん regimen がん薬物療法における抗がん剤，輸液，制吐剤などの支持療法薬の投与に関する時系列的な治療計画書をさす．投与量のみならず休薬期間を含むスケジュールまで細かく記載されている．

**レジン歯** れじんし acrylic resin tooth レジン製の人工歯．メチルメタクリレートを主成分としている．

**レジン充填** れじんじゅうてん resin filling う蝕などで窩洞形成を行った部位，あるいは楔状欠損部分にコンポジットレジンを使用して行う修復法．修復時に接着技法（酸処理，プライマー処理ならびにボンディング材塗布）が必要．

**レジン充填器** れじんじゅうてんき resin composite filling spatula, plastic instrument コンポジットレジンを窩洞内に充填し形態を整える器具．表面にコーティングがされていることが多い．➡ コンポジットレジン，充填

**レジン床** れじんしょう resin denture base 義歯の構成要素の一つで，欠損部顎堤や口蓋部を覆い，人工歯が排列される部分をアクリルレジンで製作したもの．➡ アクリル樹脂

**レジン床義歯** れじんしょうぎし acrylic resin base 床部が床用レジンで製作された義歯のこと．

**レジンセメント** れじんせめんと resin cement レジンを基材としてレジン重合により硬化する合着材，あるいは接着材．ポリメチルメタクリレート・メチルメタクリレートを基本成分とする MMA 系セメントと，Bis-GMA・無機質フィラー・有機質フィラーを基本成分とするコンポジット系セメントに大別される．ほかのセメントに比べて大きな機械的強さを有し，接着性モノマーを含むものは接着性を有する．➡ 合着用セメント

**レジンブラケット** れじんぶらけっと resin bracket マルチブラケット装置に用いられるブラケットの一つ．審美性に優れるが，金属製のブラケットに比べ強度が劣る．

**レジン隣接面間固定** れじんりんせつめんかんこてい composite resin splint ➡ エナ

メルボンディングレジン固定，接着性レジン固定，ダイレクトボンディングシステム固定

**レスト** れすと rest 部分床義歯において，義歯に支持効果を付与することを目的として，支台歯のレストシートに適合させる金属製の小突起．

**レスト【スケーリングの】** れすと rest スケーリング時にスケーラーを持つ指（通常は第4指）を施術する近接歯に支点を置き，指の安定化を確保する．その支点（固定）のことをいう．口腔内固定（フィンガーレスト）と口腔外固定がある．

**レストシート** れすとしーと rest seat レストを介した咬合力を受け入れるために，支台歯の一部を削除して，支台歯に形成されたくぼみ．

**レスト付き二腕鉤** れすとつきにわんこう two-arm clasp with occlusal rest 咬合面レストと2つの鉤腕からなる基本的な環状鉤．線鉤と鋳造鉤があり，鋳造によるレスト付き2腕鉤はエーカースクラスプとも呼ばれる． ■ エーカースクラスプ

**レチウス条** れちうすじょう striae of Retzius エナメル小柱と斜めに交わる褐色の線で，この部位の石灰化度は低い．エナメル小柱の成長線である横紋が強調されたものである．

**レチノール** れちのーる retinol ■ ビタミンA

**裂開** れっかい dehiscence 歯槽骨の唇頬舌面にみられるクレフト状の骨欠損．歯根表面の歯槽骨吸収により歯根表面が露出し，その部分が辺縁歯槽骨と連続している．露出した歯根表面は，骨膜と歯肉によって覆われた状態となっている． ■ ディヒーセンス ➡ 開窓

**裂溝** れっこう fissure 溝のうち，エナメル質に深く切れ込んでいるもの．食物残渣や細菌が貯留しやすく，う蝕の好発部位となる．

**裂溝封鎖材** れっこうふうさざい pit and fissure sealant う蝕好発部位である小窩裂溝のう蝕予防のため，乳臼歯や萌出直後の永久歯の小窩裂溝に対してあらかじめ充塡するための材料である．主に流動性の良いコンポジットレジンやグラスアイオノマーセメントが用いられる． ➡ 小窩裂溝

**劣成長** れっせいちょう hypogrowth 成長が劣っていること．上顎骨に劣成長が認められると骨格性の下顎前突を，下顎骨に劣成長が認められると骨格性の上顎前突を呈する．

**レッドコンプレックス** れっどこんぷれっくす red complex 歯周炎に関連する *Porphyromonas gingivalis*, *Treponema denticola*, *Tannerella forsythia* の3種のこと．歯周炎には多種多様な口腔内の細菌が関連するが，そのうち，この3種が最も歯周炎との関連が深いとされ，特別にグループ名がつけられ，研究されている．

**裂肉歯** れつにくし carnassial tooth 肉食動物の臼歯で，咬合面が平坦でなく鋭くとがった咬頭をもつもの．

**レトロウイルス** れとろうい␣す *Retroviridae* 直径 $100 \sim 120nm$ の一本鎖 RNA ウイルス．細胞に感染後，DNAに逆転写され，二本鎖DNAとして感染細胞に組み込まれる特徴をもつ．ヒトにおいて重要なウイルスとして，ヒトT細胞白血病ウイルス（HTLV）と，ヒト免疫不全ウイルス（HIV）がある．

**レベリング** れべりんぐ leveling マルチブラケット法の治療開始時に行う歯並び全体の標準化のことをいう．個々の歯の位置異常の歯を歯列内に導入し，歯を整直させる．

**連結子** れんけつし connector ■ 連結装置

**連結装置** れんけつそうち connector 部分床義歯の構成要素の一つで，大連結子と小連結子がある． ■ 連結子

**連合印象** れんごういんしょう combination impression 2種類以上の印象材，あるいは同種類印象材で，流動性の異なる印象材を組み合わせて印象採得すること．2種類の印象材を同時に操作して印象をとる方法と，2種類の印象材を別々に2度に分けて印象採得する方法がある．寒天とアルジネート印象材の連合印象，シリコーンゴム印象材では，インジェクションタイプとヘビーボディ（パテ）タイプの連合印象などがある．

**練成充塡器** れんせいじゅうてんき spatula セメントなどの練和物を窩洞内に充塡する器具．

**連続弾線** れんぞくだんせん looped spring 舌側弧線装置（リンガルアーチ）の主線

に付与される補助弾線の一つ．弾線の両端が主線にろう（鑞）着されており，小臼歯の頬側移動の際に用いられることが多い． ➡ 補助弾線

**連用** れんよう prolonged administration
薬物を1回投与ではなく反復投与すること．耐性や蓄積など思わぬ副作用や事故を防ぐため，多くの薬は不必要に長い連用は禁止されている．

## ろ

**漏洩エックス線** ろうえいえっくすせん leakage X-ray エックス線装置を使う際には，原則として管理区域を設定し，周囲環境への不必要なエックス線を管理する必要がある．この不要なエックス線のことを漏洩エックス線と呼ぶ．管理区域境界においては，6か月を越えない期間に1回漏洩エックス線の測定を行うことが医療法施行規則第30条に規定されている．

**老嚥** ろうえん presbyphagia 老人性嚥下機能低下の略．健常高齢者において，加齢によって起こる嚥下機能の低下のこと．嚥下のフレイル．全身および嚥下に関連する筋肉のサルコペニアが進行して，筋肉量減少と筋力低下により嚥下機能が低下した状態．

**老化** ろうか aging, senescence, senility 個体の身体的成長が終了して成熟を迎えた後の変化をさして用いられる．加齢に伴って生じ，機能的，形態的に退行的な変化を総称するものとして描かれることが多い． ➡ 加齢

**老化度** ろうかど senescence level, degree of senility 加齢に伴う外見などの形態変化や運動能力などの機能的変化，すなわち老化の進行状態からみた生物学的年齢の進行度と，遅滞度を評価する指標のこと．生物学的年齢に対する暦年齢の比で表す． ➡ 生物学的年齢，暦年齢

**ろう（蠟）義歯** ろうぎし wax model denture, wax trial denture 重合前で，人工歯排列と歯肉形成が完了した義歯．

**ろう（蠟）型形成** ろうけいけいせい waxing, wax-up ➡ ワックスパターン形成，ワックスアップ

**老研式活動能力指標** ろうけんしきかつどうのうりょくしひょう Tokyo Metropolitan Institute of Gerontology (TMIG) index of competence 1987年に，古谷野らによって開発された高次生活機能を評価する尺度のこと．高齢者が地域で自立して活動的に生活するための能力を評価することを目的としている．手段的ADL5項目，知的ADL4項目，社会的ADL4項目の質問に対して，1点：はい，0点：いいえの2段階で評価し，13点満点として高次生活機能を評価する．近年，老研式活動能力指標を基盤として「JST版活動能力指標」が開発され，その妥当性も確認されている．

**瘻孔** ろうこう fistula 管腔臓器間または管腔臓器と体外との間に生じた管状の組織欠損．炎症による化膿性瘻孔として形成されるものが多いが，先天的に奇形として形成されるものもある．歯性疾患に起因して形成されたものを歯瘻といい，内歯瘻と外歯瘻がある． ➡ 歯肉膿瘍

**老人** ろうじん senescence, old age, advanced aged ➡ 老年者，高齢者

**老人医療費** ろうじんいりょうひ medical expenses for the elderly 1973年に施行された老人福祉法では，70歳以上の医療費のことを老人医療費と言っていたが，2008年施行の高齢者の医療の確保に関する法律により，75歳以上の者および65歳以上の障害の認定を受けた者の医療費は後期高齢者医療費となった．

**老人性難聴** ろうじんせいなんちょう presbycusis 加齢に伴う聴覚障害をいう．低音域ではあまり変化はないが，高音域で特に聞き取りづらくなる．女性の言葉，複数の音が錯綜しているなかでの会話は聞き取りにくい．補聴器を装着することである程度改善される．

**老人病** ろうじんびょう senile diseases ➡ 老年病

**老人福祉計画** ろうじんふくしけいかく welfare plan for the elderly, community welfare plan 市町村での老人福祉事業の確保のため，老人福祉法において市町村老人福祉計画が規定されている．各自治体では，市町村介護保険事業計画や市町村高齢者居住安定確保計画などをあわせて，総合的な計画としていることが多い． ➡ 老人福祉法

**老人福祉施設** ろうじんふくししせつ welfare facility for the elderly 老年者が安心して健康的な生活を送るために必要な支援を行うための施設．法的には老人福祉法第5条の3に規定されている老人デイサービスセンター，老人短期入所施設，養護老人ホーム，特別養護老人ホーム，軽費老人ホーム，老人福祉センター，老人介護支援センターが含まれる． ➡ 老人福祉センター，老人福祉法，老人ホーム

**老人福祉センター** ろうじんふくしせんたー

**welfare center for the elderly** 地域の高齢者を対象に，各種相談に応じたり，健康の増進や教養の向上など，豊かな地域生活を営むことを目的に設置された施設．老人福祉法に基づく老人福祉施設の一つ．　➡ 老人福祉施設

**老人福祉法**　ろうじんふくしほう　act on social welfare for the elderly　老人に対し，心身の健康の保持・生活の安定のために必要な措置を講じ，老人の福祉を図ることを目的とする．提供される老人福祉事業や市町村による老人福祉計画の策定などが定められている．　➡ 老人福祉計画，老人福祉施設

**老人訪問看護ステーション**　ろうじんほうもんかんごすてーしょん　home-visit nursing care station for the elderly　在宅の寝たきりか寝たきりに準ずる状態および疾病，負傷などにより居宅で継続して療養を受ける状態にあり，医師が指示した者に対して療養上の世話，補助を行う．国・都道府県・市町村・医療法人・社会福祉法人・その他厚生労働大臣が認める者により設置される．

**老人訪問看護制度**　ろうじんほうもんかんごせいど　home nursing system for the elderly　旧老人保健法の改正により，1992年に老人訪問看護制度が創設され，老人訪問看護ステーションの設置が開始された．1994年，健康保険法の改正により，訪問看護の提供が老人以外にも可能になった．2000年に介護保険法が施行され，医療と介護両方の機能が適応されるようになった．　➡ 介護保険法

**老人ホーム**　ろうじんほーむ　home for the aged　老人を対象とした福祉施設．老人福祉法に定められた入所条件や入所にかかる費用が異なる特別養護老人ホーム・養護老人ホーム・軽費老人ホームと，公的福祉施設の入所条件に合わない者や多様なニーズを満たそうとする老年者が入居している民間の施設である有料老人ホームがある．　➡ 軽費老人ホーム，特別養護老人ホーム，有料老人ホーム，養護老人ホーム，老人福祉施設

**老人保健福祉圏域**　ろうじんほけんふくしけんいき　health and welfare service area for the elderly　都道府県老人保健福祉計画において，都道府県が設定する広域の単位（圏域）のこと．都道府県老人保健福祉計画においては，二次医療圏を一つの目安として圏域が設定されている．

**弄舌癖**　ろうぜつへき　tongue playing habit　➡ 舌癖，舌突出癖

**ろう（鑞）着【矯正装置の】**　ろうちゃく　soldering　バンドとワイヤーやワイヤー同士など，2つの金属を接合する際に，その金属よりも融点の低い金属（銀鑞）を加熱して溶かし，隙間に流し込み固めて接着させる操作．

**ろう（鑞）付け【補綴装置の】**　ろうづけ　soldering　ブリッジなど複数歯に及ぶ補綴装置を作製する際の方法で，装置を2つ（ツーピース）以上に分けて鋳造する．口腔内でろう（鑞）付け用コアを採得し，1つ（ワンピース）の装置にする方法．

**ろう（蠟）堤**　ろうてい　wax rim　パラフィンワックスで作製される咬合床の一部で，人工歯が排列される部分．

**労働安全衛生法**　ろうどうあんぜんえいせいほう　industrial safety and health act　労働災害防止に関する総合的・計画的な対策を推進することにより，職場における労働者の安全と健康を確保するとともに，快適な職場環境の形成を促進することを目的とする．

**労働衛生**　ろうどうえいせい　occupational health　職場において，作業に起因する健康障害が起こらないように，不利な作業条件から作業者を保護して適切な作業環境に配置し，また作業を人に適応させるなど，労働者の肉体的，精神的健康を保持増進させることである．　➡ 産業衛生

**労働衛生管理**　ろうどうえいせいかんり　occupational health supervision　➡ 衛生管理

**労働衛生行政**　ろうどうえいせいぎょうせい　occupational health administration　労働者の職業性疾病の予防，健康の保持増進および快適な職場環境の形成を目的として，労働基準法や労働安全衛生法に基づいて実施されている公の活動．活動の実施主体は事業者である．

**労働衛生コンサルタント**　ろうどうえいせいこんさるたんと　industrial health consultant　事業所などの求めに応じて，労働者の衛生水準の向上を図るため，労働安全衛生法に関わる事業場の労働管理体制，作業環境管理，作業管理，健康管理などの診断や，これに基づく指導を業務とす

る専門家のこと．

**労働災害** ろうどうさいがい occupational injury ➡ 産業災害

**労働者災害補償保険制度** ろうどうしゃさいがいほしょうほけんせいど workers' compensation insurance 略称は労災保険．労働者災害補償保険法に基づき，業務上の事由または通勤による労働者の負傷，疾病，障害，死亡などに対して迅速かつ公正な保護をするために保険給付を行う．あわせて被災労働者の社会復帰の促進，被災労働者およびその遺族の援護，労働者の安全および衛生の確保などを図ることにより，労働者の福祉の増進に寄与することを目的とする．

**老年医学** ろうねんいがく geriatrics, gerontology, geriatric medicine 老年者の医学問題および医療に関する医学の部門．老化の過程や疾病などの健康問題に関する科学的研究を扱う分野．

**老年医学的総合評価** ろうねんいがくてきそうごうひょうか comprehensive geriatric assessment (CGA) ➡ 高齢者総合的機能評価，CGA，包括的高齢者評価

**老年学** ろうねんがく gerontology 老年についての科学的研究のことで，老年医学・老年社会学・老年心理学などを総合して加齢・老化に関わる諸問題を探求する学問分野．

**老年化指数** ろうねんかしすう aging index 人口統計の指標で，年少人口（0～14歳）に対する老年人口（65歳以上）の比率で表したもの（老年化指数＝老年人口÷年少人口×100）．少子高齢化が進むわが国では，1950年の14.0から，25年後の1975年には32.6へ増加し，さらに25年後の2000年には100を上回り，2016年時点では219.2となっている．

**老年看護** ろうねんかんご gerontological nursing 老年者を対象とした健康増進や介護予防のための看護，急性的ケアが必要となった老年者への看護，慢性疾患を有する老年者のケアを図る看護のこと．

**老年歯科医学** ろうねんしかいがく gerodontology, geriatric dentistry 老年者の歯科保健・医療・福祉の分野における科学と技術に関する教育・研究および臨床歯科医学の一分野．一般に老年者は生活習慣病をはじめとする何らかの疾病に罹患している者が多く，歯科治療にあたっては，服用している薬剤の影響や加齢，あるいは疾病による身体的なハンディキャップやパーソナリティの変化などについて，治療を行う患者の状態を十分に把握しておかなければならない．➡ 高齢者歯科医学

**老年歯科医療** ろうねんしかいりょう gerodontics, geriatric dentistry 老年者を対象とした歯科医療．➡ 高齢者歯科医療

**老年者** ろうねんしゃ senescence, old age, advanced aged 一般的に年長者を示す用語であるが，明確な定義はない．人口統計における「老年人口」は65歳以上をいう．最近では，高齢者と呼ぶことが多い．世界各国では60～70歳以上，国連では60歳以上，世界保健機関（WHO）では65歳以上を示す．わが国の高齢者の医療の確保に関する法律およびそれに付随する各種法令で，65～74歳までを前期高齢者，75歳以上を後期高齢者と規定している．➡ 高齢者，老人

**老年者の意識障害** ろうねんしゃのいしきしょうがい disturbance of consciousness of the aged 傾眠，昏迷，半昏睡，昏睡に分類できる意識の障害のこと．特に老年者では脳血管疾患，パーキンソン病，脳炎・髄膜炎，脳腫瘍，代謝性脳症，てんかんといった特徴的な疾患が背景にある．

**老年症候群** ろうねんしょうこうぐん geriatric syndrome 加齢に伴い，高齢者に多くみられ，原因はさまざまであるが，治療と同時に介護・看護を必要とする症状・徴候の総称のことのこと．症状・徴候は50項目以上が存在し，大きく3つに分類される．

**老年人口** ろうねんじんこう elderly population 人口統計において，65歳以上の人口を老年人口という．

**老年人口指数** ろうねんじんこうしすう index of elderly population 人口統計の指標で，生産年齢人口（15～64歳）を100としたときの老年人口（65歳以上）の比率で表したもの．2016年時点では，45.2であり，1975年以降増加が進んでいる．

**老年人口比率** ろうねんじんこうひりつ ratio of elderly population, proportion of people aged 65 and over, proportion of those 65 years and older　🟰 老年人口割合, 高齢化率

**老年人口割合**　ろうねんじんこうわりあい　ratio of elderly population, proportion of people aged 65 and over, proportion of those 65 years and older　人口の年齢構成を示す人口指標の一つで, 総人口に占める 65 歳以上の老年人口の割合をいう. 高齢化率と呼ぶ場合もある（老年人口割合＝老年人口÷総人口× 100）. 2016 年時点では 27.3％であり, 増加が進んでいる.　🟰 高齢化率, 老年人口比率

**老年病**　ろうねんびょう　senile diseases　老年者特有の疾病として出現する病気の総称.　🟰 老人病

**老老介護**　ろうろうかいご　elder-to-elder nursing　高齢者が高齢者を介護する状況のこと. 配偶者や両親, 兄弟姉妹の介護などさまざまなケースがあり, 介護者の身体的・精神的・経済的負担や不安が大きく, 日本を含めた老年人口割合の高い国家や地域で社会問題となっている.

**ローズベンガル**　ろーずべんがる　rose bengal　食用赤色 105 号. 食用タール系色素で, 歯垢染色剤に使用される合成着色料. 青色を帯びた赤色を呈する.　🟰 食用赤色 105 号

**ロータリー方式**　ろーたりーほうしき　a system of rotary, a method of rotary　集団応用でフッ素塗布やイオン導入法を行う場合, 円形に配置した児童に対して, 術者が対象者に施術を行う方法で, ロータリー（回転）方式という.

**ローリング法**　ろーりんぐほう　rolling method, rolling technique　歯垢やマテリアルアルバ, 食物残渣を除去し, 歯肉, 歯を清掃することが目的のブラッシング法. 毛先を根尖方向に向け, 刷毛の脇腹は付着歯肉に当てる. ストロークは, 刷毛が曲がるまで圧力を掛け, 脇腹を歯肉に軽く押し付けた後, 歯面に沿わせてゆっくり回転させる.【巻末表 5b 参照】

**ロールプレイ**　ろーるぷれい　role playing　ある場面におけるそれぞれの人物の役割を演じる学習活動. 役割演técnica を通じてさまざまな場面での対応方法を学ぶとともに, 異なる立場の人の視点や考え方, 気持ちを理解することができる.　🟰 役割演技

**ローレル指数**　ろーれるしすう　Rohrer index　小・中学生の体格判定に用いられる体格係数の一つ. ローレル指数＝［体重（kg）/身長（m）$^3$］× 10 で求める. 100 未満：やせすぎ, 100 〜 115 未満：やせ気味, 115 〜 145 未満：普通, 145 〜 160 未満：太り気味, 160 以上太りすぎ, とされる. 小学生未満ではカウプ指数, 高校生以上では BMI を用いる.

**ローワーシャンク**　ろーわーしゃんく　lower shank　複雑彎曲型スケーラーの刃部と把柄部を連結する部分. 屈曲した連結部分の刃部方向にある頸部部分のこと.　🟰 第 1 シャンク　➡ アッパーシャンク, シャンク

**濾過板**　ろかばん　filter　エックス線発生装置に取り付けられたアルミニウムの板. エックス線の低エネルギー成分を除去する. 濾過板を透過したエックス線だけを患者に照射することによって, 患者被曝を低減している.

**濾過滅菌**　ろかめっきん　filter sterilization, filtration sterilization　微生物よりも小さな孔径の膜や管を通すことで微生物を除去する方法. 熱により変性してしまう液性物質の滅菌に適している. 通常 0.22μm のフィルターが使われるが, マイコプラズマやウイルスはこれより小さいため, 完全に除去はできない.

**ロキソプロフェンナトリウム水和物**　ろきそぷろふぇんなとりうむすいわぶつ　loxoprofen sodium hydrate　非ステロイド性抗炎症薬の一つであり, 鎮痛, 抗炎症, 解熱作用を有する. 作用機序はプロスタグランジン生合成抑制である.

**ロコモティブシンドローム**　ろこもてぃぶしんどろーむ　locomotive syndrome　体を動かす組織や器官（骨, 筋肉, 関節, 腱, 神経）を運動器と呼び, その運動器の障害のため移動機能が低下した状態を表す.

**露髄**　ろずい　pulp exposure　歯髄組織が口腔内に露出すること. う蝕や破折などによって生じる場合と, 不適切な窩洞形成によって偶発的に生じる場合がある. 露髄によって歯髄組織に感染が伴うと, 抜髄法や断髄法である歯髄除去療法の適応になる. 感染が伴わない場合は覆髄法によって歯髄保護を行う.

**ロダン塩**　ろだんえん　rhodanide　唾液に含まれるチオシアン酸（SCN⁻）を主体

とした成分であり，高齢者や喫煙者ではその濃度が高い．唾液ペルオキシダーゼを触媒として，過酸化水素によって酸化され，抗菌因子であるヒポチオシアン酸（OSCN⁻）を生成する． 🟰 チオシアン酸

ロックダウン【新型コロナウイルス感染症の】 ろっくだうん lock down 感染症などの拡大を防ぐために都市や地域を封鎖すること． 🟰 都市封鎖

ロックピン ろっくぴん lock pin ベッグ法の ribbon arch bracket に挿入し，ワイヤーをブラケットスロット内にとめるために用いられる．

ロビンソンブラシ ろびんそんぶらし Robinson brush, prophylaxis brush コントラに着けて歯面清掃に用いる回転ブラシ．技工用で同名の器具もある．

ROM 訓練 ろむくんれん range of motion exercise 拘縮の改善や予防を目的に，舌や口唇などの口腔周囲，頸部や肩の可動域を維持または拡大するための訓練のこと．

ロングシャンクバー ろんぐしゃんくばー long shank bur バーの刃部と把柄部との接続部（シャンク）が長いもの．根管口の明示などに用いる． ➡ ショートシャンクバー

## わ

**矮小歯** わいしょうし microdontia 正常に比べ明らかに小さい歯で,極端に小さい歯を痕跡歯という.上顎側切歯,上顎第三大臼歯や過剰歯に多い.切縁部は栓状歯や円錐歯,臼歯部は蕾状歯の形態をとる.下垂体性小人症や遺伝的要因でもみられる. ➡ 円筒歯,栓状歯

**ワイヤークラスプ** わいやーくらすぷ wrought wire clasp, wire clasp ≡ 線鉤,屈曲鉤

**ワイヤーレジン固定** わいやーれじんこてい wire-resin splint 動揺歯を中心として咬合面に MOD 窩洞を形成し,直径 0.2〜0.25mm のワイヤーを四重にねじったものを窩洞内に置き,レジンにて埋入して固定する方法.強固な固定力を得ることができ,主に臼歯部に用いられる. ≡ A スプリント ➡ 暫間固定

**ワイル層** わいるそう zone of Weil ≡ 細胞希薄層

**脇腹を使ったブラッシング法** わきばらをつかったぶらっしんぐほう brushing method using the edge of toothbrush head 歯ブラシを用いたブラッシング法は,主に歯ブラシの毛先を使った方法と脇腹を使った方法に分類される.脇腹を使った方法には,ローリング法やスティルマン法などがある.【巻末表 5b 参照】 ➡ ブラッシング法

**ワクチン** わくちん vaccine 特定の病原体を処理して不活性化または無毒化し,これを接種することで免疫力を獲得すること.

**ワックスアップ** わっくすあっぷ waxing, wax-up ≡ ワックスパターン形成,ろう(蠟)型形成

**ワックスパターン形成** わっくすぱたーんけいせい waxing, wax up 補綴装置の製作時に,作業用模型上で鋳造体の原型となる,ろう(蠟)型を製作する工程.形成法には,盛り上げ法,浸漬法,および圧接法がある. ≡ ろう(蠟)型形成,ワックスアップ

**ワルチン腫瘍** わるちんしゅよう Warthin tumor 多形腺腫に次いで発生頻度の高い唾液腺の良性腫瘍.好発部位は耳下腺で,中年以降の男性に多いのが特徴.両側の耳下腺に発生がみられる場合もある.発育緩慢で,軟らかい腫瘤を形成する.

**ワルトン管** わるとんかん Wharton duct ≡ 顎下腺管

**ワンサンアンギーナ** わんさんあんぎーな Vincent angina ≡ 口峡炎

**ワンサン口内炎** わんさんこうないえん Vincent stomatitis ≡ 壊死性潰瘍性歯肉口内炎

**ワンステップ接着システム** わんすてっぷせっちゃくしすてむ one-step adhesive system ≡ オールインワンアドヒーシブシステム

**ワンタフトブラシ** わんたふとぶらし single-tuft brush, uni-tuft brush ➡ タフトブラシ,エンドタフトブラシ

# 巻末付録

図表 …………………………………………………… p.420〜431
欧文索引 ……………………………………………… p.432〜480

## 永久歯

① **Zsigmondy/Palmer法**

| 8 7 6 5 4 3 2 1 | 1 2 3 4 5 6 7 8 |
|---|---|
| 8 7 6 5 4 3 2 1 | 1 2 3 4 5 6 7 8 |

② **FDI法**

| 18 17 16 15 14 13 12 11 | 21 22 23 24 25 26 27 28 |
|---|---|
| 48 47 46 45 44 43 42 41 | 31 32 33 34 35 36 37 38 |

③ **ADA法**

| 1 2 3 4 5 6 7 8 | 9 10 11 12 13 14 15 16 |
|---|---|
| 32 31 30 29 28 27 26 25 | 24 23 22 21 20 19 18 17 |

## 乳歯

① **Zsigmondy/Palmer法**

| E D C B A | A B C D E |
|---|---|
| E D C B A | A B C D E |

② **FDI法**

| 55 54 53 52 51 | 61 62 63 64 65 |
|---|---|
| 85 84 83 82 81 | 71 72 73 74 75 |

③ **ADA法**

| A B C D E | F G H I J |
|---|---|
| T S R Q P | O N M L K |

**図1　歯式**
上下左右の歯を，永久歯では数字，乳歯ではアルファベットで示す Zsigmondy/Palmer 法や，コンピュータ入力を可能にする表示法として歯の位置と歯種を 2 桁の数字で示す FDI 法，ADA 法などが用いられる．

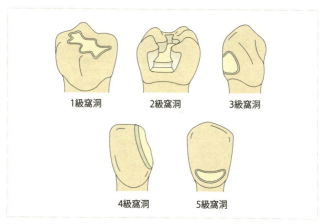

**図2　Black の窩洞分類**
窩洞の形成された歯面数，形成歯面の位置，形成歯面の状態および窩洞形態によって分類される．G.V.Black は，う蝕の好発部位とそれに対応する窩洞を 5 つに分類した．

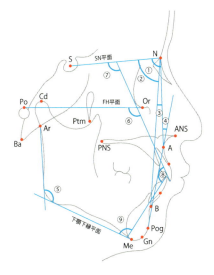

① SNA角　　　　　　⑥ FH平面に対する上顎中切歯歯軸角
② SNB角　　　　　　⑦ SN平面に対する上顎中切歯歯軸角
③ ANB角　　　　　　⑧ 上下顎中切歯歯軸角
④ 上顎突出度　　　　⑨ 下顎下縁平面に対する下顎中切歯歯軸角
⑤ 下顎角

### 図3　セファロ分析（基準点と基準平面）

セファロ分析として，Downs 分析法と Northwestern 分析法の 2 通りの代表的な分析法がある．前者は FH 平面基準，後者は SN 平面基準で，いずれも骨格系と歯系の双方の評価が可能である．

【赤色】
血液など液状,
泥状のもの

【橙色】
血液が付着した
ガーゼなど固形
状のもの

【黄色】
注射針,メスなど
鋭利なもの

**図4　バイオハザードマーク**
医療機関からの感染性廃棄物を入れる容器に記すマークのこと.3色の種類がある.

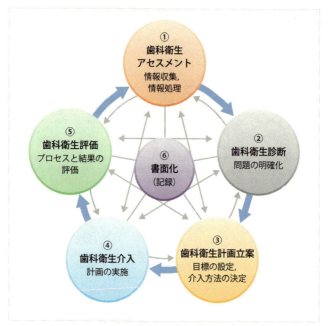

**図5　歯科衛生過程**
歯科衛生業務を展開する際,対象者が抱える歯科衛生上の問題を明らかにし,論理的に考え,解決するためのツール.
(全国歯科衛生士教育協議会監修:最新歯科衛生士教本 歯科予防処置論・歯科保健指導論,医歯薬出版,東京,63,2011. より引用改変)

**表1 予防接種法に基づく定期予防接種**

| 類型 | 対象疾病 (ワクチン) | |
|---|---|---|
| A類疾病 | ジフテリア<br>百日咳<br>ポリオ (急性灰白髄炎)<br>破傷風 | 沈降精製百日咳ジフテリア破傷風不活化ポリオ混合ワクチン, 沈降精製百日咳ジフテリア破傷風混合ワクチン, 沈降ジフテリア破傷風混合トキソイド, 不活化ポリオワクチン |
| | 麻疹<br>風疹 | 乾燥弱毒生麻疹風疹混合ワクチン, 乾燥弱毒生麻疹ワクチン, 乾燥弱毒生風疹ワクチン |
| | 日本脳炎 | 乾燥細胞培養日本脳炎ワクチン |
| | B型肝炎 | 組換え沈降B型肝炎ワクチン |
| | 結核 | BCGワクチン |
| | Hib感染症 | 乾燥ヘモフィルスb型ワクチン |
| | 肺炎球菌感染症 (小児) | 沈降13価肺炎球菌結合型ワクチン |
| | ヒトパピローマウイルス感染症 | 組換え沈降2価ヒトパピローマウイルス様粒子ワクチン, 組換え沈降4価ヒトパピローマウイルス様粒子ワクチン |
| | 水痘 | 乾燥弱毒生水痘ワクチン |
| | ロタウイルス | 5価経口弱毒生ロタウイルスワクチン (5価), 経口弱毒生ヒトロタウイルスワクチン (1価) |
| B類疾病 | インフルエンザ | インフルエンザHAワクチン |
| | 肺炎球菌感染症 (高齢者) | 23価肺炎球菌莢膜ポリサッカライドワクチン |

近年のわが国では感染症の大規模な流行が減少し, 相対的に予防接種による副作用が重要視されるようになり, 現行の予防接種法における被接種者の責務規定は「受けるよう努めなければならない」(努力義務) となった. また, 同法では対象疾病を集団予防に比重をおいた「A類疾病」と個人予防に比重をおいた「B類疾病」に分けている.

(厚生労働省:「予防接種法に基づく『定期接種』のワクチン」を参考に作成)

**表2　感染症法における分類一覧**

| 類型 | 対象疾患 | 性格 |
|---|---|---|
| 一類 | エボラ出血熱，クリミア・コンゴ出血熱，マールブルグ病，ラッサ熱，ペスト，痘そう，南米出血熱 | 感染力，罹患した場合の重篤性などに基づく総合的な観点からみた危険性がきわめて高い感染症 |
| 二類 | 急性灰白髄炎，結核，ジフテリア，重症急性呼吸器症候群(SARS)[※1]，中東呼吸器症候群(MERS)[※2]，鳥インフルエンザ(H5N1)，鳥インフルエンザ(H7N9) | 感染力，罹患した場合の重篤性などに基づく総合的な観点からみた危険性が高い感染症 |
| 三類 | コレラ，細菌性赤痢，腸管出血性大腸菌感染症，腸チフス，パラチフス | 感染力，罹患した場合の重篤性などに基づく総合的な観点からみた危険性は高くないが，特定の職業への就業によって感染症の集団発生を起こしうる感染症 |
| 四類 | E型肝炎，A型肝炎，黄熱，Q熱，狂犬病，鳥インフルエンザ(H5N1，H7N9を除く)，ボツリヌス症，マラリア，野兎病，ウエストナイル熱，エキノコックス症，日本脳炎など　　　　　　　(44疾病) | 動物や飲食物などの物件を介して人に感染し，国民の健康に影響を与えるおそれのある感染症（人から人への伝染はほとんどない） |
| 五類 | 〈全数把握〉アメーバ赤痢，劇症型溶血性レンサ球菌感染症，梅毒，ウイルス性肝炎(E型肝炎・A型肝炎を除く)，後天性免疫不全症候群，バンコマイシン耐性腸球菌感染症，風疹，麻疹，破傷風など<br>〈定点把握〉流行性耳下腺炎，感染性胃腸炎[※3]，インフルエンザ(鳥インフルエンザ，新型インフルエンザ等感染症を除く)，性器クラミジア感染症，メチシリン耐性黄色ブドウ球菌感染症，手足口病，ヘルパンギーナなど<br>　　　　　　　(計48疾病) | 国が感染症発生動向調査を行い，その結果などに基づいて必要な情報を一般国民や医療関係者に提供・公開していくことによって，発生・拡大を防止すべき感染症 |

| | | |
|---|---|---|
| 新型インフルエンザ等感染症 | 新型インフルエンザ<br>再興型インフルエンザ<br>新型コロナウイルス感染症※4<br>再興型コロナウイルス感染症 | 新型または再興型のインフルエンザで,全国的かつ急速な蔓延により国民の生命・健康に重大なおそれがあると認められるもの |
| 指定感染症 | 既に知られている感染性の疾病(一類感染症,二類感染症,三類感染症および新型インフルエンザ等感染症を除く)であって,当該疾病のまん延により国民の生命および健康に重大な影響を与えるおそれがあるものとして政令で定めるもの | |
| 新感染症 | 人から人に伝染すると認められる疾病であって,既に知られている感染性の疾病とその病状または治療の結果が明らかに異なるもので,当該疾病にかかった場合の病状の程度が重篤であり,かつ,当該疾病のまん延により国民の生命および健康に重大な影響を与えるおそれがあると認められるもの | |

※1 病原体がコロナウイルス属 SARS コロナウイルスであるものに限る。
※2 病原体がベータコロナウイルス属 MERS コロナウイルスであるものに限る。
※3 病原体がロタウイルスであるものに限る。
※4 病原体がベータコロナウイルス属のコロナウイルス(令和2年1月に中華人民共和国から世界保健機関に対して,人に伝染する能力を有することが新たに報告されたものに限る。

感染症法では,その基本的考え方を従来の社会防衛的な集団感染予防に重点を置いたものから,個々の国民の予防と良質かつ適切な医療の積み重ねによる社会全体の感染予防の推進へと変化させ,これまでの感染症を一~五類に類型化した.

(厚生労働省:「感染症法における感染症の分類」および「感染症の予防及び感染症の患者に対する医療に関する法律」を参考に作成)

## 表3 改訂BDR指標(口腔清掃自立度)

| | 自立 | 一部介助 | 全介助 |
|---|---|---|---|
| **BDR指標** | **B 歯磨き(brushing)** | | |
| | a ほぼ自分で磨く<br>a1:移動して実施する<br>a2:寝床で実施する | b 部分的には自分で磨く<br>b1:座位を保つ<br>b2:座位は保てない | c 自分で磨けない<br>c1:座位,半座位をとる<br>c2:半座位もとれない |
| | **D 義歯着脱(denture wearing)** | | |
| | a 自分で着脱する | b 着脱のどちらかができる | c 自分ではまったく着脱しない |
| | **R うがい(mouth rinsing)** | | |
| | a ブクブクうがいをする | b 水を口に含む程度はする | c 水を口に含むこともできない |
| **口腔と義歯の清掃自立状況** | **自発性** | | |
| | a 自分から進んで清掃する | b 言われれば自分で清掃する | c 自発性はない |
| | **習慣性** | | |
| | a 毎日清掃する<br>a1:1日2回以上<br>a2:1日1回程度 | b ときどき清掃する<br>b1:週1回以上<br>b2:週1回以下 | c ほとんど清掃していない |
| | **有効性(部位到達・操作・時間)** | | |
| | a 清掃具を的確に操作し口腔内をほぼまんべんなく清掃できる | b 清掃部位への到達や刷掃動作など,一部の清掃行為で有効にできない傾向がある | c 清掃部位への到達や刷掃動作など,多くの清掃行為で有効にできていない |

**【有効性の判断基準】**
主に以下の3点から観察
①清掃具(毛先)の基本的な部位到達度:有歯顎部位について上下前後左右内外への到達,義歯は裏表と鉤歯部位への到達性で判断
②基本的な操作性:全面での刷掃動作ができている,義歯では義歯洗浄剤の使用ができる
③適正な持続時間:おおむね歯牙もしくは義歯を清掃するにたる時間,清掃行為を持続することができる(最低約1分程度)
(厚生労働省:口腔機能の向上マニュアル.2005年12月)

## 表4 (要介護者の) 口腔ケア時の体位と特徴

| 体位 | 状態 | 誤嚥の危険性 | 疲労 | 留意点 |
|---|---|---|---|---|
| 座位 (起座位) | 椅子に腰をかけて座る体位またはベッド上で状態を起こし、足を投げ出した体位 頭部を60～90°挙上した体位 | やや前かがみにできるので誤嚥しにくい | しやすい | 膝の関節が90°位に曲がるようにして、足をしっかり床につけると安定する |
| ファーラー位 (半座位) | 頭部を45～60°挙上した体位 | 比較的誤嚥しにくい | 比較的しにくい | 食事や口腔清掃に適した体位 ずり落ちないように膝下にはクッションなど、首が後屈しないように枕を入れるとよい |
| セミファーラー位 | 頭部を15～30°挙上した体位 | 誤嚥には注意する 側臥位と組み合わせるとよい | 比較的しにくい | ほとんど起こすことができない場合でも、口腔清掃時には顔だけでも横に向ける(側臥位)ことで誤嚥を防ぐ |
| 側臥位 | 身体の左右どちらかを下にして横臥した体位 | 誤嚥には注意する 片麻痺患者に適する | しにくい | 片麻痺患者の場合、麻痺側を上にする やや頭頭部を挙上し、セミファーラー位と組み合わせることで誤嚥を防ぐ |
| 仰臥位 | 背部を下にしてあおむけに仰臥した体位 | 誤嚥には注意する | しにくい | 特に誤嚥には注意を要し、口腔清掃時には顔だけでもしっかり横に向けることが必要 |

表5a 毛先を使ったブラッシング法

| ブラッシング法 | 歯ブラシの歯面への当て方 | 歯ブラシの動かし方 |
|---|---|---|
| 垂直法（縦磨き法） | 切端咬合の状態で歯面に対し直角に当てる | 歯軸方向に大きく上下に動かす |
| 水平法（横磨き法） | 歯面に直角に当てる | 水平方向に大きく横に動かす |
| スクラッビング法 | 歯面に直角に当てる | 近遠心方向に小さく往復運動を行う |
| バス法 | 歯軸に対して45°に当てる．歯肉溝や歯周ポケットに毛先を挿入する | 近遠心方向に細かく振動させる |
| バス改良法 | バス法と同様 | バス法を行ったあと，歯冠方向へ回転させる |
| フォーンズ法 | 切端咬合の状態で歯面に直角に当てる | 臼歯から前歯に向けて大きな円を描くように上下一緒に磨く．舌・口蓋側の臼歯部は近遠心方向に動かす |

**表5b 脇腹を使ったブラッシング法**

| ブラッシング法 | 歯ブラシの歯面への当て方 | 歯ブラシの動かし方 |
|---|---|---|
| ゴットリーブの垂直法 | 歯間空隙に直角に挿入する | 歯ブラシの毛を歯間空隙に入れたまま，上下左右に圧迫振動を行う |
| スティルマン法 | 毛先を根尖方向に向け，歯ブラシの脇腹を歯頸部歯面と辺縁歯肉に押し当てる | 歯肉が白くなる程度の圧迫振動を加える |
| スティルマン改良法 | スティルマン法と同様 | スティルマン法実施後，歯冠方向へ回転させる |
| チャーターズ法 | 毛先を歯冠方向に向け，歯ブラシの脇腹を辺縁歯肉に当てる | 刷毛が曲がる程度に軽く圧をかけ，辺縁歯肉，歯間部歯肉の圧迫振動を行う |
| ローリング法 | 毛先を根尖方向に向けて歯ブラシの脇腹を付着歯肉に当てる | 刷毛が曲がるまで圧を加えながら，歯冠方向へ歯ブラシを回転させる |

## 臨床検査の基準値

### 表6　血液検査項目の基準値

| 項目 | 性別 | 基準値 |
|---|---|---|
| 白血球数（WBC） | 男性 | 3,900 ～ 9,800 /μL |
| | 女性 | 3,500 ～ 9,100 /μL |
| 赤血球数（RBC） | 男性 | 4,270,000 ～ 5,700,000 /μL |
| | 女性 | 3,760,000 ～ 5,000,000 /μL |
| 血色素量（Hb） | 男性 | 13.5 ～ 17.6 g/dL |
| | 女性 | 11.3 ～ 15.2 g/dL |
| ヘマトクリット（Ht） | 男性 | 39.8 ～ 51.8 % |
| | 女性 | 33.4 ～ 44.9 % |
| 平均赤血球容積（MCV） | 男性 | 92.7 ～ 101.6 fL |
| | 女性 | 79.0 ～ 100.0 fL |
| 平均赤血球色素量（MCH） | 男性 | 28.0 ～ 34.6 pg |
| | 女性 | 26.3 ～ 34.3 pg |
| 平均赤血球血色素濃度（MCHC） | 男性 | 31.6 ～ 36.6 % |
| | 女性 | 30.7 ～ 36.6 % |
| 血小板数（Plt） | 男性 | 131,000 ～ 362,000 /μL |
| | 女性 | 130,000 ～ 369,000 /μL |
| ナトリウム（Na） | | 136 ～ 137 mEq/L |
| クロール（Cl） | | 98 ～ 109 mEq/L |
| カリウム（K） | | 3.6 ～ 5.6 mEq/L |
| カルシウム（Ca） | | 8.7 ～ 10.1 mEq/L |

### 表7　尿検査項目と基準値

| 項目 | 基準値 |
|---|---|
| pH | 5.0 ～ 8.0 |
| タンパク | 陰性 |
| 糖 | 陰性 |
| ウロビリノーゲン | 疑陽性 |
| ビリルビン | 陰性 |
| ケトン体 | 陰性 |
| 潜血 | 陰性 |
| 比重 | 1.002 ～ 1.030 |

### 表8　止血・凝固検査項目と基準値

| 項目 | | 基準値 |
|---|---|---|
| 活性化部分トロンボプラスチン時間（APTT） | | 25.5 ～ 40.0 秒 |
| プロトロンビン時間（PT） | PT秒 | 10 ～ 13 秒 |
| | PT% | 70 ～ 140 % |
| | PT比 | 0.9 ～ 1.1 |

**表9 肝・胆道系・腎機能検査項目と基準値**

| 項目 | | 基準値 |
| --- | --- | --- |
| 総タンパク (TP) | | 6.7 〜 8.3 g/dL |
| アルブミン (Alb) | | 4.0 〜 5.0 g/dL |
| アルブミン / グロブリン (A/G 比) | | 1.2 〜 2.0 |
| 総ビリルビン | | 0.2 〜 1.0 mg/dL |
| 直接ビリルビン | | 0.0 〜 0.3 mg/dL |
| 間接ビリルビン | | 0.1 〜 0.8 mg/dL |
| チモール (TTT) | | 0.0 〜 4.0 U |
| クンケル (ZTT) | | 2 〜 12 U |
| AST (GOT) | | 10 〜 40 IU/L |
| ALT (GPT) | | 5 〜 40 IU/L |
| γ-GT (γ-GTP) | 男性 | 0 〜 70 IU/L |
| | 女性 | 0 〜 30 IU/L |
| LD (LDH) | | 110 〜 245 IU/L |
| コリンエステラーゼ (Ch-E) | 男性 | 242 〜 495 IU/L |
| | 女性 | 200 〜 459 IU/L |
| アルカリフォスファターゼ (ALP) | | 115 〜 359 IU/L |
| LAP | 男性 | 80 〜 170 IU/L |
| | 女性 | 75 〜 125 IU/L |
| CK (CPK) | 男性 | 57 〜 197 IU/L |
| | 女性 | 32 〜 180 IU/L |
| アミラーゼ | | 50 〜 170 IU/L |
| 総コレステロール | | 150 〜 219 mg/dL |
| HDL コレステロール | 男性 | 40 〜 86 mg/dL |
| | 女性 | 40 〜 96 mg/dL |
| LDL コレステロール | | 70 〜 139 mg/dL |
| 中性脂肪 | | 50 〜 149 mg/dL |
| 尿素窒素 (BUN) | | 6 〜 20 mg/dL |
| クレアチニン (Cr) | 男性 | 0.61 〜 1.04 mg/dL |
| | 女性 | 0.47 〜 0.79 mg/dL |
| 尿酸 | 男性 | 3.8 〜 7.0 mg/dL |
| | 女性 | 2.5 〜 7.0 mg/dL |

# 欧文索引

## 数字・ギリシャ文字

| | |
|---|---|
| 1α, 25(OH)₂D₃ | 25 |
| 18 months old child dental check-up | 27 |
| 2% sodium fluoride solution | 302 |
| 2%Naf 溶液 | 302 |
| 3 year old child dental check-up | 162 |
| 5 disease 5 project | 146 |
| 5-HT | 241 |
| 5-hydroxytryptamine | 241 |
| 8020 movement | 318 |
| α receptor antagonist | 21 |
| α遮断薬 | 21 |
| α半水石膏 | 27 |
| β-blocker | 356 |
| β-lactam antimicrobial agent | 356 |
| β-oxidation | 356 |
| β酸化 | 356 |
| β遮断薬 | 356 |
| β半水石膏 | 356 |
| βブロッカー | 356 |
| β-ラクタム系抗菌薬 | 356 |
| γ-aminobutyric acid | 88 |
| γ-carboxyglutamic acid | 88 |
| γアミノブチル酸 | 88 |
| γアミノ酪酸 | 88 |
| γカルボキシグルタミン酸 | 88 |
| ω-3 fatty acids | 46 |
| ω-6 fatty acids | 46 |

## A

| | |
|---|---|
| a method of rotary | 415 |
| a system of rotary | 415 |
| A-splint | 41 |
| Aa 菌 | 41 |
| abfraction | 18 |
| abnormal habit | 14, 349 |
| abnormal number of roots | 176 |
| abnormal pulpal horn | 25 |
| ABO incompatibility reaction | 118 |
| ABO-Rh blood type test | 117 |
| about dietary guidelines | 207 |
| abrasion | 375 |
| abrasive point | 18 |
| abscess | 311 |
| absolute pocket | 216 |
| absolute refractory period | 238 |
| absorbable hemostatic | 98 |
| absorbable membrane | 98 |
| absorption | 98 |
| absorption of nutrients | 40 |
| abuse | 97 |
| abutment build-up | 184 |
| abutment preparation | 184 |
| abutment tooth | 25, 137, 184 |
| acceptable daily intake (ADI) | 26, 41, 236 |
| access cavity preparation | 220 |
| access hole | 14 |
| accessory cusp | 341 |
| accessory groove | 340 |
| accessory point | 369 |
| accessory ridge | 342 |
| accessory root canal | 341 |
| accident | 14 |
| accident prediction training | 92 |
| accidental ingestion | 126, 147 |
| accidental pulp exposure | 108 |
| accidental symptom | 108 |
| accumulation | 270 |
| acellular cementum | 381 |
| acesulfame K | 15 |
| acesulfame potassium | 15 |
| acetaminophen | 15 |
| acetylcholine | 15 |
| acetylsalicylic acid | 15 |
| acid | 161 |
| acid decalcification theory | 163 |
| acid production ability | 162 |
| acid red | 15 |
| acid-base balance | 161 |
| acidulated phosphate fluoride solution | 41, 163, 405 |
| ACLS | 41 |
| acquired immunity | 73 |
| acquired immunodeficiency syndrome (AIDS) | 38, 140 |
| acquired pellicle | 15, 73 |
| acquisition stage of capture food at lip | 368 |
| acquisition stage of chewing function | 226 |
| acquisition stage of squashing function | 57 |
| acquisition stage of swallowing function | 50 |
| acromegaly | 244 |
| acrylic resin | 14 |
| acrylic resin base | 409 |
| acrylic resin tooth | 409 |
| act | 366 |
| act concerning the promotion of community healthcare and caregiving | 29 |
| act concerning the promotion of dental and oral health | 169 |
| act on assurance of medical care for elderly people | 143 |
| act on prevention of elderly abuse and support for attendants of elderly persons | 143 |
| act on public health nurses, midwives and nurses | 368 |
| act on securing quality, efficacy and safety of products including pharmaceuticals and medical devices | 28, 390 |
| act on social welfare for the elderly | 413 |
| act on support for persons with developmental disabilities | 319 |
| act on the protection of personal information | 147 |
| act on welfare of mentally retarded persons | 270 |
| act on welfare of physically disabled persons | 217 |
| ACTH | 41 |
| actin filament | 14 |
| actinomycosis | 74 |
| action | 140 |
| action potential | 78 |

| Term | Page |
|---|---|
| activated C1 unit | 77 |
| activation of swallowing function | 50 |
| activator | 14 |
| active center | 78 |
| active denture guidance | 310 |
| active guide | 14 |
| active immunity | 310 |
| active occlusal guidance | 310 |
| active oxygen | 77 |
| active vitamin D | 77 |
| activities of daily living (ADL) | 41, 302 |
| acute action | 99 |
| acute alveolar abscess | 99 |
| acute apical abscess | 99 |
| acute caries | 99 |
| acute exposure | 100 |
| acute infection | 99 |
| acute inflammation | 99 |
| acute intoxication | 100 |
| acute periostitis | 99 |
| acute poisoning | 100 |
| acute serous apical periodontitis | 99 |
| acute serous pulpitis | 99 |
| acute simple apical periodontitis | 100 |
| acute simple pulpitis | 100 |
| acute suppurative apical periodontitis | 99 |
| acute suppurative gingivitis | 99 |
| acute suppurative pulpitis | 99 |
| acyclovir | 15 |
| Adams clasp | 16 |
| adaptive behavior | 282 |
| ADA 規格 | 41 |
| ADCC | 41 |
| Addison disease | 15 |
| additional fee for maintenance and management of oral function | 131 |
| additional fee for the intervention to maintain oral intake in nursing home | 114 |
| additional tooth | 75 |
| additive effect | 247 |
| adenoid cystic carcinoma | 246 |
| adenoid hypertrophy | 16 |
| adenosine 5'-triphosphate | 17, 41 |
| Adenovirus | 17 |
| adequate intake | 384 |
| ADH | 41 |
| ADHD | 41 |
| adherence | 17 |
| adherent plaque | 343 |
| adhesin | 17 |
| adhesive material | 343 |
| adhesive monomer | 238 |
| adhesive protein | 238 |
| adhesive resin splint | 238 |
| adhesive restorative material | 238 |
| ADI | 41 |
| adjacent tooth | 405 |
| adjunctive oral hygiene devices | 229, 369 |
| adjustable articulator | 274 |
| adjuvant chemotherapy | 196 |
| ADL | 41 |
| adolescent growth | 179 |
| adrenal crisis | 341 |
| adrenaline | 17 |
| adrenergic agonist | 17 |
| adrenergic blocking agent | 126 |
| adrenergic nerve | 17 |
| adrenocortical hormone | 342 |
| adrenocorticotropic hormone (ACTH) | 41, 342 |
| adult dental health | 229 |
| adult guardianship | 231 |
| adult guardianship system | 231 |
| adult orthodontics | 229 |
| adult-type swallowing | 228 |
| adulthood | 228 |
| advanced aged | 143, 412, 414 |
| advanced cardiac life support (ACLS) | 41, 301 |
| advanced treatment hospital | 291 |
| adverse drug reaction | 391 |
| adverse effect due to improper tooth brushing | 348 |
| advocacy | 17, 125 |
| advocacy for rights | 125 |
| advocate | 17 |
| AED | 41 |
| aerobic culture | 129 |
| aerosol | 38 |
| afferent fiber | 99 |
| affordance | 18 |
| aftercare | 175 |
| agar alginate combined impression | 88 |
| agar impression material | 88 |
| aged society | 143 |
| aged society basic law | 143 |
| agglutination reaction | 101 |
| *Aggregatibacter actinomycetemcomitans* | 15, 41 |
| aggressive periodontitis | 215 |
| aging | 82, 412 |
| aging index | 414 |
| aging society | 142 |
| agonal respiration | 182 |
| agonist | 15, 160 |
| Ah-line | 12 |
| aide splint | 41 |
| AIDS | 38 |
| air abrasion | 347 |
| air infection | 108 |
| air polisher | 189 |
| air scaler | 38 |
| air syringe | 38 |
| air turbine | 38 |
| air turbine handpiece | 38 |
| airation | 38 |
| airborne particle abrasion | 347 |
| airway | 38 |
| airway management | 94 |
| airway obstruction | 94 |
| airway pressure | 94 |
| Akers clasp | 41 |
| aldosterone | 20 |
| alertness | 72 |
| alginate impression material | 20 |
| algogenic substance | 320 |
| alkali | 20 |
| alkaline phosphatase | 20 |
| all-ceramic crown | 56 |
| all-in-one adhesive system | 56 |
| allergen | 21 |
| allergy | 21 |
| alloy for inlay | 33 |
| alpha calcium sulfate hemihydrate | 21 |
| ALS | 41 |
| alterative inflammation | 361 |
| altered salivation | 262 |
| alternate sugar | 260 |
| alternating swallow | 137 |
| alternative medicine | 258 |

| Term | Page |
|---|---|
| alumina | 21 |
| alumino-silicate glass | 21 |
| alveolar arch | 183 |
| alveolar bone | 183 |
| alveolar bone fracture | 183 |
| alveolar bone resorption | 183 |
| alveolar canal | 182 |
| alveolar crest | 183 |
| alveolar foramina | 183 |
| alveolar gas exchange | 315 |
| alveolar mucosa | 183 |
| alveolar part | 183 |
| alveolar process | 183 |
| alveolar ridge | 183 |
| alveolar torus | 183 |
| alveolar ventilation | 315 |
| alveolus and palate | 138, 212 |
| amalgam | 18 |
| amblyopia | 190 |
| ameloblast | 45 |
| ameloblastin | 20 |
| ameloblastoma | 45 |
| amelogenin | 20 |
| American Dental Association Standards | 19, 41 |
| amine | 19 |
| amino acid | 19 |
| amino acid pool | 19 |
| amino acid score | 19 |
| amino sugar | 19 |
| aminoglycoside | 19 |
| aminoglycoside antibiotic | 19 |
| aminotransferase | 19 |
| ammonium silver fluoride | 343 |
| amnesia | 125 |
| amoxicillin | 20 |
| Ampicillin | 22 |
| amylase | 19 |
| amyloid degeneration | 19 |
| amylopectin | 19 |
| amylose | 19 |
| amyotrophic lateral sclerosis (ALS) | 41, 104 |
| anaerobic culture | 122 |
| analgesic | 275 |
| analytic epidemiology | 353 |
| anaphylactic allergy | 17 |
| anaphylactic shock | 17 |
| anaphylaxis | 17 |
| anatomical apical foramen | 66 |
| anchor band | 25, 150 |
| anchor-type implant | 21 |
| anchorage | 150 |
| anchorage breakdown | 150 |
| anchorage loss | 150 |
| anchorage preparation | 150, 198 |
| anchorage tooth | 150 |
| Andresen line | 22 |
| androgen | 22 |
| aneroid type blood pressure meter | 18 |
| anesthesia | 374 |
| angel care | 52 |
| angina | 129 |
| angioneurotic edema | 119 |
| angle former | 21 |
| angle of convexity | 200 |
| angle tooth | 108 |
| Angle's classification | 21 |
| angular cheilitis | 128 |
| anhidrotic ectodermal dysplasia | 381 |
| animal protein | 290 |
| ankylosed tooth | 148 |
| ankylosis of TMJ | 71 |
| anodontia | 381 |
| anorexia nervosa | 213 |
| antagonist | 22, 94 |
| Ante's law | 22 |
| anterior cranial base | 245 |
| anterior crossbite | 324 |
| anterior openbite | 61 |
| anterior superior alveolar artery | 242 |
| anterior superior alveolar branches | 242 |
| Anteの法則 | 22 |
| anthropometric method | 219 |
| anti-inflammatory drug | 126 |
| anti-inflammatory enzyme drug | 198 |
| anti-pathogenic microbial action | 141 |
| anti-peptic ulcer agent | 200 |
| antiadrenergic drug | 17 |
| antiallergic drug | 126 |
| antianginal drug | 129 |
| antiarrhythmic agent | 142 |
| antiasthmatic agent | 139 |
| antibacterial action | 129 |
| antibacterial agent | 129 |
| antibacterial spectrum | 129 |
| antibody | 139 |
| antibody test | 139 |
| antibody titer | 139 |
| antibody-dependent cell-mediated cytotoxicity (ADCC) | 41, 139 |
| anticancer drugs | 128 |
| anticholinergic drug | 137 |
| anticholinesterase | 151 |
| anticoagulant | 118, 129 |
| anticonvulsant | 134 |
| antidementia medicine | 306 |
| antidepressive drug | 126 |
| antidiabetics | 289 |
| antidiarrheal agent | 178 |
| antidiuretic hormone (ADH) | 41, 142 |
| antiemetic | 231 |
| antiemetic drug | 231 |
| antifibrinolysin | 142 |
| antifungal agent | 138 |
| antigen | 135 |
| antigen presenting cell (APC) | 42, 135 |
| antigen-antibody reaction | 135 |
| antihistamine | 141 |
| antihypertensive drug | 135 |
| antiinflammatory therapy | 181 |
| antimanic drug | 139 |
| antimetabolic action | 257 |
| antimicrobial drug | 129 |
| antimicrobial material | 129 |
| antimicrobial peptide | 129 |
| antimicrobial spectrum | 129 |
| antineoplastic agent | 126 |
| antioxidant | 137 |
| antiparkinson agent | 141 |
| antiphlogistic therapy | 198 |
| antiplasmin | 142 |
| antiplatelet agent | 135 |
| antiprotozoal agent | 135 |
| antipsychotic | 139 |
| antipyretic | 121 |
| antipyretic analgesic | 121 |
| antirheumatic drug | 142 |
| antiseptic | 366 |
| antiseptic hand rub | 160 |
| antithrombotic | 135 |
| antitussive drug | 275 |
| antiviral agent | 126 |
| antrostomy | 65 |
| anxiety reaction | 337 |
| anxiolytic drug | 142 |
| anxiolytics | 142 |
| APC | 42 |
| apex | 18 |
| apex locator | 284 |

| Term | Page |
|---|---|
| apexification | 18 |
| apexogenesis | 18 |
| APF 溶液 | 41 |
| aphasia | 184 |
| aphthous gingivitis | 18 |
| aphthous stomatitis | 18 |
| apical base | 94, 182 |
| apical collar | 18 |
| apical periodontium | 153 |
| apical ramification | 154 |
| apical seat | 18 |
| apical stop | 18 |
| apically positioned flap surgery | 188 |
| apicocurettage | 153 |
| apicoectomy | 176 |
| apocrine gland | 18 |
| apoptosis | 18 |
| appliance therapy | 18 |
| application | 395 |
| applied behavior analysis | 54 |
| aprismatic enamel | 381 |
| Ar laser | 20 |
| arachidonic acid cascade | 20 |
| arch former | 12 |
| arch forming turret | 12 |
| arch length discrepancy | 12 |
| archwire | 12 |
| arcon articulator | 20 |
| area under the blood concentration-time curve (AUC) | 42, 121 |
| area under the curve | 121 |
| argon laser | 20 |
| Arkansas sharpening stone | 12 |
| arrangement of the denture teeth | 214 |
| arrested caries | 280 |
| arrhythmia | 343 |
| arsenic acid past | 18 |
| ART | 41 |
| arterial bleeding | 290 |
| arteriosclerosis | 290 |
| arthritis of TMJ | 71 |
| arthroscopic surgery | 86 |
| arthus reaction | 20, 161, 385 |
| articular disk | 86 |
| articular eminence | 86 |
| articular tubercle | 86 |
| articulating paper | 136 |
| articulator | 135 |
| articulatory disorder | 126 |
| articulatory function | 126 |
| artifact | 12 |
| artificial cardiac pacemaker | 356 |
| artificial cleaning | 214 |
| artificial dental calculus | 214 |
| artificial fistulation | 148 |
| artificial nipple | 214 |
| artificial nutrition | 41 |
| artificial radiation | 214 |
| artificial respiration | 214 |
| artificial saliva | 214 |
| artificial tooth | 214 |
| Ar レーザー | 20 |
| ascending pathway | 201 |
| ascending pulpitis | 201 |
| ascorbic acid | 15 |
| ascorbic acid-deficiency gingivitis | 15, 61 |
| asking questions | 320 |
| asocial behavior | 329 |
| aspiration | 143 |
| aspiration pneumonia | 51, 144 |
| aspiration with cough | 125 |
| aspirator | 97 |
| assessment of independence for brushing, denture wearing, mouth rinsing | 132 |
| assessment of independence for daily living in disabled elderly | 198 |
| assisted respiration | 369 |
| assisted ventilation | 369 |
| asthma | 91, 244 |
| astringent | 193 |
| asymmetric tonic neck reflex | 331 |
| atelocollagen membrane | 17 |
| athetosis | 16 |
| atonia | 125 |
| atopic dermatitis | 17 |
| atopic eczema | 17 |
| ATP | 41 |
| atraumatic restorative treatment | 41, 330 |
| atrial fibrillation | 218 |
| atrial septal defect | 218 |
| atrioventricular block | 364 |
| atrioventricular conduction | 364 |
| atrioventricular rhythm | 364 |
| atrophic glossitis | 25 |
| atrophy | 25 |
| atrophy of salivary gland | 261 |
| atropine sulfate | 404 |
| atropine sulfate hydrate | 17, 404 |
| attached gingiva | 343 |
| attached plaque | 343 |
| attached ribosome | 343 |
| attachment | 15 |
| attachment epithelium | 343 |
| attachment gain | 16, 343 |
| attachment level | 16 |
| attachment loss | 16, 343 |
| attendant care | 302 |
| attention deficit hyperactivity disorder (ADHD) | 41, 271 |
| attrition | 142 |
| atypia | 24 |
| atypical facial pain | 332 |
| AUC | 42 |
| audioanalgesia | 273 |
| audiometer | 274 |
| audition | 273 |
| auditory sensation | 273 |
| Auerbach plexus | 13 |
| auricle | 167 |
| autacoid | 55 |
| authorized dental hygienist | 306 |
| autism spectrum disorder | 189 |
| autoantibody | 175 |
| autoclave | 55 |
| autogenic imbalance | 210 |
| autogenic training | 210 |
| autoimmune disease | 176 |
| autoimmunity | 175, 176 |
| automated external defibrillator | 41 |
| automatic processor | 185 |
| autonomic ataxia | 210 |
| autonomic dysfunction | 210 |
| autonomic nervous system | 210 |
| autonomic nervous system agonist | 210 |
| autonomous training | 210 |
| autonomy | 175 |
| autopurification | 179 |
| autosomal dominant (overt) genetic disease | 202 |
| autosomal recessive (recessive) genetic disease | 202 |

| Term | Page |
|---|---|
| autotroph | 293 |
| auxiliary appliance for swallowing | 51 |
| auxiliary spring | 369 |
| available arch length | 391 |
| available arch space for eruption | 365 |
| average growth | 355 |
| average life expectancy | 355 |
| average life span | 355 |
| average value articulator | 355 |
| avitaminosis | 331 |
| axial surface | 173 |
| axial wall | 173 |
| axonal flow | 173 |
| axonal streaming | 173 |
| Aスプリント | 41 |
| A群レンサ球菌 | 41 |

## B

| Term | Page |
|---|---|
| B cell | 326 |
| B lymphocyte | 327 |
| B-splint | 327 |
| babbling | 299 |
| Babinski's reflex | 321 |
| back action clasp | 318 |
| back and forth stroke brushing method | 222 |
| back ground of patient | 85 |
| back position | 318 |
| backward rotation | 113 |
| bacteremia | 105 |
| bacteria | 155 |
| bacterial adhesion | 156 |
| bacterial cariogenicity | 156 |
| bacterial cell count | 247 |
| bacterial cell surface material | 106 |
| bacterial plaque | 346 |
| bactericide | 160 |
| bacteriostatic action | 228 |
| bad breath | 137 |
| bad habit | 193, 349 |
| Baker's anchorage | 356 |
| Baker 固定 | 356 |
| balanced articulation | 349 |
| balancing side | 355 |
| Balkwill angle | 322 |
| band | 256 |
| band contouring pliers | 256 |
| band fitting | 256 |
| band forming pliers | 256 |
| band loop space maintainer | 324 |
| band pusher | 256 |
| band removing pliers | 256 |
| bar | 312 |
| barbed broach | 319 |
| barbiturate | 322, 323 |
| Barkann's metal wire ligature | 322 |
| barrel-shaped tooth | 52, 265 |
| Barthel Index | 326 |
| Barthel Index (BI) | 312 |
| basal arch | 94, 183 |
| basal bone | 94 |
| basal cell layer | 94 |
| basal metabolic rate | 94 |
| basal striation | 94 |
| basal tubercle | 94 |
| base | 49, 356 |
| base cement | 356 |
| base metal | 328 |
| base of mandible | 68 |
| baseplate | 356 |
| basic act for persons with disabilities | 198 |
| basic check list | 96 |
| basic food | 94 |
| basic life support (BLS) | 26, 326 |
| basic matters concerning the promotion of dental and oral health | 169 |
| basic plans to promote food education | 205 |
| Bass brushing method | 317 |
| Bass method | 317 |
| Bass technique | 317 |
| BBB | 327 |
| BDR index | 132, 327 |
| BDR 指標 | 327 |
| bed-bound elderly | 308 |
| bedridden elderly | 308 |
| beds for general patients | 27 |
| bedsore | 207 |
| Begg orthodontic technique | 357 |
| behavior change | 141 |
| behavior disorder | 140 |
| behavior therapy | 141 |
| behavioral science | 140 |
| behavioral therapy | 141 |
| Behçet disease | 356 |
| Bell palsy | 360 |
| bell stage | 201 |
| Bell 麻痺 | 360 |
| bending | 109 |
| benefits-in-kind | 125 |
| benign neoplasm | 404 |
| benign sex-linked muscular dystrophy | 404 |
| benign tumor | 404 |
| Bennett movement | 358 |
| Bennett side sift | 358 |
| benzalkonium chloride | 361 |
| benzocaine | 361 |
| benzodiazepines | 361 |
| Bergonie-Tribondeau law | 359 |
| Bergonie-Tribondeau の法則 | 359 |
| beta calcium sulfate hemihydrate | 356 |
| between regular and dysphagia food | 24 |
| beveled shoulder finish line | 358 |
| BHI 培地 | 326 |
| BI | 326 |
| bicarbonate | 193 |
| bicuspid | 250 |
| bifurcation | 154 |
| bifurcational ridge | 153, 315 |
| bilateral balanced articulation | 349, 404 |
| bilateral balanced occlusion | 404 |
| bile | 266 |
| bioactive material | 230 |
| bioavailability | 231, 313 |
| biochemical antagonism | 227 |
| biocompatibility | 231 |
| biofilm | 313 |
| biofilm infection | 313 |
| biohazard mark | 313 |
| Bioinstrumentation age | 230 |
| biological age | 231 |
| biological half-life | 231 |
| biological half-time | 231 |
| biological width | 231 |
| biometry | 230 |
| bionator | 313 |
| bioprogressive technique | 313 |
| biotolerant material | 230 |
| birth weight | 196 |
| Bis-GMA based resin composite | 330 |
| Bis-GMA composite resin | 330 |
| Bis-GMA 系レジン | 330 |
| bisecting-angle technique | 302 |

| | | |
|---|---|---|
| bismarck brown | 331 | |
| bismuth stomatitis | 330 | |
| bisphosphonate | 330 | |
| bisphosphonate related osteonecrosis of the jaw (BRONJ) | 330, 353 | |
| bite | 135 | |
| bite block | 314 | |
| bite fork | 314 | |
| bite gauge | 314 | |
| bite impression | 135 | |
| bite raising | 136 | |
| bite splint | 314 | |
| bite tray | 314 | |
| bite wax | 314 | |
| bite wound | 138 | |
| bitewing radiography | 142 | |
| bizygomatic width | 89, 101 | |
| black hairy tongue | 146 | |
| blade | 350 | |
| bleach | 335 | |
| bleaching agent | 335 | |
| bleeding on probing (BOP) | 326, 348, 351 | |
| bleeding tendency | 195 | |
| bleeding time | 195 | |
| blended meal | 294, 378 | |
| blender food | 294 | |
| bleomycin hydrochloride | 350 | |
| block out | 351 | |
| blood | 117 | |
| blood agar | 118 | |
| blood brain barrier (BBB) | 118, 327 | |
| blood circulation | 118 | |
| blood clotting | 118 | |
| blood coagulation | 118 | |
| blood coagulation factor | 118 | |
| blood coagulation time | 101, 118 | |
| blood composition | 118 | |
| blood disorders | 117, 118 | |
| blood exposures | 118 | |
| blood gases | 117 | |
| blood group | 117 | |
| blood level | 121 | |
| blood nicotine concentration | 121 | |
| blood plasma | 120 | |
| blood platelet | 120 | |
| blood preparation | 118 | |
| blood pressure | 117 | |
| blood sugar | 121 | |
| blood transfusion | 392 | |
| blood type | 117 | |
| blood vessel | 119 | |
| blood-cerebrospinal fluid barrier | 118 | |
| blood-placenta barrier | 118 | |
| blood-placental barrier | 118 | |
| blotting method | 352 | |
| blow-out fracture | 340 | |
| blowing exercise | 350 | |
| BLS | 326 | |
| blue line | 298 | |
| BMI | 326 | |
| BMS | 326 | |
| Bobath's approach | 370 | |
| Bobath's method | 370 | |
| Bobath 法 | 370 | |
| bodily movement | 184 | |
| body fluid | 255 | |
| body heat | 259 | |
| body language | 370 | |
| body mass index | 256, 326 | |
| body of mandible | 68 | |
| body position | 255 | |
| body temperature | 256, 259 | |
| boiling disinfection | 191 | |
| bonding | 372 | |
| bone age | 149 | |
| bone cutting forceps | 316 | |
| bone density | 149 | |
| bone files | 149, 194 | |
| bone filling material | 149 | |
| bone formation | 148 | |
| bone Gla protein | 148 | |
| bone graft | 147 | |
| bone mineral | 147, 381 | |
| bone mineral density | 149 | |
| bone perforation | 148 | |
| bone remodeling | 149, 403 | |
| bone resorption | 148 | |
| bone salt | 147 | |
| bone sialoprotein | 148 | |
| bone sounding | 367 | |
| Bonwill triangle | 372 | |
| Bonwill 三角 | 372 | |
| bony crater | 148 | |
| bony palate | 148 | |
| BOP | 326 | |
| border molding | 104, 105, 360 | |
| border seal | 360 | |
| boring | 242 | |
| bottle caries | 370 | |
| bottle feeding | 213 | |
| bottom pontic | 345 | |
| bougie | 342 | |
| Bowman's capsule | 366 | |
| Bowman 嚢 | 366 | |
| boxing an impression | 367 | |
| brachial pouch | 32 | |
| bracing | 317 | |
| bracket | 347 | |
| bracket angulation | 347 | |
| bracket position | 347 | |
| bracket table | 347 | |
| brackets removal | 282 | |
| bradykinin | 347 | |
| brain death | 310 | |
| brain heart infusion agar | 326, 350 | |
| brain hemorrhage | 310 | |
| brain infarction | 310 | |
| brain injury | 310 | |
| brain storming | 350 | |
| brain wave | 310 | |
| branchial arch | 155 | |
| branchial cleft | 32 | |
| branchial groove | 156 | |
| branchial pouch | 157 | |
| breastfeeding on demand | 210 | |
| breathing | 144 | |
| breathing exercises | 145 | |
| briefing paper for patient | 85 | |
| brilliant blue FCF | 349 | |
| Brinkman index | 349 | |
| bronchial asthma | 91 | |
| bronchospasm | 91 | |
| BRONJ | 353 | |
| brown line | 78 | |
| brush border | 160 | |
| brush technique | 345 | |
| brushing instruction | 348 | |
| brushing method | 348 | |
| brushing method using the edge of toothbrush head | 417 | |
| brushing method using the end of toothbrush bristle | 117 | |
| brushing method using the tip of toothbrush bristle | 117 | |
| bruxism | 316, 347 | |
| bubble | 96 | |
| bucca | 371 | |
| buccal application | 133 | |
| buccal bar | 64 | |
| buccal fat pad | 101 | |
| buccal movement | 102 | |
| buccal nerve | 102 | |
| buccal shelf | 102 | |
| buccal tablets | 318 | |
| buccal training | 101 | |

| | | |
|---|---|---|
| buccal tube | 103, 318 | |
| buccinator | 101 | |
| buccopharyngeal membrane | 126 | |
| buff | 321 | |
| buffer action | 85 | |
| build up finger fixed piggyback | 336 | |
| bulimia nervosa | 213 | |
| bur | 312 | |
| burning mouth syndrome (BMS) | 312, 326 | |
| burning sensation | 190 | |
| business record | 102 | |
| butt joint | 320 | |
| Bスプリント | 327 | |
| Bリンパ球 | 327 | |
| B型肝炎 | 326 | |
| B細胞 | 326 | |

## C

| | |
|---|---|
| C-P【歯科衛生過程の】 | 166 |
| C-reactive protein (CRP) | 165, 166 |
| $Ca^{2+}$ チャネル | 81 |
| cabinet | 97 |
| cabinet order | 232 |
| cachexia | 14, 80 |
| CAD/CAM | 97 |
| cadmium ring | 79 |
| calciferol | 82 |
| calcification | 233 |
| calcification striae | 233 |
| calcitonin | 81, 165 |
| calcium antagonist | 81 |
| calcium channel | 81 |
| calcium dissolution test | 81 |
| calcium hydroxide | 220 |
| calcium hydroxide pulpotomy | 220 |
| calcospherite | 233 |
| calmodulin | 82 |
| cAMP | 156 |
| Camper's plane | 88 |
| Camper 平面 | 88 |
| Campylobacter | 88 |
| cancer control act | 87 |
| cancer counselor | 87 |
| cancer support center | 87 |
| cancrum oris | 44 |
| Candida albicans | 84 |
| candidiasis | 84 |
| canine | 124 |
| canine to canine retention | 124 |
| canine tubercle | 124 |
| caninization | 124 |

| | |
|---|---|
| cant of occlusal plane | 136 |
| cantilever fixed partial denture | 52 |
| cap stage | 365 |
| capacity to consent | 287 |
| capneic incubation | 266 |
| Capnocytophaga | 80 |
| capnometer | 80 |
| capsule | 102 |
| capsules | 80 |
| capture food training | 368 |
| Carabelli cusp | 81 |
| carbamazepine | 82 |
| carbide bur | 60 |
| carbohydrate metabolism | 289 |
| carbolic acid | 232 |
| carbonate dehydratase | 266 |
| carbonic anhydrase | 60, 266 |
| carborundum disc | 60 |
| carborundum point | 60 |
| carborundum sharpening stone | 60 |
| carcinogen | 318 |
| carcinogenic factor | 318 |
| carcinogenicity | 318 |
| carcinoma | 203 |
| carcinoma of gingiva | 186 |
| carcinoma of maxilla | 199 |
| cardiac arrest | 217 |
| cardiac cycle | 215 |
| cardiac massage | 218 |
| cardiac muscle | 212 |
| cardiac output | 218 |
| cardiac sound | 211 |
| cardiopulmonary resuscitation (CPR) | 166, 217 |
| cardiotonic | 102 |
| care | 61, 85 |
| care house | 114 |
| care management | 114 |
| care manager | 62, 114 |
| care need certification | 394 |
| care of disabled | 217 |
| care plan | 62, 114, 166 |
| care service | 62 |
| care service plan | 62 |
| care support | 62 |
| career age | 227 |
| caries activity | 35 |
| caries activity test | 35 |
| caries attack | 35 |
| caries cavity | 35 |
| caries experience | 35 |
| caries incidence rate | 36 |
| caries incidence risk | 36 |
| caries observation tooth | 394 |

| | |
|---|---|
| caries prevalence rate | 36 |
| caries resistance | 35 |
| caries resistibility | 35 |
| caries risk | 35, 81 |
| caries risk test | 81 |
| caries susceptibility | 35 |
| cariogenic bacteria | 35, 36 |
| cariogenic potential | 36 |
| cariogenic potential index | 36 |
| Cariostat® | 81 |
| carious cone | 35 |
| carious dentin | 35 |
| carnassial tooth | 410 |
| carnitine | 82 |
| carotid triangle | 115 |
| carpal joint movement | 194 |
| carpal tunnel syndrome | 194 |
| cartilaginous growth | 299 |
| cartilaginous ossification | 299 |
| case history study | 335 |
| case presentation | 116 |
| case study | 116, 211 |
| caseous necrosis | 89 |
| cassette | 75 |
| cast bar | 272 |
| cast clasp | 97, 272 |
| cast crown | 272 |
| cast inlay | 272 |
| cast metal core | 383 |
| cast plate | 272 |
| casting | 272 |
| casting fin | 28 |
| casting porosity | 25 |
| casting shrinkage | 272 |
| catabolism | 23 |
| cataract | 316 |
| catarrhal inflammation | 75 |
| catch up growth | 97 |
| catharsis | 75 |
| cathartic | 191 |
| cationic soap | 395 |
| cause | 121 |
| cause of death | 166 |
| cause therapy | 122 |
| caustic | 342 |
| cavitation | 97, 108, 212 |
| cavity floor | 78 |
| cavity lining | 402 |
| cavity margin | 66 |
| cavity outline | 79 |
| CBRNE disaster | 166 |
| CBRNE 災害 | 166 |
| CCD | 165 |

| Term | Page |
|---|---|
| CD4 T cell | 166 |
| CD4 T 細胞 | 166 |
| CD8 T cell | 165 |
| CD8 T 細胞 | 165 |
| CDC | 166 |
| CDR | 165 |
| ceiling of pulp chamber | 284 |
| cell death | 158 |
| cell division | 159 |
| cell membrane | 115, 159 |
| cell nucleus | 158 |
| cell organelle | 158 |
| cell proliferation factor | 158 |
| cell rich layer | 158 |
| cell signaling | 158 |
| cell wall | 159 |
| cell-free zone | 158 |
| cellular cementum | 391 |
| cellular immunity | 158 |
| cellular respiration | 296 |
| cellulitis | 363 |
| cellulose | 241 |
| cement | 239 |
| cement corpuscle | 240 |
| cement mixing pad | 240 |
| cement restoration | 240 |
| cement spatula | 240 |
| cementation | 139 |
| cementicle | 240 |
| cementing material | 249 |
| cemento-enamel junction | 239 |
| cemento-osseous dysplasia | 240 |
| cementoblast | 239 |
| cementogenesis | 240 |
| cementoid | 407 |
| cementum | 239, 316 |
| cementum caries | 239 |
| cementum spur | 240 |
| center for epidemiologic depression scale (CES-D) | 36, 165 |
| Centers for Disease Control and Prevention (CDC) | 19, 166 |
| central body | 272 |
| central dogma | 245 |
| central fossa | 271 |
| central groove | 271 |
| central incisor | 272 |
| central nervous system | 272 |
| central nervous system stimulant | 272 |
| central occlusal ridge | 271 |
| central tubercle | 271 |
| central tubules | 271 |
| central venous catheter | 272 |
| centrosome | 272 |
| cephalic index | 288 |
| cephalic presentation | 287 |
| cephalo-analysis | 239 |
| cephalogram | 239 |
| cephalometric analysis | 239 |
| cephem antibiotic | 239 |
| ceramic crown | 191 |
| ceramic inlay | 240 |
| ceramic sharpening stone | 240 |
| ceramics | 240 |
| cerebral death | 310 |
| cerebral embolism | 310 |
| cerebral palsy | 310 |
| cerebrovascular disease | 310 |
| certification committee of needed long-term care | 62 |
| certified care worker | 62 |
| certified social worker | 190 |
| cervical anchorage | 116 |
| cervical auscultation | 116 |
| cervical burnout | 174 |
| cervical contour | 174 |
| cervical line | 173 |
| cervical matrix | 155 |
| cervical wall | 173 |
| CES-D | 165 |
| CGA | 165 |
| chair position | 269 |
| chair time | 269 |
| chamfer | 191 |
| chamfer edge | 191 |
| channel bracket | 271 |
| characteristic curve | 291 |
| charge-coupled device (CCD) | 165, 284 |
| chart paper | 271 |
| Charter's method | 270 |
| cheek | 371 |
| cheek retractor | 128 |
| cheek tooth | 101 |
| cheilitis | 138 |
| cheilognathopalatoschisis | 212 |
| chemical antagonism | 68 |
| chemical cleaning | 68 |
| chemical indicator | 68 |
| chemical mediator | 121 |
| chemical plaque control | 68, 69 |
| chemical synapse | 68 |
| chemical transmission | 69 |
| chemical-cured resin | 68 |
| chemoreception | 68 |
| chemotherapy | 69, 389 |
| chew necessary food | 395 |
| chewable food | 395 |
| chewing | 252 |
| chewing training | 253 |
| chi-squared test | 63 |
| chief complaint | 195 |
| child care support | 24 |
| child welfare act | 185 |
| children dependent on advanced medical care | 140 |
| Children with complex and special healthcare needs | 30 |
| Children with complex care needs | 30 |
| chill and rigor | 56 |
| chin | 57 |
| chin cap | 58, 275 |
| chin cap appliance | 58 |
| chin lift | 15 |
| chin retractor | 275 |
| chin-down swallow | 15 |
| chisel | 270 |
| *Chlamydiaceae* | 110 |
| chloramphenicol | 113 |
| chlorhexidine gluconate | 112, 113 |
| chlorpromazine hydrochloride | 113 |
| choanae | 141 |
| choke | 270 |
| cholesterol level | 152 |
| cholinergic agent | 151 |
| cholinergic agonist | 151 |
| cholinergic blocker | 340 |
| cholinergic drug | 340 |
| cholinesterase | 151 |
| cholinesterase inhibitor | 151 |
| chondroectodermal dysplasia | 49, 299 |
| chopped meal | 92 |
| chorda tympani nerve | 146 |
| chorea minor | 204 |
| Christensen's phenomenon | 111 |
| Christensen 現象 | 111 |
| chroma | 157 |
| chromatin | 242 |
| chromic recurrent aphtha | 376 |
| chromosome | 243 |
| chromosome aberration | 243 |

| | |
|---|---|
| chronic alveolar abscess | 376 |
| chronic caries | 376 |
| chronic closed pulpitis | 377 |
| chronic dental fluorosis | 376 |
| chronic desquamative gingivitis | 377 |
| chronic effect | 376 |
| chronic fluoride poisoning | 345 |
| chronic granulomatous apical periodontitis | 377 |
| chronic hyperplastic pulpitis | 377 |
| chronic hypertrophic pulpitis | 377 |
| chronic infection | 376 |
| chronic inflammation | 376 |
| chronic intoxication | 377 |
| chronic obstructive lung disease | 377 |
| chronic obstructive pulmonary disease | 165, 377 |
| chronic periapical abscess | 376 |
| chronic periodontitis | 376 |
| chronic proliferative inflammation | 377 |
| chronic renal failure | 377 |
| chronic sclerosing osteomyelitis | 376 |
| chronic serous apical periodontitis | 377 |
| chronic simple apical periodontitis | 377 |
| chronic suppurative apical periodontitis | 376 |
| chronic toxicity | 377 |
| chronic ulcerative pulpitis | 376 |
| chronological age | 227, 409 |
| chronological normal occlusion | 409 |
| chymotrypsin | 96 |
| chymotrypsinogen | 96 |
| cilia | 246 |
| cingulum | 183 |
| circular brushing method | 334 |
| circular caries | 85 |
| circular method | 340 |
| circulating blood volume | 197 |
| circulation | 197 |
| circulatory failure | 198 |
| circulatory insufficiency | 198 |
| circulatory regulation | 198 |
| circumferential suture | 408 |
| circumferential wiring | 24 |
| circumpulpal dentin | 220 |
| citric acid cycle | 108 |
| civil liability | 380 |
| civil responsibility | 380 |
| clamp | 110 |
| clamp forceps | 110 |
| clasp brush | 110 |
| clasp guideline | 110, 137 |
| class III articulator | 355 |
| classification of cavities | 79 |
| clean area | 228 |
| cleansible area | 74, 229 |
| cleansing foods | 229 |
| clearance | 110 |
| clearance of foreign body | 28 |
| cleft | 112 |
| cleft of lip | 138, 212 |
| cleft palate | 127 |
| clenching | 112 |
| clicking | 111 |
| clicking joint noise | 111 |
| client | 109 |
| climacteric syndrome | 141 |
| clinical attachment level | 111 |
| clinical dementia rating | 165 |
| clinical path | 111 |
| clinical record | 219 |
| clinical study | 406 |
| clinical test | 406 |
| clinical trial | 270 |
| clockwise rotation | 113 |
| clonic seizure | 87 |
| closed lock | 113 |
| closed type dental arch | 355 |
| *Clostridium botulinum* | 370 |
| *Clostridium tetani* | 317 |
| clouding of consciousness | 24 |
| cloudy swelling | 154 |
| cluster | 110, 201 |
| cluster headache | 113 |
| CMD | 165 |
| CMI | 165 |
| co-dental staff | 150 |
| coaching | 144 |
| coagulation factor | 101 |
| coagulation necrosis | 101 |
| coated tongue | 238 |
| coating tablet | 144 |
| cobalamin | 150 |
| cobalt-chromium alloy | 150 |
| cocaine hydrochloride | 144 |
| coccus | 98 |
| cochlea | 70 |
| cocoa butter | 146 |
| coefficient of thermal expansion | 308 |
| coenzyme | 368 |
| cognitive behavioral therapy | 306 |
| cognitive function | 305 |
| cognitive impairment | 305 |
| cohort | 150 |
| coil spring | 126 |
| cold pain | 90 |
| cold water pain | 409 |
| collagen | 151 |
| collagen disease | 135 |
| collagen membrane | 151 |
| collagenase | 151 |
| collateral circulation | 252, 365 |
| collimator | 151 |
| colliquative necrosis | 391 |
| color code probe | 81 |
| color stability | 173 |
| coloring fee | 271 |
| coma position | 153 |
| combination clasp | 154 |
| combination impression | 410 |
| combined modality | 191 |
| command swallow | 177 |
| committee for social welfare | 190 |
| committee of school health | 76 |
| common carotid artery | 247 |
| common drugs | 343 |
| communication | 150 |
| communication skills | 151 |
| community care conference | 268 |
| community comprehensive care center | 269 |
| community dental health | 268 |
| community designated cancer care hospitals | 268 |
| community diagnosis | 268 |
| community health | 137 |
| community health act | 269 |
| community health and care support center for aged | 269 |
| community healthcare | |

| Term | Page |
|---|---|
| vision | 268 |
| community organization | 151 |
| community periodontal index (CPI) | 151, 166, 268 |
| community welfare plan | 412 |
| community-based care service | 269 |
| community-based integrated care system | 268 |
| compatibility | 314 |
| compensation behavior | 258 |
| compensatory approach | 258 |
| compensatory techniques | 258 |
| competence for hazard perception | 92 |
| competence for risk aversion | 92 |
| competitive antagonist | 101 |
| complement | 369 |
| complement fixation test | 370 |
| complement-dependent cellular cytotoxicity (CDC) | 166, 370 |
| complete crown | 245 |
| complete denture | 245, 247 |
| complete denture prosthodontics | 245 |
| complete dislocation | 87 |
| complete survey | 184, 244 |
| complex | 154 |
| complex cavity | 341 |
| complex lipids | 341 |
| compliance | 154 |
| complication | 78, 356 |
| composite resin | 154 |
| composite resin inlay | 154 |
| composite resin splint | 409 |
| composite resin tooth | 137 |
| comprehensive dental care | 363 |
| comprehensive geriatric assessment (CGA) | 143, 165, 363, 414 |
| comprehensive strategy to promote dementia measures | 211, 306 |
| comprehensive treatment under general anesthesia | 243 |
| compress | 22 |
| compression bandage | 16 |
| compression fracture | 16 |
| compromised patient | 23 |
| Compton effect | 154 |
| Compton scattering | 154 |
| computed tomography (CT) | 154, 165, 166 |
| computer aided designing / computer aided manufacturing | 97 |
| computer aided designing/ computer aided manufacturing (CAD/CAM) | 97 |
| concomitant drug | 356 |
| concrescent teeth | 392 |
| concussion | 217 |
| conditioned reflex | 201 |
| conduction | 285 |
| conduction anesthesia | 284 |
| condylar articulator | 154 |
| condylar path | 82 |
| condylar process | 86 |
| cone beam CT for dental use | 171 |
| cone crown telescope | 144 |
| cone-cutting | 144 |
| confectioner's dental caries | 74, 289 |
| confidentiality | 197 |
| congenital abnormality | 244 |
| congenital ectodermal dysplasia | 244 |
| congenital heart disease | 245 |
| congenital missing | 244 |
| congenital muscular dystrophy (CMD) | 165, 244 |
| congenital myotonia | 244 |
| congenital porphyria | 245 |
| congenital syphilis | 245 |
| congenital tooth | 244 |
| congestion | 36 |
| congestive heart failure | 36 |
| conjoined twin | 301 |
| conjugation | 363 |
| connective tissue | 120 |
| connective tissue attachment | 120 |
| connective tissue graft | 120 |
| connector | 410 |
| consent form | 287 |
| conservative treatment of pulp | 181 |
| consistency | 309 |
| constitution | 257 |
| construction bite | 139 |
| construction of band | 256 |
| consultation | 153 |
| contact dermatitis | 237 |
| contact hypersensitivity reaction | 236, 237 |
| contact infection | 236 |
| contact point | 237 |
| contemplation | 86 |
| contingency | 108 |
| continuous orthodontic force | 183 |
| contour | 88 |
| contouring pliers | 228 |
| contra-angle handpiece | 154 |
| contraction gap | 154 |
| contracture | 138 |
| contraindication | 105 |
| contrast medium | 247 |
| controlled respiration | 274 |
| controlled ventilation | 274 |
| convenience form | 361 |
| convergence of the root | 176 |
| convulsion | 116 |
| cooperation | 102 |
| COPD | 165 |
| coping | 144, 154, 296, 383 |
| coping behavior | 258 |
| core | 126 |
| Cornell medical index (CMI) | 144, 165 |
| Corona (COVID-19) related chaos (crisis) | 152 |
| coronal polishing | 189 |
| coronal suture | 85 |
| coronally positioned flap surgery | 188 |
| coronary circulation | 85 |
| Coronavirus | 152 |
| Coronavirus disease 2019 | 150, 212 |
| coronoid process | 106 |
| corpuscle of Vater-Pacini | 337 |
| corrugated tube | 262 |
| cosmetics | 117 |
| cotinine | 147 |
| cotransport | 103 |
| cotton applicators | 125 |
| cotton swabs | 125 |
| cough | 381 |
| cough reflex | 233 |
| cough suppressant | 275 |
| coughing, forced expiration | 232 |
| coughing exercise | 64 |

| | | |
|---|---|---|
| council of social welfare | 190 | |
| counseling | | 66 |
| count of *Streptococcus mutans* | | 225 |
| coupling sugar | | 78 |
| COVID-19 | | 150 |
| CPI | | 166 |
| CPI (community periodontal index) probe | | 166 |
| CPI プローブ | | 166 |
| CPR | | 166 |
| Crane-Kaplane pocket marker | | 112 |
| Crane-Kaplane pocket marking forceps | | 112 |
| cranial base | | 288 |
| cranial bone | | 287 |
| cranial fontanelles | | 288 |
| cranial nerves | | 310 |
| craniofacial dysostosis | | 222 |
| crater of alveolar bone | | 112 |
| creosote | | 112 |
| crepitation | | 112 |
| crepitations | | 112 |
| crepitus | | 112 |
| cresol | | 112 |
| crest | | 404 |
| crestal pit | | 273 |
| criminal liability | | 114 |
| criminal responsibility | | 114 |
| cripple | | 184 |
| crisis | | 110 |
| crista | | 111 |
| critical path | | 111 |
| critical pH | | 405 |
| critical thinking | 111, | 333 |
| cross bite | | 137 |
| cross matching | | 117 |
| cross matching test | | 118 |
| cross striation | | 54 |
| cross tolerance | | 137 |
| cross-resistance | | 137 |
| cross-sectional study | | 54 |
| crosswise method | | 222 |
| Crouzon syndrome | | 111 |
| crown | 82, | 109 |
| crown length | | 172 |
| crown loop space maintainer | | 109 |
| crown restoration | | 172 |
| crown root ratio | | 172 |
| CRP | | 165 |
| crystal nucleus | | 120 |
| CT | | 165 |
| CT 検査 | | 166 |
| cuff | | 80 |
| culture | 315 |
| cure | 97 |
| curettage | 250 |
| curette type scaler | 39, 100 |
| curing light illuminator | 328 |
| curtain sign | 60 |
| curve of Monson | 387 |
| curve of Spee | 225 |
| curve of Wilson | 34 |
| curving | 60 |
| cusp | 140 |
| cuspal interference | 140 |
| cuspid | 245 |
| cuspid protection | 124 |
| cuspless tooth | 381 |
| custom abutment tray | 146 |
| custom made attachment | 170 |
| custom tray | 147 |
| cut-back | 78, 375 |
| cutaneous sensation | 333, 335 |
| cutting edge | 78 |
| cutting machine for engine | 52 |
| cyclic AMP | 156 |
| cyst | 310 |
| cytokine | 157 |
| cytoplasm | 158 |
| cytoplasmic matrix | 158 |
| cytoskeleton | 158 |
| cytotoxic hypersensitivity | 158 |
| cytotoxic reaction | 300 |
| cytotoxic T cell | 158 |
| C 型肝炎 | 165 |
| C 反応性タンパク質 | 166 |

## D

| | |
|---|---|
| D-P 皮弁 | 279 |
| daily dietary allowance | 40 |
| daily life independence level | 302 |
| daily nutritional requirement | 40 |
| danger prediction | 92 |
| dark-field microscope | 21 |
| data collecting | 204 |
| data processing | 204 |
| day care anesthesia | 328 |
| day care center | 276 |
| day care center for the elderly | 280 |
| day care services for the elderly | 276, 280 |
| day rehabilitation | 276, 280 |
| day-care center, kindergarten | 363 |
| dead tract | 184 |
| dead-man switch | 282 |
| deamination | 263 |
| death rates | 189 |
| death with dignity | 254 |
| debanding | 256 |
| debonding | 282 |
| debridement | 283 |
| debris index | 174 |
| decalcification | 263 |
| decalcification-recalcification equilibrium | 264 |
| decarboxylation | 264 |
| decayed cavity | 35 |
| decayed tooth | 378 |
| decayed tooth rate | 378 |
| deciduous canine | 303 |
| deciduous dental arch | 304 |
| deciduous incisor | 304 |
| deciduous molar | 303 |
| deciduous occlusion | 304 |
| deciduous precessor | 242 |
| deciduous tooth | 303 |
| decision making skill | 24 |
| Declaration of Aima-Ata | 21 |
| Declaration of Geneva | 196 |
| Declaration of Helsinki | 359 |
| Declaration of Lisbon on the rights of the patient | 402 |
| decrease in number of the teeth | 181 |
| decubitus | 207 |
| decubitus ulcer | 207 |
| deep cervical lymph nodes | 213 |
| deep overbite | 67 |
| deep seated caries | 214 |
| deep sensation | 218 |
| deep temporal nerves | 217 |
| def index | 278 |
| defecation | 315 |
| defensin | 281 |
| defibrillation | 209 |
| defibrillator | 209 |
| deflecting wrinkle | 109 |
| def 指数 | 278 |
| def 指数 | 278 |
| degeneration | 361 |
| degenerative temporomandibular joint disease | 257 |
| deglutition | 49 |
| deglutition training | 51 |
| degree of physical activity | 227 |

| Term | Page |
|---|---|
| degree of senility | 412 |
| dehiscence | 281, 410 |
| dehydrogenase | 264, 283 |
| delayed allergy | 269 |
| delayed eruption of tooth | 323 |
| delayed-type hypersensitivity | 269, 397 |
| deleterious material | 117 |
| delirium | 246 |
| delivery | 354 |
| deltopectoralis flap | 101 |
| demand | 282 |
| dementia | 306 |
| demineralization | 263 |
| demineralization-remineralization equilibrium | 264 |
| dendrite | 195 |
| dendritic cell | 195 |
| dens in dente | 185 |
| dens invaginatus | 88, 193 |
| densitometer | 310 |
| dental age | 211 |
| dental alveoli | 182 |
| dental antagonist | 257 |
| dental arch form | 211 |
| dental auxiliary | 169 |
| dental cabinet | 171 |
| dental calculus | 182 |
| dental care service | 170 |
| dental caries | 35, 284 |
| dental caries activity test | 35 |
| dental chair | 171 |
| dental clinic with enhanced dental care by family dentist | 69 |
| dental cone | 284 |
| dental cuticle | 179 |
| dental engine | 170 |
| dental examination | 169 |
| dental explorer | 171 |
| dental extracting forceps | 319 |
| dental floss | 285 |
| dental floss holder | 351 |
| dental floss threader | 351 |
| dental fluorosis | 321, 324, 345 |
| dental focal infection | 182 |
| dental follicle | 179 |
| dental forceps | 171, 285 |
| dental formula | 177 |
| dental gold alloy by type | 259 |
| dental health | 130, 320 |
| dental health activity | 168 |
| dental health behavior | 170 |
| dental health counseling | 170 |
| dental health examination | 169 |
| Dental Health Week | 320 |
| dental hygiene | 167, 285 |
| dental hygiene activity | 168 |
| dental hygiene assessment | 167 |
| dental hygiene business record | 168 |
| dental hygiene care | 168 |
| dental hygiene care plan | 168, 348 |
| dental hygiene diagnosis | 168 |
| dental hygiene education | 167 |
| dental hygiene human needs | 168 |
| dental hygiene intervention | 167 |
| dental hygiene practice | 168 |
| Dental Hygiene Week | 320 |
| dental hygienist | 168, 285 |
| dental hygienist school training school designation rule | 168 |
| dental hygienists act | 168 |
| dental institution | 167 |
| dental jurisprudence | 170 |
| dental laboratory | 168 |
| dental lamina | 185 |
| dental medical aid | 167 |
| dental mirror | 171, 285 |
| dental office | 169 |
| dental operating microscope | 171 |
| dental papilla | 188 |
| dental personal identity | 170 |
| dental phobia | 170 |
| dental plaque | 285, 346 |
| dental plaque microbiota | 175 |
| dental plaque microflora | 175 |
| dental practitioners act | 167 |
| dental pulp | 180 |
| dental sac | 179 |
| dental spittoon bowel | 225 |
| dental stone | 137, 139 |
| dental symbol | 320 |
| dental synthetic resin for crown and bridge | 172 |
| dental tape | 284 |
| dental technician | 168 |
| dental technicians act | 168 |
| dental treatment recommendation | 275 |
| dental tubule | 248 |
| dental tweezers | 171, 285 |
| dental unit | 171 |
| dental water jets | 132 |
| Dentbuff® Strip | 285 |
| Dentcult® LB | 285 |
| Dentcult® SM | 285 |
| denticle | 248 |
| dentifrice | 189 |
| dentigerous cyst | 84 |
| dentin | 248 |
| dentin bridge | 285 |
| dentin dysplasia | 248 |
| dentin hypersensitivity | 248 |
| dentin matrix | 247, 248 |
| dentin phosphoprotein | 248 |
| dentin ripple | 248 |
| dentin-cement junction | 248 |
| dentinal fiber | 248 |
| dentino-pulpal junction | 248 |
| dentinogenesis | 248 |
| dentinogenesis imperfecta | 248 |
| dentist | 167 |
| dentition | 173, 211, 228 |
| dentulous | 391 |
| dentulous jaw | 391 |
| denture | 92 |
| denture adhesive | 92, 93 |
| denture base | 92 |
| denture base material | 92 |
| denture brush | 93 |
| denture cleaning paste | 93 |
| denture cleanser | 93 |
| denture fibroma | 92 |
| denture lining material | 92 |
| denture lining soft resin | 204 |
| denture pattern | 182 |
| denture plaque | 285 |
| denture wearing | 93 |
| deoxyribonucleic acid | 278, 282 |
| dependent elderly | 394 |
| deplaquing | 282 |
| depolarization | 264 |
| deposit | 275 |
| depression | 16 |
| depression scale | 395 |

| Term | Page |
|---|---|
| depressor anguli oris muscle | 128 |
| dermoid cyst | 407 |
| descending pathway | 74 |
| descriptive epidemiology | 93 |
| desensitization | 264 |
| desensitization therapy | 264 |
| designated cancer care hospitals | 86 |
| designated hospitals for cancer | 83 |
| desire hierarchy theory | 396 |
| desquamative gingivitis | 316 |
| detail reproduction | 156 |
| detersive foods | 229 |
| detoxification | 121 |
| development of movements | 37 |
| development of tongue | 238 |
| developmental disability | 319 |
| developmental index | 319 |
| developmental lobe | 318 |
| developmental quotient | 279 |
| developmental space | 318 |
| developmental test | 319 |
| deviated food habit | 361 |
| dextran | 282 |
| df | 278 |
| diabetes mellitus | 289 |
| diabetes mellitus,type1 | 26 |
| diabetes mellitus,type2 | 300 |
| diagnosis | 383, 387 |
| diagnostic set-up model | 396 |
| diagonal ridge | 256 |
| dialysis | 289 |
| diammine silver fluoride | 343 |
| diamond instrument | 260 |
| diamond point | 260 |
| diastema | 174 |
| diastolic blood pressure | 73 |
| diathesis | 247 |
| DIC | 278 |
| diclofenac sodium | 173 |
| diet plan | 206 |
| diet syndrome | 255 |
| dietary assessment | 39 |
| dietary examination | 206 |
| dietary fiber | 208, 255 |
| dietary guidance | 206 |
| dietary recipe | 206 |
| dietary record | 206 |
| dietary reference intakes | 206 |
| dietary reference intakes for Japanese | 303 |
| dietary supplement | 41, 160 |
| dietary survey | 206 |
| dietetics | 207 |
| dietitian | 40 |
| differential orthodontic force | 160 |
| differentiation | 353 |
| difficult eruption | 228 |
| difficulties of swallowing | 50 |
| difficulty in mastication | 253 |
| diffused pain | 364 |
| digastric fossa | 302 |
| digestion and absorption | 199 |
| digestion of nutrients | 40 |
| digestive enzyme | 200 |
| digestive juice | 199 |
| digital X-ray image | 282 |
| digital X-ray Imaging system | 282 |
| diphenhydramine hydrochloride | 189 |
| diphyodonty | 302 |
| diplegia | 404 |
| direct action | 274 |
| direct bonding resin splint | 260 |
| direct bone resorption | 274 |
| direct drip method | 274 |
| direct fracture | 275 |
| direct pulp capping | 275 |
| disability | 311 |
| disaccharide | 302 |
| disappearance of feeding reflex | 370 |
| disaster base hospital | 155 |
| disaster medical assistance team | 279 |
| disaster medicine | 155 |
| disaster-related death | 155 |
| discectomy of temporomandibular joint | 71 |
| disclosing solution | 175 |
| discrimination threshold | 362 |
| disease of pulp | 181 |
| diseased granulation tissue | 52, 349 |
| dished face | 160 |
| disinfectant | 203 |
| disinfection | 203 |
| dislocation | 264 |
| dispensing | 274 |
| displaced tooth | 283 |
| disseminated intravascular coagulation syndrome | 278 |
| disseminated intravascular coagulation syndrome (DIC) | 317 |
| distal cusp | 52 |
| distal extension partial denture | 392 |
| distal shoe space maintainer | 281 |
| distal step type | 281 |
| distal surface | 52 |
| distal trigonid crest | 52 |
| distance analysis | 104 |
| distobuccal cusp | 52 |
| distolingual cusp | 52 |
| distomolar | 98 |
| distomolar tubercle | 98 |
| distribution | 354 |
| disturbance | 198 |
| disturbance of consciousness | 24 |
| disturbance of consciousness of the aged | 414 |
| disturbance of memory | 91 |
| disuse atrophy | 315 |
| disuse syndrome | 227, 315 |
| diuretics diuretic | 403 |
| DMAT | 279 |
| dmf index | 279 |
| DMF tooth index | 279 |
| DMF tooth rate | 279 |
| DMF tooth surface index | 278 |
| DMF tooth surface rate | 279 |
| DMFS 指数 | 278 |
| DMFT 指数 | 279 |
| dmf 指数 | 279 |
| DMF 歯面率 | 279 |
| DMF 歯率 | 279 |
| DMF 者率 | 279 |
| DNA | 278 |
| DNA replication | 278 |
| DNA virus | 278 |
| DNA ウイルス | 278 |
| DNA 複製 | 278 |
| Dobeneck's barrel | 293 |
| doctor in charge | 194 |
| doctor shopping | 291 |
| documentation | 209 |

| | | |
|---|---|---|
| domestic affairs aid | 74 | |
| domiciliary care | 104 | |
| domiciliary health care | 157 | |
| donor site | 100 | |
| dopamine | 293 | |
| dopamine receptor | 290 | |
| dorsum of tongue elevation exercise | 239 | |
| dosage | 246, 395 | |
| dosage form | 156 | |
| dose limits | 246 | |
| double Akers clasp | 249, 265 | |
| double beak band forming pliers | 265 | |
| double blind test | 265, 301 | |
| double brushing | 265 | |
| double innervation | 301 | |
| double pain | 301 | |
| double spring | 341 | |
| double-helix structure | 301 | |
| doughing time | 386 | |
| dowel pin | 260 | |
| Down syndrome | | |
| Downs cephalometric analysis | 260 | |
| Downs 分析法 | 260 | |
| DP flap | 279 | |
| DQ | 279 | |
| drainage | 294, 315 | |
| drainage trap | 314 | |
| Dreizen test | 293 | |
| drilling | 242 | |
| drip infusion | 285 | |
| droplet infection | 333 | |
| drug administration guidance | 342 | |
| drug allergy | 388 | |
| drug dependence | 388 | |
| drug disinfection | 388 | |
| drug eruption | 388 | |
| drug for angina pectoris | 102 | |
| drug for heart failure | 218 | |
| drug for peptic ulcer | 200 | |
| drug history | 388, 389 | |
| drug hypersensitivity | 388 | |
| drug interaction | 389 | |
| drug medicine | 28 | |
| drug metabolism | 389 | |
| drug receptor | 290 | |
| drug receptor interaction | 388 | |
| drug requiring guidance | 395 | |
| drug resistance | 389 | |
| drug resistant | 388 | |

| | | |
|---|---|---|
| drug safety manager | 28 | |
| drug sensitivity | 388 | |
| drug susceptibility | 388 | |
| drug susceptibility test | 388 | |
| drug synergism | 103 | |
| drugs listed in Japanese Pharmacopoeia | 103 | |
| drug-induced gingival hyperplasia | 389 | |
| drug-induced gingival overgrowth | 395 | |
| drug-induced liver injury | 388 | |
| drugs listed in Japanese Pharmacopoeia | 103 | |
| drugs not in the Japanese Pharmacopoeia | 103 | |
| dry heat sterilization | 88 | |
| dry mouth | 130 | |
| dry socket | 293 | |
| dry swallow | 81 | |
| Dryopithecus pattern | 294 | |
| dual bite | 283, 302 | |
| dual cure | 283 | |
| dual cured resin cement | 283 | |
| Duane-Hunt law | 283 | |
| Duane-Hunt の法則 | 283 | |
| Duchange's index | 283 | |
| Duchange の指数 | 283 | |
| ductility | 52 | |
| dumping syndrome | 267 | |
| duplicated model | 342 | |
| duplication model | 342 | |
| duties monopoly | 103 | |
| dynamic occlusal guidance | 289 | |
| Dynapenia | 259 | |
| dysgeusia | 378 | |
| dyskinesia | 181 | |
| dysphagia | 50 | |
| dysphagia diet | 51 | |
| dysphagia diet pyramid | 50 | |
| dysphagia rehabilitation | 236 | |
| dysplasia | 24 | |

## E

| | | |
|---|---|---|
| E-P【歯科衛生過程の】 | 23 | |
| ear pain | 184 | |
| ear rod | 28, 171 | |
| eardrum | 150 | |
| early effect | 99, 247 | |
| early loss | 247 | |
| early rupture of the membrane | 247 | |
| early treatment | 247 | |
| eat alone | 332 | |
| eating alone | 147 | |

| | | |
|---|---|---|
| eating and swallowing function | 236 | |
| eating disorder | 237 | |
| eating function | 236 | |
| eating functional disorder | 236 | |
| eating status scale | 236 | |
| EBA cement | 23 | |
| EBA セメント | 23 | |
| EBM | 23 | |
| Ebner dentin lamella | 47 | |
| Ebner gland | 47 | |
| Ebola hemorrhagic fever | 47 | |
| Ebola virus disease | 47 | |
| eccentric position | 361 | |
| eccentric position of mandible | 361 | |
| eccentric projection | 361 | |
| eccrine gland | 42 | |
| ECG | 23 | |
| echolalia | 323 | |
| ecological plaque hypothesis | 230 | |
| economy class syndrome | 42 | |
| ectoderm | 65 | |
| ectodermal dysplasia | 65 | |
| ectopic ossification | 25 | |
| ED$_{50}$ | 23 | |
| edema | 220, 342 | |
| edematous gingival | 342 | |
| edentulous | 381 | |
| edentulous jaw | 381 | |
| edge-to-edge bite | 238 | |
| edgewise technique | 44 | |
| EDTA | 23 | |
| educable child | 100 | |
| educational media | 100 | |
| educational plan | 23, 100 | |
| EEG | 23 | |
| effect of cross-curricular learning | 113 | |
| effective dose | 184, 391 | |
| effective dose 50% | 23, 147 | |
| effector | 128 | |
| efferent nerve | 52 | |
| efficacy expectations | 142 | |
| effortful swallow | 294 | |
| *Eikenella corrodens* | 38 | |
| elastic | 49 | |
| elastic deformation | 266 | |
| elastic fiber | 266 | |
| elastic impression material | 266 | |
| elastic limit | 266 | |
| elastic modulus | 266 | |

| Term | Page |
|---|---|
| elastin | 48 |
| elastomeric impression material | 49, 151 |
| elder abuse | 143 |
| elder-to-elder nursing | 415 |
| elderly population | 414 |
| elderly with care needs | 394 |
| electric engine | 281, 284 |
| electric engine handpiece | 281, 284 |
| electric nursing care bed | 97 |
| electric pulp tester | 284 |
| electric surgery | 49 |
| electric synapse | 284 |
| electric toothbrush | 285 |
| electrocardiogram | 23 |
| electrocardiogram (ECG) | 217 |
| electroencephalogram | 23, 310 |
| electromyogram | 23, 106 |
| electromyogram of masticatory muscle | 253 |
| electromyography | 106 |
| electron density | 284 |
| electron transfer system | 284 |
| electron transport chain | 284 |
| elevation exercise of the tongue dorsum | 239 |
| elevator | 49, 280, 316 |
| Ellis-Davey classification | 49 |
| Ellis-van Creveld syndrome | 49 |
| Ellis-vanCreveld 症候群 | 49 |
| Ellis の分類【歯の外傷】 | 49 |
| elongated styloid process | 115 |
| Embden-Meyerhof pathway | 48 |
| embolism | 251 |
| embrasure | 146 |
| embrasure clasp | 249 |
| embryo | 314 |
| embryotoxicity | 257 |
| Emdogain | 48 |
| emergency medical aid | 105 |
| emergency operation | 105 |
| emerging infectious diseases | 214 |
| emesis | 54 |
| EMG | 23 |
| emotional | 202, 203 |
| emotional disturbance | 202, 203 |
| empathic attitude | 100 |
| emphysema | 93 |
| employment insurance | 151 |
| empowerment | 53 |
| empyema | 270 |
| enamel | 45, 366 |
| enamel bonding resin splint | 46 |
| enamel bush | 46 |
| enamel caries | 45 |
| enamel cord | 45 |
| enamel decalcification test | 81 |
| enamel drop | 46 |
| enamel epithelium | 45 |
| enamel hypocalcification | 45 |
| enamel hypoplasia | 45 |
| enamel knot | 45 |
| enamel lamella | 46 |
| enamel malformation | 45 |
| enamel matrix derivative | 46 |
| enamel matrix protein | 46 |
| enamel opacity | 46 |
| enamel organ | 45 |
| enamel pearl | 46 |
| enamel prism | 45 |
| enamel projection | 46 |
| enamel pulp | 46, 228 |
| enamel rod | 45 |
| enamel spindle | 46 |
| enamel tuft | 46 |
| enamel white spot | 46 |
| enamelin | 45 |
| ENAP | 45 |
| end cutter | 52 |
| end cutting bur | 52 |
| end of life care | 379 |
| end rounded | 398 |
| end-tuft brush | 52 |
| endochondral dysostosis | 299 |
| endochondral growth | 299 |
| endochondral ossification | 298, 299 |
| endocrine | 298 |
| endocrine abnormalities | 298 |
| endocrine disorder | 298 |
| endocytosis | 52 |
| endoderm | 298 |
| endodontic explorer | 53, 275 |
| endodontic-periodontic lesion | 185 |
| endodontics | 185 |
| endodontology | 185 |
| endogenous infection | 296 |
| endogenous morphine-like substance | 296 |
| endogenous opioid | 296 |
| endogenous opioid peptide | 296 |
| endogenous pain producing substance | 296 |
| endoscopic sinus surgery | 23 |
| endoscopic sinus surgery (ESS) | 297 |
| endoscopic surgery | 101 |
| endosseous implant | 149 |
| endotoxin | 297 |
| endotoxin shock | 52 |
| endotracheal intubation | 91 |
| endotracheal tube | 91 |
| endpoint | 53 |
| energy metabolism | 47 |
| engine | 52 |
| enolase | 47 |
| enteral nutrient | 115 |
| enteral nutrition | 115 |
| enteric coating | 274 |
| enucleation of cyst | 310 |
| environmental infection prevention measures | 83 |
| enzyme | 139 |
| EOG 滅菌 | 23 |
| epidemic parotitis | 404 |
| epidemiology | 42 |
| epidermoid cyst | 407 |
| epidermolysis bullosa hereditaria | 245 |
| epiglottis | 140 |
| epilepsy | 284 |
| epinephrine | 47 |
| episodic pain | 164 |
| epithelial attachment | 203, 204 |
| epithelial cuff | 203 |
| epithelial diaphragm | 203 |
| epithelial pearl | 203 |
| epithelial tumor | 203 |
| epithelioid cell | 407 |
| epulis | 47 |
| equatorial plate | 232 |
| equilibrium | 355 |
| Er: YAG laser | 49 |
| Er：YAG レーザー | 49 |
| Erbium YAG laser | 49 |

| | |
|---|---|
| erosion | 335 |
| erosion of tooth | 215 |
| erupted tooth | 365 |
| eruption cyst | 365 |
| eruption hematoma | 365 |
| eruption stage of deciduous tooth | 304 |
| eruptive forces | 365 |
| erythema exudativum multiforme | 263 |
| erythema neonatorum | 216 |
| erythritol | 49 |
| erythrocyte | 234 |
| erythrocyte sedimentation rate | 234 |
| erythromycin | 49 |
| erythroplakia | 141 |
| erythrosine | 49 |
| *Escherichia coli* | 42 |
| esophageal speech | 207 |
| ESS | 23 |
| essential amino acid | 332 |
| essential fatty acids | 332 |
| establish priorities | 392 |
| esthetic line | 43 |
| esthetics | 218 |
| estimated average requirement | 221 |
| estimated energy requirement | 221 |
| estrogen | 43 |
| etching | 45 |
| ethmoid bone | 175 |
| ethyl aminobenzoate | 19, 361 |
| ethylene oxide gas sterilization | 23, 44 |
| ethylenediaminetetraacetic acid | 23 |
| eucaryote | 212 |
| eugenic protection | 391 |
| euthanasia | 22 |
| eva tip | 47 |
| evaluation | 168 |
| evidence based medicine | 23 |
| examination of masticatory function | 252, 253 |
| examination of mental function | 229 |
| excisional new attachment procedure (ENAP) | 45, 218 |
| excitation-contraction coupling | 142 |
| excitatory synapse | 142 |
| excitatory transmitter | 142 |
| excitement action | 142 |

| | |
|---|---|
| exclusion | 364 |
| excretion | 314 |
| exist | 184 |
| exocrine gland | 66 |
| exocytosis | 61 |
| exogenous infection | 60 |
| exogenous motive | 65 |
| exogenous pigmentation | 66 |
| exostosis | 62 |
| exotoxin | 65 |
| expansion arch appliance | 211 |
| expansion plate | 73 |
| expectation of efficacy | 142 |
| expectation of life | 355 |
| expectative diagnosis | 256 |
| expectorant | 104 |
| expectorating exercise | 145 |
| experiential learning | 257 |
| experimental epidemiology | 184 |
| expiration | 147 |
| explorer | 42 |
| explorer with hook | 391 |
| expressive language | 334 |
| extended arm clasp | 42, 52 |
| extension base removable partial denture | 392 |
| extensive caries | 141 |
| external auditory foramen | 63 |
| external bar | 64 |
| external basic lamella | 61 |
| external bevel incision | 63 |
| external carotid artery | 61 |
| external circumferential lamellae | 61 |
| external dental fistula | 64 |
| external jugular vein | 61 |
| external marginal epithelium | 60 |
| external nose | 65 |
| external pouring water system translation | 66 |
| external resorption | 66 |
| external respiration | 62 |
| external restoration | 64 |
| external root resorption | 66 |
| external splint | 64 |
| extracellular polysaccharide | 106 |
| extracoronal attachment | 171 |
| extraction space | 319 |
| extraoral anchorage | 70 |
| extraoral anchorage appliance | 70 |

| | |
|---|---|
| extraoral and intraoral examination | 133 |
| extraoral fixation | 70 |
| extraoral prosthesis | 47 |
| extraoral vacuum device | 130 |
| extrinsic lingual muscle | 64 |
| exudate | 215 |
| exudation | 215 |
| exudative inflammation | 215 |

## F

| | |
|---|---|
| face shield | 338 |
| facebow transfer | 339 |
| facial artery | 89 |
| facial asymmetry | 89 |
| facial bones | 89 |
| facial cranium | 89 |
| facial diagram | 338 |
| facial height | 89 |
| facial mask | 339 |
| facial muscle | 335 |
| facial nerve | 89 |
| facial palsy | 89 |
| facial paralysis | 89 |
| facial processes | 89 |
| facial profile | 252 |
| facial prosthesis | 47 |
| facial vein | 89 |
| facial width | 89 |
| facilities covered by long-term care insurance | 62 |
| facing crown | 244 |
| factor of falling off | 264 |
| facultative anaerobe | 276 |
| fail-safe | 339 |
| faint | 185 |
| fall unconsciousness | 185 |
| Fallot tetralogy | 337 |
| Fallot 四徴 | 337 |
| false pocket | 75 |
| false prognathism | 75 |
| false trigeminal neuralgia | 75 |
| family dentist | 69 |
| family doctor | 69 |
| family practitioner | 69 |
| fast food | 337 |
| fasting blood sugar | 108 |
| FAST 分類 | 47 |
| fat energy ratio | 189 |
| fat metabolism | 177 |
| fatality of disaster-related death | 214 |
| fatty acid | 189 |

| | | |
|---|---|---|
| fatty degeneration | 189 | |
| fauces | 129 | |
| faucitis | 129 | |
| FC 断髄法 | 47 | |
| fee-for-service payments system | 282 | |
| feeding activity | 236 | |
| feeding and swallowing therapy | 236 | |
| feeding and swallowing training | 236 | |
| feeding assistance | 206 | |
| feeding behavior | 206 | |
| feeding care | 206 | |
| feeding center | 108 | |
| feeding tube | 40 | |
| feeding tube complications | 40 | |
| feeling of oral dryness | 130 | |
| felt wheel | 339 | |
| fenestration | 64, 339 | |
| fentanyl | 339 | |
| fermentable carbohydrate | 318 | |
| fertilization | 195 | |
| festoon | 339 | |
| fetal position | 255 | |
| fetal toxicity | 257 | |
| fetus | 257 | |
| fetus presentation | 255 | |
| fever | 320 | |
| FFD | 47 | |
| fiber cementum | 241 | |
| fibrin | 241, 338 | |
| fibrinogen | 338 | |
| fibrinolysin | 338 | |
| fibrinolytic system | 246 | |
| fibrinous inflammation | 241 | |
| fibroma | 241 | |
| fibronectin | 338 | |
| fibrous attachment | 241 | |
| fibrous dysplasia | 241 | |
| fifth cusp | 257 | |
| figure-eight suture | 317 | |
| filament | 338 | |
| file | 337 | |
| file type scaler | 337, 390 | |
| filiform papilla | 179 | |
| filled tooth rate | 209 | |
| filler | 338 | |
| filling | 193 | |
| filling resin | 193 | |
| filling with paste | 146 | |
| film processing | 125, 338 | |
| film speed | 338 | |
| filter | 415 | |
| filter sterilization | 415 | |
| filtration sterilization | 415 | |
| FIM | 338 | |
| final impression | 231 | |
| fine tongue control | 238 | |
| finger fixed | 194 | |
| finger flexion movement | 194 | |
| finger rest | 338 | |
| finger spring | 202 | |
| fingerspelling | 393 | |
| finish brushing | 165 | |
| finish line | 338 | |
| first branchial arch | 255 | |
| first dentition | 255 | |
| first order bend | 337 | |
| first pass effect | 205 | |
| fissure | 410 | |
| fissure bur | 338 | |
| fissured tongue | 138 | |
| fistula | 412 | |
| fitness test material | 282 | |
| five year survival rate | 150 | |
| fixed appliance | 150 | |
| fixed complete denture | 70, 74, 349 | |
| fixed dental prosthesis | 150 | |
| fixed partial denture | 70, 74, 349 | |
| fixed prosthodontics | 83, 109, 150 | |
| fixed prosthodontics and restorative dentistry | 83, 109 | |
| fixed splint | 150 | |
| fixer | 281 | |
| flabby tissue | 348 | |
| flagellum | 362 | |
| flange technique | 350 | |
| flannel board presentation | 348 | |
| flap operation | 348 | |
| flap surgery | 188, 348 | |
| flare preparation | 349 | |
| flareout | 349 | |
| flat cell layer | 361 | |
| flexible connection | 79 | |
| floor of mouth | 133 | |
| flossing | 352 | |
| flowable resin | 350 | |
| fluid diet | 404 | |
| fluorapatite | 343, 349 | |
| fluorescence microscope | 114 | |
| fluoridated prophylaxis paste | 344 | |
| fluoridation | 202, 221, 344 | |
| fluoride | 344 | |
| fluoride application | 344 | |
| fluoride calcium | 343 | |
| fluoride gel | 344 | |
| fluoride ion concentration in drinking water | 33 | |
| fluoride mouth-rinsing | 344 | |
| fluoride poisoning | 344 | |
| fluoride supplement | 344 | |
| fluoride tooth paste | 345 | |
| fluoride-containing dentifrice | 345 | |
| fluoride-releasing property | 345 | |
| fluorosis | 344, 345 | |
| focus seizure | 203 | |
| focus-film distance | 47 | |
| focus-film distance (FFD) | 203 | |
| foliate papilla | 395 | |
| folic acid | 394 | |
| follow-up survey | 276 | |
| Fone's method | 340 | |
| food | 207 | |
| food additive | 208 | |
| food and nutrition education | 205 | |
| food blue No.1 | 209 | |
| food bolus | 209 | |
| food bolus formation | 209 | |
| food bolus transport | 209 | |
| food composition table | 208 | |
| food debris | 208 | |
| food for specified health use | 292 | |
| food form | 206, 208 | |
| food group | 208 | |
| food impaction | 208 | |
| food intake and acceptance | 208 | |
| food intake guidance | 207 | |
| food intake habit | 207 | |
| food item | 207 | |
| food poisoning | 207 | |
| food property | 208 | |
| food red No.104 | 209 | |
| food red No.105 | 209 | |
| food red No.106 | 209 | |
| food red No.3 | 209 | |
| food stagnation | 206 | |
| food substitution table | 208 | |
| food swallow | 208 | |
| food taking | 368 | |
| food test | 338 | |
| food thickeners | 250 | |
| food with health claims | 367 | |

| | | |
|---|---|---|
| foods for patient with difficulty in swallowing | 50 | |
| fool-proof | 338 | |
| foot controller | 345 | |
| foramen rotundum | 227 | |
| force system | 401 | |
| Fordyce granules | 339 | |
| Fordyce spots | 339, 340 | |
| forearm rotation | 246 | |
| forensic dentistry | 170, 364 | |
| formalin | 371 | |
| formalin cresol | 372 | |
| formation of rapol | 400 | |
| formocresol | 372 | |
| formocresol pulpotomy | 47 | |
| forum | 340 | |
| fossa | 60 | |
| foundation restoration | 184 | |
| four handed dentistry | 340 | |
| Fournier's tooth | 349 | |
| fowler's position | 337 | |
| fracture of jaw | 77 | |
| frail elderly | 394 | |
| frailty | 104, 350 | |
| framework | 350, 383 | |
| Frank technique | 348 | |
| Fränkel appliance | 350 | |
| Frank 法 | 348 | |
| free gingiva | 392 | |
| free gingival graft | 392 | |
| free gingival groove | 392 | |
| free nerve ending | 192 | |
| free retention | 182 | |
| free ribosome | 392 | |
| free-end bridge | 392 | |
| fremitus | 217, 350 | |
| frenectomy | 202 | |
| frenotomy | 202 | |
| frenulum of upper lip | 202 | |
| frequency | 193 | |
| fresh fracture | 216 | |
| friction grip | 348 | |
| front position | 246, 353 | |
| front tooth | 242 | |
| frontal bone | 245 | |
| frontal nerve | 245 | |
| fructan | 349 | |
| fructooligosaccharide | 349 | |
| fructose | 79, 349 | |
| FTND | 47 | |
| fuchsin solution | 341 | |
| full cast crown | 245 | |
| full term baby | 376 | |
| full thickness flap | 244, 309, 349 | |
| full veneer crown | 245 | |
| function assessment staging | 47 | |
| function preserving | 95 | |
| function recovery training | 95 | |
| function regulator | 337 | |
| functional analysis method | 95 | |
| functional antagonism | 95, 231 | |
| functional appliance | 95 | |
| functional cusp | 95 | |
| functional impression | 94 | |
| functional independence measure | 95, 338 | |
| functional jaw orthopedics | 95 | |
| functional malocclusion | 95 | |
| functional mandibular protrusion | 95 | |
| functional matrix | 95 | |
| functional oral care | 95 | |
| functional orthodontic force | 95 | |
| functional reversed occlusion | 95 | |
| functional shift | 95 | |
| functional test of nervous system | 212, 229 | |
| functional training | 95 | |
| functioning | 227 | |
| fundamental low of food education | 205 | |
| fungiform papilla | 179 | |
| fungus | 212 | |
| furcaplasty | 337, 353 | |
| furcated root canal | 353 | |
| furcation area | 154 | |
| furcation canal | 220 | |
| furcation involvement | 154, 353 | |
| furcation plasty | 337 | |
| furcation probe | 154, 337 | |
| Furgustoloam nicotine dependence test (FTND) | 47, 337 | |
| fused tooth | 392 | |
| *Fusobacterium nucleatum* | 343 | |

### G

| | | |
|---|---|---|
| G protein | 165, 166 | |
| GABA | 97 | |
| GABA | 97 | |
| galactose | 81 | |
| galvanic current | 82 | |
| ganglion stimulant | 213 | |
| ganglion-blocking agents | 213 | |
| ganglionic blocking agent | 213 | |
| gangrene | 43 | |
| gangrenous inflammation | 43 | |
| gap junction | 97 | |
| gargle | 87 | |
| gargle method | 87 | |
| gargling | 60 | |
| Garré's osteomyelitis | 82 | |
| gas anesthetic | 75 | |
| gas exchange | 75 | |
| gas sterilization | 75 | |
| gasping respiration | 13 | |
| gastric juice | 23 | |
| gastric phase | 25 | |
| gastric tube | 23 | |
| gastrin | 75 | |
| gastrointestinal hormone | 199 | |
| gastrostomy | 30 | |
| Gauss distribution | 66 | |
| Gaussian distribution | 66 | |
| gauze strips | 60 | |
| gavage | 114 | |
| GBR | 166 | |
| GCF | 165 | |
| GCRP | 165 | |
| GDS | 165 | |
| Gefrierschnitt | 121, 196 | |
| gel | 121, 167 | |
| gelatinase | 121 | |
| geminated tooth | 249 | |
| gender | 167 | |
| gene | 27 | |
| general action | 27 | |
| general anesthesia | 243 | |
| general anesthetic | 243 | |
| general lassitude | 243 | |
| general malaise | 243 | |
| general physician | 27, 166 | |
| general practitioner | 27, 166 | |
| generic drug | 141, 167 | |
| genetic background | 27 | |
| genetic counselling | 27 | |
| geniculate ganglion | 185 | |
| genioplasty | 58 | |
| genital type growth | 228 | |
| genuine halitosis | 216 | |
| Genus *Actinomyces* | 14, 365 | |
| Genus *Bordetella* | 371 | |
| Genus *Clostridium* | 113 | |
| Genus *Enterococcus* | 52, 273 | |

| Term | Page |
|---|---|
| Genus *Escherichia* | 42 |
| Genus *Helicobacter* | 359 |
| Genus *Legionella* | 409 |
| Genus *Mycobacterium* | 373 |
| Genus *Mycoplasma* | 373 |
| Genus *Neisseria* | 297 |
| Genus *Pseudomonas* | 193 |
| Genus *Salmonella* | 161 |
| Genus *Shigella* | 174 |
| Genus *Treponema* | 294 |
| Genus *Vibrio* | 333 |
| Genus *Yersinia* | 49 |
| geographic tongue | 270 |
| geriatric dentistry | 143, 414 |
| geriatric depression scale | 165 |
| geriatric medicine | 414 |
| geriatric syndrome | 414 |
| geriatrics | 414 |
| germicide | 160 |
| gerodontics | 143, 414 |
| gerodontology | 143, 414 |
| gerontological nursing | 414 |
| gerontology | 414 |
| gestosis | 305 |
| gesture language | 379 |
| GFR | 165 |
| GI | 165 |
| gingipain | 215 |
| gingiva | 186 |
| gingival abscess | 188 |
| gingival col | 151 |
| gingival connective tissue graft | 186 |
| gingival crevicular fluid | 165 |
| gingival crevicular fluid (GCF) | 187 |
| gingival cyst | 187 |
| gingival enlargement | 188 |
| gingival epithelium | 187 |
| gingival fibers | 187 |
| gingival flap surgery | 188 |
| gingival hyperplasia | 187 |
| gingival hypertrophy | 188 |
| gingival index (GI) | 165, 186, 215 |
| gingival lamina propria | 187 |
| gingival lesions | 187 |
| gingival margin trimmer | 215 |
| gingival overgrowth | 187 |
| gingival pocket | 188 |
| gingival polyp | 187, 188 |
| gingival recession | 187 |
| gingival retraction | 186 |
| gingival sulcular epithelium | 187 |
| gingival sulcus | 187 |
| gingival sulcus microbiota | 187 |
| gingival sulcus microflora | 187 |
| gingival wall | 187 |
| gingivectomy | 187 |
| gingivectomy knife | 187 |
| gingivitis | 186 |
| gingivitis under observation (GO) | 165, 178 |
| gingivoplasty | 187 |
| gland | 241 |
| glandulae oris minores | 201 |
| glandular acinus | 246 |
| glandular cavity | 241 |
| glass beads sterilization | 81 |
| glass ionomer cement | 109 |
| glass mixing slab | 81 |
| glaucoma | 405 |
| Glickman's classification of furcations | 111 |
| Glickman の根分岐部病変分類 | 111 |
| global health | 145 |
| globular swelling | 99 |
| glomerular filtration rate (GFR) | 165, 173 |
| glossalgia | 238 |
| glosso pharyngeal nerve | 233 |
| glossodynia | 238 |
| glossoptosis | 235 |
| glottis | 231 |
| glucide | 288 |
| glucocorticoid | 112, 288 |
| gluconeogenesis | 289 |
| glucose | 112, 345 |
| glucose clearance test | 112 |
| glutamate dehydrogenase | 112 |
| glutaraldehyde | 112 |
| glycocalyx | 287 |
| glycogen | 110 |
| glycogen storage disease | 289 |
| glycolysis | 65 |
| glycoprotein | 289 |
| Gnathion (Gn) | 109 |
| gnathostatic model | 73 |
| GO | 165 |
| goal setting skill | 386 |
| goggles | 144 |
| Gold Plan 21 | 144 |
| Golgi apparatus | 152 |
| Golgi area | 152 |
| Golgi complex | 152 |
| gomphosis | 281 |
| gothic arch tracing method | 146 |
| Gottlieb vertical method | 149 |
| government certification | 148 |
| GP | 69 |
| GP | 166 |
| Gracey type curette | 112 |
| Gracey 型キュレット | 112 |
| grade of ingestion swallowing ability | 236 |
| gradual gingival retraction | 85 |
| gradual teeth separation | 85 |
| graft-versus-host disease (GVHD) | 25, 166 |
| Gram staining | 110 |
| gram-negative bacilli | 110 |
| gram-negative cocci | 110 |
| gram-positive bacilli | 110 |
| gram-positive cocci | 110 |
| grand mal | 259 |
| granulation tissue | 300 |
| granules | 81 |
| granulomatous inflammation | 300 |
| grasp life-style | 227 |
| grasp reflex | 312 |
| gray scale | 112 |
| gray-brown tooth | 61 |
| greater palatine artery | 257 |
| greater palatine canal | 257 |
| greater palatine nerve | 257 |
| greater sublingual duct | 258 |
| grey syndrome | 112 |
| grinding | 109 |
| gross caries removal procedure (GCRP) | 162, 165 |
| group A streptococci | 41 |
| group functioned occlusion | 111 |
| group home | 111 |
| growth and development | 230 |
| growth curve | 230, 249 |
| growth factor | 230, 249 |
| growth prediction | 230 |
| growth velocity curve | 230 |
| Grünberg orthodontic blow pipe | 111 |
| Grünberg のブローパイプ | |

| Term | Page |
|---|---|
| | 111 |
| GTP結合タンパク質 | 166 |
| GTR法 | 165 |
| gubernacular canal | 185 |
| gubernacular cord | 185 |
| guidance for between-meal habit | 85 |
| guidance media | 185 |
| guide for healthy sleep 2014 | 123 |
| guide groove | 65 |
| guide wire | 392 |
| guided bone regeneration (GBR) | 148, 166 |
| guided tissue regeneration method | 165, 178, 252 |
| gum rubbing | 81, 188 |
| gumma | 151 |
| gustation | 378 |
| gustatory cell | 378 |
| gustatory pore | 378 |
| gustatory sensation | 378 |
| gustometry | 378 |
| guttapercha point | 78 |
| gutter-shaped root | 287 |
| GVHD | 166 |
| gypsum | 234, 343 |
| Gタンパク質 | 165 |

## H

| Term | Page |
|---|---|
| H file | 39 |
| H-type file | 39 |
| H₁受容体拮抗薬 | 39 |
| H₂受容体拮抗薬 | 39 |
| habitual dislocation of temporomandibular joint | 191, 192 |
| habitual mouth breathing | 192 |
| habitual occlusion | 192 |
| hairy leukoplakia | 386 |
| half desmosome | 324 |
| half round tube | 323 |
| half sitting position | 323 |
| half-value layer (HVL) | 39, 323 |
| halithphobia | 137 |
| halitometer | 138 |
| halitophobia | 137 |
| halitosis | 137, 138 |
| halitosis test | 137 |
| Hallermann-Streiff syndrome | 321 |
| Hallermann-Streiff症候群 | 321 |
| hallucinogen | 122 |
| hand, foot and mouth disease | 278 |
| hand cutting instrument | 197 |
| hand scaler | 197, 324 |
| hand washing | 278 |
| hand-over-mouth technique | 324 |
| hand-wrist X-rays | 195 |
| handle | 321 |
| handpiece | 324 |
| haplodont | 266, 321 |
| hard of hearing | 299 |
| hard palate | 135 |
| hard swallow | 294 |
| Hasegawa dementia scale | 317 |
| Hasegawa's dementia scale revised (HDS-R) | 39, 65 |
| Hashimoto thyroiditis | 317 |
| Hashimoto's disease | 317 |
| hatchet | 319 |
| Haversian lamella | 321 |
| Hawley type retainer | 367 |
| Hawship lacunae | 315 |
| hay fever | 80 |
| hazard perception ability | 92 |
| hazard prediction | 92 |
| HBV | 39 |
| HCV | 39 |
| HDS-R | 39 |
| head back | 116, 290 |
| head down | 241 |
| head flexion | 116 |
| head lift exercise | 289 |
| head raising exercise | 190, 289 |
| head range of motion therapy | 116 |
| head rest | 22, 357 |
| head rotation | 116, 160, 357, 396 |
| head tilt | 289 |
| headgear | 357 |
| healing of extraction wound | 319 |
| health | 122 |
| health and welfare service area for the elderly | 413 |
| health assessment | 123, 359 |
| health behavior | 122, 367 |
| health belief model | 123, 359, 368 |
| health care | 122, 367 |
| health care facility for care of the elderly | 63 |
| health center | 368 |
| health disparities | 122 |
| health divide | 122 |
| health education | 39, 122, 367 |
| health examination | 123, 124 |
| health expectancy | 122 |
| health guidance | 122, 368 |
| health index | 122 |
| health inequalities | 122 |
| health institute on long-term health care for the aged | 63 |
| health instruction | 368 |
| health insurance | 123 |
| Health Japan 21 | 123 |
| health level | 122, 123 |
| health literacy | 359 |
| health locus of control | 359 |
| health locus-of-control | 359 |
| health promotion | 359 |
| health promotion act | 123 |
| health risk appraisal (HRA) | 39, 122 |
| health strategy | 123 |
| health supervision | 38 |
| health supervisor | 38 |
| healthy life expectancy active life expectancy | 122 |
| healthy parents and children 21 | 223 |
| hearing difficulty | 299 |
| hearing disorder | 273 |
| hearing impairment | 273 |
| hearing loss | 274 |
| heart | 216 |
| heart rate | 218 |
| heart sound | 211 |
| heat sterilization | 79 |
| heat-cured resin | 79 |
| heavy chamfer finish line | 358 |
| hebel | 357 |
| Hedstroem file | 39, 357 |
| Hedstroemファイル | 357 |
| Heimlich maneuver | 315 |
| Heimlich method | 315 |
| Heinrich's law | 315 |
| Hellman's dental age | 360 |
| Hellmanの歯齢 | 360 |
| Hellmanの咬合発育段階 | 360 |
| helper T cell | 278, 359 |
| hemagglutination | 119 |
| hemangioma | 119 |

| | | |
|---|---|---|
| hematocrit | 358 | |
| hematopoietic stem cell | 248 | |
| hematopoietic stem cell transplantation | 248 | |
| hemidesmosome | 324 | |
| hemiplegia | 75, 324 | |
| hemisection | 176, 358 | |
| hemisepta bone defect | 358 | |
| hemoglobin | 120, 358 | |
| hemolytic anemia | 394 | |
| hemolytic anemia of new born | 216 | |
| hemorrhage | 195 | |
| hemorrhagic diathesis | 195 | |
| hemorrhagic inflammation | 195 | |
| hemostasis | 174 | |
| hemostatic agent | 174 | |
| hepatitis | 82 | |
| hepatitis B virus | 39, 326 | |
| hepatitis C virus | 39, 165 | |
| Hepatitis virus | 82 | |
| herbal medicine | 88 | |
| hereditary factor | 27 | |
| hereditary gingival fibromatosis | 27 | |
| hermetic container | 379 | |
| herpangina | 359 | |
| herpes labialis | 139 | |
| herpes simplex virus (HSV) infection | 266 | |
| herpes zoster | 258 | |
| *Herpesviridae* | 359 | |
| herpetic gingivostomatitis | 365 | |
| herpetic stomatitis | 360 | |
| Hertwig epithelial sheath | 359 | |
| heterodonty | 24 | |
| heterogenous bone transplantation | 262 | |
| heterogeusia | 28 | |
| heterotopic ossification | 25 | |
| heterotroph | 193 | |
| high angle case | 313 | |
| high canine | 124, 388 | |
| high frequency energy | 138 | |
| high risk approach | 315 | |
| high-cost medical expense benefit | 128 | |
| high-pressure steam sterilizer | 126 | |
| high-risk elderly | 291 | |
| high-risk strategy | 315 | |
| high-strength dental stone | 274 | |
| higher brain function | 137 | |
| higher order structure of protein | 267 | |
| hinge movement | 274 | |
| Hirschfeld の 3 部位 | 336 | |
| histamine | 330 | |
| histamine $H_1$ receptor antagonist | 39 | |
| histamine $H_2$ receptor antagonist | 39 | |
| histatin | 330 | |
| history of present illness | 125 | |
| HIV | 39 | |
| HIV-related periodontitis | 39 | |
| hives | 218 | |
| HIV 関連歯周炎 | 39 | |
| hoarseness | 159 | |
| hoe | 363 | |
| hoe type scaler | 113, 363 | |
| holistic oral care | 363 | |
| home bleaching | 366 | |
| home care | 104, 157, 366 | |
| home care support | 104 | |
| home care support center | 157 | |
| home for the aged | 413 | |
| home for the elderly with a moderate fee | 116 | |
| home help service | 157, 366, 367 | |
| home help support center | 157 | |
| home helper | 366 | |
| home medical care management and guidance | 104 | |
| home nursing | 157 | |
| home nursing station | 366 | |
| home nursing system for the elderly | 413 | |
| home visiting health instruction | 366 | |
| Home-meal | 298 | |
| home-visit | 157 | |
| home-visit dental health instruction | 366 | |
| home-visit dental treatment | 366 | |
| home-visit nursing care | 366 | |
| home-visit nursing care station for the elderly | 413 | |
| home-visit oral health instruction | 366 | |
| home-visit rehabilitation | 366 | |
| homebound handicapped person | 157 | |
| homeostasis | 138, 230, 371 | |
| homodonty | 288 | |
| hook | 345 | |
| horizontal bone loss | 222 | |
| horizontal bone resorption | 222 | |
| horizontal infection | 221 | |
| horizontal method | 222, 396 | |
| horizontal overlap | 55, 222 | |
| horizontal technique | 222 | |
| hormesis effect | 372 | |
| hormesis effect by exercise | 37 | |
| hormone | 372 | |
| hormonotherapy | 372 | |
| horn of pulp chamber | 220 | |
| horny tooth | 72 | |
| hospice | 369 | |
| hospital accreditation | 334 | |
| hospital for community-based care | 269 | |
| hospital function evaluation | 334 | |
| hospital infection | 32 | |
| host | 194, 369 | |
| host factor | 194 | |
| host-parasite interaction | 194 | |
| hot water disinfection | 308 | |
| Hotz plate | 127, 370 | |
| Hotz 床 | 370 | |
| household goods quality labeling act | 78 | |
| housing for the elderly with home-care services | 155 | |
| HRA | 39 | |
| hue | 172 | |
| huffing | 320, 321 | |
| human error | 334 | |
| human immunodeficiency virus | 39, 332 | |
| human leukocyte antigen (HLA) | 332 | |
| humectant | 184 | |
| humoral immunity | 255 | |
| Hunter glossitis | 324 | |
| Hutchinson's tooth | 319 | |
| Hutchinson's triad | 319 | |
| HVL | 39 | |
| hyaline degeneration | 201 | |
| hyaline droplet degenera- | | |

| | | |
|---|---|---|
| tion | 201 | |
| hyalinization | 201 | |
| hyaluronidase | 326 | |
| hybrid layer | 194 | |
| hydrargyria | 220 | |
| hydrargyrism | 220 | |
| hydrocephalus | 221 | |
| hydrocolloid impression material | 314 | |
| hydrocortisone | 333 | |
| hydrogen ion concentration | 220 | |
| hydrogen sulfide | 404 | |
| hydroxyapatite | 314, 332 | |
| hydroxylation reaction | 220 | |
| hydroxylysine | 333 | |
| hydroxyproline | 332 | |
| hygienic condition | 130 | |
| hygienic pontic | 403 | |
| hyoid arch | 235 | |
| hyoid bone | 234 | |
| hypercementosis | 240 | |
| hypercorticosteroidism | 341 | |
| hyperemesis gravidarum | 305 | |
| hyperemia | 192 | |
| hyperemia of the pulp | 181 | |
| hyperkinesia | 69 | |
| hyperlipemia drug | 177 | |
| hyperlipidemia drug | 177 | |
| hyperplasia | 74, 249 | |
| hyperpolarization | 80 | |
| hypersensitivity | 80, 83, 106 | |
| hypertension | 135 | |
| hypertensive emergency | 135 | |
| hypertrophy | 331 | |
| hyperventilation syndrome | 70 | |
| hypnotics | 159 | |
| hypocalcification | 233 | |
| hypoglossal nerve | 234 | |
| hypogrowth | 410 | |
| hypophosphatasia | 282 | |
| hypopituitarism | 75 | |
| hypotension | 280 | |
| hypothetical normal occlusion | 75 | |
| hypotonia | 105 | |
| hypoxia | 280 | |
| Hファイル | 39 | |

## I

| | |
|---|---|
| IADL | 13 |
| iatrogenic | 24 |
| iatrogenic disease | 24 |
| ICD-11 | 13 |
| ice massage | 13 |
| ICF | 13 |
| ICU | 13 |
| ideal arch | 13 |
| ideal occlusion | 402 |
| idiopathic pulpitis | 292 |
| idiopathic thrombocytopenic purpura (ITP) | 13, 292 |
| idiopathic trigeminal neuralgia | 292 |
| IFDH | 13 |
| IFN | 13 |
| IgE antibody | 13 |
| IgE 抗体 | 13 |
| III型アレルギー | 161 |
| II型アレルギー | 300 |
| imaging plate (IP) | 13, 28 |
| immature tooth | 154 |
| immatured permanent tooth | 395 |
| immediate gingival exclusion | 251 |
| immediate hypersensitivity | 25, 251 |
| immediate root canal filling | 251 |
| immediate separation of tooth | 251 |
| immediate type allergy | 251 |
| immune checkpoint blockade | 385 |
| immune complex | 385 |
| immune complex hypersensitivity | 385 |
| immune response | 384 |
| immune tolerance | 384 |
| immune-associated organ | 385 |
| immunity | 384 |
| immunocompetent cell | 385 |
| immunodeficiency | 385 |
| immunoglobulin E | 13 |
| immunosuppressant | 385 |
| immunotherapy | 385 |
| impacted tooth | 373 |
| impaired development of oral functions | 131 |
| impedance measurement | 284 |
| impedance test | 33 |
| impediment removal | 322 |
| implant carrier | 33 |

| | |
|---|---|
| implant denture | 33 |
| implant material | 33 |
| implant remover | 33 |
| implant scaler | 33 |
| impression | 31 |
| impression gypsum | 31 |
| impression making | 31 |
| impression spatula | 31 |
| impression tray | 31 |
| impression wax | 31 |
| improved lugol solution | 66 |
| impulse | 33 |
| impulse conducting system | 142, 174 |
| impulse conduction system | 142, 174 |
| inapparent infection | 342 |
| inapparent pulp exposure | 342 |
| inborn errors of metabolism (IEM) | 245 |
| incident | 31 |
| incisal edge | 233, 238 |
| incisal path | 237 |
| incisal point | 236 |
| incisive bone | 235 |
| incisive canal | 235 |
| incisive canal cyst | 235 |
| incisive foramen | 235 |
| incisive fossa | 235 |
| incisive papilla | 236 |
| incisive suture | 236 |
| incisive tubercle | 235 |
| incisor | 235 |
| incisor tooth | 387 |
| inclined bite plate | 136 |
| inclined plane | 235 |
| incompatible blood transfusion | 118 |
| incubator | 126, 363 |
| indefinite pulp exposure | 75, 342 |
| index of elderly population | 414 |
| indiana sharpening stone | 32 |
| indirect action | 86 |
| indirect bone resorption | 86 |
| indirect fracture | 64 |
| indirect pulp capping | 13, 86 |
| indirect pulp capping method | 165 |
| indirect therapy | 86, 94 |
| individual normal occlusion | 147 |

| Term | Page |
|---|---|
| indometacin | 32 |
| induced pain | 392 |
| induction needle | 392 |
| induration | 135 |
| industrial accident | 162 |
| industrial dental health | 162 |
| industrial dentist | 162 |
| industrial disease | 162, 205 |
| industrial health | 162 |
| industrial health consultant | 413 |
| industrial hygienist | 38 |
| industrial safety and health act | 413 |
| ineffective dose | 381 |
| infant | 303 |
| infantile swallowing | 304 |
| infarction | 139 |
| infected granulation tissue | 349 |
| infected root canal treatment | 86 |
| infected tooth substance | 86 |
| infection | 86 |
| infection control | 87 |
| infection route | 86 |
| infections waste | 87 |
| infectious diseases | 87 |
| infective endocarditis | 87 |
| inferior nasal concha | 79 |
| inferior nasal meatus | 80 |
| inferior orbital fissure | 70 |
| inferior surface of tongue | 234 |
| inferior temporal line | 75 |
| infiltration anesthesia | 215 |
| inflammation | 51 |
| inflammation of oral floor | 140 |
| inflammatory cells | 51 |
| inflammatory granulation tissue | 52 |
| influenza | 33 |
| Influenza virus | 33 |
| information provision document | 204 |
| informed consent | 33, 239 |
| infrabony pocket | 147 |
| infrahyoid muscles | 234 |
| infralabioversion of canine | 124 |
| infraorbital border | 82 |
| infraorbital canal | 82 |
| infraorbital foramen | 82 |
| infraorbital nerve | 82 |
| infraorbital sulcus | 82 |
| infrastructure | 80 |
| infratemporal crest | 251 |
| infratemporal fossa | 251 |
| infratemporal surface | 251 |
| ingestion exercise | 368 |
| inhalation anesthesia | 100 |
| inhibition of bacterial metabolism by fluoride | 345 |
| inhibitory action | 395 |
| inhibitory synapse | 395 |
| inhibitory transmitter | 395 |
| initial caries | 205 |
| initial occlusal contact | 205 |
| initial periodontal therapy | 27, 178, 205 |
| initial preparation | 27, 178, 205 |
| initial therapy | 27, 178, 205 |
| initiation stage | 319 |
| injection type | 31 |
| injections | 271 |
| inlay | 33 |
| inlay bur | 33 |
| innate immunity | 182 |
| inner crown | 296 |
| inner enamel epithelium | 296 |
| inner marginal epithelium | 296 |
| innervation | 212 |
| inorganic matter | 381 |
| inositol triphosphate | 13, 27 |
| inquiry | 387 |
| insert tip | 31 |
| insoluble dietary fiber | 346 |
| Inspection | 180 |
| inspiration | 100 |
| instant X-ray film processing | 31 |
| instruction depending on a life stage | 398 |
| instruction of the eating habits | 207 |
| instruction to patient | 85 |
| instrumental activities of daily living (IADL) | 13, 195 |
| instruments | 31 |
| instruments for mouth cleaning | 132 |
| instruments for oral hygiene | 132 |
| insulin | 31 |
| insulin dependent diabetes mellitus | 26, 31 |
| insurer | 368 |
| integrated community care system | 268 |
| integrated facility for medical and long-term care | 61 |
| integration of health care | 367 |
| integrin | 32 |
| integument | 65 |
| intelligence quotient (IQ) | 13, 270 |
| intelligence test | 270 |
| intensifying screen | 247 |
| intensive care unit (ICU) | 13, 193 |
| intentional replanting method | 27 |
| interactive | 32 |
| intercalated duct | 63 |
| intercellular digestion | 158 |
| intercellular signaling | 158 |
| intercellular substance | 158 |
| interceptive orthodontic treatment | 395 |
| intercuspal position | 140 |
| interdental brush | 172 |
| interdental brushes | 31 |
| Interdental cleaning gel | 172 |
| interdental embrasure | 171 |
| interdental papilla | 172 |
| interdental space | 171 |
| interdental stimulator | 31, 172 |
| interdental suture | 172 |
| interdisciplinary team-care | 72 |
| interferon (IFN) | 13, 32 |
| interglobular area | 98 |
| interglobular dentin | 98 |
| interglobular net | 98 |
| interim denture | 161 |
| interim prosthesis | 162, 352 |
| interlamellar layer | 250 |
| interlocking cast core | 353 |
| intermaxillary bone | 76 |
| intermaxillary elastic | 76 |
| intermaxillary fixation | 76 |
| intermaxillary space | 76 |
| intermediate cementum | 271 |
| intermediate-level disinfection | 272 |
| intermittent oral catheterization (IOC) | 13, 84, 133 |
| intermittent oro-esophageal tube feeding (OE) |  |

| | |
|---|---|
| | 54, 133 |
| intermittent orthodontic force | 84 |
| intermittent tube feeding | 84 |
| internal carotid artery | 296 |
| internal dental fistula | 297 |
| internal granuloma | 298 |
| internal resorption | 298 |
| internal respiration | 296 |
| internal restoration | 297 |
| internal secretion | 298 |
| internal splint | 297 |
| International Classification of Disease | 13 |
| International Classification of Functioning, Disability, and Health | 13, 145 |
| International Federation of Dental Hygienists (IFDH) | 13, 145 |
| interneuron | 63 |
| interpersonal cognition | 258 |
| interpersonal fear | 258 |
| interpersonal perception | 258 |
| interpersonal relationship | 258 |
| interprismatic substance | 202 |
| interprofessional collaboration | 263 |
| interproximal oral hygiene aids | 172 |
| interproximation | 406 |
| interrupted orthodontic force | 267 |
| interrupted suture | 267 |
| interstitial fluid (ISF) | 13, 84 |
| interstitial space in periodontal ligament | 380 |
| interstitial tubercle | 63 |
| intertubular dentin | 83 |
| intertubular dentin matrix | 83 |
| intertubular matrix | 83 |
| interventional epidemiology | 65 |
| interview survey | 385 |
| intoxication | 272 |
| intraarterial administration | 290 |
| intracanal medication | 153 |
| intracellular signal transduction | 158 |
| intracoronal attachment | |
| | 172 |
| Intradermal injection | 333 |
| intraepithelial gland | 203 |
| intramaxillary elastic | 74 |
| intramaxillary fixation | 73 |
| intramembranous ossification | 374 |
| intramembranous particle | 374 |
| intramuscular injection | 107 |
| intraoperative complication | 196 |
| intraoral photograph | 133 |
| intraoral radiography | 141 |
| intraoral vertical ramus osteotomy (IVRO) | 13, 68 |
| intraoral X-ray film | 170 |
| intraperitoneal injection | 340 |
| intrarectal administration | 275 |
| intravenous anesthetic | 204 |
| intravenous drip infusion | 285 |
| intravenous hyperalimentation | 13 |
| intravenous injection | 204 |
| intravenous sedation | 204 |
| intrinsic cause | 296 |
| intrinsic pigmentation | 296 |
| introduction card | 199 |
| intrusion | 16 |
| inulin | 27 |
| invasion | 215 |
| inverse bevel incision | 297 |
| inverted corn bur | 33 |
| inverted soap | 97 |
| involuntary movement | 342 |
| involuntary muscle | 343 |
| IOC | 13 |
| iodoform | 395 |
| ionic channel | 23 |
| ionic current | 23 |
| iontherapy | 23 |
| iontophoresis | 23 |
| iontophoresis of fluoride | 344 |
| IP | 13 |
| IP3 | 13 |
| IPC 法 | 13 |
| IQ | 13 |
| iron preparation | 282 |
| irreversible pulpitis | 340 |
| irrigation | 28 |
| ischemia | 103 |
| ischemic heart disease | 104 |
| ISF | 13 |
| isometric method | 289 |
| isotonic solution | 289 |
| itaconic acid | 25 |
| ITP | 13 |
| IV injection | 204 |
| IVH | 13 |
| IVRO | 13 |
| IV型アレルギー | 397 |
| I型アレルギー | 25 |

## J

| | |
|---|---|
| J hook | 166 |
| Japan Coma Scale | 166, 191, 303 |
| Japan Dental Hygienists' Association | 303 |
| Japan Dental Hygienists' Charter | 303 |
| Japan Society for Dental Hygiene | 303 |
| Japan Society of Dental Hygiene Education | 303 |
| Japanese food guide spinning top | 207 |
| Japanese food guide ST | 207 |
| Japanese Industrial Standards | 180, 303 |
| Japanese Pharmacopoeia | 303 |
| Jarabak orthodontic technique | 191 |
| Jarabak 矯正法 | 191 |
| jaw closing reflex | 355 |
| jaw deformity | 74 |
| jaw lift | 67 |
| jaw opening exercise | 61 |
| jaw opening reflex | 61 |
| jaw prosthesis | 74 |
| jaw reflex | 74 |
| JCS | 166 |
| jig | 173 |
| jiggling movement | 173 |
| JIS | 180 |
| joint contracture | 86 |
| joint disc | 86 |
| joint noise | 86 |
| joint sound | 86 |
| jugular intravenous feeding | 115 |
| jumping plate | 136 |
| junctional epithelium | 234. 343 |
| juvenile rheumatoid arthritis | 191 |
| Jフック | 166 |

## K

| | |
|---|---|
| K file | 116 |
| K-type file | 116 |
| K⁺チャネル | 81 |
| kallikrein | 81 |
| kaming30 | 81 |
| Kaposi's sarcoma | 80 |
| Katz Index | 78 |
| Kaup's index | 66 |
| Kennedy classification | 121 |
| Kennedy 分類 | 121 |
| keratin degeneration | 72 |
| keratinized gingiva | 70 |
| keratinized layer | 71, 72 |
| keratocystic odontogenic tumor | 71 |
| ketone body | 121 |
| key and keyway | 91 |
| Keyes' three overlapping circles | 64 |
| kinase | 94 |
| kinesiology | 37 |
| Kirkland knife | 60 |
| KJ method | 116 |
| KJ 法 | 116 |
| Klinefelter's syndrome | 109 |
| knife edge appearance | 298 |
| knife edge finish line | 298 |
| Kocher forceps | 149 |
| Konus Kronen Teleskop | 144 |
| Koplik spot | 149 |
| Korff fiber | 152 |
| Korotkoff sounds | 152 |
| kyphoscoliosis | 139 |
| kyphosis | 143 |
| K ファイル | 116 |

## L

| | |
|---|---|
| labial arch appliance | 216 |
| labial bar | 64 |
| labial cavity | 217 |
| labial surface cavity | 217 |
| labio-lingual arch appliance | 216 |
| lacrimal bone | 407 |
| lactic acid bacteria | 303 |
| lactic acid bacterial cell count | 303 |
| lactobacillus count | 303 |
| lactoferrin | 398 |
| lactose | 304, 398 |
| lactose intolerance | 304 |
| lamellated bone | 250 |
| lamina dura | 183 |
| laminate veneer | 400 |
| laminin | 400 |
| Langhans giant cell | 400 |
| large oral gland | 257 |
| large salivary gland | 259 |
| large-scale disaster victim | 256 |
| laryngeal penetration | 141 |
| laryngeal suspension | 140 |
| laser beam welding | 409 |
| laser diode | 324 |
| laser equipment | 409 |
| late effect | 324 |
| late maturing child | 324 |
| latent infection | 342 |
| lateral branch | 251 |
| lateral canal | 152 |
| lateral condensation of root canal filling | 252 |
| lateral dentition | 252 |
| lateral expander | 252 |
| lateral incisor | 251 |
| lateral ligament | 64 |
| lateral nasal prominence | 64 |
| lateral pterygoid muscle | 64 |
| lateral pterygoid nerve | 64 |
| lateral recumbent position | 250 |
| lateral segment teeth | 252 |
| lateral surface | 399 |
| lateral tooth | 251 |
| laterally positioned flap surgery | 188 |
| laterotrusion | 358 |
| latex allergy | 399 |
| law | 366 |
| law of infections disease | 87 |
| laxative | 191 |
| layering technique | 232 |
| laying tooth-brush | 308 |
| LD₅₀ | 49 |
| LDDS | 49 |
| Le Fort 1 osteotomy | 408 |
| Le Fort 2 osteotomy | 408 |
| Le Fort 3 osteotomy | 408 |
| Le Fort classification | 408 |
| Le Fort Ⅲ型骨切り術 | 408 |
| Le Fort Ⅱ型骨切り術 | 408 |
| Le Fort Ⅰ型骨切り術 | 408 |
| Le Fort 分類 | 408 |
| lead line | 298 |
| leaflet | 401 |
| leakage X-ray | 412 |
| learning disorder | 72 |
| learning disorders | 72 |
| LeCron carver | 409 |
| leeway space | 401 |
| left heart failure | 159 |
| lesser palatine nerve | 201 |
| lethal dose | 270 |
| lethal dose 50% | 49, 147 |
| letter of inquiry | 199 |
| letter of introduction | 199 |
| leukemic gingivitis | 318 |
| leukocyte | 318 |
| leukoplakia | 316 |
| levator anguli oris muscle | 128 |
| level of consciousness | 24 |
| leveling | 410 |
| liaison critical path | 269 |
| lichen planus | 362 |
| lidocaine | 403 |
| life assistance | 227 |
| life cycle | 398 |
| life expectancy | 397 |
| life history | 227 |
| life skill | 398 |
| life span | 355 |
| life stage | 398 |
| life style | 227, 398 |
| life style related disease | 227 |
| life support | 227 |
| life table | 231 |
| life-prolong medicine | 53 |
| life-support | 53 |
| life-support treatment | 53 |
| life-sustaining treatment | 53 |
| ligand | 401 |
| light cure type bonding agent | 328 |
| light cured resin composite | 328 |
| light force | 398 |
| light wire orthodontic technique | 398 |
| light-resistant container | 191 |
| lighting | 398 |
| limb girdle muscular dystrophy | 184 |
| limited corrective orthodontics | 122 |
| limited tooth movement | 122 |
| Lindhe & Nyman's furcation classification | 406 |
| line angle | 241, 404 |
| linear calcification | 233 |
| linear measurement | 104 |

| | | |
|---|---|---|
| linen | 403 | |
| lingual apron | 405 | |
| lingual arch | 405 | |
| lingual arch appliance | 237 | |
| lingual artery | 238 | |
| lingual bar | 405 | |
| lingual bracket orthodontic technique | 405 | |
| lingual button | 405 | |
| lingual exercise | 234 | |
| lingual fossa | 237 | |
| lingual nerve | 237 | |
| lingual papillae | 238 | |
| lingual pit | 239, 386 | |
| lingual plate | 405 | |
| lingual septum | 238 | |
| lingual tonsil | 239 | |
| lingualized occlusion | 405 | |
| linguistic communication | 124 | |
| lingula of mandible | 68 | |
| linguocervical ridge | 237 | |
| linguogingival fissure | 191, 237 | |
| lip | 138 | |
| lip bumper | 403 | |
| lip closure training | 139 | |
| lip herpes | 139 | |
| lip training | 138 | |
| lipid | 177 | |
| lipid metabolism | 177 | |
| lipid-soluble vitamin | 202 | |
| lipreading | 291 | |
| liquefactive necrosis | 42 | |
| liquid consistency | 42 | |
| liquid diet | 404 | |
| liquid medium | 42 | |
| liquids and solutions | 42 | |
| liquids and solutions for cutaneous application | 66 | |
| liquized meal | 294, 378 | |
| lisping | 394 | |
| listening | 115 | |
| living will | 230, 403 | |
| local action | 103 | |
| local anesthesia | 103 | |
| local anesthetics | 103 | |
| local drug delivery system (LDDS) | 49, 103 | |
| local effects | 103 | |
| local exposure | 103 | |
| local hemostatic | 103 | |
| local hormone | 103 | |
| localizing cone | 201 | |
| lock down | 293, 416 | |
| lock pin | 416 | |
| lockjaw | 317 | |
| locomotive syndrome | 415 | |
| lonely meal | 147 | |
| long life medical care system | 129, 274 | |
| long shank bur | 416 | |
| long term care bed | 404 | |
| long term care beds | 273 | |
| long-range goal | 273 | |
| long-stay beds | 273 | |
| long-term assist needed | 394 | |
| long-term care insurance | 62 | |
| long-term care insurance act | 62 | |
| long-term care support specialist | 62 | |
| long-term support needed | 394 | |
| longitudinal material | 407 | |
| longitudinal study | 193 | |
| loop | 407 | |
| looped spring | 410 | |
| low birth weight infant | 281 | |
| low cariogenic glucide | 279 | |
| low phenylalanine diet | 281 | |
| low speed cutting apparatus | 281 | |
| low speed cutting apparatus handpiece | 281 | |
| low temperature plasma sterilization | 280 | |
| low temperature steam formaldehyde | 280 | |
| low tongue | 279 | |
| low-level disinfectant | 281 | |
| lower shank | 415 | |
| lowest effective dose | 156 | |
| loxoprofen sodium hydrate | 415 | |
| lozenges | 294 | |
| Lucae tweezer | 407 | |
| lumen of endoplasmic reticulum | 204 | |
| lung capacity | 313 | |
| lung ventilation | 313 | |
| lung volume | 313 | |
| luteinizing hormone | 54 | |
| luting | 139 | |
| luting agent | 139, 249 | |
| luting cement | 140 | |
| luting material | 139 | |
| luxation | 264 | |
| lymphangioma | 406 | |
| lymphatic circulation | 406 | |
| lymphocyte | 406 | |
| lysosome | 220, 398 | |
| lysozyme | 402 | |

## M

| | | |
|---|---|---|
| Mach effect | 375 | |
| macrodontia | 104 | |
| macrolide | 374 | |
| macrophage | 374 | |
| macula statica | 355 | |
| magenta tongue | 232 | |
| magnetic attachment | 182 | |
| magnetic resonance imaging (MRI) | 47, 72, 172 | |
| magnetic resonance imaging of temporomandibular joint | 71 | |
| magnetostrictive | 211, 374 | |
| main action | 194 | |
| main arch | 195 | |
| main effect | 194 | |
| main groove | 194 | |
| main point | 383 | |
| main root canal | 194 | |
| mainstream smoke | 197 | |
| maintenance | 383 | |
| major histocompatibility complex | 48, 197 | |
| major salivary gland | 259 | |
| malalignment | 211 | |
| Malassez epithelial rest | 375 | |
| malformation | 92 | |
| malignant hypertension | 14 | |
| malignant lymphoma | 14 | |
| malignant melanoma | 14 | |
| malignant neoplasm | 14 | |
| malignant tumor | 14 | |
| malocclusion | 135, 343 | |
| malpighian corpuscle | 215, 376 | |
| maltitol | 84, 376 | |
| maltose | 316, 376 | |
| mamelon | 233 | |
| mammography | 377 | |
| mandible | 67 | |
| mandibular angle | 67 | |
| mandibular arch | 77 | |
| mandibular canal | 67 | |
| mandibular condyle | 69 | |
| mandibular foramen | 67 | |
| mandibular fossa | 67 | |
| mandibular lateral translation | 358 | |
| mandibular micrognathia | 199 | |

| Term | Page |
|---|---|
| mandibular movement | 67 |
| mandibular nerve | 68 |
| mandibular nerve block | 68 |
| mandibular notch | 68 |
| mandibular osteomyelitis | 67 |
| mandibular periostitis | 67 |
| mandibular plane | 67 |
| mandibular plane angle | 67 |
| mandibular position | 67 |
| mandibular prognathism | 68 |
| mandibular prominence | 69 |
| mandibular resection prosthesis | 74 |
| mandibular retrognathism | 67 |
| mandibular stretch reflex | 68 |
| manikin | 375 |
| mannan | 377 |
| manschette | 376 |
| mantle dentin | 65 |
| manual toothbrush | 197 |
| margin | 360 |
| marginal gingiva | 360 |
| marginal leakage | 360 |
| marginal periodontitis | 360 |
| marginal plexus | 360 |
| marginal ridge | 360 |
| mass media | 374 |
| masseter muscle | 129 |
| masseteric artery | 129 |
| masseteric nerve | 129 |
| master point | 374, 383 |
| mastication | 252 |
| masticatory ability | 253 |
| masticatory disorder | 253 |
| masticatory efficiency | 253 |
| masticatory function | 252 |
| masticatory muscle | 253 |
| masticatory score | 253 |
| materia alba | 316, 375 |
| maternal and child health act | 368 |
| matrix band | 375 |
| matrix band retainer | 375 |
| matrix metalloproteinase | 48, 375 |
| matrix system | 74 |
| matrix vesicle | 93 |
| mattress suture | 375 |
| maxilitis | 199 |
| maxilla | 199 |
| maxilla angle | 100, 373 |
| maxillary artery | 73 |
| maxillary hiatus | 200 |
| maxillary nerve | 199 |
| maxillary nerve block | 200 |
| maxillary osteomyelitis | 199 |
| maxillary periostitis | 199 |
| maxillary prominence | 200 |
| maxillary protractive appliance | 200, 339 |
| maxillary protrusion | 200 |
| maxillary retrusion | 199 |
| maxillary sinus | 200 |
| maxillary tuberosity | 199 |
| maxillary vein | 72 |
| maxillofacial deformity | 72 |
| maxillofacial prosthesis | 72, 74 |
| maxillofacial prosthetics | 72 |
| maxillomandibular registration | 136 |
| maxillomandibular relationship record | 76, 269 |
| maximal blood pressure | 156 |
| maximal effective dose | 157 |
| maximal intercuspal position | 140 |
| maximum effective dose | 157 |
| maximum tolerated dose | 156 |
| McCall's festoon | 374 |
| McCall のフェストゥーン | 374 |
| McCall の辺縁ロール | 374 |
| McCoy impression | 374 |
| McCoy 印象 | 374 |
| McGill pain questionnaire | 373 |
| meal content | 207 |
| meal environment | 206 |
| meal round | 378 |
| mean life expectancy | 355 |
| mean number of DMFS | 332 |
| mean number of DMFT | 332 |
| means of application | 282 |
| measles | 374 |
| measurement of masticatory function | 252 |
| measuring device | 383 |
| measuring device of root canal length | 153 |
| mechanical mixing | 91 |
| mechanical plaque control | 91 |
| mechanical retention | 91 |
| mechanical tooth cleaning | 91 |
| mechanism of action | 160 |
| Meckel cartilage | 384 |
| medial nasal prominence | 297 |
| medial pterygoid muscle | 297 |
| medial pterygoid nerve | 297 |
| median | 271 |
| median diastema | 230 |
| median lingual accessory cusp | 237 |
| median palatine suture | 230 |
| median rhomboid glossitis | 230 |
| mediastinoscopy | 191 |
| medical accident | 29 |
| medical accident investigation system | 29 |
| medical assistance | 30 |
| medical assistant performance | 219 |
| medical care act | 30 |
| medical care area | 29 |
| medical care plan | 29 |
| medical check-up | 123, 124 |
| medical control of lifestyle | 227 |
| medical cooperation | 30 |
| medical crisis management | 29 |
| medical device infectious disease | 384 |
| medical devices | 29 |
| medical dispute | 30 |
| medical equipment safety manager (MESM) | 29, 48 |
| medical errors | 30 |
| medical ethics | 27, 30 |
| medical examination | 124 |
| medical expenses for the elderly | 412 |
| medical exposure | 30 |
| medical information sheet | 219 |
| medical institution | 29 |
| medical insurance | 30 |
| medical interview | 30, 384 |
| medical long-term care sanatoriums | 63 |
| medical malpractice | 29 |
| medical practice | 24 |
| medical practitioners' act | 25 |

| Term | Page |
|---|---|
| medical record | 219 |
| medical rehabilitation | 23 |
| medical safety | 29 |
| medical safety manager | 29 |
| medical security | 30 |
| medical service | 28 |
| medical service and welfare service | 367 |
| medical service area | 29 |
| medical technologist | 406 |
| medical treatment | 24 |
| medical treatment aid | 30 |
| medical waste | 30 |
| mefenamic acid | 384 |
| Meissner plexus | 373 |
| melanin pigment | 384 |
| melanin pigmentation | 384 |
| melanosis | 384 |
| membrane associated particle | 374 |
| membrane coating granule | 250 |
| membrane current | 374 |
| membrane potential | 374 |
| membrane stabilizing effect | 373 |
| membranous ossification | 374 |
| memory | 91 |
| menaquinone | 384 |
| Mendel's law of inheritance | 385 |
| Mendelsohn maneuver | 385 |
| menopausal syndrome | 141 |
| menstruation | 120 |
| mental age | 229 |
| mental artery | 58 |
| mental development | 229 |
| mental disorder | 229 |
| mental foramen | 58 |
| mental health | 229, 385 |
| mental muscle | 58 |
| mental nerve | 58 |
| mental retardation | 229 |
| mental spine | 57 |
| mental status questionnaire | 48 |
| mental triangle | 58 |
| mentolabial sulcus | 58 |
| mentum | 57 |
| mepivacaine | 384 |
| mercurial stomatitis | 220 |
| mercy killing | 22 |
| mesenchyme | 89 |
| mesial step type | 383 |
| mesiobuccal tubercle | 98 |
| mesiocclusion | 106 |
| mesiodens | 230 |
| MESM | 48 |
| mesoderm | 273 |
| messenger RNA | 384 |
| metabolic equivalents | 48 |
| metabolic syndrome | 257, 383 |
| metabolism | 257 |
| metacognition | 383 |
| metal allergy | 106 |
| metal based denture | 106 |
| metal bracket | 383 |
| metal ceramic restoration | 288 |
| metal crown | 106 |
| metal inlay | 383 |
| metal plate denture | 106 |
| metal strips | 383 |
| metaplasia | 75 |
| metaplasm | 134 |
| metastasis | 49, 283 |
| metastasis Inhibitor | 283 |
| methicillin-resistant *Staphylococcus aureus* (MRSA) | 48, 383 |
| methods of pocket elimination | 237 |
| methods of Vangede | 323 |
| methylmercaptan | 384 |
| METs | 48 |
| MFP | 386 |
| MFT | 48 |
| MHC | 48 |
| MI | 48 |
| MIC | 48 |
| microaerophilic bacteria | 329 |
| microbial substitution | 105 |
| microbial substitution disease | 105 |
| microdontia | 417 |
| micrognathia | 199 |
| microleakage | 330 |
| micromotor | 373 |
| micromotor handpiece | 373 |
| microscope | 373 |
| microscopic protist | 330 |
| microtubule | 329 |
| microvilli | 329 |
| micturition reflex | 314 |
| middle superior alveolar branch | 271 |
| midline | 230 |
| MIDORI model | 379 |
| midwife | 209 |
| Miller classification of gingival recession | 380 |
| Millerの分類 | 380 |
| milling technique | 380 |
| mineral | 379 |
| mineral components in saliva | 262 |
| mineral components of tooth | 321 |
| mineralization | 233 |
| mineralization front | 233 |
| mineralocorticoid | 137, 284, 379 |
| mini-mental state examination | 48, 379 |
| minimal blood pressure | 157 |
| minimal brain dysfunction syndrome | 329 |
| minimal intervention (MI) | 48, 156, 379 |
| minimum audible score | 156 |
| minimum effective dose | 156 |
| minimum inhibition concentration (MIC) | 48, 156 |
| ministerial ordinance | 205 |
| Minnesota multiphasic personality inventory test | 48, 379 |
| minocycline hydrochloride | 379 |
| minor salivary gland | 202 |
| minor tooth movement (MTM) | 48, 122, 373 |
| miscellaneous hand activity | 283 |
| missing tooth | 120, 249 |
| mist flow cooling | 354 |
| mitis-salivarius agar | 48, 379 |
| mitis-salivarius-bacitracin agar | 48, 380 |
| mitochondria | 210, 379 |
| mitochondrial matrix | 375 |
| mitotic cycle | 354 |
| mitotic stage | 354 |
| mixed dentition analysis | 108, 153 |
| mixed dentition period | 153 |
| mixed meal | 294, 378 |
| mixed medical care | 153 |
| mixed tumor | 153 |
| mixed type of cerebral palsy | 153 |

| | | | | | | |
|---|---|---|---|---|---|---|
| MMP | 48 | mouth irrigator | 132 | muscular position | 106 |
| MMPI テスト | 48 | mouth prop | 61 | mutan | 381 |
| MMSE | 48 | mouth rinse | 242, 342 | mutans streptococci | 380 |
| mode | 157, 386 | mouth rinsing | 242, 406 | mutism | 381 |
| model analysis | 386 | mouth screen | 373 | MWST | 48 |
| model trimmer | 386 | mouth wash | 242, 373 | myalgia of masticatory muscle | 253 |
| modeling | 386 | mouth-to-mouth breathing | 109 | myasthenia gravis | 192 |
| modeling compound | 386 | Moyer's mixed dentition analysis | 386 | *Mycobacterium leprae* | 398 |
| modified Bass method | 317 | Moyer の混合歯列分析法 | 386 | *Mycobacterium tuberculosis* | 119 |
| modified diet for dysphagic persons | 51 | MPD 症候群 | 48 | myelosuppression | 148 |
| modified pen grasp | 66, 185 | MRI | 47 | mylohyoid groove | 73 |
| modified Stillman method | 223 | mRNA | 384 | mylohyoid line | 73 |
| modified water swallowing test (MWST) | 48, 65 | MRSA | 48 | mylohyoid nerve | 73 |
| modified Widman flap operation | 34 | MSB 培地 | 48 | myoclonic epilepsy | 378 |
| modiolus | 128, 386 | MSQ | 48 | myoepithelial cell | 106 |
| moist heat | 59 | MS 培地 | 48 | myofascial pain dysfunction syndrome | 48 |
| molar | 98, 257 | MTF score | 48 | myofibril | 105 |
| molarization | 98 | MTF スコア | 48 | myofilament | 107 |
| mold guide | 386 | MTM | 48 | myofilaments | 105 |
| molecular target drug | 353 | mucin | 382 | myofunctional therapy | 105 |
| monitoring | 386 | mucocele | 308 | Myopenia | 378 |
| monophyodonty | 27 | mucoepidermoid carcinoma | 309 | myosin filament | 378 |
| monosaccharide | 267 | mucogingival junction | 187 | myotonia congenita | 244 |
| Monson curve | 387 | mucogingival surgery | 187 | | |
| Monson カーブ | 387 | mucosal flap | 309 | **N** | |
| mood stabilizer | 96 | mucosal immunity | 309 | n-3 fatty acids | 47 |
| Moon's tooth | 381 | mucous cell | 308 | n-3 系脂肪酸 | 47 |
| morbidity rate | 401 | mucous cyst | 308 | n-6 fatty acids | 46 |
| Moro's reaction | 386, 387 | mucous degeneration | 308 | n-6 系脂肪酸 | 46 |
| Moro 反射 | 386 | mucous membrane | 309 | $N_2O$ | 15 |
| morphodifferentiation stage of tooth germ | 115 | mulberry tooth | 249 | $Na^+$ チャネル | 298 |
| morphological age | 115 | multi tubercular tooth | 263 | Nabers probe | 308 |
| mortality | 189 | multi tufted brush | 265 | nadir | 298 |
| mother and child health notebook | 368 | multi-bracket orthodontic appliance | 376 | name monopoly | 383 |
| motion of suckling | 100 | multicentric cancer/multiple primary cancer | 264 | Nance's holding arch | 299 |
| motivation | 288, 386 | multiple protection mechanisms | 263 | Nance のホールディングアーチ | 299 |
| motivational interview method | 288 | multiple swallow | 342 | narcotic | 375 |
| motivational interviewing | 288 | multirooted tooth | 263 | narcotic analgesic | 375 |
| motivational support | 288 | mumps virus | 382 | narcotic antagonist | 375 |
| motor area | 37 | municipal health center | 184 | narcotic antagonist analgesic | 375 |
| motor ataxia | 37 | muscarine receptor | 381 | narcotic sedative | 375 |
| motor nerve | 37 | muscarinic receptor | 381 | nasal bone | 329 |
| mottled tooth | 324 | muscle relaxant | 105 | nasal cavity | 328 |
| mouth | 108 | muscle relaxation | 105 | nasal pit | 328 |
| mouth breathing | 137 | muscle spindle | 107 | nasal placode | 333 |
| mouth cleaning | 132, 175 | muscle training | 105 | nasal sac | 333 |
| mouth gag | 61 | muscle trimming | 104 | nasal septum | 332 |
| mouth guard | 373 | muscles of tongue | 234 | Nasmyth's membrane | 298 |
| | | muscular dystrophy | 106 | nasogastric tube diet | 115 |
| | | | | nasolabial angle | 330 |
| | | | | nasolabial sulcus | 330 |
| | | | | nasolacrimal canal | 336 |

| | | |
|---|---|---|
| nasomaxillary complex | 329 | |
| nasopalatine artery | 329 | |
| nasopalatine duct cyst | 329 | |
| nasopharyngeal meatus | 328 | |
| natal tooth | 196 | |
| national certification | 148 | |
| national health and nutrition survey | 145 | |
| national health expenditure | 145 | |
| national health insurance | 145 | |
| national health insurance act | 146 | |
| national nutrition survey | 145 | |
| national nutrition survey on preschool children | 304 | |
| natural cleaning | 182 | |
| natural head position | 182 | |
| natural killer cell | 46, 298 | |
| natural radiation | 182 | |
| nature of the diet | 208 | |
| nausea | 57, 315 | |
| NBC disaster | 47 | |
| NBC 災害 | 47 | |
| NCD (s) | 46 | |
| Nd: YAG laser | 308 | |
| Nd：YAG レーザー | 308 | |
| near-miss incident | 334 | |
| neck dissection | 116 | |
| neck of mandible | 67 | |
| neck rotation | 116 | |
| necrosis | 42 | |
| necrosis of jaw | 77 | |
| necrotic cementum | 43 | |
| necrotizing periodontal disease | 43 | |
| necrotizing ulcerative gingivostomatitis | 42 | |
| necrotizing ulcerative stomatitis | 42 | |
| needle holder | 180 | |
| needlestick injury | 322 | |
| Neodymium YAG laser | 308 | |
| neonatal asphyxia | 216 | |
| neonatal hemolytic anemia | 216 | |
| neonatal line | 214 | |
| neonatal period | 216 | |
| neonatal tooth | 216 | |
| neoplasm | 197 | |
| nephrotic syndrome | 308 | |
| nerve block | 213 | |
| nerve cell | 212 | |
| nerve fiber | 213 | |
| nerve growth factor | 46, 213 | |
| nervous system | 212 | |
| nervous vomiting | 212 | |
| nettle rash | 218 | |
| neural crest | 213 | |
| neural crest cell | 213 | |
| neural pathway | 213 | |
| neuralgia | 213 | |
| neurocranium | 310 | |
| neurofibril | 212 | |
| neurogenic shock | 213 | |
| neuromuscular antagonist | 105 | |
| neuromuscular blocking agent | 212 | |
| neuromuscular junction | 212 | |
| neuron | 304 | |
| neuropathic pain | 212 | |
| neurotransmitter | 213 | |
| neutral fat | 272 | |
| neutral red solution | 272 | |
| neutralizing capacity of saliva | 261 | |
| neutrophil | 140 | |
| new attachment | 218 | |
| new drug | 211, 218 | |
| New Health Frontier Strategy | 213 | |
| new orange plan | 211 | |
| newborn period | 216 | |
| Newbrun's four overlapping circles | 304 | |
| nexus | 156, 308 | |
| NGF | 46 | |
| Ni-Ti ファイル | 302 | |
| niacin | 296 | |
| niche | 302 | |
| nickel-titanium file | 302 | |
| nickel-titanium rotary file | 302 | |
| nicotine | 300 | |
| nicotine alternative therapy | 300 | |
| nicotine dependence | 300 | |
| nicotine patch | 300 | |
| nicotine receptor | 300 | |
| nicotine replacement therapy | 300 | |
| nicotinic receptor | 300 | |
| night care service | 297 | |
| night-guard | 297 | |
| nipping form | 317 | |
| Nishimura's scale for rating of mental states of the elderly | 46 | |
| nitrous oxide | 15, 200 | |
| nitrous oxide inhalation sedation | 15, 201 | |
| NK 細胞 | 46 | |
| NM scale | 46 | |
| NM スケール | 46 | |
| No.1 insured person | 255 | |
| No.2 insured person | 259 | |
| No.3 insured person | 257 | |
| noble metal | 92 | |
| nod swallow | 37 | |
| Nolla's calcification age | 311 | |
| Nolla の石灰化年齢 | 311 | |
| noma | 311 | |
| non insulin dependent diabetes mellitus | 31, 300 | |
| non plaque-induced gingivitis lesions | 333 | |
| non-absorbable membrane | 328 | |
| non-adherent plaque | 333 | |
| non-clinical study | 246, 335 | |
| non-collagenous protein | 329 | |
| non-communicable disease (s) | 46, 328 | |
| non-competitive antagonism | 328 | |
| non-elastic impression material | 332 | |
| non-epithelial tumor | 330 | |
| non-narcotic analgesic | 334 | |
| non-odontogenic cyst | 329 | |
| non-sealing root canal therapy | 152 | |
| non-specific effect | 332 | |
| non-specific protective system | 332 | |
| non-steroid anti-inflammatory drug (NSAID) | 46, 330 | |
| non‐essential amino acid | 74, 333 | |
| nonanatomic tooth | 381 | |
| noncariogenic glucides | 328 | |
| noninvasive monitoring | 328 | |
| nonselective action | 331 | |
| nonverbal communication | 329 | |
| nonworking side | 355 | |
| noradrenaline | 311 | |
| norepinephrine | 311 | |
| normal diet | 202, 343 | |
| normal distribution | 228 | |

| | | |
|---|---|---|
| normalization | 311 | |
| Northwestern analysis method | 311 | |
| Northwestern 分析法 | 311 | |
| nosocomial infection | 32 | |
| nostril | 65 | |
| NSAID | 46 | |
| NST | 46 | |
| nuclear membrane | 74 | |
| nuclease | 72, 307 | |
| nucleic acid | 72 | |
| nucleolus | 72 | |
| nucleoplasma | 72 | |
| numeric rating scale | 222 | |
| Nuremberg Code | 304 | |
| nurse | 84 | |
| nurse-teacher | 394 | |
| nursing | 61, 84, 370 | |
| nursing bottle caries | 370 | |
| nursing care support | 62 | |
| nursing health care facility for the elderly | 63 | |
| nursing home for the elderly | 394 | |
| nursing infant | 303 | |
| nursing welfare facility for the elderly | 63 | |
| nutrient | 40 | |
| nutrient intake | 40 | |
| nutrition care management | 39 | |
| nutrition counselling | 40 | |
| nutrition education | 40 | |
| nutrition guidance | 40 | |
| nutrition intake by food group | 208 | |
| nutrition support team (NST) | 39, 46 | |
| nutritional assessment | 39 | |
| nutritional requirement | 40 | |
| nutritional supplementary food | 41, 160 | |
| nutritional value | 39 | |
| nutritive value | 39 | |
| N 式老年者用精神状態尺度 | 46 | |

## O

| | | |
|---|---|---|
| O-P【歯科衛生過程の】 | 55 | |
| O'Leary's index | 59 | |
| O'Leary's PCR | 59 | |
| O'Leary's plaque control record | 59 | |
| O'Leary's plaque index | 59 | |
| obesity criteria | 334 | |
| objective information | 55, 97 | |
| obligate aerobe | 361 | |
| obligate anaerobe | 361 | |
| oblique line | 191 | |
| oblique ridge | 191 | |
| observation plan | 55, 84 | |
| observational learning | 84 | |
| obsessional idea | 102 | |
| obturator | 244 | |
| occipital bone | 141 | |
| occlusal adjustment | 136 | |
| occlusal caries | 136 | |
| occlusal equilibration | 136 | |
| occlusal facet | 136, 337 | |
| occlusal groove | 136 | |
| occlusal guidance | 136 | |
| occlusal plane angle | 136 | |
| occlusal plane plate | 136 | |
| occlusal portion | 142 | |
| occlusal prematurity | 247 | |
| occlusal radiography | 136 | |
| occlusal reconstruction | 57, 136 | |
| occlusal splint | 56, 136 | |
| occlusal surface proper | 151 | |
| occlusal trauma | 136 | |
| occlusal vertical dimension | 136 | |
| occlusion | 135 | |
| occlusion rims on record base | 136 | |
| occult blood | 242 | |
| occupational abrasion | 205 | |
| occupational caries by sugar | 74, 289 | |
| occupational dental disease | 205 | |
| occupational disease | 162, 205 | |
| occupational health | 413 | |
| occupational health administration | 413 | |
| occupational health supervision | 413 | |
| occupational injury | 414 | |
| occupational therapist (OT) | 55, 159 | |
| occupational therapy | 159 | |
| occurrence | 108 | |
| Ochsenbein chisel | 55 | |
| Ochsenbein チゼル | 55 | |
| octacalcium phosphate | 56 | |
| Odland body | 58 | |
| odontectomy | 319 | |
| odontoblast | 247 | |
| odontoclast | 317 | |
| odontogenic carcinoma | 174 | |
| odontogenic cyst | 174 | |
| odontogenic keratocyst | 174 | |
| odontogenic maxillary sinusitis | 182 | |
| odontogenic tumor | 174 | |
| odontoma | 169 | |
| odontoplasty | 58, 320 | |
| OE | 54 | |
| office bleaching | 58 | |
| offset blade | 58 | |
| OHI | 54 | |
| OHI-S | 54 | |
| old age | 143, 412, 414 | |
| old old | 129 | |
| olfaction | 98 | |
| olfactory sensation | 98 | |
| oligodontia | 346 | |
| oligoptyalism | 261 | |
| oligosaccharide | 59 | |
| oligosialia | 261 | |
| on the day general anesthesia | 288 | |
| oncogene | 82 | |
| oncology | 59 | |
| one bite amount | 332 | |
| one wall infrabony defect | 27 | |
| one-step adhesive system | 417 | |
| onlay | 22 | |
| opalescent dentin | 58 | |
| opaque | 58 | |
| open free method | 66 | |
| open reduction | 84 | |
| opening of caries cavity | 35 | |
| opening of decayed cavity | 35 | |
| operant conditioning | 58 | |
| operating posture | 275 | |
| operative cleaning | 195 | |
| ophthalmic artery | 88 | |
| ophthalmic nerve | 86 | |
| opioid | 58 | |
| opportunistic infection | 335 | |
| opposing tooth | 257 | |
| optical microscope | 128 | |
| optimal orthodontic force | 157 | |
| oral administration | 114 | |
| oral anatomy | 130 | |
| oral cancer | 130 | |
| oral candidiasis | 84 | |
| oral candidosis | 130 | |
| oral cavity | 129 | |

| | | |
|---|---|---|
| oral cavity proper | 151 | |
| oral cleaning | 132 | |
| oral clearance test | 112 | |
| oral commensal microorganism | 132 | |
| oral diadochokinesis | 56 | |
| oral dyskinesia | 55 | |
| oral exercises | 133 | |
| oral focal infection | 134 | |
| oral frailty syndrome | 56 | |
| oral function exercise | 131 | |
| oral function improvement program | 131 | |
| oral function improvement service | 131 | |
| oral function training | 131 | |
| oral gland | 132 | |
| oral habit | 132 | |
| oral health | 130, 134 | |
| oral health behavior | 134 | |
| oral health care | 130, 131, 132 | |
| oral health care products | 132 | |
| oral health gel | 131 | |
| oral health instruction | 170 | |
| oral health supporting center | 134 | |
| oral health-related quality of life | 131 | |
| oral hygiene care | 130 | |
| oral hygiene index | 54, 130 | |
| oral hygiene index-simplified | 54, 90 | |
| oral hygiene instruction | 130, 132 | |
| oral hypofunction | 131 | |
| oral indigenous bacteria | 132 | |
| oral indigenous microorganism | 132 | |
| oral irrigator | 132 | |
| oral leukoplakia | 133 | |
| oral lichen planus | 134 | |
| oral malodor | 137 | |
| oral medicine | 298 | |
| oral microbiota | 133 | |
| oral microflora | 133 | |
| oral moisture meter | 132 | |
| oral moisturizer | 132, 134 | |
| oral mucosa microbiota | 133 | |
| oral mucosa microflora | 133 | |
| oral mucous membrane | 133 | |
| oral myofunctional therapy | 48, 131 | |
| oral non-smoking adjuvant | 114 | |
| oral prophylaxis | 56, 132, 134, 171, 175 | |
| oral psychosomatic disease | 132 | |
| oral rehabilitation | 56, 131 | |
| oral rehabilitation and functional care | 131 | |
| oral screen | 56 | |
| oral streptococci | 133, 134 | |
| oral vestibule | 133 | |
| Orban knife | 59 | |
| orbicularis oris | 142 | |
| orbit | 82 | |
| orbital-canine law | 83 | |
| ordinary diet | 202, 343 | |
| organic components in saliva | 262 | |
| organic components of tooth | 321 | |
| organic disorder | 93 | |
| organic matter | 391 | |
| organic oral care | 93 | |
| organization | 93 | |
| oriental medicine | 290 | |
| oriented facial photograph | 88 | |
| ornithine cycle | 59 | |
| oropharyngeal suctioning | 130 | |
| orthodentin | 216 | |
| orthodontic appliance | 102 | |
| orthodontic force | 102 | |
| orthodontic plate | 201 | |
| orthodontic wire | 102 | |
| orthodontics | 169 | |
| orthognathic surgery | 72, 117 | |
| orthoradial projection | 231 | |
| orthostatic hypotension | 255 | |
| osseointegration | 57 | |
| osseous dysplasia | 148 | |
| osseous joint | 148 | |
| ostectomy | 183 | |
| osteoarthrosis | 148 | |
| osteoarthrosis of the temporomandibular joint | 361 | |
| osteoblast | 147 | |
| osteocalcin | 57 | |
| osteochondrodysplasia | 149 | |
| osteochondromatosis | 149 | |
| osteoclast | 316 | |
| osteoclast activation mechanism | 317 | |
| osteodentin | 149 | |
| osteoectomy | 57 | |
| osteofluorosis | 149 | |
| osteogenesis imperfecta | 148 | |
| osteomyelitis of jaw | 77 | |
| osteopetrosis | 260 | |
| osteoplasty | 57, 183 | |
| osteopontin | 57 | |
| osteoporosis | 148, 149 | |
| OT | 55 | |
| otalgia | 184 | |
| OTC 医薬品 | 55 | |
| otic ganglion | 180 | |
| Ottawa Charter for Health Promotion | 57 | |
| outcomes of dental hygiene diagnoses | 300 | |
| outer cap | 61 | |
| outer crown | 61 | |
| outer enamel epithelium | 60 | |
| outer membrane | 66 | |
| outline form of cavity | 79 | |
| outpatient dysphagia clinic | 50 | |
| outpatient general anesthesia | 66 | |
| oval foramen | 400 | |
| ovate pontic | 58 | |
| over filling | 55 | |
| over instrumentation | 55 | |
| over-the-counter medicine | 55 | |
| overall ratio | 55 | |
| overbite | 55, 221 | |
| overcorrection | 55 | |
| overdenture | 55, 162 | |
| overjet | 55, 222 | |
| overlay prosthesis | 55 | |
| overnutrition | 39 | |
| ovulation | 315 | |
| oxidative phosphorylation | 161 | |
| oxidized cellulose | 161 | |
| oxidoreductase | 56, 161 | |
| oxydol | 56 | |
| oxygen inhalation | 163 | |
| oxygen saturation | 163 | |
| oxygenase | 56, 163 | |
| oxytalan fiber | 56 | |
| oxytocin | 56 | |
| ozostomia | 138 | |
| O データ | 55 | |

**P**

| | |
|---|---|
| PAC | 326 |

| | | |
|---|---|---|
| pacifier | 57 | |
| pacing | 356 | |
| package insert | 286 | |
| pain | 289 | |
| pain clinic | 356 | |
| pain sensation | 276 | |
| pain threshold | 276 | |
| palatal arch | 321 | |
| palatal augmentation prosthesis | 237 | |
| palatal bar | 322 | |
| palatal lift prosthesis (PLP) | 299, 326 | |
| palatal mucoperiosteal flap | 127 | |
| palatal obturator | 127 | |
| palatal plane | 127 | |
| palatal plate | 127, 322 | |
| palatal strap | 321 | |
| palatal torus | 127 | |
| palate | 126 | |
| palatine bone | 127 | |
| palatine foveola | 127 | |
| palatine muscle | 127 | |
| palatine process | 127 | |
| palatine tonsil | 127 | |
| palatine velum | 127 | |
| palatinose | 322 | |
| palatogingival groove | 128 | |
| palatoglossal arch | 127 | |
| palatogram | 322 | |
| palatopharyngeal arch | 127 | |
| pale muscle | 318 | |
| palliative care | 90, 193, 255 | |
| palliative care unit | 90 | |
| palliative operation | 147 | |
| palm and thumb grasp method | 198 | |
| palm grip | 312 | |
| palsy | 375 | |
| pancreatic juice | 220 | |
| pandemic | 324 | |
| panoramic radiography | 321 | |
| paper mixing pad | 80 | |
| paper mixing slab | 80 | |
| paper point | 357 | |
| paper puppet theater | 357 | |
| papilloma | 304 | |
| Papillon-Lefèvre syndrome | 321 | |
| paradoxical respiration | 91 | |
| paraffin wax | 322 | |
| parafunction | 322 | |
| parafunctional habit | 14 | |
| paralleling model | 355 | |
| paralleling technique | 355 | |
| parallelometer | 355 | |
| paralysis | 375 | |
| paralysis of lingual nerve | 237 | |
| paramolar | 100 | |
| paramolar cusp | 100 | |
| *Paramyxoviridae* | 322 | |
| paranasal sinuses | 342 | |
| paraperiosteal injection | 363 | |
| parapharyngeal abscess | 32 | |
| paraplasm | 340 | |
| paraplegia | 259 | |
| parasympathetic nerve | 340 | |
| parasympatholytic drug | 340 | |
| parasympathomimetic agent | 340 | |
| parasympathomimetic drug | 340 | |
| parasympathomimetics | 340 | |
| parathormone | 321, 322 | |
| parathyroid | 203, 341 | |
| parathyroid hormone | 341 | |
| parenteral nutrition | 329 | |
| paresthesia | 25 | |
| parietal bone | 289 | |
| Parkinson disease | 312 | |
| Parkinson's disease | 312 | |
| paropsis | 210 | |
| parotid duct | 170 | |
| parotid fascia | 170 | |
| parotid gland | 170 | |
| parotid papilla | 170 | |
| parotitis | 170 | |
| partial anodontia | 346 | |
| partial coverage crown | 346 | |
| partial coverage restoration | 346 | |
| partial denture prosthodontics | 346 | |
| partial eruption | 325 | |
| partial thickness flap | 312, 346 | |
| participant observation | 164 | |
| participation observation | 164 | |
| parts per million | 327, 334 | |
| parturition | 354 | |
| parulis | 322 | |
| passive diffusion | 196 | |
| passive immunity | 196 | |
| passive smoking | 196 | |
| passive transport | 196 | |
| past history | 91 | |
| paste | 356 | |
| patch test | 274, 319 | |
| paternalism | 317 | |
| pathogen | 334 | |
| pathogenesis | 334 | |
| pathogenic microorganism | 334 | |
| pathologic secondary dentin | 335 | |
| pathological cementum | 335 | |
| patient education | 85 | |
| patient hygiene performance | 326 | |
| patient satisfaction | 85 | |
| patient survey | 85 | |
| pattern resin | 317 | |
| $P_{AW}$ | 94 | |
| PCR | 326 | |
| PDCA cycle | 327 | |
| PDCA type teaching plan | 327 | |
| PDCA サイクル | 327 | |
| PDCA 型指導案 | 327 | |
| peak velocity of growth | 156 | |
| pectin | 357 | |
| pediatric dentistry | 203 | |
| pediatrics | 203 | |
| pedicle gingival graft | 391 | |
| pedodontics | 203 | |
| Peeso pliers | 327 | |
| peeso reamer | 327 | |
| peg-shaped tooth | 242 | |
| pellicle | 358 | |
| pemphigoid | 407 | |
| pemphigus | 286 | |
| pen grip | 361 | |
| penetrating caries | 244 | |
| penicillin antibiotic | 358 | |
| pentose phosphate cycle | 361 | |
| pentose phosphate pathway | 361 | |
| people requiring long-term care | 394 | |
| pepsin | 358 | |
| pepsinogen | 358 | |
| peptidase | 358 | |
| peptide bond | 358 | |
| percentage of person with one or more DMF teeth | 279 | |
| perception | 269 | |
| perceptual training | 269 | |
| percussion | 263 | |
| percussion pain | 263 | |

| | | |
|---|---|---|
| percutaneous absorption | 115 | |
| percutaneous oxygen saturation | 43, 116 | |
| percutaneous transluminal coronary angioplasty (PTCA) | 116, 327 | |
| performance status (PS) | 321, 326 | |
| peri-implant sulcus | 33, 358 | |
| peri-implantitis | 33, 358 | |
| periapical granuloma | 176 | |
| periapical lesion | 153 | |
| perichondral ossification | 299 | |
| pericoronitis of wisdom tooth | 270 | |
| perikymata | 193 | |
| perinatal brain injury | 192 | |
| perinatal period | 192 | |
| perio-orthodontic treatment | 178 | |
| period of expectant and nursing mother | 305 | |
| period of gestation | 156 | |
| period of root resorption | 98 | |
| period of school age | 74 | |
| period of weaning | 403 | |
| periodic health examination | 280 | |
| periodical dental health examination | 280 | |
| periodontal abscess | 178 | |
| periodontal curettage | 179 | |
| periodontal curette | 100, 358 | |
| periodontal disease | 178, 179 | |
| periodontal disease activity | 179 | |
| periodontal dressing | 178, 179 | |
| periodontal fiber | 177 | |
| periodontal index | 178, 326, 358 | |
| periodontal ligament | 177, 178 | |
| periodontal medicine | 358 | |
| periodontal pack | 178 | |
| periodontal plastic surgery | 178 | |
| periodontal pocket | 179 | |
| periodontal pocket curettage | 179 | |
| periodontal preventive treatment plan | 179 | |
| periodontal probe | 179 | |
| periodontal surgery | 178 | |
| periodontitis | 177, 178 | |
| periodontitis as a manifestation of systemic disease | 243 | |
| periodontitis associated with systemic disease | 243 | |
| periodontium | 178 | |
| periodontology | 179 | |
| periodontopathic bacteria | 179 | |
| perioperative | 192 | |
| perioperative professional oral hygiene treatment | 192 | |
| periosteal ossification | 149 | |
| periosteum elevator | 149 | |
| periosteum ossification | 374 | |
| peripheral nervous system | 374 | |
| peripheral vasodilator | 374 | |
| peripheral-nervous systemic agents | 374 | |
| peripheral-nervous systemic drugs | 374 | |
| periplasm | 359 | |
| periradical line | 153 | |
| periradicular | 153 | |
| peritubular dentin | 85 | |
| peritubular dentin matrix | 85 | |
| permanent dentition | 38 | |
| permanent filling | 38 | |
| permanent retention | 38 | |
| permanent splinting | 38 | |
| permanent strain | 38 | |
| permanent tooth | 38 | |
| pernicious anemia | 14 | |
| personal appearance activity | 231 | |
| personal care | 61 | |
| personal doctor | 69 | |
| personal monitoring | 147 | |
| personal protection equipment (PPE) | 327, 364 | |
| PET bottle syndrome | 357 | |
| petit mal seizure | 204 | |
| petrotympanic fissure | 221 | |
| PET 検査／ポジトロン CT 検査 | 357 | |
| PGC モラールスケール | 327 | |
| Pg 菌 | 326 | |
| pH | 357 | |
| pH buffer action | 357 | |
| phagocyte | 206 | |
| phagocytosis | 206 | |
| phantom | 337 | |
| pharmaceutical damage | 388 | |
| Pharmaceuticals and Medical Devices Agency (PMDA) | 293, 326 | |
| Pharmaceuticals and Medical Devices Safety Information | 28 | |
| pharmacist | 388 | |
| pharmacokinetic parameter | 389 | |
| pharmacokinetics | 389 | |
| pharmacological action | 389 | |
| pharmacological activity | 389 | |
| pharmacological antagonism | 389 | |
| pharyngeal arch | 32 | |
| pharyngeal cleft | 32 | |
| pharyngeal muscle | 32 | |
| pharyngeal orifice of auditory tube | 171 | |
| pharyngeal pouch | 32 | |
| pharyngeal tonsil | 32 | |
| pharynx | 32 | |
| pharynx care | 32 | |
| phase | 339 | |
| phase contrast microscope | 25 | |
| PHC | 326 | |
| phenol | 339 | |
| phenol camphor | 339 | |
| phenol coefficient | 232, 339 | |
| phenylketonuria | 339 | |
| phenytoin hyperplastic gingivitis | 339 | |
| phenytoin-induced gingival hyperplasia | 339 | |
| Philadelphia Geriatric Center morale scale | 327 | |
| philtrum | 306 | |
| phlegmon of cheek | 102 | |
| phlegmonous inflammation | 363 | |
| phloxine | 351 | |
| phonation | 319 | |
| phospholipase | 369 | |
| phospholipid | 405 | |
| phospholipid bilayer | 406 | |
| phosphophoryn | 369 | |
| phosphorylating enzyme | 405 | |

| Term | Page |
|---|---|
| photoelectric effect | 140 |
| PHP | 326 |
| phylloquinone | 338 |
| physical activity level | 217 |
| physical assessment | 338 |
| physical care | 217 |
| physical dependence | 217 |
| physical development | 217 |
| physical distancing | 250 |
| physical plaque control | 345 |
| physical therapist (PT) | 327, 401 |
| physical therapy | 401 |
| physical weakness | 217 |
| physically weak | 104 |
| physically weak child | 104 |
| physician | 24 |
| physician assisted suicide | 22 |
| physiologic method | 232 |
| physiological age | 232 |
| physiological antagonism | 231 |
| physiological decrease of body weight | 231 |
| physiological root resorption | 231 |
| physiological tooth movement | 232 |
| pH 緩衝作用 | 357 |
| PI | 326 |
| Picornaviridae | 329 |
| piezoelectric | 286, 328 |
| pigmentation | 172 |
| pigmented nevus | 172 |
| pigmented tooth | 271 |
| pili | 246 |
| pillow habit | 222 |
| pilocarpine | 336 |
| pin hole | 336 |
| pin-and-tube appliance | 280 |
| pinledge | 336 |
| pinocytosis | 31 |
| piriform aperture | 402 |
| pit | 198 |
| pit and fissure | 200 |
| pit and fissure caries | 200 |
| pit and fissure sealant | 338, 410 |
| pit and fissure sealing | 74, 200, 397 |
| placebo effect | 348 |
| planned behavior theory | 114 |
| planning | 114 |
| plant protein | 208 |
| plantation | 25 |
| plaque | 174, 346 |
| plaque control | 346 |
| plaque control record (PCR) | 326, 346 |
| plaque disclosing agent | 175, 347 |
| plaque free score | 347 |
| plaque index (PlI) | 174, 326, 346 |
| plaque induced gingivitis | 346 |
| plaque retention factor | 347 |
| plaque-forming ability | 174 |
| plasma protein binding | 120 |
| plasmacyte | 115 |
| plasmin | 348 |
| plasminogen activator | 347 |
| plaster | 234, 343 |
| plaster core | 234 |
| plaster index | 234 |
| plaster of Paris | 234 |
| plaster spatula | 234 |
| plastic instrument | 409 |
| plastic restoration | 228 |
| plasticity | 253 |
| platelet aggregation | 120 |
| platelet rich plasma (PRP) | 263, 326 |
| platinum-added gold alloy | 318 |
| platysma | 134 |
| pleomorphic adenoma | 263 |
| PlI | 326 |
| plier | 84, 347 |
| PLP | 326 |
| plunger cusp | 108, 348 |
| PMA index | 326 |
| PMA 指数 | 326 |
| PMDA | 326 |
| PMTC | 326 |
| pneumatosis | 93 |
| pneumocystis carinii | 81, 304 |
| Pneumocystis pneumonia | 304 |
| pneumonia | 313 |
| pocket depth | 367 |
| pocket epithelium | 367 |
| pocket marker | 367 |
| pocket probing measurement | 367 |
| point angle | 241, 284 |
| point sharpening stone | 65, 324, 363 |
| pointing behavior | 393 |
| poison | 292 |
| poisonous drugs | 293 |
| poliomyelitis | 232 |
| polishing | 125, 371 |
| polishing brush | 371 |
| polishing cream | 189 |
| polishing strip | 125 |
| pollinosis | 80 |
| polyacrylic acid | 371 |
| polyaddition silicone rubber impression material | 340 |
| polycarbonate | 371 |
| polycarboxylate cement | 371 |
| polyether rubber impression material | 371 |
| polygon diagram | 371 |
| polymerase chain reaction | 326, 371 |
| polymerization | 192 |
| polymethyl methacrylate | 14 |
| polypharmacy | 263, 371 |
| polyphyodonty | 263 |
| polyribosome | 371 |
| polysaccharide | 264 |
| polysulfide rubber impression material | 371 |
| POMR | 326 |
| pontic | 74, 372 |
| population | 213 |
| population approach | 370 |
| population census | 145 |
| population pyramid | 214 |
| population statistics | 214 |
| population strategy | 371 |
| porcelain | 288, 366 |
| porcelain fused to metal restoration | 288 |
| Porphyromonas gingivalis | 215, 326, 371 |
| portable dental equipment | 115 |
| portal hypertension | 387 |
| POS | 369 |
| POS system | 369 |
| position of assistant | 369 |
| position of the pregnancy | 305 |
| positioning | 368 |
| positron emission tomography (PET) | 357 |
| Posselt's figure | 370 |
| Posselt's three dimensional representation | 370 |

| Term | Page |
|---|---|
| Posselt の図形 | 370 |
| post crown | 115, 369 |
| post dam | 369 |
| post damming | 140 |
| post traumatic stress disorder | 327 |
| post-and-core | 184 |
| post-and-core crown | 115 |
| posterior disclusion | 99 |
| posterior septal nasal branches | 271 |
| posterior superior alveolar artery | 138 |
| posterior superior alveolar branches | 138 |
| postganglionic neuron | 235 |
| posthemorrhage | 138 |
| postmolar | 129 |
| postoperative complication | 195 |
| postoperative maxillary cyst | 196 |
| postsurgical orthodontic treatment | 196 |
| postural hypotension | 255 |
| postural procedures | 182 |
| postural tone control pattern | 182 |
| posture | 255 |
| posture for eating | 206 |
| posture of assistant | 369 |
| potassium channel | 81 |
| potential decalcification efficiency | 242 |
| povidone-iodine | 370 |
| powders | 162 |
| powerful drugs | 117 |
| PPE | 327 |
| ppm | 334 |
| ppm | 327 |
| practical nurse | 198 |
| pre-clinical study | 246 |
| pre-wedge | 350 |
| pre-wedging | 350 |
| precancerous lesion | 241 |
| Precede-Proceed model | 349 |
| precementum | 240 |
| precipitation reaction | 275 |
| precise impression | 231 |
| precontemplation | 381 |
| predecessor tooth | 242 |
| predentin | 248 |
| predilection sites of dental caries | 35 |
| predisposition | 247 |
| prednisolone | 350 |
| preformed band | 93 |
| preformed crown for the deciduous tooth | 304 |
| prefunctional eruptive phase | 95 |
| preganglionic neuron | 237 |
| pregnancy epulis | 305 |
| pregnancy gingivitis | 305 |
| pregnancy-associated gingivitis | 305 |
| preliminary impression | 61 |
| premature atrial contraction (PAC) | 218, 326 |
| premature baby | 378 |
| premature birth | 249 |
| premature contact | 247 |
| premature delivery | 249 |
| premature eruption | 247 |
| premature infant | 249 |
| premature loss | 247 |
| premature rupture of the membrane | 247 |
| premature ventricular contraction (PVC) | 215, 327 |
| premaxillary bone | 235 |
| premolar | 201, 241 |
| prenatal dental health examination | 305 |
| prenatal period | 196 |
| preoperative assessment | 196 |
| preparation | 198 |
| preparation for ingestion | 180 |
| preparation scissors | 316 |
| prepared anchorage | 198 |
| prepared root canal for post | 369 |
| preprosthodontic orthodontic treatment | 370 |
| presbycusis | 412 |
| presbyphagia | 412 |
| prescribed industrial disease | 103 |
| prescription | 209 |
| prescription medication | 30 |
| present tooth | 124 |
| preservative | 365, 369 |
| pressure hemostasis | 16 |
| pressure impression | 60 |
| pressure sensitive probe | 91, 278 |
| pressure side | 16 |
| pressure site | 16 |
| presurgical orthodontic treatment | 196 |
| preterm low birth weight | 247, 281 |
| prevalence rate | 392 |
| preventing technique | 396 |
| prevention of long-term care | 62 |
| preventive | 396 |
| preventive benefit | 396 |
| preventive care service | 62 |
| preventive dentistry | 396 |
| preventive long-term care | 62 |
| preventive long-term care service | 63 |
| preventive orthodontic treatment | 396 |
| preventive scaling | 397 |
| preventive surgery against aspiration | 144 |
| preventive treatment | 397 |
| *Prevotella intermedia* | 350 |
| prickle cell layer | 391 |
| prilocaine | 352 |
| primary care | 347 |
| primary cementum | 125 |
| primary dentin | 125 |
| primary doctor judgement on long-term care | 194 |
| primary focus | 209 |
| primary healing | 26 |
| primary health care (PHC) | 326, 347 |
| primary medical care | 26 |
| primary medical care area | 26 |
| primary medical service area | 26 |
| primary nasal cavity | 124 |
| primary occlusal trauma | 26 |
| primary occlusion | 304 |
| primary oral cavity | 26, 124 |
| primary palate | 26 |
| primary prevention | 26 |
| primary structure of protein | 267 |
| primary tooth | 303 |
| primary tumor | 125 |
| primary urine | 125 |
| primate space | 409 |
| primer | 347 |
| primitive urine | 125 |
| principal fiber | 195 |
| principle of oral health | 134 |
| prion | 348 |
| prism sheath | 202 |
| prism-shaped root | 258, 349 |
| prismless enamel | 381 |

| | | |
|---|---|---|
| private nursing home | 392 | |
| private residential home | | 392 |
| probe | 202, 254, 351 | |
| probing | | 350 |
| probing attachment level (PAL) | | 351 |
| probing force | | 351 |
| probing pocket depth | | 351 |
| problem | 217, 353 | |
| problem oriented medical record (POMR) | | 326, 387 |
| problem oriented system | | 369, 387 |
| problem-solving ability | | 387 |
| problem-solving learning | | 387 |
| problem-solving method | | 387 |
| procaine hydrochloride | | 351 |
| procaryote | | 122 |
| procedural accidents | | 108 |
| process model | | 351 |
| productive inflammation | | 249 |
| productivity | | 351 |
| products for oral hygiene | | 132 |
| professional application of topical fluoride | | 344 |
| professional care | | 352 |
| professional disease | | 205 |
| professional mechanical tooth cleaning | | 326 |
| professional mechanical tooth cleaning (PMTC) | | 352 |
| professional negligence injury | | 102 |
| professional tooth cleaning | | 327, 352 |
| profilogram | | 352 |
| progeria | 27, 250 | |
| prognosis | | 396 |
| prognostic factor | | 396 |
| proliferative inflammation | | 249 |
| prolonged action | | 183 |
| prolonged administration | | 411 |
| prolonged retention of deciduous tooth | | 304 |
| prophylactic technique in dental caries prevention | | 36 |
| prophylactic therapy | 397 |
| prophylactic treatment | 397 |
| prophylaxis | 36 |
| prophylaxis brush | 416 |
| prophylaxis polishing paste | 189 |
| propitocaine | 352 |
| propofol | 353 |
| proportion of people aged 65 and over | 143, 414, 415 |
| proportion of those 65 years and older | 143, 414, 415 |
| proprietary drug | 27 |
| prospective payment system | 280 |
| prosthetic dentistry | 170 |
| Prosthion (Pr) | 351 |
| prosthodontics | 170 |
| protease | 352 |
| protective apron | 363 |
| protein | 267 |
| protein biosynthesis | 267 |
| protein kinase | 267, 352 |
| protein metabolism | 267 |
| proteinase | 352 |
| proteoglycan | 352 |
| prothrombin | 352 |
| prothrombin time | 352 |
| proto-oncogene | 84 |
| proton concentration | 220 |
| protoplasm | 122 |
| protostylid | 352 |
| protozoa | 125 |
| protractor | 352 |
| provisional cement | 76 |
| provisional crown | 352 |
| provisional denture | 161 |
| provisional restoration | 352 |
| provoked pain | 392 |
| proximal half crown | 351 |
| proximal surface | 406 |
| proximal surface caries | 406 |
| PRP | 326 |
| PS | 326 |
| pseudo pocket | 75 |
| pseudo-halitosis | 75 |
| pseudo-mandibular prognathism | 75 |
| pseudomandibular protrusion | 75 |
| pseudomembranous stomatitis | 96 |
| psychiatric social worker | 229 |
| psychogenesis | 229 |
| psychogenic pain | 211 |
| psychological dependence | 219, 228 |
| psychology | 218 |
| psychomotor seizure | 228 |
| psychosedation | 229 |
| psychosocial pain | 219 |
| psychosomatic disease | 215 |
| psychosomatic disorder | 215, 216 |
| psychosomatic medicine | 219 |
| psychotropic agent | 139 |
| PT | 327 |
| PTC | 327 |
| PTCA | 327 |
| pterygoid branches | 396 |
| pterygoid fovea | 396 |
| pterygoid process | 395 |
| pterygoid venous plexus | 396 |
| pterygomandibular space | 396 |
| pterygopalatine fossa | 395 |
| pterygopalatine ganglion | 395 |
| PTH | 327 |
| PTH | 327 |
| PTSD | 327 |
| puberty | 179 |
| public assistance act | 227 |
| public health administration | 39 |
| public health nurse | 368 |
| public health service | 137 |
| public medical expenses | 141 |
| pulmonary circulation | 314 |
| pulmonary embolism | 314 |
| pulp cavity | 180, 220 |
| pulp cell | 180 |
| pulp chamber | 220 |
| pulp degeneration | 181 |
| pulp disease | 181 |
| pulp exposure | 415 |
| pulp gangrene | 180 |
| pulp horn | 220 |
| pulp irritation | 181 |
| pulp necrosis | 180 |
| pulp polyp | 181 |
| pulp sedative | 181 |
| pulp sedative treatment | 181 |
| pulp stone | 180 |
| pulp tester | 181 |
| pulp testing | 181 |
| pulp tests | 181 |
| pulpal necrosis | 180 |

| | | |
|---|---|---|
| pulpal wall | 221 | |
| pulpectomy | 319 | |
| pulpectomy under anesthesia | 374 | |
| pulpitis | 180 | |
| pulse oximeter | 322 | |
| pulse rate | 380 | |
| pureed food | 334 | |
| purgative | 191 | |
| purpura | 188 | |
| purulent inflammation | 79 | |
| pushing exercise/pulling exercise | 345 | |
| PVC | 327 | |
| pyelonephritis | 211 | |
| pygmalion effect | 328 | |

## Q

| | |
|---|---|
| QOL | 98 |
| QRS complex | 97 |
| QRS 群 | 97 |
| QT interval | 100 |
| QT 間隔 | 100 |
| quad-helix appliance | 113 |
| quadriplegia | 177 |
| quality of life | 98, 227 |
| quantity of nutrient intake | 40 |
| quasi drug | 28 |
| questionnaire method | 185 |
| Quincke edema | 108 |
| Quincke 浮腫 | 108 |
| quinolone | 96 |
| quit smoking support | 104 |

## R

| | |
|---|---|
| radiation | 364 |
| radiation controlled area | 364 |
| radiation dose | 246 |
| radiation dose unit | 365 |
| radiation exposure | 364 |
| radiation monitoring | 365 |
| radiation protection | 364 |
| radiation quality | 242 |
| radiation shield | 364 |
| radiation sterilization | 365 |
| radiation therapy | 364, 365 |
| radical operation of maxillary sinusitis | 200 |
| radical oxygen | 77 |
| radical surgery | 154 |
| radicular cyst | 176 |
| radicular granuloma | 176 |
| radioactive dentin abrasion | 12 |
| radioactivity | 365 |
| radiograph | 44 |
| radioisotope (RI) | 12, 364 |
| radiological staff | 364 |
| radiological technologist | 219 |
| radiopacity | 44 |
| radiosensitivity | 364 |
| radiotherapy | 364, 365 |
| radiotherapy prosthesis | 364 |
| Ramfjord plaque index | 400 |
| Ramfjord 歯垢指数 | 400 |
| rampant caries | 400 |
| ramus of mandible | 68 |
| random sampling | 381 |
| range of motion exercise | 416 |
| RANK | 400 |
| RANKL | 400 |
| ranula | 80 |
| rapid expansion | 100 |
| rapid response system | 12 |
| Raschkow plexus | 399 |
| raspatory | 316 |
| Rathke pouch | 399 |
| ratio of elderly population | 143, 414, 415 |
| rational act theory | 142 |
| RBE | 13 |
| RD test® | 12 |
| RDA | 12 |
| RDA 値 | 12 |
| RD テスト® | 12 |
| re-emerging infectious diseases | 156 |
| re-evaluation | 157 |
| reabsorption | 155 |
| reamer | 401 |
| reaming | 401 |
| reattachment | 158 |
| rebase | 403 |
| recalcification | 156 |
| recall | 401 |
| recall card | 402 |
| recall system | 402 |
| recap | 401 |
| receptor | 197 |
| receptor activation of NF-κB | 400 |
| receptor activation of NF-κB ligand | 400 |
| receptor agonist | 197 |
| reciprocal anchorage | 250 |
| reciprocal innervation | 250 |
| reclining posture | 401 |
| recommended dietary allowance | 220 |
| reconstructive surgery of swallowing function | 50 |
| record base | 94, 356 |
| record base with occlusion rim | 136 |
| rectangular wire | 71 |
| rectification | 232 |
| recurrence | 157 |
| recurrent caries | 157 |
| recurved spring | 341 |
| red blood cell | 234 |
| red complex | 410 |
| reduced enamel epithelium | 194, 258 |
| reduced folic acid | 84 |
| reduction | 184, 256 |
| referred pain | 90 |
| reflex | 323 |
| reflex inhibiting posture | 323, 324 |
| refractory cast | 256 |
| regeneration | 156 |
| regeneration therapy | 156 |
| regenerative medical products | 156 |
| regenerative therapy | 156 |
| regimen | 409 |
| regional cancer hospital | 268 |
| regional cooperation critical path | 269 |
| regional medical care support hospital | 268 |
| registered dietitian | 90 |
| regulation | 205 |
| rehabilitation | 95, 403 |
| reinforced anchorage | 70 |
| reinforcing wire | 367 |
| relapse | 17, 157, 405 |
| relative biological effectiveness (RBE) | 13, 231 |
| relative refractory period | 249 |
| release incision | 125 |
| releasing incision | 125 |
| relief | 405 |
| relief system for sufferers from adverse drug | 28 |
| reline | 405 |
| relining | 405 |
| remineralization | 156 |
| remnants of meal | 163 |
| removable complete denture prosthodontics | 245 |
| removable dental prosthesis | 78, 391 |
| removable denture | 78, 391 |

| Term | Page |
|---|---|
| removable orthodontic appliance | 78, 201 |
| removable partial denture | 345 |
| removable partial denture prosthodontics | 346 |
| removable retainer | 78 |
| removal knob | 282, 403 |
| removal of brackets | 347 |
| removal of calculus | 182 |
| renal corpuscle | 215 |
| renal tubule | 305 |
| repair restoration | 368 |
| reparative dentin | 193 |
| repetitive saliva swallowing test | 12, 325 |
| repolarization | 158 |
| reproduction of detail | 158 |
| rER | 12 |
| Resazurin disk test | 12, 409 |
| residual capacity | 162 |
| residual monomer | 164 |
| residual ridge | 73 |
| residual tooth substance | 163 |
| resin bracket | 409 |
| resin cement | 409 |
| resin composite | 328 |
| resin composite filling spatula | 409 |
| resin crown | 191 |
| resin denture base | 409 |
| resin filling | 409 |
| resin-bonded fixed partial denture | 238 |
| resistance exercise | 280, 409 |
| resistance form | 280 |
| resolution | 64 |
| resorbable membrane | 98 |
| respiration | 144 |
| respiratory complication | 144 |
| respiratory depression | 145 |
| respiratory disturbance | 145 |
| respiratory failure | 145 |
| respiratory function test | 144 |
| respiratory muscle | 145 |
| respiratory rate | 145 |
| respiratory tract infection | 94 |
| respite care | 205 |
| rest | 410 |
| rest position of mandible | 67 |
| rest pulpitis | 163 |
| rest seat | 410 |
| resting expiratory level | 21 |
| resting membrane potential | 228 |
| resting metabolic rate (RMR) | 12, 21 |
| resting saliva | 21, 329 |
| restoration | 82, 109 |
| restorative dentistry | 172 |
| restrainer | 396 |
| resuscitation | 98 |
| retainer | 25, 184, 403 |
| retention | 24, 368 |
| retention beads | 403 |
| reticular fiber | 159 |
| reticular root canal | 386 |
| retinol | 410 |
| retraction | 403 |
| retrofilling | 96 |
| retrograde filling of root canal | 96 |
| retrograde pulpitis | 97 |
| retromandibular vein | 67 |
| retromolar triangle | 98 |
| retrospective study | 36 |
| *Retroviridae* | 410 |
| reverse palm grip | 97 |
| reverse swallow | 96 |
| reversible pulpitis | 70 |
| revised BDR Index | 65 |
| RGD sequence | 12 |
| RGD 配列 | 12 |
| rheumatoid arthritis of the temporomandibular joint | 72 |
| rhodanide | 415 |
| rhythm of life | 227 |
| RI | 12 |
| ribbon arch appliance | 334 |
| riboflavin | 403 |
| ribonucleic acid | 12, 403 |
| ribosome RNA | 403 |
| rice gruel | 81 |
| Ricketts analysis | 401 |
| *Rickettsiaceae* | 401 |
| Ricketts 分析法 | 401 |
| ridge lap pontic | 402 |
| rifampicin | 403 |
| Riga-Fede disease | 401 |
| right heart failure | 36 |
| right of self-determination | 175 |
| rigid support | 402 |
| rigid type | 402 |
| ring clasp | 405 |
| rinsing agent | 242 |
| rinsing method | 242 |
| risk | 402 |
| risk aversion ability | 92 |
| risk diagnosis | 402 |
| risk factor | 92, 402 |
| risk management | 29, 402 |
| risk of infection | 87 |
| risk strategy | 402 |
| RMR | 12 |
| RNA | 12 |
| RNA virus | 12 |
| RNA ウイルス | 12 |
| Robinson brush | 416 |
| rod | 83 |
| roentgenographic cephalogram | 289 |
| Rohrer index | 415 |
| role playing | 390, 415 |
| rolling method | 415 |
| rolling technique | 415 |
| ROM 訓練 | 416 |
| roofless denture | 381 |
| root amputation | 176 |
| root canal | 152 |
| root canal cleaning | 152 |
| root canal condensation | 60 |
| root canal disinfection | 152 |
| root canal filling | 152 |
| root canal length | 152 |
| root canal obturation | 60, 152 |
| root canal plugger | 407 |
| root canal preparation | 152 |
| root canal sealer | 152 |
| root canal spreader | 407 |
| root canal treatment | 153 |
| root curettage | 407 |
| root dilaceration | 177 |
| root divergency | 176 |
| root exposure | 177 |
| root hypertrophy | 176 |
| root length | 176 |
| root planing | 154, 407 |
| root pontic | 391 |
| root preparation | 176 |
| root resection | 176, 407 |
| root separation | 176, 407 |
| root surface area | 176 |
| root surface caries | 154, 177 |
| root surface groove | 154 |
| root tipping spring | 407 |
| root trunk | 152, 153, 407 |
| root-end filling | 96 |
| root-end resection | 176 |
| rooting reflex | 266 |

| | | |
|---|---|---|
| rose bengal | 415 | |
| rotary cutting machine | 65 | |
| rotary cutting tool | 65 | |
| rough-surfaced endoplasmic reticulum (rER) | 12, 253 | |
| round bur | 99, 398 | |
| rounded shoulder finish line | 398 | |
| RPI | 13 | |
| RPI clasp | 13 | |
| RPI クラスプ | 13 | |
| rRNA | 403 | |
| RRS | 12 | |
| RSST | 12 | |
| rubber bowl | 399 | |
| rubber cup | 399 | |
| rubber dam | 399 | |
| rubber dam clamp | 399 | |
| rubber dam cramp forceps | 399 | |
| rubber dam dry field technique | 399 | |
| rubber dam frame | 399 | |
| rubber dam punch | 399 | |
| rubber dam sheet | 399 | |
| rubber point | 399 | |
| rubber points | 210 | |
| rubber stopper | 224 | |
| rubber tip | 399 | |
| rubberdam dry field technique | 399 | |
| *Rubella virus* | 338 | |
| ruby sharpening stone | 308, 408 | |
| rudimentary tooth | 153 | |
| rugae of palate | 127 | |

## S

| | | |
|---|---|---|
| Sabouraud agar | 160 | |
| saddle pontic | 21 | |
| saddle shaped dental arch | 21 | |
| safety margin | 22, 232 | |
| sagittal plane | 180 | |
| sagittal splitting ramus osteotomy (SSRO) | 43, 68 | |
| saliva | 260 | |
| saliva ejector | 314 | |
| saliva pump | 314 | |
| saliva stimulating agent | 262 | |
| saliva test | 261 | |
| salivary buffering capacity test | 260 | |
| salivary flow rate | 262 | |
| salivary gland | 261 | |
| salivary gland tumor | 261 | |
| salivary grand massage | 261 | |
| salivary microbiota | 261 | |
| salivary microflora | 261 | |
| salivary occult blood test | 261 | |
| salivary peroxidase | 262 | |
| salivary secretion rate | 262 | |
| salivary α-amylase | 260 | |
| salivation | 262 | |
| saltatory conduction | 274 | |
| sample survey | 335 | |
| sampling | 335 | |
| sand blast | 163 | |
| sand blasting | 347 | |
| Sandarac varnish | 163 | |
| sandpaper cone | 164 | |
| sandpaper disc | 164 | |
| sarcoma | 330 | |
| sarcopenia | 105, 160 | |
| sarcopenia obesity | 161 | |
| sarcoplasm | 105 | |
| sarcoplasmic reticulum | 106 | |
| satisfiction with life scale (SWLS) | 216 | |
| saturated fatty acid | 366 | |
| saturation of percutaneous oxygen | 116 | |
| saucer-shaped defect | 160 | |
| scaffold | 15, 222 | |
| scaler | 223 | |
| scaling | 182, 223 | |
| scaling and root planing | 43, 223 | |
| Scammon's growth curves | 222 | |
| Scammon の発育曲線 | 222 | |
| scar | 323 | |
| scar tissue | 323 | |
| scarlet fever | 201 | |
| scattered radiation | 164 | |
| schema | 222 | |
| schirmer test | 211 | |
| schizophrenia (SZ) | 288 | |
| school dental health | 76 | |
| school dental health examination | 76 | |
| school dentist | 76 | |
| school disease | 76 | |
| school doctor | 76 | |
| school health and safety act | 76 | |
| school health coordinator | 77 | |
| school health program | 77 | |
| school health statistics | 77 | |
| school infectious disease | 76 | |
| school period | 73 | |
| school physician | 76 | |
| science of dental hygiene | 167 | |
| sclerotic dentin | 128 | |
| scoliosis | 232, 252 | |
| scorbutic gingivitis | 61 | |
| screen type film | 223 | |
| screening | 223, 349 | |
| screw type dental implant | 223 | |
| screw type implant | 223 | |
| screwed pin | 223 | |
| scrubbing method | 222 | |
| SDGs | 43 | |
| SDM | 43 | |
| SDS | 43 | |
| seamless band | 93, 166, 382 | |
| seating | 249 | |
| second messenger | 232 | |
| second opinion | 232 | |
| second order bend | 232 | |
| secondary branchial arch | 259 | |
| secondary caries | 301 | |
| secondary cementum | 259 | |
| secondary dentin | 259 | |
| secondary dentition | 259 | |
| secondary disease | 252 | |
| secondary focus | 301 | |
| secondary healing | 301 | |
| secondary infection | 301 | |
| secondary medical care | 300 | |
| secondary medical care area | 300 | |
| secondary medical service area | 300 | |
| secondary occlusal trauma | 301 | |
| secondary papilla | 301 | |
| secondary prevention | 302 | |
| secretory granule | 353 | |
| secretory IgA | 353 | |
| secretory regulation | 353 | |
| sectional arch | 233 | |
| securing airway | 94 | |
| sedative | 275 | |
| selective action | 244 | |
| selective toxicity | 244 | |
| self care | 241 | |
| self care activity | 218 | |
| self disclosure | 175 | |

| | | |
|---|---|---|
| self esteem | 175, 183, 240 | |
| self harm | 179 | |
| self help aid for feeding | 206 | |
| self help device for feeding | 206 | |
| self injury | 179 | |
| self purification | 179 | |
| self-cleansing area | 179 | |
| self-concept | 175 | |
| self-control | 175 | |
| self-determination | 175 | |
| self-efficacy | 175, 240 | |
| self-etching primer | 240 | |
| self-help devices | 124, 180 | |
| self-induced vomiting | 176 | |
| self-monitoring | 176 | |
| self-perceived health | 169 | |
| self-rated health | 169, 194 | |
| self-rating depression scale (SDS) | 43, 175 | |
| semi-adjustable articulator | 324 | |
| semi-fowler's position | 239 | |
| semiconductor laser | 324 | |
| semifixed appliance | 323 | |
| semilunar hiatus | 323 | |
| semisolid food | 323 | |
| senescence | 143, 412, 414 | |
| senescence level | 412 | |
| senile diseases | 412, 415 | |
| senile visiting care system | 366 | |
| senility | 412 | |
| senior day care business | 276 | |
| sensation | 83 | |
| sensibility | 85 | |
| sensory disturbance | 83 | |
| sensory function | 83 | |
| sensory nerve | 83, 269 | |
| sensory organ | 83 | |
| sensory stimulation activities | 83 | |
| sensory test | 88 | |
| sensory-motor examination | 269 | |
| sentiment | 202 | |
| separator | 172 | |
| sepsis | 313 | |
| sequela | 252 | |
| sER | 43 | |
| serialography | 44 | |
| seromucous cell | 203 | |
| serotonin | 241 | |
| serous cell | 198 | |
| serous inflammation | 198 | |
| serum albumin | 120 | |
| serum antibody test | 120 | |
| serum calcium regulating hormone | 120 | |
| services to the elderly | 211 | |
| sesamoid bone | 194 | |
| seven habits of Breslow | 350 | |
| seventh cusp | 259 | |
| sex-linked genetic disease | 324 | |
| shade guide | 31, 167 | |
| shade selection | 167, 173 | |
| shadowless light | 381 | |
| shaker exercise | 190 | |
| shank | 116, 191 | |
| shared decision making | 43 | |
| sharpening | 189 | |
| sharpening stones | 190, 287 | |
| Sharpey fiber | 189 | |
| sharpness | 241 | |
| shear strength | 244 | |
| sheathlin | 165 | |
| shedding | 264 | |
| shock | 209 | |
| Shokuiku Basic Act | 205 | |
| short shank bur | 205 | |
| short stay | 205, 265 | |
| short-range goal | 265 | |
| short-stay at health service facilities | 205, 265 | |
| short-stay living care | 265 | |
| short-stay nursing care | 265 | |
| shoulder finish line | 210 | |
| shrinkage stress | 192 | |
| sialadenitis | 261 | |
| sialogogue | 262 | |
| sialolithiasis | 263 | |
| sialorrhea | 404 | |
| sick-role behavior | 85 | |
| sickle type scaler | 80, 184 | |
| side diet | 341 | |
| side dishes | 341 | |
| side effect | 341 | |
| side lying | 250 | |
| side position | 157, 252 | |
| sideropenic anemia | 282 | |
| sidestream smoke | 342 | |
| sign language | 197 | |
| signal substance | 173 | |
| signal transduction | 173 | |
| signal transduction system | 173 | |
| silane coating | 210 | |
| silane coupling agent | 210 | |
| silent aspiration | 342 | |
| silent mouthing | 143 | |
| silicone rubber | 210 | |
| silicone rubber impression material | 210 | |
| silver impregnation method | 290 | |
| silver nitrate solution | 201 | |
| silver plating treatment | 290 | |
| silver-palladium-gold alloy | 105 | |
| Simon gnathostatic diagnosis | 166 | |
| Simon の顎態診断 | 166 | |
| simple cavity | 266 | |
| simple exclusion of moisture | 82 | |
| simple lipids | 266 | |
| simple spring | 266 | |
| simple suture | 266 | |
| Sims position | 153 | |
| single bracket | 212 | |
| single gene disease | 265 | |
| single impression | 265 | |
| single rooted tooth | 266 | |
| single-tuft brush | 417 | |
| site of action | 160 | |
| site of drug action | 160 | |
| sitting position | 155 | |
| sitting up position | 92 | |
| sixth cusp | 260 | |
| Sjögren syndrome | 166 | |
| skeletal fluorosis | 149 | |
| skeletal malocclusion | 147 | |
| skeletal muscle | 147 | |
| skeletal muscle relaxant | 147 | |
| skin disinfection | 160 | |
| skin dose | 333 | |
| skinner solution | 222 | |
| skull | 287 | |
| SLE | 43 | |
| slice-cut | 226 | |
| sliding plate | 226 | |
| slight fever | 333 | |
| sludge | 226 | |
| small salivary gland | 202 | |
| smear layer | 226 | |
| smelling test | 99 | |
| smokerlyzer | 226 | |
| smoking cessation guideline | 104 | |
| smoking-cessation aid | 104 | |
| smooth broach | 226 | |
| smooth muscle | 355 | |
| smooth surface caries | 355 | |
| smooth-surfaced endo- | | |

| | | |
|---|---|---|
| plasmic reticulum (sER) 43, 78 | sorbitol 253 | 274 |
| Snyder test 225 | sound tooth 125 | spinal cord injury 232 |
| SOAP 43 | SPA factor 43 | spinal cord lesion 232 |
| SOAPIE 43 | space analysis 108 | spinal reflex 232 |
| social adjustment 190 | space loss 108 | spindle 365 |
| social capital 190, 250 | space maintenance 367 | spindle fiber 365 |
| social cognitive theory 190 | space regainer 226 | spiral bacterium 399 |
| social dentistry 190 | spaced type dental arch 391 | Spirochaetaceae 225 |
| social distance 190, 250, 258 | spatial resolution 108 | splint 341 |
| social distancing 250 | spatula 410 | splint therapy 225 |
| social insurance 190 | SPA 要素 43 | split cast method 225 |
| social network 250 | special education school 292 | SpO₂ 43 |
| social support 250 | special needs education 292 | sponge brush 226 |
| social welfare act 190 | | spontaneous pain 188 |
| social welfare commissioner 380 | special nursing homes for the elderly 292 | spontaneous respiration 188 |
| social welfare corporation 190 | special sense 291 | spoon excavator 225 |
| | special support education 292 | spore 80 |
| social welfare for the elderly 280 | special support education schools 292 | spray cooling 354 |
| social welfare office 341 | | SPT 43 |
| social welfare officer 190 | special-use food 292 | squamous cell carcinoma 361 |
| social worker 250 | special-use food system 292 | |
| socket 319 | | squamous cell layer 361 |
| SOD 43 | specialized cardiac muscle 291 | SRP 43 |
| soda lime 250 | | SSRO 43 |
| sodium azulene sulfonate 15 | specific health check up 291 | SST 43 |
| | specific health guidance 291 | ST 43 |
| sodium channel 298 | | stage 224 |
| sodium fluoride 344 | specific plaque hypothesis 291 | stage of long-term care need 394 |
| sodium hypochlorite 165 | | |
| sodium monofluorophosphate 386 | specific protection 291 | stages of change model 360 |
| | specific protective system 291 | stained tooth 271 |
| sodium pump 298 | | stainless steel bur 223 |
| soft dentin 299 | specified health food 292 | stains 224, 271 |
| soft food 253, 299 | speech aid 225 | standard deviation 335 |
| soft lining material 299 | speech area 123 | standard error 335 |
| soft palate 299 | speech articulation 126 | standard pen grasp 185 |
| softened cementum 298 | speech development 124 | standard precaution 223, 335 |
| softened dentin 299 | speech disorder 318 | |
| soldering 413 | speech disturbance 123 | standard temperature 334 |
| solid food oral intake training 146 | speech language-hearing therapist 43, 123 | standard therapy 335 |
| | | standards for determining the independence of daily life 302 |
| solid medium 146 | speech reading 293 | |
| solid working cast 147, 173, 265 | speech therapist (ST) 43, 123 | stannous fluoride 344 |
| somatic effect 217 | | Staphylococcus aureus 54 |
| somatic nervous system 258 | speech therapy 124 | starch 286 |
| | speech-language-hearing therapy 123 | static sense 355 |
| somatic sensation 258 | | stationary anchorage 345 |
| somatic symptom disorder 217 | Spee の彎曲 225 | Steiner analysis 195 |
| | sphenoid bone 273 | Steiner 分析 195 |
| sonde 254 | sphenomandibular ligament 273 | stellate ganglion block 228 |
| sonic scaler 59 | | stem cell 84 |
| sonic toothbrush 59 | sphenopalatine foramen | Stenon duct 224 |
| | | Stenon 管 224 |
| | | Stephan's curve 224 |

| | | |
|---|---|---|
| stepwise food intake exercise | 265 | |
| sterilization | 384 | |
| sternocleidomastoid muscle | 101 | |
| steroid anti-inflammatory drug | 224 | |
| sterol | 224 | |
| sticking | 308 | |
| sticky fissure | 223 | |
| Stillman brushing method | 223 | |
| Stillman method | 223 | |
| Stillman's cleft | 223 | |
| stimulant action | 174 | |
| stimulant drug | 72 | |
| stimulus control law | 174 | |
| stimulus control method | 174 | |
| stippling | 223 | |
| stock tray | 94 | |
| stoma | 224 | |
| strabismus | 191 | |
| straight handpiece | 224 | |
| straight wire orthodontic appliance | 224 | |
| stratified squamous epithelium | 193 | |
| stratum corneum | 71, 72 | |
| stratum intermedium | 271 | |
| stratum lucidum | 267 | |
| strawberry tongue | 26 | |
| *Streptococcus mutans* | 225 | |
| *Streptococcus mutans* count | 225 | |
| *Streptococcus pyogenes* | 79 | |
| streptomycin sulfate | 404 | |
| stress | 54, 224 | |
| stress coping | 224 | |
| stress management | 225 | |
| stress reaction | 225 | |
| stress response | 225 | |
| stressor | 225 | |
| striae of Retzius | 410 | |
| striae of Schreger | 197 | |
| striated duct | 242 | |
| strict aerobe | 361 | |
| strict anaerobe | 361 | |
| stripping | 224 | |
| stroke | 225, 310 | |
| stroke volume | 26 | |
| strophulus infantum | 203 | |
| stump bur | 223 | |
| styloid process | 115 | |
| stylomandibular ligament | 115 | |
| stylomastoid foramen | 115 | |
| subarachnoid hemorrhage | 109 | |
| subcutaneous injection | 328 | |
| subdivided mixing | 353 | |
| subepithelial connective tissue graft | 203 | |
| subgingival calculus | 186 | |
| subgingival irrigation | 179 | |
| subgingival plaque | 186 | |
| subgingival scaling | 186 | |
| subjective information | 43, 194 | |
| subjective objective assessment plan | 43 | |
| subjective objective assessment plan intervention evaluation | 43 | |
| subjects with primary prevention for long-term care | 26 | |
| subjects with secondary prevention for long-term care | 302 | |
| sublingual fovea | 234 | |
| sublingual tablets | 234 | |
| submandibular duct | 71 | |
| submandibular fossa | 70 | |
| submandibular ganglion | 70 | |
| submandibular gland | 70 | |
| submandibular lymph node | 71 | |
| submandibular sialoadenitis | 70 | |
| submandibular space | 70 | |
| submandibular triangle | 70 | |
| submental artery | 57 | |
| submental lymph node | 57 | |
| submental space | 57 | |
| submental triangle | 57 | |
| submerged deciduous tooth | 279 | |
| subodontoblastic plexus | 247 | |
| substance abuse | 389 | |
| substance metabolism | 345 | |
| substance P | 160 | |
| substitute sweetener/artificial sweetener | 260 | |
| substitution therapy | 368 | |
| substrate phosphorylation | 93 | |
| substructure | 80 | |
| successful aging | 159 | |
| successional tooth | 134, 258 | |
| successional tooth germ | 258 | |
| sucking | 97 | |
| suckling | 100 | |
| suckling exercise | 370 | |
| sucralose | 222 | |
| sucrose | 209, 223 | |
| suction apparatus | 98 | |
| suction catheter | 97 | |
| suffocation | 270 | |
| sugar | 287 | |
| sugar alcohol | 287 | |
| sugar control | 160, 193 | |
| sugar metabolism | 289 | |
| sugar substitute | 260 | |
| Sugarman file | 194 | |
| sulfate conjugation | 404 | |
| sum of tooth size | 171 | |
| super aged society | 274 | |
| super fine diamond point | 274 | |
| super floss | 222 | |
| superficial caries | 334 | |
| superficial cervical lymph node | 242 | |
| superficial sensation | 333, 335 | |
| superficial temporal artery | 244 | |
| superior alveolar nerve | 201 | |
| superior labial tubercle | 202 | |
| superior nasal concha | 203 | |
| superior nasal meatus | 203 | |
| superior orbital fissure | 200 | |
| superior temporal line | 202 | |
| supernumerary cusp | 74 | |
| supernumerary of tooth | 181 | |
| supernumerary tooth | 74 | |
| supernumerary tubercle | 74 | |
| superoxide dismutase (SOD) | 43, 222 | |
| superstructure | 204 | |
| supine position | 100, 221 | |
| supplementary food for swallowing | 51 | |
| support | 177 | |
| support clinic of home health care | 157 | |
| support for preventive long-term care | 62 | |
| support need certification | 394 | |
| support project of local community | 268 | |

| | | |
|---|---|---|
| support to eating | 206 | |
| supporting in medical care | 219 | |
| supportive care | 180 |
| supportive periodontal therapy (SPT) | 43, 160, 178 |
| suppository | 159, 160 |
| suppurative apical periodontitis | 79 |
| suppurative arthritis of TMJ | 79 |
| suppurative inflammation | 79 |
| suppurative osteomyelitis | 79 |
| suprabony pocket | 147 |
| supragingival calculus | 186 |
| supragingival plaque | 186 |
| supragingival scaling | 186 |
| supraglottic swallow | 23, 141 |
| suprahyoid muscles | 235 |
| supraorbital border | 83 |
| supraorbital foramen | 83 |
| supraorbital nerve | 83 |
| supraorbital notch | 83 |
| supraperiosteal palatal flap method | 127 |
| suprastructure | 204 |
| surface anesthesia | 335 |
| surface symbol | 189 |
| surfactant | 404 |
| surgery for improving function of swallowing | 50 |
| surgery for preventing aspiration | 144 |
| surgical blade | 383 |
| surgical drainage | 117 |
| surgical endodontics | 117 |
| surgical knife | 383 |
| surgical orthodontic treatment | 117 |
| surgical pack | 155 |
| surgical treatment | 195 |
| survey line | 160 |
| survey of dental disease | 169 |
| survey of medical institutions | 30 |
| surveyor | 160 |
| susceptibility | 85 |
| suspensory sling suture | 125 |
| sustainable development goals | 43, 183 |
| sutural growth | 363 |
| suture | 363 |
| swab test | 226 |
| swallowing | 49 |
| swallowing compensation procedures | 51 |
| swallowing disorders | 50 |
| swallowing habit | 25 |
| swallowing pain | 51 |
| swallowing position | 49 |
| swallowing pressure test | 49 |
| swallowing reflex | 51 |
| swallowing rehabilitation | 236 |
| swallowing support team (SST) | 43, 50 |
| swallowing team | 51 |
| swallowing tract | 50 |
| swallowing training | 50 |
| swallowing-facilitation training | 51 |
| swallowing-provocation test | 51 |
| sweating | 318 |
| sweet taste | 88 |
| sweetener | 88 |
| sweetening agent | 88 |
| sympathetic agent | 128 |
| sympathetic nerve | 128 |
| sympathetic neurons | 128 |
| sympathetically maintained pain | 128 |
| sympatholytic agent | 128 |
| sympatholytic drug | 17, 128 |
| sympathomimetic agent | 128 |
| sympathomimetic drug | 128 |
| symport | 103 |
| symptom | 124 |
| symptomatic therapy | 258 |
| symptomatic trigeminal neuralgia | 201 |
| synapse | 185 |
| syncope | 185 |
| syneresis | 401 |
| synergistic effects | 249 |
| synergy | 249 |
| synovial osteochondromatosis | 78 |
| synovitis | 78 |
| syphilis | 314 |
| syringe | 211 |
| systemic effect | 243 |
| systemic fluoride application | 344 |
| systemic hemostatic | 243 |
| systemic immunity | 243 |
| systemic lupus erythematosus (SLE) | 43, 243 |
| systemic management | 243 |
| systolic blood pressure | 192 |
| S データ | 43 |

### T

| | |
|---|---|
| T cell | 279 |
| T lymphocyte | 279 |
| tablets | 201 |
| tachyphylaxis | 262 |
| tactile hypersensitivity | 83 |
| tactile sensation | 205 |
| taking medicine | 342 |
| tank development | 265 |
| *Tannerella forsythensis* | 255 |
| *Tannerella forsythia* | 255 |
| taper | 282 |
| tapered form | 253 |
| tapping | 264 |
| target nutrients | 159 |
| target organ | 335 |
| taste | 54 |
| taste blindness | 380 |
| taste bud | 380 |
| taste disorder | 378 |
| taste pore | 378 |
| taste sensation | 378 |
| taste stimulation | 378 |
| taurodont | 260 |
| taurodontism | 260 |
| TBI | 279 |
| TCA cycle | 279 |
| TCA 回路 | 279 |
| TDS (tobacco dependence screener) nicotine dependence test | 279 |
| TDS ニコチン依存度テスト | 279 |
| teaching plan | 185 |
| team approach | 263, 269 |
| team medical care | 269 |
| teeth replantation | 320 |
| teeth separation | 172 |
| teething fever | 228 |
| teleradiology | 283 |
| telescopic denture | 55, 283 |
| tell, show and do (TSD) system | 278 |
| temperature regulation | 230 |
| temperature sensation | 59 |

| Term | Page |
|---|---|
| temporal bone | 251 |
| temporal fossa | 251 |
| temporal muscle | 251 |
| temporary action | 26 |
| temporary cementation | 75 |
| temporary crown | 162, 286 |
| temporary denture | 161 |
| temporary double sealing | 301 |
| temporary filling | 162 |
| temporary prosthesis | 162 |
| temporary sealing | 80 |
| temporary sealing cement | 80 |
| temporary splint | 161 |
| temporary stopping | 224 |
| temporomandibular disorders (TMD) | 71, 279 |
| temporomandibular joint disc | 71 |
| temporomandibular joint disc displacement with reduction | 340 |
| temporomandibular joint disc displacement without reduction | 333 |
| temporomandibular joint dislocation | 71 |
| temporomandibular joint noise | 71 |
| temporomandibular joint sound | 71 |
| tenderness | 16 |
| tenderness test | 16 |
| tension ridge | 281, 284 |
| tension side | 121 |
| tension-type headache | 106 |
| tentative dietary goal for preventing life-style related diseases | 386 |
| terminal branch | 192 |
| terminal cancer | 374 |
| terminal care | 193, 255 |
| terminal medicine | 193 |
| terminal phase | 193 |
| terminal plane | 255 |
| terminal stage | 193, 255 |
| tertiary dentin | 257 |
| tertiary medical care | 162 |
| tertiary medical care area | 163 |
| tertiary medical service area | 163 |
| tertiary prevention | 163 |
| test dysgeusia | 378 |
| test for masticatory muscle | 253 |
| tetanus | 102, 317 |
| tetracycline | 283 |
| tetracycline hydrochloride | 283 |
| tetracycline pigmentation of teeth | 283 |
| tetrahydrofolic acid | 283 |
| texture | 209, 345 |
| texture of the diet | 209 |
| thanatology | 182 |
| the circle method of flossing | 155 |
| the dental hygiene process of care | 168 |
| the human needs model | 334 |
| The Japan Association for Dental Hygienist Education | 242 |
| the loop method of flossing | 155 |
| the number of working dental hygiene | 192 |
| the Vangade method | 323 |
| therapeutic dose | 275, 389 |
| therapeutic index | 22, 275 |
| therapeutic indices | 275 |
| therapeutic range | 275 |
| therapeutic ratio | 275 |
| therapy behavior | 197 |
| therapy for dysphagia | 236 |
| thermal conductivity | 308 |
| thermal pain | 59 |
| thermal pulp test | 59 |
| thermal sensation | 59 |
| thermal-tactile stimulation (TTS) | 242, 279 |
| thermoregulation | 256 |
| THF | 278 |
| THF | 278 |
| thiamin | 268 |
| thiamylal sodium | 268 |
| thick fluid diet | 310 |
| thickening agent | 250, 294 |
| thickening of the dentin | 248 |
| thickness | 294 |
| thin liquid | 281 |
| think swallow | 51 |
| thiocyanate | 269 |
| third dentition | 257 |
| third order bend | 155 |
| THP | 278 |
| three dimensional reconstruction | 163 |
| three parts of tooth surface by Hischfeld | 336 |
| three symbols of Mühlreiter | 380 |
| three wall infrabony defect | 164 |
| three-way-syringe | 226 |
| threshold | 24 |
| threshold dose | 172 |
| threshold value | 172 |
| throbbing pain | 316 |
| thrombocyte | 120 |
| thrombosis | 120 |
| thrombotic agent | 121 |
| thrombus | 120 |
| thyroglossal duct | 138 |
| thyroid cartilage | 138 |
| thyroid crisis | 138 |
| thyroxin | 159, 275 |
| Th 細胞 | 278 |
| Ti-Ni 形状記憶合金 | 270 |
| tic | 270 |
| tidal volume | 26 |
| tight container | 96 |
| tight junction | 259, 355 |
| tilting to the side or back | 401 |
| TIMP | 278 |
| tip back bend | 281 |
| tissue conditioner | 281, 309 |
| tissue destruction enzyme | 252 |
| tissue dose | 252 |
| tissue inhibitor of metalloproteinase | 278 |
| tissue weighting factor | 252 |
| titanium-nickel shape memory alloy | 270 |
| TLR | 279 |
| TMD | 279 |
| TMJ radiography | 71 |
| TNM 分類 | 278 |
| tocopherol | 293 |
| Tokyo Metropolitan Institute of Gerontology (TMIG) index of competence | 412 |
| tolerable upper intake level | 260 |
| tolerance dose | 260 |
| Toll-like receptor (TLR) | 279, 290 |
| Toll 様レセプター | 290 |
| Tomes' fiber | 290 |
| Tomes' granular layer | 290 |
| Tomes' process | 290 |

| | | | | |
|---|---|---|---|---|
| tongue | 233 | tooth neck | 173 | | 115 |

| Term | Page |
|---|---|
| tongue | 233 |
| tongue brush | 239 |
| tongue cleaner | 234 |
| tongue cleaning | 237 |
| tongue coating microbiota | 239 |
| tongue coating microflora | 239 |
| tongue crib | 265 |
| tongue depressor | 233 |
| tongue exercise | 234 |
| tongue guard | 265 |
| tongue habit | 236 |
| tongue playing habit | 413 |
| tongue posture | 233 |
| tongue pressure | 233 |
| tongue pressure measuring device | 233 |
| tongue pressure meter | 233 |
| tongue protrusion reflex | 281 |
| tongue range-of-motion exercise | 238 |
| tongue resistance exercise | 238 |
| tongue retraction exercise | 235 |
| tongue strengthening exercises | 238 |
| tongue thrusting habit | 238 |
| tongue tip elevation exercise | 237 |
| tonic seizure | 102 |
| tonic-clonic seizure | 102, 259 |
| tonofibril | 273 |
| tooth | 312 |
| tooth arrangement | 214 |
| tooth band | 185 |
| tooth brush | 321 |
| tooth brushing instruction (TBI) | 160, 279, 348 |
| tooth brushing method | 321, 348 |
| tooth bud | 188 |
| tooth cleaning | 189 |
| tooth color selection | 167 |
| tooth crown | 171 |
| tooth decay | 35 |
| tooth erosion | 163 |
| tooth extraction | 319 |
| tooth fracture | 320 |
| tooth germ enucleation | 188 |
| tooth loosening | 320 |
| tooth mobility | 290 |
| tooth neck | 173 |
| tooth paste | 189 |
| tooth pick | 287, 394 |
| tooth positioner | 287 |
| tooth replacement patterns | 320 |
| tooth root | 176 |
| tooth size ratio | 287 |
| tooth surface | 189 |
| tooth surface polishing | 189 |
| tooth transplantation | 320 |
| tooth wear | 287 |
| tooth-support | 177 |
| tooth-supported complete denture | 162 |
| toothbrush with suction instrument | 98 |
| topical administration | 103 |
| topical anesthesia | 335 |
| topical application | 103 |
| topical application of fluoride | 385 |
| topical fluoride application | 344, 385 |
| torque | 294 |
| torquing | 294 |
| torticollis | 191 |
| torus | 149 |
| total blindness | 246 |
| total etching | 290 |
| total fertility rate | 134 |
| total health promotion plan | 146, 278 |
| total lung capacity | 245 |
| toxic dose | 273 |
| toxic range | 273 |
| toxin-antitoxin neutralization test | 291 |
| tracheal foreign body | 92 |
| tracheal intubation | 91 |
| tracheal tube | 91 |
| tracheotomy | 91 |
| traditional Chinese medicine | 290 |
| training food for dysphagia | 50 |
| training for liquid ingestion | 42 |
| training of basic motor | 96 |
| training of liquid swallowing | 42 |
| training to eat solid food | 146 |
| transaminase | 293 |
| transcription | 284 |
| transdermal absorption | 115 |
| transdisciplinary team | 293 |
| transducer | 360 |
| transfer | 25 |
| transfer RNA | 293 |
| transient action | 27 |
| transient effect | 27 |
| transillumination test | 289 |
| translation | 372 |
| transmitter | 284 |
| transpalatal arch | 293 |
| transparent layer | 290 |
| transplant state of bristle tuft | 208 |
| transtheoretical model | 360 |
| transverse palatine fold | 54 |
| transverse palatine suture | 54 |
| transverse ridge | 54 |
| transversion | 283 |
| traumatic dislocation | 64 |
| traumatic exposed pulp | 64 |
| traumatic occlusion | 63 |
| traumatic TMJ arthritis | 63 |
| traumatized tooth | 63 |
| traumatizing occlusion | 63 |
| tray | 294 |
| tray resin | 294 |
| tray technique | 294 |
| treated tooth | 209 |
| treated tooth rate | 209 |
| treatment plan | 219, 275 |
| trembling | 216 |
| trephination | 148 |
| triage | 294 |
| trial placement | 185 |
| triamcinolone | 294 |
| triangular elastic | 161 |
| triangular groove | 161 |
| triangular ridge | 161 |
| tricarboxylic acid cycle | 279 |
| trigeminal ganglion | 162 |
| trigeminal nerve | 162 |
| trigonid notch | 294 |
| trimming | 294 |
| triplegia | 163 |
| trisection | 176 |
| trismus | 61, 70 |
| trisomy 21 | 260, 301 |
| tRNA | 293 |
| troches | 294 |
| true pocket | 216 |
| true tooth | 215 |
| trypsin | 294 |
| trypsinogen | 294 |
| TSD 法 | 278 |
| tsukkomi-migaki | 276 |

| Term | Page |
|---|---|
| TTS | 279 |
| tube current | 88 |
| tube dependency in infancy | 394 |
| tube feeding | 114 |
| tube voltage | 88 |
| tube-dependent children | 394 |
| tubercle | 119, 120 |
| tuberculin reaction | 276 |
| tuberculosis | 118, 119 |
| tuft | 386 |
| tuft brush | 264 |
| tumor | 197 |
| tumor marker | 197 |
| tumor suppressor gene | 89 |
| tumor-node-metastasis classification | 278 |
| tungsten carbide | 265 |
| tunnel preparation | 295 |
| Turku sugar study | 254 |
| Turner's syndrome | 255 |
| Turner's tooth | 255 |
| Tweed cephalometric analysis | 287 |
| Tweed 分析法 | 287 |
| twin | 249 |
| twin bracket | 276 |
| twin-stage articulator | 276 |
| twisted wire | 276 |
| two point threshold | 302 |
| two wall infrabony defect | 303 |
| two-arm clasp with occlusal rest | 410 |
| tympanic cavity | 146 |
| tympanic membrane | 150 |
| tympanic nerve | 146 |
| type I hypersensitivity | 25 |
| type II hypersensitivity | 300 |
| type III hypersensitivity | 20, 161 |
| type IV hypersensitivity | 397 |
| typical normal occlusion | 284 |
| typodont | 259 |
| T リンパ球 | 279 |
| T 細胞 | 279 |

## U

| Term | Page |
|---|---|
| ugly duckling stage | 379 |
| ulcer | 66 |
| ulcerative stomatitis | 66 |
| ultrasonic | 273 |
| ultrasonic cleaner | 273 |
| ultrasonic scaler | 273 |
| ultrasonic toothbrush | 273 |
| ultrasonography | 273 |
| unbalanced diet | 361 |
| unclean area | 342 |
| uncleansible area | 229 |
| undercut | 22 |
| undercut form | 36 |
| undermining bone resorption | 86 |
| undermining caries | 241 |
| undermining resorption | 241 |
| undernutrition | 40, 279 |
| understanding of organic and functional problems | 93 |
| undifferentiated mesenchymal cell | 379 |
| unerupted tooth | 379 |
| uni-tuft brush | 417 |
| unicellular organism | 266 |
| unilateral balanced articulation | 361 |
| unilateral balanced occlusion | 361 |
| unit cell | 265 |
| unit membrane | 265 |
| universal curette | 392 |
| universal design food | 393 |
| universal health coverage | 145 |
| universal healthcare | 145 |
| universal precaution | 393 |
| unmet need | 121 |
| unsaturated fatty acid | 346 |
| untreated tooth | 378 |
| upper shank | 16, 255, 259 |
| upright | 230 |
| uprighting | 16 |
| urea | 305 |
| urea cycle | 305 |
| urinary retention | 305 |
| urinary volume | 305 |
| useful X-ray beam | 404 |
| usual dosage | 204 |
| usual dose | 204 |
| utility arch | 392 |
| utility wax | 392 |
| UV disinfection | 167 |
| UV germicidal irradiation | 167 |
| uvula | 127 |

## V

| Term | Page |
|---|---|
| V-shaped dental arch | 338 |
| vaccination | 397 |
| vaccination law | 397 |
| vaccine | 417 |
| vacuolar degeneration | 108 |
| vacuum | 316 |
| vacuum chip | 316 |
| vacuum mixing | 212 |
| vacuum technique | 316 |
| vagus nerve | 383 |
| vallate papilla | 391 |
| Valleix pain point | 323 |
| value | 383 |
| vancomycin | 323 |
| vancomycin hydrochloride | 323 |
| VAP | 320 |
| varenicline | 323 |
| variance | 353 |
| varicella-zoster virus (VZV) infection | 221 |
| varnish | 312 |
| vascularized flap | 119 |
| vascularized osteomyocutaneous flap graft | 119 |
| vasoconstriction | 119 |
| vasoconstrictor | 119 |
| vasodilation | 119 |
| vasodilator | 119 |
| vasomotor center | 119 |
| vasopressin | 142, 317 |
| vasopressor | 119 |
| vasopressor substance | 119 |
| vasovagal reflex | 119 |
| VE | 337 |
| velar consonant | 299 |
| velopharyngeal incompetence | 327 |
| venipuncture | 204 |
| ventilation | 83 |
| ventilator associated pneumonia | 320 |
| ventilator associated pneumonia (VAP) | 214 |
| ventricular fibrillation | 337 |
| ventricular fibrillation (VF) | 215 |
| ventricular premature contraction | 338 |
| ventricular premature contraction (VPC) | 215 |
| ventricular septal defect (VSD) | 215 |
| ventricular septum defect | 337 |
| verapamil hydrochloride | 358 |
| verbal communication | 124 |
| vermillion border | 232 |

| | | |
|---|---|---|
| vertical bone loss | 221 | |
| vertical bone resorption | | 221 |
| vertical condensation technique of root canal filling | | 221 |
| vertical hook | 312 | |
| vertical infection | 221 | |
| vertical method | 221 | |
| vertical overlap | 55, 221 | |
| vertical ramus osteotomy | | 68 |
| vertical tooth brushing method | | 264 |
| vertical type | 312 | |
| verticulator | 312 | |
| vertigo | 384 | |
| vestibular extension | 133 | |
| vestibuloplasty | 133 | |
| VF | 337, 338 | |
| vial | 312 | |
| vibrating line | 12 | |
| vibrator | 315 | |
| video fluorography | 44 | |
| videoendoscopic evaluation of swallowing (VE) | | 51, 337 |
| videoendoscopic examination of swallowing | | 337 |
| videofluoroscopic examination of swallowing (VF) | | 51, 332, 338 |
| videofluoroscopy | | 51, 332, 338 |
| view of health | 122 | |
| Vincent angina | 417 | |
| Vincent stomatitis | 417 | |
| Vipeholm study | 333 | |
| viral neutralization test | 34 | |
| viral stomatitis | 34 | |
| virulence factor | 334 | |
| virus | 34 | |
| visceral sensation | 297 | |
| visiting long-term care | 366 | |
| visual disability | 169 | |
| visual disturbance | 210 | |
| visual impairment | 169 | |
| visual sensation | 169 | |
| vital bleaching | 227 | |
| vital capacity | 313 | |
| vital pulp amputation | 227 | |
| vital signs | 314 | |
| vital tooth | 227, 391 | |
| vitamin | 331 | |
| vitamin A | 331 | |
| vitamin B$_1$ | 332 | |
| vitamin B$_{12}$ | 331 | |
| vitamin B$_2$ | 331 | |
| vitamin B$_6$ | 332 | |
| vitamin C | 331 | |
| vitamin D | 331 | |
| vitamin deficiency | 331 | |
| vitamin E | 331 | |
| vitamin K | 331 | |
| vocal cords | 230 | |
| vocalization | 319 | |
| voice disorder | 59 | |
| volatile anesthetic | 96 | |
| volatile sulfur compounds (VSC) | | 96, 337 |
| voluntary cough | 220 | |
| voluntary muscle | 220 | |
| vomer | 209 | |
| vomiting | 54 | |
| vomiting reflex | 54 | |
| vomiturition | 57 | |
| VPC | 338 | |
| VSC | 337 | |
| VSD | 337 | |
| V 字形歯列弓 | 338 | |

## W

| | | |
|---|---|---|
| wakening | 72 | |
| walking probing | 34 | |
| walking technique | 34 | |
| Warthin tumor | 417 | |
| washer disinfector | 35 | |
| waste disposal | 313 | |
| waste treatment | 313 | |
| water flosser | 132 | |
| water fluoridation | | 202, 221, 344 |
| water insoluble glucan | 346 | |
| water jet | 35 | |
| water metabolism | 378 | |
| water settable cement | 220 | |
| water soluble glucan | 222 | |
| water swallowing test | 378 | |
| water-powder ratio | 153 | |
| water-soluble dietary fiber | | 222 |
| water-soluble vitamin | 222 | |
| water/powder ratio | 153 | |
| watering refrigeration | 272 | |
| Waters' projection | 35 | |
| Waters 投影法 | 35 | |
| wax elimination | 408 | |
| wax model denture | 412 | |
| wax rim | 413 | |
| wax trial denture | 412 | |
| wax up | 186, 417 | |
| wax-up | 412, 417 | |
| waxed floss silk | 294 | |
| waxing | 412, 417 | |
| waxing up | 186 | |
| way of nutrition | 40 | |
| weak | 104 | |
| wear facet | 136, 337 | |
| Wechsler intelligence scale | | 34 |
| wedge | 34, 108 | |
| wedge operation | 34, 108 | |
| wedge shaped defect (WSD) | | 108, 265 |
| wedge surgery | 34, 108 | |
| welfare center for the elderly | | 412 |
| welfare facility for the elderly | | 412 |
| welfare plan for the elderly | | 412 |
| well-being | 34 | |
| well-closed container | 379 | |
| Werner syndrome | 27, 34 | |
| wet bonding method | 34 | |
| Wharton duct | 417 | |
| wheezing | 246 | |
| white blood cell | 318 | |
| white line | 372 | |
| white margin | 372 | |
| white spot | 316, 372 | |
| white spot lesion | 316, 372 | |
| white spot on enamel | 46 | |
| white strawberry tongue | | 316 |
| whitening | 372 | |
| whiteout | 372 | |
| WHO probe | 264 | |
| whole mixing | 27 | |
| WHO プローブ | 264 | |
| wide area unions for the late-stage medical care system for the elderly | | 129 |
| Widman 改良フラップ手術 | | 34 |
| Widman 変法フラップ手術 | | 34 |
| will of eating | 236 | |
| Wilson の彎曲 | 34 | |
| winging | 395 | |
| wiping method | 228 | |
| wiplash injury | 381 | |
| wire clasp | 242, 417 | |
| wire-resin splint | 417 | |
| wisdom tooth | 59, 270 | |
| withdrawal symptom | 402 | |
| withdrawal syndrome | | 106, 259, 402 |
| word deafness | 152 | |
| word finding difficulty | 84 | |
| work management | 159 | |

workers' compensation insurance 414
working bite 139
working cast with divided die 353
working cast with individual die 341
working cast with removable die 78, 173
working end blade 218
working environment management 159
working length 159
working side 159
working time 249
wound healing 249
wrought bar 109
wrought wire clasp 109, 242, 417
wryneck 191
WSD 265

## X

X-linked inheritance 44
X-ray 44
X-ray contrast 44
X-ray equipment 44
X-ray film 44
X-ray fluoroscopy 44
X-ray image 44
X-ray radiography 44
X-ray tube 44
xerostomia 130, 293
xerosyomiasis 130, 293
xylitol 93
X連鎖遺伝 44

## Y

yellow ring 54, 79
yellow tooth 54
young old 241

## Z

zest for living 24
zinc oxide eugenol cement 161, 391
zinc oxide eugenol impression material 161
zinc phosphate cement 405
zirconia 211
zirconium oxide 161
zone of Weil 158, 417
zonula occludens 355
zygomatic arch 101
zygomatic bone 101
zygomatic process 101

zygomaticus major muscle 257

この度は弊社の書籍をご購入いただき、誠にありがとうございました。
本書籍に掲載内容の更新や訂正があった際は、弊社ホームページ「追加情報」にてお知らせいたします。下記のURLまたはQRコードをご利用ください。

## http://www.nagasueshoten.co.jp/extra.html

**歯科衛生学辞典**　　　　　　　　　　　　　　　　　ISBN 978-4-8160-1368-3

© 2019. 7. 20　第1版　第1刷　　　監　　修　　一般社団法人
　　2023. 1. 19　第1版　第2刷　　　　　　　　　　全国歯科衛生士教育協議会

　　　　　　　　　　　　　　　　　編　　集　　眞木吉信 ほか

　　　　　　　　　　　　　　　　発 行 者　　永末英樹

　　　　　　　　　　　　　　　　印刷・製本　　大日本印刷株式会社

### 発行所　株式会社　永末書店

〒602-8446　京都市上京区五辻通大宮西入五辻町 69-2
　　（本社）電話 075-415-7280　FAX 075-415-7290
　　（東京店）電話 03-3812-7180　FAX 03-3812-7181
永末書店 ホームページ　http://www.nagasueshoten.co.jp

＊内容の誤り、内容についての質問は、編集部までご連絡ください。
＊刊行後に本書に掲載している情報などの変更箇所および誤植が確認された場合、弊社ホームページにて訂正させていただきます。
＊乱丁・落丁の場合はお取り替えいたしますので、本社・商品センター（075 - 415 - 7280）までお申し出ください。

・本書の複製権・翻訳権・翻案権・上映権・譲渡権・貸与権・公衆送信権（送信可能化権を含む）は、株式会社永末書店が保有します。